Neuroophthalmologie
3. Auflage

Neuro-ophthalmologie

Herausgegeben von
Rudolf Sachsenweger

3., überarbeitete Auflage
339 Abbildungen, 27 Tabellen

1982
Georg Thieme Verlag Stuttgart · New York

CIP-Kurztitelaufnahme der Deutschen Bibliothek

Neuroophthalmologie / hrsg. von Rudolf
Sachsenweger. – 3., überarb. Aufl. –
Stuttgart ; New York : Thieme 1982.
NE: Sachsenweger, Rudolf [Hrsg.]

Wichtiger Hinweis: Medizin als Wissenschaft ist ständig im Fluß. Forschung und klinische Erfahrung erweitern unsere Kenntnisse, insbesondere was Behandlung und medikamentöse Therapie anbelangt. Soweit in diesem Werk eine Dosierung oder eine Applikation erwähnt wird, darf der Leser zwar darauf vertrauen, daß Autoren, Herausgeber und Verlag größte Mühe darauf verwandt haben, daß diese Angabe genau dem Wissensstand bei Fertigstellung des Werkes entspricht. Dennoch ist jeder Benutzer aufgefordert, die Beipackzettel der verwendeten Präparate zu prüfen, um in eigener Verantwortung festzustellen, ob die dort gegebene Empfehlung für Dosierungen oder die Beachtung von Kontraindikationen gegenüber der Angabe in diesem Buch abweicht. Eine solche Prüfung ist besonders wichtig bei selten verwendeten Präparaten oder solchen, die neu auf den Markt gebracht worden sind.

1. Auflage 1975
2. Auflage 1977
Neuroophthalmologie
(–)
Sachsenweger, R.
3., überarbeitete Auflage
Leipzig
VEB Georg Thieme Leipzig
1982
(–)
(–)

3., überarbeitete Auflage
Alle Rechte vorbehalten
© VEB Georg Thieme Leipzig, 1982
Lizenznummer 211-(700/111/82)
LSV 2184
Lektor: Dr. J. Hemmerling
Printed in the German Democratic Republic
Gesetzt aus 9 p Extended-Antiqua
Gesamtherstellung: INTERDRUCK Graphischer Großbetrieb Leipzig – III/18/97
ISBN 3-13-531003-5

Autorenverzeichnis

Alle Autoren sind bzw. waren Mitarbeiter an Kliniken und Instituten
der Karl-Marx-Universität Leipzig

Aresin, Lykke, Prof. Dr. sc. med.
Oberärztin an der Frauenklinik
Zerebrale Anfallsleiden. Seelische Abnormitäten

Ballin, Renate, Dr. med.
Augenklinik
Redaktionelle Überarbeitung

Bertolini, Rolf, Prof. Dr. sc. med.
Direktor des Anatomischen Instituts der Humboldt-Universität Berlin
Anatomie des visuellen Systems

Dietrich, Jürgen, Doz. Dr. sc. med.
Oberarzt an der Neurochirurgischen Klinik
Ultraschall und Nuklearmedizinische Untersuchungsmethoden

Doege, Eckhard, Dr. sc. med.
Oberarzt an der Augenklinik
Elektrookulographie. Piezometrie

Feudell, Peter, Prof. Dr. sc. med.
Direktor der Neurologischen Klinik
Untersuchung des Liquor cerebrospinalis. Entmarkungskrankheiten.
Zerebrovaskuläre Erkrankungen

Fischer, Waltraude, Prof. Dr. sc. med.
Oberarzt an der Neurochirurgischen Klinik
Anatomie, Funktionsprüfungen und Erkrankungen der Nn. trigeminus und facialis. Stammhirn-
erkrankungen. Infratentorielle Tumoren

Fried, Horst, Dr. sc. med.
Oberarzt an der Neurochirurgischen Klinik
Hydrozephalus

Goldhahn, Gisela, Dr. sc. med.
Oberarzt an der Neurochirurgischen Klinik
Tractus opticus

Goldhahn, Wolf-Eberhard, Dr. sc. med.

Oberarzt an der Neurochirurgischen Klinik
Schädel-Hirn-Trauma und Sehorgan

Gornig, Hubert, Dr. sc. med.

Oberarzt an der Augenklinik
Erkrankungen des N. opticus

Hagert, Michael, MR Dr. sc. med.

Medizinische Klinik; jetzt Chefarzt der Internen Abteilung des Carl-von-Basedow-Kreiskranken-
hauses Merseburg
Endokrine Störungen

Hartwig, Hans, MR Doz. Dr. sc. med.

Oberarzt an der Augenklinik
Röntgenuntersuchungen der Orbita

Haß, Hans-Dieter, Prof. Dr. sc. med.

Augenklinik
Ophthalmodynamometrie. Kopfschmerz und Auge

Haustein, Uwe-Frithjof, Prof. Dr. sc. med.

Direktor der Hautklinik
Dermatologische Krankheiten

Hoffmann, Günter, MR Dr. med.

Oberarzt an der Medizinischen Klinik; jetzt Direktor der Kliniken Hubertusburg
Erkrankungen des autonomen Nervensystems

Lehnert, Wolfgang, Dr. med. habil.

Chefarzt der Augenklinik des Bezirkskrankenhauses Dresden-Friedrichstadt
Elektroretinographie

Lieschke, Hans-Jürgen, Dr. med.

Medizinische Klinik
Intoxikationen

Lößner, Adelheid, Dr. med.

Oberarzt an der Augenklinik
Gesichtsfelduntersuchung

Lößner, Joachim, Doz. Dr. sc. med.

Oberarzt an der Neurologischen Klinik
Gesichtsfelduntersuchung

Merrem, Bernd, Dr. sc. med.†

Neurochirurgische Klinik
Physiologie der Okulomotorik und der Pupillomotorik. Intrakranielle Drucksteigerung. Supratentorielle Tumoren

Moser, Fritz, Prof. em. Dr. sc. med.
ehem. Direktor der Klinik für Hals-Nasen-Ohren-Krankheiten
Otorhinologische Erkrankungen

Niebeling, Hans-Günter, Prof. Dr. sc. med.
Direktor der Neurochirurgischen Klinik
Elektroenzephalographie

Rogos, Roland, MR Prof. Dr. sc. med.
Oberarzt an der Medizinischen Klinik
Immunologische Prozesse

Rother, Paul, Doz. Dr. sc. med.
Oberarzt am Anatomischen Institut
Anatomie des visuellen Systems

Sachsenweger, Rudolf, Prof. Dr. sc. med.
ehem. Direktor der Augenklinik
Atrophie des N. opticus. Kortikale Sehzentren. Prüfung der Okulomotorik. Äußere Augenmuskeln
und ihre Nerven. Pupillomotorik. Akkommodation. Blicklähmungen

Sachsenweger, Matthias, Dr. med.
Augenklinik
Zerebral bedingte, paravisuelle Trugwahrnehmungen

Sack, Gerhard, Dr. med.
Oberarzt an der Neurologischen Klinik
Entzündungen des ZNS

Schulz, Hans-Georg, Doz. Dr. sc. med.
Oberarzt an der Radiologischen Klinik
Computertomographie

Skrzypczak, Jörg. Dr. sc. med.
Oberarzt an der Neurochirurgischen Klinik
Chiasmaprozesse. Raumfordernde Prozesse der Orbita

Strobel, Hardy, MR Doz. Dr. sc. med.
Oberarzt an der Klinik für Hals-Nasen-Ohren-Krankheiten
Prüfung und Erkrankungen des vestibulären Systems

Timm, Gisela, Dr. sc. med.
Oberarzt an der Augenklinik
Mißbildungen. Entwicklungsstörungen

Tauchnitz, Christian, Doz. Dr. sc. med.
Chefarzt der Inneren Abteilung des Ev.-Luth. Diakonissenhauses in Leipzig;
Honorardozent am Bereich Medizin der Karl-Marx-Universität
Entzündungen des ZNS

Welt, Klaus, Dr. med.
Anatomisches Institut
Anatomie des visuellen Systems. Topographie der Sehbahn und der Orbita

Zett, Leo, Prof. Dr. sc. med.
Physiologisches Institut; jetzt Direktor des Physiologischen Institutes des Bereiches Medizin
der Martin-Luther-Universität Halle
Elektromyographie

Vorwort

Eine ausführliche Darstellung der Neuroophthalmologie fehlt im deutschsprachigen Schrifttum seit langem. Das vorliegende Buch, eine Gemeinschaftsarbeit der Leipziger Universitäts-Kliniken und das Ergebnis einer Jahrzehnte anhaltenden fruchtbaren Zusammenarbeit der Augenklinik und der Neurochirurgischen Klinik Leipzig, will diese Lücke schließen. Dies erscheint um so notwendiger, als die Neuroophthalmologie in den letzten 2 Jahrzehnten als interdisziplinäre Verbindung eine beachtenswerte Aufwärtsentwicklung erlebt hat, die zu einer gewissen Verselbständigung führen mußte. Die Ursachen hierfür sind vielschichtig; eine erhebliche Verbreiterung des Wissens und der diagnostischen Möglichkeiten, vor allem aber die gestiegenen Anforderungen der Praxis trugen dazu wesentlich bei.

Aber gerade diese Abhandlung mag zeigen, daß die Aufteilung der Medizin in viele Spezialgebiete keinesfalls zu einer Zersplitterung oder zu einem Auseinanderfallen, sondern lediglich zu einem anderen Selbstverständnis der Universitas medicinae mit neuen Bindungen zwischen den einzelnen Fachbereichen geführt hat.

Die vorliegende Abhandlung strebt keine handbuchartige Vollständigkeit an, sondern will in erster Linie für die praktische Tätigkeit der Ophthalmologen, Neurologen, Neurochirurgen, Internisten und Otologen ein nützliches Nachschlagewerk und eine Unterstützung bei ihrer täglichen Arbeit darstellen. Wegen dieser Begrenzung in der Zielsetzung mußten die meisten Autoren wesentliche, oft schmerzlich empfundene Kürzungen ihrer Beiträge hinnehmen. Aus gleichem Grunde wurde auf Literaturangaben verzichtet; der daran Interessierte findet diese in den Handbüchern, die am Ende des Buches zusammengestellt sind. Ein sehr ausführliches Sachregister soll die rasche Orientierung erleichtern, zumal sich Überschneidungen bei der Aufgliederung des Stoffgebietes nicht ganz vermeiden ließen. Wegen der erstrebten Einheitlichkeit wurde davon abgesehen, die Autoren in Text und Inhaltsverzeichnis zu nennen; ihre Beiträge, soweit abgrenzbar, sind aus dem Autorenverzeichnis zu entnehmen.

Wesentliche Impulse erfuhr dieses Buch durch Herrn Prof. Dr. med. habil. Georg Merrem, ehem. Direktor der Neurochirurgischen Klinik, den ein allzu früher, jäher Tod die Fertigstellung der Abhandlung leider nicht mehr hat miterleben lassen.

Allen Mitarbeitern und freundlichen Helfern sei auch an dieser Stelle herzlich gedankt.

Leipzig, im März 1973   Rudolf Sachsenweger

Vorwort zur 3. Auflage

Überraschend schnell mußte der ersten eine zweite Auflage folgen. Die nunmehr vorliegende dritte Auflage machte eine gründliche Überarbeitung erforderlich. Vor allem wurde neueres Schrifttum eingefügt und das Buch mit einem Literaturverzeichnis versehen, das allerdings außer Handbüchern nahezu ausschließlich zusammenfassende Abhandlungen des letzten Jahrzehnts enthält. Einige neue Kapitel sind hinzugekommen. Das Sachwortverzeichnis wurde wesentlich erweitert.
Bei allen Veränderungen ist indessen auch bei der dritten Auflage streng darauf geachtet worden, daß das Buch nicht zu umfangreich wurde. Dies war allerdings nur möglich, indem alle Mitarbeiter abermals um eine sehr knappe Darstellung ihres Stoffgebietes gebeten worden sind. Das Buch dürfte damit seinen Charakter als Nachschlagwerk für die Praxis behalten haben.

Leipzig, Februar 1981   Rudolf Sachsenweger

Inhaltsverzeichnis

Okulomotorisches System

VISUELLES SYSTEM

1.   Anatomie

1.1.   Phylogenetische und ontogenetische Gesichtspunkte

Wenn man die Kompliziertheit der biologischen Differenzierung und die Schwierigkeiten des Darwinschen Evolutionsmodells betonen will, wählt man als klassisches Beispiel das Wirbeltierauge. Die Zeitspanne der für die Evolution zur Verfügung stehenden 4 Milliarden Jahre scheint zu kurz, als daß all die vielen genetischen Varianten und Kombinationen von Zufällen hätten eintreten können, die nach dem Selektionsprinzip für die Ausbildung eines derartigen Organsystems notwendig gewesen wären (von Weizsäcker 1966). Von der Fülle morphogenetischer Prozesse, welche hierbei während der Phylogenese abgelaufen sind und während der Embryonalentwicklung noch ablaufen, wollen wir nur diejenigen erwähnen, die uns für das Verständnis der funktionellen Anatomie der Sehbahn besonders wichtig erscheinen.

Postnatal wächst der Augapfel auf das 1,8fache seines Geburtsvolumens, während das Gesamtkörpervolumen um den Faktor 21 zunimmt. Mit der Pubertät sind alle anatomischen und histologischen Charakteristika der Sehorgane ausgeprägt. Wie das Gehirn, mit dessen Entwicklung die des Augapfels zeitlich streng korreliert ist, wächst auch dieser bis zum 3. Lebensjahr rasch und danach bis zum 14. nur noch wenig.

Morphokinetisch gibt es auffällige Parallelen zwischen Augen- und Hirnentwicklung. Während am Endhirn das Inselfeld entsteht, das zur Leitstruktur für die Projektionsbahnen wird, entwickelt sich am Auge die fetale Augenspalte, die zur Leitbahn für die auswachsenden Axone der Retinaneurone, die späteren Optikusfasern, wird. Diese Eindellung ist ein „Gewebseinbruch" an der ventralen Seite des Augenbechers, ähnlich wie im Bereich der entstehenden Insel am Großhirn (Rohen 1975).

Die Sehnervenkreuzung hat ihre eigene Stammesgeschichte. Bei allen Wirbeltieren mit Ausnahme der Säugetiere kreuzen sämtliche Fasern des N. opticus im Chiasma auf die Gegenseite. Noch bei niederen Säugetieren überwiegen stark die gekreuzten Anteile. Je mehr die Augen von ihrer ursprünglich rein seitlichen Stellung nach vorn rücken und damit das zweiäugige Sehen ermöglichen um so zahlreicher werden die ungekreuzten Fasern.

Bei niederen Vertebraten ist das den Colliculi superiores entsprechende *Tectum opticum* des Mittelhirns das eigentliche Sehzentrum. Obgleich der dioptrische Apparat eine gute Sehschärfe gewährleistet, ist kaum ein wirkliches Unterscheidungsvermögen vorhanden. Ein Fisch schnappt nach allem, „was glitzernd sich bewegt" (Clara 1959). Bei den Säugern wird der Endigungsort der optischen Fasern von den Colliculi superiores auf die seitlichen Kniehöcker verlagert. Die primitive Organisation der Lamina tecti bleibt bis zum Menschen hin erhalten, gerät aber unter die Kontrolle der Großhirnrinde. Der für die Konvergenzreaktion verantwortliche Perliakern innerhalb des okulomotorischen Komplexes des Mesenzephalons bildet sich sowohl phylogenetisch als auch ontogenetisch spät heraus. Er fehlt bei Nagern und Herbivoren, tritt aber bei denjenigen Vögeln und Karnivoren auf, die über ein größeres binokulares Sehfeld verfügen.

Das *Corpus geniculatum laterale* der Mammalier erreicht die höchste Entfaltung. Bei der Blindmaus, die keine Nn. optici hat, soll es fehlen. Mit fortschreitender Entwicklung gewinnt sein dorsaler Kern an Bedeutung, während der phylogenetisch ältere, nicht mit der Area striata, sondern mit dem Mittelhirn verbundene und für primitive fotostatische Funktionen verantwortliche Nucl. ventralis allmählich zurücktritt. Die Lamellierung des Corpus geniculatum laterale scheint für die Fähigkeit zum Farbsehen wichtig zu sein, denn innerhalb der Tierreihe zeigen nur die Arten, die sich in psychologischen Tests als farbentüchtig erweisen, im seitlichen Kniehöcker eine Schichtenbildung.

In der aufsteigenden Säugetierreihe wird die „Pulvinarstrahlung" des Tractus opticus immer kleiner, während das Pulvinar selbst an Größe zunimmt. Beim Menschen erreichen es wohl keine direkten optischen Fasern mehr. Da es aber zur Area parastriata und zu der Hörrinde benachbarten Bezirken projiziert, vermutet Clara, daß es für die Integration von Seh- und Höreindrücken und für die Tönung optischer Empfindungen („warme", „kalte", „schreiende" Farben) eine Rolle spielt.

Ab 6. Fetalmonat ist der Sulcus calcarinus im Lobus occipitalis festzustellen. In der Stammesgeschichte erreicht die Sehrinde ihre höchste funktionelle Differenzierung erst beim Menschen. Nur bei ihm hat eine Zerstörung beider Okzipitallappen völlige Blindheit zur Folge. Fische, Amphibien, Reptilien und Vögel besitzen das Tectum des Mittelhirns als ausschließliches oder hauptsächliches optisches Wahrnehmungszentrum, und selbst Hunde und Affen können nach Entfernen der Sehrinde noch einfache Lichtreize aufnehmen.

1.2. Netzhaut

In der Retina liegen die ersten drei Neurone der Sehbahn. Im folgenden sollen vor allem die Verschaltungen zwischen den einzelnen Nervenzellarten geschildert werden, weil sie der Schlüssel zum Verständnis der Funktion der Netzhaut sind.

Das außen den Rezeptoren anliegende *Pigmentepithel* hat durch seinen Farbstoffgehalt und durch seinen hohen Stoffwechsel Bedeutung für das Sehen. Es versorgt die Rezeptoren mit Nährstoffen aus der Chorioidea. Die Retina kann Rhodopsin nach Belichtung nicht mehr resynthetisieren, wenn die Pigmentschicht degeneriert.

Die Zahl der *Stäbchen* in der menschlichen Retina ist auf 110–125 Millionen, die der *Zapfen* auf 6,3–6,8 Millionen geschätzt worden. Im Zentrum der Fovea liegen 147 300 Zapfen auf 1 mm². Die ersten Stäbchen treten 130 μm vom Zentrum entfernt auf. Weitere 270 μm außerhalb umgeben bereits die Stäbchen ringförmig jeweils einen Zapfen. 5–6 mm von der Mitte entfernt existiert ein Stäbchenmaximum in Form einer ringartigen Zone, wo durchschnittlich 160 000/mm² gezählt wurden. Zapfen- und Stäbchenzellen des Menschen haben einen qualitativ einheitlichen Aufbau. Sie bestehen aus dem Außenglied, dem über ein Zilium sich anschließenden Innenglied, der kernhaltigen Zone sowie einer Faser, die mit bipolaren Elementen und Horizontalzellen in synaptische Verbindung tritt.

Das Außenglied der Stäbchen enthält etwa 1000 von Proteinlamellen umgebene, quer zur Längsachse geschichtete lipoidhaltige Scheibchen (Disci), die Träger des Sehpurpurs (Rhodopsin). Die Struktur des Innengliedes weicht völlig von derjenigen des Außengliedes ab. Man kann darin meist ein kernfernes, mitochondrienreiches Ellipsoid von einem kernnahen, mitochondrienfreien Myoid oder Paraboloid unterscheiden.

Das zweite Neuron der Sehbahn sind die in der *inneren Körnerschicht* konzentrierten bipolaren Nervenzellen. Nachdem 20 Jahre lang ihre Klassifizierung nach der Einteilung von Polyak geschah, steht heute die aufgrund ausgedehnter licht- und elektronenoptischer Untersuchungen von Dowling und Boycott (1966, 1967) getroffene Gruppierung im Vordergrund. Demzufolge gehören zu den Stäbchen nur die Stäbchen- (oder „mop"-) Bipolaren, deren Axone axodendritische und axosomatische Kontakte mit diffusen Ganglienzellen (s. unten) haben (Abb. 1). Die Erregungen der Zapfen gelangen zu zwei Arten, den Zwerg- („midget"-) und den flachen („flat"-) Bipolaren. Kleine

Bipolare leiten nur von einem Zapfen weiter, flache von mehreren der Rezeptoren. Beide verfügen über ausschließlich axodendritische Kontakte zum dritten Neuron (Abb. 1 u. 2).

Außerdem gibt es zentrifugal leitende bipolare Zellen, deren Perikaryen in der inneren Hälfte der inneren Körnerschicht liegen. Ihre Dendriten berühren Körper oder Dendriten meist mehrerer Optikusganglien, eventuell auch Neuriten zentripetaler Bipolarer, ihre Neuriten Zapfen, vielleicht auch Stäbchen. Es ist nicht so entscheidend, ob man diese Neurone als zentrifugale Bipolare oder als amakrine Zellen mit Achsenzylinder bezeichnet. Sie sind zu Hemmungsvorgängen beim Sehen in Beziehung gesetzt worden.

Zwei Arten von *Assoziationszellen* stellen Querschaltungen zwischen den Neuronenketten her, die amakrinen Zellen und die Horizontalzellen. Der Typ A der Horizontalzellen verbindet sich mit einer Anzahl Zapfen, Typ B mit vielen Stäbchen. Jede Horizontalzelle hat ein Axon, das zu mehreren Rezeptoren zieht, und viele Dendriten, die ins-

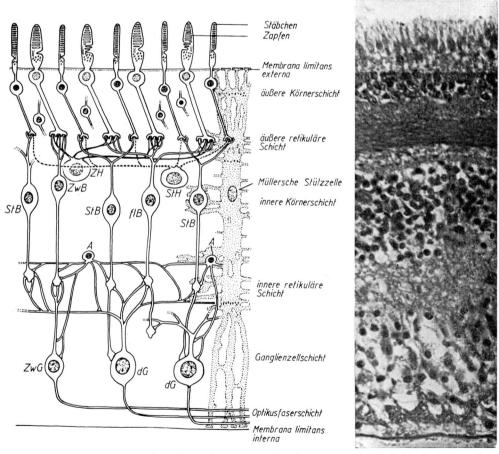

Abb. 1. Schema der synaptischen Verbindung in der Netzhaut. *A* amakrine Zelle, *dG* diffuse Ganglienzelle, *flB* flache Bipolare, *StB* Stäbchenbipolare, *StH* Stäbchenhorizontalzelle, *ZH* Zapfenhorizontalzelle, *ZwB* Zwergbipolare, *Zwg* Zwergganglienzelle (nach Dowling und Boykott)

Abb. 2. Schnitt durch die Netzhaut einer 51jährigen Frau (Färbung: Crossmon, Neg. vergr. 80fach, Pos. vergr. 450fach)

gesamt auch zu mehreren Rezeptoren verlaufen (Abb. 1). Verbindungen der Horizontalzellen untereinander sollen fehlen.

Das dritte Neuron bildet das in einfacher Lage ausgebreitete *Ganglion n. optici*. Nimmt
man logischerweise ein Verhältnis von 1:1 zwischen Fasern des N. opticus und Ganglienzellen an, ergeben sich aus solchen Faserzählungen Zellzahlen zwischen 565 000 und
1 140 000. Die Größe der Zellen nimmt nach der Ora serrata hin zu, weil vor allem die
kleinen, bipolaren Zellen um die Fovea konzentriert sind. Boycott und Dowling teilen
das Ganglion n. optici in Zwergganglien und diffuse Ganglienzellen (Abb. 1). Erstere
besitzen nur einen Dendriten, welcher mit seinen Endästen den Neuriten einer Zwergbipolaren umfaßt, die zu einem einzigen Zapfen gehört. So entsteht die „Privatleitung"
1 Zapfen → 1 Zwergbipolare → 1 Zwergganglienzelle. Große diffuse Ganglienzellen gliedern sich wieder nach Schichtung und Ausbreitung der Dendriten, die etwa den Verzweigungen der amakrinen Zellen entsprechen, in mehrere Untertypen.

Die von den Optikusganglien ausgehenden Neuriten sind innerhalb der Retina marklos. Sie bilden einzelne Bündel, die miteinander reichliche, geflechtartige Verbindungen
eingehen und so Lücken begrenzen (daher „Netzhaut"), in denen größere Blutgefäße
liegen. Alle Fasern der peripheren temporalen Region müssen bogenförmig die Fovea
centralis umgehen, während sie nasal direkt, radiär zur Papille ziehen.

Die zweite wahrscheinlich mit assoziativen Aufgaben betraute Zellart sind die am
Innenrand der inneren Körnerschicht gelegenen amakrinen Zellen. Ihren Namen erhielten sie von Cajal aufgrund ihrer Kleinheit und des Fehlens eines Achsenzylinders.
Nach der Art der Fortsatzverzweigungen in der inneren retikulären Schicht unterscheiden Boycott und Dowling (1967) wieder mehrere geschichtete und diffuse Untertypen. Sie treten mit Dendriten und Perikaryen des Ganglion n. optici und im Gegensatz zu den Horizontalzellen auch untereinander in Kontakt.

Für den Stäbchenweg ist als Zwischenglied möglicherweise eine amakrine Zelle eingefügt,
so daß sich folgendes ergibt: Stäbchen – Stäbchenbipolare – Amakrine – Ganglienzelle
(Kolb 1979, Kolb u. Famiglietti 1976, Winkelmann 1980). Eine weitere Verbindung
existiert zwischen der Stäbchenamakrinen und der Zapfenbipolaren als elektrische
Kopplung: Dadurch hat der Stäbchenkanal Zugang zu Ganglienzellen des Zapfenweges.
Es sind dann hier 5 Neurone der Netzhaut hintereinander geschaltet. Schließlich stellen
interplexiforme Zellen eine Feedback-Schleife zwischen der inneren und äußeren retikulären Schicht her (Dowling, Ehinger u. Hedden 1976).

Nur mittelbar der Erregungsleitung dienen die Müllerschen Stützzellen. Ihr Glykogen-
und Fermentreichtum stellt sie zytochemisch und funktionell der Astrozytenglia des
Gehirns an die Seite. Wahrscheinlich erfüllen sie nicht nur wichtige nutritive und
mechanische Aufgaben, sondern garantieren auch die „retinale Homöostase" und somit die Erregbarkeit der Nervenzellen.

Die Netzhaut wird aus zwei getrennten Kapillargebieten versorgt, das erste Neuron
über Choriokapillaris und Pigmentepithel aus den *Ziliararterien*, das zweite und dritte
Neuron über Kapillaren, die bis an den Außenrand der inneren Körnerschicht vordringen, aus den Ästen der *A. centralis retinae*. Die Rezeptorenaußenglieder liegen zwischen zwei hochaktiven Strukturen (Pigmentepithel und Innenglieder) eingeschaltet,
die als Energielieferanten für den Vorgang der Fotoisomerisation sicher eine entscheidende Rolle spielen.

Der morphologischen Zentralisation, d. h. dem Strukturgefälle von der Peripherie zum Zentrum,
entspricht eine funktionelle Differenzierung. Temporal soll eine 4 mm breite Sichel unmittelbar
hinter der Ora serrata sehuntüchtig sein. In der unteren Foveahälfte hat man etwa 50% mehr Rezeptoren gezählt als in der oberen, weshalb die Sehschärfe in der oberen Hälfte des Gesichtsfeldes
besser ist als in der unteren. Im Bereich der Papilla (= Discus) n. optici gibt es keine Müllerschen
Stützzellen und keine Membrana limitans interna. Diese Tatsachen erklären die Möglichkeit eines
Papillenödems.

Ultrastrukturforschung und Histochemie haben viel zur Aufklärung der Verknüpfungen zwischen den einzelnen Neuronen beigetragen. Aufgrund der Lage der synaptischen Bläschen können wir einer Schaltstelle genau ansehen, wo der präsynaptische und wo der postsynaptische Abschnitt liegt, in welcher Richtung also die Erregung läuft. Nach der Elektronendichte des Bläscheninhaltes, verbunden mit histochemischen Kontrollen, läßt sich mit großer Wahrscheinlichkeit sagen, ob Katecholamine („dense core vesicles") oder Azetylcholine (leere Bläschen) als Überträgerstoffe in Frage kommen. So überwiegen in der inneren retikulären Schicht die cholinergen, in der äußeren retikulären Schicht die nichtcholinergen Synapsen.

1.3.   Nervus und Tractus opticus

Im weiteren Verlauf der Sehbahn folgen das dritte und vierte Neuron. Beide sind beträchtlich länger als das erste und zweite. Darum treten jetzt makroskopisch-anatomische Gesichtspunkte in den Vordergrund. Die systematische Anatomie wird zusammen mit der mikroskopischen Anatomie, nach den einzelnen Stationen der Sehbahn gegliedert, im folgenden besprochen, während die Projektionsverhältnisse, die topographische Anatomie und die Gefäßversorgung am Schluß eine zusammenfassende Darstellung erfahren.

Der *N. opticus* hat 4 Abschnitte, einen intraokularen, einen orbitalen, einen intrakanalikulären und einen intrakraniellen Abschnitt. Die längste, zweite, orbitale Portion ist unterschiedlich stark, schraubenartig gekrümmt und erlaubt die freie Bewegung des Augapfels ohne Beeinträchtigung des Nerven. Seine bindegewebigen Hüllen entsprechen denen des Gehirns. Die Vagina externa, von der Dura mater aufgebaut, ist am Canalis opticus mit dessen Periost verschmolzen und setzt sich in die äußeren Schichten der Sklera fort. Demgegenüber endet hier die leptomeningeale Vagina interna blind. Sie teilt sich in die Arachnoidea sowie die gefäßreiche Pia mater und gliedert demzufolge den leptomeningealen Spaltraum in ein Spatium intervaginale internum und ein Spatium intervaginale externum. Da der allgemeine Subarachnoidealraum des Gehirns mit dem des Sehnerven kommuniziert, kann ein erhöhter intrakranieller Druck sich in das Spatium intervaginale fortpflanzen. Daraus resultiert dessen Erweiterung und eine Kompression vor allem der Vena centralis retinae. Es kommt zu Stauungen in den intraokularen Venen und zum Papillenödem.

Die Pia entsendet zahlreiche bindegewebige Septen in das Innere, welche den Nerven in eine große Zahl von gröberen, nicht vollkommen getrennten Bündeln (etwa 800–1000) teilen. Innerhalb dieser Bündel bildet die Glia das Stützgewebe der Nervenfasern. Etwa 1–2 cm hinter dem Bulbus treten A. und V. centralis in den Sehnerv ein. Sie sind in eine von der Pia gelieferte Umhüllung eingeschlossen und geben Zweige zum Nerven ab. Die Neuriten des dritten Neurons erhalten erst nach dem Durchtritt durch die Lamina cribrosa ihre Markscheide. In der überwiegenden Mehrzahl gehören sie mit einer mittleren Dicke von 2 µm zu den dünnsten überhaupt.

Im *Chiasma opticum* treten auf die Gegenseite die nasalen Fasern einschließlich eines Teils des makulopapillären Bündels. Die Ansicht, daß die im Gebiet des schärfsten Sehens ausgelösten Erregungen sowohl der homolateralen als auch der kontralateralen Sehrinde zugeführt werden, dieses Areal also bereits in der Peripherie doppelt gesichert wäre, ist überholt. Die Makula wird in den Sehzentren nicht bilateral vertreten, vielmehr bleiben alle Neurone ihrer temporalen Hälfte auf derselben Seite, die der nasalen Hälfte kreuzen vollständig zur Gegenseite.

Beide *Tractus optici* ziehen zwischen Tuber cinereum und Substantia perforata anterior nach lateral hinten, um dann die Crura cerebri von kaudal zu umgreifen. Am hinteren, seitlichen Abschnitt des Thalamus teilen sie sich (Radiatio tractus optici): Der breitere laterale Teil (80%) strahlt in das Corpus geniculatum laterale, mediale Fasern ziehen zum Corpus geniculatum mediale, zum Nucleus praegeniculatus, zu prätektalen Arealen und zum Colliculus superior, die sog. basale optische Wurzel verschwindet in der Fossa interpeduncularis. Obwohl der Traktus in enge Berührung mit dem unteren Kern des Pulvinars kommt, sind Endigungen an dieser Stelle nicht nachgewiesen.

Die Fasern der nasalen Netzhaut des einen Auges laufen im Tractus opticus mit denen der temporalen Netzhaut des anderen Auges zusammen. Die Wahrnehmung aller im Raum rechts gelegenen Gegenstände wird demnach durch den linken, die Wahrnehmung aller links gelegenen Gegenstände durch den rechten Traktus geleitet. Es wird angenommen, daß die Aneinanderlagerung der zu bestimmten Punkten des Gesichtsfeldes gehörenden ungekreuzten temporalen und gekreuzten nasalen Fasern im Tractus opticus beginnt, jedoch erst in den hinteren Teilen der Sehstrahlung abgeschlossen ist.

Unbestritten erscheint heute die Existenz markloser bzw. markarmer retinohypothalamischer und retinohypophysärer Fasern. Sie verlassen den oberen Bereich des Chiasma opticum, dringen über die Lamina terminalis in das Grau des Zwischenhirns, um entweder im Nucleus paraventricularis und Nucleus infundibularis zu endigen oder durch das Infundibulum in den Hypophysenhinterlappen zu gelangen. In ihnen ist eine Leitung für die Beeinflussung vegetativer Vorgänge durch das Licht zu suchen. Sie sind mitverantwortlich für die Jahresrhythmik des menschlichen Vegetativums oder – ein Beispiel aus der Tierwelt – für die Sexualperiodik der Vögel. Bei blinden Menschen kann es u. a. zu Fehlregulationen des Wasser- und Kohlenhydrathaushaltes kommen. Die periphere Sehleitung soll auch zentrifugale Fasern enthalten, die im oberflächlichen Grau der vorderen Zweihügel und im zentralen Höhlengrau des Zwischenhirns entspringen und möglicherweise mit der Lichtadaptation der Netzhaut sowie Bewegungserscheinungen der Stäbchen und Zapfen etwas zu tun haben.

1.4.   Primäre Sehzentren

Das *Corpus geniculatum laterale* ist das einzige primäre Sehzentrum, welches direkte Verbindung zur primären Sehrinde besitzt. Seine Unversehrtheit ist eine unerläßliche Voraussetzung für den Gesichtssinn. Es bildet als Schaltstelle zwischen Retina und Area striata eine Durchgangs- und wahrscheinlich auch Verstärkerstation der optischen Erregungen. Außerdem stellt es ein Glied einer niederen Reflexkette dar. Der bisher vertretenen Meinung, daß auch im Pulvinar des Thalamus ein primäres Sehzentrum vorkäme, widersprechen neuere Forschungsergebnisse. Infolge der starken Ausbildung des Pulvinars liegt der seitliche Kniehöcker am Hinterende des Thalamus, von dem er äußerlich gut abgrenzbar ist. An seiner Unterseite ist er zur Aufnahme der Optikusfasern ausgehöhlt.

Das Corpus geniculatum laterale gliedert sich in einen den Rindenanteilen des Thalamus angehörenden Hauptkern und einen als Stammhirnanteil zu kennzeichnenden Nebenkern, welcher von der Großhirnrinde unabhängig bleibt. Der Hauptkern (Nucleus dorsalis) ist beim Menschen in 4 konzentrisch angeordnete graue Schichten geteilt, die auf einer 5. horizontal gestellten Doppellamelle ruhen. Marklager trennen die zellreichen grauen Zonen voneinander. Der Nebenkern (Nucleus ventralis) ist der primitivere. Er nimmt bei den höheren Säugetieren an Größe ab und liegt dem vorderen sowie seitlichen Abschnitt des Hauptkerns auf. Über seine Funktion weiß man nichts Sicheres.

Die *zytoarchitektonische Differenzierung* des seitlichen Kniehöckers, vor allem also seine 6fache Lamellierung, welche im vorderen und hinteren Drittel in eine 4fache übergeht, entwickelt sich phylogenetisch erst bei den höheren Mammaliern und Primaten. Die unteren zwei Schichten enthalten größere Ganglienzellen, die oberen 4 (bzw. vorn und hinten zwei) Lagen vor allem kleinerer Neurone (Abb. 3). Jeweils 3 Schichten sind mit einer Retina verbunden: die gekreuzten Fasern des Tractus opticus endigen in Lamina 1, 4 und 6, die ungekreuzten in Lamina 2, 3 und 5 (gezählt von ventral nach dorsal).

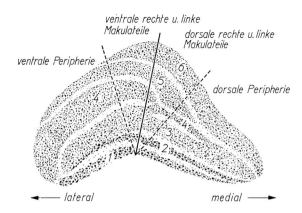

ventrale rechte u. linke
Makulateile

dorsale rechte u. linke
Makulateile

ventrale Peripherie

dorsale Peripherie

◄──── lateral   medial ────►

Abb. 3. Rechtes Corpus geniculatum laterale des Menschen von vorn; Schichtung und retinale Projektion (nach Hassler)

Die Projektionsbeziehungen zwischen Retina und Corpus geniculatum laterale sind genau untersucht. Sie haben Punkt-zu-Punkt-Charakter. Jede am Tier experimentell erzeugte umschriebene Verletzung eines kleinen Netzhautbezirks führt auf dem Wege der transneuralen Degeneration zu einer umschriebenen Veränderung im seitlichen Kniehöcker. Sie tritt als bandartige atrophische Zone zutage, die sich durch alle drei entsprechenden Zellschichten zieht. Funktionell muß deshalb der seitliche Kniehöcker als Aneinanderlagerung vieler solcher dreigliedriger Zellbänder angesehen werden, denen jeweils ein winziges Netzhautareal entspricht. Sie stellen die rezeptive Einheit dar.

Wie in der Kleinhirnrinde und im Bulbus olfactorius sind die synaptischen Kontakte nicht gleichmäßig im Neuropil verteilt, sondern konzentrieren sich auf bestimmte, durch Glia abgegrenzte, Glomeruli genannte Bezirke (Szentagothai 1973).

Der *Tractus geniculooccipitalis*, der den lateralen Anteil des mächtigen, vom Thalamus zum Okzipitallappen verlaufenden Fasersystems bildet, setzt sich aus den Neuriten der 6 Ganglienzellschichten des Hauptkerns zusammen. Der Hauptkern empfängt Fasern des Tractus opticus sowie ein System rückläufiger Fasern aus der Area striata, und er entsendet Neuriten zur Area striata (Tractus geniculooccipitalis) sowie zum Mittelhirndach (Tractus geniculotectalis). Aufgrund lichtoptischer Analysen von Silberimprägnationspräparaten des seitlichen Kniehöckers, auch nach experimentellen Netzhautläsionen und Enukleationen menschlicher Bulbi, steht über die Art der Endigung von Optikusfasern in dieser Umschaltstelle folgendes fest:

1. Die zu einem bestimmten Punkt des Gesichtsfeldes gehörenden ungekreuzten temporalen Neurone des einen Auges haben sich noch nicht mit den entsprechenden gekreuzten Neuronen des anderen Auges zusammengelagert und enden deshalb getrennt im Kniehöcker.

2. Jede Optikusfaser teilt sich präterminal in 5–6 Äste auf, von denen jeder über Endköpfe oder Endringe mit nur einer Ganglienzelle in synaptische Verbindung tritt. Diese Kontaktverhältnisse liefern die Erklärung, daß nach Zerstörung der Ursprungszellen in der Retina bzw. Enukleation des ganzen Auges die Zellen der Kniehöcker einer transsynaptischen Degeneration unterliegen. Andererseits erleiden sie natürlich eine retrograde Degeneration, wenn ihre Neuriten durch Läsionen der Sehrinde oder der Sehstrahlung geschädigt sind.

Obwohl die *Colliculi superiores* des Mittelhirns beim Menschen ihre Rolle als primäres Sehzentrum verloren haben, sind sie doch höher differenziert als die unteren Zweihügel, zeigen angedeutete Rindenstruktur und stellen wichtige Glieder optischer Reflexketten dar. Die abgeflachten, graurötlichen Gebilde verbinden sich mit der Sehbahn über das Brachium colliculi superioris. Dieses zieht als weißer, etwa 2 mm breiter Strang zwischen

Pulvinar und medialem Kniehöcker lateral- und abwärts, um teils in den lateralen Kniehöcker, teils in die laterale Wurzel des Tractus opticus auszulaufen. Ein Teil der in das Brachium strahlenden Fasern des Tractus opticus endet in der unmittelbar vor den oberen Zweihügeln befindlichen Area praetectalis. Diese Region erhält so direkte optische Fasern. Jeder dieser Neuriten soll den Edinger-Westphal-Kern beider Seiten berühren. Querverbindungen sind über die Commissura tectalis rostralis möglich, welche unter der Commissura posterior liegt. Sie erklären die konsensuelle Lichtreaktion der Pupille. Im Prätektum sitzt die Ursache des Argyll-Robertsonschen Phänomens.

Zu den Faserverbindungen der oberen Zweihügel gehören:

1. die Fasern des Tractus opticus (Tractus retinotectalis) und des Tractus geniculotectalis, welche im Dienste der Vermittlung von Reflexen stehen;
2. Fasern des Tractus spinotectalis, daneben trigeminotektale Anteile, welche Schmerz und Temperatur leiten;
3. ein akustisches Bündel von den Colliculi inferiores;
4. kortikotektale Bahnen von der frontalen und präzentralen Großhirnrinde, dem Okzipitallappen, vor allem der Area 19, wodurch die Zweihügel in automatische Augenbewegungen einbezogen werden;
5. Fortsätze des Pallidums und anderer extrapyramidaler motorischer Kerne.

Aus den oberen Zweihügeln entspringen Faserverbindungen:

1. zu den Habenulae,
2. zum Kleinhirn,
3. zu den motorischen Kernen des N. oculomotorius und N. trochlearis,
4. zum Rückenmark (Tractus tectospinalis).

1.5.   Sehstrahlung und Sehrinde

Nervenfasern, die vom Corpus geniculatum laterale zur Sehrinde ziehen, bilden das Stratum sagittale externum der *Radiatio optica*. Sie liegen nahe der seitlichen Wand des Unter- und Hinterhorns der Seitenventrikel; abgetrennt werden sie von dessen Lumen 1. durch das Stratum sagittale internum, kortikofugale Fasern vom Hinterhauptslappen zum Colliculus superior und anderen Stammhirnzentren im Dienste konjugierter Augenbewegungen, und 2. durch Teile der Corpus callosum (Tapetum).
Die Sehstrahlung verläßt den Kniehöcker an seiner gesamten konvexen Oberfläche und beginnt sich alsbald zu dünnen Platten zu ordnen, welche wie die Blätter eines halbgeöffneten Fächers aufeinanderliegen. Als auseinanderweichende Lamellen ziehen sie durch den hinteren Teil der Capsula interna, trennen sich danach in drei Bündel unterschiedlichen Verlaufs, welche an verstreut liegenden großen Nervenzellen der 4. und 5. Rindenschicht der Area striata enden. Die dorsalen und lateralen Bündel gelangen dahin auf direktem rückwärtsgerichtetem Wege durch Parietal- und Temporallappen, das ventrale Bündel nach mehreren Änderungen seiner Verlaufsrichtung (Abb. 4 und 5). Es erreicht zuerst in einem nach vorn und lateral gerichteten Bogen den vorderen Pol des Schläfenlappens in der Gegend des Mandelkerns, wendet sich dann nach hinten (temporales Knie der Sehbahn), umhüllt als sagittal gestellte Platte die laterale Wand des Unter- und Hinterhorns vom Seitenventrikel, läuft schließlich als ventraler Teil der Sehstrahlung nach medial (okzipitales Knie) zum Sulcus calcarinus. Die Fasern der temporalen Schleife entspringen lateral am Kniehöcker, führen also Erregungen aus beiden unteren Quadranten der Retina.
Die Nähe der Sehbahn zur Hörbahn, zum Tractus occipitotemporopontinus, zum Tractus thalamocorticalis und zur Pyramidenbahn im Hinterhorn der Capsula interna erklärt, weshalb bei Gefäßerkrankungen in diesem Bereich oft Sehstörungen von motorischen, sensiblen oder sensorischen Ausfällen begleitet sind. Bei einer Zerstörung der

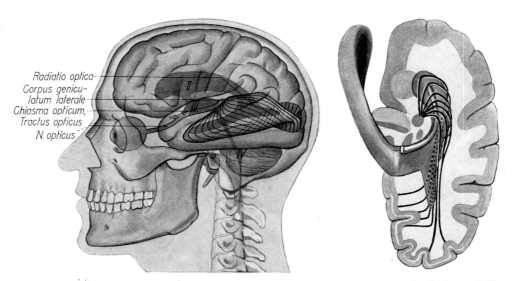

Radiatio optica
Corpus genicu-
latum laterale
Chiasma opticum,
Tractus opticus
N. opticus

Abb. 4. Laterale Projektion der Sehbahnabschnitte auf Gehirn- und Schädeloberfläche und ihre Lage zum Ventrikelsystem (kombiniert nach Lyle, Pfeifer und Ferner)

Abb. 5. Schema des Verlaufs des ventralen Teils der Sehstrahlung und ihre Beziehung zum Unter- und Hinterhorn des Seitenventrikels. Ansicht von oben (nach Ferner)

Sehstrahlung bleibt die Pupillenreaktion erhalten, weil die zu den parasympathischen Wurzelzellen des N. oculomotorius verlaufenden Fasern bereits vor Beginn der Sehstrahlung enden.

Das optische Wahrnehmungszentrum befindet sich hauptsächlich medial der hinteren Pole beider Okzipitallappen (Abb. 6). Der *Sulcus calcarinus* dringt vom hinteren Pol vorwärts bis unter das Splenium corporis callosi, außerdem greift er eine kurze Strecke (Sulcus calcarinus lateralis) auf die Außenfläche des Okzipitallappens über. Der sensorische Kortex des Lobus occipitalis wird oft als Cortex striatus bezeichnet, weil er auf der Schnittfläche eine deutliche Streifung erkennen läßt. Diese, durch ein dichtes Fasergeflecht – den äußeren Baillargerschen Streifen – hervorgerufene Zeichnung beobachteten fast gleichzeitig Gennari und Vicq d'Azyr, obwohl man jetzt meist nur vom Gennarischen Streifen spricht. Die vordere Portion des Sulcus calcarinus besitzt den streifigen Kortex nur auf der Unterlippe, während die Streifung im hinteren Abschnitt auf beiden Lippen ausgeprägt ist.

Auch zyto- und myeloarchitektonisch weicht die Area 17 der Einteilung der Großhirnoberfläche nach Brodmann von der sechsschichtigen Struktur des Isokortex ab (Abb. 7). Es handelt sich um einen granulären heterotypischen Isokortex, d. h. um eine „Verkörnelung"; die Pyramidenzellen sind zum großen Teil von Körnerzellen verdrängt worden. Die innere Körnerschicht (IV) ist verbreitert, die äußere Baillargersche Faserzone (= Gennarischer Streifen) teilt sie in zwei Lager. Beide enthalten vor allem kleine Körnerzellen, obwohl auch einige mittelgroße Pyramidenzellen darin vorkommen. Lamina II und Lamina III besitzen nur sehr kleine Körner- und Pyramidenzellen. Die innere Pyramidenschicht (V) erscheint hell, also zellarm. Inmitten der kleinen Pyramidenzellen liegen vereinzelt große, die sogenannten Meynertschen Zellen, welche aufgrund ihrer Größe und Lage an die Betzschen Riesenpyramidenzellen in Lamina V des Gyrus praecentralis erinnern. Lamina VI ist wieder dichter. Auf Abbildung 7 sind schematisch die homotypische Struktur des Isokortes und der heterotypische Bau der Area 17

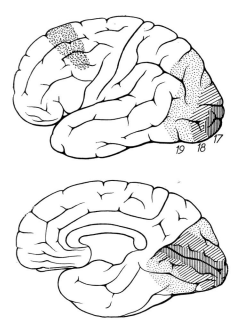

Abb. 6. Lage der Areae 17, 18, 19 und 8 an der Konvexität und der medialen Oberfläche des Gehirns (ohne Berücksichtigung der Variationen)

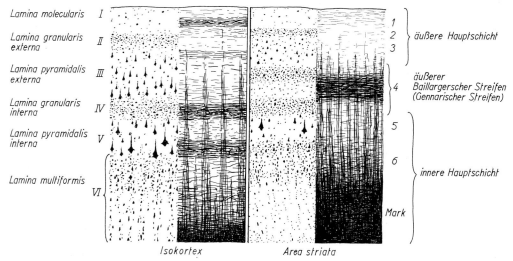

Abb. 7. Gegenüberstellung der Zyto- und Myeloarchitektonik des Isokortex (links) und der Area striata (rechts). Der Gennarische Streifen unterbricht bei der Area striata die verbreiterte Schicht *IV* (4)

nebeneinandergestellt. Die innere Körnerschicht (IV) ist in der angrenzenden Area parastriata (Area 18 der Brodmannschen Systematik) und Area peristriata (19) sehr viel dünner als in Area 17. Die Area 18 zeigt in der äußeren Pyramidenschicht, vor allem hinten, große Pyramidenzellen. In Area 19 sind die Perikaryen allgemein kleiner als in Area 18. Beide Teile dieser „erweiterten Sehsphäre" lassen eine deutliche Lamellierung und eine säulenartige Anordnung der Neurone erkennen.

Für Area 17, 18 und 19 sind gemeinsam: relativ schmale Rinde, dichte Lagerung der Zellelemente, Kleinzelligkeit, schlechte Abgrenzung der Schicht II von der Schicht III, Zellreichtum in Schicht IV und gute Abgrenzung gegenüber den Nachbarschichten, Aufhellung von Schicht V und säulenartige Anordnung der Zellen in den Schichten VI und VII, deutliche Abgrenzung der Rinde von der weißen Substanz. Feld 17 unterscheidet sich von den Feldern 18 und 19 durch die Aufsplitterung der Schicht IV in drei Unterschichten und durch das Auftreten des weißen Gennarischen Streifens. Die Rinde der Felder 18 und 19 ist etwas breiter, und die Zellen sind größer. Feld 19 unterscheidet sich von Feld 18 durch seine deutlichere radiäre Streifung, besonders in Schicht III, durch eine geringere Kompaktheit von Schicht IV und durch eine geringere Zelldichte in Schicht VI. Bei Tieren ohne Farbsehen soll die Aufteilung der Schicht IV in Area 17 fehlen. Parallel zu den zytoarchitektonischen Besonderheiten der Sehrinde gibt es myeloarchitektonische und angioarchitektonische.

Im äußeren Baillargerschen Streifen endet die Sehstrahlung, sie baut diesen Streifen jedoch nicht auf. Vielmehr entsteht er durch ein Flechtwerk markhaltiger Kollateralen (Tangentialfasern), welche Erregungen innerhalb des Kortex flächenhaft verbreiten. Efferente Neuriten entspringen von den mittelgroßen Pyramidenzellen der tiefen Zone von Lamina IV sowie aus den Meynertschen Elementen in Lamina V. Sie formen das Stratum sagittale internum. Außerdem nimmt hier der Tractus occipitopontinus seinen Ausgang.

1.6.   Netzhautprojektion auf die Sehbahnabschnitte

Die Kenntnis über das Gesamtgefüge der optischen Neurone ist wichtig, weil man nur durch sie bei Erkrankungen bzw. Verletzungen des Gehirns aus Gesichtsfeldausfällen schließen kann, an welcher Stelle der Sehbahn die Läsion liegt. Denn alle aus der Retina entspringenden Fasern sowie die Fasern des 4. Neurons zeigen im Nervus und Tractus opticus sowie in der Sehstrahlung eine gesetzmäßige Lagerung.

Die nahe der Ora serrata entspringenden Netzhautfasern liegen am tiefsten und in der Papilla n. optici randständig. Alle Fasern, die nasal einer vertikal durch die Fovea centralis gezogenen Linie entspringen, kreuzen im Chiasma, während die temporal dieser gedachten Linie entspringenden Neuriten auf derselben Seite verbleiben. Obere und untere temporale Fasern trennt eine deutliche Raphe, während die nasalen Axone direkt, d. h. in geradlinigem Verlauf, die Papille erreichen. Die Neuriten der beiden oberen Quadranten liegen in allen Abschnitten der Sehbahn mehr oben, die der unteren Quadranten mehr unten. Die Gesichtsfelder beider Augen überdecken sich beim Menschen bis auf ein schmales, sichelförmiges Gebiet am temporalen Rande (,,temporale Sichel") zum binokularen Sehfeld. Da in den peripheren Teilen der Netzhaut die Erregungen vieler Sehzellen von einer einzigen Zelle des Ganglion n. optici aufgenommen werden, ist die Zahl der Sichelfasern so klein, daß unter allen gekreuzten Fasern die monokularen zu den binokularen sich wie 1:90 verhalten.

Die Anordnung der Fasern im Anfangsabschnitt des N. opticus entspricht der Anordnung in der Retina. Das *makulopapilläre Bündel* nimmt im Querschnitt einen sektorförmigen Bezirk temporal-kaudal ein, welcher jedoch bald ins Zentrum rückt. Am Eintritt der Zentralgefäße in den Sehnerv befinden sich die kreuzenden Zellfortsätze der Makula medial (nasal) der nichtkreuzenden.

Im Chiasma opticum laufen die kreuzenden Fasern nicht geradlinig zu dem kontralateralen Tractus opticus (Abb. 8). Vielmehr beschreiben sie, wenn sie vom unteren nasalen Netzhautquadranten kommen, eine kurze Schleife in den medialen Endabschnitt des kontralateralen N. opticus hinein, kommen sie vom oberen nasalen Quadranten, strahlen sie vor dem Seitenwechsel erst ein Stück in das vordere Ende des ipsilateralen Traktus ein. Auf die klinische Bedeutung dieses Auffächerns der kreuzenden nasalen Fasern für das Entstehen doppelseitiger Ausfälle bei einseitigem lateralen Druck auf das Chiasma war schon hingewiesen worden.

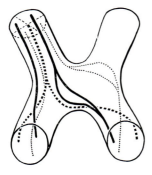

Abb. 8. Schema des Faserverlaufs im Chiasma opticum in der Ansicht von oben hinten. Obere Fasern durchgezogene Linie, Fasern von der Makula gestrichelte Linie, untere Fasern punktierte Linie. Unterschiedliches „Ausschwingen" der unteren und oberen nasalen Fasern (nach Walsh)

Auf ihrem Wege zum Corpus geniculatum laterale unterliegen die Elemente des Tractus opticus einer teilweisen Rotation in dem Sinne, daß die ursprünglich oben liegenden Anteile nach medial und die ursprünglich unten liegenden Anteile nach lateral ausschwenken. In der Sehstrahlung erfolgt dann eine kompensatorische Rückdrehung des 4. Neurons, so daß die vertikale Gliederung vor der Area 17 wieder der im Anfangsabschnitt des Tractus opticus entspricht. Die Fasern der oberen Netzhautfelder befinden sich am Ende des Tractus opticus medial und endigen ventromedial im Corpus geniculatum laterale, die unteren peripheren Netzhautfasern endigen ventrolateral im seitlichen Kniehöcker. Das makulopapilläre Bündel wandert dabei nach oben und gleichfalls seine obere Hälfte nach innen und seine untere Hälfte nach außen.

Im Corpus geniculatum laterale nimmt die Makula ein keilförmiges Gebiet mit einer konvexen dorsalen Basis und einer gegen den Hilus gerichteten Spitze in den kaudalen zwei Dritteln ein. Die obere temporale Retina projiziert sich auf den rostralen und die obere nasale Retina auf den kaudalen ventromedialen Teil des Nucleus dorsalis des Kniehöckers, während sich die untere temporale Retina auf den kaudalen und die untere nasale Retina auf den rostralen ventrolateralen Teil des Hauptkerns des seitlichen Kniehöckers projizieren.

Jene vom ventromedialen Teil des seitlichen Kniehöckers ausgehenden Neurone, also das 4. Neuron der oberen Netzhautperipherie, ziehen erst nach oben und dann direkt kaudalwärts. Sie formen so die dorsale oder obere Schicht der Sehstrahlung. Die vom ventrolateralen Bereich des Nucl. dorsalis, also von der unteren Netzhautperipherie, stammenden Bahnen verlassen den Kniehöcker nach vorn und unten. Sie laufen so bis ans Vorderende des Unterhorns vom Seitenventrikel, biegen dort um und laufen an der Außenwand des Unterhorns, ohne dieses direkt zu bedecken, nach hinten. So entsteht die ventrale oder untere Schicht der Sehstrahlung. Eine dritte, intermediäre Zone bilden die Leitungen der Makula. Sie ziehen, wie der obere Teil, zuerst nach oben, dann nach kaudal. Wenn die Sehstrahlung das hintere Ende des Temporallappens erreicht, nimmt sie im Frontalabschnitt die Gestalt eines Halbmondes an. Seine Konkavität zeigt nach medial, die Makulafasern sind lateral, die periphere Netzhaut medial und am oberen und unteren Ende vertreten.

Die *Lokalisation der Netzhautgebiete in der Area striata* ist vielfach an Affen experimentell untersucht und am verwundeten oder verletzten Menschen klinisch beobachtet worden. Man kann sich die Verhältnisse am besten vorstellen, wenn man den Okzipitalpol mit einem gleichseitigen vergrößerten hinteren Augensegment vergleicht. Zu jedem Punkt auf der Netzhaut gehört ein Punkt auf dieser „kortikalen Netzhaut". Die obere Netzhauthälfte ist in der oberen, die untere Netzhauthälfte in der unteren Lippe des Sulcus calcarinus vertreten. Dem horizontalen Meridian der Netzhaut entspricht der Sulcus calcarinus. Obwohl die Makula selbst nur den dreihundertsten Teil der Pars optica retinae darstellt, nimmt sie annähernd die Hälfte der Area striata ein. Sie umfaßt am Okzipitalpol die ganze Area striata bis auf einen schmalen peripheren Saum und schiebt sich dann keilförmig zwischen die Gebiete der peripheren Netzhautteile. Den extramakulären Regionen sind um so kleinere Sehrindenbezirke zugeordnet, je weiter peripher sie liegen, entsprechend der Abnahme der Sehschärfe gegen die Ora serrata. Die der Ora serrata benachbarten Netzhautabschnitte projizieren sich im Kortex am weitesten vorn.

Mnemotechnisch wird in der englischen Literatur für die Projektionsverhältnisse der Sehbahn eine „L-Regel" empfohlen: Die unteren (lower) Netzhautfasern ziehen zum lateralen Teil des seitlichen Kniehöckers, von da gelangen ihre Erregungen durch den unteren (lower) Teil der Sehstrahlung zum untersten (lower-most) Teil der Sehrinde, dem Gyrus lingualis = Gyrus occipitotemporalis medialis (Ford 1975).

1.7. Morphologische und funktionelle Organisation der zentralen Systeme des Sehens

In einer abschließenden Synopsis sollen nun die gegenwärtig bekannten zentralen Systeme des Sehens und deren funktionelles Zusammenwirken bei der optischen Wahrnehmung besprochen werden. Am Anfang einer solchen Übersicht über die zentralnervösen Mechanismen des Sehens muß die Feststellung von Hassler stehen, daß es ebensowenig wie in der Motorik auch im visuellen Geschehen keinen „final common pathway" gibt. „Vielmehr spaltet sich die zentrale visuelle Leitung in 7 getrennte Systeme auf. Das bewußte Sehen resultiert nicht daraus, daß die Netzhaut Erregungen einfach auf die sogenannte optische Rinde projiziert. Diese vergrößerte Projektion auf den Kortex findet zwar statt, mit ihr allein kann das Lebewesen aber noch nichts visuell wahrnehmen." Zum Beispiel besteht die Gesichtswahrnehmung nicht aus einer oder zwei Hälften des Gesehenen, sondern aus einem gestalteten Gesamteindruck. „Dieser kann aber von einer Area 17 nicht vermittelt werden, auch nicht von beiden zusammen wegen ihrer fast fehlenden bilateralen Korrespondenz. Außerdem sind Meldungen von den Blickfeldern integrierende Bestandteile jeder visuellen Wahrnehmung. Solche Meldungen von den Blickfeldern treffen aber nicht in der Area 17, sondern nur in der Area 18 ein" (Hassler 1964).

Welche Rindengebiete sind es nun, die neben der Area striata (17) an optischen Wahrnehmungen einen entscheidenden Anteil haben? Es handelt sich um die ausgedehnte *parietotemporookzipitale Region* zwischen den primären Rindenprojektionen des sensiblen, optischen und akustischen Systems. Es umfaßt die Area 18 und 19 – letztere dehnt sich in den Parietal- und Temporallappen aus – sowie den inferolateralen Teil des Lobus temporalis. Zu letzterem gehört auch die phylogenetisch ältere „Prostriata". Beide Areae striatae umfaßt nämlich an ihrem vorderen Ende nicht Feld 18 und 19, sondern ein architektonisch verwandter „paralimbischer Proisocortex".

Die Bedeutung der Lamellierung des seitlichen Kniehöckers für das Farbensehen wurde bereits angedeutet. Dabei sind die peripheren Anteile der Netzhaut viel stärker in den großzelligen Schichten des Genikulatums repräsentiert als die Bezirke der Makula. Da gegen die Peripherie der Retina zu der Stäbchenanteil erheblich zunimmt, scheint der skotopische Apparat zentral vor allem durch die großzelligen Schichten weitergeleitet zu werden, der photopische durch die kleinzelligen Schichten. Aus konträren Reaktionen der Nervenzellen nach Belichtung mit Gegenfarben geht hervor, daß jedem kleinzelligen Schichtenpaar funktionell ein Paar von Gegenfarben entsprechen könnte. Im seitlichen Kniehöcker des Menschen gibt es keine strukturelle Grundlage für das binokulare Sehen.

Im einleitenden Kapitel war herausgestellt worden, daß die Pulvinarkerne für die primäre Sehleitung des Menschen keine Schaltstation sind. Dennoch spielen sie für *visuelle Integrationssysteme* eine bedeutende Rolle. Ein zwischen lateralem und medialem Kniehöcker gelegenes Kerngebiet erhält direkte Optikusfasern und projiziert zur Area 18. Darüber hinaus kommen zur Area 18 aus dem frontalen Blickfeld (Area 8 des Gyrus frontalis medius) der Fasciculus longitudinalis superior und aus Area 17 geordnete Fasersysteme (Abb. 9). Weiterhin sind interhemisphärische optische Verbindungen des Corpus callosum auf die Area 18 beschränkt. Hier also erst, in der Area parastriata, treffen die Erregungen aus beiden Halbgesichtsfeldern, dem rechten und linken, zusammen und ermöglichen *eine* visuelle Wahrnehmung.

Laterale Pulvinarkerne sind in eine weitere „sekundäre" visuelle Leitung eingeschaltet. Aus dem Corpus geniculatum laterale entspringen Kollateralen der Sehstrahlung, die zwischen Thalamus und innerer Kapsel nach dorsal in das seitliche Pulvinar ziehen. Dort befindliche Kerngebiete haben eine eigene Projektion, größtenteils zur Area 19 (s. Abb. 9). Diese Nebenleitung hat offenbar die höchste Integrationsstufe. Da in Hirn-

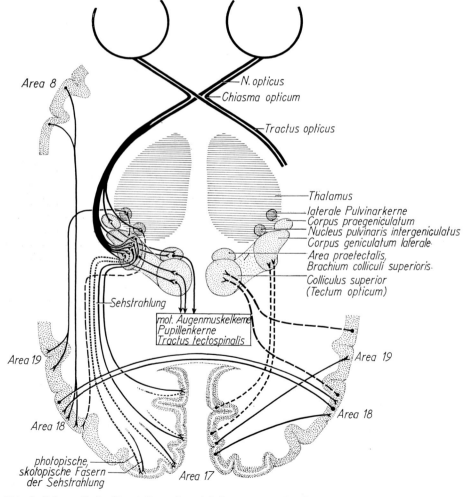

Abb. 9. Schematische Darstellung der wichtigsten zentralen Systeme des Sehens

regionen die Abstände benachbarter Ganglienzellen um so größer sein sollen, je höher ihre integrativen Leistungen sind, sei hier an die geringere Zelldichte der Area 19, besonders in Schicht IV und VI, gegenüber Area 17 und 18 erinnert.

Als morphologischen Ausdruck der geschilderten funktionellen Beziehungen von Area 18 und 19 zur optischen Wahrnehmung sieht man bei Markscheidenfärbungen Tangentialfaserverdichtungen an den Striatagrenzen mit schräg in die dritte Schicht der Parastriata absteigenden Fasern und Verbindungen von Area 17 zu 19, so daß die Information von einer primären Empfängerstation (17) zu einem Sehgebiet II (18) und schließlich von da zu einem III. (19) gelangen können, um weiterverarbeitet zu werden.

Die efferent von der Sehrinde (vor allem Area 18) zum Mittelhirn ziehenden Bahnen sind an willkürlichen Blickbewegungen beteiligt. Wichtig ist die unterschiedliche Geschwindigkeit, mit der die entsprechenden Afferenzen im Kortex eintreffen. Erregungen aus peripheren Netzhautteilen werden über dickere Fasern schneller zum Corpus geniculatum laterale und von da wieder schneller zur Rinde geleitet als die Zapfenpotentiale vom Zentrum der Netzhaut. Wahrscheinlich ermöglicht diese Tatsache noch feine Einstellbewegungen der Augen auf das Sehobjekt, bevor und damit dessen scharfe Analyse erfolgen kann.

Die räumliche Verteilung der Rezeptoren auf der Netzhaut wiederholt die primäre Sehbahn auf allen Zwischenstationen. Die topographische Organisation der Retina verwischt sich etwa im Tractus retinogeniculatus, erscheint im Corpus geniculatum laterale wieder genau, verwischt sich erneut in der Radiatio optica, um auf der Area striata wieder in aller Deutlichkeit hervorzutreten. Während die Ganglienzelldichte der Netzhaut nach der Peripherie hin abnimmt, ist die Zelldichte der Area striata uniform. Poggio (1968) gibt deshalb einen *Vergrößerungsfaktor* an, worunter er die Breite der Sehrinde für einen Grad des Gesichtsfeldes versteht (Abb. 10). Dieser Vergrößerungsfaktor fällt, wie die Sehschärfe, von der Fovea zur Netzhautperipherie stark ab.

Die zyto- und myeloarchitektonische Differenzierung erreicht in der dorsalen Hälfte der Sehrinde ihr Maximum, was der Tatsache des Übergewichts des unteren Gesichtsfeldes in der menschlichen Sehwelt entspricht. In einem gewissen Gegensatz dazu steht die Tatsache, daß die Sehschärfe im oberen Gesichtsfeld besser ist als in der unteren Hälfte. Die Makula hat keine zentrale Doppelprojektion, indem etwa von einem zugehörigen Bezirk des Genikulatums Fasern zu beiden Areae striatae ziehen. Eine Konvergenz von Erregungen aus korrespondierenden nasalen und temporalen Netzhautpunkten erfolgt erst in der Area striata, die Zusammenfassung des rechten und linken Gesichtsfeldes zu einem Gesamteindruck erst in der Area parastriata.

Der Mechanismus der *Punkt-zu-Punkt-Übertragung optischer Erregungen* ist in der Sehbahn gewahrt. Es handelt sich jedoch mit Ausnahme des makulopapillären Bündels

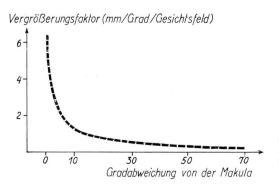

Vergrößerungsfaktor (mm/Grad/Gesichtsfeld)

Gradabweichung von der Makula

Abb. 10. Abnahme der Breite der Sehrinde je Grad Gesichtsfeld mit wachsender Entfernung von der Makula (Exzentrizität) (nach Poggio)

um keine einfache Nervenzellkette, in der etwa ein einzelnes Neuron der Ganglienzellschicht der Netzhaut mit einem einzelnen des Genikulatums und einem einzelnen in
der Area striata Verbindung hätte. Vielmehr ziehen die in die verschiedenen Schalt-
stellen gelangenden Fasern zu mehreren Zellen (Divergenz), wie ihrerseits auch jede
Zelle afferente Impulse von mehreren Fasern empfängt (Konvergenz). Da sowohl im
Ganglion n. optici als auch im Corpus geniculatum laterale etwa 1 Million Nervenzellen
gezählt wurden, ist die Bilanz des Kniehöckers zwischen Einfuhr und Ausfuhr von
Fasern tatsächlich 1:1. Ganz anders sieht die Erregungsausbreitung im Kortex aus.
Für die Area striata von Affen werden etwa 200 Millionen Ganglienzellen angegeben.
Somit müßte die Information einer einzigen Zelle des Genikulatums mindestens 100
Rindenzellen erreichen.
Entsprechend der Punkt-zu-Punkt-Übertragung optischer Erregungen ist die Aufeinanderfolge der einzelnen rezeptiven Felder oder Einheiten zu betrachten. Jede Zelle
des Ganglion n. optici repräsentiert eine rezeptive Einheit der Netzhaut, wozu all jene
Rezeptoren gehören, die mit ihr verbunden sind. Die Ganglienzelle des 3. Neurons ist
das repräsentative Glied der peripheren reizaufnehmenden Oberfläche. Da die Fasern
nicht immer von genau korrespondierenden Netzhautpunkten beider Augen kommen,
sondern eine Variabilität entsprechend der Ungenauigkeit der retinokortikalen Projektion zeigen, werden diese wechselnden Ungleichheiten (Disparitäten) als eine Grundlage
des Tiefensehens betrachtet (Creutzfeldt 1977, Winkelmann 1979).
Beide Anteile des Genikulatums, die großzelligen skotopischen und die kleinzelligen
photopischen, projizieren zum gleichen Feld der Area striata. Auch hier entsprechen
den rezeptiven Einheiten diskrete, vertikale Zellsäulen, die denen der somatosensiblen
und der Hörrinde gleichen. Eine rezeptive Einheit der Retina projiziert zu 10–15 solcher Zellsäulen des Kortex. Man nimmt an, daß alle neuronalen Kodierungen der Seh-
ereignisse längs des visuellen Systems sukzessiven Transformationen unterliegen. Die
assoziativen Gebiete (Area 18, Area 19, temporaler Bereich) erlangen dabei eine besondere Bedeutung, nicht weil sie strukturell und funktionell höher differenziert sind als
die primäre Sehrinde, sondern aufgrund ihrer bereits komplexeren optischen Informationen und ihrer Verbindungen mit anderen kortikalen und subkortikalen Zentren.
Zusammenfassend ist festzustellen (Hassler u. Wagner 1971): Oberhalb des lateralen
Kniehöckers gibt es 4 *visuelle Projektionssysteme;* das 1. und 2. kommt von den großzelligen und kleinzelligen Schichten des Genikulatums und projiziert gemeinsam zu
Area 17. Das 3. leitet über den Nucleus pulvinaris intergeniculatus zur Area 18, das 4.
über laterale Pulvinarkerne zur Area 19; letztere sind Integrationssysteme. Dazu kommen 3 subkortikale visuelle Projektionen: die 5. über das Prätektum zu den Pupillen-
kernen, die 6. zum Tectum opticum für die Fixationsreflexe und die 7. zum Prägeni-
kulatum und damit zu einem Anteil des unspezifischen Aktivierungssystems, durch welches vermutlich Allgemeinwirkungen optischer Erregungen ausgelöst werden.

1.8.   Topographische Anatomie der Sehbahn

N. opticus, Chiasma opticum und Tractus opticus liegen in einer zur Horizontalebene
nach hinten leicht ansteigenden Fläche und projizieren sich seitlich auf den Gyrus temporalis superior, das Corpus geniculatum laterale auf dessen hinteres Ende. Nach vorn
reicht das Chiasma fast bis zu einer Linie, die beide Pole der Temporallappen verbindet.
Die Sehstrahlung nähert sich am Gyrus angularis der Hinrinde. Der hintere Abschnitt
der Sehrinde nimmt ein Areal etwas oberhalb der Protuberantia occipitalis interna ein,
die an der Schädeloberfläche der Protuberantia occipitalis externa entspricht.

Nervus opticus

Man unterscheidet am *N. opticus* einen intraokularen, einen orbitalen, einen intrakanalikulären und einen intrakraniellen Abschnitt. Die Gesamtlänge beträgt bei Neugeborenen etwa 24,4 mm, bei Erwachsenen etwa 30,9 mm, die entsprechenden Durchmesser sind 1,5–2 mm und 4,5 mm. Der *intraokulare Teil* von 1 mm Länge und einem
Durchmesser von etwa $1^1/_2$ mm liegt im hinteren Sklerafenster. Die sich anschließende
orbitale Strecke des Sehnerven siehe Abschnitt „Topographie der Orbita".
Der *intrakanalikuläre Verlauf* des N. opticus entspricht mit 5-9 mm Länge der des
Canalis opticus. Beiderseits durchbohrt der Kanal von 4–6 mm Durchmesser die Wurzel
der kleinen Keilbeinflügel. Seine orbitalen Öffnungen sind durchschnittlich 28 mm, die
kraniellen 14,7 mm voneinander entfernt. Er verläuft beim Neugeborenen steiler und
erreicht erst zwischen 2. und 5. Lebensjahr seine endgültigen Maße. Die A. ophthalmica
liegt unter dem Sehnerven in dessen Durascheide, in seltenen Fällen auch in einer Dupli-
katur des Kanals. Orbitale und auch intrakranielle, nach vorn durchbrechende Tumoren
verursachen mitunter eine röntgenologisch nachweisbare Erweiterung des Canalis opticus; Frakturen im Bereich des Kanals schädigen den Sehnerven oft erst später durch
Kallusbildung. Von den Nasennebenhöhlen grenzen gewöhnlich der Sinus sphenoidalis
und die hinteren Siebbeinzellen an die mediale Wand des Canalis opticus (Abb. 11).
Ersterer kann bei extremer Ausbildung den Kanal völlig umgeben. Selten reicht der
Sinus frontalis mit einem ausgedehnten Recessus orbitalis bis in das Dach des Canalis
opticus. Entzündungen der Sinus greifen, besonders wenn Wanddefekte vorliegen, gelegentlich auf den Sehnerven über. Oberhalb des Canalis opticus liegen der Stirnlappen
des Gehirns und der Tractus olfactorius. Der *intrakranielle Anteil* des N. opticus variiert
zwischen 3 und 16 mm Länge (durchschnittlich 10 mm), womit die unterschiedliche
Lage des Chiasmas verbunden ist. Er ist dorsoventral abgeplattet und von der Pia mater
überzogen, da er mit dem Chiasma in die subarachnoideale Cisterna chiasmatis eingebettet ist. Diese bildet den vorderen Abschnitt der miteinander verbundenen basalen
Zisternen und enthält Infundibulum, A. carotis interna und grenzt unten an das Dach

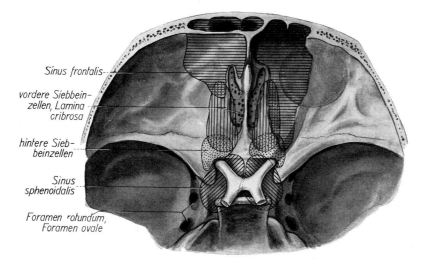

Abb. 11. Projektion der Nasennebenhöhlen auf die Schädelbasis und ihre Beziehungen zu N. opticus,
Chiasma opticum und Tractus opticus. Der rechte Sinus frontalis reicht mit einem extrem großen
Recessus orbitalis bis in das Dach des Canalis opticus (Var.) (verändert nach Pernkopf)

des Sinus cavernosus und an das Diaphragma sellae, oben an die Regio olfactoria. Die
A. carotis interna liegt vorn zunächst unter dem N. opticus und gibt dort die A. ophthal-
mica ab. Dann wendet sie sich nach okzipital und gelangt aufsteigend an den seitlichen
Rand von N. opticus und Chiasma. Der hintere Abschnitt des N. opticus oder das
Chiasma opticum werden von der A. carotis interna und der A. cerebri ant. gabelförmig
umfaßt. Aneurysmen der benachbarten Arterien und Tumoren dieser Region können den
N. opticus und die seitlich liegenden Hirnnerven (N. oculomotorius, N .trochlearis,
N. ophthalmicus und N. abducens) schädigen. Von Bedeutung sind weiterhin die Angrenzung der Keilbeinhöhle von unten und die der hinteren Siebbeinzellen von medial
unten an den Sehnerven (Abb. 11).

Chiasma opticum

Als Bestandteil des Dienzephalons bildet das *Chiasma opticum* einen Teil der vorderen
Begrenzung des 3. Hirnventrikels. Die Lage der Sehnervenkreuzung auf der Sella turcica ist unterschiedlich (Abb. 12). Oben und hinten besitzt das Chiasma keine Hirn-
hautbedeckung, vorn, unten und seitlich wird es von der Pia mater überzogen und
durch die Cisterna chiasmatis von der Arachnoidea getrennt (Abb. 13). Es hält deshalb
von seiner Unterlage einen Abstand von 0 bis zu 10 mm. Untere Angrenzungen des
Chiasmas sind das Dach der Keilbeinhöhle, das Diaphragma sellae und das Dorsum sellae.
Oben grenzt der Recessus opticus des 3. Hirnventrikels an das Chiasma, hinter ihm
liegt der Recessus infundibuli. Im Bereich der Zisterne kreuzt die A. cerebri anterior
die laterale Chiasmakante, vorn und oben verläuft die A. communicans anterior. Aneurysmen dieser Arterien drücken meist von oben vorn auf das Chiasma. Vor, seitlich und
oberhalb des Chiasmas befinden sich das Trigonum olfactorium, die Substantia perforata anterior und die mediale Fläche des Vorderendes des Schläfenlappens. Die seitliche
Angrenzung bildet der innerhalb der Zisterne liegende Abschnitt der A. carotis interna
bis zur Aufteilung. Die Arterie wendet sich dann seitwärts und gibt nach okzipital die
A. communicans post. und die A. chorioidea ant. ab. Der Sinus cavernosus dehnt sich
lateral unter dem Niveau des Chiasmas aus und enthält in seiner lateralen Wand den
N. trochlearis, N. opthalmicus und den N. maxillaris, in der oberen Wand den N. oculomotorius, im Innern den N. abducens und die A. carotis interna (Abb. 13). Hinten
schließen sich dem Chiasma der Hypothalamus (Tuber cinereum, Corpora mamillaria)
und die Fossa interpeduncularis an. Der Hinterfläche des Chiasmas angelagert verläuft
das Infundibulum nach rostral unten durch die Tiefe der Cisterna chiasmatis zur Hypo-

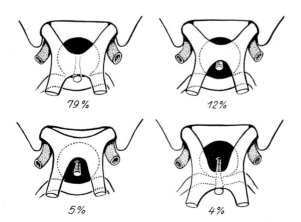

79%

12%

5%

4%

Abb. 12. Lagevariationen des Chiasma
opticum mit der von Schaeffer angegebenen Häufigkeit (verändert nach Wal-
deyer)

Chiasma opticum, III. Ventrikel
A. carotis interna   A. et V. cerebri media

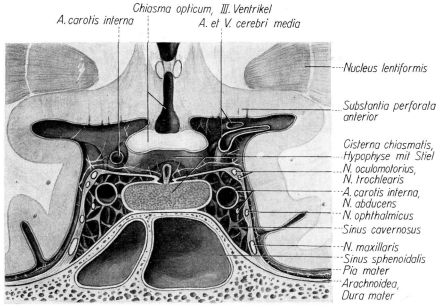

Nucleus lentiformis

Substantia perforata
anterior

Cisterna chiasmatis,
Hypophyse mit Stiel
N. oculomotorius,
N. trochlearis
A. carotis interna,
N. abducens
N. ophthalmicus
Sinus cavernosus

N. maxillaris
Sinus sphenoidalis
Pia mater
Arachnoidea,
Dura mater

Abb. 13. Frontalschnitt durch Sinus cavernosus und Chiasma opticum mit der Cisterna chiasmatis.
Ansicht von hinten (verändert nach Pernkopf und Hafferl)

A. cerebri anterior dextra,
A. communicans anterior
Chiasma opticum,
Nervus opticus

Infundibulum,
Zisternenabschnitt
der A. carotis interna

Sinus–cavernosus–
Abschnitt der A.
carotis interna,
N. ophthalmicus

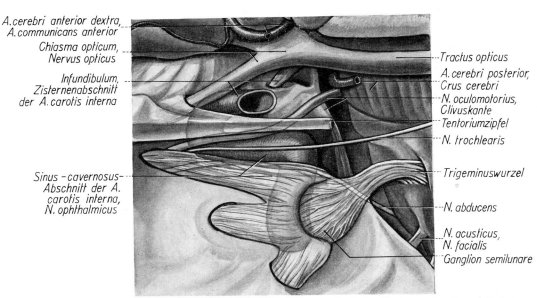

Tractus opticus
A. cerebri posterior,
Crus cerebri
N. oculomotorius,
Clivuskante
Tentoriumzipfel
N. trochlearis

Trigeminuswurzel

N. abducens

N. acusticus,
N. facialis
Ganglion semilunare

Abb. 14. Chiasmaregion von der linken Seite. Beziehungen des Infundibulums, der A. carotis interna
und benachbarter Hirnnerven zum Chiasma opticum (nach Ferner verändert)

physe (Abb. 14). Tumoren am Hinterrand der Ala minor, am Tuberculum sellae und
der Hypophyse, Erweiterungen des 3. Hirnventrikels durch Hydrocephalus internus,
Aneurysmen benachbarter Arterien, Querbrüche durch die Sella turcica sowie Störungen
der Blutversorgung können das Chiasma in Mitleidenschaft ziehen.

Tractus opticus und Corpus geniculatum laterale

Die *Tractus optici* ziehen als abgeplattete Stränge vom Chiasma nach okzipital lateral, dann um die Unterfläche der Crura cerebri an deren vom Temporallappen bedeckte Außenseite. Unterhalb der Tractus kreuzt jederseits die A. cerebri post. Der Unterseite der Tractus angelagert, folgt ihnen die A. chorioidea ant. bis zu den seitlichen Kniehöckern. Läsionen der Tractus sind bei Prozessen der Temporallappen und der Hirnschenkel (Wernicke-Syndrom mit Hemianopsie und Hemiplegie) sowie der hinteren Thalamusanteile möglich.

Das *Corpus geniculatum laterale* liegt jederseits als Teil des Dienzephalons an der hinteren, unteren, seitlichen Oberfläche des Thalamus und wird hinten etwas vom Pulvinar überragt. Es mißt $8,5 \times 5$ mm und ist mit dem Thalamus und durch das Brachium colliculi superioris jederseits mit dem Colliculus superior des Tektums verbunden. Die enge Lagebeziehung zur Capsula interna und zum Thalamus bedingen mitunter seine Mitschädigung bei Alterationen dieser Strukturen.

Sehstrahlung und Sehrinde

Die *Radiatio optica*, deren Anatomie bereits beschrieben wurde, berührt in ihrem Verlauf durch Temporal- und Parietookzipitallappen die Capsula interna, Unter- und Hinterhorn der Seitenventrikel und den Gyrus angularis. Schädigungen der Sehstrahlung erfolgen zusammen mit gefäßbedingten Läsionen an der Capusla interna (kombinierte Hemianopsie und Hemiplegie Cushing), bei Erkrankungen des Schläfenlappens, der Seitenventrikel und bei Zerstörungen in der Gegend des Gyrus angularis (Hemianopsie mit Angularissyndrom).

Die *Area striata* werden voneinander durch die Falx cerebri, vom Kleinhirn durch das Tentorium cerebelli getrennt. Oben grenzt der Sinus sagittalis sup., unten der Sinus rectus an. Sie projizieren sich nach hinten auf ein Areal über der Protuberantia occipitalis externa. Bei (Schuß-)Brüchen des Hinterhaupts im Bereich der Fossa occipitalis cerebralis, ferner bei Prozessen im Bereich des Okzipitallappens kann die Sehrinde in Mitleidenschaft gezogen werden.

1.9.   Blutversorgung der Sehbahn

Blutversorgung der Retina siehe Abschnitt „Netzhaut". Bei einer Netzhautablösung wird die Blutversorgung des Neuroepithels unterbrochen, und eine Degeneration aller nachfolgenden Neurone der Sehbahn ist die Folge. Verschluß der Zentralarterie oder ihrer Äste führt zum Ausfall des 2. und 3. Neurons und damit ebenfalls zur Zerstörung der zugehörigen Neuronenkette.

N. opticus: Die *orbitale Portion des Sehnerven* wird von der A. ophthalmica über 2 Gruppen von Ästen versorgt. Die einen durchbohren die Dura mater hinter dem Eintritt der Zentralarterie, andere gehen an der Eintrittsstelle der Zentralarterie in die pialen Gefäßnetze des Sehnerven über (Abb. 15). Manchmal ist in diesem Bereich ein rückläufiger Ast der A. centralis retinae im N. opticus zu beobachten. Eine A. centralis n. optici wird als selbständiger Ast der A. ophthalmica beschrieben. Mit ihrem vorderen Ast erreicht sie die Lamina cribrosa und die Papilla n. optici, mit dem hinteren Ast den intrakanalikulären Abschnitt des Sehnerven (Abb. 15). Sie scheint die von der Makula kommenden Neurone zu ernähren.

Das Gebiet der *Lamina cribrosa* enthält Anastomosen zwischen ziliarem und retinalem Kreislauf, die nach Verschluß der A. centralis retinae eine zentrale Sehfähigkeit erhalten können und Verbindungen zum *Circulus arteriosus sclerae* (Zinn-Haller) haben. Letzterer liegt als doppelläufiger Arterienring am hinteren Augenpol in der Sklera, erhält Zufluß aus den Aa. ciliares posteriores breves und aus der Zentralarterie und ist von besonderer hämodynamischer Bedeutung für Siebplatte und Retina. Außerdem besitzt die Zentralarterie am Sehnervenkopf direkte Verbindungen zu den Chorioidealarterien (Abb. 15).

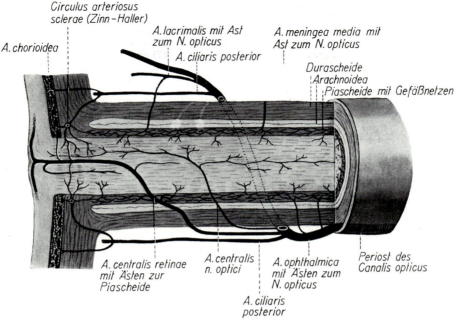

Abb. 15. Schema der Blutversorgung des N. opticus (verändert nach François)

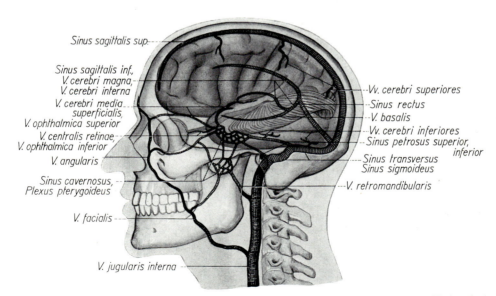

Abb. 16. Schema der wichtigsten Venen der Sehbahn und ihrer Verbindungen zur V. jugularis interna (verändert nach Lyle)

Der *intrakanalikuläre Teil des Sehnerven* erhält über die Piascheide kleine Äste der A. carotis interna, der intrakranielle Abschnitt zusätzlich Äste der A. cerebri anterior und der A. communicans ant. Abführende Venen sind vorn die V. centralis retinae, die über die V. ophthalmica sup. in den Sinus cavernosus abfließt, und hinten die Vv. basales, die über die V. cerebri magna in den Sinus rectus münden (Abb. 16).

Chiasma opticum: Seitlich treten in das Chiasma kleine Äste der A. carotis interna, von oben vorn Äste der A. cerebri ant., A. cerebri media und A. communicans ant. und von hinten unten Zweige der A. communicans post. und der A. chorioidea ant. ein (Abb. 17).

Tractus opticus: Den Hauptanteil des Blutes liefern Äste der A. chorioidea ant., der Anfangsteil bezieht auch Zweige der A. cerebri media und der A. communicans post. (Abb. 17).

Corpus geniculatum laterale: Sein lateraler Anteil wird meist von Ästen der A. chorioidea ant., der mittlere Teil von der A. cerebri post., der Bezirk der Makula-Repräsentation über die A. choroidea ant. und A. cerebri post. (doppelt) versorgt, zwischen denen reichlich Anastomosen bestehen. Chiasma, Tractus opticus und Corpus geniculatum laterale haben den gleichen venösen Abflußweg wie der hintere Sehnervenabschnitt.

Radiatio optica: Äste der A. chorioidea ant. erreichen den vorderen, Zweige der A. cerebri media den mittleren und Äste der A. cerebri post. den hinteren Abschnitt der Sehstrahlung (Abb. 17). Der venöse Abfluß des oberen Teiles der Sehstrahlung erfolgt über die Vv. cerebri sup. zum Sinus sagittalis sup., der des unteren Teiles über die Vv. cerebri inf. zum Sinus transversus (s. Abb. 16).

Area striata: Äste der A. cerebri post., vor allem die A. calcarina, versorgen die Sehrinde; alle terminalen Zweige enden am hinteren Abschnitt des Sulcus calcarinus. Das Areal an der Konvexität und am Occipitalpol mit dem Sitz der Makula-Repräsentation erhält zusätzlich kleine Äste der A. cerebri media, Feld 18 und 19 nehmen Äste der A. cerebri ant. und der A. cerebri media auf. Somit wird die Makula-Region auch hier doppelt arteriell versorgt. Abführende Venen entsprechen neben den Vv. basales etwa denen der Sehstrahlung.

Betrachtet man die Gefäßversorgung der Sehbahn in ihrer Gesamtheit, so fällt zunächst die Beteiligung der beiden arteriellen Hauptquellen des Gehirns ins Auge (Abb. 18). Die Anastomosen des Circulus arteriosus Willisi verbinden sowohl beide Hauptstämme, als auch beide Seiten miteinander (Abb. 17). Weitere Anastomosen bilden auch die kleinen, die Hirnsubstanz penetrierenden Arterien vor ihrer Auflösung in das Kapillarbett (Stephans 1969).

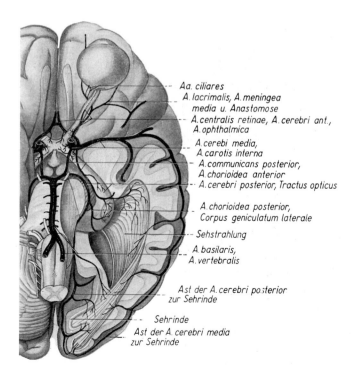

Aa. ciliares
A. lacrimalis, A. meningea media u. Anastomose
A. centralis retinae, A. cerebri ant., A. ophthalmica
A. cerebi media, A. carotis interna
A. communicans posterior, A. chorioidea anterior
A. cerebri posterior, Tractus opticus
A. chorioidea posterior, Corpus geniculatum laterale
Sehstrahlung
A. basilaris, A. vertebralis
Ast der A. cerebri posterior zur Sehrinde
Sehrinde
Ast der A. cerebri media zur Sehrinde

Abb. 17. Schema der arteriellen Blutversorgung der Sehbahn (verändert nach Rintelen)

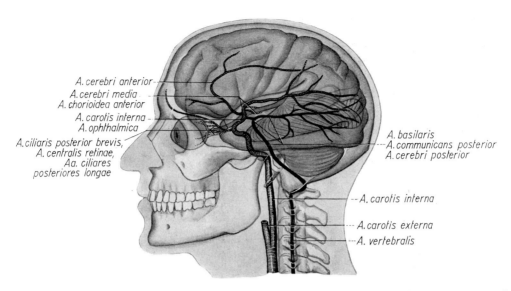

A. cerebri anterior
A. cerebri media
A. chorioidea anterior
A. carotis interna
A. ophthalmica
A. ciliaris posterior brevis,
A. centralis retinae,
Aa. ciliares
posteriores longae

A. basilaris
A. communicans posterior
A. cerebri posterior

A. carotis interna

A. carotis externa
A. vertebralis

Abb. 18. Seitliche Ansicht der an der Blutversorgung der Sehbahn beteiligten Arterienstämme und ihrer wichtigsten Äste (verändert nach Lyle)

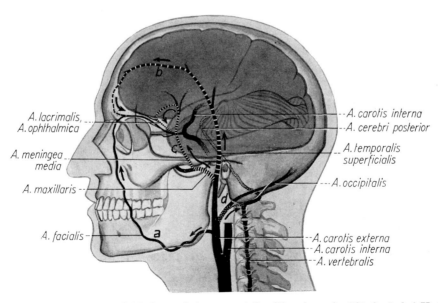

A. lacrimalis,
A. ophthalmica

A. meningea
media

A. maxillaris

A. facialis

A. carotis interna
A. cerebri posterior

A. temporalis
superficialis

A. occipitalis

A. carotis externa
A. carotis interna
A. vertebralis

Abb. 19. Schema der für die Sehbahn wichtigen arteriellen Umgehungskreisläufe. 1. bei Unterbrechung einer A. carotis interna: *a* A. carotis externa – A. facialis – A. angularis – A. ophthalmica, *b* A. carotis externa – R. frontalis a. temporalis superfic. – A. supraorbitalis – A. ophthalmica, *c* A. carotis externa – A. maxillaris – A. meningea media – A. lacrimalis – A. ophthalmica; 2. bei Unterbrechung einer A. vertebralis: *d* A. carotis externa – Muskeläste der A. occipitalis – Muskeläste der A. vertebralis – A. basilaris – A. cerebri post.

Gefäßbedingte Schäden des Gehirns mit Beteiligung der Sehbahn sind nicht selten und werden vor allem durch Arteriosklerose, entzündliche Gefäßerkrankungen, Embolien, Gefäßkompression oder Störungen der Kreislaufregulation verursacht. Nach Beobachtungen von Schöche (1980) erzeugen manche Hirntumoren durch Wirkung der Tumor-Angiogenesis-Faktoren hämodynamisch mitunter sehr wirksame Gefäßveränderungen in ihrer Umgebung (Kalibervergrößerung von Arterien, erhebliche Anastomosierung zwischen Arteriolen, starke atypische Vaskularisation des Tumorgebietes mit Ausbildung zahlreicher arteriovenöser Anastomosen), die insgesamt eine Mangeldurchblutung benachbarter Hirnareale hervorrufen können.

Einige für die Sehbahn mögliche Umgehungskreisläufe mit Beteiligung extrazerebraler Gefäßstrecken sind in Abb. 19 zusammengestellt.

2. Untersuchungsmethoden

2.1. Gesichtsfeldprüfung

Für die neuroophthalmologische Diagnostik ist die Untersuchung des Gesichtsfeldes als *Funktionsprüfung* von Netzhaut, Sehnerv, Sehbahn und Sehzentren unerläßich. Die Gesichtsfeldprüfung kann bei bestimmten neurologischen Erkrankungen wertvolle Informationen zur Lokalisation, Diagnostik und Prognose geben. Da sich besonders initiale Gesichtsfelddefekte leicht der Aufmerksamkeit des Patienten und auch des Untersuchers entziehen können, ist sorgfältig nach ihnen zu fahnden.

Man muß sich darüber im klaren sein, daß selbst die modernen perimetrischen Methoden – mit Ausnahme einiger in Entwicklung begriffener *objektiver Prüfverfahren* wie pupillometrische Perimetrie, elektroperimetrische Untersuchungen mittels visuell evozierter Potentiale u. a. – eine *subjektive Funktionsprüfung* darstellen, deren Ergebnis sowohl vom Untersuchten als auch vom Untersucher und Untersuchungsgerät beeinflußt wird. Sie setzen seitens des Patienten ein genügendes Maß an Mitarbeit, Aufmerksamkeit, Konzentration und Reaktionsvermögen voraus, das bei neurologischen und psychiatrischen Erkrankungen nicht immer in erforderlichem Umfang vorhanden ist. Erfolgen die Befunderhebungen unter weitgehend standardisierten und damit reproduzierbaren Bedingungen und werden sie durch Kontroll- bzw. Längsschnittuntersuchungen belegt, dann liefert die Perimetrie wertvolle Ergebnisse.

2.1.1. Normales Gesichtsfeld

Das Gesichtsfeld wird perimetrisch, d. h. bei fixierter Blicklinie, gewöhnlich beim Geradeausblick als *anatomisches* Gesichtsfeld (relatives GF, „face-outline-field") mit Begrenzung durch Nase und Orbita und nur gelegentlich nach Kopfdrehungen in verschiedene Richtungen bei konstanter Fixation als *physiologisches* (absolutes, totales, reelles, retinales) Gesichtsfeld aufgenommen; die Differenz zwischen beiden beträgt im allgemeinen nicht mehr als 10°.

Das *monokulare* Gesichtsfeld reicht für genügend helle, weiße Prüfmarken vom Nullwert des fovealen Fixierpunktes nach temporal bis 90–100°, nach unten bis 70°, nach nasal und nach oben bis 60°. Im binokularen Gesichtsfeld (binokulare Fixation) decken sich in einem Bereich von durchschnittlich 60° die Einzelgesichtsfelder; temporal beiderseits schließt sich eine nur monokular vertretene Region von 30° Horizontalausdehnung an, der sog. *temporale Halbmond*. Der *blinde Fleck* (Abb. 20) liegt im Gesichtsfeldschema mit seiner inneren Begrenzung 12–15° temporal vom Fixationspunkt, mit seiner Mitte durchschnittlich 1,5° unterhalb des horizontalen Meridians durch den Fixierpunkt und hat eine Breite von etwa 5–6° sowie eine Höhe von ungefähr 7–8° (2° oberhalb bis 5° unterhalb des horizontalen Meridians). Abbildung 20 zeigt die mit der kinetischen Methode gewonnenen Isopteren eines normalen Gesichtsfeldes, Abbildung 21 eine mittels der statischen Perimetrie erhaltene Kontrastempfindlichkeitskurve auf dem horizontalen Meridian.

Für klinisch-diagnostische Belange wird das Gesichtsfeld im wesentlichen in vier Quadranten und in verschiedene *Gesichtsfeldregionen* innerhalb der Parallelkreise unterteilt: die makulare Zone bis 15° Exzentrizität vom Fixationspunkt (d. h. bis zur inneren Begrenzung des blinden Flecks) mit einer zentralen Region bis 3° und einer parazentralen

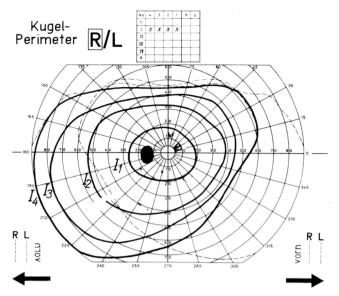

Abb. 20. Normales, monokulares Gesichtsfeld des rechten Auges (Isopterenperimetrie mit Zeiss-Kugelperimeter)

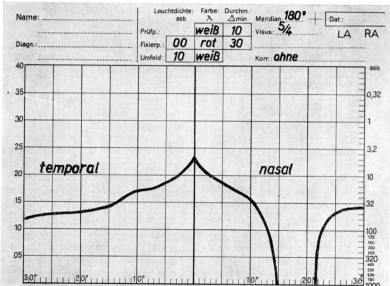

Abb. 21. Lichtunterschiedsempfindlichkeitskurve im horizontalen Meridian eines normalen rechten Auges (Profilperimetrie mit Tübinger Perimeter)

bis 15°, die perizentrale Zone von 15–25°, die intermediäre Zone von 25–50° und die periphere Zone jenseits von 50°.

Die *Ausdehnung* des normalen Gesichtsfeldes hängt von verschiedenen physiologischen und psychologischen Faktoren ab. Neben der Lage des Bulbus in der Augenhöhle wird sie vor allem von Pupillenweite, Refraktion, Größe, Farbe und Leuchtdichte des Objektes, Geschwindigkeit des bewegten Objektes und seinem Kontrast zur Umgebung, Adaptationszustand des Auges und schließlich von individuellen psychischen und vor allem psychopathologischen Besonderheiten (Aufmerksamkeit und Konzentration, Suggestibilität, Vigilanzänderungen und Bewußtseinsstörungen sowie Intelligenz) und vom Alter des Probanden beeinflußt. Mit zunehmender Lichtreizfläche und Reizleuchtdichte nimmt die Ausdehnung des Gesichtsfeldes zu, durch Unaufmerksamkeit und Ermüdung ab.

Vorbedingung für jede Gesichtsfelduntersuchung ist selbstverständlich eine sorgfältige augenärztliche Untersuchung, um okulär bedingte Gesichtsfeldstörungen als Fehlerquellen (siehe dort) auszuschließen.

Man muß sich darüber im klaren sein, daß es sich bei der *Gesichtsfeldaufnahme* nicht um die Erfassung einer zweidimensionalen Fläche, sondern vielmehr eines körperlichen, also dreidimensionalen Gebildes mit entsprechender Länge, Breite und Höhe handelt. Es ist mit einer Insel bzw. einem Berg vergleichbar, der nicht nur die Ausdehnung, sondern auch die Leistungshöhe der einzelnen Netzhautorte wiedergibt. Die perimetrischen Höhenlinien oder Isopteren zeigen also die Höhe des Sehvermögens in dem jeweiligen Bereich des Gesichtsfeldes an. Bereits Rönne und Traquair haben diese Isopteren mittels verschieden großer weißer Testobjekte bei Konstanz von Beleuchtung und physikalischem Kontrast (*Sehschärfenperimetrie*) festgelegt (Abb. 22).

Durch die Einführung der Lichtsinnperimetrie haben *farbige Testobjekte* an Bedeutung verloren (François und Verriest). Bei Verwendung von invariablen und peripheriegleichen Farben nach Engelking und Eckstein sind die Grenzen des Gesichtsfeldes für Blau am weitesten, dann folgen Rot und Grün.

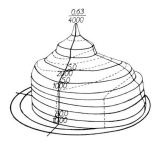

Abb. 22. Modell der Gesichtsfeldinsel (Lichtempfindlichkeitsberg nach Lauber 1944)

2.1.2. Methoden

Methodische und sinnesphysiologische Erkenntnisse haben die perimetrische Untersuchungstechnik vervollkommnet. Zur „Perimetrie" im weiteren Sinne lassen sich deshalb alle Arten von Funktionsprüfungen zählen, die in umschriebenen Bereichen des Gesichtsfeldes vorgenommen werden, wie Sehschärfe, Lichtsinn, Farbensinn, pupillomotorische Erregbarkeit, Flimmerverschmelzungsfrequenz, Lokaladaptation, visuelle kortikale Reaktionen, entoptische Phänomene (Schober).

Lichtsinnperimetrie. Wie der Empfindlichkeitsberg (Abb. 22) erkennen läßt, nimmt vom Zentrum zur Peripherie hin die *Empfindlichkeit* (reziproker Wert der Schwellenleuchtdichte) gegenüber Leuchtdichteunterschieden, die sog. Lichtunterschiedsempfindlichkeit, ab. Die perimetrische Messung der Lichtunterschiedsempfindlichkeit (Unterschiedsempfindlichkeit für Leuchtdichten) geschieht durch eine Schwellenwertbestimmung, die an verschiedenen, ausgewählten Gesichtsfeldorten auf folgende Weise erfolgen kann:

1. als (*kinetische*) *Isopterenperimetrie*, bei der durch Änderung der Prüfmarkenlage der Gesichtsfeldort ermittelt wird, für den eine bestimmte Marke Schwellenreiz ist;
2. als (*statische*) *Profilperimetrie*, bei der durch Variierung der Prüfmarkenleuchtdichte diejenige Leuchtdichte festgelegt wird, die für einen entsprechenden Netzhautort den Schwellenreiz darstellt.

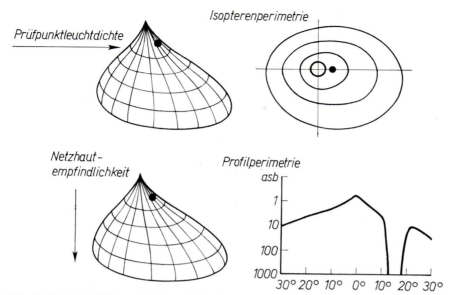

Abb. 23. Gesichtsfeldberg (links) und Gesichtsfeldbefund (rechts) (Pfeile geben Untersuchungsrichtung an)

Bei beiden Verfahren wird die Leuchtdichte der Testmarke – kinetisch oder statisch – aus dem unterschwelligen Bereich an den Empfindlichkeitsberg herangebracht, bis sie überschwellig wird (Abb. 23).

Die *einfache* oder *qualitative Lichtsinnperimetrie*, ursprünglich von Rönne, Traquair, Lauber als *Sehschärfenperimetrie* definiert, stellt die klassische Methode der Gesichtsfeldprüfung dar, mit der die relative Lichtempfindlichkeit der jeweiligen Netzhautorte bei einem bestimmten Leuchtdichteniveau ermittelt wird.

Hierbei finden verschieden große Testmarken mit maximalem Helligkeitsunterschied (weiße Objekte auf schwarzem, farbige auf meist neutralem Hintergrund) und möglichst kleinem Gesichtswinkel Verwendung, deren Größe als Gesichtswinkel (Grad, Minute) oder vorteilhafter nach dem Objektdurchmesser festgelegt wird (Harrington, Zuckerman). Die ermittelten Isopteren werden als Bruch $\frac{\text{Objekt}}{\text{(Distanz)}}$ angegeben (Tab. 1), dessen Zähler den Durchmesser des Testobjektes und dessen Nenner die Entfernung der Testmarke vom Auge in Millimetern enthalten (z. B. 1/330, 1/2000); eine Umrechnung des Bruches in Gesichtswinkel geschieht durch Multiplikation desselben mit dem Faktor $\frac{180}{\pi}$ ($= 0{,}114° = 6{,}84'$).

Bei ausreichender Beleuchtung (mittleres Tageslicht) können hiermit einfach und schnell Form, Lage und Ausdehnung von Gesichtsfelddefekten mit genügender Genauigkeit an den einfachen Bogengeräten und dem Kampimeter nachgewiesen werden. Infolge der schwankenden Beleuchtungsverhältnisse ist die Leistungsfähigkeit der Sehschärfenperimetrie beschränkt und ihre Reproduzierbarkeit gering; die Ergebnisse verschiedener Untersucher gestatten einen nur mehr qualitativen Vergleich.

Die *quantitative Lichtsinnperimetrie*, deren Grundlagen von Goldmann erarbeitet worden sind, entspricht am ehesten den Anforderungen, die an eine für klinisch-praktische Belange geeignete, empfindliche und ausreichend reproduzierbare (standardisierte) Methode zu stellen sind. Bevorzugt werden hierfür farblose Objekte. Diese quantitative Methode erlaubt nun eine meßbare Veränderung der Leuchtdichteunterschiede zwischen

Tabelle 1. Beziehungen zwischen den physiologischen Gesichtsfeldgrenzen und der Testobjektgröße bei Helladaptation (nach Zuckerman)

	Durch-messer der Testobjekte	Ent-fernung (mm)	Isop-tere	Gesichts-winkel	Gesichtsfeld (Grad)			
					tem-poral	unten	nasal	oben
Weiß								
Perimeter	1 mm	330	1/330	10,32	80	60	55	50
	2 mm	330	2/330	20,70	85	65	60	50
	3 mm	330	3/330	31,08	90	70	60	60
	5 mm	330	5/330	51,60	100	80	60	60
	1 mm	750	1/750	4,56	26	26	26	26
	2 mm	750	2/750	9,12	27	27	27	27
	3 mm	750	3/750	13,62	34	29	28	27
	5 mm	750	5/750	22,80	60	38	32	38
Bjerrum-Schirm	1 mm	1,000	1/1,000	3,42	25	25	25	25
	2 mm	1,000	2/1,000	6,84	26	26	26	26
	3 mm	1,000	3/1,000	10,20	38	30	30	26
	5 mm	1,000	5/1,000	17,10	70	50	50	50
	1 mm	2,000	1/2,000	1,68	26	25	26	24
	3 mm	2,000	3/2,000	5,10	33	30	30	25
	5 mm	2,000	5/2,000	8,52	70	50	50	50
	1 mm	4,000	1/4,000	0,84	8,5	7,5	8,5	5,5
Grün								
Perimeter	1 mm	330	1/330	10,32	6	6	5	5
	3 mm	330	3/330	31,08	18	12	18	10
	5 mm	330	5/330	51,60	30	24	18	18
	10 mm	330	10/330	103,20	48	28	24	26
Bjerrum-Schirm	1 mm	1,000	1/1,000	3,42	2	1,5	1	1
	2 mm	1,000	2/1,000	6,84	3	3	4	2
	3 mm	1,000	3/1,000	10,26	5	3	5	3
	5 mm	1,000	5/1,000	17,10	8	5	7	5
Rot								
Perimeter	1 mm	330	1/330	10,32	15	10	10	8
	3 mm	330	3/330	31,08	45	15	15	15
	5 mm	330	5/330	51,60	39	29	23	26
	10 mm	330	10/330	103,20	62	43	28	30
Bjerrum-Schirm	1 mm	1,000	1/1,000	3,42	4	3	5	3
	2 mm	1,000	2/1,000	6,84	5	4	6	4
	3 mm	1,000	3/1,000	10,26	6	5	6	5
	5 mm	1,000	5/1,000	17,10	8	5	8	6
Blau								
Perimeter	1 mm	330	1/330	10,32	40	25	15	15
	3 mm	330	3/330	31,08	75	30	30	25
	5 mm	330	5/330	51,60	63	46	38	38
	10 mm	330	10/330	103,20	76	56	42	37
Bjerrum-Schirm	1 mm	1,000	1/1,000	3,42	5	4	5	4
	2 mm	1,000	2/1,000	6,84	12	12	14	9
	3 mm	1,000	3/1,000	10,26	16	13	17	11
	5 mm	1,000	5/1,000	17,10	18	15	19	13

Testobjekt und Umfeld (Hintergrund), die Konstanz eines bestimmten Adaptationszustandes sowie die exakte Festlegung der Leuchtdichte von Testobjekt und Umfeld. Es werden also Größe und Leuchtdichte der Testmarke unabhängig von der Leuchtdichte des Untergrundes (Umfeldes) variiert.

Für die Isopterenperimetrie legte Goldmann das Verhältnis von Objektgröße und -helligkeit quantitativ fest, so daß gleichgroße Gesichtsfelder aufgenommen werden können. Unter Berücksichtigung der Konstanterhaltung des Leuchtdichteunterschiedes zwischen Objekt und Perimeterhintergrund und Adaptation (Umfeldleuchtdichte gewöhnlich 40–45 asb) sowie der räumlich-zeitlichen Summationsverhältnisse der Netzhaut sind zur Erreichung gleicher Gesichtsfelder Objektgrößen von 1/16, 1/4, 1, 4, 16 und 64 mm^2 und Standardleuchtdichten mit 1, 0,32, 0,1 und 0,032 relativer Intensität erforderlich.

Bei der Profilperimetrie (Sloan, Harms) erhält man durch intermittierende Darbietung von abgestuften Leuchtdichten der ruhenden Testmarken, die zunächst unterschwellig angeboten werden, an verschiedenen Punkten eines Netzhautmeridians einen Profilschnitt durch die Funktionsverhältnisse des zentralen und mittleren Gesichtsfeldes bei konstanter Lichtempfindlichkeit und damit gleichbleibendem Adaptationszustand. Die Leuchtdichte des ermittelten Schwellenreizes gibt die Unterschiedsempfindlichkeit der geprüften Netzhautstelle an. Die Reizabstufung erfolgt in Zehnteldekaden, die Darbietungszeit beträgt $^1/_2$–1 Sekunde, der Durchmesser der Testmarke 3 mm und die Reizpause 2–3 Sekunden. Als vorteilhaft sind die ruhende Marke und die gleichbleibende Lokaladaptation des Netzhautortes anzusehen. Die Profilperimetrie eignet sich besonders für den Nachweis kleiner Skotome, die sich dem kinetischen Verfahren leicht entziehen.

Die quantitative Lichtsinnperimetrie gestattet auch die Anwendung *farbiger Testobjekte*. Anstelle von Pigmentfarben kommen hier physikalisch definierte Farbreize, auch monochromatische, zum Einsatz: allerdings erfolgte bisher noch keine ausreichende Standardisierung.

Die kinetische und statische (quantitative) Lichtsinnperimetrie kann je nach Leuchtdichte des Untergrundes im Bereich des photopischen (Zapfensehens), des mesopischen (Dämmerungssehens) und des skotopischen Sehens (Stäbchensehens) vorgenommen werden, wenn die Funktionsverhältnisse bei *verschiedenen Adaptationszuständen* interessieren (Abb. 24). Nach Jayle soll sich vornehmlich das in seiner gesamten Fläche isosensible mesopische Gesichtsfeld zur Erkennung pathologischer Störungen eignen. – Auch lassen sich mit dem statischen Verfahren weitere Funktionen wie Sehschärfe, Lokaladaptationszeit, Verschmelzungsfrequenz u. a. untersuchen.

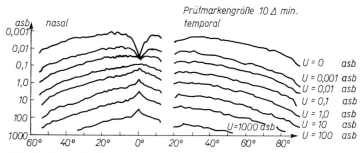

Abb. 24. Schwellenleuchtdichte im horizontalen Meridian (0–180°) bei verschiedenen Umfeldleuchtdichten bzw. Adaptationszuständen (aus Harms 1969)

Die Unterschiedsempfindlichkeit der Netzhautstellen hängt von verschiedenen *Faktoren* ab, deren Kenntnis für Methodik und Technik der quantitativen Lichtsinnperimetrie von Wichtigkeit ist:

1. Die *Vorbelichtung* des Auges hat entscheidenden Einfluß auf die Größe des Gesichtsfeldes, so daß mit der Prüfung erst zu beginnen ist, wenn sich das Auge an die Umfeldleuchtdichte des Perimeters angepaßt hat.

2. Die Konstanterhaltung des *Adaptationszustandes* im Bereich des gesamten Gesichtsfeldes muß während der Untersuchung gewährleistet sein, da bei Abnahme der Umfeldleuchtdichte sich Isopteren und das Gefälle der Empfindlichkeitskurve verringern.

3. *Medientrübungen* und *Pupillenweite* wirken sich auf den Adaptationszustand aus. Trübungen der Kornea und der Linsenvorderfläche vermindern die Beleuchtungsstärke, periphere Trübungen der hinteren Linsenrinde engen das periphere Gesichtsfeld ein. Der Einfluß der Pupillenweite ist im Einzelfall kaum abzuschätzen. Pupillenverengungen auf 1,5 und 1 mm engen die Isopteren merklich ein, während Pupillenerweiterungen über 3 mm nicht zu einer Ausdehnung der Isopteren zu führen brauchen.

4. Konstanz von Leuchtdichte und Größe der *Testmarke* und der *Untersuchungsdistanz* ist ebenso wichtig wie die der Umfeldleuchtdichte. Da die Summationsleistung von der Peripherie zum Zentrum sowie mit der Vergrößerung der Marke und der Erhöhung der Umfeldleuchtdichte abnimmt, empfiehlt sich die Verwendung kleiner Testobjekte.

5. Ohne gleichbleibende *Geschwindigkeit* der Testmarkenführung bei Vermeidung zu schneller und zu langsamer (Lokaladaptation) Markenbewegung können recht unterschiedliche Gesichtsfeldbefunde resultieren.

6. Für kleine Marken kann die Herabsetzung der Sehschärfe durch *Refraktionsfehler* (Ametropie und Presbyopie) eine scheinbare Abnahme der Unterschiedsempfindlichkeit und damit eine Verkleinerung der para- und perizentralen Isopteren und Verminderung des Empfindlichkeitsgefälles bedeuten. Da eine Korrektur für alle Netzhautbereiche nicht gelingt, muß eine Nahkorrektur aber wenigsten für das zentrale und mittlere Gesichtsfeld innerhalb von 35° einschließlich des blinden Flecks erfolgen.

7. Mit zunehmendem *Alter* stellt sich eine Empfindlichkeitsabnahme mit Gesichtsfeldeinengung ein.

Farbenperimetrie. Durch die quantitative Lichtsinnperimetrie hat die Farbenperimetrie an Bedeutung verloren. Sie verlangt in besonders hohem Maß während der Untersuchung gleichbleibende Leuchtdichteverhältnisse, eine bestimmte Helligkeit und Färbung (grau) des Perimeteruntergrundes und als Testobjekte die Verwendung peripheriegleicher und invariabler Farbtöne (Urfarben Rot–Grün, Gelb–Blau) nach Engelking und Eckstein. Bei schwarzem Hintergrund ist zu beachten, daß bei der Markenführung von der Peripherie zum Zentrum hin die Farbmarke zunächst an ihrem Helligkeitskontrast und erst später als Farbe registriert wird; es kann dem Probanden Schwierigkeiten bereiten, den richtigen Augenblick der Farbperzeption anzugeben. Bei Verwendung eines grauen und eines mit dem Farbobjekt gleichhellen Umfeldes wird das Testobjekt dagegen erst bei Erreichen seiner Farbschwelle wahrgenommen.

Zur Untersuchung eignen sich nach wie vor das Förstersche Bogenperimeter und der Bjerrum-Schirm. Harrington inaugurierte ein einfaches Verfahren mit luminiszierenden blauen Testobjekten (enges Spektralband) unter partiellen skotopischen Bedingungen am Bjerrum-Schirm, da hier nicht die Farb-, sondern die Reizschwellenwahrnehmung eine Rolle spielt. Weiterhin werden für die Erkennung erworbener Farbensinnstörungen auch die Farbenfleckverfahren (100-Hue-Test und D-15-Test nach Farnsworth) eingesetzt und neuerdings pseudoisochromatische Farbtafeln getestet.

Als relative Indikation für die Farbenperimetrie gelten zentrale Gesichtsfeldausfälle und anamnestisch angegebene Farbensinnstörungen. Als schneller Vergleichstest in der Routinediagnostik und auch bei Fehlen von Präzisionsperimetern vermag die Farbenkampimetrie mit Rot bereits frühzeitig einen Gesichtsfelddefekt bei Augenhintergrunderkrankungen und Läsionen des N. opticus, Chiasmas und Tractus opticus aufzudecken.

Pupillomotorische Erregbarkeit. Während es sich bei den bisher aufgeführten Untersuchungsverfahren der Isopteren- und Profilperimetrie um Schwellenmessungen handelte, beruhen die Prüfungen der pupillomotorischen Erregbarkeit, der Lokaladaptation und der Verschmelzungsfrequenz auf Beobachtungen überschwelliger Lichtreize.

Auf der Suche nach objektiven perimetrischen Methoden entwickelte Harms die Prüfung der pupillomotorischen Erregbarkeit als quantitative Profil- und Isopterenperimetrie. Bei ausreichend starken Lichtreizen kann von verschiedenen Netzhautstellen eine Pupillenverengung bzw. ein Lichtreflex ausgelöst werden. Die Leuchtdichte des Schwellenreizes für die pupillomotorische Erregbarkeit liegt allerdings 10–30mal höher als diejenige für die Lichtunterschiedsempfindlichkeit. Hinsichtlich der pupillomotorischen Schwellenempfindlichkeit bestehen jedoch erhebliche individuelle Schwankungen bei Gesunden und Kranken; die Untersuchung ist deshalb nur beim Vorhandensein einer ausreichend hohen Erregbarkeit möglich. Immerhin gelingt anhand der Pupillenreaktion – also unabhängig von den Angaben des Probanden – im positiven Fall der Nachweis einer Wahrnehmung des Lichtreizes. Die Methode eignet sich u. a. zur Entlarvung grober Simulationen, bei denen eine deutliche Diskrepanz zwischen den Isopteren der subjektiven Lichtwahrnehmung und der pupillomotorischen Erregbarkeit besteht. Harms hat mit diesem Verfahren auch nachgewiesen, daß die pupillomotorische Erregbarkeit bei jeder Gesichtsfeldstörung, also auch im Bereich der oberen Sehbahn, beeinträchtigt sein kann, so daß die bisherigen Ansichten über die topisch-diagnostische Wertigkeit der hemianopischen Pupillenstarre (Wernicke) zu revidieren waren. Die Genauigkeit dieser Methode konnte durch die fernsehbildanalytische perimetrische Pupillographie verbessert werden.

Lokaladaptationszeit. Die Bestimmung der Lokaladaptationszeit („Umstimmungszeit") hat Cibis als kampimetrische bzw. perimetrische Methode entwickelt. Es wird die Zeit gemessen, die verstreicht, bis durch örtliche Empfindlichkeitsänderungen ein farbloses Objekt im Hintergrund untergeht und ein Farbfeld seinen Farbton einbüßt. Pathologische Werte der Lokaladaptationszeit finden sich bei Läsionen verschiedener Abschnitte der Sehleitung von der Aderhaut bis zur Sehrinde. Nachteilig wirken sich die lange Untersuchungszeit und die größere physiologische Streubreite bereits in der parazentralen Region aus.

Flimmerverschmelzungsfrequenz. Der Flimmerperimetrie, die als Profilperimetrie vorgenommen wird, liegt eine Untersuchung der subjektiven Flimmerfusionsfrequenz verschiedener Netzhautorte in einem Gesichtsfeldbereich bis 30° Exzentrizität zugrunde. Ihre Geräte- und Methodenspezifität steht direkten Vergleichen der durch verschiedene Untersucher gewonnenen Ergebnisse entgegen. Das Flimmergesichtsfeld gibt weniger über Störungen der Netzhaut als vielmehr über nervale Leitungsstörungen vom 3. Neuron (Optikusläsionen, Glaukom) bis zur Sehrinde Auskunft.

Objektive Perimetrie. Für die objektive, reproduzierbare Bestimmung des Gesichtsfeldes werden verschiedene automatische Verfahren erprobt und schrittweise der Klinik nutzbar gemacht, wie die bereits erwähnte *perimetrische Pupillographie* mittels des Pupillenreflexes, die durch Lichtreiz provozierten Antworten des okzipitalen Hirns (visuell evoked response, VER) als *Elektroperimetrie mittels VECP* (visual evoked cortical potentials) u. a. (Schmidt und Straub, Müller et al.).
Visuell evoziertes kortikales Potential. Während sich der Anwendungsbereich der Elektroretinographie nur auf Netzhauterkrankungen mit einer Affektion des 1. und 2. Neurons erstreckt, lassen sich mittels des „visual evoked potential" (VEP) Störungen der sensorischen Erregungsleitung in jedem Abschnitt der Sehleitung vom Auge bis zur Hirnrinde objektiv erfassen. Dies geschieht durch elektroenzephalographische Ableitung der visuell mittels Helligkeits- oder TV-Musterstimulation hervorgerufenen Reaktionen (visual cortical response, VER) vom optischen Kortex. Die VER ist von zahlreichen Untersuchungsbedingungen abhängig und weist deutliche inter- und intraindividuelle Variabilitäten auf. Da die Amplituden dieser evozierten Hirnpotentiale in der Spontanaktivität des über der intakten Schädeloberfläche abgeleiteten EEGs untergehen, müssen elektronische Mittelwertbildner (Averager) für die Summation der mit dem Lichtreiz synchron auftretenden Hirnpotentialveränderungen eingesetzt werden. Neben der Prüfung der makularen und extramakularen (bis 30°) Gesichtsfeldregionen können bei Verwendung bestimmter Reiz- und Umfeldparameter mit Einschränkungen auch periphere Retinagebiete untersucht werden.
Kombinierte Methoden. Zur Lokalisation und zum Nachweis auch latenter Störungen oder zur Abklärung von Simulations- und Aggravationsverdacht in den verschiedenen Sehbahnanteilen, insbesondere der orbitalen und prächiasmalen, werden mehrere Prüfmethoden wie Elektrookulogramm, oszillatorische Potentiale, Elektroretinogramm, helligkeits- und musterevozierte kortikale Potentiale eingesetzt.

Entoptische Phänomene. Als entoptische Phänomene werden reelle subjektive Wahrnehmungen bezeichnet, die bei entsprechender Methodik durch das in das Auge einfallende Licht als Schatten anatomischer Abschnitte des Auges selbst sichtbar werden. Sie gestatten bei dichten Trübungen der brechenden Medien des Auges (Hornhaut, Linse, Glaskörper) noch eine gröbere qualitative Perimetrie. Es handelt sich bei den entoptischen Funktionsprüfungen um Prüfung der Wahrnehmung des Druckphosphens, der Netzhautgefäßschattenfigur und des Makulachagrins. Netzhautgefäßschattenfigur und Makulachagrin eignen sich für die Untersuchung der zentralen, para- und perizentralen, und Phosphene für die der peripheren Gesichtsfeldregion. Allerdings setzen diese Methoden besondere ärztliche Erfahrung und gute Mitarbeit des Probanden voraus. Sie sollen auch hilfreich sein für die Differentialdiagnose Stauungspapille – Optikusneuritis, für den Nachweis frischer Schübe einer retrobulbären Neuritis und zentrumnaher Skotome sowie zur Abgrenzung von Simulationsamblyopien.

2.1.3.   Verfahren und Geräte

Überblicksverfahren. Die für zahlreiche Fragestellungen erforderlichen modernen perimetrischen Untersuchungen beanspruchen nicht nur einen relativ großen Zeitaufwand, sondern setzen auch eine zuverlässige Mitarbeit des Patienten voraus. In Anbetracht dieser Situation wurden einfache qualitative Prüfverfahren entwickelt, die den Forderungen nach einem schnellen Triageverfahren und der Anwendbarkeit auch beim hirnorganisch Geschädigten genügen.

Hierzu gehören der bekannte *Konfrontationstest* (Parallelversuch) mit seinen zahlreichen Modifikationen einschließlich des Face-outline-Tests von Kestenbaum, die simultane *binokulare Gesichtsfeldprüfung* zum Nachweis der sog. hemianopischen Aufmerksamkeitsschwäche (relative Hemianopsie, „visual inattention", „extinction phenomenon"), die Prüfung der *optischen Einstellbewegungen der Augen*, der *Lidreflextest*, die Prüfung der *Lichtprojektion* und schließlich die Prüfung mit *Punktmustern*. Die Untersuchung mit Punktmustern gestattet eine genauere Orientierung, da gleichzeitig mehrere oder viele Testpunkte bzw. -muster angeboten werden. Bekannt wurden die Überblicksperimetrie nach Salzer, das Gerät von Buchanan und Gloster, die Multiple pattern-Methode nach Harrington und Flocks, das Gitternetz von Esterman und der Gesichtsfeldanalysator von Friedmann.

Für bettlägerige Kranke kommen für eine genauere Festlegung des Gesichtsfeldes die sog. Handperimeter, wie z. B. diejenigen nach Schweigger oder Peter, in Frage.

Geräte. Aufgrund der unterschiedlichen Leistungen der peripheren und zentralen Netzhautregionen benötigt man nach wie vor zwei grundsätzliche Verfahren bzw. Gerätetypen: das Perimeter und das Kampimeter.

Die *Perimeter* informieren zwar über die Funktionsleistung des gesamten Gesichtsfeldes, eignen sich aber besonders für die Aufnahme der peripheren und mittleren Regionen. Verwendung finden entweder halbkreisförmig gekrümmte Perimeterbogen (z. B. Perimeter nach Förster oder Maggiore) oder moderne Halbkugelperimeter (Goldmann-Perimeter, Zeiss-Perimeter und Tübinger-Perimeter). Die Empfindlichkeit und der Wert eines Perimeters hängen von technischen Eigenschaften wie Hintergrund, Testobjekt, Einrichtung zur Aufzeichnung der Befunde und Zentriervorrichtung einschließlich Fixiermarke ab.

Neuerdings sind teure halb- und vollautomatisch computergesteuerte Perimeter (z. B. Fieldmaster, Octopus, Computer-Perimeter nach Krakau/Heijl) mit festgelegten Programmen und damit einem standardisierten „Untersucher" (Jenni et al. u. a.) im Einsatz.

Mit den *Kampimetern* werden die mittleren (bis 30–40°) und vor allem die zentralen Gesichtsfeldregionen einschließlich des blinden Fleckes aufgenommen, insbesondere dann, wenn Projektionskugelperimeter mit spezieller kinetisch-zentraler und statischer Prüfvorrichtung nicht zur Verfügung stehen. Das bekannteste Kampimeter ist der Bjerrum-Schirm (-Gardine), der verschiedene Modifikationen hinsichtlich Testobjekt, Kopffixation und Fixiermöglichkeiten erfahren hat (z. B. Polarisationskampimeter nach Sachsenweger). Es ist zu beachten, daß sich in Abhängigkeit von der Untersuchungsentfernung die Ausdehnung der Isopteren sowie Lage und Größe des blinden Flecks

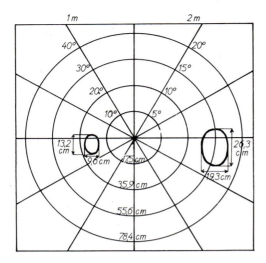

Abb. 25. Lage der Isopteren und des blinden Flecks am Bjerrum-Schirm bei Untersuchungsdistanz von 1 und 2 m

ändern (Abb. 25). Die *Skotometer* als Spezialform dienen der Prüfung der zentralen Gesichtsfeldregion (z. B. Stereokampimeter nach Lloyd oder nach Haitz). Zentrale und parazentrale, speziell relative Skotome lassen sich oft verhältnismäßig schnell mit dem Amsler-Netz nachweisen.

Befundaufzeichnung. Die erhobenen Gesichtsfeldbefunde werden im allgemeinen graphisch wiedergegeben. Die hierzu üblichen Vordrucke entbehren noch einer internationalen Normung. Während bei den geläufigen Perimeterschemata die Abstände zwischen den Parallelkreisen jeweils 10° betragen, sind sie beim Bjerrum-Schirm (Abb. 25) von der Untersuchungsdistanz abhängig. Nur die mit der statischen Methode gewonnenen Profilschnitte erfordern eine andere Darstellung (Abb. 21). Die Einzeichnung peri- und kampimetrischer Befunde auf ein und demselben Schema ist empfehlenswert.
Für die Computerperimeter sowie für die Registrierung des VEP kommen neue Gesichtsfeldausdrucke bzw. Schemata zur Anwendung.

Untersuchungsmethodik. Die Verfahrensweise wird im wesentlichen von den zur Verfügung stehenden Geräten, von der Fragestellung, der Art der Defekte und ihrer zugrunde liegenden Krankheitsursachen und natürlich von der Einstellbarkeit des Patienten bestimmt. Gerade bei neuropsychiatrischen Erkrankungen muß sich der Untersucher bereits von der Gesichtsfeldprüfung Klarheit über die vorhandene *psychische Leistungsbreite* des Patienten verschaffen, um die Prüftechnik den objektiven Gegebenheiten anzupassen. Neurologische Überweisungsschreiben sollten deshalb neben der ophthalmologischen Fragestellung Hinweise über vorhandene neuropsychologische (Aphasie, Alexie u. a.) und psychopathologische (Bewußtseins-, Auffassungsstörungen u. a.) Ausfälle enthalten. Die Eignung des Patienten zur Perimetrie kann mit dem Versuch getestet werden, den blinden Fleck zu bestimmen.
Die unter standardisierten und reproduzierbaren Bedingungen vorgenommene Gesichtsfeldprüfung stellt ein zeitaufwendiges Verfahren dar, das nicht nur einer *Indikationsstellung*, sondern auch eines zweckmäßigen *Untersuchungsganges* bedarf.
Jede Gesichtsfeldprüfung sollte mit einem nichtinstrumentellen oder instrumentellen *Übersichtsverfahren* beginnen. Für Kinder unter 6–7 Jahren sind ohnehin nur qualitative Verfahren (optische Einstellbewegung, Konfrontationstest mit in der Größe abgestuften Testobjekten) geeignet. Bei Verwendung eines einfachen Gerätes zur orientierenden Festlegung der Gesichtsfeldgrenzen und des blinden Fleckes sind zu beachten: 5 Minuten lange Anpassung an das Leuchtdichteniveau des Umfeldes bzw. Untersuchungsraumes, 3-mm-Testobjekte, Beleuchtungsstärke etwa 100–300 Lux (entsprechend die Leuchtdichte der Perimeterfläche nicht unter 30 cd/m²).
Diesem Überblick schließt sich die eingehendere *kinetische Prüfung* zur Festlegung der Isopteren

mit den zur Verfügung stehenden Geräten an. Nur bei sehr langsamen Reaktionszeiten des Patienten ist die Führungsgeschwindigkeit der Testobjekte von (1–) 2°/Sek. zu unterschreiten. Die Isopteren werden routinemäßig zunächst in 12 Meridianen (aller 30°) festgelegt; sie erhöhen sich bei pathologischen Befunden. Keinesfalls darf man sich mit der Bestimmung der Außengrenzen allein begnügen. In Entwicklung befindliche geringe Isopterendefekte (z. B. hemianopischer Art) lassen sich mitunter nur im zentralen Gesichtsfeld nachweisen. Sind lediglich Möglichkeiten der Sehschärfenperimetrie gegeben, ist die Aufnahme des Rotgesichtsfeldes mit 5- oder 3-mm-Marken bei Helladaptation durchaus sinnvoll, da hiermit relativ schnell geringe Leitungsstörungen vor allem der peripheren Sehbahnabschnitte (Optikus, Chiasma) frühzeitig entdeckt werden können. Bei den Kugelperimetern (z. B. von Zeiss) beginnt man – nach vorausgegangener Visusprüfung, Registrierung der Pupillenweite, Korrektur von Refraktionsanomalien (bei Untersuchung des mittleren und zentralen Gesichtsfeldes) und Voradaptation am beleuchteten Gerät – die Prüfung mit der kleinsten Marke I, mit der man bei Normalen im allgemeinen unter Steigerung der Helligkeitsintensität das gesamte Gesichtsfeld untersuchen kann (I_1–I_4); reicht diese zur Defekterfassung nicht aus, werden größere Marken (II_4, III_4, IV_4, V_4) verwendet. Für die zentralen Bereiche innerhalb von 10° eignet sich die Marke O_1.

Die aufwendige *statische Prüfung*, hinsichtlich ihres Auflösungsvermögens der kinetischen überlegen, sollte besonders beim Vorliegen kleiner oder beginnender Gesichtsfelddefekte in mittleren und zentralen Regionen genützt werden, ist aber nur in Verbindung mit der Isopterenperimetrie durchzuführen. Die zunächst mit dem kinetischen Verfahren ermittelten Gesichtsfeldeinbußen können dann durch angemessene Profilschnitte an beliebigen Orten präzisiert werden (Abb. 26). Im allgemeinen finden Testobjekte gleicher Größe (3 mm) bei einer Darbietungszeit von $^1/_2$–1 Sek. und einer Reizpause von 3 Sek. Anwendung.

Auf die verschiedenen Prüfmethoden der Computer-Perimetrie sowie des VEP kann hier nicht eingegangen werden.

Fehlerquellen. Gesichtsfeldveränderungen brauchen nicht nur Folge einer Erkrankung der nervösen Abschnitte des Augapfels oder der Sehbahn zu sein, sondern können auch durch Störungen in anderen Teilen des Augapfels (Ptosis, extreme Pupillenenge, Trü-

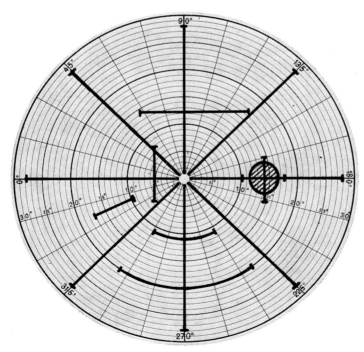

Abb. 26. Lage einiger möglicher Untersuchungsschnitte bei der Profilperimetrie

bungen der brechenden Medien, Refraktionsanomalien) oder durch psychische Abweichungen entstehen.

So verursachen mitunter eine mangelhafte Aufklärung oder eine herabgesetzte Reaktionsfähigkeit (verminderte Aufmerksamkeit und ungenügende Kooperation) des Patienten eine nichtorganische *konzentrische Einengung* des Gesichtsfeldes. Zentrifugales und zentripetales perimetrisches Ergebnis divergieren dann erheblich, wobei die in zentrifugaler Richtung gewonnenen Isopteren meist keine Einengung mehr erkennen lassen. Eine weitere Ursache stellt eine allgemein herabgesetzte Sehschärfe dar; beispielsweise wird bei einer Visusherabsetzung auf ein Fünftel eine 10-mm-Marke etwa die gleiche Isoptere liefern wie die 2-mm-Marke bei normaler Sehschärfe.

Ferner können unkorrigierte Refraktionsanomalien (höhere Myopie, Papillenanomalien, umschriebene Fundusektasie, Astigmatismus fundi) Herabsetzungen der Unterschiedsempfindlichkeit und somit umschriebene Gesichtsfelddefekte, sog. *Refraktionsskotome*, vortäuschen. Durch sorgfältige Korrektur sind derartige vielgestaltige Defekte wie zentrale und periphere Skotome, heteronym und homonym quadrantenartige und hemianopische Ausfälle zu entlarven. Besonders bitemporale Gesichtsfelddefekte, zumal im oberen Quadranten und ohne scharfe Begrenzung durch den vertikalen Meridian, könnten sonst fälschlicherweise die Annahme eines Hypophysentumors nahelegen.

Außerdem muß auch an die Möglichkeit *psychogener Gesichtsfeldausfälle*, meist peripherer Art, gedacht werden. Unter anderem haben sich zu ihrer Erkennung die Untersuchung des Gesichtsfeldes in verschiedenen Entfernungen, bei abgelenkter Fixation und mit farbigen Gläsern sowie die verschiedenen Verfahren der objektiven Perimetrie bewährt.

2.1.4. Pathologisches Gesichtsfeld

Formen. Grundsätzlich lassen sich Gesichtsfeldeinbußen in konzentrische und lokale Einengungen (Abb. 27) sowie in Skotome (Abb. 28) einteilen. Jeder Defekt kann hinsichtlich seiner Lage, Form, Größe, Intensität und Begrenzung festgelegt werden. Von neurologisch-diagnostischem Wert sind vor allem Lage, Form und Begrenzung des Gesichtsfeldausfalls.

Konzentrische Einengungen beruhen auf einer allgemeinen Einengung der peripheren und/oder zentralen Isopteren, wobei letztere häufig zuerst betroffen sind. Scheiden Netzhautleiden aus, dann sind doppelseitige konzentrische Einengungen auf Störungen der

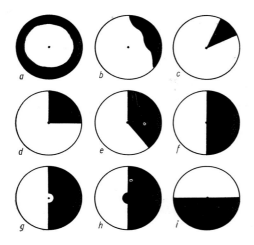

Abb. 27. Schematisierte Typen von Gesichtsfeldeinengungen
a konzentrische Einengung, *b* periphere Einengung, *c* keil- bzw. sektorenförmiger Defekt, *d* Quadrantenausfall, *e* partieller hemianopischer Defekt, *f* totale Hemianopsie ohne Makulaaussparung, *g* totale Hemianopsie mit Makulaaussparung, *h* totale Hemianopsie mit Makulaverlust, *i* horizontale (untere) Hemianopsie

Aufmerksamkeit, mangelhafte Mitarbeit oder Aggravation verdächtig. Einseitige können auf Läsionen von Retina und Sehnerv beruhen und sind dann oft mit weiteren Ausfällen wie Skotomen kombiniert.

Lokale Einengungen finden sich ein- oder doppelseitig als irreguläre, sektoren- bzw. keilförmige, quadranopische und hemianopische Defekte. Einseitige lokale Einengungen gehen fast immer auf eine Läsion von Netzhaut, Papille oder Sehnerv zurück. Doppelseitige Ausfälle treten bei Erkrankungen jedes Abschnittes der Sehleitung auf, wobei aber der heteronyme und homonyme Charakter stets auf eine direkte oder indirekte Schädigung der Sehbahn vom Chiasma an aufwärts (mit Ausnahme der „Refraktionsskotome") hinweist.

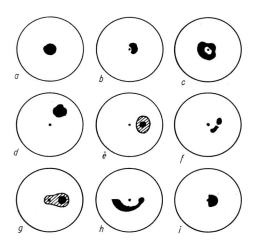

Abb. 28. Schematisierte Typen skotomatöser Gesichtsfelddefekte. *a* Zentralskotom, *b* Parazentralskotom, *c* Ringskotom, *d* peripheres Skotom, *e* Zökalskotom (vergrößerter blinder Fleck), *f* Parazökal- (Seidel-) Skotom, *g* Zentrozökalskotom, *h* Nervenfaserbündel- (Bjerrum-) Skotom, *i* hemianopisches Zentralskotom

Skotome zeigen eine recht unterschiedliche Form und Lage. Sie sind ein- oder doppelseitig und gelegentlich mit Defekten weiterer Gesichtsfeldabschnitte kombiniert. Man unterscheidet nach Lage zentrale, parazentrale, perizentrale, zökale (peri-, para- und zentrozökale), periphere und Nervenfaserbündelskotome. Vor allem zentrale und parazentrale Skotome können hemianopischen Charakter (einseitig, homonym, heteronym) haben. Einseitige und nichthemianopische doppelseitige Skotome sind bei Affektionen der Sehleitung zwischen Retina und Chiasma, homonyme und heteronyme hemianopische bei solchen vom Chiasma an aufwärts zu beobachten. Positive Skotome werden als Flecken, Visusminderung usw. bemerkt und sind fast immer auf akut auftretende Läsionen (Entzündungen, Blutungen usw.) zurückzuführen. Dagegen werden negative Skotome einschließlich des blinden Flecks nicht wahrgenommen und erst durch die Untersuchung aufgedeckt; sie sind häufiger Folge einer chronisch-progredienten Schädigung der Sehleitung (Tumoren u. a.).

Topisch-diagnostische Bedeutung. Die aus dem Außenraum kommenden und in der Netzhaut in Erregungen umgesetzten Reize gelangen über die vier Neuren der Sehleitung in gesetzmäßiger und querschnittstypischer Anordnung zum okzipitalen Kortex. Die Kenntnis des weitgehend bekannten Faserverlaufs ist für die Deutung der Gesichtsfeldpathologie unerläßlich. Je nach dem Ort der Störungen entstehen mehr oder weniger typische Gesichtsfeldausfälle, die unter Würdigung aller klinischen und paraklinischen Befunde sowie der Verlaufsdynamik eine topische und mitunter auch eine ätiologische Diagnose gestatten. Die durch Erkrankungen des Auges selbst hervorgerufenen Gesichtsfeldstörungen weisen sich im allgemeinen durch Augenhintergrundveränderungen aus und unterscheiden sich somit von den extraokularen.

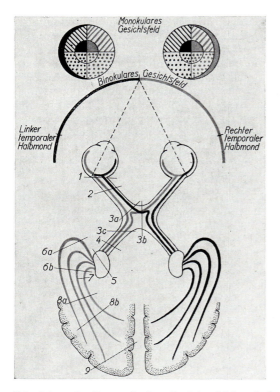

Abb. 29. Schematische Darstellung der Sehleitung und der wichtigsten Lokalisationen
ihrer Schädigung (dazugehörige Gesichtsfelddefekte in Tab. 2)
1 Nervus opticus (intraorbital), *2* Nervus
opticus (intrakraniell), *3 a, b, c* Chiasma
(vorderer, mittlerer, hinterer Anteil), *4* Tractus opticus, *5* Corpus geniculatum laterale,
6 a Meyersche Schlinge, *6 b* temporale Sehstrahlung, *7* innerer Teil der Sehstrahlung
(parietal und temporal), *8 a, b* okzipitale Sehstrahlung (vorderer und hinterer Anteil),
9 Okzipitalpol

Die folgende *Synopsis* der Gesichtsfeldpathologie gibt lediglich einen informatorischen
Überblick aus perimetrischer Sicht (Abb. 29 und Tab. 2); sie zeigt schematisch die
charakteristischen, aber verallgemeinerten und typisierten Gesichtsfeldausfälle bei Leitungsstörungen der Sehbahn an verschiedenen Orten. Als topische Leitregeln können
gelten:

1. Einseitige Gesichtsfelddefekte beruhen – mit wenigen Ausnahmen – auf einer Affektion der gleichseitigen Retina oder des gleichseitigen Sehnerven.
2. Doppelseitige Gesichtsfeldstörungen von heteronym-hemianopischem, also mehr oder
   weniger bitemporalem Charakter, entstehen durch Läsionen in der Chiasmaregion.
3. Binokulare Gesichtsfeldeinbußen vom homonymen Typ (homonym-hemianopisch)
   kommen nur durch eine Alteration der Sehbahn oberhalb des Chiasmas zustande.
   Für die Lokalisation von Gesichtsfelddefekten ist zu berücksichtigen, daß die untere
   Netzhauthälfte der oberen Gesichtsfeldhälfte und umgekehrt, die linke der rechten
   und umgekehrt sowie der äußere obere Netzhautquadrant dem Gesichtsfeld des inneren unteren Quadranten usw. entspricht (Abb. 30).

Retinale Erkrankungen können das erste Neuron (Stäbchen- und Zapfenschicht), das
zweite Neuron (bipolare Ganglienzellschicht) sowie den intraokularen Abschnitt des
dritten Neurons (Ganglienzellen und Schicht der Nervenfasern) der Sehleitung schädigen. Die dazugehörigen Gesichtsfelddefekte erklären sich fast immer aus dem ophthalmologischen sowie aus dem elektroophthalmologischen Befund und werden damit weniger
zur Diagnostik als vielmehr zur Verlaufsbeobachtung (z. B. Glaukom, Pseudostauungspapille) herangezogen. Bei Läsionen des ersten und zweiten Neurons stimmen Größe des
Krankheitsherdes und Ausdehnung des Gesichtsfelddefekts überein (siehe ophthalmologische Literatur). Isolierte Schädigungen des dritten Neurons, also der Nervenfaser-

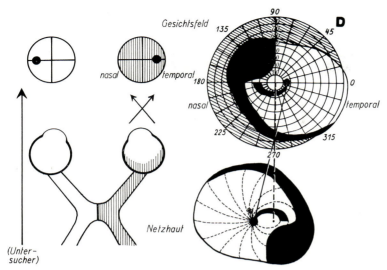

Abb. 30. Beziehungen zwischen Netzhaut und Gesichtsfeld bzw. der Lage des optischen Eindrucks im Außenraum

schicht, treffen den ersten Abschnitt der Sehbahn; hier prägt bereits der geschädigte Nervenfaserverlauf Form und Ausdehnung des Gesichtsfelddefekts, und es fehlt die Parallelität zwischen Umfang des Gesichtsfeldbefundes und retinaler Erkrankung. In der Übersichtstabelle, die keinen Anspruch auf Vollständigkeit erhebt, werden deshalb nur die typischen Gesichtsfeldeinbußen infolge einer Schädigung des 3. und 4. Neurons aufgeführt.

Viele Formen skotomatöser Defekte, die sich bei retinalen Erkrankungen finden, treten auch bei Störungen der *extrakraniellen*, d. h. intrabulbären und intraorbitalen Anteile des *Sehnerven* auf (Zentral-, zökozentrale, Bjerrum-Skotome). Im Gegensatz zu Schädigungen des 1. und 2. Neurons mit Blau-Gelb-Einbußen gehen Läsionen des 3. Neurons mit einer frühzeitig erkennbaren Rot-Grün-Störung (relative und absolute Farbskotome) einher. Zentralskotome mit quadranopischen Merkmalen, d. h. mit einer unterschiedlichen Empfindlichkeitsaufnahme in den einzelnen Skotomquadranten und einer Ausdehnung in Richtung des blinden Flecks, sollen auf eine Kompression der intraorbitalen und weniger der intrakraniellen Abschnitte des Sehnerven hinweisen. Bei Entzündungen oder Stauung der Papille können sich – außer skotomatösen Defekten – auch eine Vergrößerung des blinden Flecks oder eine konzentrische Einengung im Gefolge einer Atrophie entwickeln. Ein Befall der A. centralis retinae oder ihrer Äste ist an sektorenförmigen, quadranopischen und hemianopischen oder amaurotischen Ausfällen erkennbar. Im übrigen sind auch Kombinationen von zentralen und peripheren Defekten möglich.

Die Gesichtsfelddefekte bei Läsionen des *intrakraniellen* Abschnitts des *N. opticus* unterscheiden sich nicht von den ebengenannten. Ein- und doppelseitige Gesichtsfeldeinbußen traumatischer, mechanischer oder vaskulärer Genese nehmen mitunter die Form uni- und bilateraler vertikaler Hemianopsien mit relativ scharfer horizontaler Begrenzung an. Zur topischen Diagnose von Optikusläsionen überhaupt eignet sich besonders die VER-Methode.

Chiasmanahe Prozesse führen zu recht unterschiedlichen Gesichtsfeldausfällen, die sich aus dem komplizierten Nervenfaserverlauf und der Richtung der angreifenden Noxe erklären. Da hier Gesichtsfeldausfälle *jeder Form* vorkommen können, sollte man bei

Tabelle 2. Synopsis typisierter Gesichtsfelddefekte bei verschiedenen Läsionen der Sehleitung (Bezifferung gemäß Abb. 29)

Sitz der Läsion		Gesichtsfelddefekte
1. Nervenfaserschicht und N. opticus (extrakraniell)	einseitige Defekte homolateral (doppelseitige Defekte)	Nervenfaserbündel- (Bjerrum) Skotom
		sektorenförmige, quadranopische, hemianopische Defekte
		konzentrische Einengung
		Zentral-, Zökozentral-, Ringskotom
		vergrößerter blinder Fleck
		Amaurose
2. N. opticus (intrakraniell)	einseitige Defekte homolateral (doppelseitige Defekte)	Defekte wie unter 1.
		bilaterale Hemianopsia inferior
		bilaterale Hemianopsia superior
		Foster-Kennedy-Syndrom
3. Chiasma	doppelseitige hemi-anopische Defekte: heteronym, auch homonym	
3a. vorderer Chiasmawinkel anterior-superior		homolaterales Zentralskotom mit meist asymme-trischen bitemporalhemianopischen Defekten
anterior-median		Junctionskotom
		homolaterales Zentralskotom und kontralateraler Defekt im oberen temporalen Quadranten
anterior-lateral		homolaterale temporale Hemianopsie mit kontralateraler temporaler Quadranopsie, später Amaurose
		homolaterale nasale Hemianopsie mit kontralateraler temporaler oberer Quadranopsie; später Amaurose

3b. Chiasmakörper	median	bitemporale Quadranopsie und Hemianopsie
	lateral	homolaterale nasale Hemianopsie
3c. hinterer Chiasmawinkel	median	bitemporale hemianopische Zentral- und Parazentralskotome
	posterior - median	kontralaterale hymonymhemianopische Skotome mit peripheren Defekten
		kontralaterale temporale Hemianopsie, gefolgt von homolateraler nasaler Hemianopsie
	posterior - lateral	homolaterale nasale Hemianopsie, gefolgt von kontralateraler temporaler Hemianopsie
	doppelseitige laterale Läsionen	binasale Hemianopsie
4. Tractus opticus		homonymhemianopische Defekte, kontralateral — meist partielle, inkongruente Hemianopsien
6.- 9. Sehstrahlung		homonymhemianopische Defekte, kontralateral
	6a. vorderer Temporallappen (Meyers Schlinge)	obere homonymhemianopische Sektoren- und Quadrantendefekte (oft inkongruent)
	6b. Temporallappen	Quadranopsien und (partielle) Hemianopsien (obere Quadranten betont)
	7. Parietallappen und innere Sehstrahlung	Quadranopsien und (partielle) Hemianopsien (teils untere Quadranten betont)
	8a. vorderer Okzipitallappen	(meist) totale Hemianopsien
	8b. Sehrinde	totale Hemianopsie m./o. Aussparung des temporalen Halbmonds
	9. Okzipitalpol	homonymhemianopische Zentralskotome u.ä.

unklaren Gesichtsfelddefekten ohne entsprechendes Korrelat am Augenhintergrund stets an Erkrankungen im Chiasmabereich denken. Prinzipiell lassen sich skotomatöse (ein- und doppelseitig, nichthemianopisch und hemianopisch), quadranopische und hemianopische (einseitig, heteronym, homonym) und kombinierte sowie atypische Gesichtsfeldstörungen unterscheiden. Die klassische bitemporale Hemianopsie stellt also nur einen Sonderfall dar, der sich aus einer schon länger bestehenden Druckwirkung auf das Chiasma von unten ergibt. In Tabelle 2 sind die wesentlichsten perimetrischen Chiasmasyndrome angeführt, die allerdings nur gewisse Anhaltspunkte für die Lokalisation der zugrunde liegenden Läsion geben. Zentralskotome ohne bzw. mit Quadranopsien oder Hemianopsien als Ausdruck eines Befalls des papillomakularen Bündels weisen auf eine von vorn einwirkende Schädigung hin. Ausgesprochen asymmetrische Entwicklungen heteronymer Defekte sind eher bei para-, prä-, supra- und intrasellären Erkrankungen zu beobachten.

Oberhalb der Sehnervenkreuzung müssen umschriebene Störungen der Sehbahn kontralaterale homonym-hemianopische Gesichtsfelddefekte verursachen. Im Verlauf des *Tractus opticus* sind vollständige Funktionsverluste mit totalen kongruenten homonymen Hemianopsien offenbar selten. Vielmehr zeigen sich hier meist partielle inkongruente hemianopische Teildefekte oder Kombinationen von Ausfallsymptomen verschiedener Sehbahnabschnitte durch Einbeziehung benachbarter Hirnstrukturen. Das gleiche gilt für Läsionen des *Corpus geniculatum laterale*; isolierte Schädigungen der Sehbahn sind klinisch kaum bekannt. Der lange Verlauf der *Sehstrahlung* macht verschiedene Formen von homonym-hemianopischen Defekten verständlich. Unterbrechungen in Höhe des hinteren Abschnitts der *inneren Kapsel* rufen meist komplette Hemianopsien hervor. Bei Erkrankungen des *Temporallappens* werden homonyme Sektoren-, Quadranten- und inkomplette hemianopische Ausfälle mit einem Schwerpunkt im oberen Quadranten gefunden, wobei bei Befall der ventralen Fasern (Meyersche Schlinge) die sektorenförmigen und quadranopischen im oberen Gesichtsfeld überwiegen. Partielle Schädigungen der Sehbahn neigen hier eher zu einer Inkongruenz der Gesichtsfeldausfälle, während totale zu einer kompletten kongruenten Hemianopsie führen. Genügend tiefsitzende Krankheitsherde des *Parietallappens* sind bisweilen an unteren homonym-hemianopischen Quadranopsien erkennbar. Im *Okzipitallappen* kann ein Befall der Sehstrahlung in ihren vorderen Abschnitten mit oberen und unteren Quadranopsien sowie inkompletten Hemianopsien einhergehen, er wird in ihren hinteren Abschnitten eher totale bzw. komplette Hemianopsien hervorrufen. Bei Schädigungen der *Sehrinde* sind verschiedene Defektmuster (Quadranopsien, vertikale und horizontale Hemianopsien, hemianopische Skotome) möglich, solange eine – allerdings seltene – isolierte Läsion stattgefunden hat; sie sind nicht immer so streng kongruent wie solche der hinteren Sehstrahlung.

Die topische Zuordnung der *homonymen Hemianopsien* gelingt nur beim Vorliegen bestimmter neurologischer Begleitsymptome; eine Höhenlokalisation anhand der Gesichtsfeldausfälle allein ist nicht möglich. Die ehemals angeführten Kriterien der hemianopischen Pupillenstarre, der Makulaaussparung und der Kongruenz bzw. der Inkongruenz der Gesichtsfeldausfälle zur Differenzierung zwischen unterem und oberem Sehbahnausfall sind klinisch-diagnostisch bedeutungslos geworden. Pupillomotorische Erregbarkeitsstörungen werden auch bei Gesichtsfeldausfällen durch hochsitzende Sehbahnalterationen beobachtet. Aus der Makulaaussparung oder dem Freibleiben des Grenzstreifens zwischen nasaler und temporaler Gesichtsfeldhälfte im homonymen Gesichtsfelddefekt lassen sich ebenfalls keine topisch-diagnostischen Schlüsse ziehen, gleich, welcher Hypothese man sich zur Deutung dieses Phänomens anschließt. Totale und damit kongruente Hemianopsien weisen u. E. (Lößner) lediglich auf eine ausgedehnte Schädigung der Sehbahn hin. Eventuell mag eine kongruente partielle Hemianopsie eher für einen Sitz in den hinteren (okzipitalen) Sehbahnabschnitten sprechen. Kleine isolierte homonyme Defekte, vor allem zentraler Natur, sind zumindest auf Sehrinden-defekte verdächtig.

Bei Affektionen der Sehstrahlung kann mitunter der *temporale Halbmond* (unpaare peri-phere nasale Retinafasern) als Vorstadium einer homonymen Hemianopsie partiell (quadranopisch) oder total auf der kontralateralen Seite ausfallen, ohne daß dieser Befund topische Bedeutung erlangt. Dagegen sollen Aussparungen des temporalen Halb-mondes in einem homonym-hemianopischen Defekt nicht unverdächtig auf eine okzi-pitale Schädigung sein.

2.2. Elektroretinographie

Zu jeder neuroophthalmologischen Untersuchung gehören genaue Prüfungen der Seh-funktionen. Unter den zahlreichen Untersuchungsmöglichkeiten nimmt die Elektro-retinographie insofern eine Sonderstellung ein, als sie zu den wenigen Verfahren zählt, mit denen Funktionen der Netzhaut objektiv erfaßt werden können.

Entscheidend für die Einsatzmöglichkeiten der Elektroretinographie ist die Beant-wortung der Frage nach den Quellen des Elektroretinogramms (ERG). Obwohl der genaue Ursprungsort in der Netzhaut trotz jahrzehntelanger intensiver Bemühungen noch nicht in allen Einzelheiten bekannt ist, kann als gesichert angesehen werden, daß mit dem ERG im wesentlichen ein Aktionspotential der Rezeptoren der Netzhaut er-faßt wird. Sehr wahrscheinlich sind auch die Synapsen zu den bipolaren Ganglienzellen und das Pigmentepithel an der Entstehung von Teilen des ERG beteiligt.

Genauer erforscht sind die Einflüsse der Reizparameter auf das ERG. So ist bekannt, daß Form und Ablauf des ERG ganz wesentlich von Intensität, Frequenz und spek-traler Zusammensetzung des Reizlichtes abhängen. Auch die Auswirkungen der Pupil-lenweite und des Adaptationszustandes der Netzhaut sind weitgehend erforscht. Dabei ist allgemein festzustellen, daß zwischen elektroretinographischen Befunden und den Ergebnissen subjektiver Untersuchungen weitgehende Parallelen bestehen.

Ableittechnik

Zur Ableitung des ERG bedient man sich heute in der Klinik fast ausschließlich der von Karpe an-gegebenen Technik. Dabei ist die differente Elektrode in einer Haftschale eingebaut und die Bezugs-elektrode wird an der Schläfe oder dem temporalen Lidwinkel befestigt. Andere Ableitmethoden haben sich nicht einbürgern können. Zur Verstärkung und Registrierung haben sich RC-Verstärker, meist Elektroenzephalographen, besonders bewährt. Als Reizquellen dienen in steigendem Maße Elektronenblitze statt der früher und auch heute noch mancherorts üblichen Glühlampen.

Normales Elektroretinogramm

Das so abgeleitete und registrierte ERG stellt eine polyphasische Kurve dar, wobei nach ihrem zeitlichen Auftreten eine *a-, b-, c-* und *d*-Welle unterschieden werden (Abb. 31). Bei mittlerer Reizintensität beginnt das ERG mit einer kleinen negativen Vorschwankung, der *a*-Welle. Ihr folgt eine meist ausgeprägte positive *b*-Welle. Später zeigt sich noch eine langsame Nachschwankung, die *c*-Welle; das ERG endet mit dem „Off-Effekt" oder der *d*-Welle bei Aussetzen des Lichtreizes. Unter bestimmten Bedin-gungen werden noch weitere ERG-Anteile sichtbar, das sogenannte ERP (early receptor potential), eine kleine der *a*-Welle noch vorausgehende Potentialschwankung und das sogenannte oszillatorische Potential im aufsteigenden Schenkel der *b*-Welle. Diese poly-phasische Kurve wird heute allgemein als das Produkt einer Überlagerung von mehreren Teilkomponenten angesehen. Nach Granit werden 3 Komponenten, P I–III, angenom-men (Abb. 32). Danach wird die negative *a*-Welle durch die Komponente P III ge-

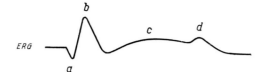

ERG

Abb. 31. Normales Elektroretinogramm

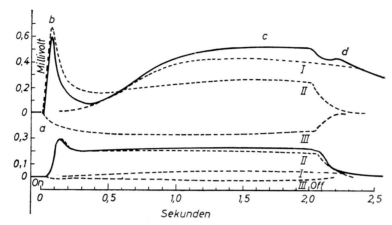

Abb. 32. Komponentenanalyse des Elektroretinogramms (nach Granit)

bildet. Am Entstehen der *b*-Welle sind die Komponenten P II und P III beteiligt, die *c*-Welle kommt durch den zusätzlichen Einfluß von P I und die *d*-Welle hauptsächlich durch eine erneute Schwankung von P III zustande.

Klinisch bewertet wird derzeit meist nur das Verhalten der *a*- und *b*-Wellen, wobei Spannungshöhen, Latenz- und Kulminationszeiten und ihre Dauer gemessen werden. Die *c*- und *d*-Wellen finden klinisch kaum Verwendung, da sie zu inkonstant und nur schwer darstellbar sind.

Pathologisches Elektroretinogramm

Das pathologische ERG ist durch Änderungen der Spannungshöhe und Form der *a*- und *b*-Wellen gekennzeichnet. Nach einem Vorschlag von Karpe unterscheidet man folgende ERG-Formen (Abb. 33):

1. das ,,supernormale ERG" mit Spannungserhöhung beider Wellen, (a)
2. das ,,subnormale ERG" mit Spannungsminderungen dieser Wellen, (b)

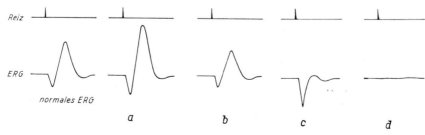

Abb. 33. Pathologische Elektroretinogramme

3. das „negative ERG", in dem die negativen Anteile, also die a-Wellen, überwiegen, während die b-Wellen entweder stark erniedrigt sind oder überhaupt fehlen, (c)
4. das „ausgelöschte oder nicht registrierbare ERG", wobei auf einen Lichtreiz keinerlei Spannungsschwankung sichtbar wird. (d)

Meist ist mit diesen pathologischen ERG-Formen eine Änderung des zeitlichen Ablaufes verbunden in dem Sinne, daß Spannungserniedrigungen mit Verlangsamungen gekoppelt sind.

Klinische Anwendung

Die Anwendungsgebiete der Elektroretinographie ergeben sich aus unseren Kenntnissen über die Quellen des ERG. So sind nur dann pathologische Veränderungen zu erwarten, wenn Netzhauterkrankungen vorliegen, die sich in der Rezeptorenschicht oder deren unmittelbarer Nachbarschaft abspielen oder diese anatomischen Substrate sekundär in Mitleidenschaft ziehen. Eine weitere Einschränkung der Anwendungsmöglichkeiten ergibt sich aus der Tatsache, daß wir es bei dem unter klinischen Bedingungen abgeleiteten ERG mit einer Summenantwort der gesamten Netzhaut zu tun haben, so daß umschriebene Prozesse der Netzhaut im ERG stumm bleiben können. Andererseits sind exakte Auskünfte über den Funktionszustand des photopischen und skotopischen Apparates der Netzhaut möglich. So können unter entsprechenden Untersuchungsbedingungen in der b-Welle zwei Teile sichtbar werden, die skotopische b-Welle und ein photopischer Anteil, der als x-Welle bezeichnet wird. Auch in der a-Welle lassen sich ein photopischer und ein skotopischer Anteil, a_1 und a_2 genannt, nachweisen.

Unter den speziellen klinischen Anwendungsgebieten der Elektroretinographie sind die Veränderungen bei den tapetoretinalen Degenerationen am bekanntesten und eindrucksvollsten. Hierbei fehlt das ERG meist oder es sind nur unter speziellen Ableitbedingungen kleine Restpotentiale nachweisbar. Diese ERG-Veränderungen gehören zu den Frühsymptomen ebenso wie das supernormale ERG bei einer Siderosis oder Metallosis retinae. Bei Netzhautablösungen zeigen sich subnormale ERG, die dem Ausmaß und dem Alter der Netzhautablösung parallel gehen. Akute Durchblutungsstörungen der Netzhaut, wie Embolien oder Thrombosen der Zentralgefäße, ergeben meist negative oder subnormale ERG. Bei chronischen Durchblutungsstörungen der Netzhaut durch Arteriosklerose oder allgemeine Hypertonie treten nur diskrete Veränderungen im ERG auf, die aber doch in vielen Fällen eine Kontrolle des Verlaufs und Therapieeffektes gestatten. Störungen des Licht- und Farbensinnes zeigen manchmal eindrucksvolle Befunde in Form von Ausfällen der photopischen oder skotopischen Anteile des ERG.

Von besonderem Interesse in der neuroophthalmologischen Diagnostik sind die Anwendungsmöglichkeiten bei Erkrankungen des Sehnerven und der Sehbahn. Hierbei sind pathologische ERG nur dann zu erwarten, wenn die Sehnerverkrankung Folge oder Begleitsymptom einer Netzhauterkrankung ist, also eine sogenannte aufsteigende Sehnerverkrankung vorliegt. Weitere Aussagemöglichkeiten eröffnet hier die Kombination von Elektroretino- und Elektroenzephalographie. So können im EEG, besonders bei Ableitung oberhalb der Protuberantia occipitalis externa, also vom Gebiet der Area striata, auf einen Lichtreiz hin kortikale Antworten, sogenannte VEP's (visual evoked potential) sichtbar werden. Die Möglichkeiten, diese Potentialschwankungen in die Bewertung einzubeziehen, haben sich insbesondere durch den Einsatz von Computern erheblich verbessert. Durch Summierung und Mittelung dieser kortikalen Antworten ist es möglich, dieses VEP im EEG zu erkennen. Hierbei werden, ähnlich dem ERG, mehrere Wellen unterschieden, eine kleine negative b-Welle und eine größere c-Welle (Abb. 34).

Von klinischem Interesse sind vor allem die zeitlichen Beziehungen zum Elektro-

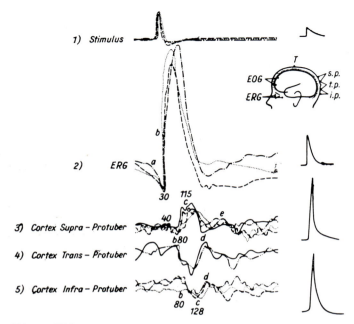

1) *Stimulus*

2) *ERG*

3) *Cortex Supra – Protuber*

4) *Cortex Trans – Protuber*

5) *Cortex Infra – Protuber*

Abb. 34. Elektroretinogramme und kortikale Antworten auf einen Lichtreiz (nach Monnier)

retinogramm. So ist die „Kortikalzeit" definiert als Zeitraum zwischen Reizbeginn und Beginn der *b*-Welle im EEG. Subtrahiert man von dieser Zeit die „Retinalzeit", d. h. die Zeit vom Reizbeginn bis zum Beginn der *b*-Welle des ERG, so ergibt sich die wichtige „Retinokortikalzeit". Unter pathologischen Bedingungen wird diese Retinokortikalzeit mehr oder weniger deutlich verlängert gefunden. In steigendem Maße beginnt man in den letzten Jahren auch die Amplituden dieser kortikalen Antwort in die Bewertung einzubeziehen. Wie beim ERG konnte gefunden werden, daß Form und Ablauf auch dieser kortikalen Antwort entscheidend von den Parametern des Reizlichtes bestimmt wird. Die Ableitung dieses VEP ergänzt damit das ERG (und EOG) in wertvoller Weise und rechtfertigt den erforderlichen apparativen Aufwand.

2.3.   Elektrookulographie

Grundlagen und Methodik

Das Ruhe- oder Bestandspotential wird im Elektrookulogramm (EOG) erfaßt. Dies erfolgt auf indirektem Wege, da man nicht ohne Risiko eine Sonde zum hinteren Augenpol führen kann. Zur Untersuchung werden seitlich vom Auge 2 Elektroden (in jedem Lidwinkel eine) angebracht und gegen eine indifferente Elektrode (z. B. am Ohrläppchen) abgeleitet. Bei Horizontalbewegungen des Auges nähert sich der einen Elektrode der positive, vordere Pol und der anderen der negative, hintere Pol des Auges. Bei Blickwechsel zur anderen Seite erfolgt die entsprechende Änderung, so daß einmal mehr der positive und einmal mehr der negative Teil des elektrischen Feldes von der jeweiligen Elektrode aufgenommen und somit registriert wird, wie es in der Abbildung 35 dargestellt ist. Zunächst diente diese Methodik zur Aufzeichnung von Bulbusbewegungen (Elektronystagmographie), Differenzierung von Lesegewohnheiten und Untersuchungen

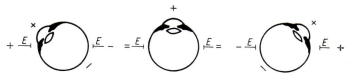

Abb. 35. Lage des elektrischen Feldes zu den Ableitungselektroden bei den Bulbusbewegungen während des Elektrookulogramms. *E* Elektrode mit dem registrierten Teil des elektrischen Feldes

des Fixationsverhaltens. 1962 führten Arden und Kelsey das EOG zur objektiven Funktionsprüfung der Netzhaut ein. Zu diesem Zweck läßt man seitliche Blickbewegungen (meist 30°, Richtungswechsel aller 1–2 Sekunden) ausführen und beobachtet bei Hell- und Dunkeladaptation.

Das Ruhepotential, man vermutet seinen Ursprung in der Wechselwirkung zwischen Pigmentepithel und sensorischen Zellen der Netzhaut, vermindert sich bei Dunkeladaptation in Form einer gedämpften Schwingung mit einer Amplitudendauer von etwa 25 Minuten. Bei Helladaptation kommt es zu einem Potentialanstieg in gleicher Schwin-

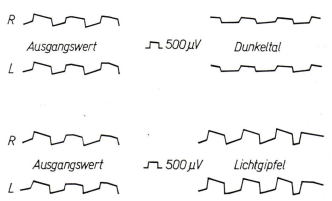

Abb. 36. Ausschnittsweise Darstellung von Originalkurven aus einem normalen Elektrookulogramm

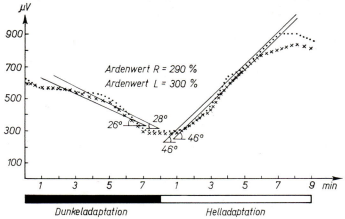

Abb. 37. Diagramm einer Auswertung eines regelrechten Elektrookulogramms (rechtes Auge xxxx, linkes Auge . . . .)

gungsform. Im Kurvenverlauf der aufgezeichneten Potentialgrößen werden folgende Punkte ausgewertet: Zeitpunkt des Erreichens des Dunkeltals und Abfallwinkel der Kurve zu diesem Punkt, Zeitpunkt des Erreichens des Lichtgipfels und Anstiegswinkel der Kurve zu diesem Punkt, Verhältniswert von Dunkeltal zu Lichtgipfel in Prozent als sogenannter Arden-Wert.

Zur Orientierung seien folgende Werte des normalen EOG genannt. Das Dunkeltal mit etwa $300\,\mu V$ wird meist in der 8.–10. Minute erreicht, die Kurve fällt je nach Alter des Untersuchten in einem Winkel von 10–30° ab. Der Lichtgipfel (etwa 800–$1000\,\mu V$) zeigt sich in der 10. bis 12. Minute und der Kurvenanstieg erfolgt mit 40–60°. Auch hier weisen jüngere Individuen einen steileren Kurvenverlauf auf. Der Verhältniswert nach Arden soll über 200% liegen und gilt als pathologisch, wenn er 185% unterschreitet. Die Abbildungen 36 und 37 zeigen Ausschnitte aus einer Dunkel- und Helladaptationskurve und ein Auswertungsdiagramm eines regelrechten EOG.

Ein normales EOG ist an die volle Funktionsfähigkeit der Stäbchen, ein intaktes Pigmentepithel, den Kontakt zwischen Sinneszellen und Pigmentepithel und an die ausreichende Gefäßversorgung der Aderhaut gebunden.

Klinische Anwendung

Entsprechend den eben angeführten Voraussetzungen sind bei Störungen in diesen Bereichen Veränderungen im EOG zu erwarten. Die wichtigsten werden im folgenden skizziert.

Retinopathia pigmentosa – im EOG ist das Bestandspotential erniedrigt und durch Hell- oder Dunkeladaptation nicht beeinflußbar. Dieses Ergebnis kann dem ERG-Befund vorausgehen. Chorioiditis – die Helladaptationsphase ist gestört, obwohl das ERG gelegentlich noch normal ist. Ablatio retinae – im EOG kein Lichtanstieg oder Dunkelabfall. Pathologische Werte oft auch auf dem anderen, noch „gesunden" Auge. Schäden durch Resochin-Therapeutika sind oft schon eher als im ERG zu finden und zeigen sich vorwiegend im erniedrigten Arden-Wert.

Vasosklerose, Zentralvenenverschlüsse und diabetische Gefäßveränderungen beeinflussen das EOG. Dunkeltalverzögerung, Erniedrigung des Hellgipfels und des Arden-Wertes wurden nachgewiesen. Embolie der Arteria centralis retinae ist durch Ausfall des Lichtanstieges auf dem betroffenen Auge gekennzeichnet.

Zusammenfassend ist festzustellen, daß das EOG diagnostische Hinweise vorwiegend bei Erkrankungen der äußeren Netzhautschichten, des Pigmentepithels und der Chorioidea erwarten läßt, während beim ERG in Kombination mit dem Elektroenzephalogramm bei der Auswertung der lichtprovozierten kortikalen Antwort auch zusätzliche Erkenntnisse über zentrale Funktionen gewonnen werden können.

3. Erkrankungen der Papille und des Nervus opticus

3.1. Vorbemerkung

Die Papilla n. optici wird durch die Vereinigung der anfänglich markscheidenlosen zentralwärts verlaufenden Fortsätze der multipolaren Ganglienzellen, des 3. Neurons der Retina, gebildet. Ihre Form ist in der Regel längsoval bei einer absoluten Größe von $1,7 \times 1,5$ mm, und sie befindet sich 3,5–4 mm – dies entspricht einem Winkel zwischen $12°$ und $18°$ – vom Mittelpunkt der Fovea centralis entfernt. Eine Prominenz, wie es der Name ausdrückt, liegt unter normalen Verhältnissen nicht vor, sondern ist als Symptom einer Störung des physiologischen Tensionsgleichgewichtes, einer entzündlichen Exsudation, echter lokaler Neubildungen oder angeborener Fehlentwicklungen anzusehen. Lediglich am nasalen Papillenrand kann es durch die dichtgedrängten Nervenfasern zu geringen Niveaudifferenzen und einer Unschärfe der Begrenzung kommen. Im Zentrum der Sehnervenscheibe findet sich häufig eine umschriebene Senke, aus der die zentralen Netzhautgefäße hervortreten. Vom Ausmaß der Exkavation wird die Farbe der Papille wesentlich mitbestimmt, wobei größere Aushöhlungen den Sehnervenkopf blasser erscheinen lassen. Die physiologische Exkavation übersteigt im allgemeinen zwei Drittel der Papillengröße bei einer maximalen Tiefe von 3 dpt nicht. Werden diese Grenzwerte überschritten oder nimmt die Exkavation im Laufe des Lebens zu, ist an pathologische Prozesse zu denken.

3.2. Bildungsanomalien

Die Anomalien des Papillenkopfes und des N. opticus gewinnen ihre Bedeutung für die Neuroophthalmologie einmal dadurch, daß sie oft mit Mißbildungen des Gehirns einhergehen, und zum anderen können sie die Differentialdiagnose gegenüber einem progredienten Papillenprozeß erheblich belasten.

Aplasie und Hypoplasie

Ein *Fehlen der Papille* wird meist bei Anenzephalie, Mikrozephalie und dienzephalen Läsionen in Kombination mit schweren Fehlbildungen des Augapfels beobachtet. Es kann ein völliges Fehlen des Optikus und der zentralen Netzhautgefäße sowie ein isolierter Defekt des 3. Neurons vorliegen. Ätiologisch müssen sowohl Erbfaktoren als auch Schäden während der Schwangerschaft, die den Optikus in einer intensiven Entwicklungsphase treffen, angenommen werden.
Hypoplastische Papillen kommen häufiger doppelseitig als einseitig vor und können von anderen Fehlbildungen wie Hydrophthalmus, Kolobomen, Enzephalozelen, Anomalien des Gehirns und des übrigen Organismus begleitet sein.
Die Übergänge von der normalen Papille über Hypoplasie zur Aplasie sind somit fließend. Entsprechend verhalten sich die Ausfälle der Sehschärfe und des Gesichtsfeldes. Röntgenologisch ist das Foramen opticum gegenüber der gesunden Seite deutlich ver-

kleinert. Das histologische Bild läßt Optikusscheiden unterschiedlicher Differenzierung sowie Bindegewebs- und Gliawucherung erkennen; die Zahl der Nervenfasern ist reduziert. Auch ein isoliertes Fehlen des papillo-makulären Bündels kann vorkommen.

Megalopapille, Grubenpapille

Eine echte *Vergrößerung des Papillendurchmessers* kann infolge Verbreiterung der primitiven Papilla epithelialis, Vermehrung des interstitiellen Bindegewebes, aber auch durch die Einlagerung artfremder Gewebselemente bedingt sein. Eine Abgrenzung der Fälle mit einer echten Ausweitung des Papillenareals von jenen Befunden, bei denen der Optikus in eine kolobomatöse Fehlbildung einmündet, ist erforderlich. Für eine Vermehrung von Nervenfasern – eine solche würde entsprechende Veränderungen in der Ganglienzellschicht voraussetzen – fehlt bisher die anatomische Bestätigung.

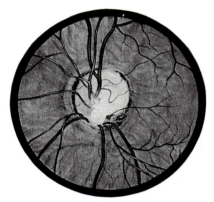
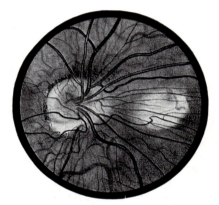

Abb. 38. Grubenbildung auf der Papille   Abb. 39. Papillenanomalie mit Makulakolobom

Die Megalopapille kann von einer großen Exkavation, randständiger Lagerung der Gefäße, Grubenbildungen, Unregelmäßigkeiten in der Begrenzung und atypischer Gefäßaufteilung begleitet werden. In der ophthalmologischen Praxis wird bei lebensfähigen Individuen, also weitgehend isoliert, die Megalopapille ausgesprochen selten gefunden. *Verdoppelung der Papillen* ist ebenfalls beschrieben worden, dabei muß für beide Sehnervenscheiden der Nachweis von Nervenfasern und Gefäßen erbracht werden; in Ausnahmefällen läßt sich auch röntgenologisch ein doppelter knöcherner Sehnervenkanal nachweisen.

Die *Grubenbildungen* (Abb. 38) der Papille erlangen ihre klinische Bedeutung durch das Auftreten von Gesichtsfelddefekten und – in etwa 50% der Fälle – in einer Minderung der Sehschärfe. Die Tiefe der Aushöhlungen schwankt zwischen 1,5 und 24 dpt. Sie sind im allgemeinen einseitig, vorwiegend auf der temporalen Papillenhälfte, mitunter innerhalb der physiologischen Exkavation, anzutreffen und nehmen $^1/_8$–$^1/_3$ der Papillenoberfläche ein. Oft werden sie von einem zarten Häutchen abgedeckt. Nicht selten sind sie mit Pigmentverschiebung in der Makula, mit Makulazysten und -lochbildungen vergesellschaftet; die Augen neigen häufiger zu einer hämorrhagischen Chorioretinitis (Abb. 39). Mit Visusverlusten muß besonders zwischen dem 15. und 30. Lebensjahr gerechnet werden.

Genetisch werden die Grubenbildungen in den Formenkreis der echten Kolobome eingereiht oder als Reste des Hohlraumes des Augenbecherstieles (Sehventrikel) angesehen.

Persistierende Arteria hyaloidea

Persistierende Reste der A. hyaloidea (Abb. 40) sind recht vielgestaltig und können der Anlaß zu differentialdiagnostischen Schwierigkeiten sein. So ist ein stummelartig auf der Papille haftendes Relikt mitunter nur durch die klinische Verlaufskontrolle von einer echten Neubildung abzugrenzen. Liegen ausgedehnte Auftreibungen und Zystenbildungen des Gefäßmantels vor, kann der Eindruck eines Ablatio falciformis entstehen, während bei gleichzeitigem Vorhandensein von Resten der Membrana capsularis lentis ein Netzhautgliom vorgetäuscht wird.

Pathologisch-anatomisch stellen die präpapillaren Stümpfe der A. hyaloidea obliterierte, bindegewebig umgewandelte Stränge dar, die auf der nasalen Papillenhälfte in das die Arterien umhüllende Bindegewebe übergehen. Mitunter ist ein Gefäßrohr mit blutführendem Lumen nachweisbar.

Epipapilläre Membranen kommen als diskus- oder segelartige Häutchen vor und sind gleichen Ursprungs wie die Gefäßeinscheidungen. Es handelt sich hierbei um gewucherte Gliazellen aus dem Entwicklungsstadium der sog. Bergmeister-Papille, die bei verschiedenen Tieren (Krokodile, Vögel) zeitlebens erhalten bleibt. Von dem Grad ihrer Rückbildung wird auch die Größe der physiologischen Exkavation wesentlich mitbestimmt.

Konusbildungen und aberrierende Nervenfasern sind meist harmlose Varianten, obwohl letztere auch in mißgebildeten Augen gefunden werden.

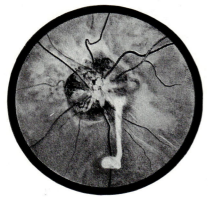

Abb. 40. Persistierende A. hyaloidea in Kombination mit Papilla nigra

Markhaltige Nervenfasern

Die pränatal zentrifugal fortschreitende Ausbildung der Markscheiden geht im Normalfall nicht über die Lamina cribrosa hinaus, woraus die merkliche Volumendifferenz zwischen Papille und N. opticus resultiert. Nicht allzuselten schreitet ihre Entwicklung postnatal nach distal weiter, so daß sie ophthalmoskopisch sichtbar werden. Es finden sich dann weiße, flächenhafte, vom Papillenrand in die angrenzende Netzhaut übergehende, sich verjüngende Bezirke von recht unterschiedlicher Form und Ausdehnung (Abb. 41). Auch in der übrigen Netzhaut, isoliert von der Sehnervenscheibe, können flammenförmige Areale mit streifiger Oberfläche vorkommen.

Histologisch lassen sich die Markscheiden färberisch nachweisen; dabei ist ein Vordringen der markhaltigen Nervenfasern bis an die Ganglienzellschicht und eine Bindegewebsauflagerung auf der Membrana limitans interna beschrieben worden. Die markhaltigen Nervenfasern im Bereich der Papille können das Bild einer Pseudostauungspapille bedingen.

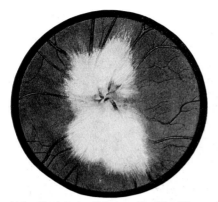 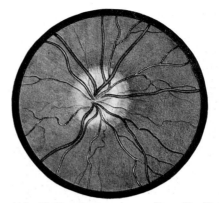

Abb. 41. Ausgeprägte markhaltige Nervenfasern, von den oberen und unteren Papillenanteilen ausgehend

Abb. 42. Pseudostauungspapille. Papillengrenzen in toto unscharf, Prominenz 1 dpt; Ödem, Blutungen und venöse Stauungen fehlen

Pseudoneuritis, Pseudostauungspapille

Beide Befunde sind, obwohl selbst ohne Krankheitswert, für den Kliniker von Bedeutung, da sie eine echte Erkrankung des Sehnerven vortäuschen. Dabei ist die Pseudostauungspapille, bedingt durch die höhere Prominenz, lediglich als die massivere Erscheinungsform der gleichen Anomalie anzusehen (Abb. 42).

Ihr histologisches Substrat stellt sich nicht einheitlich dar. So wurden Glia- und Bindegewebshyperplasien im intraokularen Sehnervenanteil, markhaltige Nervenfasern, Drusen, massive Netzhautfalten, persistierende A. hyaloidea ebenso wie echte Vortreibungen des eigentlichen Papillengewebes gefunden.

Das ophthalmoskopische Bild reicht von einer leichten Unschärfe des oberen, nasalen und unteren Papillenrandes bis zur Prominenz von 4–5 dpt bei verstrichenem Gefäßtrichter und intensiv rosiger Färbung. Dabei spielt die absolute Höhe der Vorwölbung des Sehnervenkopfes für die Diagnose nur eine untergeordnete Rolle. Wichtigstes differentialdiagnostisches Zeichen gegenüber der echten Stauungspapille ist das Fehlen von Blutungen. Die Beurteilung, inwieweit ein Ödem vorliegt, ist ohne nachweisbare Blutungen schwierig. Man sollte mit der Diagnose „geringgradiges Papillenödem" am jugendlichen reflexreichen Fundus sehr zurückhaltend sein. Von Bedeutung sind dagegen normalgroßer oder nur gering vergrößerter blinder Fleck, regelrechtes Gesichtsfeld und volle Sehschärfe bei Pyramidenform der prominenten Papille gegenüber einer mehr wallartigen Vordrängung der Randpartien der Sehnervenscheibe mit zentraler Senke bei der echten Stauungspapille. Das Vorliegen einer höheren Hyperopie und eines hyperopen Astigmatismus spricht ebenfalls für eine Pseudostauungspapille. Ein Zusammentreffen mit myoper Refraktion ist wesentlich seltener.

Als wertvoll für die Abklärung von Papillen- und Netzhautprozessen hat sich die in neuerer Zeit in die Klinik eingeführte *Fluoreszenzangiographie* des Augenhintergrundes erwiesen. Eine 10%ige intravenös injizierte Fluoreszeinlösung (5–10 ml) erscheint nach 10–15 Sek. auf der Papille und im arteriellen Gefäßsystem. 2–3 Sek. später zeigen die Venen ein deutliches Fluoreszieren. Nach einer Minute ist das Phänomen weitgehend erloschen, lediglich die Papille leuchtet noch eine gewisse Zeit nach. Der nur unter pathologischen Umständen zu beobachtende Farbstoffaustritt aus den Gefäßen deutet auf eine Permeabilitätsstörung hin. Die wichtigste Indikation dieser Methode ist somit der Nachweis eines Ödems. Für die Pseudoneuritis bzw. Pseudostauungspapille (Abb. 43) ist demnach ein normales Anfärbungsmuster ohne vermehrte Farbstoffdiffusion typisch. Bereits bei beginnender echter Stauungspapille tritt in der arteriellen Phase Fluoreszein aus den Gefäßen, die Kapillaren auf der Papille stellen sich erweitert dar, und die Sehnervenscheibe bleibt längere Zeit gefärbt (Abb. 44).

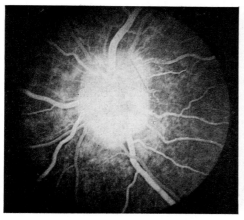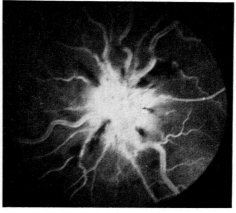

Abb. 43. Fluoreszenzangiogramm bei Pseudostauungspapille 32″ nach Injektion, Fluoreszenz der Venen. Die Papille stellt sich etwas verbreitert, doch gut begrenzt dar, kein Ödem

Abb. 44. Fluoreszenzangiogramm einer Stauungspapille 22″ nach Injektion. Massives fluoreszierendes Ödem, Blutungen, völlig unscharfe Begrenzung

Es muß festgestellt werden, daß in einem Teil der Fälle – trotz Zuhilfenahme des gesamten zur Verfügung stehenden diagnostischen Apparates – die Abgrenzung einer Pseudoneuritis bzw. Pseudostauungspapille von einem beginnenden, fortschreitenden pathologischen Prozeß erst durch wiederholte Kontrolluntersuchungen möglich wird.

Drusenpapille

Die Häufigkeit des Vorkommens von Papillendrusen wird mit 3,4⁰/₀₀ angegeben. Synonym werden die Begriffe Kolloidkugel, colloid bodies, hyaline bodies und verrucosités hyalines gebraucht (Lorentzen 1966).

Das pathologisch-anatomische Substrat findet sich vor der Lamina cribrosa. Es besteht aus kugelförmigen homogenen Massen, die eine konzentrische Schichtung erkennen las-

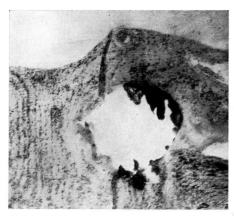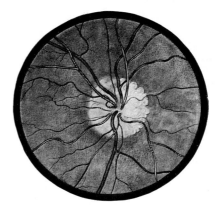

Abb. 45. Mikrophotogramm einer Papillendruse am Papillenrand vor der Lamina cribrosa (nach Timm)

Abb. 46. Drusenpapille. Zahlreiche weißlich-gelbliche, glasige Blasen („Sagokörnchen") im Bereich der nasalen Papillenhälfte

sen. Anzeichen einer Entzündung, Zellstrukturen, Zellzerfallsprodukte oder eine die Drusen umgebende Kapsel fehlen (Abb. 45). Der klinische Befund des bevorzugten Befalls der nasalen Papillenhälfte findet durch den Nachweis der Verminderung von Nervenfasern mittels der Silberimprägnierung in diesem Abschnitt histologisch seine Bestätigung. So ist der Verlauf eines Teils der Achsenzylinder nur bis kurz vor oder in die Drusen zu verfolgen, während die übrigen Achsenzylinder diese umgehen und im N. opticus ihren Weg fortsetzen. Histochemisch lassen sich Kohlenhydratverbindungen, Proteide, Ribonukleinsäure und saure Mukopolysaccharide nachweisen.

Pathogenetisch wird eine Störung der Papillogenese angenommen. Weiterhin ist ihre Entstehung aus Umwandlungsprodukten versprengter Pigmentepithelien diskutiert worden.

Ophthalmoskopisch finden sich auf der Papille mehr oder minder zahlreiche, stark lichtbrechende, weißlich-gelbliche Bläschen, die der glasigen Struktur gekochter Sagokörnchen sehr nahekommen (Abb. 46). Diese springen mitunter traubenartig in den Glaskörperraum vor; ihre Prominenz kann 10 dpt übersteigen. Die Farbe einer Drusenpapille ist graurosa bis blaßgelblich; es fehlen die Zeichen der Hyperämie und der venösen Stauung.

Progrediente Vergrößerung der Drusen führt nicht selten zu einer mechanischen Schädigung der Sehnervenfasern und damit zur Visusherabsetzung und zu Gesichtsfelddefekten. Neben der Vergrößerung des blinden Fleckes sind bei ausgeprägter Drusenpapille eine konzentrische Gesichtsfeldeinengung sowie relative und absolute Parazentralskotome zu objektivieren (Fötzsch u. Mitarb. 1978).

Ein kausaler Zusammenhang zwischen Drusenpapille und der Retinopathia pigmentosa scheint gegeben, während das Zusammentreffen mit anderen Augenleiden als zufällig anzusehen ist. Ätiologisch spielt die Erblichkeit eine bedeutende Rolle, als Vererbungsmodus wird unregelmäßige Dominanz angegeben.

Papillenveränderungen kommen bei der Neurofibromatose (Morbus von Recklinghausen), der tuberösen Hirnsklerose (Morbus Bourneville) (Abb. 47, 48) und der von Hippel-Lindauschen Erkrankung vor.

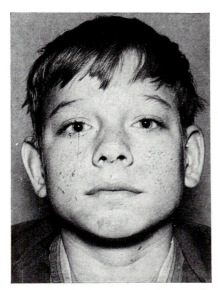 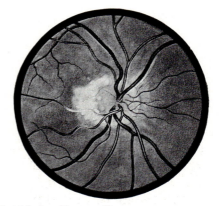

Abb. 47. Multiple symmetrisch angeordnete Gesichtsnävi bei Morbus Bourneville

Abb. 48. Rechter Augenhintergrund zu Abb. 47. Der Papillenbefund entspricht dem einer Drusenpapille, keine fleischartigen Neubildungen. Die Netzhaut ist völlig frei von Herden

3.3.   Neuritis nervi optici

3.3.1.   Klinik

Die Neuritis n. optici ist die häufigste Affektion des Sehnerven. Klinisch sind eine bulbäre Form (Neuritis papillae n. optici) und eine retrobulbäre Form (Neuritis retrobulbaris) zu unterscheiden. Die Klassifizierung nach dem Sitz der entzündlichen Veränderungen im Querschnitt des Optikus und den dadurch bedingten Gesichtsfeldausfällen
(Neuritis axialis, Neuritis, interstitialis, Neuritis transversa totalis) hat sich in der
Praxis nicht durchsetzen können, da es sich meist um Mischformen handelt. Charakteristisch für das Krankheitsbild der Neuritis n. optici ist die Neigung zu Rezidiven.
Chronische Neuritiden lassen pathologisch-anatomisch primär degenerative Merkmale
erkennen und stellen somit keine eigentlichen Entzündungen dar.
Das ophthalmoskopische Bild der Neuritis papillae n. optici wird geprägt von Hyperämie und Ödem (Abb. 49). Bedingt durch ödematöse Durchtränkung der Sehnervenscheibe erscheinen die Konturen unscharf, die Papillengrenzen sind verwaschen, der
Gefäßtrichter verstrichen, die umgebende Netzhaut getrübt. Die perivaskulären Lymph-
räume der Gefäße auf der Papille sind erweitert und infiltriert, wodurch der Eindruck
zarter weißer Begleitstreifen entsteht. Als weiteres Zeichen der Exsudation können
präpapilläre Glaskörpertrübungen auftreten. Streifenförmige Blutungen und eine geringgradige Papillenprominenz (meist unter 3 dpt) vervollständigen in einem gewissen Prozentsatz das klinische Bild.
Die Kardinalsymptome einer Neuritis n. optici stellen relativ schnell einsetzende –
binnen Stunden bis zu 3 Tagen – mehr oder minder starke Visusverluste mit Zentralskotomen bei normal großem blindem Fleck dar. Dies deutet auf den häufigen und frühzeitigen Befall des papillomakulären Bündels hin. Neben den typischen relativen oder
absoluten zentralen Gesichtsfeldausfällen sind parazentrale Skotome, periphere Gesichtsfelddefekte und konzentrische Gesichtsfeldeinengungen zu erheben. Auch das Farbsehen,
die Adaptation und die Pupillomotorik weisen Störungen unterschiedlichen Grades auf
(Perkin u. Rose 1979).
Die Abgrenzung der Neuritis retrobulbaris von der Neuritis papillae n. optici erfolgt
aufgrund des unterschiedlichen ophthalmoskopischen Befundes, während funktionell und
ätiologisch weitgehende Übereinstimmung besteht.
Die Symptomatik der Neuritis retrobulbaris ist charakterisiert durch einen relativ rasch
fortschreitenden Visusverfall unterschiedlichen Grades, Schmerzen bei Augenbewegungen, die dem Sehverlust 2 Tage vorausgehen können, Skotome bei der Untersuchung

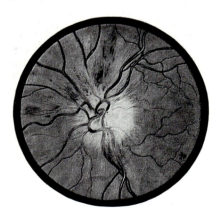

Abb. 49. Neuritis papillae n. optici. Unscharfe Papillengrenzen, Prominenz unter 1 dpt, deutliches Ödem,
streifige Blutungen am Papillenrand bei 5 und 11 Uhr

am Bjerrum-Schirm oder mit dem Gerät nach Haitz und Störungen der direkten Licht-reaktion der Pupille.

Der Verlauf des entzündlichen Geschehens ist vorwiegend akut, die Prognose abhängig vom Grundleiden. Bei jüngeren Patienten und Ersterkrankungen tritt häufig eine weit-gehende Restitution ein. Damit ist bereits angedeutet, daß Rezidive nicht selten sind, wobei auch das zweite Auge miterkranken kann. In Abhängigkeit von der Höhe des Sitzes der Entzündungsherde im Verlauf des 3. Neurons kommt es nach Tagen, Wochen oder Monaten zur Ablassung der Papille. Da eine gewisse Affinität zum papillomaku-lären Bündel besteht bzw. dieses eine höhere Empfindlichkeit gegenüber einer einwir-kenden Noxe im Verhältnis zu den peripher verlaufenden Nervenfasern aufweist, ist für die Neuritis retrobulbaris eine temporale Optikusatrophie typisch. Bei ausgesprochen massiven Prozessen wird ebenso wie nach mehrmaligen Rezidiven die Blässe auch die nasale Papillenhälfte ergreifen. Zwischen dem ophthalmoskopischen Befund und der noch vorhandenen Funktion lassen sich keine graduellen Korrelationen nachweisen. Erfreulich ist, daß trotz hochgradig abgeblaßter Papille einem Teil der Patienten ein guter oder aber ein für das tägliche Leben ausreichender Visus verbleibt (Tost u. Lau 1978).

3.3.2. Pathologische Anatomie

Das pathologisch-anatomische Substrat der Neuritis findet sich vorwiegend im interstitiellen Binde-gewebe in Form einer lymphozytären und plasmazellulären Infiltration, wogegen Leukozyten-ansammlungen in den Hintergrund treten. Lediglich bei der metastatischen Neuritis n. optici als Folge von Abszessen, Furunkeln und Karbunkeln sind umschriebene leukozytäre Anhäufungen im Sehnerven beschrieben worden. Begleitödeme können sich über größere Gebiete um den eigentlichen Entzündungsherd ausbreiten und somit an der Pupille sichtbar werden. In der Mehrzahl der Fälle werden die Nervenfasern erst durch sekundäres Übergreifen, Kompression, Gefäßstörungen und toxische Einflüsse geschädigt. Die Bedeutung der Kompression ist auch daraus ersichtlich, daß Gesichtsfelddefekte bei Entzündungen im Bereich des Traktus, also dort, wo die straffen Optikus-scheiden fehlen, wesentlich seltener zu beobachten sind.

Der pathologisch-anatomische Befund der Neuritis retrobulbaris steht in Abhängigkeit zum jeweils vorliegenden Grundleiden. In einem Teil der Fälle entspricht das histologische Bild, so bei fort-geleiteten Entzündungen aus den hinteren Siebbeinzellen und der Keilbeinhöhle, der interstitiellen Neuritis, wobei das Vordringen der Rundzellen von den Optikusscheiden zum Sehnervenzentrum zu beobachten sein kann. Entsprechend der häufigen Miterkrankung des Optikus im Rahmen der Encephalomyelitis disseminata wird auch im Sehnerven diese „Entzündungsform" vorherrschen. Die umschriebenen Herde finden sich vorwiegend in einzelnen Abschnitten des Optikus und im Chiasma. Obwohl im Bereich frischer Herde eine perivaskuläre lymphozytäre und plasmazelluläre Infiltration nachzuweisen ist, besteht das Typische der Erkrankung darin, daß in der Umgebung der Infiltrate die Markscheiden und Achsenzylinder aufquellen, woran sich ein rascher Zerfall der Markscheiden anschließt. Die Achsenzylinder können sich weitgehend erholen, was die bekannte Besserungsfähigkeit der Funktion zur Folge hat. Der Abtransport der Zerfallsprodukte obliegt sogenannten Körnchenzellen, wobei eine gleichzeitige Gliawucherung das Gewebsdefizit ausgleicht. Dadurch erhalten die Herde eine feste Konsitenz und heben sich durch ihre graue Farbe hervor. Ursächlich ist eine Neuroallergie ebenso wie ein aus den Gefäßen austretender fermentartig auf die Markscheiden wirkender Stoff angenommen worden.

Die Aufschlüsselung der Neuritis n. optici in einzelne Altersgruppen läßt im 3. und 7. Lebensjahrzehnt je einen Erkrankungsgipfel erkennen. Dabei zeigt sich, daß der erste Häufigkeitsgipfel vorwiegend durch retrobulbäre Neuritiden junger Frauen bedingt ist, während im fortgeschrittenen Alter überwiegend papilläre Entzündungen unter Bevor-zugung des männlichen Geschlechts gefunden werden (Abb. 50). Aus der Abbildung 51

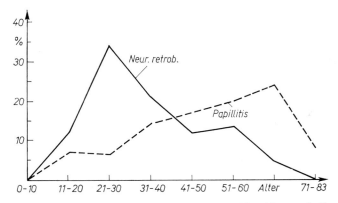

Abb. 50. Altersverteilung von 401 Fällen mit Neuritis retrobulbaris und Neuritis papillae n. optici

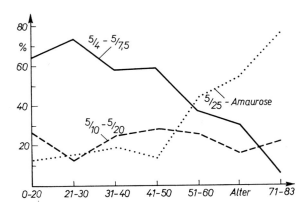

Abb. 51. Entlassungsvisus von Patienten nach Entzündung des Sehnerven in den einzelnen Altersgruppen

geht hervor, daß sich die Prognose der Neuritis optica nach dem 50. Lebensjahr rapid verschlechtert. Sicher spielt hierfür die fortschreitende Sklerosierung der Gefäße, die ja im gewissen Grade als physiologisch anzusehen ist, eine wesentliche Rolle (Gornig u. Bischof 1969).

3.3.3. Ätiologie

Die Entzündung des N. opticus kommt bei einer Vielzahl lokaler und allgemeiner Prozesse vor, wie sie von Hollwich tabellarisch zusammengestellt wurden.

1. Erkrankungen des zentralen Nervensystems:
   Multiple Sklerose und verwandte Krankheitsbilder, Enzephalitis, Meningitis, Hirnabszeß
2. Infektionskrankheiten:
   Diphtherie, Scharlach, Typhus, Masern, Fleckfieber, Erysipel, Influenza (Grippe), Polyneuritis, Gelenkrheumatismus, Lues, Tuberkulose
3. Fokalinfektionen:
   Entzündungen der Nebenhöhlen, der Tonsillen, der Adnexe, des Urogenitalsystems, Wurzelgranulome der Zähne

4. Lokale Zirkulationsstörungen und Blutkrankheiten:
   Blutverlust, Anämie, Leukämie, Chlorose, Riesenzellarteriitis, Apoplexia papillae
5. Nieren- und Blutdruckkrankheiten:
   chronische Nephritis, maligne Sklerose
6. Entzündungen des Orbitagewebes:
   Orbitalphlegmone, Orbitalabszeß, Zellgewebsentzündungen der Orbita
7. Intraokulare Entzündungen:
   Iritis, Zyklitis, Chorioiditis

Diese Übersicht könnte durch endogene und exogene Intoxikationen – hierunter sind auch Arzneimittelschädigungen zu verstehen – erweitert werden, wobei sich Übergänge zu den chronischen Neuritiden bzw. Optikusatrophien ergeben. Dabei ist zu berücksichtigen, daß vorstehende Grundleiden sowohl eine papilläre als auch eine retrobulbäre Neuritis verursachen können. Insgesamt bleiben etwa ein Drittel der Fälle ätiologisch unklar.

Sinusitis und Fokaltoxikose. Aufgrund der engen anatomischen Beziehungen wurden besonders Entzündungsprozesse der Siebbein- und Keilbeinregion für die ursächliche Klärung einer Neuritis retrobulbaris herangezogen. Die Entzündungen der Nebenhöhlenschleimhaut dringen in die Markräume der darunterliegenden Knochen ein, um sich hier zu verselbständigen. Auch sind sie nun der Befunderhebung durch Inspektion nicht mehr zugänglich. Auf dem Wege über die Markräume, welche die knöcherne Kanalwand mitunter ausgiebig durchsetzen, ist somit ein Verbindungsweg von der Nebenhöhlenschleimhaut bis zur Durascheide des Optikus gegeben. Für die Behandlung rhinogen bedingter Neuritiden wird bei chronischen Eiterungen die Ausräumung des Zellsystems empfohlen, während akute Entzündungsprozesse unter Daueranämisierung rasche Besserung zeigen sollen.
Die Erfahrungen der letzten Jahrzehnte haben gezeigt, daß rhinogen- und fokalbedingte Neuritiden nur relativ selten vorkommen bzw., daß der sichere positive Beweis nur schwer zu erbringen ist. So wurden in jüngster Zeit kaum noch Eröffnungen der Nebenhöhlen und der Siebbeinzellen im Rahmen einer Neuritis vorgenommen, zumal sich mit der Einführung der Antibiotika die Möglichkeiten der konservativen Behandlung grundlegend verbessert haben. Auch mit der Extraktion fokusverdächtiger Zähne ist man, ohne Nachteile für die Patienten in Kauf nehmen zu müssen, wesentlich zurückhaltender geworden, wenngleich die HNO- und zahnärztliche Durchuntersuchung nach wie vor zum diagnostischen Standardprogramm zählen.

Vaskuläre Genese. Die typische Symptomatik einer Neuritis n. optici vaskulärer Genese wird geprägt von einem plötzlichen Visusverlust und multiplen Gesichtsfelddefekten unter dem Bild einer „Stauungspapille". Sind Optikusabschnitte betroffen, die weiter vom Bulbus entfernt liegen, kann der Papillenbefund negativ sein. Enge Beziehungen zum Gefäßsystem (Apoplexia papillae, Pseudopapillitis vascularis, ischämische Neuropathie, arteriosklerotische Neuritis, Optikomalazie) sind allgemein anerkannt.
Nach der Ätiologie sind zwei Patientengruppen zu unterscheiden:

1. Fälle mit Arteriosklerose
2. Patienten mit einer Arteriitis temporalis (Morbus Horton)

Histologisch findet sich im ersteren Fall eine fortgeschrittene, die Gefäße weitgehend obliterierende Arteriosklerose (Abb. 52) und im zweiten Fall eine plasmozytäre Infiltration der Gefäßwände, Riesenzellen, Degeneration der Elastika sowie in späteren Stadien eine Panarteriitis mit Gefäßverschluß. Das feingewebliche Bild des Optikus bei Pseudopapillitis vasculosa wird durch eine Malazie, lympho- und plasmazelluläre Infiltration – seltener Riesenzellen – und eine Verdickung der Gefäßwände geprägt.

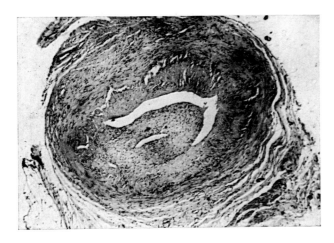

Abb. 52. Exzision der A. temporalis bei Neuritis papillae n. optici vaskulärer Genese. Schwere obliterierende Arteriosklerose, kein Anhalt für Riesenzellarteriitis

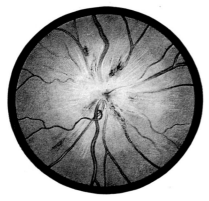

Abb. 53. Neuritis papillae n. optici vaskulärer Genese. Prominenz der Papille 2 dpt, massives Ödem, multiple Blutungen, unscharfe Grenzen, Kaliberschwankungen der Arterien

Die betroffenen Patienten sind älter als 50 Jahre, sie erleiden einen plötzlichen Visusverlust, wobei die Tendenz zur Beidseitigkeit besteht. Eine Arteriitis temporalis kann durch die stark erhöhte Blutsenkung und die leicht vorzunehmende Probeexzision aus der verhärteten pulslosen A. temporalis gesichert werden. Ophthalmoskopisch sind die Arterien eng, die Venen gestaut, es kommt zu Hämorrhagien (Abb. 53) (Simon u. Mitarb. 1980).

Die Prognose ist meist schlecht, da die Therapie weitgehend versagt und auch meistens das zweite Auge miterkrankt, wobei das Intervall bis zu einem Jahr betragen kann. Quoad vitam ist die Prognose bei entzündlicher Arteriitis besser als bei sklerotischer Genese (Sklerose der Hirn-, Koronar- und Gliedmaßenarterien). Es ist zu empfehlen, die Kortikoidbehandlung bei entzündlicher Arteriitis bis zu einem Jahr fortzusetzen, weil dadurch anscheinend die Erkrankung des zweiten Auges gemildert wird. Auch Therapieversuche mit Kardiaka, Spasmolytika, Antikoagulantien und Fibrinolytika führen zu keiner Funktionsverbesserung, sie können die rasch einsetzende Optikusatrophie nicht verhindern. In günstiger verlaufenden Fällen ist als Ursache ein Angiospasmus anzunehmen.

Meningitis tuberculosa. Die Einführung der Tuberkulostatika in die Therapie der tuberkulösen Meningitis ließ Erkrankungen sichtbar werden, die früher von der Schwere des Allgemeinleidens völlig überdeckt wurden. Für die Beteiligung des Optikus sind entzündliche und mechanische Ursachen verantwortlich. Als Ausdruck einer hämatogenen Aussaat nehmen die Erkrankungen des Optikus im Rahmen der Augenbeteiligungen einen führenden Platz ein. Ursache ist eine tuberkulöse interstitielle Neuritis, Verklebungen an der Cisterna opticochiasmatica, seltener ein Tuberkulom des Chiasmas. Weiterhin können die tuberkulotoxischen Substanzen über den Liquor in die Räume der Optikusscheiden gelangen und von hier die entzündlichen Prozesse auslösen.

Hollwich weist auf die alte klinische Erfahrung hin, daß Papillitis bzw. Optikusatrophie bei tuberkulöser Meningitis, Chorioidaltuberkel hingegen bei der Miliartuberkulose vorkommen.

Syphilis. Die Miterkrankung des Sehnerven im Rahmen einer syphilitischen Meningitis ist z. Z. im deutschsprachigen Raum ausgesprochen selten. Überhaupt finden sich im neueren ophthalmologischen Schrifttum kaum entsprechende Hinweise.

Prinzipiell kann es bei einer luischen Meningoenzephalitis zu Papillitis, Stauungspapille, Optikusatrophie und Augenmuskelparesen kommen. Selten ist die isolierte Neuritis papulosa papillae, die zu Glaskörpertrübungen führt. Die Seroreaktionen im Rahmen einer luischen Neuritis n. optici sind häufig negativ und werden erst nach Provokation positiv. Therapeutisch ist das Krankheitsbild mit Penizillin und kombinierter Salvarsan-Wismut-Behandlung gut beeinflußbar.

Erkrankungen des Zentralnervensystems. Häufigste Form der Beteiligung des Sehnerven bei *Multipler Sklerose* ist die Neuritis retrobulbaris, seltener gelangt eine primäre Neuritis papillae n. optici oder das Übergreifen der entzündlichen Zeichen bei anfänglicher Neuritis retrobulbaris auf die Papille zur Beobachtung. Betroffen werden vorwiegend Personen zwischen dem 20. und 35. Lebensjahr, Frauen häufiger als Männer. Das Intervall zwischen der initialen Neuritis und der Manifestierung allgemeiner neurologischer Symptome kann mehr als 15 Jahre betragen.

Bei einem nicht geringen Teil der Patienten läßt sich anamnestisch das *Uthoffsche Zeichen* – temporärer Visusabfall bei körperlicher Belastung, z. B. Treppensteigen – nachweisen. Ist die Erkrankung massiver, kommt es zu einem manifesten Visusabfall unterschiedlichen Grades mit relativen und absoluten Zentral- und Parazentralskotomen für Weiß und Farben oder nur für Farben. Gleichzeitige Augenmuskellähmungen sind kaum zu übersehen, da das Erlebnis der Doppelbildwahrnehmung vom Patienten an führender Stelle genannt wird, wogegen er eine einseitige Visusverschlechterung mitunter gar nicht bemerkt. Die Fluoreszenzangiographie kann für die Diagnostik der Neuritis retrobulbaris wertvoll sein, ist doch hiermit trotz des unauffälligen Fundusbildes bisweilen ein Papillenödem nachzuweisen.

Die Restitution des Sehvermögens tritt binnen 4–8 Wochen ein und ist in der Regel weitgehend. Selbst vorübergehend erblindete Augen können ihre volle Sehschärfe wiedererlangen. Dies erklärt sich aus der Tatsache, daß drei Viertel der Perzeptionselemente verlorengehen können, bevor die Sehschärfe wesentlich unter sechs Sechstel sinkt, obgleich der Verlust von Nervenfasern ophthalmoskopisch festzustellen ist.

Schwierigkeiten bereitet nicht selten die Abgrenzung der bereits physiologischerweise gegenüber der nasalen Papillenhälfte häufig etwas blasseren temporalen Papillenanteile von einer beginnenden echten temporalen Optikusatrophie. Hier gilt: Das atrophierte Areal stellt sich sektorenförmig, die physiologische „Blässe" meist in Kreisform dar; von den auf der normalen Papille sichtbaren feinsten Gefäßen sind im Bereich der entarteten Bezirke nur noch einzelne sichtbar. Ist auch die Prognose bei Ersterkrankungen quoad visum günstig, so fällt die Sehschärfe mit der Zahl der Rezidive stufenweise, bald auch beidseitig ab, wobei der später hinzutretende Spontannystagmus den zu diesem Zeitpunkt oft bereits gehunfähigen Patienten das Lesen unmöglich macht.

Noch weitgehend ungeklärt ist das Wesen der *Neuromyelitis optica*, die meist Kinder und jüngere Erwachsene befällt. Die klinische Symptomatik wird geprägt von einer schweren, bis zur Erblindung führenden Neuromyelitis optica, Fieber, Paresen der Extremitäten, Störungen der Oberflächen- und Tiefensensibilität, Inkontinentia, erhebliche Zell- und Eiweißvermehrung im Liquor. Pathologisch-anatomisch finden sich Entmarkungsherde in Optikus, Chiasma und Sehbahn, in Kombination mit Rückenmarksnekrosen. Die Patienten versterben meist nach Monaten bis Jahren, jedoch sind Ausheilungen mit verbleibenden Lähmungen und Sehstörungen möglich. Ermutigend sind Behandlungserfolge nach Prednisongaben, beginnend mit 50 mg/die.

Die *subakute progressive Panenzephalitis* kann mit einer zentralen Retinochorioiditis einhergehen. Es handelt sich hierbei um die ein- oder beidseitige retinale Manifestation der Erkrankung des Gehirns. Bereits im Frühstadium der Erkrankung sind die mit Pigmentation und Atrophie einhergehenden Makulaherde nachweisbar und somit diagnostisch wertvoll. Papillenbeteiligung bei der *Poliomyelitis anterior* ist selten zu beobachten, Augenmuskellähmungen kommen nicht vor.

Infektionskrankheiten und Parasitenbefall. Grundsätzlich kann eine Entzündung des Sehnerven bei allen Infektionskrankheiten im Rahmen einer Enzephalomeningitis auftreten. Hier wären Masern, Röteln, Windpocken, Mumps, Pertussis, Vakzination, Pokken, Influenza, Mononukleosis, Fleckfieber und Typhus zu nennen. Auf einige der angeführten Krankheitsbilder sei kurz eingegangen.

Röteln. Eine Neuritis n. optici kann sich zwischen dem 6. Tag und der 3. Woche nach Ausbruch des Exanthems manifestieren. Gleichzeitig bestehen meist die Zeichen einer Rubeolenenzephalopathie mit Ataxien und Myoklonien. Unter der Therapie mit Chlortetrazyklin, Aureomyzin, Vitamin B 1 und B 12, Kortison und ACTH ist der Heilungsverlauf zögernd, aber letztlich gut.

Mumps. Im Rahmen einer Mumpsinfektion wird häufiger eine Neuritis papillae n. optici als eine Neuritis retrobulbaris beobachtet. Die Sehnervenentzündung kann noch 2 Monate nach dem Krankheitsbeginn auftreten. Diagnostisch wichtig sind die Erhöhung des Amylasespiegels in Blut und Serum sowie der Nachweis von Antikörpern im Serum gegen frische Viruskulturen. Die Prognose ist günstig, obwohl eine leichte Enzephalomyelitis angenommen werden muß.

Q-Fieber. Der Erreger des Q-Fiebers, die Coxiella Burneti, stellt mit ihrer Größe von weniger als 2 µm die einzige filtrierbare Rickettsie dar. Die Sehnervenbeteiligung, Neuritis retrobulbaris oder Neuritis papillae n. optici – beide Entzündungsformen können bei einem Patienten gleichzeitig vorkommen – treten in den ersten Krankheitstagen auf. Blutungen am Papillenrand werden als Ausdruck einer Toxinämie angesehen. Nicht selten ist Optikusatrophie der Endausgang.

Ornithose, Psittakose. Die Optikusläsion tritt als akute beidseitige Papillitis mit Netzhautödem und weißlichen Flecken am Fundus in Erscheinung. Gesichert wird die Diagnose durch die positive Komplementbindungsreaktion für Ornithose und Psittakose.

Neuritis n. optici bei Parasitenbefall. Therapieresistente und rezidivierende Optikusneuritiden unklarer Genese sollten Anlaß für eine Untersuchung des Stuhles auf Wurmeier sein. Es sind Fälle mit *Nachweis von Spulwurmeiern* bekannt, bei denen unter antihelmintischer Behandlung der Augenbefund rasch rezidivfrei ausheilte. *Zystizerkose* des Großhirns geht mit Neuritis n. optici und sekundärer Atrophie wie auch mit Atrophia simplex einher (Krasnikov 1966; Orlova 1964).

Autointoxikationen und exogene Intoxikationen. Zur ersten Gruppe werden die Sehnervenaffektionen bei Gravidität, Laktation, Menstruation, Diabetes und ausgedehnten Hautverbrennungen gerechnet. Die *Neuritis n. optici während der Schwangerschaft* oder kurz nach der Geburt kann toxisch bedingt sein. Der Krankheitsbeginn ist akut, meist folgt eine schnelle Restitution. In der *Stillperiode* nimmt die Neuritis n. optici einen subakuten Verlauf und kann diese 1–2 Monate überdauern. Auch hier wird praktisch immer Ausheilung erreicht.

Die Neuritis n. optici im Rahmen eines *Diabetes* ist unter zwei Gesichtspunkten zu sehen. Einmal spielen zweifellos toxische Stoffwechselprodukte eine direkte Rolle, zum anderen ist die Bedeutung der diabetogenen Angioorganopathie nicht unwesentlich.

Exogene Intoxikationen

Die als *Tabak-Alkohol-Amblyopie* bezeichnete Optikusaffektion imponiert klinisch als chronische Neuritis retrobulbaris, obwohl histologisch keine entzündlichen Vorgänge gefunden werden. Es erkranken fast ausschließlich Zigarren- und Pfeifenraucher, praktisch nie Zigarettenraucher; auch scheint der Alkohol ätiologisch nur eine untergeordnete Rolle zu spielen. Neben den Augensymptomen (Visusverlust, Farbsinnstörungen, Skotome, temporale Optikusatrophie) fallen Zeichen einer allgemeinen Intoxikation auf (Gastritis, Kolitis, Leberinsuffizienz, Polyneuritis und schlechter Allgemeinzustand) (Harrington 1962).

Zur Frühdiagnose der Neuritis n. optici bei Alkoholikern eignet sich der Farbtest nach Farnsworth. Dieser ist in einem Teil der Fälle bereits vor Eintreten der Amblyopie positiv. Die Farbsinnschädigung kann sich bis zur totalen Farbenblindheit verstärken, wobei Rot-Grün-Störungen im Stadium der Restitution noch nachzuweisen sind, wenn sich bereits alle anderen Funktionen normalisiert haben. Ursächlich scheint der Zyanwasserstoffgehalt des Tabakrauchs nicht unwesentlich für die Amblyopie verantwortlich zu sein. Es ist anzunehmen, daß es über eine toxische Dysfunktion der Leber zu einem allgemeinen Vitamin-B_{12}-Mangel kommt, wobei u. a. die Schutzfunktion dieses Vitamins für die Netzhaut beeinträchtigt wird.

Die Prognose ist im allgemeinen gut, wobei neben der Behandlung mit Vitaminen der B-Reihe und Kortikosteroiden auf Alkohol- und Nikotinkarenz zu achten ist. Mit der Besserung des Allgemeinzustandes durch Ausheilung der bestehenden Gastritis oder der kolitischen Erscheinungen wird die Restitution wesentlich unterstützt, die sich trotzdem über Monate hinziehen kann.

Die Vergiftungen infolge Genuß von *Methylalkohol* bzw. von in ihm enthaltenen Verunreinigungen sind durch akute Allgemeinerscheinungen wie Kopfschmerzen, Magen-Darm-Störungen und Somnolenz charakterisiert. Oft erkranken mehrere Personen als Teilnehmer eines Trinkgelages gleichzeitig, wobei die Schwere der Intoxikationserscheinungen bei den einzelnen Patienten recht unterschiedlich ist. In der Regel treten die Symptome an den Augen 12 Stunden bis 3 Tage nach dem Genuß des Giftes ein. Während sich in einigen Fällen vorübergehendes Flimmern und Verschwommensehen zurückbilden, sind bleibende Schäden bis zur beidseitigen Erblindung nicht selten.

Die Begrenzung der Papille und die Zeichnung der angrenzenden Netzhaut sind durch ein Ödem verschleiert, an den Netzhautgefäßen fallen Kaliberschwankungen auf. Akkommodationsstörungen sind die Regel. Bald kommt es zur temporalen Papillenabblassung, wobei die Atrophie fortschreitend die nasale Hälfte des Sehnerven einbezieht. Therapeutisch sind die Maßnahmen zur Beseitigung der Allgemeinintoxikation (Magenspülung, Aderlaß, Kreislaufmittel) baldmöglichst einzuleiten. Für die Sehnervenaffektion gelten die allgemeinen Richtlinien der Behandlung einer Neuritis n. optici. An eine chronische Intoxikation infolge beruflicher Exposition in der Farben- und Lack- sowie pharmazeutischen Industrie sollte gedacht werden.

Arzneimittelintoxikationen. Entzündungen des Sehnerven bei *Chloramphenicol-Langzeittherapie* wurden in neuerer Zeit beschrieben. Es handelt sich hierbei um Patienten mit hartnäckigen rezidivierenden Infekten. So müssen an einer Mukoviszidose erkrankte Kinder über Jahre mit hohen Dosen von Antibiotika behandelt werden, um lebensgefährliche Infektionen des Respirationstraktes möglichst zu vermeiden. Die Gesamtmenge an Chloramphenicol, die für eine Neuritis n. optici auslösend wirkt, liegt um 150 g bei Kindern und 300 g bei Erwachsenen. In einem Teil der Fälle wurde gleichzeitig Streptomyzin (1 g/die) über viele Wochen verabreicht. Derartige Dosen werden in der Ophthalmologie praktisch nie ordiniert (Cocke jr. 1967).

Zur Ursache der Sehnervenentzündung wird angenommen, daß Chloramphenicol zu einem Vitamin-B-Defizit im Körper führen kann. Die Behandlung besteht möglichst im Absetzen des Medikamentes, wonach es zur baldigen Wiederherstellung der Sehkraft kommt. Sollte sich eine Unterbrechung der Chloramphenicolbehandlung aus vitaler Indikation verbieten, sind mit Vitamin-B6- und -B12-Gaben weitgehende Besserungen unter der antibiotischen Dauertherapie zu erreichen.

Während Farbhalluzinationen unter *Digitalis* allgemein bekannt sind, kommt es zu einer echten Neuritis retrobulbaris nur selten. Die Gefahr liegt hier in der kumulativen Wirkung bei simultaner Anwendung digitalishaltiger Medikamente. Deutliche, meist beidseitige Visusverluste mit typischen Zentralskotomen sind die Folge. Nach Absetzen der entsprechenden Arzneimittel erholt sich die Sehschärfe rasch.

Massive Überdosierung von *Vitamin A* führt zu einem Ödem der Papille und der peripapillären Netzhaut mit Blutaustritten aus den dilatierten Venolen. Allgemein treten ein papulöses Exanthem der Haut, Haarausfall und Schleimhautschrunden auf. Der Serumspiegel von Karotin und Xanthophyll kann auf das Dreifache ansteigen. Die Prognose der Netzhautveränderungen und der Sehschärfe ist nach Entzug des Vitamins gut.

Das ophthalmoskopische Bild der *Chininvergiftung* zeigt hochgradige Spasmen der Netzhautarterien und ein ischämisches Netzhautödem mit kirschrotem Fleck in der Makula. Dies drückt sich funktionell in einer konzentrischen Gesichtsfeldeinengung und in einem temporären Abfall der Sehschärfe aus. Folge ist meist eine Optikusatrophie.

Ein ähnliches Fundusbild wie bei der Chininvergiftung weisen Optochin-, Filix mas- und Mutterkornalkaloid-Intoxikationen auf.

Die Behandlung des M. Wilson erhielt einen merklichen Auftrieb, seitdem man die günstige Beeinflussung des Kupferhaushaltes durch *D-Penicillamin* erkannt hat. Neben der Besserung der neurologischen Symptomatik wurde Rückbildung des Kayser-Fleischerschen Kornealringes beobachtet. Als Nebenwirkung tritt mitunter eine Neuritis nervi optici auf. Hohe Dosen von Vitamin B6 haben sich als günstig erwiesen, so daß ein Antagonismus zwischen D-Penicillamin und Vitamin B6 vermutet wird (Jun-Bi u. Mitarb. 1963).

Toxische Affektionen des Optikus sind weiterhin nach E 605, Arsen, Blei und Kalium beobachtet worden.

Arachnoiditis opticochiasmatica. Dieses Krankheitsbild wird ausführlich in Kap. 4.3 abgehandelt, so daß an dieser Stelle nur auf die Augensymptome eingegangen werden soll. Ophthalmoskopisch gelangen ein meist beidseitiges Papillenödem, Papillenprominenz und Blutungen zur Beobachtung. Dabei kann der Befund sowohl einer Neuritis papillae nervi optici als auch einer mäßig ausgeprägten Stauungspapille entsprechen, während sich die Papille in anderen Fällen längere Zeit neutral verhält. Nach Wochen bestimmen atrophe Vorgänge das Bild. Die Auswirkungen auf Sehschärfe und Gesichtsfeld sind äußerst vielgestaltig. Neben Zentralskotomen können unregelmäßige Gesichtsfelddefekte und konzentrische Gesichtsfeldeinengungen erhoben werden. Letzteres setzt bei gleichzeitig unauffälliger Papille den Patienten mitunter dem Verdacht der Simulation aus (Gornig u. Mitarb. 1980).

Intrakranielle Neubildungen. In allen Fällen, wo eine Neuritis retrobulbaris nicht zur Remission neigt, kann es sich um die seltene Ausdrucksform einer endokraniellen Neubildung handeln. Eine eingehende neurologische Untersuchung mit Lumbalpunktion, Schädelröntgen, Elektroenzephalographie und Angiographie wird unumgänglich. Ätiologisch stehen Meningiome des kleinen Keilbeinflügels, Tumoren des Bulbus olfactorius, Hypophysenadenome und Kraniopharyngiome im Vordergrund; daneben sind Tumoren des Frontallappens, Chiasmagliome, supraselläre Aneurysmen, intrakranielle Metastasen und Neubildungen der Schädelbasis mit Wachstum in Richtung Schädelinneres auszuschließen. Eine wesentliche diagnostische Hilfe stellt die Einführung der Computertomographie dar.

Therapie. Die Behandlung der Neuritis n. optici soll möglichst frühzeitig beginnen und gegen den auslösenden Faktor gerichtet sein. Beide Forderungen sind jedoch kaum miteinander zu vereinbaren, da die neurologische, internistische, HNO-ärztliche, zahnärztliche und gegebenenfalls gynäkologische Untersuchung einige Tage in Anspruch nimmt, wobei ein Drittel der Fälle ätiologisch unklar bleibt. Der Augenarzt ist also gezwungen, bereits bei der Erstuntersuchung unter Berücksichtigung von Anamnese, ophthalmoskopischem Befund, Röntgenaufnahmen und Blutstatus eine Behandlung einzuleiten, die ihm in dem speziellen Fall angezeigt erscheint. Man wird zweifellos nicht schematisch verfahren dürfen, jedoch könnten folgende Richtlinien als Anhaltspunkte dienen:

1. Antibiotika, Sulfonamide in Kombination mit Vitamin B 1, B 6, B 12, bei Verdacht einer bakteriellen Genese,
2. Antirheumatika in Kombination mit Vitaminen der B-Reihe bei rheumatischer Genese,
3. vasoaktive Therapie in Kombination mit B-Vitaminen bei vorwiegend vaskulärer Ursache.
   Die unter 2. und 3. angegebenen Maßnahmen können durch allgemeine und intra-orbitale Kortisongaben ergänzt werden, welche ihrerseits einen antibiotischen Schutz erfordern.
4. Kortison und ACTH in Kombination mit B-Vitaminen (als Initialdosis 60–120 mg/die Kortison, aller 3 Tage Reduzierung um 5 mg) bei Multipler Sklerose und verwandten Erkrankungen.

Generell ist Bettruhe und die Beseitigung eines evtl. Fokus erforderlich; weiterhin kommen Kokain-Nasentamponaden, Fieberkuren, Vitamin C und roborierende Maßnahmen in Betracht. Über die Erfolge der Neuritisbehandlung lassen sich kaum Aussagen treffen, da weitgehende Spontanremissionen, dies trifft im besonderen für die Neuritis retro-bulbaris zu, vorkommen.

3.4.   Stauungspapille

3.4.1.   Definition

Der Begriff „Stauungspapille" wird von Huber als ein passives Ödem der Papille, das auf intrakranielle Drucksteigerungen zurückgeht, keine primären entzündlichen Veränderungen und nur selten Funktionsstörungen aufweist, definiert. Obwohl die Stauungspapille ein Allgemeinsymptom des ungerichteten Hirndruckes darstellt, bei einer Vielzahl nicht tumoröser Erkrankungen angetroffen wird und letztlich auch extrakranieller Genese sein kann, spricht ihr Vorhandensein in etwa 60% der Fälle für einen Hirntumor. Besonders schnellwachsende Geschwülste sind häufig von einer beiderseitigen Stauung der Papille begleitet. Leider ist sie kein Frühsymptom eines sich entwickelnden Hirndruckes.

3.4.2.   Klinik

Das Vollbild der Stauungspapille mit einer Prominenz von 3–5 dpt wird nicht zu verkennen sein (Abb. 54). Besonders eindrucksvoll ist neben ihrer Erhabenheit die allseitige Verbreiterung infolge des ödematös geschwollenen Papillen- und peripapillären Gewebes. Zeichen der hämatogenen Rückflußstauung sind die in diesem Stadium vorwiegend am Papillenrand sichtbaren, radiär angeordneten und in der Umgebung von

Venen gelegenen Blutungen. Wie alle Sanguinationen der Nervenfaserschicht besitzen sie ein streifiges Aussehen. Die Venen selbst kennzeichnet eine zunehmende Schlängelung, Kaliberverbreiterung und düstere Verfärbung. Da die venösen Stauungen das Kapillargebiet mit einbeziehen, ist die Papille rötlich-hyperämisch verfärbt und hebt sich damit farblich nicht mehr deutlich von der umgebenden Netzhaut ab. Charakteristisch für die Form des ins Bulbusinnere vordringenden Sehnervenkopfes ist das anfänglich relative Freibleiben des Gefäßtrichters von Ödem, wodurch ein ringwallartiges Bild entsteht, über das die Gefäße bogenartig hinüberziehen. Im fortgeschrittenen Stadium wird das Papillenzentrum transsudativ angefüllt, die rötliche Farbe des Sehnervengewebes geht in eine verwaschene ödematöse Trübung über. Das Vorhandensein weißer Herde deutet auf ein längeres Bestehen der Stauung hin.

Im Zusammenhang mit der Früherkennung von Hirntumoren gewinnt die Diagnostik erster Anzeichen einer Papillenstauung und ihre Abgrenzung zu einer Anzahl von Pseudostauungsformen an Bedeutung. Die Schwellung der Papille beginnt in ihren oberen, nasalen und unteren Anteilen, was zur Streckung im Längsdurchmesser, zur sogenannten Nierenform der beginnenden Stauungspapille führt. Auch für eine gewisse Folgezeit bleiben die Stauungszeichen in der temporalen Hälfte gegenüber den nasalen Papillenbezirken zurück, während es später zu einem Ausgleich kommt. Obwohl die Fluoreszenzangiographie, die funktionelle ophthalmologische und die neurologische Diagnostik wesentlich zur Abklärung beitragen, muß ein Teil der Fälle zur Erkennung einer Progredienz längeren Verlaufskontrollen unterzogen werden.

Die Auffassung, daß der spontan auf der Papille nachweisbare oder durch geringen Druck auf den Bulbus auslösbare Netzhautvenenpuls eine intrakranielle Drucksteigerung ausschließe, ist nicht unwidersprochen geblieben, insbesondere sind weitere wichtige Faktoren in die Beurteilung einzubeziehen; so der Gewebsdruck des geschwollenen Optikus und die peripheren druckregulierenden Mechanismen der Gefäße. Der Zentralvenendruck ist abhängig von der bestehenden Stauungspapille, nicht aber vom Hirndruck. Auch der Grad des Netzhautarteriendruckes steht in keiner verwertbaren Korrelation zur intrakraniellen Druckerhöhung. In der Regel benötigt die Stauungspapille für ihre Entwicklung eine Mindestzeitspanne von 2 Tagen. In Ausnahmen kann sie jedoch innerhalb weniger Stunden entstehen. Andererseits ließen „suspekte" Papillen bei gleichzeitig bestehenden neurologischen Verdachtsmomenten auf einen hirnorganischen Prozeß erst nach einhalbjähriger Beobachtung eine Progredienz erkennen.

Die Funktionen: Visus, peripheres und zentrales Gesichtsfeld sowie die Dunkelanpassung sind in der Regel nicht beeinträchtigt. Lediglich die Untersuchung am Bjerrumschirm deckt eine Vergrößerung des blinden Fleckes auf (normale Größe $7,5° \times 5,5°$, Unter-

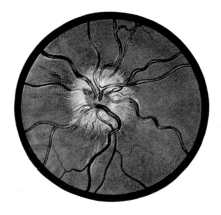

Abb. 54. Stauungspapille, Papillenprominenz 3 dpt, wallartige Form, peripapilläre Blutungen von 8–11 Uhr, Venen gestaut

suchungsdistanz 2 m, Testmarke 5 bzw. 10 mm), die der ophthalmoskopisch sichtbaren zunehmenden Ausdehnung des Sehnervenkopfes parallel geht.

Als wichtigstes, wenn auch subjektives Frühsymptom, sind sog. amblyopische Attacken beschrieben. Diese etwa 10–30 Sek. anhaltenden Anfälle von Verschwommensehen geben bei gründlicher Anamnese ungefähr ein Viertel aller Patienten mit Hirntumor an. Sie variieren zwischen dem Auftreten eines grauen, das gesamte Gesichtsfeld gleichmäßig einnehmenden Schleiers mit Abschwächung der Farbwahrnehmung bis zu kurzdauernder Blindheit. Die Verdunklungen bei Migräne dehnen sich dagegen über Minuten bis zu einer Viertelstunde aus.

3.4.3.   Pathogenese

Zur Klärung der Pathogenese der Stauungspapille sind eine Reihe von Theorien entwickelt worden, von denen jedoch bisher keine alle auftretenden Gesichtspunkte befriedigend zu deuten vermag. Es ist anzunehmen, daß neben den mechanischen auch kolloid-chemische Faktoren berücksichtigt werden müssen, wobei in Abhängigkeit zur Ätiologie ein Moment zum führenden wird. Am verständlichsten ist die Ansicht, daß es zum Eindringen von Liquor cerebrospinalis aus dem intrakraniellen Subdural- und Subarachnoidalraum in die intervaginalen Optikusspalten kommt, welche unter normalen Druckverhältnissen keinen Liquor enthalten.

Wird Rhesusaffen ein aufblasbarer Ballon intrakraniell eingeführt, dann zeigt sich, daß hoher intraventrikulärer Druck keinen Einfluß auf die Tensionsverhältnisse der Subarachnoidalräume hat und auch keine Papillenstauung auftritt. Als eindeutig erwiesen sich dagegen die Beziehungen zwischen dem Subarachnoidalraum und den Optikusscheiden. Steigerung des Druckes im Subarachnoidalraum des Gehirns hatte stets eine Stauungspapille zur Folge, womit eine Kommunikation beider Systeme bewiesen wird. Die Papillenschwellung trat nach Eröffnung der Optikusscheiden nicht ein (Hayreh 1964).

Die Tensionssteigerung in den Optikusscheiden führt zu einer Minderung der intraokularen Durchblutung mit meßbarem Abfall des Netzhautarteriendruckes bei gleichzeitiger Erschwerung des venösen Rückstromes. Letzterer wird durch eine Erhöhung des Druckes im Sinus cavernosus zusätzlich gebremst. Ebenso wie die Blutzirkulation ist auch der zentripetal gerichtete Lymphstrom gestört. So sieht Huber in der Unterbrechung des potentiellen Flüssigkeitsstromes, der normalerweise entlang der Sehnerven in zentripetaler Richtung erfolgen soll, einen weiteren möglichen Faktor für die Entstehung einer Stauungspapille. Nicht zuletzt sind dem Hirnödem und der Hirnschwellung analoge Zustände für die Vordrängung des Sehnervenkopfes von Bedeutung (Merrem u. Merrem 1977).

3.4.4.   Pathologisch-anatomischer Befund

Im überwiegenden Teil der Fälle sind die Sehnervenscheiden ampullenartig erweitert, was bereits makroskopisch zu erkennen ist. Der Vordrängung und Verbreiterung des Sehnervenkopfes liegt ein massives Ödem bei anfänglichem Fehlen entzündlicher Zeichen zugrunde. Die Flüssigkeitsdurchtränkung bezieht sich auf die Nervenfasern, das interstitielle Gewebe und die peripapillären Netzhautpartien; dabei wird die Lamina cribrosa nach dem Bulbusinneren vorgewölbt. Sehnervenfasern des Papillenrandes entziehen sich dem Druck, indem sie seitlich auszuweichen versuchen, was zur Loslösung der Netzhaut von Pigmentepithel und Fältelung der Retina in der Umgebung der Papille führt. Am ausgeprägtesten findet sich das Ödem im Bereich der Papille und des gefäßführenden Abschnittes des Sehnerven. Mitunter kann es sich geringgradig auf die gesamte Pars orbitalis und den intrakanalikulären Abschnitt des Optikus ausbreiten, um an der zentralen Mündung des Canalis opticus relativ plötzlich abzubrechen. Die seröse Durchtränkung des Sehnerven schreitet von der Peripherie aus gegen die axialen Abschnitte vor; objektivierbar anhand fortschreitender konzentrischer Gesichtsfeldeinengungen. Das Papillenödem findet sich sowohl intra- als auch extrazellulär.

Sekundär treten degenerative Veränderungen mit Untergang der Neurofibrillen und Herausbildung feiner Granula – später weichen diese einer homogenen Struktur – in den Vordergrund. Die atrophe Papille nach vorangegangener Stauung ist durch eine Vermehrung von Gliagewebe gekennzeichnet. Neurale Anteile fallen der Phagozytose anheim, um von proliferierenden fibrösen Astrozyten ersetzt zu werden. Diese zur Schrumpfung führende Sklerose zieht die verdrängte Retina wieder zur Papille zurück.

Relativ frühzeitig ausgeheilte Fälle von Stauungspapillen können histologisch völlig unauffällige Strukturen oder lediglich eine leichte Sklerosierung infolge Verdichtung der Fasern und Vermehrung der Gliakerne sowie eine Verdickung der Adventitia der Gefäße aufweisen.

3.4.5. Ätiologie

Hirntumoren. Der Anteil echter intrakranieller Neubildungen an der Gesamtzahl diagnostizierter Stauungspapillen wird dadurch beeinflußt, ob der Auswertung das Krankengut einer neurochirurgischen Klinik oder das weit inhomogenere einer Augenklinik zugrunde liegt. Etwa 60% der Stauungspapillen werden zur Zeit von einem Hirntumor verursacht. Es ist zu erwarten, daß die Verbesserung der instrumentellen Ausrüstung der Nervenkliniken für die Früherkennung von Hirntumoren den Prozentsatz an Papillenstauungen weiter zurückdrängt. Für die Seitendiagnose besitzt die Stauungspapille selbst bei einseitiger oder stark seitendifferenter Ausprägung nur eine untergeordnete Bedeutung (Goldhahn u. Goldhahn 1978).
Als Ursache einer einseitigen Stauungspapille kommen orbitale Prozesse, vorausgegangene Optikusatrophie der Gegenseite, Foster Kennedy-Syndrom, einseitige Myopie mittleren und höheren Grades und Hypotonie des Bulbus in Betracht. Bedeutsam für die Herausbildung einer Stauungspapille ist die Beziehung der Geschwulst zum Tentorium. So findet sich bei zwei Drittel der supratentoriellen und vier Fünftel der intratentoriellen Tumoren eine Stauungspapille. Die höhere Quote bei den unterhalb des Tentoriums lokalisierten Prozessen erklärt sich durch stärkere Liquorblockade und eine massivere Kompression des Sinus sigmoideus. Gliome mit supratentorieller Lokalisation führten, anscheinend durch ihr schnelleres Wachstum, häufiger zur Stauung der Papille, als supratentorielle Meningiome. Bei gleichzeitiger supra- und infratentorieller Ausbreitung wurde fast immer eine Stauungspapille beobachtet. Pontozerebellare Tumoren zeigen Papillenstauung nur bei Verschluß des Aquädukts, der allerdings in manchen Fällen von ausgeprägtem Hydrozephalus vermißt wurde.
Für die Entwicklung einer Stauungspapille bei echten Neubildungen des Gehirns sind somit die Lokalisation sowie Art und Größe des Tumors von Bedeutung.

Tumoren des Rückenmarkes. Tumoren des unteren Rückenmarkes führen in etwa 1% zu intrakranieller Drucksteigerung mit Ausbildung einer Stauungspapille. Bis 1967 waren im Schrifttum 23 Fälle dieses seltenen Syndroms beschrieben. Es handelt sich dabei um medulläre wie extramedulläre Neubildungen. Betroffen sind überwiegend jugendliche weibliche Personen. Die Genese der Stauungspapille bzw. der intrakraniellen Drucksteigerung wird – neben der mechanischen Abflußbehinderung – in einer Veränderung der Liquorzusammensetzung mit Verringerung der Zirkulation durch Tumorproteine gesehen. Daraus resultieren eine basale Leptomeningitis mit geringem Hydrozephalus und Papillenödem sowie eine Störung des Liquorproduktions- (infolge Reizwirkung auf die Produktionsstätten) und -resorptionsgleichgewichtes (hoher Eiweißgehalt erschwert die Resorption). Erythrozyten und Xanthochromie sind im Punktat ebenfalls nachweisbar (Ulbricht 1966).

Benigner intrakranieller Hirndruck, Pseudotumor cerebri. Der Begriff „benigne" intrakranielle Drucksteigerung wird von einzelnen Autoren unterschiedlich weit gefaßt. Das Syndrom der gutartigen intrakraniellen Hypertension ist gekennzeichnet durch Stauungspapille und erhöhten Liquordruck bei normaler Ventrikelgröße und regulärer Liquorzusammensetzung. Als wesentlichste ätiologische Faktoren sind Hirnschwellung und erhöhter intrakranieller Venendruck anzusehen. Bei Patienten mit nicht tumorös bedingter Stauungspapille wurden folgende Grundkrankheiten gefunden: blande Sinusthrombose, Encephalomyelitis disseminata, eklamptische Pseudourämie, akute Leukämie, stumpfes Schädeltrauma, genuines Lungenemphysem, Schädigung der Nebenschilddrüsen nach Strumaoperation (McCornick u. Mitarb. 1964).

Stauungspapille bei fixierter Hypertonie. Bezugnehmend auf das bekannte Schema von Thiel werden sich differentialdiagnostische Schwierigkeiten gegenüber einer Stauungspapille erstmals im Stadium des sogenannten Übergangshochdruckes (Thiel II–III), tritt doch hier eine Papillenunschärfe in Erscheinung, sowie in den Stadien des fixierten, blassen Hochdruckes (Thiel III und IV), ergeben. Hinzu kommt ferner, daß die subjektiven Symptome und objektiven zerebralen Ausfälle denen bei Hirntumoren weitgehend entsprechen. Die Differentialdiagnose stützt sich auf den internistischen Befund: Blutdruck, Urinbefund, Nierenfunktionsprüfung und auf die Beurteilung der Netzhautgefäße. Die Arterien des Augenhintergrundes sind gegenüber den Venen deutlich verengt, es treten spastische Einschnürungen auf, die anfänglich gelben Reflexstreifen werden zunehmend heller (Silberdrahtarterien), Gunnsches Kreuzungsphänomen und Salussches Zeichen sind positiv. Infolge des arteriellen Überdruckes kommt es zu Blutungen, die bis in die Netzhautperipherie zu verfolgen sind. Grauweiße Retinaherde (cottonwool-Exsudate) und feine gelblichweiße Degenerationsherde in der Makula (Sternfigur der Makula) vervollständigen das Bild. Präfinal treten Zentral- oder Astarterienembolien sowie Thrombosen als weitere Komplikationen hinzu.

Durch die Behandlung *akuter Leukosen* mit Kortikoiden und Antimetaboliten sind die

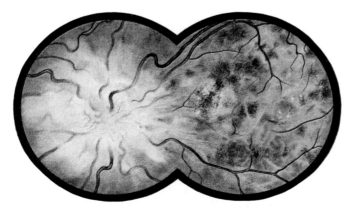

Abb. 55. Fundus bei akuter Leukose. Papillenstauung und multiple Netzhauthämorrhagien

früher häufigen leukämischen Retinopathien äußerst selten geworden. Dagegen treten Neuro-Meningoleukosen mit intrakranieller Drucksteigerung in den Vordergrund. Am Augenhintergrund bilden sich bilaterale Papillenödeme von 1–5 dpt mit papillären und peripapillären Blutungen aus (Abb. 55). Ähnlich ist der Papillenbefund bei *Chlorosen* und *Blutungsanämien* (Timm 1972, Gornig u. Mitarb. 1977).

Doppelseitige Stauungspapillen werden beim *Lungenemphysem* im Stadium der Herzinsuffizienz beobachtet. Die Erhöhung des Liquordruckes als Ursache der Papillenstauung soll durch den verminderten Sauerstoff- und vermehrten Kohlendioxidgehalt des Blutes zustande kommen, wobei letzterer zur Erweiterung der zerebralen Venen führt. Unter analogen Bedingungen entstehen die Papillenödeme bei angeborenen und erworbenen Herzfehlern.

Die Symptomatologie der *Hirnabszesse* ist abhängig vom Sitz des Eiterherdes. Hämatogen metastatische Abszesse sitzen vorwiegend in den Großhirnhemisphären, während sie bei otogenem Ursprung im Temporallappen, im Okzipitallappen oder im Kleinhirn zu finden sind. Das Auftreten eines Papillenödems unterschiedlicher Ausprägung ist bei 75% der Fälle zu erwarten. Auch homolaterale retrobulbäre Neuritis und kontralaterale Stauungspapille werden gelegentlich beobachtet. Zwischen der Größe des Abszesses und dem Umfang der Papillenstauung bestehen keine Relationen. Homonyme Hemianopsien sind bei temporalem oder okzipitalem Sitz möglich.

Die Häufigkeit der Stauungspapille bei *subduralen Hämatomen* beträgt etwa 10%, ohne daß ihnen ein lokalisatorischer Wert zukommt. Häufiger und deshalb wertvoller für die Diagnostik ist das Phänomen der bloßen Anisokorie, wobei die weite Pupille meistens herdseitig liegt. Die Ungleichheit der Pupillengröße bei erhaltener Lichtreaktion kann in der Hälfte der Fälle gefunden werden. Als periphere Läsion des Okulomotorius wird die seltenere homolaterale Mydriasis mit Lichtstarre gedeutet.

Papillenödeme bei *subarachnoidalen Blutungen* sind selten und vielfach erst nach längerer Krankheitsdauer nachzuweisen. Häufiger kommen peripapilläre punktförmige intraretinale – oder größere präretinale Blutungen mit der Tendenz des Eindringens in den Glaskörper vor. Sie können ein- und beidseitig, wahrscheinlich durch einen Stau der Zentralvenen im Bereich der Optikusscheiden, auftreten. Allgemein bieten die Patienten ein apoplektiformes Zustandsbild mit längerer Bewußtlosigkeit; die Punktion erbringt den Nachweis eines blutigen Liquors.

Schädelmißbildungen und Hydrozephalus. Schädelmißbildungen und Hydrozephalus führen häufiger zu einer Optikusatrophie als zu einer Stauungspapille. Echte Papillenstauungen werden bei Säuglingen und Kleinstkindern im ersten Lebensjahr kaum beobachtet. Ist doch in der mitunter monströsen Erweiterung des Hirnschädels eine gewisse Kompensation des intrakraniellen Druckes möglich. Mit der Verzahnung der Knochenplatten des Schädels tritt eine deutliche Verlangsamung seines Wachstums ein, das jetzt nach dem Prinzip von Apposition und Resorption vor sich geht. Es hat den Anschein, daß zu diesem Zeitpunkt der Schädelinnendruck bereits physiologisch ansteigt, da die bislang glatten Schädelknochen an ihrer Innenseite mehr oder weniger tiefe Impressiones digitatae erhalten. In diesem Wandel der Wachstumsvorgänge ist eine wichtige Voraussetzung für die Entstehung der Stauungspapille zu sehen. Hiervon wäre abzuleiten: chronischer, mäßig erhöhter intrakranieller Druck führt eher zu einer Optikusatrophie, Drucksteigerung höheren Grades zur Ausbildung einer Stauungspapille (Gornig u, Matzen 1981).

Seltene Allgemeinerkrankungen. Im Verlauf eines Guillain-Barrè-Syndroms (rezidivierende Polyradikuloneuritis) kann es zu Stauungspapillen mit Blutungen kommen. Als Ursachen werden generalisierte Hirnschwellung, Steigerung des Liquordruckes und erhöhter Eiweißgehalt des Liquors angesehen. Ein Papillenödem im Rahmen einer *Sydenham-Chorea* ist ein seltenes Ereignis.

Die für das *Melkersson-Rosenthal-Syndrom* typischen Schwellungen treten nicht nur im Canalis Fallopii, sondern auch im Canalis nervi optici auf, was zur Ausbildung einer echten Stauungspapille führen kann. Wird der Bereich der Fissura orbitalis sup. mitergriffen, sind Augenmuskellähmungen die Folge.

Papillenödeme im Rahmen eines *postoperativen Hypoparathyreoidismus* mit Hypokalzämie wurden wiederholt beobachtet, die sich jedoch unter der Behandlung mit Dihydrotachysterol und Kalzium gut zurückbilden.

Beziehungen zwischen *Vitamin-A-Mangel* und intrakraniellem Hirndruck mit Papillenödem sind ebenfalls bekannt. Weitere typische Symptome sind Nachtblindheit, Xerophthalmie, leichte Anämie und Albuminurie, die nach Vitamin-A-Gaben sämtlich ausheilten.

Im Zusammenhang mit ärztlichen Maßnahmen traten Papillenödeme nach *Lumbalanästhesie* und im Anschluß an *Tollwutvakzination* auf.

Pachymeningosis haemorrhagica interna. In einem gewissen Prozentsatz der Pachymeningosis haemorrhagica interna wird eine Beteiligung der Papille beobachtet. Es handelt sich bei diesem Krankheitsbild um ein akut oder chronisch verlaufendes Leiden der Dura und des Subduralraumes, das zu Ergüssen und zu Membranbildungen führt. Die Erkrankung tritt im Kindesalter wie im Senium auf, vorwiegend jedoch während des 1. Lebensjahres. Schädeltraumen unter der Geburt, hämorrhagische Diathesen und Avitaminosen werden vom Pädiater als Ursachen angesehen. Die klinische Symptomatik ist von der Verlaufsform weitgehend abhängig. Akute Fälle gehen mit Fieber, Erbrechen, Benommenheit und Krämpfen einher, wogegen bei chronischem Verlauf die Vergrößerung des Kopfumfanges, die Vorwölbung der Fontanelle, Pyramidenbahnsymptome und meningitische Zeichen – ohne daß histologisch der Nachweis einer Entzündung zu erbringen ist – im Vordergrund stehen. Mitunter zeichnet sich die Erkrankung durch eine ausgesprochene Symptomenarmut aus, so daß das Vorkommen von präretinalen Blutungen bei einem „sonst gesunden“ Säugling fast sicher ein subdurales Hämatom anzeigt (Gornig u. Matzen 1981).

Neben den bereits erwähnten, typischerweise vor der Netzhaut gelegenen, aber nicht in den Glaskörper eindringenden, wahrscheinlich venösen Blutungen kommen Papillenödeme mit peripapillären Hämorrhagien, Anisokorien, Abduzens- und Okulomotoriusparesen, Nystagmus, konjugierte Blicklähmungen und Exophthalmus vor.

Foster Kennedy-Syndrom. Das klassische Bild des *Foster Kennedy-Syndroms* ist durch eine herdseitige Optikusatrophie mit kontralateraler Stauungspapille charakterisiert.

Als auslösende Faktoren für eine Optikusatrophie bei raumfordernden intrakraniellen Prozessen sind neben dem direkten Tumordruck auf den N. opticus die Blockade der Liquorzirkulation zwischen den Optikusscheiden und dem Subarachnoidalraum des Gehirns durch den Tumor sowie die Massenverschiebung des Hirnes im Bereich der basalen Zysternen mit Kompression des Sehnerven von Bedeutung. Die Optikusatrophie wird als primär, d. h. ohne den Umweg über eine chronisch-atrophe Stauungspapille genommen zu haben, angesehen. Neben dem Vollbild des Foster Kennedy-Syndroms kommen in der Praxis häufiger rudimentäre Formen vor.

Das Foster Kennedy-Syndrom wird am ehesten bei Tumoren des Stirnhirns, Meningiomen des Keilbeins und des Olfaktorius beobachtet, kann jedoch auch bei Geschwülsten in der mittleren und hinteren Schädelgrube entstehen. Ferner ist bekannt, daß es bei Traumen, Arachnoiditis opticochiasmatica und vaskulärer Hypertonie vorkommen kann. Weiterhin wird selbst bei frontaler Tumorlokalisation mitunter ein paradoxes Foster Kennedy-Syndrom mit tumorseitiger Stauungspapille und kontralateraler Optikusatrophie beobachtet. In diesen Fällen liegt eine erhebliche Hirndrucksteigerung mit deutlicher Massenverschiebung vor, so daß die kontralaterale Optikusatrophie durch eine Scherwirkung am gegenseitigen Foramen opticum verursacht sein könnte, während die Stauungspapille auf der Herdseite verständlich ist. Der diagnostische Aussagewert des Foster Kennedy-Syndroms hinsichtlich Sitz und Art des auslösenden Prozesses ist somit begrenzt (Skrzypczak 1967).

3.5.   Tumoren

3.5.1.   Tumoren des Nervus opticus

Die überwiegende Zahl der Optikusneubildungen rekrutiert sich aus den Optikusgliomen und -meningiomen; selten werden Fibrome und Sarkome beobachtet. Weiterhin sind metastatische Geschwülste des Sehnerven und Neubildungen, die durch kontinuierliches Wachstum in den Optikus eindringen, von praktischer Bedeutung. Dies geschieht am häufigsten bei primären Netzhaut-Aderhaut-Tumoren von der Papille her, jedoch durchbrechen auch Orbitalsarkome im Spätstadium die Optikusscheiden. Intrakranielle Geschwülste können innerhalb der Durascheide bis zur Pars orbitalis des Sehnerven vorwachsen. Optikuszysten sowie die Beteiligung des Sehnerven im Rahmen von Allgemeinkrankheiten (M. Hodgkin) zählen zu den ausgesprochenen Raritäten.

Klinik. Gliome und Meningiome des Optikus sind Geschwülste des Kindes- bzw. des frühen Erwachsenenalters, wobei das Gliom etwa fünfmal häufiger vorkommt. Während in den ersten 15 Lebensjahren die Gliome überwiegen, erreichen die Meningiome ihren Häufigkeitsgipfel mit Beginn des 3. Lebensdezenniums. Sind die primären Optikusgeschwülste als prognostisch günstig zu bezeichnen, führen die sekundären Geschwülste meist zum Tode (Remenar u. Mitarb. 1966).
Leitsymptom der Optikustumoren stellt der *einseitige chronisch progrediente Exophthalmus* (Abb. 56) in Kombination *mit homolateraler Stauungspapille* dar. Der Bulbus wird in axialer Richtung, also ohne größere Seitenabweichung nach vorn gedrängt. Es ist zu beachten, daß in 15% der Fälle auch ein endokriner Exophthalmus einseitig auftritt, während Orbitalgeschwülste durchaus mit doppelseitiger Protrusio vorkommen können (Tabelle 3) (Nover u. Zielinski 1957).
Der Verfall der Sehschärfe kann als Frühsymptom eines Optikustumors angesehen werden. Bei Gliomen wird er in der Regel vor Auftreten einer Protrusio bulbi beobachtet. Das Gesichtsfeld weist einseitige, meist konzentrische Einschränkungen auf. Für die Prognose ist die Erhebung des Gesichtsfeldes am zweiten Auge von Bedeutung, lassen doch hier objektivierbare Defekte auf eine Einbeziehung des Chiasmas schließen. Für den Patienten bedeutet dies nach der Operation Blindheit auf dem bislang für ihn unbeteiligten Auge.

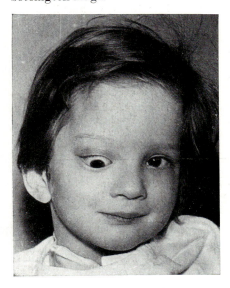

Abb. 56. Massiver Exophthalmus rechts bei Optikustumor (4jähriges Mädchen)

Tabelle 3. Differentialdiagnose der Optikus-Orbitatumoren

Differentialdiagnose	Optikustumor	Orbitatumor
Lebensalter	1.–3. Lebensjahrzehnt	5.–7. Lebensjahrzehnt
Exophthalmus	meist reiner axialer Exophthalmus	fast immer mit seitlicher Verdrängung des Bulbus
Bulbusbeweglichkeit	meist frei	in etwa 75% der Fälle passive Beweglichkeitseinschränkung durch den Tumor
Visus	frühzeitiger Visusverlust, nachfolgend Protrusio	primär Protrusio, Visusminderung später
Gesichtsfeld	uncharakteristisch, ausgenommen Chiasmabeteiligung	uncharakteristisch
Palpation	praktisch nie palpabel	teilweise durch die Palpation erfaßbar
Ophthalmoskopie	Stauungspapille Optikusatrophie evtl. normaler Fundus	1. Abplattung des hinteren Funduspoles, dadurch Hyperopisierung, Netzhautfältelung; perimakuläres Netzhautödem. 2. Stauungspapille, Optikusatrophie, evtl. normaler Fundus
Röntgenbild	Erweiterung und Arrosion des Foramen opticum	Destruktion der Orbitabegrenzung

Tabelle 4. Differentialdiagnose der Optikusgliome und Meningiome (nach Siegert 1960)

	Spongioblastom	Meningiom
Lebensalter	meist unter 15 Jahren	meist über 20 Jahre
Geschlecht	überwiegend ♀	überwiegend ♀
Wachstum	langsam, auch bei unvollständiger Entfernung öfter Stillstand	rasch, Rezidivneigung, Progredienz ins Schädelinnere
Exophthalmus	in axialer Richtung	axial, mitunter auch seitliche Bulbusverdrängung
Bulbusbewegungen	lange unbehindert	relativ frühzeitig eingeschränkt
Visus	frühzeitig herabgesetzt vor Auftreten des Exophthalmus	länger erhalten
Ophthalmoskopie	Stauungspapille, postneuritische Atrophie	primäre (evtl. partielle) Atrophie der Papille
Pathologisch anatomischer Befund	Tumor glatt von intakter Dura überzogen. Bulbusnaher Optikusteil verschont	Tumor knollig, Dura evtl. durchbrochen, Wucherung in den Canalis opticus und ins Auge
Röntgenbild	Foramen opticum erweitert	Foramen opticum evtl. arrodiert

Zur *Befunddokumentation* ist die Messung des Exophthalmus mit dem Gerät nach Hertel in bestimmten Zeitabständen durchzuführen. Die Orbitotonometrie hilft in der Regel nicht wesentlich weiter, ausgenommen es liegt ein relativ großer Tumor vor. Ähnlich verhält es sich mit dem Palpationsbefund, der zwar in einem gewissen Prozentsatz von Orbitalgeschwülsten Aussagen über ihre Eigenschaften gestattet, dem sich aber Sehnerventumoren entziehen. Motilitätsstörungen sind äußerst selten. Die Geschwülste der Pars orbitalis, innerhalb des Muskeltrichters gelegen, zeigen keine Tendenz zur Infiltration in Muskeln oder Nerven. Orbitaltumoren dagegen gehen in einem hohen Prozentsatz mit Störungen der Bulbusmotilität infolge passiver Beweglichkeitseinschränkung einher. *Ophthalmoskopisch* werden neben einem unauffälligen Netzhautbild Papillenstauungen und Optikusatrophie beobachtet. Entwickelt sich die Geschwulst mit ihrem Zentrum im Bereich des Sehnervenkanals, sind frühzeitige Kompression des Optikus mit Atrophie und Sehschärfenabfall die Folge. Ursprünglich intrakranielle Entwicklung der Geschwulst mit sekundärem Vordringen in den Sehnervenkanal führt zur Stauungspapille, Protrusio bulbi oder Motilitätsstörungen. Als dritter Typ können diejenigen Fälle zusammengefaßt werden, die praktisch den gesamten Optikus erfassen und bei denen weiße Tumormassen die Papille durchsetzen (Tabelle 4).

Zusätzliche Fältelung der Netzhaut bei gleichzeitigem Netzhautödem sprechen gegen einen Optikustumor und sind charakteristisch für eine orbitale Geschwulst. Die Bulbusverkürzung führt weiterhin zu Hyperopisierung des Augapfels. Die eingangs beschriebene Symptomenkombination von progressivem nicht entzündlichem Exophthalmus mit gleichzeitiger Stauungspapille ist in seltenen Fälle auch bei intrakraniellen Tumoren und Gefäßprozessen anzutreffen.

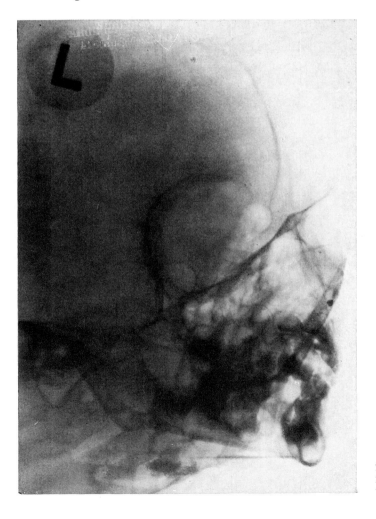

Abb. 57. Röntgenbefund. Extreme Erweiterung des Foramen opticum

Röntgenbefunde. Die Röntgenuntersuchung ist in vielen Fällen einer Sehnervengeschwulst ein wertvolles Diagnostikum (Abb. 57). Sie zeigt Erweiterungen des Foramen opticum bei sonst normalen Orbitakonturen. Im allgemeinen wird die Darstellung der Foramina optica im Seitenvergleich mit der Technik nach Rhese vorgenommen. Ihre Form und Größe kann nicht unbeträchtlich variieren, deshalb ist es im Zweifelsfall immer ratsam, eine Wiederholung der Aufnahmen zu veranlassen. Die maximale Größe des Foramen opticum, sie wird im 3. Lebensjahr erreicht, beträgt 4,1–4,5 mm im Durchmesser, Seitendifferenzen bis zu 1 mm liegen im Bereich des Normalen. Je nach Projektion stellt sich der Canalis opticus rund, elliptisch oder als Kreisquadrant dar. Röntgenologisch festgestellte Erweiterungen und Verdoppelungen bedürfen einer kritischen Prüfung, da es sich um Vortäuschungen durch Ethmoidzellen bzw. pneumatisierte Zellen des kleinen Keilbeinflügels handeln kann. In seltenen Fällen ist eine einseitige Erweiterung des Foramen opticum durch ein isoliertes Aneurysma der Arteria ophthalmica oder durch einen chronischen entzündlichen Prozeß verursacht. Meningiome des Sehnerven sollen zu einer Arrosion des Foramens führen. Geschwülste der Orbita verändern den Canalis opticus praktisch nie, sind jedoch Ursache intraorbitaler Verschattungen und destruieren die Begrenzung der Augenhöhle. Besteht der Verdacht, daß der Tumor sich zusätzlich intrakraniell ausbreitet, sollte eine Serienangiographie der A. carotis herangezogen werden. Zur weiteren Klärung stehen Luftfüllung der Orbita, Phlebographie und die Computertomographie zur Verfügung.

Einteilung. Die Neubildungen des Nervus opticus entwickeln sich aus Gliaelementen des Nerven und aus seinen Scheiden. Die Gliome sind zum Teil mit dem Neuralrohr verbunden oder bestehen aus Elementen unreifer Glia mit großer Kernzahl. Die Optikusgliome sind den benignen Neubildungen zuzuordnen. Histologisch können die Gliome des Optikus in Astrozytome und Oligodendrogliome differenziert werden, ihnen gegenüber stehen die Meningiome (Endotheliome). Astrozytome und Oligodendrogliome werden auch in Anlehnung an entsprechende Neubildungen des Zentralnervensystems als Spongioblastome bezeichnet.

Therapie. Ziel der *operativen Behandlung* ist es, unter Eröffnung der Orbita den Tumor in toto, möglichst mit Erhaltung des Augapfels, zu exstirpieren, was natürlich nur im Frühstadium möglich ist. Diese Forderungen sind nur zu erfüllen, wenn die Größe der Geschwulst nicht die des Bulbus überschreitet. Zweifellos kommen Fälle vor, die trotz subtotaler Operation nach 20jähriger Beobachtungszeit nicht rezidivierten. Eine primäre radiologische Behandlung ist bei der bedingten Strahlensensibilität der Tumoren nicht indiziert. Gegenwärtig ist das operative Vorgehen im allgemeinen ein zweizeitiges. Mittels der Krönleinschen Operation wird die Pars orbitalis des Optikus entfernt. Sollte der Tumor den zentralen Schnittrand überschritten haben, erfolgt in einer zweiten Sitzung unter Eröffnung des Schädels die Exstirpation der intrakanalikulären und intrakraniellen Tumoranteile (Abb. 58). Diese Verfahrensweise sichert ein optimales kosmetisches Ergebnis.

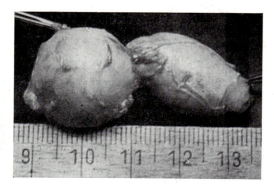

Abb. 58. Operationspräparat des gleichen Falles (Abb. 56). Der Tumor konnte auf orbitalem Wege nicht in toto entfernt werden

Morbus Hodgkin. Histologisch gesicherte Mitbeteiligung des N. opticus im Rahmen eines Morbus Hodgkin ist nur in wenigen Fällen bekannt. Die Sarkoidose des Sehnerven zeigt bei der mikroskopischen Untersuchung eine Durchsetzung des Optikus mit infiltrativ wachsendem Gewebe, bestehend aus Epitheloidzellen und Langhansschen Riesenzellen, ohne Verkäsung. Klinisch kommt es zu erheblicher Visuseinbuße, Stauungspapille und Exophthalmus (Barbolini u. Mastronardi 1967).

3.5.2.   Papillentumoren

Neubildungen der Papille bereiten differentialdiagnostisch und in der Beurteilung ihrer Dignität erhebliche Schwierigkeiten; sie werden jedoch nur selten beobachtet. Es sind zu unterscheiden:

1. Fehlbildungen und persistierende Reste der Embryonalentwicklung;
2. entzündliche Pseudotumoren: Gummen, Tuberkulose;
3. Befall durch Parasiten: Zystizerken;
4. echte, sich primär auf der Papille entwickelnde Neubildungen: Naevi (Abb. 59), Melanoblastome (Abb. 60), Fibrome, Sarkome, Peritheliome (Geschwülste der Blut- und Lymphgefäße sowie der serös ausgekleideten Höhlen), Endotheliome (Meningiome), Neurozytome (Geschwülste der Neuroblasten);
5. sekundär in die Papille einwachsende Geschwülste:
   a) aus dem Augeninneren: Glioma retinae, Melanozytoblastom der Aderhaut (Abb.61),
   b) zentrifugal wachsende Gliome des Nervus opticus.
6. Fernmetastasen;
7. Papillenbeteiligung bei Phakomatosen (s. Kapitel Dermatologie).

Gummen der Papille können als Optikustumoren imponieren, während sie in anderen Fällen dem Bilde einer Stauungspapille mit präpapillären Glaskörpertrübungen entsprechen. Klärung bringt die Wassermannsche Reaktion. Histologisch wird ein expansiver Entzündungsprozeß im Inneren des Sehnervengewebes, z. T. mit Nekrosen oder eine diffuse entzündliche Infiltration angetroffen. Die Prognose ist trotz energischer antiluischer Therapie unsicher, ein Teil der Augen erblinden.
Häufigste Manifestation einer Tuberkulose auf der Papille ist der *Solitärtuberkel*. Es handelt sich um ziemlich prominente, auffallend unscharf begrenzte, weiße Gebilde,

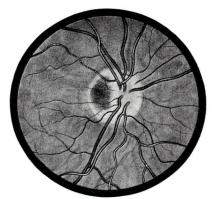

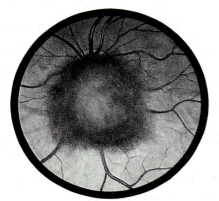

Abb. 59. Naevus der Papille. Dunkler, im Niveau des Papillengewebes liegender Pigmentherd. Klinisch ohne Progredienz

Abb. 60. Melanozytoblastom der Papille. 6 dpt prominenter, pigmentierter Knoten mit feinen Ausläufern in die Netzhaut. Zunahme der Prominenz und Funktionsverfall

die im allgemeinen zu einer frühzeitigen Funktionseinbuße führen. Als schwere Komplikationen können Keratoiritis und Sekundärglaukom hinzutreten.

Nach Angaben der Literatur sind bisher nur etwa 1 Dutzend von *primären Fernmetastasen* auf der Papille beschrieben worden, häufiger wird die Sehnervenscheibe sekundär von Aderhautmetastasen einbezogen. Histologisch findet man Karzinome oder Retothelsarkome bei Primärtumoren in der Mamma, Pulmo, Ren und im Pankreas. Ophthalmoskopisch stellen sie sich in Abhängigkeit vom Entwicklungsstadium als graue Erhabenheiten bei sonst normalem Fundus dar. Es erscheint angezeigt, tumoröse Veränderungen der Papillen eine gewisse Zeit ophthalmoskopisch, anhand von Retinofotaufnahmen, und hinsichtlich Funktionseinbußen zu beobachten, um eine echte Progredienz zu sichern.

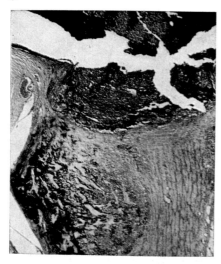

Abb. 61. Sekundär in den Optikus eingebrochenes Melanozytoblastom der Chorioidea

3.6. Verletzungen

Schädigungen der Papille und des N. opticus durch direkte und indirekte Traumen sind in mehrfacher Hinsicht möglich, wobei ihr Pathomechanismus in bemerkenswert vielen Punkten noch unklar ist. Bei primär in eine Augenklinik eingelieferten Patienten muß der Ophthalmologe entscheiden:

1. Ist die optimale Behandlung des Verletzten in der Augenklinik gewährleistet oder wird aus vitaler Indikation eine Verlegung, meist in die Neurochirurgische Klinik, erforderlich?
2. Sollte bei der Art der Optikusschädigung eine operative Intervention vorgenommen werden?

Die Häufigkeit der Mitbeteiligung des Sehnerven bei Schädel-Hirn-Traumen liegt unter 5%.

3.6.1. Verletzungen der Papille

Klinisches Bild. Der Augenhintergrundsbefund wird davon abhängig sein, ob die Schädigung zentral oder peripher der Eintrittsstelle der A. centralis in den Optikus wirksam wurde. Bei der *Evulsio n. optici* handelt es sich um ein Abreißen bzw. Herausreißen des Sehnerven aus dem Skleralkanal. Dabei zeigt es sich, daß in einem Teil der Fälle die

Durascheide dem Trauma widersteht, während die Nervenfasern bereits partiell oder total zerstört sind. Das *ophthalmoskopische Bild* wird unmittelbar nach dem Unfall durch ausgedehnte Blutungen geprägt, die das Gebiet der Papille völlig verdecken, die Netzhaut kann ischämisch infarziert sein. Die Massivität der Sanguinationen ist auch ein wichtiges Differentialdiagnostikum gegenüber der Stauungspapille, erreichen sie doch bei der Papillenstauung nicht dieses Ausmaß. Nach Resorption der Blutungen findet man im Papillenbereich eine tiefe Aushöhlung, die von Glaskörper angefüllt wird, Sehnervengewebe und -gefäße fehlen. Bei partiellen Ausrissen wird sich die Senke auf ein Teilgebiet der Papille mit Zerstörung der dort verlaufenden Gefäße und Nervenfasern beschränken. Die Gesichtsfeldausfälle zeigen den Grad der Zerstörung an, vom Sehvermögen können meist nur Reste erhalten werden.

Ätiologie und Pathogenese. Die Situation zur Auslösung einer Papillenverletzung kann sowohl bei der *Einwirkung spitzer Gegenstände* wie bei der *Einwirkung stumpfer Gewalt* gegeben sein. Häufigste Ursachen sind Verletzungen durch Skistock, Regenschirmspitze und Gabelzinken, Hufschlag, Faustschlag und Sturz, Querschußverletzungen meist in suizidaler Absicht sowie Verkehrs- und Sportunfälle. Selten ist auch Doppelseitigkeit der Läsion möglich. Aus der Verschiedenartigkeit der Traumen wird bereits ersichtlich, daß mehrere *auslösende Faktoren* in Betracht zu ziehen sind. Spitze, tangential zum Bulbus in die Orbitatiefe eindringende Gegenstände bedingen eine starke Rotation des Bulbus mit übermäßiger Zerrung und letztlich Berstung der Sehnervenfasern. Zum anderen führt eine Volumen- und auch Druckerhöhung in der Orbita zum Ausweichen des Bulbus nach vorn. Werden die Kompensationsmöglichkeiten des bogenförmig verlaufenden Optikus überfordert, reißt der Sehnerv aus der Papille heraus. Das Einreißen der Lamina cribrosa wird infolge kurzzeitiger intraokularer Tensionssteigerung begünstigt.
Mittelbare Schädigungen des Bulbus nach Drucksteigerungen in der knöchernen Orbita sind Rißbildungen seiner Innenhäute, daneben Exsudate und Blutungen. Während Hämorrhagien folgenlos resorbiert werden können, kommt es in komplizierten Fällen zu lebhafter Proliferation, es bilden sich grauweiße Segel und Stränge mit der späteren Gefahr einer Traktionsamotio. Das vielgestaltige, aber dennoch charakteristische Bild der Chorioretinitis plastica sclopetaria wird durch ältere Blutungen, netzhaut-aderhautatrophe Bezirke und unregelmäßige Pigmentanhäufungen geprägt.
Papillensteckssplitter bei perforierenden Verletzungen können folgenlos einheilen. Eine wesentliche Rolle spielen der Sitz in der Papille, die Größe des Splitters und seine chemische Beschaffenheit. Droht doch auch hier neben der Gefahr einer Infektion die Chalkosis- oder Siderosis bulbi. Gesichtsfelddefekte, welche vom blinden Fleck ausgehen, weisen auf eine Durchtrennung der Bahnen am Papillenrand hin. Absolut ungünstig ist der Ausgang, wenn die Zentralgefäße getroffen werden, dann ist die Folge meist völlige Erblindung.

3.6.2. Verletzungen des Nervus opticus

Pathogenese. Verletzungen können den N. opticus in seinem gesamten Verlauf treffen, besonders gefährdet ist er jedoch am Eintritt und beim Verlassen des knöchernen Kanals sowie in dessen Verlauf. Für die Pathogenese der Schädigungen sind mehrere Möglichkeiten zu diskutieren, wobei die auslösenden Faktoren denen der Papillenverletzungen entsprechen.
Partielle und totale Zerreißungen des N. opticus werden meist vorrangig genannt, treten aber gegenüber den anderen Optikusschäden in den Hintergrund. Häufiger ist die Unterbrechung der Optikusfunktion durch *Blutungen in die Sehnervenscheiden*, mitunter handelt es sich hier nur um sehr kleine Hämorrhagien.

Folgende Lokalisationen der Hämatome sind möglich:

epidurale Hämatome
intradurale Hämatome
intervaginale Hämatome   subdural
                              subarachnoidal
intraneurale Hämatome   Blutungen im Bereich der Septen
                              interfaszikuläre Blutungen

Die Sehnervenschädigung bei indirektem Schädeltrauma kann als Commotio n. optici aufgefaßt werden, wobei die durch die Druckwelle verursachten molekularen Störungen im Optikus die Ursache der Erblindung darstellen.
Eine Schädigung des Sehnerven infolge *Quetschung durch dislozierte Knochensplitter* ist bei Frakturen der vorderen Schädelgrube, aber auch der Orbita und des Oberkiefers gegeben. Zur röntgenologischen Darstellung der Bruchlinie und der Fragmente sind meist Spezialverfahren erforderlich (Tomographie des Canalis n. optici).

Klinik. Die klinische Symptomatik der einseitigen Erblindung wird bei schwerverletzten, bewußtlosen Patienten anfänglich vom Allgemeinbefund überdeckt sein. Das ophthalmoskopische Bild ist ohnehin unauffällig, Störungen der direkten Pupillenreaktion können durch zentrale kommotionelle Schädigungen, Läsionen zentrifugaler Bahnen oder direkter Traumatisation des Sphincter pupillae bedingt sein. Bei leichter ablaufenden Unfällen, z. B. Sturz vom Fahrrad, Anprall einer Kurbel, Faustschlag, wird der Betroffene selbst auf den plötzlichen Sehverlust hinweisen. Objektiv finden sich Lidplatzwunden, Lidhämatome (auch als Zeichen einer Schädelbasisfraktur), Hyposphagmen und unter Umständen Kontusionszeichen am Auge selbst. Besondere Beachtung verdient, trotz der vorstehend gemachten Einschränkung, die Prüfung der direkten Lichtreaktion; dabei wird die Reizantwort vom amblyopischen oder amaurotischen Typ sein. Als prognostisch ungünstig ist zu werten, wenn sich die Reaktion nicht in den ersten Tagen nach dem Unfall bessert. Nach Tagen oder wenigen Wochen beginnt die Papille bis zur totalen Atrophie abzublassen, das Endstadium wird geprägt von einer porzellanweißen, scharf begrenzten Sehnervenscheibe (Comberg u. Goder 1968).

Therapie. Die Behandlungsergebnisse sind sowohl bei konservativem als auch operativem Vorgehen unbefriedigend. Medikamentös wird man B- und C-Vitamine, Roßkastanienpräparate, Strophantin, sowie durchblutungsfördernde und gefäßerweiternde Mittel einsetzen. Hiermit ist in einigen Fällen in begrenztem Umfang eine Visus- und Gesichtsfeldbesserung zu erreichen.
Die Notwendigkeit einer Operation wird im Schrifttum recht unterschiedlich beurteilt, wobei die Entscheidung, ob und in welcher Weise der Eingriff durchzuführen ist, ohnehin dem Neurochirurgen vorbehalten bleibt, da es sich für einen Frischverletzten um einen verhältnismäßig belastenden Eingriff handelt. Grundsätzlich sollte operiert werden – vorausgesetzt es liegen keine vitalen Kontraindikationen vor – wenn im Optikuskanal dislozierte Knochensplitter röntgenologisch nachweisbar sind und es sich dabei um das einzige sehende Auge des Patienten handelt. Fissuren und Frakturen allein stellen keine absolute Indikation zum aktiven Vorgehen dar. Der Entschluß zur Operation lediglich im Hinblick auf eine eventuelle Entlastung von Hämatomen bei unversehrtem zweiten Auge ist nach dem heutigen Stand der Erfahrungen kaum zu vertreten. Nach Merrem hat sich für die Neurochirurgische Klinik Leipzig folgendes Indikationsschema bewährt:

Absolute Indikationen:
1. Erblindung des letzten Auges

2. fortschreitende Sehverschlechterung nach dem Unfall
3. nachweisbare Knochensplitter im Bereich des Canalis opticus

Relative Indikationen:

deutlicher Sehverfall auf beiden Augen nach dem Unfall bei gutem Allgemeinzustand

Kontraindikationen;

1. Bewußtlosigkeit des Verletzten
2. sichere multiple Hirnkontusionsherde
3. voll erhaltener Visus auf einem Auge

Es ist festzustellen, daß die Meinungen weitgehend darin übereinstimmen, mit der Operation möglichst nach dem Unfall 3–4 Tage zu warten. In dieser Zeitspanne kann eine gewisse Beurteilung der Prognose erfolgen und im Falle einer Spontanbesserung von Sehschärfe und Gesichtsfeld auf die Operation verzichtet werden.

3.7.   Optikusatrophie

3.7.1.   Allgemeines

Optikusatrophien zeigen eine Schädigung der Sehbahn im Bereich des 3. Neurons an Sie spielen bei vielen neurologischen Krankheiten eine dominierende Rolle, ja sind deren bedeutendstes Symptom. Allerdings gibt das ophthalmoskopische Bild nur selten einen Hinweis auf die Ursache der Atrophie.

Die auffällige Häufigkeit der Optikusatrophien ist insonderheit darin begründet, daß der Fasciculus opticus sehr vulnerabel ist und über eine nur spärliche Regenerationsfähigkeit verfügt. Da er relativ dünn ist, können selbst geringgradige Schädigungen einen Totalausfall herbeiführen. Bei den meisten Degenerationsformen ist das papillomakuläre Bündel zuerst betroffen, da es, in der Mitte des Optikus liegend, bei einer reduzierten Durchblutung zuerst in Mitleidenschaft gezogen wird. Nur wenn der Krankheitsprozeß von außen auf den Optikus einwirkt, z. B. bei Orbitaprozessen, kommt es zunächst zu peripheren Schädigungen.

Bei jeder Optikusatrophie sollte sehr sorgfältig nach funktionellen Ausfällen gesucht werden, besonders nach Gesichtsfeldeinschränkungen, Zentralskotomen und nach Anomalien hinsichtlich Farbensehen und Dunkeladaptation.

Je nachdem, wieviel Substanz des Nerven atrophiert ist, kommt es zu einer mehr oder weniger erheblichen Abblassung der Papilla n. optici bis zur porzellanweißen Verfärbung. Das Ausmaß der Abblassung ist allerdings kein verläßlicher Gradmesser für das Ausmaß der Funktionsausfälle.

Der N. opticus kann sowohl aufsteigend (z. B. bei einer Netzhautdegeneration) als auch absteigend (z. B. bei Hirndruck) atrophieren. Die aszendierende Degeneration beginnt bereits in den Nervenfasern der Netzhaut. Nur selten kommt es dabei zu einer totalen Atrophie, da noch immer einige Zellelemente der Netzhaut intakt sind. Deszendierend kommt die Degeneration in etwa 3–4 Wochen an der Sehnervenpapille an und wird damit im ophthalmoskopischen Bild sichtbar, sofern die Läsion im knöchernen Optikuskanal liegt. Bei Prozessen direkt hinter dem Bulbus dauert dieses Stadium nur einige Tage. Bei älteren Menschen schreitet eine Atrophie wesentlich langsamer voran als in Kindheit und Jugend.

Die Papillenatrophie ist im allgemeinen ein Endstadium; der atrophische Nerv kann in wesentlichem Umfang nicht revitalisiert werden. Immerhin ist bei einer Optikusatrophie nach Abstellung der Noxe eine merkliche Besserung der Sehfunktionen möglich, selbst noch nach Jahren, weil es sich zu Beginn einer Optikusatrophie teilweise um funktionelle Schädigungen handelt, z. B. um Folgen von Ödemen, die nur zeitlich begrenzt die Funktion der Sehnervenfasern beeinflussen.

Bei einer Optikusatrophie sind die Netzhautgefäße regelmäßig nicht mitbetroffen. Immerhin zeigen sich die Arterien meistens etwas verengt und gestreckt, zum Teil auch eingescheidet.

3.7.2. Klassifizierung

Die Klassifizierung der Optikusatrophien erfolgt nach dem ophthalmoskopischen Bild und nicht nach der Ursache. Man unterscheidet zwischen einer einfachen (genuinen) Atrophie (Atrophia simplex) und einer neuritischen Atrophie.

Eine *einfache Optikusatrophie* (Abb. 62) entsteht durch eine Schädigung im Sehnerven hinter dem Bulbus. Am Augenhintergrund erscheint die Sehnervenpapille scharf begrenzt und naturgemäß mehr oder weniger atrophisch mit einer weißlichgrauen Einfärbung, weil die Lamina cribrosa mit ihren etwas dunkler wirkenden Foramina hindurchschimmert. Die Gefäße zeigen keine nennenswerten Auffälligkeiten; teilweise sind sie aber auch sehr verengt.

Bei nicht voller Ausprägung der Atrophia simplex kann es zu einer nur *temporalen Papillenabblassung* kommen, die typisch für eine retrobulbäre Neuritis ist. Aber auch Arteriosklerose und Optikomalazie sind Ursache einer temporalen Papillenabblassung.

Hauptkennzeichen der *neuritischen* (postneuritischen) *Optikusatrophie* (Abb 63) ist die Unschärfe der Papillengrenzen Zum Teil besteht auch eine leichte Pigmentierung am Papillenrand und eine Degeneration der papillennahen Chorioidea. Die Unschärfe wird verursacht durch ein Papillenödem, das während der floriden Erkrankung über die Sehnervenscheibe hinausreichte und zu einer stärkeren Gliawucherung Anlaß gab. Hieraus erklären sich auch die Einscheidungen der Gefäße in Papillennähe. Da das neugebildete, undurchsichtige Gliagewebe ein Durchschimmern nicht zuläßt, erscheint eine Papille bei neuritischer Optikusatrophie sehr viel blasser und weißlicher als bei einer genuinen Optikusatrophie. Zu einer neuritischen Optikusatrophie führen insbesondere Neuritis n. optici, Papillitis und Stauungspapille.

Neben diesen beiden Grundformen gibt es noch die *glaukomatöse Optikusatrophie* (Abb. 64) mit typischer zentraler oder totaler Exkavation, die *vaskuläre Optikusatrophie* mit sehr verengten Gefäßen infolge einer Mangeldurchblutung der Papilla n. optici z. B. nach einer Zentralarterienembolie, und eine *retinale Optikusatrophie*, z. B. bei

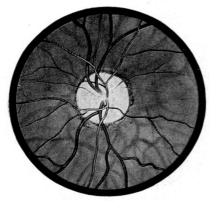

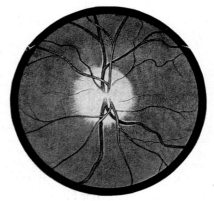

Abb. 62. Totale (genuine) Atrophie   Abb. 63. Atrophie nach Neuritis n. optici

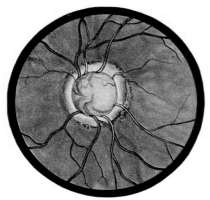

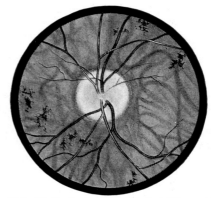

Abb. 64. Glaukomatöse Atrophie   Abb. 65. Retinale Atrophie bei Pigmentdegene-
                                            ration der Netzhaut

einer Pigmentdegeneration der Netzhaut (Abb. 65) und bei einer massiven Chorioretinitis sowie bei der infantilen, juvenilen, virilen, präsenilen und senilen Degeneration
der Macula lutea. Bei retinalen Optikusatrophien besteht ein relativ verläßlicher Zusammenhang zwischen dem Ausmaß der Netzhauterkrankung und der Blässe der Papille.
Krankheitsvorgänge in der relativ kleinen Macula lutea führen deswegen zu einer
Papillenabblassung, weil sie die meisten Sehnervenfasern der Papille stellt.
Häufig wird zwischen einer *primären* und einer *sekundären Optikusatrophie* unterschieden. Wenn die Optikusatrophie einer unmittelbaren Optikuserkrankung folgt, spricht
man von einer primären Optikusatrophie; sofern Prozesse aus der Nachbarschaft, z. B.
Tumoren, den Optikus in Mitleidenschaft ziehen, entsteht eine sekundäre Optikusatrophie. Die Begriffe primär und sekundär sind nicht identisch mit entzündlich und
nichtentzündlich.
Mehr als die Hälfte der primären Optikusatrophien haben ihre Ursachen in Erkrankungen des ZNS. Für die sekundären Optikusatrophien sind Fokalinfektionen und vaskuläre Prozesse, Tumoren und Arachnopathien von besonderer Bedeutung. Bei etwa
einem Siebentel aller Optikusatrophien ist eine Ursache nicht feststellbar.

3.7.3. Diagnose

Ophthalmoskopie. Es ist mitunter recht schwierig zu entscheiden, ob die Blässe einer
Papille noch als normal oder bereits als pathologisch bezeichnet werden soll. Nur wenn
es sich um eine totale Optikusatrophie handelt, ist die Diagnose einfach. Bei der Beurteilung einer weniger ausgeprägten Papillenblässe sollte immer daran gedacht werden, daß die Papillenfarbe viele physiologische Varianten aufweist, so daß die Diagnose
Optikusatrophie in Übergangsfällen allein aufgrund des ophthalmoskopischen Bildes
relativ riskant sein muß. Einen verläßlichen Hinweis gibt allerdings immer ein Vergleich
mit der Farbe der Papille des anderen Auges, sofern diese keine Krankheiten durch-
gemacht hat.

Eine normale Papille ist heller und blaßrosa gegenüber dem übrigen dunkelroten Augenhintergrund.
Der Kontrast wird noch durch einen Pigmentring um die Papille herum verstärkt. Die hellere Farbe
der Papille hat ihre Ursache in dem Durchscheinen der weißlichen Lamina cribrosa durch das Kapil-
larnetz und durch die transparenten, geringgradig weißlich eingefärbten Nervenfasern, die hier keine
Markscheiden mehr besitzen. Die temporale Seite der Papille erscheint normalerweise heller als die
nasale, denn auf dieser Seite verlaufen die meisten Nervenfasern.

Die Sehnervenscheibe ist um so heller, je kurzwelliger die Lichtstrahlen sind, die beim Ophthalmoskopieren verwendet werden. Im rotfreien Licht erscheinen jedenfalls die Sehnervenscheiben besonders blaß, und eine beginnende Optikusatrophie ist dann eindeutig erkennbar, z. B. beim Licht einer Quecksilberdampflampe.

Die Blässe der Optikusatrophie schwankt zwischen einem opaken weißlichgrauen oder gelblichweißen Farbton bis zum Porzellanweiß. Sie hat ihre Ursache im Verschwinden der Kapillaren und der Nervenfaserschicht vor der Lamina cribrosa und in dichtem Gliagewebe, das relativ gefäßarm ist und die Struktur der Lamina cribrosa vollkommen verdecken kann.

Der Nervenfaserschwund führt bei der Atrophia n. optici zu einer leichten Vertiefung der Papillenscheibe. Diese Exkavation ist in ausgeprägten Fällen tellerförmig und kommt besonders dann zum Vorschein, wenn die Gliaproliferation gering ist bzw. wenn schon vor der Atrophie eine physiologische Exkavation bestanden hat. Derartige atrophische Exkavationen reichen allerdings niemals bis zum Papillenrand, wie die glaukomatöse Exkavation.

Naturgemäß atrophieren mit dem Optikus auch die Nervenfasern aus der Ganglienzellschicht der Netzhaut; doch dieser Prozeß ist nur — wenn überhaupt — im rotfreien Licht erkennbar, da darin die Achsenzylinder sichtbar werden, die infolge der Optikusatrophie ebenfalls schwinden. Bestanden vor der Optikusatrophie markhaltige Nervenfasern, dann fallen auch diese der Atrophie anheim und verschwinden Wochen oder Monate nach der Optikusatrophie, auch bei einer glaukomatösen Atrophie.

Fluoreszenzangiogramm und Elektroretinogramm. Bei einer Optikusatrophie zeigt sich im *Fluoreszenzangiogramm* nur eine mangelhafte oder fehlende Anfärbbarkeit. Ursache hierfür ist eine reduzierte Durchblutung der Sehnervenpapille. Zuweilen kommt es allerdings zur Eigenfluoreszenz des atrophischen Gewebes und der Lamina cribrosa. Während der letzten Phase des Fluoreszenzangiogramms färbt sich die Papille nicht selten diffus an wegen der Venen, die sich im Gliagewebe gebildet haben. Insgesamt wird durch den atrophischen Prozeß der Papille die Durchströmung der Netzhautgefäße verlangsamt.

Besonders eindeutig sind die fluoreszenzangiographischen Befunde bei der genuinen Optikusatrophie. Bei einer Atrophie nach Stauungspapille und nach Neuritis zeigen sich oft Mischbilder mit peripapillär aufleuchtenden Arealen. Exsudat im Papillenbereich färbt sich diffus an.

Ausfälle im *Elektroretinogramm* sind bei einer Optikusatrophie nicht typisch und fehlen zumeist gänzlich; selbst bei totaler Optikusatrophie mit vollständiger Erblindung zeigt sich häufig ein normales Elektroretinogramm.

Sehfunktionen. Ist die Optikusatrophie eine Folge von Netzhaut- und Aderhauterkrankungen, so bestimmt deren Ausmaß naturgemäß auch den *Gesichtsfelddefekt*. Bei deszendierenden Prozessen ist das Ausmaß der in Mitleidenschaft gezogenen Fasern im Sehnerven für den Gesichtsfelddefekt ausschlaggebend.

Praktisch können alle Arten von Gesichtsfeldausfällen durch Optikusatrophie entstehen: Konzentrische und unregelmäßige periphere Einengungen, nasale Einengungen, Hemianopsien der verschiedensten Form und Ausprägung, zentrale und parazentrale Skotome, Bogenskotome, zentrozökale Skotome, zentrale Skotome u. a. m.

Kommt es zu einer diffusen Optikusatrophie, so macht sich die Dämpfung der Gesichtsfeldfunktionen in der Gesichtsfeldperipherie funktionell stärker bemerkbar als in der Gesichtsfeldmitte: Es entsteht also eine konzentrische Einengung. Konzentrische Einengungen sind auf jeden Fall besonders dann bei Optikusatrophien zu erwarten, wenn die Schädigung im Optikus von den peripher gelegenen Pialscheiden nach der Mitte fortschreitet, da die Nervenfasern der Retinaperipherie in den peripheren Abschnitten des Optikus lokalisiert sind.

Nasale Gesichtsfeldausfälle kommen vor bei Glaukom, beim Glaukom ohne Hochdruck, beim Kompressionssyndrom des Fasciculus opticus, durch vaskuläre oder tumorale Prozesse, bei der arteriosklerotischen Optikusatrophie, bei der luischen Optikusatrophie, bei der Arachnoiditis opticochiasmatica, bei der Tabes. *Bogenskotome* sind häufig beim Glaukom und bei der Tabes. Eine Parallelität zwischen dem Gesichtsfeldausfall bei tabischer Optikusatrophie, bei der Leberschen Erkrankung und nach Blutverlust besteht nicht.

Nicht selten zeigen sich jedoch nur geringgradige oder gar keine Gesichtsfeldausfälle trotz ausgeprägter Papillenblässe. Allerdings spielt dabei die Prüfungsmethode eine ausschlaggebende Rolle: Bei subtiler Prüfung mit feinsten Marken ergeben sich bei zweifelsfreien Optikusatrophien fast immer irgendwelche Gesichtsfelddefekte.

Das Ausmaß der Blässe der Optikusatrophie richtet sich im wesentlichen nach der Zahl der degenerierten Nervenfasern je Flächeneinheit, zumindest bei den genuinen Optikusatrophien. Dies ist zuweilen die Ursache dafür, daß das Ausmaß der Optikusatrophie und der Verlust an Sehfunktion oft nicht übereinstimmen. Sind beispielsweise drei Viertel der Nervenfasern atrophiert, so ist die dadurch bedingte Papillenblässe eindeutig. Die Sehschärfe leidet jedoch nur geringgradig, denn auch mit einem Viertel der Sehnervenfasern und der Zapfen in der Fovea ist die Wahrnehmung relativ kleiner Details noch immer möglich.

Zentralskotome führen in der Regel zu einer sehr ausgiebigen Sehschärfeneinbuße und deuten stets auf eine Schädigung des papillomakulären Bündels hin. Sie kommen nicht nur bei einer retrobulbären Neuritis, sondern auch bei einer Arachnoiditis opticochiasmatica sowie bei direktem oder indirektem Hirntumordruck vor. Ursache ist wahrscheinlich eine besondere Vulnerabilität des papillomakulären Bündels, vor allem gegenüber Kompressionen, Ischämien und Toxinen, nicht zuletzt deswegen, weil die Blutversorgung der zentralen Partie des Fasciculus opticus, in denen das papillomakuläre Bündel verläuft, wenig kompensationsfähig ist. Trotz Bestehens eines zentralen Skotoms werden mit feinen perimetrischen Prüfungsmethoden recht häufig auch periphere Gesichtsfeldausfälle nachgewiesen.

Bei einer Optikusatrophie wird der *Farbensinn* relativ frühzeitig in Mitleidenschaft gezogen. Trotz Bestehens einer nur geringfügigen Papillenblässe oder einer nur temporalen Abblassung sind mit kleinen Farbmarken recht häufig periphere Ausfälle oder zentrale bzw. parazentrale relative Farbskotome nachzuweisen.

Die *Pupillenreaktion* ist bei einer Optikusatrophie häufig beeinträchtigt, das Pupillogramm somit atypisch. Besonders oft zeigen sich Veränderungen in der ersten (schnelleren) Kontraktionsphase, weniger auffallend ist die zweite (langsamere) Kontraktionsphase beeinflußt. Die Dilatationsphase ist meistens normal.

Optikusatrophien führen in der Regel auch zu *Adaptationsstörungen* und zur Dämpfung der Unterschiedsempfindlichkeit in der Wahrnehmung von Helligkeitsgraden.

Histologie. Im histologischen Bild zeigen die Nervenfasern bei einer neuritischen Optikusatrophie eine Quellung mit ungleichmäßiger Verdickung, kugel- und spindelförmigen Anschwellungen, Kontinuitätsunterbrechungen und isolierte runde Markkugeln. Bei totaler Atrophie ist gänzlicher Zerfall eingetreten; von den Nervenfasern und Achsenzylindern sind nur noch dunkle freie Schollen übriggeblieben, die sich in perlschnurartig angeordneten Körnchen auflösen. Überall erscheint gewucherte und verdickte Glia. Die bindegewebigen Septen weisen Sklerosierungserscheinungen und Bindegewebsproliferationen auf.

Bei der genuinen Atrophie ist die Proliferation des Binde-, des Glia- und des Stützgewebes relativ gering. Das führt nicht selten zu einer tellerförmigen Exkavation der Papille und zu einem Durchscheinen der Lamina cribrosa.

Bei glaukomatösen und myopischen Optikusatrophien kommt es zur Ausbildung von *Schnabelschen Kavernen*. Man versteht darunter Gewebslücken, die nicht durch Glia- und Bindegewebe ausgefüllt sind.

3.7.4. Ätiologie

Tabes und progressive Paralyse. Zusammen mit reflektorischer Pupillenstarre und Miosis beobachtet, weist die Optikusatrophie sehr eindeutig auf eine Tabes hin. Meistens tritt die Optikusatrophie schon im präataktischen Stadium in Erscheinung. Bei etwa einem Siebentel der Fälle von Tabes kommt es zu einer Optikusatrophie. Je eher die Tabes auftritt, um so größer ist der Anteil der Patienten mit Optikusatrophien.

Die tabische Optikusatrophie beginnt mit einer temporalen Abblassung und schreitet unaufhaltsam fort, bis die ganze Optikusscheibe weißlich marmoriert, wie ein helles Grau aussieht. Die Gefäße sind unbeteiligt. Eventuell vorhandene markhaltige Nervenfasern verschwinden allmählich am Augenhintergrund im Verlauf der Atrophie. Die Papille wird durch die Atrophie im Durchmesser etwas kleiner.

Trotz erheblicher Atrophie kann bei der Tabes die Sehschärfenherabsetzung und die Gesichtsfeldeinengung gering sein. Die Beschwerden beginnen mit Nebelsehen und Photopsien; die Reduzierung des Sehvermögens folgt bald nach. Exazerbationen und Remissionen sind relativ selten. Anfangs zeigen sich recht häufig Adaptationsstörungen in Form einer Hemeralopie. Nach diesem Initialsymptom dauert es etwa 2–3 Jahre bis zur Erblindung, nur selten länger, bis zu 10 Jahren. Die Progression ist sehr uneinheitlich; längere Stillstandsperioden sind häufig. Die Papillen sind fast immer bereits recht blaß, wenn sich die ersten Gesichtsfelddefekte zeigen, zum Teil schon porzellanweiß.

Die *Differentialdiagnose* gegenüber den Optikusatrophien nach Intoxikationen ist nicht immer leicht. Bei der Tabes sind die beiden Augen oft nicht so gleichartig wie bei einer Intoxikationsamblyopie befallen, die Gesichtsfeldaußengrenzen sind in der Regel eingeengt, und die Papillenfarbe ist blaß.

Meistens kommt es bei der Tabes anfänglich zu einer *Störung des Farbensinnes*, besonders für Grün und Rot. Später folgt die Einengung der Farbengesichtsfelder auch für Blau und Gelb nach. Bald ist ein zentrales Farbskotom erkennbar; die Gesichtsfeldgrenzen für Weiß können hingegen noch normal sein, selbst wenn die Rot-Grün-Blindheit bereits perfekt ist. Schließlich kommt es noch zu einer immer stärker ausgeprägten konzentrischen Einengung des Gesichtsfeldes für Weiß bis zur vollkommenen Blindheit.

In seltenen Fällen werden die Gesichtsfeldaußengrenzen für Farben und Weiß gleichermaßen beeinträchtigt, sowohl in Form einer konzentrischen Einengung als auch in Form von sektorenförmigen Defekten, die vom blinden Fleck ausgehen. Es besteht keine Symmetrie der Gesichtsfeldausfälle. Auch Hemianopsien kommen vor, ebenfalls zentrale Skotome, die stets an eine retrobulbäre Neuritis als Tabeskomplikation oder an eine zusätzliche toxische Sehnervenschädigung durch Tabak oder Alkohol denken lassen sollten.

Zum Teil ist der Gesichtsfeldbefund, besonders die Einengung der peripheren Gesichtsfeldgrenzen, durch die typische *Hypotonie* der Tabiker bedingt. Kann die Hypotonie beseitigt werden, kommt es in der Regel zu einer Verbesserung auch des Gesichtsfeldes. Bei weiterem Absinken des Blutdruckes verfällt das periphere Gesichtsfeld relativ rasch.

Parallelen zu den Gesichtsfeldveränderungen bei Tabes bestehen bei der progressiven Paralyse, bei der Friedreichschen Ataxie, bei der hereditären zerebellaren Ataxie, bei der angeborenen spastischen Spinalparalyse (Littlesche Krankheit), bei der familiären spastischen Spinalparalyse, bei der neuritischen Muskelatrophie.

Multiple Sklerose. Etwa 30% aller Fälle von Multipler Sklerose zeigen als erstes Symptom eine Neuritis retrobulbaris mit konsekutiver temporaler Sehnervenatrophie. In 36% aller Fälle von retrobulbärer Neuritis wird in den nachfolgenden 4 Jahren eine Multiple Sklerose diagnostiziert (s. Kap. 23.2.).

Vaskuläre Optikusatrophien. Zu Kreislaufstörungen im Sehnerven kommt es durch direkte Gefäßschäden, z. B. bei Arteriosklerose, Hypertonie und bei der granulomatösen Riesenzellarteriitis (Opticomalacia Kreibig). Die Folge ist ein ein- oder doppelseitiger plötzlicher Sehschärfenverlust; aber auch intrakanalikuläre Ödeme des Sehnerven können in wenigen Tagen zur Amaurose führen, meistens infolge einer Strangulation des Optikus. Entzündungen des retrobulbären Optikus mit entsprechender Beeinträchtigung der Zentralgefäße bilden eine weitere Krankheitsgruppe.

Kreislaufstörungen kommen am Optikus vor im Gefolge einer vaskulären Pseudo-papillitis, eines Pseudosyndroms nach Foster Kennedy, einer vaskulären retrobulbären Neuritis, einer vaskulären Optikusatrophie mit pseudoglaukomatöser Exkavation, para-zentralen Skotomen und nasalen Gesichtsfeldeinengungen. Ursache der vaskulären Optikusatrophien ist aber meistens eine Arteriosklerose, nur selten sind es Entzündun-gen, Traumen, posthämorrhagische Anämien und Allergien.

Die Erkrankung beginnt ohne nennenswerte Schmerzen. Frühzeitig treten Gesichts-felddefekte auf, mitunter auch Beeinträchtigung des zentralen Sehvermögens. Die Papille zeigt manchmal Ödeme. Nicht selten entsteht zunächst ein Bild ähnlich dem des Syndroms von Foster Kennedy.

Eine eigentliche Optikusatrophie erscheint nach einer ischämischen Neuropathie des N. opticus erst 3 Wochen nach Unterbrechung der Blutversorgung. Fast immer han-delt es sich um ältere Patienten. Häufig besteht eine eindeutige Arteriosklerose, eine Arteriitis temporalis, ein Diabetes oder eine Hypertonie. Erheblich ist die Beeinträchti-gung der aus der Papille austretenden Gefäße, die zuweilen überhaupt nicht mehr sicht-bar sind.

Speziell die *Arteriosklerose* offenbart sich am Optikus in dreierlei Form:

1. Durch Kompression einer ektatischen sklerosierenden Carotis interna, wodurch Symp-tome einer retrobulbären Neuritis mit Zentralskotom entstehen, da das papillo-makuläre Bündel unter der Kompression am meisten leidet. Die Karotisverkalkung ist im Röntgenbild erkennbar. In der Regel besteht Einseitigkeit. Ophthalmodynamo-metrisch ist der diastolische Zentralarteriendruck herabgesetzt.
2. Wenn durch die Arteriosklerose die pialen Versorgungsgefäße mit ergriffen sind, ent-steht eine senile Optikusatrophie, oft mit geringgradig exkavierter Papille, aber zu-meist mit eindeutig anderen arteriosklerotischen Zeichen am Augenhintergrund. Die zentrale Sehschärfe ist in vielen Fällen sehr lange intakt.
3. Durch Arteriosklerose kann es auch zu Erweichungsherden und Mikroinfarkten als Apoplexia papillae bzw. Apoplexia fasciculi optici kommen. Anfänglich besteht dabei infolge der Zirkulationsstörung, vor allem dann, wenn der Herd dicht hinter dem Bulbus liegt, fast immer ein Ödem, also eine Papillitis.

Eine Arteriosklerose als Ursache einer Optikusatrophie sollte stets dann in Betracht gezogen werden, wenn es sich um einen Frühgealterten mit Hypotonie und anderen sklerotischen Zeichen handelt. Ebenfalls arteriosklerotisch bedingt ist die Optikus-atrophie, die aszendierend bei seniler Makuladegeneration entsteht.

Von einer *Pseudopapillitis vascularis* spricht man dann, wenn plötzlich bei einem hoch-betagten Patienten eine ischämische Neuritis bzw. ein ischämisches Papillenödem auf-tritt (*Apoplexia papillae*, senile Papillopathie) und wenn es sehr rasch zu einer voll-ständigen oder fast vollständigen Erblindung kommt.

Eine leichte Abblassung und gräuliche Verfärbung der Papille in der Seneszenz ist physiologisch und ohne funktionelle Bedeutung. Sie beruht auf einer Abnahme der Kapillaren auf der Papilla n. optici.

Bei der *pulseless disease* kommt es zu einer Optikusatrophie mit erheblich eingeengtem Gesichtsfeld durch progressive Stenose der vom Aortenbogen abgehenden Arterienäste.

Nach *starkem Blutverlust* (Nasenbluten, Magenbluten, uterine Hämorrhagien u. a. m.) kann ein leichtes Papillenödem mit konsekutiver Optikusatrophie entstehen, wahrschein-lich durch Degenerationsherde hinter der Lamina cribrosa infolge lokaler Ischämie.

Optikusatrophien sind auch bei Emphysem, bei chronischer Bronchitis, nach Verschluß der A. carotis int. und nach latenter Karotisthrombose beschrieben worden.

Intoxikationen. Das Kennzeichen von toxischen Optikusatrophien ist vor allem die Doppelseitigkeit. Nur bei Kenntnis des Toxins kann naturgemäß die richtige Diagnose gestellt werden. Die Atrophie tritt sowohl aufgrund einer primären Degeneration als auch aufgrund einer interstitiellen Neuritis ein. Bei Vorhandensein einer Arteriosklerose kommt es offenbar besonders schnell zu Atrophie und Sehfunktionsausfällen. Jede Sehstörung bei Intoxikation ist in erheblichem Maße nach Ausschaltung der Intoxikation besserungsfähig, auch wenn die Papillenatrophie bestehenbleibt.

Über die Tabak-Alkohol-Intoxikation sowie endogene Intoxikationen (Autointoxikationen) s. Abschnitt 3.3.3.

Hereditäre Optikusatrophien. Der Formenreichtum der hereditären Optikusatrophie ist überraschend. Waardenburg teilt sie in zwei Gruppen ein:

1. in eine seltene autosomal-rezessive hereditäre Optikusatrophie, die entweder angeboren ist oder postnatal entsteht;
2. in eine autosomal-dominante frühinfantile Form, die wahrscheinlich auch konnatal vorkommt und dann stationär bleibt. Bei ihr werden verschiedene Typen unterschieden, z. B. Formen mit Störungen im Nervensystem, die Lebersche Optikusatrophie (die sich allerdings erst zwischen dem 12. und 30. Lebensjahr einstellt), die Optikusatrophien als Folge erblicher Affektionen des ZNS sowie Optikusatrophien als Komplikation von erblichen Skelettanomalien.

Die **dominant vererbte Optikusatrophie** zeigt eine Häufigkeit von etwa 1:50 000 (Frey 1975). Sie ist fast immer mit einer Blau-Störung verbunden, die geradezu als Beweis für das Vorliegen einer dominant vererbbaren Optikusatrophie gelten kann. Dabei brauchen die Papillen kaum abgeblaßt zu sein, und die Sehschärfe kann auch nur geringfügig herabgesetzt sein. Es handelt sich nicht um eine angeborene Tritanopie.

Neben diesen hereditären Optikusatrophien kommen auch *Optikusaplasien* vor; sie sind dadurch bedingt, daß die Nervenfasern der Ganglienzellschicht der Netzhaut nicht den Weg in den Optikusstamm gefunden haben. Hypoplastische Papillen (Mikropapillen) sind meistens mit einer herabgesetzten Sehschärfe, Blindheit, Schielen und/oder Nystagmus vergesellschaftet (Krzystkowa u. Mitarb. 1975).

Lebersche Optikusatrophie. Von der Leberschen Optikusatrophie, der bekanntesten der hereditären Optikusatrophien, sind in Europa vorwiegend Männer, in Japan vorwiegend Frauen betroffen. Die Vererbung der Leberschen Optikusatrophie erfolgt in Europa meist rezessiv geschlechtsgebunden, d. h. sehtüchtige Frauen sind Konduktorinnen und vererben das Leiden auf ihre Kinder, wobei jedoch nur die Söhne erkranken. Die Übertragung der Krankheit durch Männer und die Erkrankung von Frauen ist relativ selten. Wenn keine Erbanamnese aufzuspüren ist, die Symptome aber jenen der Leberschen Optikusatrophie gleichen, so spricht das nicht gegen Heredität. Bei körperlicher Anstrengung, Infektionen und bei Alkohol-Tabak-Abusus kommt es zu einem besonders schweren Verlauf des Leidens. Müller-Jensen u. Mitarb. (1978) fanden in einer Großsippe mit Leberscher Optikusatrophie auch EEG-Veränderungen bei nicht manifest erkrankten Sippenangehörigen und bei diesen auch vermehrt Störungen des Farbensinnes. Sie schließen daraus, daß es sich bei der Leberschen Optikusatrophie um eine hereditäre neuroophthalmologische Systemerkrankung handelt, als deren auffallendes Symptom die Optikusatrophie auftritt.

Meistens beginnt die Lebersche Optikusatrophie um das 30. Lebensjahr. Nur bei Frauen besteht keine zeitliche Bevorzugung. Das Leiden ist stets doppelseitig, jedoch oft seitenunterschiedlich. Die Atrophie zeigt zunächst ein zentrales Farbskotom für Rot–Grün. Darauf folgt ein relatives bzw. absolutes Zentralskotom für Weiß. Die Außengrenzen des Gesichtsfeldes für Farben werden enger, für Weiß bleiben sie lange Zeit normal. Nicht selten klagen die Patienten über Schmerzen an der Stirn und in der Schläfe und über Schwindelgefühl.

Von der Leberschen Optikusatrophie gibt es andere Variationen, z. B. solche mit gutartigem Verlauf.

Primär handelt es sich bei der Leberschen Optikusatrophie um eine Degeneration der

Retina und des N. opticus, sekundär kommt es zur Degeneration im Tractus opticus, im Corpus geniculatum und zu einer Entmarkung der genikulokalkarinen Fasern. Histologische Veränderungen ähnlicher Art finden sich auch in den peripheren Nerven und im Rückenmark.

Am Augenhintergrund beginnt die Erkrankung meist mit einer geringen Unschärfe der Papillengrenzen ohne Blutungen und ohne Exsudat. Einige Wochen darauf kommt es zur Beeinträchtigung der Sehfunktion. Die bald danach eintretende Atrophie beschränkt sich zunächst auf die temporale Seite des Optikus und bleibt in vielen Fällen auf diese Seite beschränkt, so daß man das Krankheitsbild als ,,temporale Papillenabblassung mit Zentralskotom" bezeichnet hat. Durch das Zentralskotom kommt es zu einer Abnahme der Sehschärfe, jedoch nicht zur Amaurose, denn der Visus sinkt selten unter 5/50, und das zentrale Skotom übersteigt nur selten 20°. Es kann auch eine akute Phase mit einem papillitisartigen Fundusbild, Papillenhyperämie und -ödem, Mikroangiopathien und Blutungen entstehen. Diese akute Phase macht differentialdiagnostische Schwierigkeiten, sofern das Erbleiden nicht bekannt ist (Gács u. Mitarb. 1975).

Ob es sich bei der Erkrankung um eine primäre Degeneration handelt, um eine Virusinfektion, die zur Genveränderung führt, um eine endokrine Störung, um eine seröse Meningitis und Arachnoiditis, um eine Störung des Zyaninstoffwechsels, ist bisher ungeklärt geblieben. Einige Autoren plädieren dafür, die Lebersche Erkrankung nicht als Optikusatrophie zu bezeichnen, weil es sich primär um eine entzündliche Veränderung des N. opticus handelt. Bei der Leberschen Optikusatrophie findet man mehrere subklinische neurologische Anomalien.

Obgleich in manchen Familien die Erkrankung recht benigne verläuft, ist die Prognose doch stets sehr ernst, da die Sehschwäche, die durch die Krankheit hervorgerufen wird, sehr massiv in das Leben des Betroffenen eingreift.

Bei der Leberschen Optikusatrophie ist die *Arachnoidea* meistens pathologisch verändert; sie ist verdickt mit fibrösen Adhäsionen um Sehnerv, Karotis und Okulomotoriusnerv herum, mit Fibrinausscheidungen im Subarachnoidalraum und mit frischen Zellinfiltrationen. Später zeigen sich Proliferationen, Vakuolisierung und Chromatolyse der Zellkerne und Behinderung der Zirkulation der Zerebrospinalflüssigkeit. Dieser ziemlich regelmäßige Befund hat dazu beigetragen, die Lebersche Optikusatrophie als nur eine Folge einer Arachnoiditis opticochiasmatica zu deuten und anzunehmen, daß die Atrophie nicht vererbt wird, sondern allein die Disposition zur Arachnoiditis, wobei Schwangerschaft, Erkältungen, Avitaminosen usw. beschleunigend bzw. auslösend wirken können. Besonders in Japan wurde deswegen bei Leberscher Optikusatrophie häufig ein hirnchirurgischer Eingriff vorgenommen, der ziemlich regelmäßig eine Verbesserung der Sehschärfe und des Gesichtsfeldes im Verlauf der nächsten 6 Monate erbracht hat.

Die *Differentialdiagnose* der Leberschen Optikusatrophie ist nicht immer einfach. Differentialdiagnostisch ist an die Tabak-Alkohol-Amblyopie zu denken, die sich jedoch meistens bei älteren Männern vorfindet und die nur selten ein absolutes zentrales Skotom aufweist, so daß das Sehvermögen weniger in Mitleidenschaft gezogen wird. Bei Intoxikation mit Brennspiritus und bei Multipler Sklerose entstehen Ausfälle, die jenen der Leberschen Optikusatrophie gleichkommen können, bei denen jedoch meistens zunächst keine Doppelseitigkeit und keine Geschlechts- und Altersdisposition vorliegt. Erstes Auftreten der Leberschen Optikusatrophie in einer Familie wird immerhin stets an eine retrobulbäre Neuritis bei Multipler Sklerose denken lassen.

Infantile erbliche Optikusatrophie. Kjer unterscheidet unter den infantilen erblichen Optikusatrophien

1. die infantile dominant erbliche Optikusatrophie,
2. die kongenitale dominant erbliche Optikusatrophie mit Nystagmus,

3. die kongenitale oder frühzeitig auftretende Optikusatrophie mit rezessiver Übertragung,
4. die Lebersche Krankheit (Amaurosis congenita Leber-Mooren).

Ob ein Zusammenhang zwischen den infantilen erblichen Optikusatrophien und der Leberschen hereditären Optikusatrophie besteht, ist ungeklärt geblieben.

Die infantile dominant erbliche Optikusatrophie (Atrophia n. optici hereditaria infantilis) kann sowohl stationär bleiben als auch progressiv sein. Der Vererbungsmodus ist unterschiedlich. Die Sehschärfe wird stark beeinträchtigt. Im ophthalmoskopischen Bild entstehen alle Formen und Grade von Sehnervenatrophie, zuweilen mit einer Papillenexkavation und einem Fehlen des Fovealreflexes vergesellschaftet. Das Gesichtsfeld ist – ähnlich wie bei der Tabak-Alkohol-Amblyopie – durch ein zentrozökales Skotom gekennzeichnet und zusätzlich durch eine herabgesetzte Farbempfindung. Fallweise kommen vor: Nachtblindheit, Fixationsschwankungen, geistige Schwäche, vorzeitige Vergreisung, Zerebralsklerose u.a.m. Pathologisch-anatomisch handelt es sich offenbar um einen degenerativen Prozeß in den Ganglienzellen der Retina und im papillomakulären Bündel.

Die infantile erbliche Optikusatrophie ist nicht immer leicht von der Leberschen Optikusatrophie zu unterscheiden. Oft besteht bei der Leberschen Optikusatrophie eine Farbanomalie vom deuteranopischen Typ, bei der infantilen Optikusatrophie hingegen vom Typ einer Pseudotritanopie. Pathologisch-histologisch handelt es sich bei der infantilen Optikusatrophie um eine Atrophie der Ganglienzellen, der Netzhaut und des papillomakulären Bündels, bei der Leberschen Optikusatrophie mehr um einen Krankheitsprozeß im Fasciculus opticus.

Von der *Amaurosis congenita (Leber-Mooren)* sind fast ein Fünftel aller blindgeborenen Kinder betroffen. Der Vererbungsmodus bleibt meistens unaufgeklärt. Es bestehen bei den Kindern eine angeborene sehr erhebliche Amblyopie, Veränderungen im ERG, Lichtscheu, Nystagmus und bei älteren Betroffenen Katarakt und Keratoglobus. Primär scheint es sich um eine retinale Atrophie zu handeln. Vorkommen in Verwandtenehen ist auffällig.

Sehnervenatrophien bei Neugeborenen werden auch ausgelöst durch Embryopathien nach Mumps, Röteln, infektiöser Hepatitis und Toxoplasmose der Mutter. Es handelt sich dabei sowohl um neuritische als um genuine Optikusatrophien.

Bei der komplizierten hereditär-familiären Optikusatrophie im Kindesalter (Atrophia nervorum opticorum simplex, optic atrophy ataxia Syndrome, Behrsche Krankheit) kommt es ebenfalls zu Optikusatrophie und Zentralskotom, die jedoch wenig Progredienz zeigen. Auffallend ist das Vorhandensein von neurologischen Symptomen, vor allen Dingen von stark erniedrigtem Intelligenzquotienten, von Infantilismus und geistiger und körperlicher Unterentwicklung. Die neurologischen Ausfälle treten relativ frühzeitig in Erscheinung und betreffen meistens das zerebellare und das Pyramidensystem. Mannigfaltiger Parallelismus besteht zur Friedreichschen Ataxie.

Heredodegeneration des ZNS. Bei Heredodegenerationen des ZNS treten fallweise Optikusatrophien auf, z. B. bei der Pierre-Marieschen hereditären Zerebellarataxie, bei der Friedreichschen hereditären Ataxie, bei der kombinierten hereditären Hinter- und Seitenstrangsklerose, bei der infantilen diffusen familiären Hirnsklerose (Krabbes' disease), bei der Charcot-Marieschen Neuralatrophie, bei Unverrichts familiärer Myoklonie, bei der Tay-Sachsschen familiären amaurotischen Idiotie sowie bei Veränderungen der Retina, z. B. bei der Retinopathia pigmentosa. Aber auch bei erblichen Skelettanomalien sind Optikusatrophien nicht selten, z. B. bei Osteopetrosis Albers-Schönberg und bei Kraniostenosen.

Tumoren. Bei Tumoren des Fasciculus opticus gehen die Stauungszeichen an der Sehnervenscheibe rasch in eine neuritische Atrophie über; aber auch einfache Papillenatrophie ohne Stauungspapille kommt vor.

Druckatrophie des Optikus. Kompressionen können von verschiedenen Krankheitsprozessen auf den Optikus ausgeübt werden, z. B. durch arteriosklerotisch veränderte und verdickte Karotiden, durch den Druck der arteriosklerotisch veränderten A. ophthalmica im knöchernen Optikuskanal, durch Druck eines Aneurysmas z. B. der A. cerebralis ant., der A. carotis int. und der A. communicans post., durch Tumoren, bei Hydrozephalus infolge Erweiterung des Bodens des 3. Ventrikels, beim Turmschädel, bei der Dysostosis craniofacialis infolge Druckes des nach unten verdrängten großen und kleinen Keilbeinflügels und durch Einengung des Optikuskanals infolge Verdickung der Kortikalis des Keilbeins u. a. m. In der Regel leidet zuerst das papillomakuläre Bündel im Zentrum des Sehnerven, da seine Kapillardurchblutung relativ instabil ist. Durch die Kompression werden die Septen komprimiert, die Nervenfasern atrophieren zu einem Bindegewebsstrang mit Bindegewebsverdickung, Gefäßneubildung und kleinen Sanguinationen.

3.7.5. Differentialdiagnose

Optikusatrophien spielen in der neurologischen Diagnostik eine hervorragende Rolle. Allerdings sollte zuvor klargestellt sein, ob es sich tatsächlich um eine Optikusatrophie oder nicht nur um eine physiologisch blasse Papille handelt. Infolge der unterschiedlichen Kapillarbildung auf der Sehnervenscheibe, der Mannigfaltigkeit im Verlauf der Zentralgefäße und der Gefäßabgänge im Gefäßtrichter, der Pigmentierung in der Umgebung des Sehnerven und der Fundusfarbe kann die Farbe der Papillenscheibe stark variieren.

Stets sollte bei der Diagnose einer Optikusatrophie differentialdiagnostisch gedacht werden:

an einen *Conus temporalis* bei geringgradiger Myopie (weißliche Sichel an der temporalen Seite der Sehnervenscheibe),

an einen *Conus inferior*, der meistens ein rudimentäres Aderhautkolobom darstellt,

an eine *physiologische Exkavation*, die die Papille etwas blasser als normal erscheinen läßt, weil die weißliche Lamina cribrosa durchschimmert,

an eine *Pseudoneuritis*, die hauptsächlich in hyperopen Augen vorkommt, sowie

an eine *senile Optikusabblassung*.

Bei Neugeborenen erscheint die Sehnervenscheibe ohnehin blasser als normal, ebenso der gesamte Augenhintergrund, da die Kapillaren sich noch nicht vollständig ausgebildet haben.

Markhaltige Nervenfasern (*Fibrae medullares*), die ungefähr in $5^0/_{00}$ aller Augen vorkommen, lassen zuweilen die Papille größer, vor allem aber blasser erscheinen, weil sie meistens auf die Papille hinaufreichen. Zuweilen entsteht ein ähnliches Bild wie das einer neuritischen Optikusatrophie, zumal die markhaltigen Nervenfasern flammenförmig von der Papille abgehen.

Drusen der Papilla n. optici können sowohl Ursache einer Optikusatrophie sein, als auch sekundär bei Optikusatrophie entstehen. Sie kommen als Folge von Sehnerven- und Bulbuserkrankungen, in Vergesellschaftung mit heredodegenerativen Veränderungen und als idiopathische Drusen vor; letztere sind am häufigsten. Ihre funktionelle Bedeutung ist zumindest am Anfang gering. Drusen sind auch bereits im Kindesalter beobachtet worden. Tiefer im Optikus gelegene Drusen können Anlaß zu einer mäßigen Stauungspapille sein.

Ophthalmoskopisch sieht man glitzernde Körperchen, die im Bereich der Papille liegen oder über deren Grenze hinausragen. Über Art und Genese der Drusen bestehen viele unterschiedliche Auffassungen. Wahrscheinlich sind sie Degenerationsprodukte geschädigter Nervenfasern. Zum Teil ist eine Beziehung zum Syndrom von Bourneville vermutet worden. Von der Stauungspapille läßt sich eine Drusenpapille durch das Fluoreszenzangiogramm relativ verläßlich differenzieren.

Die *glaukomatöse Atrophie* ist durch eine Exkavation gekennzeichnet, die anfänglich nicht randständig ist, später aber randständig wird. In der Regel ist der Augenbinnendruck dabei erhöht, und es bestehen Gesichtsfeldausfälle. Die Exkavation ist in typischen Fällen relativ tief, ihre Öffnung zum Glaskörper hin ist enger als ihr Boden, so daß eine kesselartige Aushöhlung entsteht. Die Gefäße sind abgeknickt (Abb. 65). Später entwickelt sich um die Papille herum ein weißlich-geblicher Ring (Halo glaucomatosus). Mit großer Wahrscheinlichkeit werden Atrophie und Exkavation der Papille beim Glaukom durch den erhöhten intraokularen Druck verursacht, der an der Sehnervenscheibe wegen der relativ dünnen und wenig festen Lamina cribrosa den geringsten Widerstand findet.

Die *zirkumpapilläre Aderhautatrophie* bei höherer Achsenmyopie führt ebenfalls zu einer relativen Papillenblässe, deren Ursache in der Regel leicht erkennbar ist.

Bei der *Retinopathia pigmentosa* entsteht aufgrund der retinalen Prozesse eine Optikusatrophie zusammen mit knochenkörperchenartigen Pigmenteinlagerungen in der Retina, mit Nachtblindheit und Ringskotom. Die Erkrankung beginnt bereits in den Jugendjahren und ist immer doppelseitig. Die aus der Papille abgehenden Arterien und Venen sind typisch verengt. Ebenso typisch ist eine mehr gelbliche bis wachsbleiche Papilleneinfärbung. Die Papillengrenzen erscheinen geringgradig unscharf. Die Papille wird niemals ganz weiß, selbst im Endzustand der Erkrankung bei Amaurose. Das Elektroretinogramm ist bei einer Retinopathia pigmentosa ausgelöscht, unabhängig vom Grade der Optikusatrophie und der Netzhautveränderungen.

Auch *Bildungsanomalien* an der Papille können Anlaß zu den differentialdiagnostischen Schwierigkeiten sein. Beispielsweise führt eine *Grubenbildung* auf der Papille zu einer Abblassung der Papillenscheibe. Das Papillenareal ist dabei wesentlich, oft um ein Mehrfaches vergrößert. Die Anomalie ist Folge einer gestörten Papillogenese. Sehschärfe und Gesichtsfeld sind sehr unterschiedlich betroffen, eine vollkommene Erblindung ist dabei nicht unmöglich. Eine partielle Grubenbildung auf der Papille weist nur eine kleine Vertiefung von etwa einem Drittel bis einem Fünftel Papillendurchmesser auf.

Bei einer *Hypoplasie der Papille* ist die Papille nicht nur kleiner als normal, sondern auch wesentlich blässer. Die Anomalie ist meistens kombiniert mit anderen Entwicklungsstörungen, z. B. mit Mikrozephalie und verkleinertem Canalis opticus. Allerdings können bei einer Hypoplasie der Papille Papillenfarbe, Visus und Gesichtsfeld auch vollkommen normal sein.

Bei einer *persistierenden A. hyaloidea* befindet sich vor der Papille zuweilen weißlichgräuliches Bindegewebe, das die Papille blaß erscheinen läßt; jedoch ist die Papille hinter diesem Bindegewebe in der Regel normal.

3.7.6. Syndrome

Zahlreich sind Syndrome, die fallweise mit einer Optikusatrophie vergesellschaftet sind:

Albers-Schönberg-Krankheit (Osteopetrosis familiaris)
Apert-Syndrom (Akrozephalosyndaktylie)
Behr-Syndrom (Optic-atrophy-ataxia syndrome)
Biermer-Syndrom (Hunter-Addison's anemia)
Bloch-Sulzberger-Syndrom (Incontinentia pigmenti)

Bourneville-Syndrom (Bourneville-Pringle-Syndrom, tuberöse Hirnsklerose)
van Buchem-Syndrom (Hyperostosis corticalis generalisata familiaris)
Charcotsche Trias
Charcot-Marie-Tooth-Hoffmann-Syndrom (Progressive Muskelatrophie)
Chiasma-Syndrom
Crouzon-Syndrom (Dysostosis craniofacialis)
Pseudo-Crouzon-Syndrom (Dysostosis cranialis Franceschetti)
Cushing Tumor
Déjerine-Sottas-Syndrom (neurale Muskelatrophie)
Friedreich-Syndrom (Friedreichsche Ataxie)
Fuchssche Atrophie
Goltz-Gorlin-Syndrom (focal dermal hypoplasia syndrome)
v. Graefe-Syndrom (chronisch progressive Ophthalmoplegie)
Gregg-Syndrom (Embryopathia rubeolaris)
Horton-Magath-Brown-Syndrom (Arteriitis temporalis)
Jacod-Syndrom (Petrosphenoidales Syndrom)
Jefferson-Syndrom (Foramen lacerum Syndrom)
Keilbein-Syndrom
Foster Kennedy Syndrom
Krabbe-Syndrom (infantile akute familiäre Hirnsklerose)
Leber-Syndrom (hereditäre Optikusatrophie)
Pierre-Marie-Syndrom (hereditäre cerebellare Ataxie)
Paget-Syndrom (Scleromalazie, Osteitis deformans)
Pelizaeus-Merzbacher-Syndrom (familial centrolobar sclerosis)
Pyle-Syndrom (familial metaphyseal and cranio-metaphyseal dysplasia)
Rubinstein- (Taybi-) Syndrom (broad-thumb-mental retardation syndrome)
Schilder-Syndrom (diffuse Hirnsklerose, Encephalitis periaxialis diffusa)
Seitelberger-Syndrom (spastic amaurotic axial idiocy)
Stargardt-Syndrom (familiäre juvenile Makuladegeneration)
Stilling-Türk-Duane-Syndrom (Retraktionssyndrom)
Takayasu-Syndrom (pulseless disease)
Tay-Sachs-Syndrom (gangliozelluläre heredodegenerative Idiotie)
Vogt-Koyanagi-Syndrom (uveo-kutanes Syndrom)

4. Erkrankungen des Chiasmas

Erkrankungen im Sellabereich und im sellanahen Raum führen aufgrund ihrer unmittelbaren Nachbarschaft zur peripheren Sehbahn, insbesondere zum Chiasma opticum, zur Beeinträchtigung dieser Strukturen, aus denen oft charakteristische Störungen resultieren und die in zahlreichen Fällen eine topische Diagnose ermöglichen. Die Art des Prozesses kann aus den Befunden der neuroophthalmologischen Untersuchung nur vermutet werden, wobei Erfahrungen in der differentialdiagnostischen Deutung der Ergebnisse eine Voraussetzung sind. Wenn auch die instrumentelle Zusatzdiagnostik (Angiographie, Pneumenzephalographie, Hirnszintigraphie, Computertomographie) von überragender Wichtigkeit ist, so erlauben doch anamnestische Daten und die Berücksichtigung des Erkrankungsalters im Zusammenhang mit dem neuroophthalmologischen Untersuchungsergebnis schon weitgehende Rückschlüsse.

Ein großer Teil der Patienten einer neurochirurgischen Klinik wird vom Augenarzt überwiesen. Dies gilt besonders bei Erkrankungen im Chiasma- und Sellabereich. Hier sind es sogar 84%. Während der Ophthalmologe den Verdacht äußert, ist es Aufgabe des Neurochirurgen oder Neurologen, den Krankheitsprozeß mit den ihm zur Verfügung stehenden Möglichkeiten hinsichtlich Sitz und Art zu präzisieren. Durch die enge Beziehung der Krankheitsprozesse zum Chiasma und zum N. opticus wird frühzeitig eine Beeinträchtigung des Sehvermögens zu erwarten sein. Ebenso kommt es zu einer Einschränkung des Gesichtsfeldes, meist in Form von Skotomen oder unterschiedlich ausgeprägten hemianopischen Defekten. Ausdruck dieser direkten Sehnervenschädigung ist weiterhin die (primäre) Optikusatrophie. Stauungspapillen sind dann zu erwarten, wenn der intrakranielle Druck ansteigt, ohne daß es primär zu einer Optikusatrophie kommt. Die in den Spätstadien einer Stauungspapille nachweisbare Optikusatrophie ist sekundär. Exophthalmus, Störungen der Hornhautsensibilität und der Bulbusmotilität können wichtige Aufschlüsse geben und sollen bei den im folgenden zu besprechenden Krankheitsbildern Berücksichtigung finden.

Neben den sellanahen Tumoren, die zu einem Chiasmasyndrom führen und die einen erheblichen Anteil am Krankengut der Chiasmaprozesse haben, spielen Aneurysmen und Arachnitiden in der Differentialdiagnose eine wichtige Rolle.

4.1. Tumoren

Jedes intrakranielle Tumorwachstum muß infolge des beschränkten Volumens der knöchernen Schädelkapsel nach Aufbrauch des nur geringen Reserveraumes zu einem intrakraniellen Druckanstieg führen. Neben Kopfschmerzen und Erbrechen gehört die Stauungspapille zur Symptomen-Trias des Hirndruckes. Da bei sellanahen Tumoren meist eine primäre Optikusatrophie vorliegt, bleibt bei diesen Fällen eine Stauungspapille häufig aus, denn es ist bekannt, daß der atrophische Optikus nicht mehr mit der Ausbildung einer Stauungspapille reagieren kann, obwohl Hirndruck besteht. Man kann allgemein feststellen, daß ein sellanaher Tumor nur dann zu einer Stauungspapille führt, wenn er nicht primär das Chiasma schädigt und durch seine Größe eine *Verlegung der*

Foramina Monroi bewirkt. Daraus resultiert, daß eine Stauungspapille bei einem sella-nahen Tumor kein Frühzeichen ist. Oft erreicht die Geschwulst erst bei weiterem Wachstum das Chiasma bzw. den Optikus. Es wird daraus auch ersichtlich, daß bei gleichem Tumorsitz die Symptomatik recht unterschiedlich sein kann, wenn nämlich die Wachstumsrichtung der Geschwulst verschieden ist.

Gesichtsfeldausfälle weisen auf eine direkte Läsion der Sehbahn durch den Tumor hin. Diese Gesichtsfelddefekte sind sehr vielgestaltig, lassen aber bestimmte Grundregeln erkennen. Einseitige Störungen des Gesichtsfeldes betreffen den gleichseitigen Optikus, *heteronyme* Ausfälle (bitemporal oder binasal) sind Ausdruck einer Chiasmaschädigung und *homonyme* kommen bei Prozessen zentral vom Chiasma vor (Abb. 66).

Für die Differentialdiagnose der sellanahen Tumoren ist die *Perimetrie* die wichtigste Untersuchung und sagt mehr aus als die Prüfung des Visus und die Spiegelung des Augenhintergrundes. Bei Tumorrezidiven ist die Gesichtsfelduntersuchung der feinste Maßstab für die Früherkennung eines erneuten Geschwulstwachstums. Gesichtsfeldausfälle muß man oft suchen, da sie dem Patienten lange Zeit unbewußt bleiben können!

Die *Visusminderung* geht der Optikusatrophie oder der Stauungspapille häufig nicht parallel. Solange das zentrale Sehen erhalten ist, sind auch größere Gesichtsfelddefekte ohne erhebliche Abnahme des Sehvermögens möglich. *Störungen der Hornhautsensibilität* und der *Bulbusmotilität* als Folge von Augenmuskelparesen stellen ein Maß für die Lateralität der sellanahen Geschwülste dar. Ihr Vorhandensein bedeutet bei Tumoren der Mittellinie (z. B. Hypophysenadenomen) eine beträchtliche *paraselläre* Entwicklung. Ein *Exophthalmus* ist bei dieser Tumorlokalisation selten und als direktes Einwachsen der Geschwulst in die Orbita oder als Stauung des venösen Abflusses durch Kompression des Sinus cavernosus anzusehen.

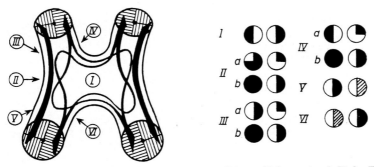

Abb. 66. Schema der Gesichtfelddefekte bei Chiasmaläsionen (nach Duke-Elder)

4.1.1. Hypophysenadenome

Diese Geschwulst tritt bevorzugt in den mittleren Lebensjahrzehnten auf (3. und 4. Dezennium) und umfaßt etwa die Hälfte der Tumoren des Chiasmabereiches.

Zu den charakteristischen Symptomen der Hypophysenadenome gehören *frühauftretende endokrine Störungen* (Amenorrhoe). Meist sind es jedoch die Augensymptome, die den Patienten zum Arzt führen (67%) und auch lange Zeit bestimmend bleiben. Diese Ausfälle des Sehvermögens und des Gesichtsfeldes können aber nur dann vorkommen, wenn die Geschwulst den Sellaraum überschreitet und in Kontakt mit dem Optikus oder Chiasma tritt. Das bedeutet aber schon keine Frühdiagnose mehr. Bei *Ante-* oder *Retro-fixation* des Chiasmas muß der Tumor ein erhebliches suprasselläres Wachstum aufweisen, um zu einem Chiasmasyndrom zu führen.

Nach großen Statistiken sind etwa nur 13,5% der Hypophysenadenome *intrasellär* lokalisiert, während 69,3% eine *suprasselläre* Ausdehnung zeigen. 6,4% sind *retrosellär* und 7% *parasellär* entwickelt. Berücksichtigt man neben der unterschiedlichen Wachstumsrichtung noch die normalen Varianten der verschiedenen Lagebeziehungen des Chiasmas zu Hypophyse und Sella, so wird die Vielfältigkeit der zu beobachtenden Gesichtsfeldausfälle deutlich (Abb. 67). Die extrasselläre Ausdehnung der Hypophysenadenome, hauptsächlich handelt es sich um den *chromophoben* Typ, kann beträchtlich sein. Dabei wird die Wachstumsrichtung durch die jeweils auftretenden neurologischen Begleitsymptome erkennbar (Abb. 68 u. 69). Das *eosinophile* und meist auch das *Mischtypadenom* sind durch die *Akromegalie* gekennzeichnet. Die Chiasmakompression fehlt häufig. *Basophile* Adenome stellen eine ausgesprochene Rarität dar, führen zum Cushing-Syndrom und beeinflussen aufgrund ihrer Kleinheit das Chiasma nicht. Hauptsymptom der Hypophysenadenome ist das *Chiasmasyndrom*, zu dem Abnahme des Sehvermögens, Gesichtsfeldausfälle im Sinne einer bitemporalen Hemianopsie und Optikusatrophie gehören. Wenngleich das Chiasmasyndrom am häufigsten und am ausgeprägtesten bei Hypophysenadenomen vorkommt, ist es dafür keineswegs pathognomonisch.

Die *Abnahme des Sehvermögens* findet sich bei fast jedem Patienten. Einseitiger Beginn spricht dabei nicht gegen ein Hypophysenadenom. Im weiteren Verlauf folgt die andere Seite nach, wenn nicht gleich doppelseitige Ausfälle bestehen. Die Patienten klagen allgemein über Abnahme des Sehvermögens, über Schleier- und Nebelsehen und Sehen „durch eine dunkle Brille“, und sie glauben, durch eine neue Brille diese Erscheinungen beheben zu können. Die jetzt vorgenommene augenärztliche Untersuchung läßt erst die wahre Natur der Erkrankung erkennen. Der Visusverfall erfolgt meist *allmählich-progredient*, kann aber auch *apoplektiform* einsetzen und darf dann nicht Anlaß zu Fehl-

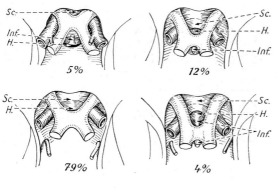

Abb. 67. Normale Varianten der Lagebeziehungen zwischen Chiasma, Hypophyse und Sella turcica: *Sc.* Sulcus chiasmatis, *Inf.* Infundibulum, *H* Hypophyse

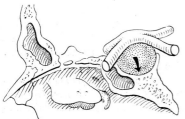
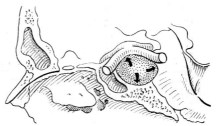

Abb. 68. Hypophysenadenom mit „Ballonsella“. Druckrichtung hauptsächlich nach unten zur Keilbeinhöhle

Abb. 69. Hypophysenadenom mit intra- (Sellaerweiterung), supra- (bitemporale Hemianopsie) und retrosellärer (Schädigung der langen Bahnen) Entwicklung

diagnosen (z. B. Retrobulbärneuritis) sein. Neben den akut einsetzenden Symptomen, wie sie bei Blutungen in den Tumor auftreten, sind auch remittierende Verlaufsformen möglich.

Nicht selten wird die Abnahme der Sehkraft zunächst nur bei Dunkelheit oder nach größeren körperlichen Belastungen (Gravidität) bemerkt. In Ausnahmefällen kann zu Beginn der Sehstörung ein Nachlassen der Farbempfindung angegeben werden.

Der Visusverfall geht der sichtbaren Papillenatrophie zeitlich fast immer voraus. Solange die retrograde *Optikusatrophie* die Papille nicht erreicht hat, wird diese normal gefärbt sein. Trotzdem ist die Sehfunktion erheblich eingeschränkt. Andererseits bedeutet das Vorliegen blasser Papillen keineswegs immer eine Einbuße des Sehvermögens. Überhaupt ist eine Visusminderung kein obligates Zeichen des Chiasmasyndroms. Sie tritt erst dann in Erscheinung, wenn die Gesichtsfelddefekte näher an den Fixierpunkt heranreichen und das zentrale Sehen beeinflussen. Die Visuserhaltung ist vordringlichste Aufgabe des Arztes, und der Verfall des Sehvermögens bestimmt die *Indikation zum operativen Eingriff*. Eine Besserung des Sehvermögens nach erfolgreicher Tumoroperation im Sellagebiet ist zwar häufig vorhanden, doch sollte dem Patienten und seinen Angehörigen vor einem Eingriff stets mitgeteilt werden, daß das Ziel desselben zunächst nur die *Erhaltung* des vorhandenen Visus ist und keinesfalls mit Sicherheit eine Besserung erwartet werden kann. Besonders bei länger bestehender Visusminderung ist Skepsis am Platz. Für die Rückbildung der Sehstörung ist die Dauer und Art der Optikus- und Chiasmaschädigung bestimmend. Früherkennung ist die wichtigste Voraussetzung für eine erfolgreiche neurochirurgische Intervention, durch die es zum Stillstand oder zum protrahierten Verlauf der Optikusveränderungen kommen kann.

Der Visusverfall tritt ebenso wie die zum Chiasmasyndrom gehörende bitemporale Hemianopsie nur ein, wenn der Tumor die Sellaeingangsebene nach oben überschreitet und dadurch auf das Chiasma einwirkt. Das Ausmaß dieser suprasellären Geschwulstentwicklung kann sehr unterschiedlich sein, wobei auch die anatomischen Varianten der Lagebeziehung von Chiasma und Hypophyse bzw. Sella eine Rolle spielen.

Wir haben anhand von 400 histologisch gesicherten und subfrontal operierten Hypophysenadenomen versucht, eine Beziehung zwischen dem Grad des Visusverfalles und der bioptisch nachgewiesenen suprasellären Tumorausdehnung herzustellen. Von den untersuchten 400 Tumoren waren 80,7% chromophobe, 9,5% eosinophile Adenome und 9,8% sog. Mischtypadenome. Eine präoperative Visusstörung war bei insgesamt 85,4%, eine Optikusatrophie bei 67,2% der Fälle nachweisbar. Chromophobe und Mischtypadenome waren in annähernd gleicher Häufigkeit von einer Sehverschlechterung betroffen. Wesentlich seltener war dagegen eine Visusminderung bei eosinophilen Adenomen, deren klinisches Leitsymptom die Akromegalie ist. Diesen Befunden entspricht die Tatsache, daß eine stärkere supraselläre Tumorentwicklung am häufigsten bei chromophoben Adenomen und oft auch bei Mischtypadenomen vorkommt, während sie beim eosinophilen Adenom nur ausnahmsweise zu finden ist.

Wir beobachteten in unserem Krankengut bei 72% der chromophoben und bei 57,1% der Mischtypadenome eine deutliche (5–10 mm) bzw. erhebliche (über 10 mm) suprasselläre Tumorausbreitung. Setzt man den Grad des Visusverfalles mit dem Ausmaß der suprasellären Ausdehnung in Beziehung, so ergeben sich folgende Feststellungen: bei Patienten mit einer Amaurose bzw. mit einem Sehvermögen von weniger als 1/20 fand sich in 86,2% eine ausgeprägte suprasselläre Entwicklung des Adenoms. Bei einer Gruppe, deren Visus zwischen 1/5 und 1/20 lag, war eine suprasselläre Ausdehnung in 73,3% nachweisbar. Bei einem Sehvermögen zwischen 1/5 und 5/10 waren 64,5% der Tumoren suprasellär entwickelt, während bei Patienten mit normalem Visus nur in 3,8% eine stärkere suprasselläre Geschwulstausbreitung zu erkennen war. Aus diesen Zahlen ergibt sich, daß eine Relation zwischen dem noch vorhandenen Sehvermögen und der Größe des suprasellären Tumoranteils besteht. Annähernd analog sind auch die unter der Operation an den Sehnerven erhobenen Befunde (porzellanweiße Verfärbung, starke Anhebung oder Abplattung des Optikus).

Weitere prognostisch ungünstige neuroophthalmologische Zeichen sind homonyme Gesichtsfelddefekte, Optikusatrophie, Stauungspapille und Augenmuskellähmungen. Für die Reparation der Sehnerven ist der Grad des Papillengewebeschwundes von ganz entscheidender Bedeutung.

Anhand eines großen Materials (264 operierte Hypophysenadenome) berichteten Tönnis u. Mitarb. über die *prä- und postoperativen Visusverhältnisse*. Bei den chromophoben Adenomen war das Sehvermögen präoperativ in 4% normal, in 16% einseitig und in 54% doppelseitig vermindert. Einseitige Blindheit bestand bei 5,6%, doppelseitige Blindheit bei 2,4% und einseitige Blindheit mit Verminderung des Sehvermögens auf der Gegenseite bei 18%. Postoperativ fand sich eine Wiederherstellung des Visus in 43% und eine Besserung in 19%, während 31% unverändert waren und 7% eine Verschlechterung aufwiesen.

Das wohl eindrucksvollste und richtungsweisende Symptom bei Hypophysenadenomen vor der Operation und der feinste Maßstab für die Beurteilung des Krankheitsverlaufes sind die *Gesichtsfeldausfälle*. In der Regel handelt es sich um eine mehr oder weniger

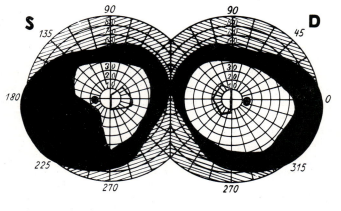

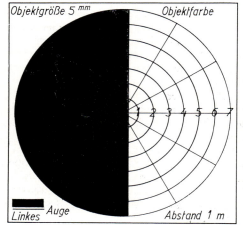
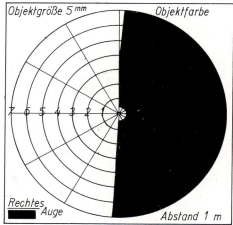

Abb. 70. Chromophobes Hypophysenadenom. Komplette bitemporale Hemianopsie für Rot, inkomplett für Weiß. Bjerrum: Makulaaussparung rechts

vollständige bitemporale Hemianopsie. Nach großen Statistiken der Literatur liegt die Häufigkeit der bitemporalen Hemianopsie zum Zeitpunkt der Erstuntersuchung bei 60–75%; die Gesichtsfeldstörungen insgesamt betragen bei Hypophysenadenomen etwa 90%. Der hohe Prozentsatz der Gesichtsfeldausfälle bei Hypophysenadenomen geht z. T. zu Lasten versäumter rechtzeitiger Gesichtsfelduntersuchungen. In den Anfangsstadien eines sich entwickelnden Hypophysenadenoms fällt gewöhnlich zuerst der *obere temporale* Gesichtsfeldanteil aus, der längere Zeit unbemerkt bleiben kann. Später jedoch treten die charakteristischen Gesichtsfeldausfälle in Form des „*Scheuklappensehens*" in den Vordergrund: beim Lesen sehen die Patienten nur noch einen Teil der Zeile, das eingeschränkte Gesichtsfeld muß durch vermehrte Kopfdrehung ausgeglichen werden, Autofahrer sehen die Baumreihen zu beiden Seiten der Chaussee nicht mehr usw. Derartige Angaben fanden wir bei etwa einem Drittel aller Patienten. Als besonders typisch für die Hypophysenadenome gilt die *Symmetrie der Gesichtsfelddefekte*, der somit eine gewisse differential-diagnostische Bedeutung zukommt. Mitunter ist die Makula zunächst ausgespart. Erst bei Fortbestehen des Krankheitsprozesses zieht die Trennlinie des ausgefallenen Gesichtsfeldes durch die Makula, ohne daß die zentrale Sehschärfe beeinflußt wird. Diese symmetrische bitemporale Hemianopsie betrifft meistens die äußeren wie die inneren Isopteren, wenngleich es Fälle gibt, bei denen die äußeren Isopteren völlig normale Grenze zeigen, während erst die inneren den bitemporalen Ausfall erkennen lassen. Mitunter können sich auch einzelne (temporale) Gesichtsfeldteile vom übrigen Gesichtsfeld ablösen und als isolierte Inseln („ilôt temporal") zurückbleiben, die später untergehen.

In der Ausbildung der Gesichtsfelddefekte stellt die voll ausgebildete bitemporale Hemianopsie lediglich eine von vielen Zwischenstufen dar (Abb. 70). Zu Beginn bestehen nur kleine *bitemporale parazentrale Skotome* oder es ist, wie oben angeführt, der temporal obere Quadrant ausgefallen, dem die übrigen Quadranten am rechten Auge in Uhrzeigerrichtung, am linken Auge im Gegenuhrzeigersinn folgen (Abb. 71 u. 72).

Kleine Gesichtsfeldausfälle können zu Beginn der Krankheit bei der Untersuchung übersehen werden, und es ist deshalb bei Verdacht auf ein Hypophysenadenom durch sorgfältige Perimetrie und Kampimetrie nach diesem temporal oberen Gesichtsfelddefekt zu fahnden.

Einen großen Fortschritt hinsichtlich Genauigkeit und diagnostischer Sicherheit bedeutet die topographische und statische Perimetrie nach Harms, die es gestattet, für jede gewünschte Netzhautstelle die Höhe der Empfindlichkeit zu bestimmen.

Nach Ausfall der temporalen Gesichtsfeldhälfte (bitemporale Hemianopsie) ergreift der Defekt dann in der Regel den nasal unteren Quadranten. Auch hierbei ist eine weitgehende Symmetrie typisch für ein Hypophysenadenom.

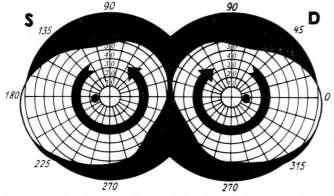

Abb. 71. Reihenfolge des Gesichtsfeldausfalles beim Chiasmasyndrom

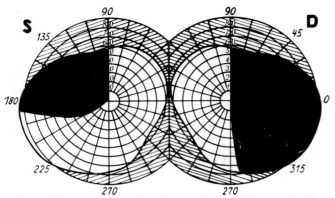

Abb. 72. Chromophobes Hypophysenadenom. Temporale Hemianopsie rechts, temporale obere Quadrantenanopsie links

Wenngleich die Mehrzahl der Patienten bitemporale Gesichtsfeldausfälle aufweist, so sind doch vereinzelt atypische Gesichtsfelddefekte bei Hypophysenadenomen zu beobachten, die ganz von der Wachstumsrichtung der Geschwulst abhängen. So ist die Kombination von einseitigem temporalem Gesichtsfeldausfall mit *Amaurose* auf der Gegenseite nicht selten (10–17%). Dieser Befund spricht jedoch eher für ein *Tuberculum-sellae-Meningiom* und gilt bei Hypophysenadenomen als uncharakteristisch. Sehr selten ist bei Hypophysenadenomen eine *binasale* Hemianopsie, die durch Anpressung der lateralen Chiasmaränder an die Aa. cerebri ant. zustande kommt. Aber auch bei Arachnitis opticochiasmatica und Verschlußhydrozephalus des 3. Ventrikels ist sie zu beobachten. Wir konnten in unserem Krankengut keinen einzigen Fall von binasaler Hemianopsie bei einem Hypophysenadenom finden. *Horizontale* Hemianopsien sind bekannt, ihre Entstehung bleibt jedoch unklar. Ausnahmsweise ist (bei retrosellärer Entwicklung des Hypophysenadenoms oder bei Antefixation) eine *homonyme* Hemianopsie als Ausdruck der Traktusschädigung möglich. Wir sahen nur einen Fall mit einer asymmetrischen homonymen Hemianopsie, die somit bei den Hypophysenadenomen als Rarität zu gelten hat (Abb. 73).

Unsere bioptischen Beobachtungen bei Hypophysenadenomen zeigen, daß für eine manifeste Gesichtsfeldstörung eine suprasellere Tumorentwicklung Voraussetzung ist. Dabei soll nach Huber die Geschwulst 20 mm über dem Sellaeingang nach oben ragen, bevor sie zu einer Chiasmakompression führt. Aufgrund unserer Erfahrungen glauben wir aber, daß eine Adenomentwicklung von 5–8 mm über dem Sellaeingang, also eine relativ geringe suprasellere Ausdehnung, bereits zu Gesichtsfeldstörungen führen kann. Dabei geht der Grad der supraselleren Entwicklung dem Ausmaß der Gesichtsfeldausfälle annähernd parallel. Dies ist als Faustregel zu verstehen, wobei Ausnahmen infolge der unterschiedlichen Chiasmaform möglich sind.

Nicht immer ist das Gesichtsfeld bei Hypophysenadenomen gestört. In etwa 2–4% der Fälle sind die Gesichtsfeldgrenzen für Farben und Schwarz-Weiß-Marken normal.

Wir sahen bei 3% der Kranken normale Gesichtsfeldgrenzen. Neben den peripheren Gesichtsfeldausfällen kommen bei Hypophysenadenomen auch frühzeitig *Skotome* (skotomatöser Typ des Chiasmasyndroms) vor, die in Größe und Art recht unterschiedlich sind. Man findet sie bevorzugt bei schnellwachsenden Tumoren. *Zentrale und parazentrale* Skotome sind relativ selten, aber von Wichtigkeit für die topische Diagnose, wenn sie die einzige Gesichtsfeldstörung darstellen. Hierbei bedeuten sie ein echtes *Frühzeichen* eines Hypophysenadenoms. Die Zentral- oder Parazentralskotome sind auch die Ursache für das unscharfe Sehen zu Beginn der Erkrankung. Diese positiven Sko-

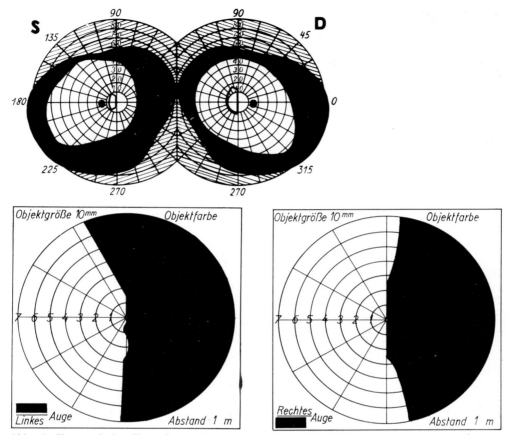

Abb. 73. Chromophobes Hypophysenadenom. Komplette rechtsseitige homonyme Hemianopsie für Rot, inkomplett für Weiß. Bjerrum: homonyme Hemianopsie rechts

tome sind bevorzugt von *hemianopischer Form* und betreffen die temporale Gesichtsfeldhälfte (Abb. 74). Auch *quadrantische* Skotome kommen vor. Sie treten isoliert auf, reichen gelegentlich bis zur Peripherie oder ergreifen den blinden Fleck, überschreiten aber nie den horizontalen Meridian, sondern verlaufen durch den Fixationspunkt. Bei Hypophysenadenomen wird das Auftreten von bitemporalen hemianopischen Skotomen als Irritation des hinteren Chiasmaanteils durch die Geschwulst gedeutet, da die Makulafasern in der Nähe des hinteren Chiasmarandes liegen und hier kreuzen. Sie sind nicht pathognomonisch für Hypophysenadenome und können bei allen Prozessen vorkommen, die den Hinterrand des Chiasmas alterieren (z. B. Kraniopharyngiom, Hypothalamusgliome, Tumoren des 3. Ventrikels).

Da das Zentralskotom ein führendes Symptom bei der *retrobulbären Neuritis* darstellt, ist gelegentlich eine Verwechslung eines tumorbedingten Skotoms mit einer Retrobulbär-Neuritis möglich. Das Auftreten eines Zentralskotoms bei Druckschädigung des Optikus oder des Chiasmas ist noch nicht restlos geklärt. Möglicherweise spielt die größere Vulnerabilität der hochdifferenzierten Makulafasern auf Druck, Mangeldurchblutung und Toxine eine entscheidende Rolle. Hinzu kommt die relativ schlechtere Blutversorgung der axialen Fasern im intrakraniellen Teil des Optikus. Allerdings sind diese Zentralskotome keineswegs obligat.

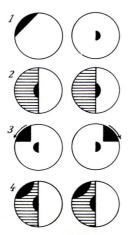

Abb. 74. Hemianopische Zentralskotome bei Chiasmaläsionen (nach Walsh). *1* „Junction-Skotom" nach Traquair; *2* medianer Druck; *3* medianer Druck von unten; *4* einseitige Traktusschädigung am hinteren Chiasmawinkel

Der *Augenhintergrund* ist bei Hypophysentumoren meist charakteristisch. Die in der Mehrzahl vorhandene *primäre Optikusatrophie* äußert sich in einer Abblassung der Papille, die temporal beginnt und alle Grade bis zur porzellanweißen Papille umfaßt. Wir konnten sie in 61 % der Patienten bei der Erstuntersuchung feststellen. Die Papillengrenzen sind fast immer scharf, Stauungspapillen bedeuten eine extreme Seltenheit. Die Optikusatrophie tritt doppelseitig auf, wenngleich häufig Seitendifferenzen in ihrer Ausprägung bestehen. In extremen Stadien der deszendierenden Atrophie ist neben der Blässe auch eine *atrophische Exkavation* der Papillen zu beobachten (Pseudo- oder Paraglaukom), die aber im Gegensatz zum Glaukom nicht randständig ist. Die Blässe der Papillen ist durch eine Minderdurchblutung und einen Untergang von Nervenfasern, die durch reaktive Gliawucherungen ersetzt werden, bedingt. Diese Tatsache erklärt auch, daß das Sehvermögen schon eine Störung erfährt, wenn die Papille noch einen normalen rosa Farbton aufweist, denn die retrograde Atrophie und die Gliavermehrung bedürfen einiger Zeit (mindestens 2–3 Monate) zu ihrer Manifestation. Bei retrochiasmaler Tumorentwicklung kann die Papille sehr lange normal aussehen. Unter diesen Umständen ist sogar ein normaler Papillenbefund möglich, wenn bereits völlige Blindheit besteht. In Frühfällen kann das *papillomakuläre* Bündel im rotfreien Gleichstrombogenlicht schon atrophische Veränderungen erkennen lassen. Es gibt aber auch Fälle, bei denen trotz einer deutlichen Optikusatrophie das Sehvermögen kaum beeinträchtigt ist. So fanden Nover und Marguth bei 43 % der Patienten mit vollem Visus und bei 22 % mit normalen Gesichtsfeldern eine Optikusatrophie. Die Papillenfarbe allein läßt also keinen verbindlichen Schluß darüber zu, ob eine Visusminderung vorliegt. Allerdings ist die blasse Papille ohne Schwund des Papillengewebes prognostisch günstiger zu beurteilen, als wenn sie mit einer atrophischen Exkavation vergesellschaftet ist.

Hypophysenadenome führen nur selten zu *Pupillenstörungen*. Bei einseitig stark herabgesetztem Visus ist meist auf dieser Seite die Pupille etwas weiter und zeigt eine geringere Lichtreaktion. Wird bei gleichmäßiger Beleuchtung des Gesichtes das gesunde Auge bedeckt, so ist die Pupille der erkrankten Seite weiter als die der gesunden, wenn man die kranke Seite zudeckt. Nach Ausschluß okulärer Ursachen gilt dieses *Marcus-Gunnsche Phänomen* als sicherer Hinweis für eine retrobulbäre homolaterale Optikusläsion zwischen Papille und Chiasma. Dieses Zeichen findet man bei Hypophysenadenomen mit asymmetrischer Entwicklung häufig positiv. Bei einseitiger Amaurose besteht homolateral eine weite, lichtstarre Pupille mit konsensueller Lichtreaktion von der Gegenseite. Mitunter läßt sich an dem amaurotischen Auge noch eine hemianopische Pupillen-

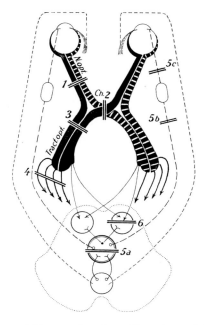

Abb. 75. Schema der Pupillenreflexbahn (nach Huber). *1* Läsion im Nervus opticus = amaurotische Pupillenstarre, *2* Läsion im Chiasma = bitemporalhemianopische Pupillenstarre, *3* Läsion im Tractus opticus = homonym hemianopische Pupillenstarre, *4* Läsion in der Sehstrahlung = keine hemianopische Pupillenstarre, *5 a* Läsion im Sphinkterkern = absolute Pupillenstarre, *5 b, c* Läsion im N. oculomotorius = absolute Pupillenstarre, *6 Läsion* im Schaltneuron = reflektorische Pupillenstarre (Argyll-Robertson)

reaktion nachweisen. Besteht auf der Gegenseite zugleich eine temporale Hemianopsie, so wird die hypophysäre Ursache dieser Störung deutlich (Abb. 75).

Bei sehr großen Hypophysenadenomen und bei parasellärer Tumorentwicklung kann es zu einer Schädigung der Hirnnerven III, V und VI kommen. Die Augenmuskelparesen führen zu typischen *Doppelbildern.* Am häufigsten ist der N. oculomotorius betroffen. Die Doppelbilder treten auf, obwohl sich beide nasalen Gesichtsfeldhälften so vollkommen ergänzen, daß, abgesehen vom fehlenden temporalen Halbmond, ein der Einäugigkeit vergleichbarer Zustand entsteht. Dies gilt aber nur für die Fixationsfläche. Proximal davon befindet sich ein Bereich, in dem wie beim normalen binokularen Sehen Diplopie vorliegt, während distal davon ein Gebiet liegt, aus dem überhaupt keine optischen Eindrücke wahrgenommen werden. Bei Mitbeteiligung des 1. Trigeminusastes (Kornealreflex!), die sich häufiger in einer Hypaesthesie als in einer Neuralgie äußert, entsteht das Bild des *Fissura-orbitalis-superior-Syndroms.* Sind alle Trigeminusäste betroffen, so spricht man vom *Sinus-cavernosus-Syndrom,* das in eine vordere, laterale und hintere Form sowie in ein sphenokavernöses Winkelsyndrom unterteilt wird. In unserem Krankengut waren Hornhautsensibilitätsstörungen und Augenmuskelparesen selten. Hypophysenadenome mit Augenmuskelparesen gelten als prognostisch ungünstig. Lediglich die Abduzensparese wird etwas günstiger beurteilt, da dieser Nerv wegen seiner unmittelbaren seitlichen Nachbarschaft schon durch Kompression geschädigt werden kann, während die Ausfälle der übrigen Hirnnerven auf ein Einwachsen des Tumors in das paraselläre extradurale Gebiet schließen und deshalb die Aussichten für eine operative Entfernung der Geschwulst von vornherein zweifelhaft erscheinen lassen.

Ein *Exophthalmus* ist bei Hypophysenadenomen selten. Wir sahen bei 400 Hypophysentumoren zehnmal einen meßbaren Exophthalmus. Als Ursache werden eine Kompression des Sinus cavernosus, eine Reizung sympathischer Fasern und (sehr selten) ein Einwachsen des Hypophysenadenoms in die Orbita angesehen. Erfahrungsgemäß sind Hypophysenadenome mit Exophthalmus prognostisch ernst zu beurteilen.

Von besonderem Interesse ist die Frage, wie sich die Augenstörungen bei Hypophysenadenomen nach neurochirurgischer Behandlung verhalten. Für die Therapie kommen

Operation (subfrontal, transethmoidal und transsphenoidal) und Röntgenbestrahlung in Frage, wobei diese Methoden auch kombiniert werden können. Bei der subfrontalen operativen Tumorentfernung sahen wir bei etwa zwei Drittel der Fälle einen unveränderten Visus, während 20% gebessert und 10% schlechter im Vergleich zum präoperativen Befund waren. Häufiger als der Visus lassen Gesichtsfeldstörungen eine Besserung durch die Operation erkennen. In unserem Krankengut fanden wir bei 45% einen Rückgang der Gesichtsfelddefekte, 40% blieben unverändert und bei 15% nahm die Gesichtsfeldeinschränkung zu. Postoperative Änderungen betreffen meistens Sehschärfe und Gesichtsfeld gemeinsam und treten vorwiegend innerhalb der ersten Wochen und Monate auf. Am Augenhintergrund sind postoperativ die pathologischen Papillenbefunde häufiger. Die Optikusatrophie ist vielfach deutlicher geworden und hat auch zahlenmäßig zugenommen. Dabei können aber Visus und Gesichtsfeld gebessert sein. Offenbar wird postoperativ eine bereits präoperativ einsetzende Optikusatrophie manifest. Das Operationstrauma spielt dabei sicher eine Rolle, doch ist anzunehmen, daß noch andere Faktoren hinzukommen.

Regelmäßige Augenarztuntersuchungen sind nicht nur prä-, sondern auch postoperativ wichtig. In etwa 10% ist mit *Tumorrezidiven* zu rechnen, die dann am Wiederauftreten oder der Zunahme des Chiasmasyndroms zu erkennen sind.

Eine ausschließliche Röntgentiefenbestrahlung führen wir nur ausnahmsweise durch. Sie bleibt nicht operationsfähigen Patienten vorbehalten. Nicht selten sind Hypophysenadenome zystisch. Hier ist die Röntgentherapie praktisch wirkungslos, der operative Eingriff bleibt das Verfahren der Wahl. Als günstiger erweist sich die Kombination von Operation und Röntgennachbestrahlung. Nach Angaben der Literatur ist damit bei chromophoben Adenomen mit einer Besserung der Augensymptome in 71% ± 16% zu rechnen. Besonders günstig sind die (Spät-) Ergebnisse bei primär stereotaktischer oder bei offener Operation mit sekundärer Implantation von *radioaktiven Isotopen* (Ir[192]). An dieser Stelle sei auf die ausführlichen Darstellungen von Mundinger und Riechert verwiesen.

Für die operativeBehandlung der Hypophysenadenome bieten sich prinzipiell zwei Wege an: Die klassische subfrontale Operation nach Cushing, die mit einer Schädeltrepanation verbunden ist, und das paraorbital-transethmoidale (transsphenoidale) Vorgehen, welches nicht neu ist, aber wieder zunehmend an Bedeutung gewinnt. Während die erstgenannte Operationstechnik eine gute Übersicht über supra-, para- und retroselläre Tumoranteile gestattet und auch die Präparation benachbarter Gefäße (Sinus cavernosus, A. carotis interna und ihre Äste zum Chiasma bzw. Hypothalamus) ermöglicht, ist sie zweifellos der größere und belastendere Eingriff für den Patienten. Schonender ist das paraorbital-transethmoidale Vorgehen, das aber eine geringere Übersicht und somit eine eingeschränkte Radikalität beinhaltet. Welches operative Verfahren, beide werden in mikrochirurgischer Technik durchgeführt, im Einzelfall zu bevorzugen ist, läßt sich nicht generell beantworten. Hier sind die Ergebnisse einer subtilen Diagnostik (Angiographie, Zisternotomographie, Computertomographie) entscheidend. Dazu kommen die Erfahrungen und die Einstellung des jeweiligen Operateurs.

Nicht selten wird nach einem transethmoidalen Eingriff, der in der Mehrzahl der Fälle als Erstoperation vorgenommen wird, aufgrund des intraoperativen Befundes eine subfrontale Operation in zweiter Sitzung nach 3–4 Wochen angeschlossen. Dabei handelt es sich um zäh-solide, nicht absaugbare und nur mangelhaft entfernbare Tumoren. Eine sichere präoperative Aussage über die Konsistenz eines Hypophysenadenoms ist nicht möglich, wenn auch größere zystische Anteile im Computertomogramm zu erkennen sind. Dennoch kann ein solider Tumor weich und gut absaugbar sein.

Bei erheblicher para- und retrosellärer Entwicklung des Hypophysentumors wird in der Regel primär der subfrontale Zugangsweg gewählt. Der unvermeidliche Spateldruck auf das basale Frontalhirn (Orbitalhirn) führt nicht selten zu postoperativen psychopathologischen Störungen, die weit gefächert in Erscheinung treten können. Diese Komplikation fehlt bei dem transethmoidalen Vorgehen, jedoch ist hier mit der Möglichkeit der Ausbildung einer Liquorfistel zu rechnen, die dann eine operative Revision erfordert. Die Rehabilitationszeit ist bei den transethmoidal operierten Patienten wesentlich verkürzt, so daß auch diesem Gesichtspunkt Bedeutung beizumessen ist. Aus den Darlegungen wird verständlich, daß für jeden Patienten ein individuelles operatives Behandlungsprogramm resultieren muß.

4.1.2. Kraniopharyngiome

Unter den Tumoren der Chiasmaregion nehmen die Kraniopharyngiome nach den Hypophysenadenomen den zweiten Platz ein. Die Häufigkeit des Kraniopharyngioms unter den Hirngeschwülsten beträgt nach Sammelstatistiken 3,4%, unter den Hirntumoren des Kindesalters liegt der Wert bei 13%. In dieser Altersgruppe ist das Kraniopharyngiom der häufigste Tumor des Chiasmabereiches. Kraniopharyngiome können in jedem Lebensalter vorkommen, bevorzugen jedoch das Alter von 10–20 Jahren. Die Geschwülste entstehen aus Epithelnestern der Rathkeschen Tasche. Man spricht je nach ihrer Beziehung zum Diaphragma sellae von „unteren" intrasellären (selten) und „oberen" suprasellären Kraniopharyngiomen. Das Verhalten des Kraniopharyngioms zum Chiasma ist unterschiedlich. Mitunter sieht man eine Verschiebung nach vorn und oben, andere drängen das Chiasma nach unten. Nicht selten ist auch eine stärkere retroselläre Entwicklung zu beobachten. Diese verschiedenen Wachstumsrichtungen haben ihre Ursache in dem primären Sitz der Epithel-„Keime" des Hypophysenganges. Auch die „unteren" intrasellären Kraniopharyngiome führen fast regelmäßig zu einer Chiasmakompression, denn sie zeigen ebenfalls eine suprasellärer Entwicklungstendenz. Dagegen kann bei suprasellären Kraniopharyngiomen, die sich nach oben ausdehnen, eine Chiasmaalteration längere Zeit ausbleiben. Hier wird der 3. Ventrikel von Tumorgewebe ausgefüllt, und Hirndruckzeichen als Ausdruck der *Foramen-Monroi-Blockade* stehen im Vordergrund (Abb. 76).

In der Symptomatologie der Kraniopharyngiome findet man fast alle Befunde, wie sie durch eine Läsion des Hirns, der Sehnerven und der Hypophyse entstehen können: Visusstörungen verschiedenster Art, endokrine Ausfälle, Hirndruckzeichen, Hirnnervenausfälle, hypothalamische Störungen, Schädigung der langen Bahnen mit Reflexdifferenzen und Hemiparese, Ataxie, psychische Auffälligkeiten, Krampfanfälle usw. *Prächiasmatische* Kraniopharyngiome führen in erster Linie zu Visus- und endokrinen Ausfällen, bei *retrochiasmatischer* Lage treten zusätzlich Hirndruckzustände auf. Bei Kindern sind derartige Hirndrucksteigerungen häufiger als bei Erwachsenen festzustellen.

Beim Kraniopharyngiom sind *Sehstörungen* als Erstsymptome führend. Dabei erschwert die große Variabilität der Augenbefunde die Diagnostik. Auch hier wird die Fehldiagnose

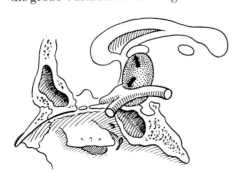

Abb. 76. Kraniopharyngiom mit Druckwirkung auf den hinteren Chiasmawinkel und Foramen-Monroi-Blockade

„retrobulbäre Neuritis" häufig gestellt. Der oft phasenhafte Verlauf mit zeitweiligen Remissionen findet seine Erklärung in dem unterschiedlichen Füllungszustand der meist vorhandenen Tumorzyste.

Für die Minderung der Sehkraft gilt bei den Kraniopharyngiomen das gleiche wie für die Hypophysenadenome, nur ist sie bei den Kraniopharyngiomen noch ausgeprägter. Allerdings tritt die Visusabnahme oft erst später in Erscheinung, verläuft dann aber sehr rasch und führt in zahlreichen Fällen innerhalb kurzer Zeit zur Erblindung. Primäre und sekundäre Optikusatrophie wirken hierbei gleichermaßen. Die *asymmetrische* Tumorentwicklung bewirkt zunächst eine *einseitige* Visusstörung, später folgt die andere Seite nach. Diese Asymmetrie oder Inkongruenz findet sich auch bei der Ausbildung von Gesichtsfelddefekten, so daß hierin gewisse Unterschiede zu den Gesichtsfeldausfällen bei Hypophysenadenomen bestehen. Allerdings gibt es auch bei den primär intrasellär entstandenen Kraniopharyngiomen Symptome, die denen der Hypophysenadenome völlig gleichen. Jedoch sind diese Fälle selten.

Die Trennungslinie zwischen sehendem und blindem Gesichtsfeldanteil verläuft oft nicht vertikal, sondern zeigt eine Makulaaussparung („macular sparing") oder das sehende nasale Gesichtsfeld „umklammert" die Makula („macular loss") und hat nierenförmige Gestalt. Während bei Hypophysenadenomen durch Druck von unten auf das Chiasma zuerst die oberen temporalen Quadranten ausfallen, ist bei den suprasellären Kraniopharyngiomen zu Beginn der Ausfall der *temporalen unteren* Quadranten zu erwarten (Abb. 77). Amaurose, aber auch normaler Visus auf einem Auge bei temporaler Hemianopsie der Gegenseite kann beobachtet werden. Ebenso wurden binasale Hemianopsien beschrieben, wobei u. a. der Hydrozephalus des 3. Ventrikels eine Rolle spielt. *Homonyme Hemianopsien* sind als Folge einer Traktusschädigung nicht so selten wie bei den Hypophysenadenomen und zusammen mit Stauungspapillen besonders bei retrochiasmatischer Tumorentwicklung zu beobachten (Abb. 78). Bei prächiasmatischer Lokalisation der Kraniopharyngiome sind bitemporale Hemianopsien und Optikusatrophie häufiger. Werden im hinteren Chiasmawinkel die gekreuzten nasalen Fasern der gegenüberliegenden Retinahälfte und die ungekreuzten temporalen des gleichseitigen Auges selektiv betroffen, so entstehen gelegentlich *homonyme hemianopische Zentralskotome*. Bei Kraniopharyngiomen sollen häufig und frühzeitig ein- oder doppelseitige Zentralskotome auftreten. Da Kraniopharyngiome zum großen Teil Kinder betreffen, ist es verständlich, daß die Gesichtsfelduntersuchung in diesen Fällen schwierig ist und exakte Ergebnisse kaum zu erhalten sind.

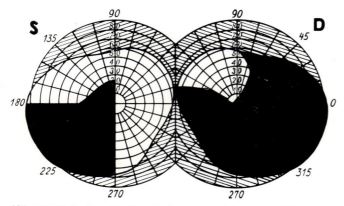

Abb. 77. Walnußgroßes Kraniopharyngiom. Asymmetrische bitemporale Hemianopsie, die links erst zum Ausfall des temporal-unteren Quadranten geführt hat, während rechts nur noch ein Rest des nasal-oberen Gesichtsfeldes besteht

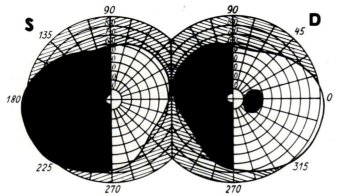

Abb. 78. Kastaniengroßes Kraniopharyngiom, das zur homonymen Hemianopsie links infolge Schädigung des rechten Tractus opticus führte. Makulaaussparung und stark vergrößerter blinder Fleck rechts

Am *Augenhintergrund* sieht man beim Kraniopharyngiom mehr oder weniger stark ausgebildete *Stauungspapillen* oder Zeichen der *Optikusatrophie*. Diese Atrophie kommt häufiger als bei Hypophysenadenomen vor, kann primär entstanden sein oder ist sekundär Folge der Stauungspapille. Meist ist die Atrophie deutlich seitendifferent. Die Stauungspapille tritt bevorzugt bei Kindern und Jugendlichen auf. Die Optikusatrophie geht oft mit unscharfen Papillenrändern einher, und venöse Stauung, Blutaustritte in Papillennähe, Venenschlängelung und leichte Papillenprominenz sind Ausdruck des erhöhten intrakraniellen Druckes. Bei Erwachsenen steht die Chiasmakompression im Vordergrund, während der Hydrozephalus weniger ausgeprägt ist oder fehlt. Hier liegt eine primäre Optikusatrophie mit scharfen Grenzen vor. Man spricht auch von einer „hydrozephalen" (bitemporale Hemianopsie, Stauungspapille und Visusminderung) und von einer „hypophysären" Form (bitemporale Hemianopsie, Optikusatrophie und endokrine Störungen) der Kraniopharyngiome.

Eine Kombination von homolateraler Optikusatrophie und kontralateraler Stauungspapille stellt das *Foster Kennedy-Syndrom* dar. Bei Kraniopharyngiomen konnten wir dieses Syndrom zweimal beobachten.

Pupillenstörungen sind bei Kraniopharyngiomen keine Seltenheit und hauptsächlich auf die einseitig stärkere Visusminderung oder Amaurose mit gestörter Lichtreaktion zurückzuführen. Im Prinzip gilt hier das gleiche wie bei den Hypophysenadenomen.

Augenmuskelparesen kommen bei Kraniopharyngiomen selten vor, da sich die Geschwulst fast immer in suprasellärer Richtung und nur ausnahmsweise parasellär entwickelt. In erster Linie handelt es sich um Okulomotoriusparesen, die durch direkte Kompression des Nerven zustande kommen. Abduzensparesen sind wesentlich seltener und dann als Fernsymptom Ausdruck der allgemeinen Hirndrucksteigerung. In Ausnahmefällen wurde bei Kraniopharyngiomen ein *Exophthalmus* beobachtet. Seine Entstehung hat ihre Ursachen in denselben Faktoren wie der Exophthalmus bei Hypophysenadenomen.

4.1.3.   Tuberculum sellae-Meningiom

Diese Tumorgruppe steht mit fast 10% an dritter Stelle der Tumoren der Chiasmagegend. Ausgangspunkt dieser Geschwülste ist die Dura des Tuberculum sellae und seiner unmittelbaren Umgebung. Die Entwicklung erfolgt in *suprasellärer* Richtung. Dabei kommt es zu einer Verdrängung des Chiasmas nach *hinten oben*. Der Krankheitsverlauf ist chronisch-progredient und erstreckt sich meist über viele Jahre, denn diese Tumoren wachsen sehr langsam. Eine Alteration des Hypothalamus ist selten und tritt erst im Spätstadium auf. Dann ist auch ein Verschlußhydrozephalus der Seitenventrikel durch Verlegen des Foramen Monroi möglich. Endokrine Störungen und neurologische Ausfälle fehlen sehr oft. Da das Meningiom des Tuberculum sellae fast nie genau in der Mittellinie liegt, wirkt sich dies auch auf die Entstehung der Augensymptome aus. Die *Asymmetrie der Visus- und Gesichtsfeldstörungen* ist typisch und noch ausgeprägter als bei den Kraniopharyngiomen.

Als erstes Krankheitssymptom geben die Patienten in der Regel eine einseitige Abnahme der Sehfunktion mit Nebel- und Schleiersehen auf dem zuerst befallenen Auge an. Die Sehkraftminderung auf einem Auge schreitet langsam, oft über Jahre, fort. Nicht selten kann Amaurose auftreten, ohne daß das andere Auge irgendwelche Störungen erkennen läßt. Es ist möglich, daß die einseitige Blindheit vom Patienten gar nicht bemerkt wird, da der Ausfall ganz allmählich erfolgt. So betrug z. B. bei einem Patienten die Latenzzeit bis zur Beteiligung des zweiten Auges 20 Jahre. Visusverfall und Tumorgröße gehen dabei nicht immer parallel. Mitunter treten bei kleinen Tumoren schon frühzeitig Sehstörungen auf. Bei Tuberculum-sellae-Meningiomen ist der Visus stets beeinträchtigt.

Auch die Gesichtsfelddefekte zeigen diese ausgesprochene Asymmetrie. Den häufigsten und charakteristischsten Befund bei Tuberculum-sellae-Meningiomen stellt die *einseitige Amaurose bei temporaler Hemianopsie der Gegenseite* dar (Abb. 79). Diese Gesichtsfeldstörung hat ihre Ursache darin, daß die Geschwulst lange Zeit an der Innenseite des einen Sehnerven im Bereich des *vorderen Chiasmawinkels* (gekreuzte Fasern) lokalisiert ist. Deshalb spricht man auch vom „Syndrom der Kompression des vorderen Chiasmawinkels". Dieser Befund ist typisch für das Tuberculum-sellae-Meningiom. Die temporale Hemianopsie der Gegenseite zeigt auf asymmetrische temporale Defekte mit Betonung der unteren Quadranten. Zentrale und parazentrale Skotome sind gelegentlich zu beobachten. Ihr Nachweis und die bestehende Visusminderung erklären die Fehldiagnose Neuritis retrobulbaris. Neben der genannten Form der Gesichtsfeldstörung kann auch eine bitemporale Hemianopsie auftreten. Am Anfang der bitemporalen Hemianopsie kann eine bitemporale untere Quadrantenanopsie vorliegen. Einseitige Amaurose und normales Gesichtsfeld auf der Gegenseite ist möglich. *Typisch für eine Schädigung des Überganges Sehnerv – Chiasma am vorderen Chiasmawinkel sind einseitige Zentral- oder Parazentralskotome quadranopischer oder hemianopischer Art*, die als sog. „Junction-Skotome" bezeichnet werden. Dabei besteht ein einseitiges temporales hemi-

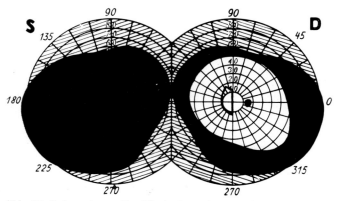

Abb. 79. Tuberculum-sellae-Meningiom. Amaurose links; temporale Hemianopsie rechts, komplett für Rot, inkomplett für Weiß

anopisches Skotom mit einem kontralateralen temporalen peripheren Defekt. Das Skotom resultiert aus einer homolateralen Kompression des N. opticus, der kontralaterale pheriphere Defekt aus der Läsion der im vorderen Knie kreuzenden Fasern des kontralateralen Sehnerven. Bei der Untersuchung des Augenhintergrundes fällt bei Tuberculum-sellae-Meningiomen eine *Optikusatrophie* mit scharfen Grenzen auf. Die Atrophie ist einseitig oder einseitig stärker ausgebildet, umfaßt alle Grade und ist klinisch später erfaßbar als die Visusminderung und der Gesichtsfeldausfall. Bei hochgradiger Papillenatrophie, insbesondere bei Amaurose, sind die arteriellen und später auch die venösen Gefäße verengt und unterscheiden sich deutlich von der anderen Seite.
Stauungspapillen fehlen beim Tuberculum-sellae-Meningiom fast immer. Die Geschwulst bewirkt aufgrund der engen anatomischen Beziehungen zum Chiasma frühzeitig Augensymptome, die den Patienten zum Arzt führen, bevor der Tumor solche Ausmaße erreicht, daß eine Hirndruckerhöhung resultiert. Für die Pupillenstörungen gilt das gleiche wie bereits bei den Hypophysenadenomen und Kraniopharyngiomen beschrieben. Augenmuskelparesen sind bei der Lokalisation und Wachstumsrichtung kaum zu erwarten.

4.1.4. Olfaktoriusrinnenmeningiome

Die Geschwülste haben ihre Matrix am Boden der vorderen Schädelgrube, vorwiegend in der Gegend der Crista galli und der Olfaktoriusrinne, und wölben sich gewöhnlich halbkugelig gegen das Hirn vor. Nach ihrer Lokalisation lassen sich klinisch 3 Gruppen unterscheiden: die vorderen, mittleren und hinteren Olfaktoriusrinnenmeningiome. Lediglich die letztere Gruppe (*präsellärer Typ*) tritt in direkte Beziehung mit dem Chiasma (Abb. 80). Hier ist mitunter eine Abgrenzung vom Tuberculum-sellae-Meningiom schwierig oder unmöglich. Wie bei diesem, wird das Chiasma nach *hinten* verdrängt, allerdings wirkt die Geschwulst von *oben* auf den Sehnerven oder das Chiasma, drückt es demzufolge nach unten. Da der N. olfactorius frühzeitig gestört wird, ist die *Anosmie* (ein- oder doppelseitig) ein wichtiges differentialdiagnostisches Kriterium. Es ist verständlich, daß der Tumor um so eher Augensymptome hervorrufen wird, je weiter hinten er seinen Ursprung hat. Die anfangs meist einseitige Tumorentwicklung führt zunächst auch zu einseitigen Ausfällen. Dabei ist die Minderung des Sehvermögens ein häufiges Symptom. Die Patienten klagen über Nebel- und Schattensehen und über eine Abnahme der Farbempfindung.
Die Gesichtsfeldveränderungen beim Olfaktoriusrinnenmeningiom sind oft uncharakteristisch. Nicht selten ist das Gesichtsfeld *konzentrisch* eingeengt. Die Ursache dafür kann in einem Konzentrationsmangel („lack of attention") der Patienten bestehen, da häufig ein *Psychosyndrom* vorliegt. Dies ist so wahrscheinlicher, wenn die konzentrische Einengung beide Augen betrifft. Neben normalen Gesichtsfeldern können Veränderungen vorkommen, wie sie beim Tuberculum-sellae-Meningiom beschrieben wurden (z. B. Syndrom der Kompression des vorderen Chiasmawinkels, asymmetrische

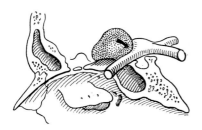

Abb. 80. Präsellärer Typ des Meningioms der Olfaktoriusrinne. Das Chiasma wird nach hinten und unten verdrängt. Sehr ähnlich ist der Befund beim Meningiom des Tuberculum sellae

bitemporale Hemianopsie). Von großer Bedeutung ist das Auftreten von *Zentral- oder Parazentralskotomen*, die mit oder ohne temporale Hemianopsie einhergehen können und Ausdruck einer direkten Optikusläsion sind. Diese Skotome können sehr groß sein und schließen nicht selten den blinden Fleck ein (*zentrozoekale Skotome*).

Frontalhirntumoren und auch Olfaktoriusrinnenmeningiome führen oft zu erheblichem *Hirndruck*. Am Augenhintergrund sind dann *Stauungspapillen* nachweisbar, die hohe Grade erreichen können, selten Blutungen zeigen und später in eine sekundäre, chronische Atrophie übergehen. Dies gilt insbesondere für Tumoren, die weit vorn lokalisiert sind. Weiter hinten gelegene Geschwülste bedingen eher eine ein- oder doppelseitige *primäre Optikusatrophie* durch unmittelbare Läsion der Sehnerven oder des Chiasmas. Die Papille ist dann scharf begrenzt, ihre Farbe blaß bis porzellanweiß.

Beim Nachweis einer homolateralen Atrophie und kontralateralen Stauungspapille liegt ein *Foster Kennedy-Syndrom* vor. Dieses Syndrom wurde in seinem lokaldiagnostischen Wert oft überschätzt und als pathognomonisch für Frontalhirntumoren angesehen. Eigene Untersuchungen zeigen, daß das keineswegs immer der Fall sein muß. Wir sahen bei Olfaktoriusrinnenmeningiomen in zwei Fällen ein Kennedy-Syndrom. Einmal war es typisch, ein anderer Fall ergab ein paradoxes Kennedy-Syndrom mit Optikusatrophie auf der Gegenseite und homolaterale Stauungspapille.

4.1.5. Keilbeinflügelmeningiome

Diese Gruppe der sellanahen Tumoren weicht in ihrer Augensymptomatik von den bisher besprochenen Geschwülsten ab. Neben den lateralen und intermediären Keilbeinflügelmeningiomen sind es vor allem die *medial* gelegenen, die neuroophthalmologisches Interesse beanspruchen und die differentialdiagnostisch abzugrenzen sind. Ausgangsort ist die Dura des inneren Drittels des Keilbeinflügels („clinoidal type"). Wichtig ist dabei die unmittelbare Nähe der *Fissura orbitalis superior*. Die Tatsache, daß diese Geschwülste meist in die vordere und mittlere Schädelgrube reichen, erklärt die möglichen Stirnhirn- und Schläfenhirnsymptome.

Die neuroophthalmologische Symptomatik ist im Gegensatz zu den prä-, intra-, supra- und retrosellären Tumoren, bei denen das Chiasmasyndrom im Vordergrund stand, durch eine *Schädigung des N. opticus* und der *Augenmuskelnerven* an der Fissura orbitalis superior gekennzeichnet. Diese *parasellären* Tumoren können sich in die Fissura orbitalis superior entwickeln oder vorzugsweise zu einer seitlichen Kompression des

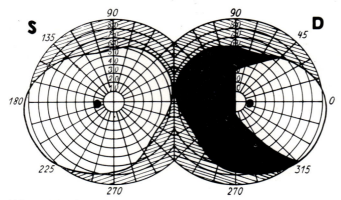

Abb. 81. Mandarinengroßes Meningiom des rechten Keilbeinflügels. Normales Gesichtsfeld links, nasale Hemianopsie rechts durch Druck des Tumors von lateral auf das Chiasma

Chiasmas führen. Im ersten Fall resultieren ein *Fissura-orbitalis-superior-Syndrom* und (häufig) ein Exophthalmus, im zweiten Optikusatrophie und Gesichtsfeldstörungen.

Zu Beginn der Erkrankung wird über eine einseitige, kontinuierlich fortschreitende Visusabnahme geklagt. Die Ursache dafür besteht in einer direkten Alteration des Sehnerven durch den Tumor.

Das Gesichtsfeld ist bei den Keilbeinflügelmeningiomen häufig normal. Vergrößerte blinde Flecke sind Folge der Stauungspapille. Da der Tumor gewöhnlich von lateral her auf das Chiasma drückt, wird das Auftreten einer *nasalen homolateralen Hemianopsie* (laterales Chiasmasyndrom) verständlich (Abb. 81). Im weiteren Verlauf kann *Amaurose* des Auges eintreten, während das andere Auge noch normale Gesichtsfeldbefunde aufweist. Bei Ausdehnung des Tumors nach hinten kommt es zu einer Schädigung des *Tractus opticus,* als deren Folge eine homonyme Hemianopsie resultiert. Diese *homonyme Hemianopsie* kann in Form einer oberen Quadrantenanopsie vorliegen und ist dann als eine Läsion der Meyerschen Schlinge anzusehen (Abb. 82). Ihre lokaldiagnostische Bedeutung steht außer Frage. Die nicht selten zu beobachtenden einseitigen Zentralskotome kommen bei Optikus-, aber auch bei Traktusschädigungen vor. Am Augenhintergrund finden sich in der Mehrzahl der Fälle *Stauungspapillen,* die meist doppelseitig auftreten. Die Stauung der Netzhautvenen wird durch Abflußbehinderung der Orbitavenen und Kompression des Sinus cavernosus oft noch verstärkt. Chronischatrophische Stauungspapillen sind bei dem langsamen Tumorwachstum nicht selten. Weniger häufig als die Stauungspapillen sind *primäre Optikusatrophien,* die alle Grade umfassen können. Ein Foster Kennedy-Syndrom sahen wir bei 5 Patienten und stets in klassischer Ausprägung.

Pupillenstörungen sind infolge der Optikus- und der Okulomotoriusschädigung möglich und äußern sich in einer Aufhebung der direkten oder der direkten und indirekten Lichtreaktion auf der Herdseite.

Augenmuskelparesen lassen sich bei Keilbeinflügelmeningiomen frühzeitig beobachten. Bei seinem Wachstum erreicht der Tumor zuerst die Augenmuskelnerven, später das Chiasma. Auch an der Fissura orbitalis superior werden die Nerven leicht geschädigt (Fissura-orbitalis-superior-Syndrom). Neben Abduzens- und Trochlearisparesen ist besonders der Okulomotorius betroffen. Meist liegen kombinierte Ausfälle vor. Die Bulbusabweichung in horizontaler und vertikaler Richtung führt zu den entsprechenden *Doppelbildern.* Von den intrakraniellen Geschwülsten, die oft einen Exophthalmus verursachen, steht das (*en plaque* wachsende) Keilbeinflügelmeningiom an erster Stelle. Der einseitige Exophthalmus ohne Pulsation und Geräusche gilt beim Keilbeinflügel-

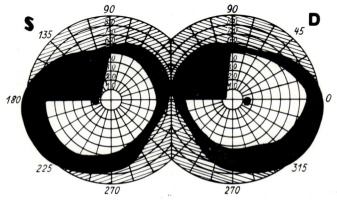

Abb. 82. Meningiom des rechten Keilbeinflügels. Durch Schädigung der Meyerschen Schlinge bedingte obere Quadrantenanopsie links

meningiom als Leitsymptom und wird nur selten vermißt. Besonders beim medialen Typ ist relativ frühzeitig ein Exophthalmus zu beobachten, während beim lateralen Typ der Exophthalmus als Ausdruck allgemeiner Hirndrucksteigerung erst spät in Erscheinung tritt und weniger ausgeprägt ist. Für die Entstehung des Exophthalmus kommt beim medialen Typ ein direktes Einwachsen in die Orbita durch die Fissura orbitalis superior und zusätzlich eine Kompression des Sinus cavernosus durch die Geschwulst in Frage. Die Abflußbehinderung führt zu einer Stauung in den Orbitavenen. Mitunter bewirkt auch die Hyperostose eine Raumbeengung mit Verstärkung des Exophthalmus.

Durch den in die Orbita eingewachsenen Tumor ist neben dem Exophthalmus eine *Einschränkung der Bulbusmotilität* auffällig. Das Auge wirkt wie eingemauert, manchmal sind nur noch Wackelbewegungen möglich. Der Versuch, den Bulbus in die Orbita hineinzudrücken, mißlingt beim Meningiom, da die solide Geschwulst den retrobulbären Raum ausfüllt. Nicht selten läßt sich auch ein Tumorzapfen oberhalb des nasalen Augenwinkels tasten.

Wenn der Tumor durch die Fissura orbitalis superior wächst, ruft er ein typisches neuroophthalmologisches Krankheitsbild hervor, das als Fissura-orbitalis-superior-Syndrom bereits genannt wurde: außer dem unilateralen Exophthalmus lassen sich Motilitätsstörungen des Bulbus infolge Schädigung der Hirnnerven III, IV und VI nachweisen. Da auch der Exophthalmus zu Bewegungseinschränkungen führt, ist es oft schwer zu entscheiden, welches Ausmaß der Augenmuskelparesen vorliegt. Gleichzeitig bestehen Ausfallserscheinungen im Versorgungsgebiet des 1. Trigeminusastes der gleichen Seite. Das empfindlichste Kriterium bei Läsionen im Bereich des N. trigeminus stellt der *Kornealreflex* dar, der hier abgeschwächt oder erloschen ist. Treten zu den genannten Symptomen Zeichen der Optikusschädigung hinzu (Gesichtsfeldstörungen, Optikusatrophie, Stauungspapille), spricht man vom *Apex-orbitae-Syndrom*. Das Sinus-cavernosus-Syndrom, das sich vom Syndrom der Fissura orbitalis superior nur dadurch unterscheidet, daß einseitig alle Trigeminusäste geschädigt sind, wird in eine vordere (Ausfall des N. V/1 und Parese des N. III), laterale (Foix-Syndrom), hintere Form (Jefferson-Syndrom: Ausfall aller Trigeminusäste und Abduzensparese) und ein sphenokavernöses Winkelsyndrom (Vincent-Syndrom) unterteilt, deren differentialdiagnostische Bedeutung betont werden muß.

4.1.6. Chiasmatumoren

Die Geschwülste des Optikus und des Chiasma opticum finden sich bevorzugt bei Kindern. Hauptsächlich handelt es sich dabei um *Spongioblastome* des Sehnerven, wenn auch von einigen Autoren diese Optikusgliome den Oligodendrogliomen zugeordnet werden. Insgesamt gesehen, sind die Optikus- und Chiasmageschwülste nicht sehr häufig. Im Krankengut einer Neurochirurgischen Klinik liegt dieser Wert gewöhnlich unter 1%. Neben den Spongioblastomen finden sich Meningiome (etwa 10% der primären Optikustumoren), Neurinome und Retinoblastome.

Die Tumorlokalisation spielt für die klinische Symptomatik eine entscheidende Rolle. Im Vordergrund steht eine *homolaterale progressive Visusminderung*. Der Gesichtsfeldausfall ist uncharakteristisch: allseitige, konzentrische Einschränkung mit unregelmäßiger Begrenzung. Einen ähnlichen Befund kann man mitunter bei der Arachnitis opticochiasmatica erheben. Bei Kleinkindern kann der Sehverlust, wenn er einseitig ist, lange Zeit unbemerkt bleiben. Die frühzeitige Visusminderung und die nachweisbare *Optikusatrophie* sollen hauptsächlich für ein intrakanalikuläres Tumorwachstum sprechen (Abb. 83a–d).

Bei primären Chiasmatumoren können zwar *bitemporale Gesichtsfelddefekte* im Sinne

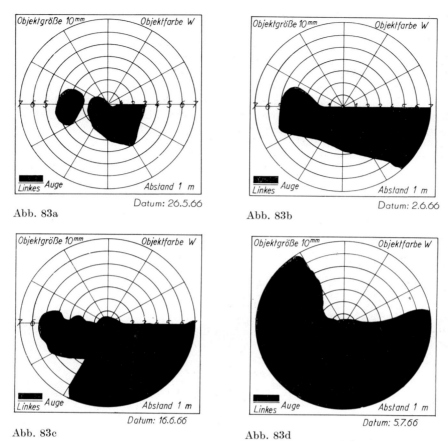

Abb. 83a

Abb. 83b

Abb. 83c

Abb. 83d

Abb. 83. Spongioblastom des linken N. opticus. Befunde am Bjerrum-Schirm bei mehrfachen Kontrolluntersuchungen in kurzen Abständen

eines Chiasmasyndroms auftreten, doch sind diese asymmetrisch und unscharf begrenzt. Oft findet sich auch nur der temporale Ausfall einer Seite. Es wurden auch homonyme Hemianopsien beschrieben, die eine Beteiligung des Tractus opticus voraussetzen. Binasale Ausfälle sollen ausnahmsweise möglich sein.

Am Augenhintergrund findet sich in der Regel eine *primäre Optikusatrophie* mit scharfen Grenzen. Andererseits ist eine Stauungspapille keineswegs sehr selten. Die Mischung von Optikusatrophie und Stauungszeichen sollte bei Kindern an das Vorliegen eines Chiasmaglioms denken lassen. Dem Visusverfall folgt, überwiegend bei intraorbitaler Geschwulstentwicklung, ein *homolateraler Exophthalmus*, der nur selten so extreme Ausmaße wie bei Orbitatumoren erreicht.

Für eine Mitbeteiligung des Chiasmas bei Optikustumoren spricht die Visusabnahme sowie die Gesichtsfeldeinschränkung auf dem vorher gesunden Auge. Allerdings ist es oft schwierig, verwertbare Ergebnisse bei der Visus- und Gesichtsfeldbestimmung zu erhalten, da es sich meist um Kleinkinder handelt, die auf diese Untersuchungen oft nicht genügend einstellbar sind.

Unter den Erstsymptomen bei Optikus- und Chiasmatumoren führen Visusverfall und Exophthalmus. Es folgen Kopfschmerzen, Stauungspapillen, Augenmuskelparesen und dienzephale Störungen.

4.1.7. Tumoren im Bereich des Sinus cavernosus

Die enge anatomische Nachbarschaft dieser Geschwülste zu den Augenmuskelnerven und zum N. trigeminus führt in erster Linie zu einer Schädigung der Hirnnerven III–VI (Abb. 84). Zu den Tumoren, die eine solche Symptomatik hervorrufen können, gehören Tumoren der Schädelbasis, Trigeminus-Neurinome, maligne Geschwülste der Nasennebenhöhlen und Metastasen. *Trigeminus-Neuralgien*, früh auftretende *Doppelbilder* und einseitige *Visusminderung* bis zur Amaurose, oft innerhalb kurzer Zeit, bilden die Erstsymptome. Die Trigeminusschädigung kann sich neben der Neuralgie auch in einer Hyp- oder Anaesthesie des entsprechenden Versorgungsgebietes äußern. Der *Kornealreflex* ist gewöhnlich abgeschwächt. Von den Augenmuskelnerven ist der N. oculomotorius am häufigsten betroffen; meist besteht eine *komplette Ophthalmoplegie*. Das Auftreten eines *Exophthalmus* läßt sich in vielen Fällen nachweisen.

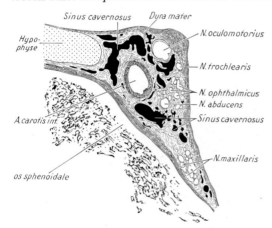

Abb. 84. Darstellung der topographischen Beziehungen zwischen Sinus cavernosus, A. carotis interna, Augenmuskelnerven und N. trigeminus (nach Corning)

4.1.8. Tumoren des 3. Ventrikels

Durch Verlegung der liquorableitenden Wege (Blockade der Foramina Monroi) kommt es bei diesen Tumoren als Ausdruck der intrakraniellen Drucksteigerung zu *Stauungspapillen*, die längere Zeit einziges Symptom bleiben können. Hypothalamische und hypo-

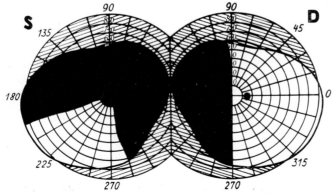

Abb. 85. Spongioblastom des 3. Ventrikels. Binasale Hemianopsie, zusätzlicher Ausfall des temporaloberen Quadranten links

physäre Zeichen sind von differentialdiagnostischer Bedeutung. Die Stauungspapillen gehen relativ bald in Atrophie über, rascher Visusverfall ist die Folge. Die Geschwülste können das Chiasma direkt schädigen oder der 3. Ventrikel ist durch die Liquorstauung, z. B. beim Aquäduktverschluß, ballonartig erweitert und komprimiert seinerseits das Chiasma. Die Gesichtsfelder zeigen vorzugsweise eine bitemporale Einengung, doch kommen auch binasale (Anpressung der Sehnerven an die Karotiden) und homonyme Hemianopsien vor (Abb. 85). Da der Druck von *oben* auf das Chiasma wirkt, sind die *unteren temporalen Quadranten* zuerst ausgefallen. Die auch hier nachweisbaren Zentralskotome beruhen ebenfalls auf einer Schädigung des hinteren Chiasmarandes. Für die übrigen neuroophthalmologischen Befunde ist das gleiche. wie für die Kraniopharyngiome zu sagen.

4.1.9. Seltene Tumoren des Sellabereiches

Außer den bisher beschriebenen Tumoren gibt es noch einige sellanahe Geschwülste, die aufgrund ihrer Seltenheit und uncharakteristischen neuroophthalmologischen Befunde nicht berücksichtigt wurden. Es handelt sich immer um Raritäten, deren Symptomatik von ihrer Lokalisation geprägt ist und die in diesem Rahmen nicht im Detail besprochen werden können. Dazu gehören Chordome, Chondrome, Cholesteatome, Dermoide, Epidermoide, Teratome, Angiome, Tuberkulome, Gummen und Parasiten.
Bei den Mißbildungsgeschwülsten ist eine Stauungspapille selten. Meist besteht eine bitemporale Hemianopsie und eine sehr langsam fortschreitende primäre Optikusatrophie. Bei parasellärer Lage sind einseitige Optikusschädigung, Augenmuskelparesen und Trigeminusausfälle zu erwarten. Da dieser Geschwulsttyp die Tendenz hat, durch den Tentoriumschlitz bis zum Foramen magnum zu wachsen, ist ein atypisches *Kleinhirnbrückenwinkelsyndrom* möglich.

4.2.   Aneurysmen

Eine Schädigung des Chiasma opticum kann nicht nur durch die bereits beschriebenen Geschwülste erfolgen, sondern auch durch Aneurysmen im Sellabereich. Diese ,,Pseudotumoren" können ebenso wie die echten Blastome ein Chiasmasyndrom hervorrufen, so daß die Differentialdiagnose mitunter auf erhebliche Schwierigkeiten stößt.
Je nach ihrer Lage – es handelt sich hauptsächlich um Aneurysmen der A. carotis int., der A. cerebri ant. und der A. communicans ant. – lassen sich *infraklinoidale* und *supraklinoidale Aneurysmen* unterscheiden. Dabei liegen die supraklinoidalen *intradural*, während die infraklinoidalen *extradural* lokalisiert sind. Die infraklinoidalen Aneurysmen, die ausschließlich direkt von der A. carotis int. ausgehen und im Sinus cavernosus liegen, können das innere Durablatt durchbrechen und dann zu einer intrasellären Ausbreitung mit suprasellärer Entwicklung führen. Das Resultat ist ein *Chiasmasyndrom*, wie es auch bei Hypophysenadenomen oder anderen Geschwülsten vorkommt. Sonst führen infraklinoidale Aneurysmen in erster Linie zu einem *Sinus-cavernosus-Syndrom* mit Augenmuskellähmungen und Trigeminusbeteiligung. Die Aneurysmen, die am häufigsten zu einer Beeinträchtigung des Chiasmas führen, gehen vom supraklinoidalen Anteil der A. carotis int., von der A. cerebri ant. und A. communicans ant. aus. Klinisch unterscheidet man bei den Aneurysmen *apoplektiforme* und *paralytische Verlaufsformen*. Der apoplektiforme Typ tritt als *Subarachnoidalblutung* in Erscheinung. Die paralytische Form führt zu progredienten *Lähmungserscheinungen an den Hirnnerven, Visusverfall* und *Optikusatrophie*. Nicht selten kommen beide Formen auch gemischt vor. Für die differentialdiagnostische Abgrenzung der Aneurysmen von Tumoren des Sellabereiches be-

anspruchen die paralytischen Verlaufsformen besonderes Interesse. Der apoplektiforme
Typ bereitet gewöhnlich kaum diagnostische Schwierigkeiten. Die Aneurysmen der
A. carotis int. im Sinus cavernosus gleichen in ihrer Symptomatik den Geschwülsten
des Sinus cavernosus. Im Vordergrund stehen Ausfälle der Hirnnerven III–VI, die zum
Sinus-cavernosus-Syndrom (s. d.) führen. Dabei wird ein vorderes, laterales und hinteres
Sinus-cavernosus-Syndrom unterschieden. Häufig findet sich eine *symptomatische Tri-
geminus-Neuralgie*, seltener ein Taubheitsgefühl, denen *Augenmuskelparesen* unmittelbar folgen. Der Gesichtsschmerz tritt im Gegensatz zur genuinen Trigeminus-Neuralgie
nicht anfallsweise auf, sondern stellt einen *Dauerschmerz* dar. Von Bedeutung ist die
Prüfung des Kornealreflexes, dessen Fehlen manchmal der einzige Hinweis für eine
Trigeminus-Läsion ist. Von den Augenmuskelnerven sind der N. III und N. VI am
häufigsten betroffen, während Trochlearisparesen sehr selten sind.
Bei sehr großen Aneurysmen kann der homolaterale Optikus geschädigt werden. Visusverfall bis zur Amaurose mit Optikusatrophie sind die Folge. Nasale Gesichtsfeldausfälle
können vorkommen, sie entstehen durch den Druck des Aneurysmas von lateral auf
den Optikus.
Durchbricht das im Sinus cavernosus liegende *infraklinoidale* Aneurysma der A. carotis
int. die mediane Wand des Sinus, kann eine *intraselläre* Aneurysmaentwicklung erfolgen.
Dehnt sich dieses Aneurysma suprasellär aus, entsteht dann ein Chiasmasyndrom, wie
es bei den Geschwülsten beschrieben wurde. Wir selbst konnten 2 derartige Fälle beobachten. In der Regel ist das Chiasmasyndrom *asymmetrisch*. Auch Gesichtsfeldstörungen in Form einseitiger Amaurose bei temporaler Hemianopsie auf dem kontralateralen Auge sind bekannt. Die Gesichtsfelddefekte können im Verlaufe der Krankheit wechseln. Offenbar spielen hier Wandblutungen und Thrombosen eine Rolle, die
diese Befundänderungen bedingen.
Der Augenhintergrund läßt gewöhnlich eine *bilaterale primäre Optikusatrophie* erkennen,
die ungleich ausgeprägt ist. Nur ausnahmsweise führt das Aneurysma zu einer Hirndrucksteigerung, die sich im Auftreten einer Stauungspapille äußert.
Der *Visus* nimmt bei länger dauernder Chiasmakompression in Analogie zu den Geschwülsten ab. Auch hierbei ist eine gewisse Asymmetrie festzustellen. Im Gegensatz
zu den Tumoren, abgesehen von Tumorblutungen, tritt die Visusabnahme bei den
Aneurysmen nicht selten plötzlich auf und ist dann oft mit erheblichen *Kopfschmerzen*
verbunden. Akute Sehverschlechterung ist ebenso wie Besserung des Sehvermögens
durch resorptive Vorgänge im Krankheitsverlauf für ein infraklinoidales Aneurysma
charakteristisch, so daß diese Erscheinungen eine gewisse differentialdiagnostische Bedeutung besitzen. Mit Kopfschmerzen einhergehender Visusverlust, ein Chiasmasyndrom
und Augenmuskelparesen sollten stets an ein infraklinoidales Aneurysma denken lassen.
Erst in zweiter Linie ist die seltene *Tumor-,,Apoplexie"* in Betracht zu ziehen. Daß die
Angiographie bei der Diagnostik völlig im Stich lassen kann, ist bekannt. So konnten
auch wir 2 Fälle beobachten, die klinisch als Hypophysenadenome imponierten und bei
denen erst die Operation die wahre Natur des ,,Tumors" offenbarte.
War bisher von den infraklinoidalen Aneurysmen die Rede, so müssen für die Entstehung
eines Chiasmasyndroms auch die Aneurysmen des supraklinoidalen Abschnittes der
A. carotis int. genannt werden. Diese suprasellären Aneurysmen gehen hauptsächlich
von der A. cerebri ant. und A. communicans ant. aus. Wenngleich in den meisten Fällen diese Aneurysmen zum apoplektiformen Typ gehören, und sich durch eine Subarachnoidalblutung erstmalig zu erkennen geben, gibt es doch zahlreiche Patienten, bei
denen das Aneurysma raumfordernd wirkt und eine entsprechende Symptomatik verursacht. Im wesentlichen gleicht der neuroophthalmologische Befund dem der intrasellären Aneurysmen mit suprasellärer Entwicklung. Aneurysmen der A. communicans
ant. liegen meist etwas *prächiasmatisch*. Sie können bei asymmetrischer Ausdehnung
in ihrer Symptomatologie den Meningiomen des Tuberculum sellae ähneln. Aber auch

hier ist der *plötzliche* Eintritt der Visus- und Gesichtsfeldstörungen auf ein Aneurysma verdächtig. Bei suprasellären Aneurysmen treten im Gegensatz zu den intrasellären Hypophysenadenomen, bei denen zuerst die temporal-oberen Quadranten ausfallen, anfangs nicht selten Gesichtsfelddefekte in den temporal-unteren Quadranten auf. Hirnnervenausfälle sind bei den supraklinoidalen Aneurysmen eine ausgesprochene Seltenheit. Von den supraklinoidalen Aneurysmen, die ebenfalls eine typische neuroophthalmologische Symptomatik hervorrufen, sind die der A. communicans post. zu nennen. Da sie jedoch kein Chiasmasyndrom bedingen, sollen sie nur erwähnt werden. Heftige, plötzlich einsetzende Kopfschmerzen mit partieller oder (häufiger) kompletter *Okulomotoriusparese* sind Leitsymptome.

Zu den Aneurysmen wird auch die arterio-venöse Verbindung zwischen A. carotis int. und Sinus cavernosus gerechnet. Es wäre jedoch richtiger, von einer Karotis-Sinus-cavernosus-*Fistel* zu sprechen, da es sich nicht um ein Aneurysma im eigentlichen Sinne handelt.

Die Karotis-Sinus-cavernosus-Fistel ist fast ausschließlich Folge von Schädelverletzungen, besonders bei Frakturen im Gebiet des kleinen Keilbeinflügels. Bei dem Trauma wird die Wand der Karotis, die durch den Sinus cavernosus hindurchzieht, verletzt, so daß eine Verbindung zwischen beiden Gefäßen entsteht. Bei einfacher Quetschung der A. carotis int. kann sich ein arterielles Aneurysma ohne arteriovenöse Kommunikation ausbilden. Entsprechend dem größeren Druckgefälle fließt ein großer Teil des arteriellen Blutes unter Umgehung des Hirnkreislaufs sofort in den abführenden venösen Sinus. Die Folge ist eine *Rückstauung* des Blutes im Bereich der orbitalen Venen, die mitunter als *pulsierendes Konvolut* am oberen inneren Augenwinkel zu sehen sind und sich als Caput medusae bis in das Stirngebiet fortsetzen. An der venösen Stase sind neben den Gefäßen der Bindehaut und der Augenlider die der Retina stets mitbeteiligt. Dies zeigt sich an der vermehrten Venenfüllung und -schlängelung am Augenhintergrund. Die Venenstauung in der Orbita führt zu dem Kardinalsymptom der Karotis-Sinus-cavernosus-Fistel, dem *pulsierenden Exophthalmus*. Häufig ist der Bulbus gleichzeitig nach *unten außen* verlagert, da der Hauptast der V. ophthalmica im inneren oberen Bereich der Orbita verläuft.

Der Exophthalmus zeigt rhythmische Pulsationen, die synchron mit dem Radialispuls verlaufen. Dieses Phänomen, das keineswegs obligat ist, entsteht durch Übertragung der Pulswelle von der Karotis über die V. ophthalmica auf den Orbitalinhalt. Das Ausmaß des pulsierenden Exophthalmus ist vom Umfang der arteriovenösen Fistel abhängig. So kann bei kleinen Fisteln die Pulsation fehlen. Das Auftreten eines pulsierenden Exophthalmus geschieht frühestens 24 Stunden nach dem Trauma, meist Tage oder Wochen, mitunter sogar erst Monate oder Jahre später. Es ist möglich, daß Pulsationen bereits zu einem Zeitpunkt feststellbar sind, wo der Exophthalmus noch fehlt. Ist die V. ophthalmica der Herdseite thrombosiert, kann sich der Exophthalmus hier nicht manifestieren und tritt ausnahmsweise auf dem gegenseitigen Auge auf. Doppelseitiger, pulsierender Exophthalmus bei einseitiger Fistel ist möglich. In seltenen Fällen kann auch eine doppelseitige Fistel bestehen. Insgesamt gesehen ist der Exophthalmus bei arterio-venösen Fisteln im Karotis-Sinus-cavernosus-Gebiet in 20–30% der Fälle doppelseitig.

Das früheste Symptom bei Karotis-Sinus-cavernosus-Fisteln ist ein *pulssynchrones systolisches Geräusch*. Meist tritt das Geräusch sofort auf und wird auf der Seite der Fistel intensiver empfunden. Dieser Seitenhinweis ist verläßlicher als Exophthalmus und Pulsation. Eine wichtige Differenzierungsmöglichkeit besteht weiterhin darin, daß bei Kompression der A. carotis auf der Seite der Fistel das Geräusch verschwindet.

Während bei Aneurysmen der A. carotis int. im Sinus cavernosus ein Sinus-cavernosus-Syndrom auftritt, ist es bei den arteriovenösen Kurzschlüssen nicht zu beobachten, wenn auch gelegentliche Augenmuskelparesen vorkommen können.

Die klinische Unterscheidung zwischen Karotis-Sinus-cavernosus-Fistel und intraorbitalen arterio-venösen Fisteln kann sehr schwer sein. Ein Exophthalmus mit Optikusatrophie, Stauungspapille und Augenmuskellähmungen spricht eher für ein Aneurysma der Orbita, während der pulsierende Exophthalmus häufiger bei Karotis-Sinus-cavernosus-Fisteln festzustellen ist. Visusabnahme und Gesichtsfeldstörungen sind im Anfangsstadium der Karotis-Sinus-cavernosus-Fisteln sehr selten, bei intraorbitalen und intrasellären Aneurysmen dagegen oft zu beobachten, so daß diese Tatsache differentialdiagnostische Bedeutung gewinnt.

4.3.   Arachnoiditis opticochiasmatica

Bei der Arachnoiditis opticochiasmatica handelt es sich um einen produktiv-hyperplastischen Prozeß mit zystischen Liquoransammlungen, der durch Kompression und Einschnürung das Chiasma bzw. den N. opticus infolge Störung der Blutversorgung schädigt. Pathologisch-anatomisch findet sich eine *umschriebene basale Meningitis im Bereich der Cisterna opticochiasmatica*. Es lassen sich dabei 3 Formen unterscheiden:

1. *fibrös-plastische* Form (fibröse Umwandlung der Arachnoidea);
2. *adhäsive* Form (zusätzlich ausgedehnte Verwachsungsstränge zwischen Dura und Arachnoidea);
3. *zystische* Form (Bildung von flüssigkeitsgefüllten Hohlräumen).

Häufig sind Kombinationen dieser Formen zu beobachten. In Abhängigkeit von der überwiegenden Form wird der Krankheitsverlauf geprägt.

Als Ursache der Arachnoiditis kommen akute oder chronische, spezifische oder unspezifische entzündliche Prozesse im Chiasmabereich in Frage. Deshalb ist bei der Erhebung der *Anamnese* größter Wert auf eine gezielte Befragung zu legen, denn die Arachnoiditis opticochiasmatica ist Ausdruck einer Allgemeinerkrankung. Entzündungen im Bereich der Nasennebenhöhlen, Anginen, Osteomyelitiden, Appendizitiden, Otitiden und Angaben über durchgemachte Infektionskrankheiten (Meningitis, Toxoplasmose, Malaria, Virusinfekte) können richtungsweisend sein. Als mögliche Ursache der Arachnoiditis opticochiasmatica wurden auch die Lues, Tuberkulose, Multiple Sklerose und rheumatische Erkrankungen diskutiert. Allerdings bleibt nicht selten der auslösende Faktor verborgen. Da die allgemeinen Zeichen der Entzündung (Hyperämie, Leukozytose, fibrinöses Exsudat) fehlen, wurde die Arachnoiditis opticochiasmatica auch als Arachnoidose bezeichnet. Nicht selten tritt die Arachnoiditis postoperativ und posttraumatisch auf. Bei der Arachnoiditis opticochiasmatica ist oft nicht nur die Arachnoidea, sondern sind auch Pia und Optikus bzw. Chiasma von der Entzündung betroffen. *Arachnoiditis und Neuritis retrobulbaris schließen sich nicht aus!*

Die Arachnoiditis opticochiasmatica bedeutet für den Neurochirurgen und Ophthalmologen gleichermaßen ein schwieriges differentialdiagnostisches Problem, und nicht selten wird die Diagnose per exclusionem gestellt. Dieses Krankheitsbild ist nicht sehr häufig und macht etwa 0,5% einer neurochirurgischen Sammelstatistik aus.

Der Krankheitsverlauf bei der Arachnoiditis opticochiasmatica kann chronisch-progredient sein. Dabei lassen sich nicht selten *Remissionen* beobachten. Die akute Verlaufsform führt dagegen oft innerhalb kurzer Zeit zu schwersten Visusstörungen bis zur Amaurose. Sind für den chronischen Verlauf hauptsächlich die zystischen Formen der Arachnoiditis opticochiasmatica verantwortlich, so spielen die adhäsiven Prozesse eine große Rolle bei den akuten und perakuten Verlaufsformen, da sie sehr bald zu nutritiven Störungen des Chiasmas führen.

Wie bei den sellären und extrasellären Tumoren beginnt das Krankheitsbild der Arachnoiditis opticochiasmatica mit einer Abnahme des Sehvermögens. Dabei kann der Visusverlust seitendifferent oder auf beiden Augen gleichbleibend auftreten. Er kann sich akut oder chronisch-progredient entwickeln. Wir sahen bei etwa 20 % einseitige und bei 80 % doppelseitige Minderung des Sehvermögens, das alle Grade von leichter Visusabnahme bis zur Amaurose umfaßte. Die durchschnittliche Anamnesedauer betrug 5 Monate. In einem Fall trat innerhalb von 13 Tagen Amaurose ein. Sehstörungen sind praktisch immer vorhanden und oft sehr stark ausgeprägt.

Das Gesichtsfeld ist regelmäßig beeinträchtigt. Dabei zeichnen sich die Gesichtsfelddefekte durch ihre *Asymmetrie* und *Variabilität* aus. Bei der Arachnoiditis opticochiasmatica ist „*typisch, daß nichts typisch ist*". Diese Unregelmäßigkeiten kommen durch die unterschiedliche Ausprägung der arachnoiditischen Stränge und Verwachsungen, durch die daraus resultierenden Störungen der Blutversorgung und durch Mitbeteiligung des Chiasmas selbst zustande. Am häufigsten sind *bilaterale Zentralskotome* nachweisbar, die mitunter bizarre Formen aufweisen. Diese Skotome können absolut oder relativ, einfach oder hemianopisch sein. Wenn die Ausfälle typische *bitemporale Zentralskotome* darstellen und nur geringe Neigung zur Ausweitung haben, dann ist in erster Linie an eine Arachnoiditis opticochiasmatica zu denken. Sehr oft sind *konzentrische* Gesichtsfeldeinschränkungen festzustellen, die zu „*Röhren-*" oder „*Schlüsselloch-Gesichtsfeldern*" führen und in unserem Krankengut bei 50 % der Patienten nachweisbar waren.

Hemianopsien können in jeder Form vorkommen. Am häufigsten sind dabei ein- oder doppelseitige temporale Ausfälle, aber auch binasale und homonyme Hemianopsien sind möglich. Bei normalen Gesichtsfeldgrenzen für Weiß kann aber schon ein Ausfall für Farben bestehen, wie wir mehrfach beobachten konnten. Auch zentrale *Farbskotome* waren nachweisbar.

Nicht nur das Gesichtsfeld, sondern auch der Augenhintergrund ist uncharakteristisch. Trotz schwerster Funktionsstörungen kann der Fundus unauffällig sein. Im weiteren Verlauf kann die Papille unscharf und verwaschen werden, es können auch *Stauungspapillen* in jeder Ausprägung auftreten. Häufiger jedoch scheint eine *primäre Optikusatrophie* mit Abblassung der Papille zu sein. Wir sahen bei unseren Patienten zu je einem Drittel einen normalen Augenhintergrund, Stauungspapillen oder Optikusatrophie. Zweimal war die Stauungspapille hochgradig und nur einseitig vorhanden, in den übrigen Fällen lag eine verwaschene Papille mit unscharfen Grenzen vor.

Augenmuskelparesen sind bei Arachnoiditis opticochiasmatica selten und werden durch Übergreifen der Entzündung auf die Basalregion erklärt. Auch bei stärkerem Hirndruck sind Augenmuskellähmungen möglich, wobei der Abduzens bevorzugt ist.

Überraschend ist das häufige Auftreten eines *Exophthalmus*, den wir bei 40 % unserer Patienten beobachten konnten. Hierbei treten differentialdiagnostische Schwierigkeiten bei der Abgrenzung eines Keilbeinflügelmeningioms auf. Der Exophthalmus kam ausschließlich bei Patienten mit einer Stauungspapille vor, betrug 2–5 mm und betraf in jedem Fall das Auge mit der stärkeren Visusabnahme.

4.4.   Traumatische Chiasmaläsion

Augensymptome sind nach Schädel-Hirn-Traumen keine Seltenheit. Die Häufigkeit der Visusstörungen wird dabei mit 1,5–2 % angegeben. In der Mehrzahl der Fälle wird es sich um eine Schädigung des N. opticus handeln. Nur sehr selten ist das Chiasma Sitz der Läsion.

Die Pathogenese der traumatischen Chiasmaläsion ist umstritten. Eine Kompression durch Hämatome ist aufgrund der anatomischen Lage der Sehnervenkreuzung nicht möglich. Trotzdem sind wiederholt selläre Hämatome als Ursache genannt worden. Neben einer Durchblutungsstörung des Chiasmas infolge Zerreißung kleiner Äste aus der A. carotis int. bzw. innergeweblicher Kapillarschädigung sind es vor allem *Durch-*

risse des Chiasmas in Längsrichtung. Diese Durchtrennung kann bei der Operation oder
Sektion direkt sichtbar sein, oft handelt es sich aber um ein äußerlich intaktes Chiasma,
bei dem durch Dehnung und Überstreckung der Nervenfasern ein „innerer Riß" zustande
kam. Es genügen multiple mikroskopische Nervenfaserrisse im besonders vulnerablen
Kreuzungsbereich der Sehnerven, um hier zu erheblichen Funktionsausfällen zu führen.
Bei fronto-okzipitaler Gewalteinwirkung, wie sie bei den meisten Schädeltraumen vorliegt, kommt es für kurze Zeit zu einer Breitenänderung des Schädels mit Auseinander-
weichen der Foramina optici. Dabei wird das Chiasma überdehnt, denn die beiden Nn.
optici sind in ihrem Canalis opticus fixiert. Es ist ferner bekannt, daß Ausrisse des
N. opticus 4–5 cm hinter dem Bulbus durch Zugwirkung am Chiasma zu einer Schädigung der kreuzenden Fasern der anderen Seite führen können. Sicher spielen mehrere
Faktoren eine Rolle. Neben einer direkten mechanischen Chiasmaläsion werden vaskuläre Ursachen, Kontusionsnekrosen und eine posttraumatische Arachnoiditis opticochiasmatica genannt.
Das Ergebnis dieser traumatischen Chiasmaläsion wird fast ausnahmslos eine *bitempo-*
rale Hemianopsie sein (Abb. 86). Insgesamt gesehen, handelt es sich um ein sehr seltenes Krankheitsbild. 1964 waren 78 Fälle in der Weltliteratur bekannt, zu denen zwi-
schenzeitlich noch einige weitere Fälle hinzukamen. Die Prognose hinsichtlich einer
Restitutio der Visusstörungen ist bei Überleben des Traumas ungünstig, die Läsion ist
irreversibel.
Die Mehrzahl der Patienten mit einem so schweren Schädeltrauma ist meist längere
Zeit bewußtlos, so daß eine Visusstörung oft erst relativ spät bemerkt wird. Es wird
deshalb wiederholt mit Nachdruck auf die Bedeutung der *Pupillenreaktionen* hingewiesen. Dabei ist es wichtig, die amaurotische und amblyopische Form der Pupillenstö-
rung von der zentralbedingten, von der durch Schädigung im zentrifugalen Teil der
Puppillenbahn hervorgerufenen und von der rein muskulären Form abzugrenzen.

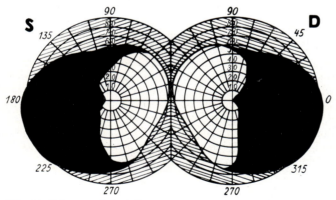

Abb. 86. Schweres Schädelhirntrauma (frontaler Aufprall) mit frontobasaler Fraktur, Liquorfistel
(Nasoliquorrhoe), Pneumatozele und Chiasmadurchriß mit bitemporaler Hemianopsie

5.   Erkrankungen der Sehbahn

Schädigungen der Sehbahn hinter dem Chiasma treten in verschiedener Form und verschieden starker Ausprägung auf. Im Gegensatz zu den Sehbahnanteilen vor dem Chiasma pflegen ausgeprägtere Mitbeteiligungen von Strukturen der Umgebung vorzuliegen. Damit findet sich klinisch eine Kombination von Augensymptomen mit weiteren neurologischen Ausfällen. Bedingt durch die exakte Erfassung infolge der regelmäßigen anatomischen Verhältnisse bilden die Augensymptome hierbei einen wesentlichen Teil der komplexen klinischen Diagnostik.
Im folgenden werden die einzelnen Abschnitte des retrochiasmalen Sehtraktes aufgrund der differenten Augensymptome voneinander getrennt dargestellt und erläutert. Es darf jedoch nicht außer acht gelassen werden, daß ein Teil der Schädigungsmöglichkeiten mehrere Abschnitte dieses hinter dem Chiasma gelegenen Sehbahnanteils betreffen kann. Die klinische Symptomatik zeigt dann die entsprechenden Kombinationen.
Das führende ophthalmologische Symptom der Sehbahnschädigungen sind die Gesichtsfeldausfälle in ihren verschiedensten Formen.

5.1.   Tractus opticus

Morphologie

Anatomisch handelt es sich beim Tractus opticus um die Sehbahnanteile zwischen Chiasma und äußerem Kniehöcker. Parallel dem Hypothalamus und zusammen mit dem gleichseitigen Hirnschenkel zieht der Tractus opticus bis in Höhe der vorderen Mammilarkörper, kreuzt den Hirnschenkel, lagert sich der Pyramidenbahn an und teilt sich jenseits des Hirnschenkels in einen schmalen medialen und zum medialen Kniehöcker hinziehenden, sowie einen dickeren lateralen, zum lateralen Kniehöcker ziehenden Faserzug. Nur dieser laterale Zug gehört zur eigentlichen Sehbahn. Die medialen Faserzüge werden dem zentralen Hörapparat zugeordnet. Das Neuron endet im lateralen Kniehöcker (Abb. 87).
Klinisch-anatomisch bestehen somit enge Beziehungen des Traktus mit Stammganglien, Hirnschenkel und Pyramidenbahn und Anteilen der Basis des Temporallappens. Dementsprechend kann aus diesen Bereichen eine Schädigung auf den Tractus opticus übergreifen. Die Abb. 88 und 89 zeigen die engen Beziehungen mit der Lamelle der Pyramidenbahn und der Lamelle für die motorische Rindenvertretung einiger Hirnnerven. Hieraus erklärt sich das häufige Zusammentreffen von Traktusschädigungen mit gleichseitigen Hypoglossusparesen, ebenso wie gleichseitige Hemiparesen und Sensibilitätsausfälle. Es entsteht ein Symptomenkomplex nach Art von Ausfällen in der inneren Kapsel, der aber durch den Augenbefund differentialdiagnostisch abgetrennt werden kann: hemianopische Pupillenstarre, Anisokorie und Optikusatrophie weisen auf eine basale, den Tractus opticus betreffende Schädigung hin. Die Läsion höher gelegener Sehbahnabschnitte läßt die Optikusatrophie praktisch immer vermissen. Bei dieser differentialdiagnostischen Wertung ist der *Zeitfaktor* zu beachten. Man hat vom Moment

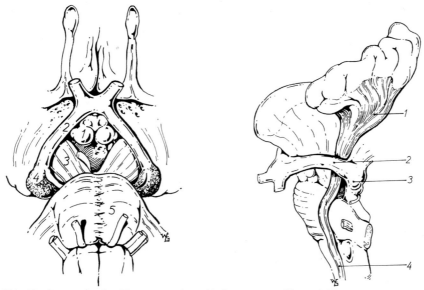

Abb. 87. Anatomie des Tractus opticus (*1* Corpus mamillare, *2* Tractus opticus, *3* Hirnschenkel, *4* lateraler Kniehöcker, *5* Pons)

Abb. 88. Tractus opticus und die Lamelle der Pyramidenbahn (*1* Lamelle der Pyramidenbahn, *2* Tractus opticus, *3* Corpus geniculatum laterale, *4* Tractus cortico-spinalis)

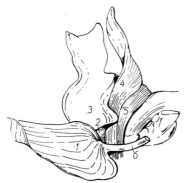

Abb. 89. Tractus opticus und benachbarte Marklamellen (*1* Sehlamelle, *2* Hörstrahlung, *3* Taststrahlung, *4* Pyramiden-bahnlamelle, *5* zentraler Abschnitt der motorischen Hirn-nerven, *6* Tractus opticus) (nach R. A. Pfeifer)

der Schädigung bis zum Auftreten der Papillenveränderungen mit etwa 3–4 Monaten Differenz zu rechnen. Die Hemianopsie besteht jedoch während dieses Zeitraums als funktioneller Ausfall. Weitere Hirnnervenausfälle, zum Beispiel der Nerven III, IV, V und VI, erklären sich aus der anatomischen Nachbarschaft dieser Nerven bei temporo-medio-basal gelegenen Prozessen.

Klinisches Bild

Das führende ophthalmologische Symptom ist die *homonyme Hemianopsie*. Werden beide Traktus ergriffen, zum Beispiel von einem retrochiasmal entwickelten ausgedehnten Kraniopharyngiom, so entsteht die *bitemporale Hemianopsie* unter Mitbeteiligung der Makula. Je nach dem Ausmaß des Drucks auf den Traktus kann im Frühstadium eine *Quadrantenanopsie* vorliegen, jedoch pflegen diese Stadien kaum zur Beobachtung zu kommen, weil die Patienten einseitige Gesichtsfeldausfälle nur selten subjektiv werten. Die Grenzen der Gesichtsfeldausfälle sind um so exakter, je weiter die Schädigung in Richtung Kniehöcker, also hinterem Traktusanteil liegt. Ursache hierfür ist die feste Organisation der Netzhautfasern in den hinteren Traktusanteilen im Vergleich zu der lockeren Sortierung in den netzhautnahen Abschnitten. Fortschreitende Dauer der Schädigung pflegt zu schärferen Begrenzungen der Gesichtsfelddefekte zu führen. *Zentralskotome* in den Spitzen der ausgefallenen Gesichtsfeldanteile sind nicht häufig.

Die Hemianopsie pflegt zunächst in der nasalen Gesichtsfeldhälfte des herdseitigen Auges aufzutreten, während die Gegenseite nachzieht. Bei chiasmanahem Sitz des schädigenden Prozesses können allmähliche Übergänge auf weitere Gesichtsfeldanteile eintreten, so daß schließlich gleichseitige Erblindung mit gegenseitiger Hemianopsie besteht. Nicht selten erreichen die quadranten- beziehungsweise hemianopischen Ausfälle nicht ganz die vertikale Mittellinie. Der verbleibende Raum bis zur Mittellinie wird als *überschüssiges Gesichtsfeld* bezeichnet.

Eine typische Ursache für die Traktushemianopsie bilden mediobasal gelegene, im allgemeinen dem Schläfenlappen zuzuordnende Hirngeschwülste.

Neben den Gesichtsfeldausfällen finden sich hierbei die folgenden neurologischen Nachbarschaftssymptome: im Bereich der kortikalen und unmittelbar subkortikalen Strukturen werden die Areae 44 und 6a Alpha erfaßt (Abb. 90), das bedeutet das Auftreten der Brocaschen motorischen *Aphasie*. Dieses Verhalten findet sich jedoch nur auf der dominanten Hemisphäre, das heißt also fast immer bei linksseitigem Sitz der Raumforderung. Motorische Aphasieformen können auch subkortikal ausgelöst sein.

Ein weiteres Nachbarschaftssymptom bilden die *Unzinatus-Anfälle*, anfallsartig auftretende Geruchs- und Geschmackshalluzinationen. Diese treten sowohl isoliert, als auch im Rahmen eines kompletten epileptischen Anfalls auf; bei letzterem pflegen sie den motorischen Erscheinungen vorauszugehen. Gleichzeitig mit den Geruchs- und Geschmackshalluzinationen können Kau- und Schluckbewegungen beobachtet werden.

In den Areae 41 und 42, den sogenannten Heschlschen Querwindungen (Abb. 91), endet die Hörbahn. Dieses Gebiet bildet damit das entsprechende sensorische Rindenzentrum. Klinisch lassen sich diese sensorischen Hörstörungen recht schwierig nachweisen und werden von den Patienten fast nie spontan angegeben.

Schließlich können bei temporalem Tumorsitz auch psychische Ausfälle im Sinne produktiver Bilder mit paranoiden Wahnvorstellungen, Erregungszuständen und Affektausbrüchen gelegentlich beobachtet werden.

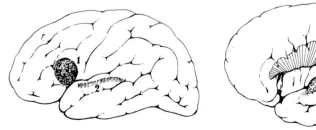

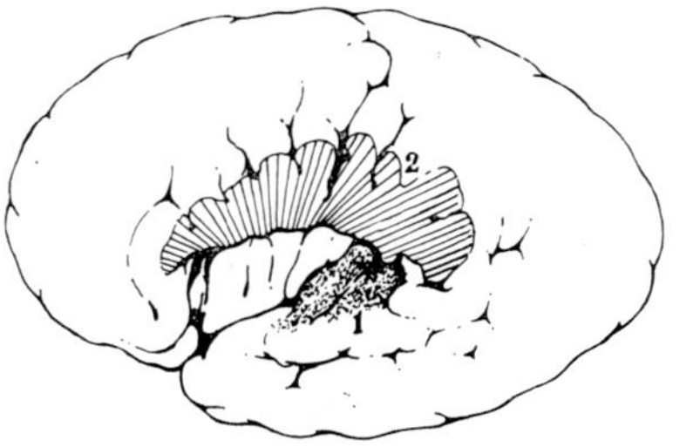

Abb. 90. Beziehungen zwischen Brocaschem Sprachzentrum (*1*) und Tractus opticus (*2*)

Abb. 91. Heschlsche Querwindungen (*1*) nach Abtragung der bedeckten Temporallappenanteile (*2*)

Ätiologie

Nach dem histologischen Bild handelt es sich bei den temporal lokalisierten Hirngeschwülsten um multiforme Glioblastome (28,8%), Meningiome (26,2%), Oligodendrogliome (12,4%), Astrozytome (11,8%), Metastasen (2,9%), Ependymome (2,6%), Epidermoide (1,9%), Angiome (1,4%), Sarkome (1,4%), Spongioblastome (1,2%), und Gangliozytome (1,0%) (nach Krause und Zülch).

Im allgemeinen erfolgt bei diesen temporalen Tumoren die Traktusschädigung durch den direkten Druck der Geschwulst, es kann jedoch auch ein stärkeres umgebendes Hirnödem die Sehbahn irritieren.

Entzündungen kommen wesentlich seltener als Ursache für eine Schädigung des Tractus opticus zur Beobachtung. Es kann sich sowohl um akute, als auch um chronische (zum Beispiel tuberkulöse) Enzephalitiden und Meningitiden handeln. Bei diesen Beobachtungen pflegt ein isolierter Befall der Sehbahn die Ausnahme zu sein.

Traumatische Schädigungen des Tractus opticus sind vor allem bei Schußverletzungen des Hirns zu beobachten. Auch penetrierende Verletzungen durch spitze Fremdkörper und Instrumente, die meist von der Schädelbasis oder der Orbita her in die Sehnbahn eindringen, kommen zur Behandlung.

Gefäßbedingte Sehtraktschäden sind in diesem Bereich seltener und können sowohl durch direkten Druck benachbarter Gefäße als auch durch Verschlüsse versorgender Gefäße mit nachfolgenden Durchblutungsausfällen bedingt sein (Abb. 92). Das klinische Bild einer derartigen Erweichung im Gebiet der A. communicans post. oder der A. chorioidea ant. ergibt neben der Hemianopsie eine Hemiparese ohne Hemihypästhesie. Desgleichen pflegt bei linksseitigem Sitz eine Aphasie aufzutreten.

Schließlich sind in seltenen Beobachtungen Schädigungen des Tractus opticus durch chronische Blei- und Kohlenmonoxidintoxikationen nachgewiesen worden.

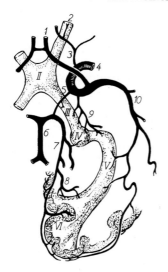

Abb. 92. Arterielle Versorgung von Sehtrakt und Sehstrahlung. (*1 A.* cerebri ant., *2 A.* centralis retinae, *3 A.* ophthalmica, *4 A.* carotis int., *5 A.* communicans post., *6 A.* basilaris, *7* und *8 A.* cerebri post., *9 A.* chorioidea ant., *10 A.* cerebri media, *I* N. opticus, *II* Chiasma, *III* Tractus opticus, *IV* Corpus geniculatum laterale, *V* Sehstrahlung, *VI* Sehrinde)

5.2.   Corpus geniculatum laterale und seine Nachbarschaft

Isolierte Erkrankungen des äußeren Kniehöckers sind außerordentlich selten. Dies trifft sowohl für Tumoren als auch Entzündungen zu. Dementsprechend kommen für diesen Bereich ebenfalls vornehmlich schädigende Prozesse der Umgebung in Frage, die jedoch praktisch immer benachbarte Anteile des Sehtraktes mit einbeziehen. Ein klinisches Bild, das auf eine isolierte Schädigung des äußeren Kniehöckers zurückgeführt werden kann, läßt sich nicht sichern.

Ein wichtiger Nachbarschaftsprozeß wird durch Tumoren im Bereich der Corpora quadrigemina und des Pons gebildet. Hierbei stellen die Gesichtsfeldausfälle durch Schädigung

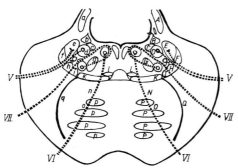

Abb. 93. Ponsherdlokalisation [*a* Brachium conjunctivum, *A* Intentionstremor, Dystaxie, Kinaesthesie, *b* Nucl. terminalis dors., *B* Vestibularissymptome (Nystagmus, Drehschwindel), *c* dorsolaterale Haubenbahn, *C* Blickparese, *d* motorischer Trigeminuskern, *D* Kaumuskelparese, *e* sensibler Trigeminuskern, *E* Verlust der epikritischen N. V-Sensibilität 1.–3. Ast, *f* Tractus spinalis des Trigeminus, *F* Thermanaesthesie und Hypalgesie des 1.–3. Trigeminusastes, *g* zentrale Haubenbahn, *G* Myoklonie, Myorhythmie, *h* Lemniscus lateralis, *H* Hypakusis, *i* Tractus spinothalamicus, *I* protopathische Sensibilitätsstörungen, *k* Lemniscus medialis, *K* epikritische Sensibilitätsstörungen (Vibration), *l* Trigeminusschleife, *L* Trigeminusanästhesie (Gegenseite), *m* zentrale Sympathikusbahn, *M* Erbrechen, vasomotorische Schweißsekretion am Kopf, Horner-Syndrom, *n* Formatio reticularis tegmenti mit verschiedenen Kerngruppen, *N* statische und kinetische Dystaxien, *o* Abduzensbahn, *O* atrophische Abduzenslähmung, *p* Pyramidenbahn, *P* Halbseitenlähmung (Gegenseite), *q* Brachium pontis, *Q* Dystaxien, *V* N. trigeminus, *VI* N. abducens, *VII* N. facialis] (nach R. Janzen)

des lateralen Kniehöckers und der angrenzenden Abschnitte des Tractus opticus einerseits und der Sehmarklamelle andererseits nur ein Symptom dar, das gegenüber den weiteren Zeichen des Syndroms der Vierhügel-Pons-Tumoren etwas zurücktritt. Im Vordergrund stehen die horizontalen und vertikalen Blicklähmungen mit verschiedenen Nystagmusformen, Augenmuskellähmungen in Form von Okulomotorius- und Trochlearisparesen, Lidretraktion und Konvergenzspasmen und reflektorische Pupillenstörungen. Begleitet werden können diese Symptome durch Regulationsstörungen von Atmung, Kreislauf und Schlaf (Hypothalamussyndrom).

Das Schema zur Lokalisation von Brückenherden nach Janzen (Abb. 93) läßt einen Einblick in die Vielfalt der möglichen Ausfälle sowie in deren genauere Lokalisation zu.

Zur Komplettierung der Diagnostik von Vierhügel-Pons-Tumoren wird vor allem die Computertomographie dieses Bereiches angewendet, zum Teil mit zusätzlicher Kontrastmitteluntersuchung.

Ätiologisch handelt es sich sowohl um Entzündungen als auch um Tumoren. Histologisch steht hierbei das Pinealom (26,1%) vor Teratom (14,1%), Ependymom (12,1%), Medulloblastom (10,1%), Spongioblastom und Astrozytom (jeweils 6,1%), Arachnitis adhaesiva (6,1%), Epidermoid (4,1%), Oligodendrogliom, Glioblastoma multiforme, Gangliozytom und Sarkom (jeweils 2,1%) (nach Krause und Zülch).

5.3.   Sehstrahlung

Morphologie

Der anatomische Verlauf der Sehstrahlung bedingt eine außerordentlich enge Verbindung mit neurologisch wichtigen benachbarten Strukturen; das bedeutet, daß Gesichtsfeldausfälle durch Schädigung der Sehstrahlung meist mit weiteren neurologischen Symptomen kombiniert sind. In den Abbildungen 94 und 95 sind die wichtigsten anatomischen Nachbarschaften, vor allem auf den Untersuchungen von R. A. Pfeifer basierend, dargestellt. Insbesondere die von den Areae 3, 1, 2, der postzentralen Region, absteigende *Tastlamelle* kommt in ihren hinteren unteren Bereichen mit den vorderen oberen Abschnitten der Sehstrahlung in engen Kontakt. Die Sehstrahlung selbst hat die Form einer Lamelle, die in mehrfachen Schwingungen zunächst vertikal nach unten und hinten verläuft, um dann schräg und mehr horizontal nach innen in den Bereich der Area 17 einzustrahlen. Dabei legt sich diese Lamelle um das Unterhorn und die unteren äußeren Partien des Hinterhorns des Seitenventrikels. Damit reicht die Sehmarklamelle einerseits bis fast an den Temporalpol und andererseits bis in den Okzipitalpol. Dieses weite Vorreichen der Sehstrahlung zum Temporalpol, anatomisch als Meyersche Schlinge bekannt, bildet die Grundlage für das isolierte Auftreten einer oberen Quadrantenanopsie bei chirurgischen Epilepsieeingriffen im Temporallappen. Bei temporalen Hirntumoren ist ein derartiger Quadrantenausfall im allgemeinen eher auf eine Irritation des Tractus opticus zu beziehen.

Der Stiel der Sehstrahlung passiert die innere Kapsel als unterster hinterster Anteil (Abb. 96). Frontal und oberhalb liegen zunächst die Taststrahlung, anschließend die Pyramidenbahnanteile von Bein und Arm und schließlich die Rindenvertretungen von Hypoglossus und Fazialis. Nach dieser somatotopischen Gliederung richten sich die klinischen Ausfälle bei partiellen Schädigungen im Bereich der inneren Kapsel.

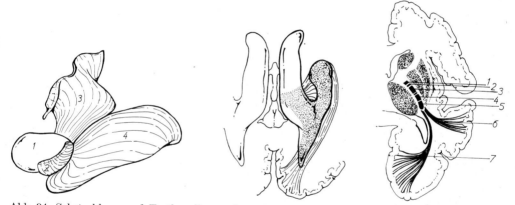

Abb. 94. Sehstrahlung und Tastlamelle von lateral (*1* Putamen, *2* Hörstrahlung, *3* Taststrahlung, *4* Sehstrahlung) (nach R. A. Pfeifer)

Abb. 95. Verhalten von Sehstrahlung zu Seitenventrikel

Abb. 96. Somatotopik der inneren Kapsel. (*1* Fazialisanteil, *2* Hypoglossusanteil, *3* Armanteil, *4* Beinanteil, *5* Taststrahlung, *6* Hörstrahlung, *7* Sehstrahlung)

Klinisches Bild

Es handelt sich bei dem Vollbild der Capsula-interna-Schädigung um eine gegenseitige Hemiparese, Fazialis- und Hypoglossusausfall, homonyme Hemianopsie und kontralaterale Sensibilitätsausfälle. Letztere pflegen mitunter zu fehlen, beziehungsweise sich mehr oder weniger rasch rückzubilden, bedingt durch die Tatsache, daß ein Teil der Tastlamelle durch die Capsula externa zur Rinde verläuft.

Der Thalamus liegt in seinen hinteren und inneren Abschnitten der Capsula interna unmittelbar auf, so daß Schädigungen im Bereich des Thalamus ebenfalls zu einem Syndrom der inneren Kapsel führen können. Da der Thalamus jedoch an seiner Außenseite auch dem Tractus opticus und dem Kniehöcker anliegt, kann bei entsprechender

Lokalisation der Erkrankung im Thalamus die Sehbahnschädigung auch in diesem Abschnitt eintreten. Klinisch entsteht der basale Typ der Hemianopsie (Abb. 97 und 98). Je weiter okzipital die Schädigung der Sehmarklamelle lokalisiert ist, um so isolierter sind die Gesichtsfeldausfälle. Für die okzipitale Hälfte der Sehstrahlung einschließlich des Rindeneintritts bildet die totale homonyme Hemianopsie das einzige neurologische Symptom.

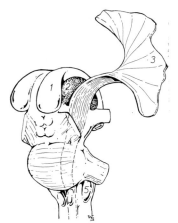 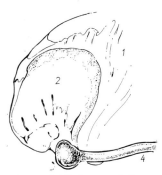

Abb. 97. Thalamus und innere Kapsel (*1* Nucl. caudatus, *2* Thalamus, *3* Pyramidenbahnlamelle, *4* Pyramidenbahn, *5* Olive) (nach R. A. Pfeifer)

Abb. 98. Thalamus, lateraler Kniehöcker und Tractus opticus von lateral (*1* innere Kapsel, *2* Thalamus, *3* lateraler Kniehöcker, *4* Tractus opticus)

Ätiologie

Die Ätiologie der Schädigungen der Gratioletschen Sehstrahlung besteht in erster Linie in Tumoren und Zirkulationsstörungen. Nach ihrem histologischen Bild handelt es sich bei den okzipitalen Geschwülsten um Meningiome (27%), Glioblastome (25,6%), Angiome (8,8%), Astrozytome (6,6%), Ependymome und Metastasen (je 6,6%), Oligodendrogliome (5,1%), Spongioblastome (3,7%), Gangliozytome, Sarkome und Epidermoide (je 1,5%) (Krause und Zülch). Hierbei bestehen lokalisatorische Unterschiede in bezug auf vornehmliche Marklagerbeteiligung oder vornehmliche Rindenaffektion. Eine Differenzierung mit Hilfe unterschiedlicher Hemianopsieformen ist hierbei nicht zu erwarten. Hierfür ist der Einsatz der instrumentellen diagnostischen Methoden erforderlich (CT).

Bei den Zirkulationsstörungen, also Blutungen oder Erweichungen, pflegt die Hemianopsie sich wesentlich rascher als bei den Tumoren zu entwickeln. Bei tumorbedingten Schädigungen dieses Abschnitts ist das innerhalb von Stunden oder Tagen eintretende Symptom der Hemianopsie dringend verdächtig auf eine Blutung in den Tumor. Kommt es zu einer doppelseitigen Hemianopsie, so ist die Ursache wesentlich häufiger in einer Zirkulationsstörung als in einer Hirngeschwulst zu suchen. Stauungspapillen treten bei Tumoren im Bereich der Sehstrahlung seltener und später als bei tumorbedingten Schädigungen des Tractus opticus auf.

Infektionen in Form der lokalisierten Enzephalitis sind selten, sie können ebenso wie ein entsprechend gelegener Hirnabszeß zu Ausfällen nach Art der Hirntumoren führen. Unter den luetisch bedingten Hirnschädigungen kommt es gelegentlich bei der *Paralyse* zu homonymen Hemianopsien, meist begleitet von kontralateralen Halbseitenlähmungen.

Vergiftungen durch Kohlenmonoxid und Blei, gelegentlich auch im Rahmen einer Urämie, können in seltenen Fällen als Hemianopsieursache in Frage kommen.

Bei *traumatischen Schädigungen* der Sehstrahlung durch Längsschüsse sind einseitig homonyme Hemianopsien, bei Schädigungen durch Tangentialschüsse atypische Gesichtsfeldausfälle bevorzugt nachweisbar.

Schließlich läßt sich gelegentlich beim Auftreten eines rasch entstehenden Hydrozephalus der Seitenventrikel eine Hemianopsie nachweisen. Aufgrund der unmittelbaren Nachbarschaft von Hirnkammern und Sehstrahlung ist dieses Ereignis an sich häufiger zu erwarten. In der klinischen Praxis läßt es sich jedoch relativ selten beobachten, wohl bedingt durch das im allgemeinen allmähliche Eintreten eines Hydrozephalus. Die hydrozephalusbedingte Hemianopsie pflegt doppelseitig und bei einseitiger Foramen-Monroi-Blockade ausnahmsweise auch einseitig aufzutreten.

6.   Kortikale Sehzentren

6.1.   Morphologie

Die Konvexität des Lobus occipitalis füllt den ganzen hinteren Teil der Schädelkalotte aus. Über die anatomische Struktur der Hirnoberfläche, über die Hirnwindungen, die Sulci und Gyri im Okzipitallappen unterrichten die Abbildungen 99a bis e.

Wichtig für die *Lokalisation der Sehzentren* ist die Fissura calcarina, deren Form dadurch entsteht, daß sie sich auf der medialen Seite in der Nähe des hinteren Hirnpols gabelt. Fehlt die Aufgabelung, dann führt die Fissura calcarina um den Okzipitalpol herum und endet allmählich auf der äußeren Konvexität. Zwischen Fissura calcarina und Sulcus parietooccipitalis liegt als Keil der Cuneus. Die Fissura calcarina dringt relativ tief in die Hirnsubstanz ein (Abb. 100a–f). Dicht unter dem Cuneusstiel liegt die Fossa calcarina, deren größte Tiefe Calcar avis genannt wird. Die Unterlippe der Fissura calcarina bildet die dorsale Partie des Gyrus occipito-temporalis med. (lingualis), die Oberlippe den basalen Abschnitt des Cuneus.

Die kortikale Sehsphäre (Area striata, Area 17 nach Brodmann) ist bereits makroskopisch am ungefärbten Gehirnschnitt durch die feine weißlich-gelbliche Linie des *Gennarischen Streifens* (Vicq d'Azyrschen Streifens) erkennbar, histomorphologisch durch die Dreiteilung der Schicht IV. Die Sehsphäre liegt im Bereich der Fissura calcarina, reicht aber wie eine Polkappe etwas um die Konvexität herum, letzteres besonders stark ausgeprägt bei Säugetieren (Abb. 101). Die Area striata nimmt den größten Teil der Fossa calcarina ein und dehnt sich auf etwa 20–43 cm² Gehirnoberfläche aus. Bei Neugeborenen ist sie nur etwa 5 cm² groß. Allerdings ist die Variationsbreite in der Ausdehnung der Area striata enorm, wahrscheinlich bedingt durch Unterschiede in der Gefäßentwicklung. Zwischen rechtem und linkem Lobus occipitalis besteht keine exakte Kongruenz.

Typisch für die Area striata ist ihre *Schichtung*. Im allgemeinen gibt es in der Hirnrinde 6 Schichten (Molekularschicht, äußere Körnerschicht, Pyramidenschicht, innere Körnerschicht, Ganglienzellschicht und Spindelzellschicht). In der Area striata ist die innere Körnerschicht (Schicht IV) durch den Gennarischen Streifen in 3 Teile geteilt. In der Schicht VI (Spindelzellschicht) kommt es zur Verdoppelung. Die Schichtengliederung ist bei visuell hochentwickelten Tieren besonders deutlich, bei Nachttieren indessen relativ wenig ausgeprägt, z. B. bei nachtaktiven Affen gegenüber den farbensehtüchtigen tagaktiven Affen. Die Vermehrung der Schichten hat in der Vergangenheit zu einer großen Zahl von Deutungen geführt, um die 3 wichtigsten Funktionen der Area striata, die Lichtwahrnehmung, die Farbwahrnehmung und den Raumsinn, in spezielle Rindenschicht zu lokalisieren. Bereits bei der Geburt ist die Rinde im Bereich der Area striata markreif.

Die *Gratioletsche Sehstrahlung*, durch Abfaserung auch makroskopisch darstellbar, ordnet sich in der Nähe des Lobus occipitalis zu dünnen Platten wie Blätter eines halbgeöffneten Fächers und erfährt medial vom Hinterhorn eine rechtwinklige Biegung (okzipitales Knie der Sehstrahlung), ehe sie in den Bereich der Fissura calcarina einmündet.

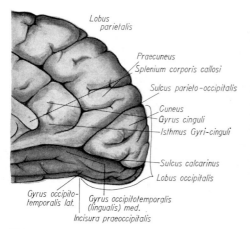

Lobus
parietalis

Praecuneus
Splenium corporis callosi

Sulcus parieto-occipitalis

Cuneus
Gyrus cinguli
Isthmus Gyri-cinguli

Sulcus calcarinus
Lobus occipitalis

Gyrus occipito-
temporalis lat.
Gyrus occipitotemporalis
(lingualis) med.
Incisura praeoccipitalis

Abb. 99 a

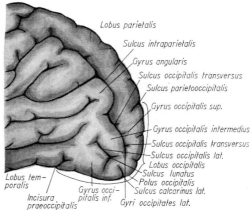

Lobus parietalis

Sulcus intraparietalis

Gyrus angularis

Sulcus occipitalis transversus
Sulcus parietooccipitalis

Gyrus occipitalis sup.

Gyrus occipitalis intermedius
Sulcus occipitalis transversus
Sulcus occipitalis lat.
Lobus occipitalis
Sulcus lunatus
Polus occipitalis
Sulcus calcarinus lat.
Gyri occipitales lat.

Lobus tem-
poralis
Incisura
praeoccipitalis
Gyrus occi-
pitalis inf.

Abb. 99 b

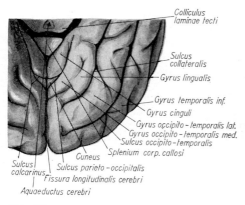

Colliculus
laminae tecti

Sulcus
collateralis
Gyrus lingualis

Gyrus temporalis inf.
Gyrus cinguli
Gyrus occipito-temporalis lat.
Gyrus occipito-temporalis med.
Sulcus occipito-temporalis
Splenium corp. callosi

Sulcus
calcarinus
Cuneus
Sulcus parieto-occipitalis
Fissura longitudinalis cerebri
Aquaeductus cerebri

Abb. 99 c

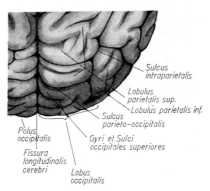

Sulcus
intraparietalis

Lobulus
parietalis sup.
Lobulus parietalis inf.

Sulcus
parieto-occipitalis

Polus
occipitalis
Gyri et Sulci
occipitales superiores
Fissura
longitudinalis
cerebri
Lobus
occipitalis

Abb. 99 d

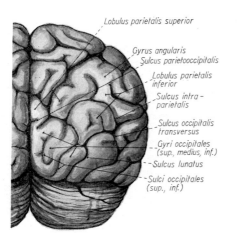

Lobulus parietalis superior

Gyrus angularis
Sulcus parietooccipitalis

Lobulus parietalis
inferior

Sulcus intra-
parietalis

Sulcus occipitalis
transversus

Gyri occipitales
(sup., medius, inf.)

Sulcus lunatus

Sulci occipitales
(sup., inf.)

Abb. 99 e

Abb. 99 a–e. Anatomische Struktur des Lobus
occipitalis und seiner Umgebung. a) von medial;
b) von lateral; c) von unten; d) von oben;
e) von hinten

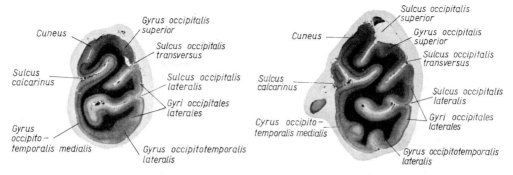

Abb. 100 a

Abb. 100 b

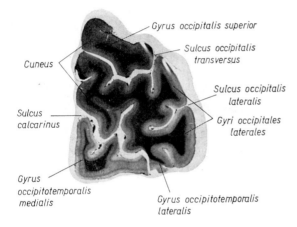

Abb. 100 c

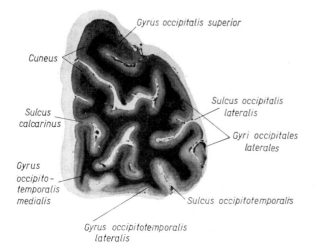

Abb. 100 d

Abb. 100 a–e. Frontalschnitte durch den Lobus occipitalis jeweils im Abstand von 10 mm, von okzipital anfangend (Markscheidenfärbung, etwa $^1/_2$ Größe)

Abb. 100 e. Siehe nächste Seite oben.

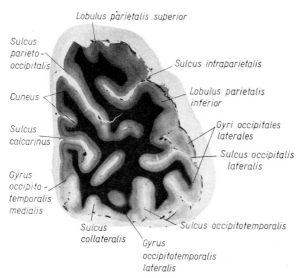

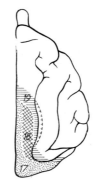

Abb. 100 e

Abb. 101. Karte der durchschnittlichen Felderausdehnung der Area
striata (= 17), der Area occipitalis
(= 18) und der Area praeoccipitalis
(= 19) bei der Katze (nach Orsuka
und Bassler 1962)

6.2.   Funktionen und Erkrankungssymptome

6.2.1.   Area 17

Die kortikale Sehsphäre ist lediglich nur Schalt- und Assoziationszentrum für die an-
kommenden sensorischen optischen Impulse und sorgt für die Abnahme und Weiterleitung der primären Sehempfindungen.
Relativ gesichert ist die *Gesichtsfeldlokalisation:* Fasern aus der oberen Netzhauthälfte
gehen in die obere, Fasern aus der unteren Netzhauthälfte in die untere Calcarinalippe.
Die Fissura calcarina markiert etwa den horizontalen Meridian der Netzhaut (Abb. 102).
Die Makula projiziert sich entsprechend der großen Zahl der aus ihr aufsteigenden
Nervenfasern etwa in die Hälfte der Area striata, obgleich die Macula lutea nur etwa
1/300 der Netzhaut ausmacht. Die Makulaprojektion liegt am Pol des Hinterhauptlappens.
Nach lateral schließen sich die peripheren Gesichtsfeldareale und die temporalen, nur
einäugig gesehenen Gesichtsfeldsicheln an. Vom hinteren Okzipitalpol dringt das
Makulaprojektionsgebiet keilförmig mit der Fissura calcarina zwischen die Projektions-
gebiete der peripheren Netzhautareale ein. Die peripheren Gesichtsfeldareale projizieren sich in der Area striata auf verhältnismäßig kleine Bereiche der Hirnoberfläche.
Die Projektion der Fovea centralis liegt in der Area striata am weitesten dorsal.
Die Projektion der homonymen Netzhauthälften in der Area striata ist eine exakte
Punkt-zu-Punkt-Projektion. Somit können in Einzelfällen bei kleinen herdförmigen
Erkrankungen in der Area striata auch sehr kleine homonyme Skotome entstehen,
wenngleich diese Skotome auch für das Sehen von geringer Bedeutung sind und bei
der Untersuchung leicht unerkannt bleiben. Einer durch Erkrankung des Lobus occipitalis ausgelösten homonymen Hemianopsie geht häufig eine hemianopische Aufmerksamkeitsschwäche voraus, die am besten mit Hilfe des optischen Zählversuchs zu erfassen ist. Auch als Restsymptom einer sich zurückbildenden Hemianopsie kann diese
Aufmerksamkeitsschwäche nachweisbar sein.

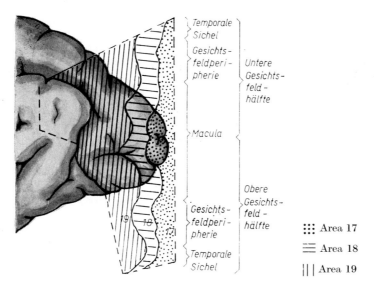

Temporale
Sichel

Gesichts-
feldperi-
pherie

Untere
Gesichts-
feld-
hälfte

Macula

Obere
Gesichts-
feld-
hälfte

Gesichts-
feldperi-
pherie

Temporale
Sichel

::: Area 17

= Area 18

||| Area 19

Abb. 102. Hypothetische Feldergliederung des Okzipitalhirns (nach Kleist). Die medial-basalen Teile der Hinterhauptrinde sind um die obere und untere Kante der Konvexität des Okzipitallappens herumgeklappt, nachdem ein Schnitt entlang dem Grunde der Fissura calcarina gelegt worden ist. Die drei hufeisenförmigen Felder der Sehrinde liegen dann als parallele Streifen in einer Ebene. Die Ähnlichkeit in der Anordnung der optischen Felder mit der sensomotorischen Rinde (Motilität: vordere Zentralwindung. Sensibilität: hintere Zentralwindung. Praxie: Scheitellappen) tritt auf diese Weise deutlich hervor

Beim optischen Zählversuch zeigt man den Patienten einige wenige aufgeschriebene Zahlen, z. B. 5, 17, 6, und läßt diese dann aus dem Gedächtnis wiederholen.

Photismen in Form von Ringen, Scheiben, Kugeln, Blitzen und unterschiedlichen Bildern sind bei zentral bedingten homonymen Hemianopsien nicht selten zu beobachten und scheinen von Rindengebieten in der unmittelbaren Nachbarschaft der Fissura calcarina auszugehen. Sie können farblos oder farbig sein, wobei Gelb und Blau vorherrschen. Diese Photismen erfassen teilweise auch das nicht ausgefallene Gesichtsfeld.

In der Sehstrahlung werden die Impulse für das *skotopische* Sehen aus den großzelligen Schichten des Genikulatums wesentlich schneller zum Lobus occipitalis geleitet als die Impulse des *photopischen* Apparates aus den kleinzelligen Schichten des Genikulatums. Sie kommen also auch schneller in der Area striata an und veranlassen früher Aktionspotentiale und Assoziationen. Wahrscheinlich sind sie für Einstell- und Fixationsbewegungen maßgebend.

Die Area striata transformiert die ankommenden optischen Erregungen nur in elementarer Weise. Sie ist somit eine *kortikale Retina*, denn auch in der Retina werden die optischen Impulse nicht wesentlich verarbeitet. Allerdings sind einige Neurone der Area striata auf bestimmte Aufgaben spezialisiert: Einfache Hell- und Dunkelmeldungen erfahren eine neuronale Transformation in ein spezialisiertes Gestalt-, Konturen-, Richtungs- und Bewegungssehen.

Ihre Information erhält die Sehrinde nicht nur auf einer Leitung aus der Retina; es gibt *Nebenschaltungen* in begrenztem Ausmaß, und zwar aus folgenden visuellen Systemen: 1. aus den großzelligen Schichten des Genikulatums für skotopisches und für Schwarz-Weiß-Sehen mit Verbindungen zur Blickeinstellung; 2. aus den kleinzelligen Genikulatumschichten für das Nachtsehen; 3. durch Kollateralen der Sehnervenfasern

zum Nucleus pulvinaris intergeniculatus mit Verbindungen zur Area 18 der anderen
Hemisphäre, vermutlich mit speziellen Aufgaben zur Integration optischer und akusti-
scher Erregungen; 4. eine Leitung, die von den Fasern der Sehstrahlung nach Verlassen
des Genikulatums abzweigt und zur Area 19 gelangt. Eine Verletzung der Area striata
zeigt sich im Genikulatum als streifenförmige Zellatrophie infolge einer retrograden
Degeneration. Dabei ist aber auch eine aufsteigende neuronale Degeneration mit im
Spiel, da von der Area striata auch rückläufige Nervenfasern zum Genikulatum ziehen.
Kommissurenfasern durch den Balken zwischen linker und rechter Area striata gibt
es nicht.

Das kortikofugale Projektionssystem innerhalb der Gratioletschen Sehstrahlung (*sekundäre Sehstrahlung*) führt zum Corpus geniculatum laterale, zum Pulvinar thalami, zu
den Brückenkernen und zu den rostralen Zweihügeln und dient wahrscheinlich zur Bahnung, Dämpfung oder Hemmung der Impulse subkortikaler Zentren, zur Weiterleitung
von Erregungen an das Kleinhirn, für die Einstellung automatischer Folgebewegungen
sowie für die Akkommodations-Konvergenzreaktionen.

Der *Gennarische Streifen* hat seit langem eine besondere Rolle in der Diskussion über
die Funktion der kortikalen Sehsphäre gespielt. Bei Totalunterbrechung der Sehstrahlung erfährt er allerdings keinerlei Degeneration. Ältere Anschauungen über die Funktion
und die Aufgabe des Gennarischen Streifens sind durch neue Untersuchungen mittels
Registrierung der elektrischen Potentiale aus der Area striata sehr in Frage gestellt
worden. Diese Untersuchungen haben ergeben, daß die Zellen in der Area striata auf
lineare Strukturen wesentlich früher antworten als auf Lichtblitze bzw. auf diffuse
Beleuchtung. Vermutlich gibt es 2 Zellarten: Einfache Zellen, die schwach auf Lichtblitze oder diffuse Belichtung, aber stark auf vertikale bzw. horizontale Linien antworten, und daneben komplexe Zellen, die Informationen von den einfachen Zellen aus
einem bestimmten Orientierungsfeld sammeln und vornehmlich Bewegungen in einer
spezifischen Richtung registrieren. Die Zellen sind funktionell in Felder wie die Öffnungen einer Bienenwabe eingeteilt. Es gibt also funktionelle Zellstrukturen, deren
wesentlichste Aufgabe darin besteht, die ankommenden Impulse zu ordnen, so daß daraus die Wahrnehmung von Konturen und Linien entsteht.

Verbindet man bei einem Tier sofort nach der Geburt ein Auge, so werden die diesem
Auge zugeteilten Zellen in der Area striata für die Registrierung von Konturen, nicht
aber für die Helligkeitswahrnehmung unempfindlich. Es kommt also durch die Okklusion zu einer *Amblyopie* wie bei Schielenden; das Sehen von Mustern und Konturen ist
erschwert. Vernäht man beide Augen gleich nach der Geburt, so kommt es zu einer
mangelhaften Furchung und zu einer Verkleinerung der Windungen im Okzipitallappen,
die später nur unvollkommen nachgeholt werden kann.

6.2.2.   Area 18 und Area 19

Die *Area parastriata* (Area 18 nach Brodmann) spielt eine besondere Rolle beim unwillkürlichen, durch Assoziationen mit den okulomotorischen Zentren im Vorderhirn
auch beim willkürlichen *Fixationsmechanismus*, beim Blinzelreflex, bei der Aufmerk-
samkeitslenkung und bei der Organisation des Sehbildes. Sie erhält viele kurze intra-
kortikale Assoziationsfasern aus der Area striata. Entsprechend viele Fasern führen
von ihr in die *Area peristriata* (Area 19 nach Brodmann). Die Area 19 stellt Verbindungen zur Regio temporalis, zur Regio parietalis, zu den Pulvinarkernen und zu anderen
Hirnrindenfeldern her (Abb. 103).

Insbesondere speichern die Area 18 und 19 optische Erinnerungsbilder (*Mnemen*) als
Engramme. Reizt man die beiden Areae, so entstehen optische *Halluzinationen*. Bei
Reizung der Area striata werden elementare Halluzinationen wie Sterne, Funken, Blitze,

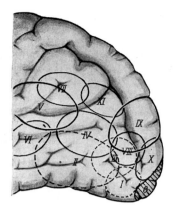

Abb. 103. Lokalisation höherer optischer Zentren (nach Quensel 1931)
8 Engere Sehsphäre (Regio calcarina), mit Gesichtsempfindung, Lichtsinn, Farbensinn, elementaren Raumsinnfunktionen, Projektion, *I* Farbenagnosie, *II* Amnestische Aphasie, optische Aphasie, Farbennamen-Aphasie, *III* reine optische Alexie, Seelenblindheit, *IV* parietale Alexie mit Agraphie, Rechts-Linksstörungen, *V* ideatorische Apraxie und Agraphie, *VI* Worttaubheit, *VII* Verbindung mit der Körperfühlsphäre, Fingeragnosie, *VIII* Déviation conjuguee, *IX* räumliche Orientierungsstörungen, Metamorphopsie; doppelseitig schwere allgemeine Orientierungsstörung, *X* Blick- und Fusionsstörungen, XI vestibulare Einflußzone (?) (− − tiefe, —oberflächliche Herde)

Lichter und Farben gesehen, bei Reizung der Areae 18 und 19 komplexe Wahrnehmungen, Figuren und Bewegungsabläufe. Der Verlust der Areae 18 und 19 bedingt eine visuelle Agnosie, eine räumliche Desorientiertheit und einen Verlust des visuellen Gedächtnisses.

Die Area 18 empfängt auch efferente Fasern aus anderen Bereichen der Hirnrinde und von anderen Hirnzentren. Sie hat sehr starke *Balkenverbindungen* zur kontralateralen Area 18 zwecks Fusionierung beider Gesichtsfeldhälften, erhält also Impulse aus beiden Teilen des Gesichtsfeldes. Kommt es zur einseitigen Ektomie des Lobus occipitalis, dann entsteht eine Faserdegeneration auf der Gegenseite nur in der Area 18, nicht aber in den Areae 17 und 19.

In der Area 19 liegt ein okzipitales Blickfeld für *unwillkürliche Augenbewegungen* (*Führungsbewegungen*). Bei Reizung der Area 19 kommt es zu koordinierten und assoziierten Deviationen zur Gegenseite. Vertikale konjugierte Augenbewegungen gibt es dabei kaum, aber in Sonderfällen Konvergenzmiosis und Akkommodation.

Weitgehend sind die Funktionen der Area 18 und 19 von Lernprozessen abhängig. Fehlen diese Lernprozesse in den ersten Monaten nach der Geburt, dann ist später die optische Auswertung des Gesehenen gehemmt, es kommt zur Amblyopie.

30% der genannten sensorischen Impulse gehen beim Menschen über die Netzhaut. Dementsprechend darf man annehmen, daß auch 30% der gesamten Hirnrinde auf direktem oder indirektem Wege mit dem Sehvorgang Verbindung hat. Der Lobus occipitalis stellt somit nur einen Teil derjenigen Areale des zentralen Nervensystems dar, die optische Impulse verarbeiten.

6.2.3. Fusion, Stereoskopie und Farbensehen

Es ist noch nicht geklärt, ob sich das fusionierte Bild beider Augen aus vielen Punkten der monokular wahrgenommenen Bilder mosaikartig zusammensetzt, ob es das Produkt einer Mischung ist oder ob immer nur jeweilig der Eindruck eines Auges wahrgenommen wird (*binokularer Wettstreit*). Meistens dominiert der Seheindruck einer Seite (*monokulare Dominanz*), in etwa 80% der des rechten Auges.

Das *stereoskopische Sehen* vollzieht sich in den Areae peri- und parastriata. Ein eigenes Zentrum dafür gibt es aber nicht, da stereoskopisches, dreidimensionales Sehen das Ergebnis vieler assoziativer, mnestischer, gnostischer und kommemorativer Elemente darstellt. Es ist unwahrscheinlich, daß die Dreiteilung der Lamina IV in der Area striata wesentliche Elemente zur binokularen Fusion und Stereopsis beisteuert, wie ältere Autoren annahmen.

Die Lokalisation des *Farbensinns* in der Sehsphäre ist bislang nicht geklärt. Im Geniculatum laterale sind die großzelligen Schichten wahrscheinlich dem skotopischen Apparat und dem Schwarz-Weiß-Sehen hoher Empfindlichkeit, die kleinzelligen Schichten dem photopischen Apparat und somit dem Farbensehen zugeordnet. In der Area striata sind möglicherweise die Farbensinnzellen in der Schicht IV enthalten, aber gemischt mit anderen Zellen, so daß es nicht zu einem isolierten Ausfall des Farbensinns kommen kann. Sofern nach apoplektischen Insulten und nach Hämorrhagien in Sehstrahlung und Sehsphäre eine homonyme *Hemiachromatopsie* (Hemianopsie für Farben) beobachtet worden ist, bestand wahrscheinlich ein Druck auf die Sehsphäre, unter dem die Farbsinnzellen früher als andere Zellen Schaden erlitten, weil sie auf allgemeinen oder lokalisierten Hirndruck besonders empfindlich reagieren.

6.2.4. Augenmotilität

Im Lobus occipitalis befinden sich die Zentren für die *reflektorischen Führungs- und Folgebewegungen* sowie für die ruckartigen *Einstellbewegungen*. Bei Erkrankungen des Lobus occipitalis bestehen Schwierigkeiten im Fixationsmechanismus, zumal die Augenmotilitätsstörungen stets mit Gesichtsfeldausfällen verbunden sind; die willkürlichen Augenbewegungen, die vom Frontalhirn aus gesteuert werden, sowie die Reaktionsfähigkeit auf vestibuläre Reize sind intakt, und nur selten ist das Konvergenz- und Akkommodationsvermögen in Mitleidenschaft gezogen. Konjugierte Deviationen sind selten.
Der *optokinetische Nystagmus* hat für Erkrankungen des Lobus occipitalis eine nur sehr geringe differentialdiagnostische Bedeutung. Beim beidseitigen Verlust der Area 18 und 19 geht die Fähigkeit zum optokinetischen Nystagmus verloren, da die Verbindungen der Sehrinde zum Frontallappen unterbrochen sind. Auch Parietallappenläsionen zeigen, sofern sie mit Hemianopsien vergesellschaftet sind, regelmäßig Ausfälle bzw. Asymmetrien des horizontalen optokinetischen Nystagmus. Der Ausfall des optokinetischen Nystagmus bzw. seine Asymmetrie ist bei Hirnläsionen etwa so häufig wie die Aphasie.

6.2.5. Halluzinationen

Optische Halluzinationen und Photopsien sind bei Herden im Lobus occipitalis oder bei entsprechenden Verletzungen nicht sehr häufig. Wahrscheinlich ist zum Entstehen optischer Halluzinationen die Reizung von weiteren Hirnrindengebieten, die Reduzierung der gesamten Hirntätigkeit oder der Ausfall übergeordneter Kontrollen und Hemmungen erforderlich. Auch bei Blinden kommen optische Halluzinationen vor.
Optische Halluzinationen haben einen *geringen lokalisatorischen Wert*, zumal ihre Entstehung nicht ganz geklärt ist. Im allgemeinen wird angenommen, daß elementare Halluzinationen wie Funken, Lichtblitze, gezackte Linien oder ähnliches auf Läsionen der Area 17 bzw. der Sehbahn, komplizierte Halluzinationen wie Bewegungsabläufe, Bilder und ähnliches auf Läsionen der Areae 18 und 19 sowie des Temporallappens zurückzuführen sind. Dabei ist zu berücksichtigen, daß elementare Halluzinationen auch bei retinalen Irritationen entstehen, z. B. Lichtblitze vor einer Netzhautablösung, bei retinaler Arteriosklerose und bei Myopie.
Bei *traumatischer Epilepsie* entsteht neben Blickbewegungen zur Gegenseite eine optische Aura mit verschiedenen Photopsien, sofern der Ausgangspunkt der Epilepsie im Lobus occipitalis liegt.

Bei Störungen im parieto-okzipitalen Bereich kommt es nicht selten neben visueller Unaufmerksamkeit, räumlicher Desorientiertheit und Objektagnosie zu Mikropsie, als *Liliputanerhalluzination* bezeichnet, und zu Makropsie.

6.2.6.   Rinden- und Seelenblindheit

Man unterscheidet eine Rindenblindheit (*kortikale Blindheit*) bei Ausfall der Sehzentren im Lobus occipitalis und eine *Seelenblindheit* bei Störungen des Erinnerungsvermögens, bei der eine optische Wahrnehmung zwar möglich ist, aber das Wahrgenommene nicht mehr zu einer Orientierung verwertet werden kann.

Eine *kortikale Blindheit* (Rindenblindheit, zerebrale oder okzipitale Blindheit) entsteht besonders nach Hinterkopfverletzungen, weniger häufig durch Gefäßveränderungen und Intoxikationen, noch seltener nach Enzephalitiden. Auch dann wenn Krankheitsprozesse nur einen Teil der Sehrinde erfassen, kann es zur Rindenblindheit als Symptom des völligen Zusammenbruchs der Kortexfunktionen kommen. Sie läuft in verschiedenen Stadien ab. Im *Stadium I* fühlen sich die Patienten wie im Dunkeln, haben aber nicht den Eindruck, daß sie überhaupt nichts sehen würden; sie haben also nicht den Empfindungswert der Vision nulle. Zum Teil bestehen als Symptom einer ungestörten inneren Optik Photopsien und Halluzinationen, die meistens sehr einförmig sind. Die Untersuchung wird häufig durch eine große Neigung zur Konfabulation und Dissimulation erschwert. Im Elektroenzephalogramm fehlt der okzipitale Alpharhythmus.

Im *Stadium II* kommt es bei Rückbildung der okzipitalen Blindheit mit großer Regelmäßigkeit zu Photopsien und zu elementaren optischen Halluzinationen. Nach Traumen sind die Halluzinationen sehr farbenfreudig, nach Gefäßprozessen meistens farblos. Oft werden farbige Nebel wahrgenommen (*psychisches Tyndall-Phänomen*, Stadium der *Obnubilationen*) oder eine Überflutung des Gesichtsfeldes mit Farben. Allmählich kommt es zur Wahrnehmung von auffälligen Bewegungen, großen Helligkeitsunterschieden, von Konturen und schließlich von Farben in der Reihenfolge Rot, Gelb, Blau und Violett. Der Nebel hellt sich immer mehr auf, Umrisse werden deutlicher. Es besteht ein leichtes Flimmern und eine große Ermüdbarkeit.

Das *Stadium III* (*zerebrale Asthenopie*) ist dadurch gekennzeichnet, daß alles verschwommen, unplastisch und ohne Raumtiefe, also ohne Stereoskopie gesehen wird. Die Ermüdbarkeit ist groß; Filme können in diesem Stadium kaum angesehen werden. Oft besteht Diplopie wegen Fusionsschwäche. Das Lesen ist stark behindert (*asthenopische Dyslexie*). Im Gesichtsfeld zeigt sich die sog. *Ermüdungsspirale* (Abb. 104), wenn laufend mit zentripetaler Objektführung perimetriert wird; das Gesichtsfeld wird dabei immer kleiner. Ein optokinetischer Nystagmus ist meistens nicht vorhanden.

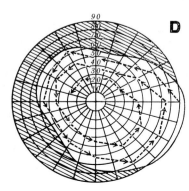

Abb. 104. Ermüdungsspirale bei der Perimetrie asthenoper Patienten

Eine kortikale Blindheit durch *Gefäßprozesse* kann entweder plötzlich oder allmählich auftreten, zuweilen erst nach Wiederholung des Insultes in der anderen Gesichtsfeldhälfte. Häufig beginnt die Blindheit während des Schlafes, weil der Blutdruck absinkt, die kortikale Sehsphäre aber nach wie vor eine bestimmte Menge Sauerstoff braucht und in dieser Situation die arteriosklerotisch veränderten Gefäße die notwendige Blutzufuhr nicht sichern können. Meistens hält eine kortikale Blindheit auf vaskulärer Basis aber nur kurze Zeit an, sofern es nicht zu embolischen Prozessen oder Sanguinationen gekommen ist. Traumatisch bedingte kortikale Blindheit hat längeren Bestand.

Zur *Seelenblindheit* kommt es besonders dann, wenn Herde die linke Seite oder beide Seiten der Rinde im Lobus occipitalis beeinträchtigen. Seelenblinde Patienten haben eine optisch-räumliche Agnosie. Oft besteht dabei eine *taktile Agnosie*, weil optische Vorstellungen auch für das taktile Erkennen Bedeutung besitzen.

Fallen beide Okzipitallappen aus, dann fehlen alle optischen Reflexe mit Ausnahme des Lidschluß- und des Lichtreflexes der Pupillen.

Bei Läsionen in den parieto-okzipitalen Regionen kann es zur *visuellen Perseveration* kommen: Ein gesehenes Bild bleibt als Engramm im Blickfeld des Patienten bestehen, auch wenn in eine andere Richtung geschaut wird.

6.2.7. Antonsches Syndrom

Beim Antonschen Syndrom, der Nichtwahrnehmung der eigenen Blindheit, spielt der Lobus occipitalis eine dominierende Rolle. Besonders kommt es zu diesem Syndrom bei ausgeprägten Lokalschädigungen im Parietookzipitalhirn. Zusätzlich muß aber noch eine diffuse Hirnschädigung vorhanden sein, die zu einer gewissen Indolenz bzw. Resignation des Patienten gegenüber den optischen Ausfällen bzw. zu einer Euphorie, zu einer Reduzierung der Hirnleistung, zu einer erheblichen Desorientiertheit sowie zu einer Herabsetzung der Bewußtseinssituation, der Aufmerksamkeitslage und des Interesses führt, d. h. zu einer allgemeinen Hemmung des Hirnmechanismus und zur Unfähigkeit, komplexe Vorgänge zu analysieren und zu registrieren. Zuweilen scheint dabei die prämorbide Persönlichkeit des Patienten eine erhebliche Rolle zu spielen. Gewisse Parallelen bestehen zum Ganserschen Syndrom (*Pseudodemenz*).

Nicht selten zeigt sich eine Art *Perseveration*: Bei den Patienten halten die letzten optischen Wahrnehmungen vor Eintritt der Erblindung lange Zeit an und täuschen ein intaktes Sehen vor. Auch *szenische Halluzinationen* erwecken den subjektiven Eindruck, etwas sehen zu können. Die innere Optik ist gleichsam funktionsfähig geblieben, und viele bildhafte Mnemen stehen zur Verfügung, um die Blindheit zu larvieren. Fast immer zeigen die Patienten Neigung zu Dissimulation und Konfabulation. Sie sind jederzeit bereit, irgendeine Erklärung für ihren optischen Defekt vorzubringen. Das Syndrom kommt mit großen graduellen Unterschieden vor. Oft wechselt es in seiner Intensität bei ein und demselben Patienten.

Ein *negatives Antonsches Syndrom* liegt bei Patienten vor, die noch einen Gesichtsfeldrest haben, aber dennoch behaupten, daß sie blind seien, ohne daß bei ihnen eine Simulationsabsicht besteht. Derartige Patienten sind in ihrer allgemeinen Aufmerksamkeitslage sehr stark eingeschränkt, so daß sie ihren Sehrest nicht mehr registrieren.

6.2.8. Optische Agnosien

Die optische Agnosie besteht in der Unfähigkeit, beim Anblick Formen, Farben (*Farbagnosie*) und Objekte (*Objektagnosie*) wiederzuerkennen. Typischerweise ist dabei auch die motorische Reproduktion der optischen Vorstellungsbilder gestört. Besondere klinisch interessante Formen der optischen Agnosie zeigt die *Prosopagnosie*, die in einem

Nichtwiedererkennen einer bekannten Physiognomie besteht, wobei Einzelheiten des Gesichtes zwar erkannt werden, nicht aber die individuelle Physiognomie. Bei der *Simultanagnosie* werden Einzelobjekte noch erkannt, nicht jedoch Zusammenhänge einer bildlich dargestellten Handlung (*Gestaltzerfall* [Pötzl]).

Mit dem Nichterkennen von Formen, Farben und Objekten hängt die Unfähigkeit eng zusammen, sich in einem Raum zu orientieren, ihn zum Beispiel richtig zu durchqueren. Es sind Orts-, Richtungs- und Tiefenbestimmungen unmöglich geworden. Der Raumagnostische erreicht damit das Stadium eines Kindes vor dem 5.–7. Lebensjahr (*Bilderbuchstadium* [Pötzl]), also vor Reifung des Parietalhirns. Dabei sind das Lesen der Uhrzeit (Verlust des Zeitschemas = *Uhrzeitagnosie*), die Links-Rechts-Orientierung und die optisch-räumliche Gliederung der Umwelt nicht möglich.

Bei Läsionen in der nicht dominanten Hemisphäre kommt es vermehrt zur *Prosopagnosie*, zur *optisch-räumlichen Agnosie*, zur halbseitigen (linksseitigen) Orientierungsstörung, zur *Apraxie beim Ankleiden* infolge einer Grundstörung in der „*polysensoriellen Konvergenz*". Bei Läsionen in der dominanten Hemisphäre treten hauptsächlich Farbenagnosie, Agnosie für Objekte- und Symboldeutungen in enger Beziehung zu Sprache und kategorialen Begriffsbildungen auf.

In der Areae 39 und 40 im temporo-parietalen Nachbarschaftsareal des Okzipitallappens liegen einige für den Menschen typische Strukturen, deren Funktionen im wesentlichen der *Praxie*, also den verschiedenen Formen des Handelns, zugeordnet werden. Zwischen diesem Rindenbereich und der eigentlichen Sehrinde (Area 17) sind die Areae 18 und 19 eingeschaltet, wobei vielfältige Verbindungen anatomischer und funktioneller Art nach der Praxiezone einerseits und der visuellen Zone andererseits bestehen.

Das *Ausfallsymptom des Parietallappens* ist die *Apraxie*, die Störung des Handelns. Klinisch und anatomisch zu trennen sind die *ideatorische Apraxie* als Parietallappensymptom gegenüber der *gliedkinetischen Apraxie* als Symptom der motorischen Rinde. Die gliedkinetische Apraxie stellt einen Ausfall der feineren Geschicklichkeit dar; bei der ideatorischen Apraxie ist dagegen bereits der Entwurf einer Bewegung nicht möglich.

Ideokinetisch-apraktische Störungen entstehen bei Läsionen im Gyrus supramarginalis und Teilen des Gyrus angularis (Abb. 105). Ausfallssymptome des Gyrus supramarginalis sind des weiteren die *Schmerzasymbolie* (vorhandene Schmerzen werden falsch lokalisiert) und die *Raumapraxie*, eine Störung der Aufmerksamkeitszuwendung. Läsionen des Gyrus angularis führen zu *Alexie*, *Akalkulie* und *Agraphie* (Apraxie des Lesens, des Umgangs mit Zahlen und des Schreibens). Entsprechend der außerordentlichen Bedeutung der Sehfunktion für den Menschen bestehen sehr enge Funktionskoppelungen auch zu anderen lokalisierten Funktionsbereichen innerhalb des Hirns. Als eindrucksvolles Beispiel kann die Verbindung des okzipitalen Sehzentrums mit dem *Sprachzentrum* gelten.

Der funktionelle *Verlust des Balkens*, bedingt entweder durch Balkenmangel, Balken-

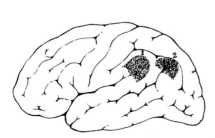 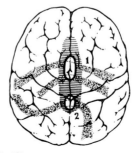

Abb. 105. Gyrus supramarginalis (*1*) und Gyrus angularis (*2*)

Abb. 106. Vorderes (*1*) und hinteres (*2*) Diskonnektionssyndrom des Balkens (s. Text)

tumoren oder Durchschneidung im Rahmen der operativen Epilepsiebehandlung, führt zu klar definierten Funktionsausfällen, die als *Diskonnektionssyndrom* (Geschwind) bezeichnet werden (Abb. 106). Vordere Balkendurchtrennungen unterbrechen die Verbindungen zwischen den sensiblen Rindenfeldern sowie der motorischen Rinde rechts präzentral zum Sprachzentrum links temporal, und umgekehrt, so daß eine *Agraphie* auftreten kann. Läsionen im hinteren Balkenbereich (Versorgungsgebiet der A. cerebri post.) bedingen das *hintere Diskonnektionssyndrom* mit Unterbrechung der Verbindung zwischen der Sehrinde rechts okzipital und dem Sprachzentrum links temporal. Die Folgen sind eine Alexie im linken Halbgesichtsfeld mit Farbbenennungsstörungen bei erhaltener Spontansprache und Schreibfähigkeit.

Eine weitere funktionell wichtige Verbindung ergibt sich aus den Beziehungen zu den sensorischen und mnestischen Sprachzentren (Areae 37 und 38), da die fehlende akustische Information zu einer Beeinträchtigung der visuellen Verarbeitung führen kann. Klinisch entsteht die *sensorische Aphasie*. Bei der *reinen kortikalen sensorischen Aphasie* handelt es sich um einen Verlust des Sprachverständnisses sowie des Wortlaut-, Wortsinn- und Satzsinnverständnisses. Bei der *subkortikalen sensorischen Aphasie* sind dabei noch die innere Sprache, das spontane Sprechen und das Leseverständnis vorhanden. Die *mnestische Aphasie* besteht in einer Störung der Sprachfähigkeit, hat also wiederum Beziehungen zur Apraxie des Sprechens.

6.2.9. Psychische Blindheit

Hysterische Sehstörungen sind nicht häufig. Ihre Abgrenzung gegenüber einer Simulation ist leicht möglich, weil dem Hysteriker ein Motiv fehlt und weil seine Persönlichkeitsstruktur ausgesprochen psychoneurotische Charakteristika trägt. Männer sind wesentlich seltener betroffen als Frauen.

Am häufigsten kommt die *hysterische Amaurose* doppelseitig vor. Sie beginnt meistens nach einem hysterischen Anfall bzw. nach einem besonderen, zuweilen aber höchst unwichtigen Erlebnis oder nach einem unbedeutenden Trauma.

Hysterische, meist doppelseitige konzentrische *Gesichtsfeldeinengungen* werden wesentlich öfter angegeben, wenngleich dabei stets das Vorliegen einer verminderten Aufmerksamkeitslage berücksichtigt werden sollte. Auch zentrale Skotome, Farbsinnstörungen, Makropsien, Mikropsien, Dysmegalopsien und Mikrographie sind bei Hysterikern beobachtet worden, Hemianopsien hingegen äußerst selten. *Hysterische Halluzinationen* betreffen meistens ganze Szenenkomplexe auf der Basis primitiver, laienhafter Vorstellungen mit einer erheblichen Theatralik.

Hysteriker zeigen bei der Perimetrie sehr häufig eine Ermüdungsspirale (Abb. 104).

6.2.10. Elektroenzephalographie

Besondere Bedeutung bei der Diagnostik von Veränderungen im Lobus occipitalis mittels EEG kommt den α-Wellen (Frequenz 8–12 Sek.) nach Provokation mit optischen Reizen (Lichtblitzen) zu. Deutlich wird der α-*Rhythmus* allerdings erst nach Schließen der Augen und bei Ausschaltung der Aufmerksamkeit. Nur bei Tieren sind α-Wellen auch bei offenen Augen ableitbar; der α-Rhythmus bricht ab, sofern irgend etwas das Interesse des Tieres erweckt. Die α-Wellen einer Hemisphäre gehen auch auf die andere Hemisphäre über.

Offensichtlich besteht eine Polarität zwischen bewußtem und interessiertem Sehen einerseits und dem α-Rhythmus andererseits. Je nachdem, welcher von den beiden Faktoren in der Okzipitalregion dominiert, sind α-Wellen vorhanden oder nicht. Wird die Aufmerksamkeit visuell, akustisch oder durch Berührung angeregt, kommt es zu einer

Unterbrechung des α-Rhythmus, zum sog. α-Block. Einen gewissen stimulierenden Antrieb erhält der α-Rhythmus durch Flimmerlicht bestimmter Helligkeit, vor allem durch monochromatisches Licht.

Bei Darbietung kurzer Lichtblitze kommt es bei Ableitung über den Okzipitalpolen zu evozierten Antworten im Okzipital-Elektroenzephalogramm, die sich bei geeigneter Differenzierungsmethodik mit elektronischen Apparaturen und speziellen Computern vom allgemeinen EEG isolieren lassen. Dabei gelingen auch quantitative Analysen.

Dem EEG kommt darüber hinaus eine immer größer werdende Bedeutung bei der *Diagnostik bestimmter Formen der Blindheit* zu. Allerdings registrieren die okzipitalen Kopfhautelektroden vornehmlich die Antworten vom hinteren Okzipitalpol, was etwa einem zentralen Gesichtsfeld von 10° entspricht; periphere Gesichtsfelddefekte lassen sich nicht registrieren.

Erschwert wird die Verwertbarkeit der gewonnenen Daten jedoch durch die erhebliche Abhängigkeit der Wellen von individuellen Schwankungen, Aufmerksamkeitslage, geistiger Aktivität, Ermüdungsfaktoren, medikamentösen Einflüssen, Reizfrequenz, Dunkeladaptation, Farbgebung, Umfeldbeleuchtung u. a. m. Auch die Dicke der Kopfhaut, die Lokalisation der Elektrode usw. sind von Wichtigkeit.

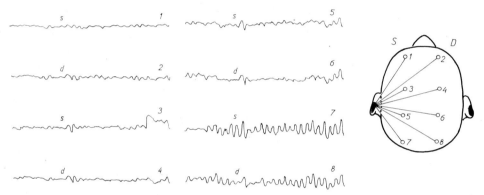

Abb. 107. Alphareduktion rechts okzipital in Form einer Spannungsminderung und schlechteren Ausprägung der Alphawellen als Restzustand einer stattgehabten Contusio cerebri bei einer 30jährigen Patientin (unipolare Ableitungsart zum linken Ohr)

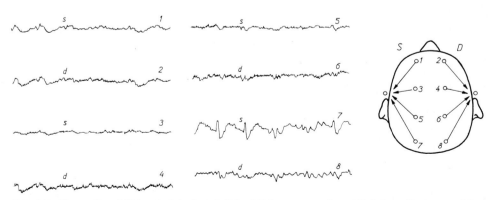

Abb. 108. Krampfherd links okzipital nach Schädelhirntrauma eines 22jährigen Patienten (bipolare Ableitungsart nach beidseits temporal)

Bei schnellwachsenden *Tumoren* des Okzipital- und Temporallappens, z. B. beim Glioblastoma multiforme, zeigt das Elektroenzephalogramm neben einer Herdstörung auch schwere allgemeine Störungen an. Bei langsam wachsenden Tumoren, z. B. bei Meningiomen und Oligodendrogliomen, werden in den ersten Stadien unbedeutende allgemeine Veränderungen im EEG sichtbar. Bei *Hirnabszessen* in der Okzipital- und Temporalhirnregion können aus dem EEG Angaben über die Lokalisation, aber auch über den Zustand der Kapselbildung erwartet werden. Nach *Hirntraumen* (Abb. 107a u. b und 108a u. b) lassen sich im EEG reversible (Commotio cerebri) und irreversible (Contusio cerebri) Schäden der kortikalen Sehsphäre differenzieren. Oft bleiben im EEG nach völligem Abklingen der klinischen Erscheinungen Hinweise für das Hirntrauma zurück.

6.3.   Entzündungen und Infektionen

Infolge des Rückgangs der Frequenz von Syphilis und Tuberkulose spielen Infektionen des Lobus occipitalis nur noch eine untergeordnete Rolle.

Bei einer *akuten infektiösen Enzephalitis* des Okzipitallappens kommt es fast immer zu einer zerebralen Blindheit, zumindest vorübergehend, des weiteren zu Krämpfen, Lähmungen, Delirium und Koma. Bei einer *epidemischen Enzephalitis* des Okzipitallappens sind die optischen Defekte selten erheblich; andere Symptome im Bild der Erkrankung treten weit stärker hervor. Erfaßt die Enzephalitis nur umgrenzte Regionen im Okzipitallappen, dann entstehen die üblichen homonymen Gesichtsfeldausfälle, zuweilen auch nur psycho-visuelle Störungen. Oft kommt es nach Wochen oder Monaten wieder zu einer vollkommenen Restitution. In schweren Fällen zeigt sich später eine *Ulegyrie* (narbige Verkleinerung der Hirnwindungen, Abb. 109).

Bei *tuberkulösen Prozessen* in der Sehrinde haben alle Symptome meistens eine langsame Progredienz. Frühzeitig kommt es zu Gesichtsfeldausfällen mit hemianopischem Charakter. Tuberkulöse Hirnabszesse im Lobus occipitalis brechen oft in die Seitenventrikel durch. Tuberkulöse Meningitiden gleichen hinsichtlich der Symptome des Okzipitallappens jenen anderer Ätiologie.

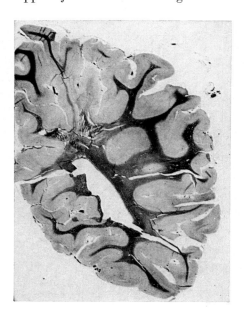

Abb. 109. Frontalschnitt parieto-okzipital: Ulegyrien im Bereich des rechten Okzipitalhirns sowie in der rechten inneren Kapsel (frühkindlicher Hirnschaden) (Markscheidenfärbung nach Heidenhain); ♂ 2 J.

Patienten mit *Hirnlues* zeigten früher etwa zu 10% eine homonyme Hemianopsie, meistens durch Prozesse im Lobus occipitalis bedingt. Im Sekundärstadium der Lues ist der Hinterhauptlappen fast immer unbeteiligt. Gummen im Lobus occipitalis haben die gleiche Symptomatik wie Tumoren; daher wurde früher bei jedem Verdacht auf einen Hirntumor mit einer antisyphilitischen Therapie begonnen. Luetische Gefäßveränderungen verursachen die gleiche Symptomatologie wie arteriosklerotische Gefäßveränderungen. Die zerebrale Gefäßlues mit ihren Komplikationen betrifft aber vorwiegend Menschen zwischen dem 30. und 40. Lebensjahr. Enzephalomalazien sind dabei häufiger als Sanguinationen. Oft ist die homonyme Hemianopsie erst das zweite oder dritte Symptom einer zerebralen Gefäßlues.

Eine *basale Lues* (luetische Meningoenzephalitis) kann auch homonyme Hemianopsien auslösen, aber meistens durch Schädigung des Tractus opticus, die homonyme, aber nicht kongruente Gesichtsfeldausfälle zur Folge hat. Häufig bestehen gleichzeitig Paresen der Nn. oculomotorius, abducens, trochlearis, trigeminus oder des N. olfactorius, weiter Papillenatrophie, Neuritis n. optici, Stauungspapillen und Pupillenanomalien. Die spezifische Behandlung der luetischen Prozesse ist relativ gut wirksam; rudimentäre Gesichtsfelddefekte bleiben aber recht oft zurück.

Bei der *Tabes* sind homonyme Hemianopsien unbekannt, wenn nicht zu gleicher Zeit ein Gumma, eine Gefäßlues oder eine luetische Meningitis vorliegt. Bei *Paralysen* kommen homonyme Hemianopsien oft zusammen mit hemiplegischen oder monoplegischen Symptomen, mit Sensibilitätsstörungen und Seelenblindheit vor. Auffällig kann ein häufiger Wechsel in den Defekten des Gesichtsfeldes sein.

Abb. 111

Abb. 110

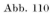

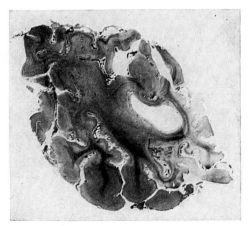

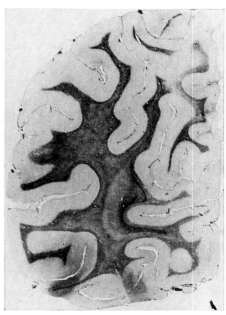

Abb. 110. Frontalschnitte durch das li. hintere Parieto-okzipitalhirn; Mikroenzephalie mit Ulegyrien bei Toxoplasmose – Meningoenzephalitis (Färbung nach van Gieson); ♂ 3 J.

Abb. 111. Frontalschnitt li. Okzipitalhirn: Diffuse Sklerose. Die Markscheidenfärbung zeigt im Bereich der gesamten weißen Substanz eine hochgradige Abblassung mit fast völligem Untergang der Fasern bei elektivem Erhaltensein der Sehstrahlung, die sich bis zu ihrer Einmündung in das Calcarinagebiet verfolgen läßt (Glia-Färbung nach Kanzler); ♀ 6 J.

Symptome von seiten des Lobus occipitalis bei kongenitaler und bei erworbener *Toxo-plasmose* sind nur vereinzelt zu finden, wenngleich sich die zerebralen Kalzifikationen auch im Lobus occipitalis vorfinden. Ein Einfluß auf den Lobus occipitalis ist desgleichen bei einer toxoplasmotischen Meningoenzephalitis (Abb. 110) selten. Auch wenn der Lobus occipitalis bei einem Hydrozephalus nach angeborener Toxoplasmose Verände-rungen aufweist, kommt es zu keiner speziellen Symptomatik.

Ursache von *Gehirnabszessen* im Lobus occipitalis sind meistens Bronchiektasen, ulzeröse Endokarditiden, Lungen-, Leber- und andere Abszesse, septische Traumen oder Abort. Die Differentialdiagnose gegenüber einem Gehirntumor ist zuweilen nicht leicht. Neben den Hemianopsien kommen Halluzinationen, Hemiachromatopsien, Orientierungsstö-rungen, Fazialis-, Okulomotorius- und Abduzenslähmungen, Hemiplegien, Jackson-Epi-lepsien, Hemianästhesien, Aphasien, Akustikuslähmungen u.a.m. vor. Bei doppelseiti-gen Abszessen entsteht Rindenblindheit.

Entzündliche Sklerosen bedingen sehr vielgestaltige Ausfallserscheinungen. Plaques tre-ten bei der *Enzephalomyelitis disseminata* häufig zuerst in der Okzipitalregion mit einer unvollständigen homonymen Hemianopsie als initialem Symptom in Erscheinung. Aber auch vollständige kortikale Erblindungen sind möglich, fallweise kombiniert mit Ataxie, Paresen, Optikusatrophie und Taubheit, letzteres bei Miterkrankung des Temporal-lappens. Periphere Defekte im Gesichtsfeld sprechen mehr für eine vordere Läsion, zen-trale Skotome für eine hintere Läsion des Lobus occipitalis.

Auch bei der *diffusen Sklerose* (sklerosierende Entzündung des Hemisphärenmarkes) ist der Lobus occipitalis zuweilen mitbetroffen, aber auch ausgespart (Abb. 111).

6.4.   Traumen

Allgemeines

Die Kenntnisse über Okzipitallappenverletzungen stammen vorwiegend aus dem 1. und 2. Welt-krieg. Schußverletzungen des Hinterhauptlappens machten fast $1/_{10}$ aller Schädelverletzungen in den letzten Kriegen aus.

Nach schweren Traumen des Lobus occipitalis (Kommotion, Kontusion, Kompression, Fraktur, Gehirnblutung) kommt es zunächst zu einer tiefen Bewußtlosigkeit (Abb. 112). Schwindet die Bewußtlosigkeit, so bleibt zunächst eine vollständige Blindheit bestehen, die sich erst nach Wochen ganz oder teilweise zurückbildet, um so eher, je mehr Ödeme und Hämorrhagien Ursache der Erblindung waren. Bilaterale Verletzungen der unteren Partien führen wegen Einbeziehung der venösen Sinus fast immer zum Tode. Bei bi-lateraler Verletzung des oberen Teils des Lobus occipitalis entstehen horizontale Hemi-anopsien oder hemianopische kongruente Quadrantenausfälle.

Auch Stöße gegen die Stirn können durch die *Contrecoupwirkung* Schäden am Lobus occipitalis setzen. Traumatische Subduralblutungen verursachen nur selten Hemi-anopsien. Nach stumpfen Verletzungen der Hinterhauptgegend sind *Neurosen* relativ häufig: Die Patienten klagen über rasche Ermüdbarkeit bei der Arbeit und beim Lesen, Empfindlichkeit gegenüber hellem Licht u.a.m. Sind homonyme Hemianopsien oder Hemiamblyopien vorhanden, dann gehören diese nicht zu dem neurotischen Komplex, sondern sind organischer Natur. Häufig kommen bei Neurosen doppelseitig konzentrisch eingeschränkte Gesichtsfelder vor, bei deren Abklärung gegenüber Hysterie und Simu-lation die Untersuchung der Verschwinde- und Auftauchschwelle weiterführt:

Zunächst werden die Gesichtsfeldaußengrenzen mit zentripetaler Markenführung bestimmt (Auftauchschwelle), danach das gleiche mit zentrifugaler Markenführung (Verschwindeschwelle). Zwischen beiden Untersuchungen sollen einige Minuten Ruhepause eingeschaltet werden. Normaler-weise und bei Hemiamblyopien organischer Genese ist das Gesichtsfeld mit zentripetaler Markenführung kleiner als mit zentrifugaler Markenführung. Bei Hysterikern, Simulanten und Aggravanten findet man häufig entgegengesetztes Verhalten (Abb. 113).

Traumen am Lobus occipitalis beim Geburtsvorgang sind extrem selten.

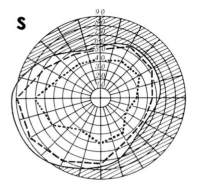

Abb. 113. Forsterscher Verschiebungstyp bei der Perimetrie als Hinweis auf das Bestehen einer Neurasthenie. Gesichtsfeldaußengrenzen bei zentripetaler (. . . .) und zentrifugaler (----) Markenführung (s. Text)

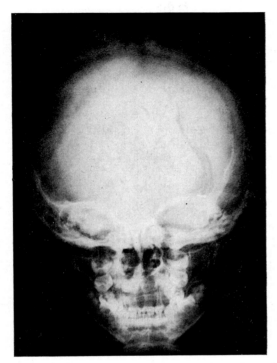

Abb. 112. Klaffende Fraktur li. okzipital bei einem 2jährigen Jungen

Schußverletzungen

Das Gehirn hat eine sehr geringe Konsistenz; daher sind Gehirntraumen durch Geschosse immer sehr schwer, größer als es das Ausmaß der Ein- und Ausschußöffnung vermuten läßt. Nur kleinkalibrige Geschosse hinterlassen trotz anfänglich starker Allgemeinerscheinungen nur geringe, umschriebene Defekte. Nicht nur der Geschoßkanal ist maßgebend für die Zerstörung, sondern auch Sprengwirkung, Geschoßenergie, mitgeführte Partikel, Knochensplitterung, Gefäßverletzungen u.a.m.

Zumeist ist zunächst bei den Verletzten eine Prüfung der Optosensorik unmöglich, im Hinblick auf den Ausfall aller Sehfunktionen aber auch nicht notwendig. Erst später stellen sich hemianopische Gesichtsfelddefekte heraus. Die Bewußtlosigkeit hält wesentlich länger an als bei Patienten mit einer Apoplexie. Bleibende Erblindungen sind nicht häufig, sofern nicht beide Hinterhauptlappen total zerstört sind. Die akute Erblindung nach der Schußverletzung wird nicht allein durch Gewebszerstörung, sondern auch durch plötzliche Zunahme des Gehirndruckes, Gewebsödem, Liquorabfluß, massive Blutungen u.a.m. verursacht.

Bei *Revolvergeschossen*, die nur selten in der Okzipitalgegend die Schädelkalotte durchschlagen, handelt es sich nicht selten um Steckschußverletzungen. Die Röntgenaufnahmen geben Aufschluß, ob der Lobus occipitalis direkt betroffen ist. *Gewehrprojektile* treten meistens aus dem Schädel wieder heraus. Es kommt zu einer erheblichen Knochensplitterung, deren Ausmaß von außen nicht erkennbar ist. Die größten Gewebszerreißungen, oft aber auch Infektionen durch mitgeführte Haare, Stoffetzen usw., mit entsprechend desolaten Ausfällen verursachen *Granatsplitter*. Bei *Prellschüssen* (Streifschüsse, Tangentialschüsse) werden oft Knochensplitter in die Hirnsubstanz eingepreßt; erhebliche intrakranielle Blutungen können die Folge sein, die allerdings keine ungünstige Prognose haben. Prellschüsse im Bereich der Protuberantia occipitalis ext. führen oft zu einer totalen Erblindung, die später meist in doppelseitige asymmetrische Hemianopsien übergeht. Verletzungen des Lobus occipitalis durch Schrotkörner gelangen nur selten zur Beobachtung.

Die bleibenden *Gesichtsfeldausfälle* nach Geschoßverletzungen entsprechen der Ausdehnung der Gewebszerstörung. Praktisch kommen alle Arten von homonymen einseitigen und beidseitigen Gesichtsfeldausfällen vor, auch ein isolierter Ausfall des kontralateralen Halbmondes. Bei Ausfall des temporalen Halbmondes handelt es sich aber meistens um eine Schädigung der Sehstrahlung, da hier die Nervenfasern vom temporalen Halbmond sehr lateral liegen, eng zusammengedrängt sind und somit leicht isoliert geschädigt werden können. Die allmähliche Wiederherstellung der optischen Funktionen bleibt meistens unvollständig, sofern das Farbsehen sich langsamer regeneriert als die Lichtwahrnehmung. Patienten mit beidseitigen Zentralskotomen durch bilaterale Läsion des Okzipitallappens merken oft wegen der Intaktheit der Gesichtsfeldperipherie den Verlust des zentralen Sehens zunächst nicht, sind aber bei hellem Licht erheblich geblendet und sehen in der Dämmerung infolgedessen etwas besser (*Nyktalopie*). Als Residuen von Geschoßverletzungen bleiben häufig ein- oder beidseitige homonyme Makulaskotome, aber zusätzlich auch Aphasien, Agraphien, Störungen beim Rechnen, Schwierigkeiten beim Umherblicken und Fixieren zurück.

Die meisten Geschosse dringen lateral in die Schädelkalotte ein mit etwa horizontalem Verlauf des Schußkanals. Dadurch entsteht ein sektorenförmiger homonymer Gesichtsfeldausfall mit einem mehr oder weniger großen Rest des Gesichtsfeldes. Verletzung der Medianfläche führt zu einem Makulaausfall. Bei Längsschüssen von hinten nach vorn entstehen Gesichtsfelddefekte im unteren Gesichtsfeld; Schußverletzungen in umgekehrter Richtung verlaufen meistens letal. Quere Diametralschüsse zeigen vornehmlich homonyme Hemianopsien im unteren Gesichtsfeld, sofern die Verletzten überhaupt am Leben bleiben. Auch Durchschüsse durch den Hinterhauptlappen ohne feststellbare Sehstörungen sind beobachtet worden; dabei waren die Schußkanäle scharf begrenzt und verliefen außerhalb von Sehrinde, Sehzentrum und Sehstrahlung. Entsprechend der großen Ausdehnung der Makularepräsentation im Lobus occipitalis sind hemianopische Makulareste, aber auch makulare hemianopische Ausfälle wesentlich häufiger als kleine Gesichtsfeldreste bzw. kleine Skotome in der Gesichtsfeldperipherie. Auch Farbenhemianopsien kommen vor, fast immer ohne Aussparung der Makula.

Schwierig ist es, kortikale Verletzungsfolgen von solchen der Sehstrahlung zu trennen, da jedes Geschoß eine Explosivwirkung ausübt und zu größeren Gewebszertrümmerungen führt. Eine Asymmetrie der Gesichtsfelder läßt auf Mitbeteiligung der Sehstrahlung schließen.

Auch Geschoßverletzungen des Lobus occipitalis haben meistens erhebliche zusätzliche *Fern- und direkte Wirkungen*. Häufig bestehen Frakturen an der Schädelbasis mit zusätzlichen Ausfällen infolge Sehnervenverletzung. Allgemeine Raumsinnstörungen sind relativ häufig, erkennbar an dem Zeigeversuch und am fehlerhaften Verhalten bei der Halbierung einer Strecke. Daneben gibt es Blickstörung, Nystagmus, Alexie, Agraphie, Seelenblindheit, Gesichtshalluzinationen, Hemiplegien, Hemianästhesien, Jackson-Epilepsie, Taubheit, Fazialislähmung u. a. Periphere Augenmuskelstörungen sind selten. Nach Überstehen der ersten Wochen sind die anfänglich oft gestörten Pupillenreaktionen meist wieder normal.

Der *Augenhintergrund* zeigt zunächst kaum Veränderungen. Später kann eine Neuritis n. optici mit nachfolgender Papillenatrophie hinzutreten. Stauungspapillen in der Nachfolgezeit sind ernste Warnsignale und sollten zu einer sorgfältigen Wundrevision veranlassen. Auch nach vollständiger Abheilung kann es zur Abszeßbildung, Meningitis, Epilepsie u. a. m. kommen.

Andere Verletzungen

Bei der *Angiographie,* sowohl nach direkter Punktion der A. vertebralis als auch bei verschiedenen Kathetermethoden, sind Schäden im Lobus occipitalis durch verminderte Blutzirkulation der A. cerebralis post. beobachtet worden. Die Rindenblindheit tritt, verbunden mit heftigen Stirnkopfschmerzen, erst einige Stunden nach der Angiographie auf, wahrscheinlich als Folge eines Gewebsödems oder einer Schädigung des Gefäßendothels. Kommt es zu Störungen der Bluthirnschranke, dann treten die Sehstörungen unmittelbar nach der Vertebralisangiographie auf.
Patienten nach *Hemisphärektomien* zeigen eine typische Hemianopsie, oft mit einer makularen Aussparung im Gesichtsfeld, die offensichtlich funktioneller Natur ist. Okulomotorische Störungen gibt es dabei kaum, mit Ausnahme von einigen Blickbewegungen und dem Fehlen des optokinetischen Nystagmus nach der Seite der Läsion. Es ist vorgekommen, daß eine ältere Augenmuskelparese nach der Hemisphärektomie plötzlich verschwand.
Noch Jahre nach einem Trauma können sich in der Okzipitalregion *Zysten* bilden, die eine Symptomatik wie intrakranielle Tumoren mit Hemianopsien der verschiedensten Art hervorrufen. Nach allen Schädel-Hirn-Traumen kommen vermehrt Fusionsstörungen vor, ein Zeichen dafür, daß das komplizierte System der Fusionierung, an dem sehr viele Zentren beteiligt sind, in Mitleidenschaft gezogen ist (Doden u. Bunge 1965). Unger (1957) fand eine größere Anzahl von schielenden Kindern nach frühen Hirnschäden, auch solchen bei der Geburt.

6.5.   Tumoren

Allgemeines

Okzipitallappentumoren sind nicht häufig und kommen besonders im Alter vor. Meistens handelt es sich um Neoplasmen, seltener um Metastasen, um granulomatöse Geschwülste oder um parasitäre Zysten. Häufig beeinflussen Tumoren der Nachbarschaft, der Hirnhäute und der Schädelknochen die Okzipitalregion. Von Gefäßprozessen unterscheidet sich das Tumorwachstum durch die langsame Progredienz seiner Symptome. Es kommt aber auch vor, daß sich Gefäßprozesse als Folge des Tumorwachstums herausbilden.
Okzipitaltumoren führen sowohl zu Reizsymptomen (passagere Verdunklungen, Gesichtshalluzinationen), die sich fast immer nur einseitig auf die tumorentgegengesetzte, also defekte Gesichtsfeldhälfte beschränken, Später kommt es auch zu Lähmungssymptomen.
Die homonyme Hemianopsie allein gibt keinen verläßlichen Anhalt über die topische Lokalisation des Tumors. Meistens ist der Tumor wesentlich größer als die Gesichtsfeldausfälle vermuten lassen. Oft nimmt der Patient die eindeutig vorhandenen Gesichtsfeldausfälle zunächst gar nicht wahr (*Antonsches Zeichen*). Nicht selten wird die exakte Diagnose erst durch weitere Ausfallserscheinungen und andere diagnostische Methoden gestellt.

Tumorarten

Im Lobus occipitalis kommen vorwiegend Gliome, insbesondere multiforme Glioblastome vor (Abb. 114), seltener sind Meningiome der Falx cerebellaris oder der Falx cerebri interhemisphaerica, Angiome und tumoröse Veränderungen wie Gummen, Tuberkel oder Zysten. Außerdem sind beobachtet worden: Spindelzell-, Rundzell- und Fibrosarkome (letztere von der Dura ausgehend), Endotheliome im Marklager und metastatische Epitheliome. Kleinhirntumoren wachsen infolge der Barriere des Tentorium cerebelli relativ selten in den Okzipitallappen ein; ihre Wachstumsrichtung ist mehr auf die lebenswichtigen Zentren in der Medulla oblongata gerichtet. Zuweilen kommt es vor, daß ein Tumor einer anderen Hirnregion Ursache von Erweichungsherden im Lobus occipitalis ist.

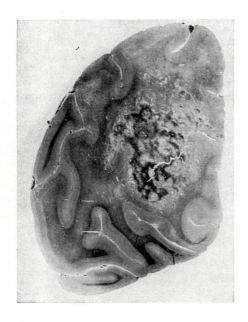

Abb. 114. Frontalschnitt rechtes Okzipitalhirn: Glioblastom mit Hirnödem (Färbung nach van Gieson); ♀ 47 J.

Okzipitale *Meningiome* haben neben der Hemianopsie auch erhebliche Kopfschmerzen, Krämpfe mit vorausgegangener visueller Aura und Durchblutungsstörungen zur Folge, Meningiome des Okzipitallappens zeigen anfänglich meistens Defekte in einem oder in beiden unteren Quadranten, solche des Temporallappens homonyme Gesichtsfelddefekte in einem oberen Quadranten. Meningiome der Falx cerebri verschonen zunächst die Makula; Makulaausfälle entstehen hingegen relativ frühzeitig bei Meningiomen der Dura, wenngleich dabei die zentrale Sehschärfe lange Zeit normal bleibt. Bei Meningiomen sind Komplikationen von seiten der Gefäße (Embolien, Enzephalomalazien) relativ häufig, weil Druckatrophien entstehen.

Bei der *Neurofibromatose* (Recklinghausen) und bei der *tuberösen Hirnsklerose* (Bourneville-Pringle) kommt es zwar auch zu einer Beeinträchtigung des Lobus occipitalis, doch selten zu lokalisationswichtigen Symptomen, desgleichen bei der *Angiomatose Hippel-Lindau* und beim *Morbus Sturge-Weber-Krabbe*. Bei der *Makroglobulinämie Waldenström* kann durch Infiltrationen von Lymphoid-, Plasma- und Retikulumzellen eine Hemianopsie entstehen.

Tumorbedingte Hemianopsie

Eine tumorbedingte Hemianopsie beginnt häufig mit zentralen oder parazentralen homonymen Gesichtsfelddefekten oder homonymen Quadrantenanopsien, wenn letztere auch häufiger bei Temporallappentumoren beobachtet werden. Klinisch ist schwer zu differenzieren, ob die Sehrinde oder die kortexnahe Sehstrahlung Ursache der beginnenden Ausfälle ist. Ein Drittel der Patienten zeigt eine Makulaaussparung.

Hemianopische halbmondförmige Ausfälle sind bei Tumoren extrem selten. Häufig besteht eine unilaterale visuelle Unaufmerksamkeit oder ein empfindlicher Wahrnehmungsdefekt, so daß bei einigen dieser Patienten Gesichtsfeldbefunde verläßlich nicht zu erheben sind. Später zeigt sich bei drei Viertel der Tumoren des Hinterhauptlappens eine komplette homonyme Hemianopsie. *Visuelle Prodromalerscheinungen* sind Verdunklungen im Gesichtsfeld, vorübergehende Erblindung, Flimmern, Halluzinationen und Hemiachromatopsie. Stets sind die Gesichtsfeldausfälle kongruent, auch die Skotome.

Bei den meisten Patienten mit Tumoren des Lobus occipitalis ist *bei der Erstuntersuchung* bereits eine fast vollständige homonyme Hemianopsie vorhanden. Die makulare Sehschärfe bleibt aber lange Zeit infolge der Sonderstellung der makularen Repräsentation in der Sehrinde intakt. Seltener sind homonyme Hemianopsien, die durch Fernwirkung eines Tumors entstanden sind. Doppelseitige Hemianopsien (*zerebrale Amaurosen*) haben als Ursache meistens basale Tumoren und nicht Tumoren des Lobus occipitalis, in Ausnahmefällen auch Kleinhirntumoren oder Endotheliome, die von der Falx cerebri ausgehen. Zuweilen handelt es sich dabei auch um doppelseitige Metastasen.

Im Spätstadium eines Tumorwachstums im Lobus occipitalis kommt es zu einer *Massenverschiebung* (Abb. 115), auch zur Gegenseite, und damit zu einer Schädigung der gegenüberliegenden Sehbahn, meist in Form einer oberen homonymen Quadrantenhemianopsie.

In Ausnahmefällen verursachen Tumoren des Lobus occipitalis zunächst keine Hemianopsie, sondern Störungen der Blickbewegungen, Kopfschmerzen, epileptische Anfälle, Reduzierung der geistigen Funktionen, optische und akustische Halluzinationen. Nur bei einem Zehntel der Patienten ist die Hemianopsie dasjenige Anfangssymptom, das dem Patienten auffällt. Die Hemianopsien werden durch mangelhafte Konzentrationsfähigkeit des Patienten oft larviert.

Ohne Operation führen Tumoren des Lobus occipitalis relativ schnell zu doppelseitiger

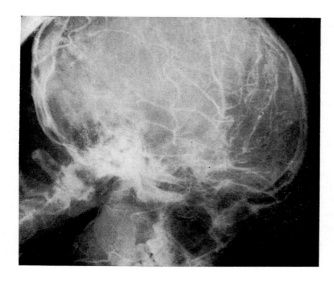

Abb. 115. Angiographie eines verkalkenden okzipitalen Tumors re. mit Verdrängung der großen Arterien aus dem Okzipitalbereich; ♂ 13 J.

Erblindung und zum Exitus. Die Erblindung hat aber als hauptsächlichste Ursache eine in Atrophie übergegangene beidseitige Stauungspapille und nicht die Schädigung der Sehrinde.

Begleitsymptome

Begleitsymptome von Okzipitallappentumoren sind in fortgeschrittenen Stadien Fixationsstörungen, Seelenblindheit, Agraphie, Hemiplegie, Hemianästhesie, gekreuzte spastische Hemiparese, Fazialislähmung, Trigeminusausfälle, selten konjugierte Augenmuskelabweichungen. Der optokinetische Nystagmus fehlt nur fallweise. Weiter treten auf: Kopfschmerzen, Schwindelerscheinungen, Erbrechen, Stauungspapillen, psychische Störungen, Symptome des allgemeinen Gehirndrucks, ein ratloses, verwirrtes Verhalten. Vor den epileptischen Anfällen kommt es häufig zu einer *optischen Aura*.
Sofern der Gyrus angularis der linken Hemisphäre in Mitleidenschaft gezogen ist, kommt es außerdem zu Aphasie und zur visuellen Agnosie. Optisch-räumliche Störungen werden nicht selten mit einer Kleinhirnataxie verwechselt; zur Differentialdiagnose kann der Zeigeversuch herangezogen werden. Bei Ausbreitung des Tumors auf den Gyrus hippocampi entstehen Ausfälle im Geschmacks- und Geruchssinn, bei Mitergriffensein des Temporallappens akustische Halluzinationen und Worttaubheit. Fast die Hälfte der Patienten zeigen visuelle Halluzinationen in elementarer Form (Blitze, Kreise, Scheiben, Flecke, Zickzacklinien, Flackern) auf der kontralateralen Seite des Tumors. Geformte und szenische Halluzinationen (Erinnerungsbilder, Personen, Tiere, phantastische Figuren) sind selten; vor allem kommen sie bei Miterkrankung des Temporallappens vor.
Stauungspapillen entstehen in weit mehr als der Hälfte der Fälle, wobei die Stauungspapille auf der Seite des Tumors nicht immer höher zu sein braucht. Meistens zeigen die Stauungspapillen eine beträchtliche Höhe und stärkere Blutungen. Bei langsam wachsenden Tumoren kann die sekundäre *Atrophie* des Optikus stärker ins Gewicht fallen als die Stauungspapille. *Anisokorien* sind ohne Bedeutung für die Seitenlokalisation des Tumors. Sind die Gesichtsfeldausfälle erheblich, ist die Pupillenreaktion herabgesetzt. Nur durch Fernwirkung kommt es infolge intrakranieller Drucksteigerung zu *Augenmuskellähmungen*, wobei die Abduzenz am meisten betroffen ist.
Im *Spätstadium* stellen sich ein echter Nystagmus infolge Kleinhirnbeteiligung, Bewußtlosigkeit, erhebliche psychische Veränderungen und massive Anomalien der Körpermotorik und -sensorik ein.
Gleichzeitiger Tumorbefall des Lobus occipitalis und des Auges ist nur bei der Neurofibromatose, bei der tuberösen Hirnsklerose und bei der Angiomatose denkbar.

Differentialdiagnose

Die Differenzierung kortikaler Tumoren von solchen der kortexnahen Sehstrahlung ist meistens unmöglich. Auch die Differenzierung, was von den Gesichtsfeldausfällen auf den Tumor zu beziehen und was die Folge einer sekundären Stauungspapille ist, fällt zuweilen nicht leicht. Auf keinen Fall ist eine homonyme Hemianopsie für das Vorliegen eines Tumors im Lobus occipitalis beweisend; auch *Schläfenlappentumoren* verursachen solche Gesichtsfeldausfälle, wenngleich dabei die Sehbahn in erster Linie betroffen ist. Auch bei *Parietallappen- und Balkentumoren* sind homonyme Hemianopsien möglich, wenn auch nur in Ausnahmefällen. *Kleinhirntumoren* führen meistens nicht zu einer homonymen Hemianopsie.
Früher war die Differentialdiagnose gegenüber *Gummen* schwierig, und man begann deswegen die Therapie zunächst mit einer antiluetischen Kur. Unter den *Parasiten* kommen hauptsächlich Zystizerken, seltener Echinokokken in Frage, die enzephalomalazische Prozesse verursachen.

Therapie

Operatives Vorgehen bei Tumoren des Lobus occipitalis verspricht dann am ehesten Erfolg, wenn außer der Hemianopsie und der Stauungspapille noch keine nennenswerten Ausfälle vorhanden sind. Der Tumor braucht nach Öffnung des Schädels noch nicht sogleich sichtbar, sondern kann vollständig von der Rindensubstanz bedeckt sein. Eine Operation vermag naturgemäß bei Okzipitallappentumoren keine Besserung in visueller Hinsicht zu erbringen. Nur Fernwirkungen des Tumors auf den kontralateralen Okzipitallappen verschwinden.

6.6.   Durchblutungsstörungen

6.6.1.   Allgemeines

Ursache der weitaus größten Zahl von Erkrankungen des Lobus occipitalis sind Durchblutungsstörungen, im Alter vorwiegend eine Arteriosklerose, mit Massenblutungen, Enzephalomalazien, Hirnembolien, nichtentzündlichen Venenthrombosen, Arteriitiden u. a. m. Mit Ausnahme der Thrombosen treten die Symptome plötzlich mit großer Dramatik auf (Apoplexie). Bei der Sektion können ältere Erweichungsherde von alten Blutungsherden kaum unterschieden werden; bei beiden ist ein rostbrauner Fleck oder eine Zyste erkennbar. Kleinere Hämorrhagien verursachen eine nur geringfügige, oft gar nicht wahrnehmbare Symptomatik.

Die Arteriosklerose neigt mehr zu Erweichungsprozessen (*arteriosklerotische Apoplexie*), die Hypertonie zu Blutungen (*hypertonische Apoplexie*), beides zuweilen ausgelöst durch schwere körperliche Anstrengungen, Aufregungen, Geburten usw. Arteriosklerotische Enzephalomalazien des Lobus occipitalis verlaufen oft tödlich, weniger oft Massenblutungen und Hirnarterienembolien. Auch Nephritiden, Infektionen und Intoxikationen sind zuweilen Ursache von Gefäßveränderungen im Lobus occipitalis. Vaskuläre Störungen können durch Hirntumoren hervorgerufen werden, durch Druck auf Arterien, ischämische und hämorrhagische Infarzierungen, Blutungen, Vakuolisierungen oder Erweichungen. Bei arteriosklerotischen Gefäßveränderungen im Lobus occipitalis kann der *Augenhintergrund* frei oder fast frei von arteriosklerotischen Veränderungen sein.

Zwischen *arteriosklerotischen* und *diabetischen Gefäßprozessen* des Lobus occipitalis besteht oft kein eindeutiger Unterschied, die Prognose beim Diabetes ist jedoch besser. Beim Diabetes insipidus werden homonyme Hemianopsien in erster Linie durch Veränderungen in der Nähe des Chiasmabereiches verursacht.

6.6.2.   Gefäßversorgung

Die A. cerebri post. (Abb. 116) versorgt mit ihren peripheren Ästen den größten Teil der medialen Rindenfläche, das subkortikal gelegene Mark und den okzipitalen Teil der Sehstrahlung, die A. cerebri med. die laterale, nicht zur Area striata gehörende Partie des Okzipitallappens und damit ebenfalls Teile des Sehzentrums. Für den frontalsten Teil der Sehrinde kann auch die A. cerebri ant. durch Anastomosen bedeutungsvoll sein.

Der 3. hintere Ast der A. cerebri post. versorgt den Lobus lingualis, den Cuneus und die Okzipitalwindungen; der letzte Ast dieser Arterie ist die A. calcarina. Die Mukulaprojektion wird durch die A. calcarina temporalis post. und parietooccipitalis versorgt. Zahlreiche Anastomosen ermöglichen eine Durchblutung von anderen Gefäßgebieten aus. Die Arterien sind nicht auf bestimmte Schichten des Lobus occipitalis begrenzt, sondern versorgen sowohl den Kortex als auch das Mark.

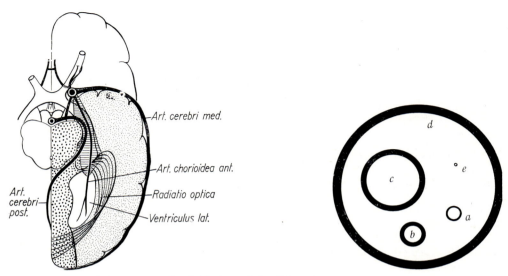

Abb. 116. Arterielle Versorgung der Sehbahn und der Sehzentren

Abb. 117. Relation des Volumens einiger Arterien: a) Art. cerebri post. b) Art. radialis c) Art. carotis interna d) Aorta e) Art. centralis retinae

Bei einer *Ischämie im Bereich der A. cerebri post.* entsteht eine gekreuzte homonyme Hemianopsie, meist mit Erhaltung der Makula, weil die Makularepräsentation auch aus Ästen der A. cerebri med. mitversorgt werden kann. Auf diese Weise ist das zentrale Gesichtsfeld doppelt abgesichert. Am Leichenhirn läßt sich eine Arterie ohne Schwierigkeit aus der anderen Arterie mit Injektionsflüssigkeit füllen. Weitere Symptome einer Störung im Bereich der A. cerebri post. sind Anoxie, Sensibilitätsstörung, zuweilen choreatisch-athetotische Bewegungsstörungen.

Die Arterien, die zum Lobus occipitalis führen, sind in der weißen Substanz relativ langgestreckt; bei geringem Blutdruck, z. B. während des Schlafes, kommt es hier zuweilen zu einer Stase. Die Relation ihrer Durchmesser im Vergleich zu anderen Arterien zeigt Abbildung 117.

6.6.3. Symptomatik

Eine plötzliche Gefäßstörung im Lobus occipitalis führt zu Erregung, Druckempfindung im Kopf, Schwindelerscheinungen, Erbrechen, z. T. zu Bewußtlosigkeit und Bradykardie. *Prodromalsymptome* sind passagere hemianopische Störungen infolge von Gefäßkrämpfen. Störungen der konjugierten Augenbewegungen sind im Gegensatz zum Tumorwachstum häufig, Stauungspapillen sehr selten. Bei einer Thrombose kommt es zu einer langsamen Ausprägung der Symptome bei geringer Bewußtseinstrübung und fast unbeeinflußtem Puls, aber zyanotischem Gesicht.

Bei einer typischen *Apoplexie* spielt die Hemianopsie in der klinischen Symptomatik zunächst eine untergeordnete Rolle. Sie bildet sich oft schnell zurück. Hirnerweichungen sind Ursache von etwa 40% aller einseitigen homonymen Hemianopsien, Hirnblutungen von etwa 30%. Homonyme doppelseitige Hemianopsien werden etwa zu 10% durch Hirnerweichungen und zu 5% durch Blutungen ausgelöst.

Doppelseitige Hemianopsien kommen etwa zur Hälfte gleichzeitig und nebeneinander, zur anderen

Hälfte allmählich und auf beiden Seiten hintereinander vor, letzteres meistens infolge von Anfallswiederholungen. Das zentrale Gesichtsfeld bleibt nur selten erhalten. Völlige Erblindung ist häufiger bei Sitz des Herdes auf der linken Seite. Meistens geht die beidseitige Hemianopsie später in eine einseitige über.

Nicht selten kommt es bei Hemianopsien infolge Durchblutungsstörungen zu *Alexie*, *Agraphie*, *Seelenblindheit* und Störungen der optisch-räumlichen Orientierung, letzteres besonders bei Sitz des Herdes links. Das *Antonsche Syndrom* ist relativ häufig. Komplizierte *Halluzinationen* in der blinden hemianopischen Gesichtsfeldhälfte deuten auf Erweichungen im Schläfenlappen hin. *Augenmuskellähmungen* kommen seltener vor als *Pupillenstörungen*, die sowohl durch die Hemianopsie als auch durch Druck auf den N. oculomotorius und auf andere pupillomotorische Bahnen verursacht sein können, die aber für die Seitenlokalisation nicht zu verwenden sind. Bei einem Druck auf den gleichseitigen N. oculomotorius ist die direkte Reaktion der weiteren Pupille im Vergleich zur anderen Seite herabgesetzt, vor allem bei schwächeren Reizintensitäten.

6.6.4. Differentialdiagnose

Differentialdiagnostisch spielen der epileptische Anfall, das Coma diabeticum, die Enzephalitis, die Sinus-cavernosus-Thrombose sowie der Hitzschlag eine Rolle. Die Gesichtsfelddefekte bilden sich bei vaskulären Prozesse nicht so gesetzmäßig wie bei Hinterhaupttraumen zurück. Objektagnosie, Farbagnosie und Wortblindheit sowie das Antonsche Syndrom sind bei Gefäßprozessen wesentlich häufiger als nach dem Überstehen von Traumen, weil ihre Zentren sehr nahe an anderen lebenswichtigen Zentren des Gehirnstamms liegen, die beim Hirntrauma meistens mitverletzt werden und den Tod herbeiführen.
Luftembolien in den beiden Hinterhauptlappen haben zunächst eine doppelseitige Hemianopsie zur Folge, aber mit guter Prognose.
Der Befund am *Augenhintergrund* spielt differentialdiagnostisch nur selten eine Rolle, weil Blutungen und Erweichungen zu gleicher Zeit in Auge und Lobus occipitalis selten auftreten, am ehesten bei Anämien, Hämophilie, Infektionen (Malaria, Sepsis, septischem Abort, Keuchhusten), Vergiftungen mit Salvarsan, Kohlenmonoxid, Pilzen und Kampfgasen oder bei Botulismus.

6.6.5. Hämorrhagien

Allgemeines. Massenblutungen werden durch Wanderkrankungen der Hirnarterien des Lobus occipitalis verursacht. Sie treten bei Hypertonie in den späteren Lebensjahren, bei Arteriosklerose im hohen Alter auf. Plötzliche Steigerung des Blutdruckes (körperliche Anstrengung, seelische Erschütterung, Koitus, schwerer Stuhlgang), aber auch Aneurysmen, zerebrale Thrombangiitis obliterans Winiwarter-Buerger, Paralyse, Keuchhusten, Malaria, Leukämien, hämorrhagische Diathesen, Sichelzellanämie bilden weitere Ursachen. Massenblutungen und blutige Erweichungen können kaum voneinander getrennt werden. Bei Sepsis, Grippe, Enzephalitis, Fleckfieber, bei Vergiftungen durch Botulismus, Pilze, Salvarsan, Kohlenmonoxid und Kampfgase kommt es häufiger zu multiplen *Mikroblutungen*.
Gelegentlich treten Stunden oder Tage vorher *Gefäßspasmen* auf. Nach der Massenblutung ist meistens eine Déviation conjuguée vorhanden mit Pupillendifferenzen, Bewußtlosigkeit und später einer Aphasie. Sehr oft ist zunächst eine Gesichtsfelduntersuchung nicht möglich, es sei denn, es handelt sich um eine sehr geringe Blutung.
Massenblutungen in den Lobus occipitalis sind sehr selten und treffen meistens das Mark in unmittelbarer Nähe der Sehrinde. Hemianopsien durch Blutungen in den Lobus

occipitalis haben keine günstige Prognose, weil es sich meistens um schwere apoplektische Insulte handelt. Sie sind oft mit Hemiplegien, Hemianästhesien, Hemichorea, Fazialislähmung, Hemihyperalgesien, Hemiataxien, Trigeminusneuralgien und Blicklähmungen vergesellschaftet. Auch bei Blutungen in den Parietal- und Temporallappen treten homonyme Hemianopsien auf, allerdings meistens durch Beeinträchtigung der Sehbahn. In seltenen Fällen kommt es zum Durchbruch der Blutungen in das Ventrikelsystem mit bluthaltigem Liquor und Konvulsionen.

Beidseitige homonyme Hemianopsien nach Hämorrhagien bilden sich später meistens zu einer einfachen homonymen Hemianopsie zurück. Zuweilen verschwindet auch eine inkomplette homonyme Hemianopsie. Die Rückbildungstendenzen sind ausgeprägter als bei einer Enzephalomalazie.

Durch *Nachblutungen* können aber auch zunächst einseitige Hemianopsien in eine beidseitige Hemianopsie übergehen, wobei die Nachblutung oft eine gute Prognose hat. Eine homonyme Hemianopsie, die sich nicht zurückbildet, schließt ein jahrelanges leidliches bzw. gutes Wohlbefinden des Patienten nicht aus. Spätere Rezidive sind nicht sehr häufig, vor allem bei geeigneten diätetischen und medikamentösen Maßnahmen.

Gleichzeitige *Netzhautblutungen* sind meistens auf das Grundleiden, aber nicht auf den apoplektischen Insult zu beziehen.

Aneurysmen. Aneurysmen können im Lobus occipitalis an der Oberfläche, aber auch in der Hirnsubstanz liegen. Meistens handelt es sich um Gefäßmißbildungen. Dabei sind Gefäßanomalien im Gesicht und im Bereich der Kopfschwarte nicht selten. Ursächlich kommen des weiteren Arteriosklerose, syphilitische Arteriitiden, Endokarditiden, Embolien und Gehirntraumen in Betracht. Bis zur Ruptur zeigen sich meistens keinerlei Symptome. Nur selten treten bei Aneurysmen der A. cerebri post. Paresen des N. oculomotorius, abducens und trigeminus auf, z. T. doppelseitig. Größere Aneurysmen des Lobus occipitalis führen zu flüchtigen motorischen und sensiblen Halbseitenstörungen.

Aneurysmatische Blutungen zeigen meistens einen schubartigen Verlauf und sind stets erheblich, so daß das Krankheitsbild bedrohlich ist. Bei der Ruptur sind epileptische Anfälle vom Jackson-Typ häufig. Die meisten Patienten stehen im frühen Erwachsenenalter. Im Röntgenbild zeigen sich nicht selten Verkalkungen im Bereich des thrombosierten Aneurysmas als kreisförmige Kontrastschatten (Abb. 118).

Eindeutige Befunde ergibt die Arteriographie. Aber nicht alle Aneurysmen, vor allem nicht alle blutenden Aneurysmen sind damit darstellbar; insbesondere ist die Größe des Aneurysmas aus dem Arteriogramm schwer zu erkennen.

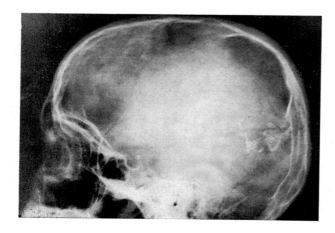

Abb. 118. Zum Teil verkalktes arteriovenöses Angiom re. okzipital gelegen; ♂ 14 J.

Angiome. Patienten mit angeborenen Angiomen im Lobus occipitalis sterben oft im 2. oder 3. Lebensjahrzehnt durch akute Thrombose oder durch Massenblutungen. Venöse oder arteriovenöse Angiome sind häufiger als kapilläre. Die Diagnose wird bei entsprechenden Haut- bzw. Augenveränderungen erleichtert (Sturge-Weber-Krabbe-Syndrom). Ein zuweilen hörbares systolisches Geräusch über dem Os occipitale kommt auch bei Tumoren und bei gefäßreichen Geschwülsten vor.

Subarachnoidale Blutungen. Subarachnoidale Blutungen schädigen die Area striata durch Druck des Hämatoms; selten kommt es zu direkten Zerstörungen des Hirngewebes infolge Einbruchs der Hämorrhagie in die Gehirnsubstanz. Kleinere Blutungen haben eine erhebliche Rückbildungstendenz. Subarachnoidale Blutungen machen eher Herderscheinungen, während Massenblutungen bei Hypertonie und Arteriosklerose zu Anfang weniger durch Herderscheinungen als durch Allgemeinsymptome, vor allem durch Bewußtlosigkeit, gekennzeichnet sind.

6.6.6. Enzephalomalazien

Enzephalomalazien (Abb. 119) entstehen durch funktionelle Ischämien, Embolien oder thrombotische Gefäßverschlüsse. Die dadurch bedingte defiziente Durchblutung führt im Lobus occipitalis außer zu homonymen Hemianopsien, Kopfschmerzen, Schwindel, Erbrechen auch zu Seelenblindheit, Orientierungsstörungen, Agnosie, Alexie, Agraphie, optischer Aphasie, Gesichtshalluzinationen, Migräne und okulomotorischen Störungen, daneben fallweise zu Konvulsionen, gleichseitiger Miosis, Hemiplegien, Hemianästhesien, Jackson-Epilepsie und choreaartigen Bewegungen. Die homonyme Hemianopsie als einziges Symptom ist sehr selten. Skotome durch kleinere malazische Herde im Lobus occipitalis, die bei Sektionen gefunden werden, waren dem Patienten meistens nie bewußt geworden.

Hauptsächliche Ursache der Enzephalomalazien im Lobus occipitalis ist die schwere *Arteriosklerose*; motorische Ausfälle und Sensibilitätsstörungen sind bei Arteriosklerose aber viel häufiger als Hemianopsien. Zwischen der Arteriosklerose des Lobus occipitalis und der Netzhaut gibt es nur lockere Verbindungen. Der Einfluß der Therapie auf enzephalomalazische Ausfälle ist relativ gering.

Bei einer *Nephritis* kombinieren sich Gefäßwandveränderungen mit einer erheblichen Hypertonie. Bei Sanguinationen im Lobus occipitalis können dabei neben der homo-

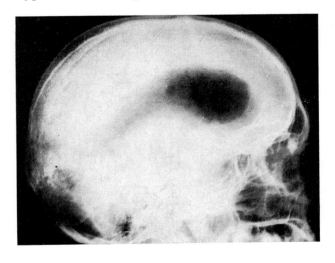

Abb. 119. Rö-Bild eines verkalkenden Okzipitaltumors mit Destruktion der Kalotte, Liquorfistel und spontaner Ventrikelfüllung; ♀ 47 J.

nymen Hemianopsie sehr verschiedenartige Ausfälle auftreten; die anderen Ausfallserscheinungen (Hemiplegien, Blicklähmungen, Aphasien) wiegen meistens schwerer als
die Hemianopsie. Bei der Sektion werden Erweichungsherde in allen Bereichen des
Gehirns und in den Leitungsbahnen gefunden, zuweilen kombiniert mit stärkeren
Hämorrhagien.

Auch bei der *Urämie* kommt es zu Erweichungsherden im Lobus occipitalis. Homonyme Hemianopsien durch *Schwangerschaftseklampsie* bilden sich nach Wochen oder
Monaten meistens vollkommen zurück. Mangeldurchblutungen der Sehsphäre infolge
einer Hypertonie führen zu Augenflimmern.

Enzephalomalazien des Temporallappens werden häufig von homonymen Hemianopsien
begleitet, weil die Ischämie im Bereich der A. cerebralis post. gleichseitige Teile der
Sehrinde miterfaßt.

Bei der *Höhenkrankheit* (über 4000 m ausgelöst durch Minderung des Sauerstoffpartial-
druckes) können neben psychischen Veränderungen (Höhenrausch, Euphorie, Depression, Gleichgültigkeit, Impulsschwäche) auch mangelhaftes Unterscheidungsvermögen
gegenüber Farben und Helligkeiten, in schweren Fällen aber auch regelrechte Erwei-
chungssymptome auftreten, letzteres vornehmlich ausgelöst durch Schädigung der Hirnrinde.

6.6.7. Embolie

Embolien im Lobus occipitalis haben neben der örtlichen Gefäßreaktion auch reflektorisch einen Gefäßspasmus und damit eine flüchtige diffuse Ischämie der umgebenden
Hirnoberfläche zur Folge. Dabei kommt es auch zu doppelseitigen homonymen Hemianopsien. Das Bewußtsein bleibt meist erhalten. Allerdings wird die A. cerebralis post.
nur selten von Embolien betroffen. Häufig kommen Rezidive in der Nachfolgezeit sowie
Verschlimmerungen durch Thrombenbildung und durch Hemmungen in der kollateralen
Blutversorgung vor.

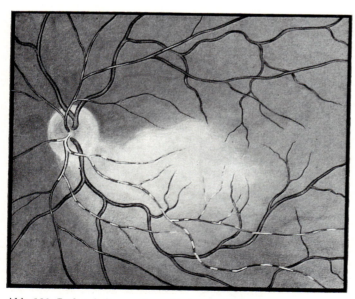

Abb. 120. Luftembolie am Augenhintergrund

Beim Verschlußsyndrom der unteren Lippe des Gyrus lingualis entstehen eine vollständige Hemianopsie und zusätzlich noch ein Ausfall eines Teiles des unteren Quadranten auf der anderen Seite, der sich auf den temporalen Halbmond des oberen Quadranten ausdehnen kann. Die linguale Calcarinalippe ist wesentlich häufiger betroffen als die cuneale.

Zu Embolien kommt es nicht selten während der physiologischen Blutdrucksenkung im Schlaf, wenn bei einem sklerotisch veränderten Gefäßsystem die Durchblutung der Sehrinde mangelhaft ist. Die optischen Zentren sind auch im Schlaf aktiv und verbrauchen Sauerstoff in üblicher Menge, was für große Bezirke der übrigen Großhirnrinde nicht zutrifft. Am Augenhintergrund zeigen sich dabei keine Besonderheiten.
Bei *Luft- und Fettembolien* sind hingegen Augen und Hirn gleichzeitig befallen (Abb. 120). Die allgemeine Gefäßkontraktion im Gehirn führt zu Krämpfen, Bewußtlosigkeit, Hautblässe, Erbrechen, Pulsunregelmäßigkeiten, Atemstörungen und zerebralen Regulationsstörungen. Der Augenhintergrund bietet durch die in den Arteriolen eingelagerten Fetttröpfchen bzw. Luftbläschen ein sehr typisches Bild; allein durch Luft- oder Fettembolie der Retinagefäße kann es zur Erblindung kommen. Meistens sind Erblindungen nach Luft- oder Fettembolien allerdings zu Anfang auf kortikale Anoxien zurückzuführen, die keine schlechte Prognose haben; Dauerschäden sind selten. Homonyme Hemianopsien spielen in der Gesamtsymptomatik eine untergeordnete Rolle, anfänglich sind sie durch die starke Bewußtseinstrübung nicht diagnostizierbar.

6.6.8. Thrombose

Thrombosen der Venen des Lobus occipitalis sind selten. Die Blutdrucksenkung im Schlaf spielt auch dabei eine erhebliche Rolle. Zu Beginn kommt es zu vorübergehenden Verdunklungen und Undeutlichsehen (*Claudicatio visus intermittens*). Die obere Calcarinalippe ist mehr betroffen als die untere. Auch eine Enzephalomalazie kann Folge einer Venenthrombose sein (*hämorrhagische Erweichung*). Recht häufig ist bei einer Thrombose im Bereich der A. cerebralis post. wegen des Vorhandenseins zahlreicher Kollateralen die Makularepräsentation ausgespart. Bei kleinen Thrombosen entstehen nicht selten homonyme parazentrale Skotome.
Eine *Sinus-cavernosus-Thrombose* kann eine doppelseitige homonyme Hemianopsie zur Folge haben, die sich später meistens in eine einfache homonyme Hemianopsie bzw. in ein Zentralskotom zurückbildet. Auch marantische Sinusthrombosen führen zu Erweichungsherden im Lobus occipitalis.

6.6.9. Gefäßentzündungen

Bei einer *Periarteriitis nodosa* ist eine Beteiligung des Lobus occipitalis sehr selten und nicht typisch, bei einer *Arteriitis temporalis* gleichermaßen.
Die *Thrombangiitis obliterans* Winniwarter-Buerger zeigt in ihrer zerebralen Form Hemianopsien häufiger; die Neigung zur Rückbildung ist gering. Am Augenhintergrund sieht man dabei relativ oft Glaskörpereintrübung, Gefäßobliteration und -neubildung oder eine Retinopathia proliferans.

6.6.10. Gefäßspasmen

Gefäßspasmen im Lobus occipitalis führen zu einer flüchtigen Symptomatik ähnlich wie bei Hypoxien, besonders bei *Nikotinabusus*, bei unphysiologischen *Belastungen* des vegetativen Nervensystems und bei *vegetativer Dystonie*. Hauptsymptom ist das *Flim-

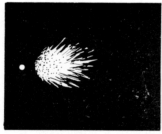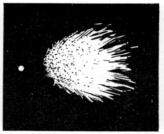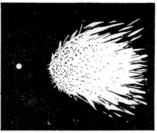

Abb. 121. Zunehmendes Flimmerskotom in verschiedenen Stadien. ● Fixationspunkt

merskotom (Abb. 121). Auch hemianopische Gesichtsfeldausfälle können vorübergehend
entstehen. Beschränkt sich das Flimmerskotom auf ein Auge, dann muß angenommen
werden, daß die Durchblutungsstörung im N. opticus bzw. in der Netzhaut liegt. Besonders Frauen im Klimakterium und mit Menstruationsstörungen sind betroffen. Gelegentliche Erblindungen halten dabei zunächst nur kurzzeitig an. Später sind bei fortschreitender Erkrankung Hirnerweichungen mit bleibenden Folgen möglich (Abb. 122).
Daher ist ein aktives therapeutisches Vorgehen notwendig.
Zu einer Verengung der Hirngefäße und zu Mangeldurchblutungen kommt es auch bei
akuter oder chronischer *Hyperventilation*. Das Hyperventilationssyndrom besteht in
Anästhesien, Bewußtseinsstörungen, vegetativen zentral-nervösen Symptomen, Schwindel, Schwäche, aber auch in Sehstörungen, Flimmern, Verschwommensehen, Verdunklungen im Gesichtsfeld.
Die arterielle Versorgung der Sehrinde erfolgt über die A. cerebri post. und damit im
wesentlichen von der A. basilaris her. Da die A. basilaris das am häufigsten von arteriosklerotischen Veränderungen befallene Gefäß des menschlichen Körpers ist und eine
Kollateralversorgung lediglich über die A. communicans post. erfolgen kann, ist die
Häufigkeit vaskulärer Störmöglichkeiten im Okzipitalgebiet besonders im Alter leicht
verständlich (Syndrom der Insuffizienz der A. basilaris, *intermittierende Claudicatio
optica*). Zahlenmäßig treten stärkere Ausfälle allerdings infolge der geschilderten kollateralen Möglichkeiten in den Hintergrund.
Kortikale Blindheit von vorübergehendem Charakter aufgrund von passageren Zirkulationsstörungen kann auftreten bei Arteriographie, Ventrikulographie, nach Strangu-
lationen und Bluttransfusionen.

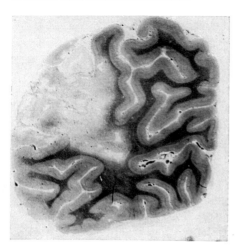

Abb. 122. Frontalschnitt li. Hemisphäre. Ausgedehnte Erweichung im li. Okzipitalhirn (Färbung
nach van Gieson); ♂ 57 J.

Auch der *ophthalmologischen Migräne*, einer Sonderform der okzipitalen Migräne, liegen Gefäßspasmen zugrunde. Die Erkrankung weist 3 Stadien auf:
Im Prodromalstadium (*visuelle Aura*) entsteht ein unscharfes Sehen in einer Gesichtsfeldhälfte und ein parazentral gelegenes, negatives hemianopisches Skotom, von dem Funken, Blitze und flammenartige Gebilde mit zackigen Rändern, aber auch Farbbänder ausstrahlen. Das darauffolgende zweite Stadium ist durch Schmerzen, Übelkeit, Brechreiz, Überempfindlichkeit gegenüber Licht, Lärm und starken Gerüchen gekennzeichnet. Selten ist ein tagelanges Anhalten des Schmerzes (*Status migraenosus*).
Im 3. Stadium (*ödematöses Stadium*) stellen sich neben den Kopfschmerzen Rötung der Gesichtshaut der befallenen Seite, starke Sekretion der Nasenschleimhaut, Druckempfindung in der Region der A. temporalis superficialis und eine konjunktivale Injektion ein.

6.7.   Intoxikationen

Von einigen Giften ist bekannt, daß sie Blutungen, Erweichungsprozesse oder Enzephalitiden bevorzugt in der Sehbahn und im Lobus occipitalis auslösen. Das trifft z. B. für Kohlenmonoxidvergiftungen zu, bei denen zentrale Gefäßschäden im Vordergrund stehen. Vollständige Erblindung kann die Folge sein. Auch später noch kann es zu Ischämien, Enzephalomalazien und Enzephalitiden kommen. Die Blindheit hält oft mehrere Wochen an. Während dieser Zeit reagieren die Pupillen prompt auf Licht. Die Prognose hinsichtlich des Sehvermögens ist relativ gut; nur selten verbleiben Hemianopsien, auch solche ausschließlich für Farben, zurück.
Einflüsse auf den Lobus occipitalis kennt man auch u. a. nach Chloroformnarkosen, bei Sedativamißbrauch, bei Salizylsäurevergiftungen, bei Überdosierungen von Antipyretika, bei chronischen Bleivergiftungen, nach Kreuzotterbiß infolge einer toxischen Enzephalitis.

6.8.   Bildungsanomalien

Das *Kufs-Syndrom*, eine Spätform der familiären amaurotischen Idiotie, zeigt im Unterschied zu den Frühformen nur teilweise Sehstörungen. Sofern sie vorhanden sind, bestehen sie vornehmlich in zentralbedingten Einengungen des Gesichtsfeldes bei unauffälligem Augenhintergrund und ohne Sehnervenatrophie. Die Ursache ist wie beim Idiotie-Syndrom eine Thesaurismose mit Degeneration, Vergrößerung, Vakuolosierung der Ganglienzellen und Gangliosideinlagerungen.
Beim konnatalen zerebellaren Syndrom kommt es zur Verdickung der Schädelknochen im Bereich des Lobus occipitalis infolge einer angeborenen Kleinhirnatrophie. Hauptsymptome sind zerebellare Ataxie, Koordinationsstörungen der Augen- und Kopfbewegungen, fallweise auch Nystagmus, Hyperkinesie, Krämpfe und Erbrechen. Die Atrophie erfaßt konsekutiv auch benachbarte Hirnpartien und den Lobus occipitalis. Die Erkrankung ist Folge von intrauterinen Schädigungen, geburtstraumatischen Kleinhirnschädigungen und Anlagestörungen, letzteres besonders bei Konsanguinität der Eltern.

OKULOMOTORISCHES SYSTEM

7.   Untersuchungsmethoden

7.1.   Prüfung der Okulomotorik

Für die Lokalisation eines Defekts im Zentralnervensystem haben okulomotorische Symptome eine eminente Bedeutung; ihnen kommt der erste, zumindest aber ein sehr wichtiger Stellenwert in der neurologischen Diagnostik zu.
Die Diagnostik der Augenmuskellähmungen kann sich auf eine ganze Reihe eindeutiger Symptome stützen, von unspezifischen Erscheinungen wie Nausea, zeitweisem Verschwommensehen, Störungen der Richtungslokalisation abgesehen. Speziell für die neuroophthalmologische Untersuchung empfiehlt sich die Beschränkung auf wenige einfache Methoden.

Bulbusbeweglichkeit

Zur Untersuchung der Augenmotilität läßt man den Patienten in die 6 diagnostischen Blickrichtungen (Abb. 123) blicken, und zwar nur mit jeweils einem Auge, da bei binokularem Sehen der Wechsel der Fixation die Beurteilung erschwert und in extremen Blickstellungen beide Augen auch normalerweise nur selten parallel stehen. Bei multiplen Paresen bzw. Paralysen ist die Analyse der Augenmotilität durch Prüfung der Bulbusbeweglichkeit oft zuverlässiger und aufschlußreicher als alle anderen Prüfungsmethoden. Die Anforderungen an den Patienten sind dabei gering. Der Prüfende sollte allerdings die Hauptaktionsrichtung der einzelnen Muskeln genau kennen, um feststellen zu können, welcher Muskel in der betreffenden Aktionsrichtung insuffizient ist.
Jede Augenmuskellähmung bringt eine Einschränkung der Bulbusbeweglichkeit in einer bestimmten Blickrichtung oder auch beim Blick nach geradeaus vorn mit sich. Führt man die Augen des Patienten allmählich in die Aktionsrichtung des paretischen Muskels, wird der Schielwinkel immer deutlicher erkennbar.

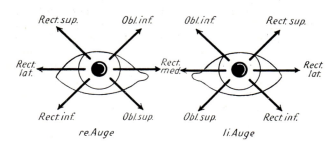

Abb. 123. Die Bulbusbewegungen, bei denen die Lähmung der jeweiligen Augenmuskeln am eindeutigsten zutage tritt

Die Größe des Schielwinkels ist nicht allein von der Vehemenz der zugrunde liegenden Parese abhängig, sondern auch vom Antagonistentonus, der von der Lokalisation der Schädigung maßgeblich bestimmt wird: Paresen, die auf einer Läsion des peripheren Nerven beruhen, zeigen meist mittelgroße Schielwinkel; relativ erheblich sind Schielwinkel bei solchen Lähmungen, bei denen zusammen mit der Innervation zur Muskelkontraktion zugleich auch die Entspannungsinnervation für den ipsolateralen Antagonisten paretisch ist (*spastische Parese* nach *von Graefe* 1867). Mechanische Beeinträchtigung der Bulbusbeweglichkeit in der Orbita ruft in Primärstellung des Bulbus lange Zeit keinen Schielwinkel hervor.

Bei *partieller Parese* eines Augenmuskels kommt es in extremen Blickstellungen nicht selten zu grobschlägigen, nystagmoiden Bewegungen, besonders während der Regenerationsphase. Die längere Dauer einer Augenmuskellähmung bringt sekundär fast immer eine Hyperaktion der Synergisten und eine Hemmungslähmung des Antagonisten am kontralateralen Auge mit sich, die dazu führen, daß nach vollständiger Heilung der primären Parese ein Schielen zurückbleibt bzw. daß der paralytische Strabismus in einen konkomitierenden Strabismus übergeht. Zu einem Überwiegen des Antagonisten kommt es besonders dann, wenn bei supra- und internukleären Lähmungen auch die Hemmungsimpulse, die dem Antagonisten zufließen, ausfallen. Bei alten und bei angeborenen Augenmuskellähmungen ist die Diagnose wegen dieser sekundären Veränderungen sehr erschwert.

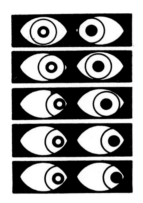

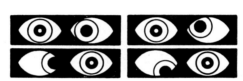

Abb. 125

Abb. 124. Bulbusstellungen bei partieller Parese des M. rectus lat. links während langsamer Blickwendung nach links (li. Bild)

Abb. 125. Primärer und sekundärer Schielwinkel bei linksseitiger Abduzens- (links) und linksseitiger Trochlearislähmung (rechts)

Primärer und sekundärer Schielwinkel

Die Prüfung der Blickwendungen in den diagnostischen Blickrichtungen versagt bei gering ausgeprägten Paresen. In solchen Fällen führt zur Feststellung der Seite der Lähmung die Prüfung des sekundären und primären Schielwinkels mit Hilfe des *Abdecktests* (*Cover-Test*) weiter. Dabei wird abwechselnd das eine und das andere Auge mit der Hand verdeckt, so daß der Patient zum Wechsel der Fixation gezwungen ist; man beobachtet die Größe des Schielwinkels unter der abdeckenden Hand. Wird beim Blick nach geradeaus zum Fixieren das nichtgelähmte Auge verwendet, dann steht das gelähmte Auge entgegengesetzt der Zugrichtung des gelähmten Muskels in Schielstellung (*primärer Schielwinkel*). Wird das gelähmte Auge zur Fixation benutzt, dann ist ein viel stärkerer Innervationsimpuls erforderlich, um das Auge aus der paretischen Schielstellung heraus in die Blickrichtung nach geradeaus vorn zu bringen; nach dem Gesetz von Hering beeinflussen diese verstärkten Innervationsimpulse jedoch in gleicher Intensität auch das gesunde Auge und führen so zu einer Vergrößerung der Abweichung des gesunden Auges (*sekundärer Schielwinkel*). Der Abdecktest ist besonders bei frischen Lähmungen relativ sicher (Abb. 125).

Ist der Befund nicht eindeutig, dann läßt man mit dem paretischen Auge in die Aktionsrichtung des vermeintlich gelähmten Muskels blicken: In dieser Richtung wird das gelähmte Auge besonders stark beansprucht; dementsprechend ist der Innervationsimpuls vehement und der Unterschied zwischen primärem und sekundärem Schielwinkel auffällig. Für die Beurteilung gilt ganz allgemein der Grundsatz: *Das Auge, das beim Abdeck-test den kleineren Schielwinkel zeigt, weist den paretischen Muskel auf.*

Differentialdiagnostisch spielt das *latente Schielen* (Heterophorie) eine Rolle: Dabei geht das Auge unter der verdeckenden Hand in Schielstellung, gibt diese jedoch sofort auf, wenn wieder binokular gesehen wird.

In Ausnahmefällen verwenden Patienten mit Augenmuskellähmungen das gelähmte Auge zur Fixation, sofern dieses Auge die bessere Sehschärfe aufweist bzw. sensorisch dominiert oder wenn die Doppelbilder zu dicht aneinanderliegen und die Fixation mit dem gelähmten Auge die Doppelbilder weiter voneinander entfernt, so daß eine bessere Unterscheidbarkeit zwischen Trugbild und wahrem Bild ermöglicht wird.

Zuweilen empfiehlt es sich bei Augenmuskellähmungen, die Augenstellung in den verschiedenen Blickrichtungen zu fotografieren.

Doppelbildwahrnehmung

Die Doppelbildwahrnehmung (Diplopie) ist das am einfachsten und verläßlichsten zu deutende und zugleich wichtigste Symptom einer Augenmuskellähmung; fehlt es, dann werden Augenmuskellähmungen oft übersehen. Zu keiner Doppelbildwahrnehmung kommt es:

1. bei geringfügigen Paresen, bei denen Doppelbilder nur bei hochgradiger Ermüdung, bei Alkoholgenuß usw. in Erscheinung treten;
2. bei Einäugigkeit;
3. bei verlorengegangenem Binokularsehen, z. B. bei Schielenden, bei denen die Wahr-nehmung eines Auges unterdrückt wird;
4. bei stark herabgesetzter Sehschärfe;
5. bei Kindern, die bald nach Auftreten der Lähmung eines der Doppelbilder exkludie-ren, also nicht mehr wahrnehmen.

Doppelbilder haben eine entscheidende Bedeutung für die spätere Wiederherstellung des binokularen Sehaktes. Verschwinden sie trotz Weiterbestehens der Parese, wie das z. B. bald nach Erkrankungsbeginn bei Kindern der Fall ist, dann ist das Binokular-sehen meistens verloren, auch bei einer späteren Heilung der Parese.

Die Diplopie beruht darauf, daß bei einer Augenmuskelparese die Makula des einen Auges etwas anderes wahrnimmt als die Makula des anderen Auges, die Eindrücke beider Augen aber etwa gleichwertig ins Bewußtsein gelangen. Sofern bei horizontal neben-einanderliegenden Doppelbildern das Bild des betreffenden Auges subjektiv auf der gleichen Seite des dazugehörigen Auges erscheint (dasjenige des linken Auges also links, dasjenige des rechten Auges rechts), spricht man von ungekreuzten, gleichseitigen, gleichnamigen oder *homonymen Doppelbildern*; dies ist beispielsweise beim Einwärts-schielen nach einer Abduzensparese der Fall. Beim paralytischen Auswärtsschielen er-scheint das Bild des rechten Auges links vom Bild des linken Auges, es besteht dann gekreuzte, ungleichnamige oder *heteronyme Diplopie*. Die Seite der Fixation und der Parese ändert an dieser Relation nichts.

Für die *diagnostische Auswertung der Diplopie* gelten folgende Grundsätze:

1. Das dem gelähmten Auge zugehörige Bild erscheint in derjenigen Richtung, nach der der gelähmte Muskel die Blicklinie normalerweise wenden würde.
2. Der Abstand der Doppelbilder ist in der Hauptaktionsrichtung des gelähmten Mus-kels am größten.
3. In derjenigen Blickrichtung, in der die Doppelbilder am weitesten voneinander ent-fernt sind, gehört das am weitesten außen wahrgenommene Bild zum gelähmten Auge.

Differentialdiagnostisch ist wichtig, daß auch *monokular* eine Diplopie wahrgenommen werden kann, z. B. bei stärkerem Hornhautastigmatismus, bei reflektierenden Fremdkörpern in der vorderen Augenkammer, bei Irislöchern, bei einer Kerntrübung der Linse, bei spiegelnden und doppeltbrechenden Fremdkörpern im Glaskörper, bei Netzhautablösungen und Netzhauttumoren, bei subluxierten Linsen, bei Hysterie. Meistens besteht die Ursache von monokular gesehenen Doppelbildern jedoch in einer Linsentrübung.

Bei frischen Lähmungen werden alle Objekte beim Sehen mit dem gelähmten Auge infolge *veränderter subjektiver Richtungslokalisation* falsch in den Sehraum eingeordnet. Daraus folgt in den ersten Tagen der Augenmuskellähmung, sofern mit dem paretischen Auge fixiert wird, eine erhebliche Unsicherheit in der Raumbeurteilung und in der eigenen Bewegung sowie Raumtäuschungen und das Sehen von Scheinbewegungen. Will der Patient einen Gegenstand ergreifen, greift er vorbei. Auf dieser falschen subjektiven Lokalisation beruht der früher oft angewandte Zeigeversuch. In extremen Fällen sind die Patienten unfähig, sich fortzubewegen, beispielsweise einäugige Patienten mit Lähmung auf dem einzigen Auge.

Doppelbildprüfung

Die Methoden der Doppelbildprüfung sind ungewöhnlich zahlreich. Für die neuroophthalmologische Diagnostik eignet sich besonders die Prüfung mit einer Lichtquelle bzw. einer Lichtlinie im dunklen Raum und die Prüfung am Hess-Gitter (mit Rotglas bzw. Rot-Grün-Brille).

Eine *Doppelbildprüfung mit einer Lichtquelle* (oder einer Lichtlinie) und Rotglas (oder Rot-Grün-Brille, das rote Glas kommt dabei stets vor das rechte Auge) ist sehr einfach und überall durchführbar. Der Patient sitzt etwa 2 m vor der Lichtquelle (einer Lampe oder einer Kerze). Der Untersucher führt den Kopf des Patienten so, daß die Augen in die 9 diagnostischen Blickrichtungen gelangen, und fragt den Patienten nach Lage, Verlaufsrichtung und Abstand der Doppelbilder. Die Angaben werden sofort in ein Schema eingetragen. Übersichtlicher ist es, wenn man die Lampe bzw. Kerze von einer Hilfsperson in die 9 diagnostischen Blickrichtungen bringen läßt, während der Kopf des Patienten fixiert bleibt. Der Test kann auch leicht am Krankenbett ausgeführt werden.

Die *Auswertung* geschieht nach folgenden Regeln (Beispiel Abb. 126):

1. Das distale Bild in derjenigen Blickrichtung, die den größten Abstand der Doppelbilder aufweist, gehört stets zum gelähmten Auge. Das distale Bild ist das am weitesten rechts, links, oben oder unten liegende Bild.
2. Die Lähmung eines Muskels zeigt sich am eindeutigsten in derjenigen Blickrichtung, in der er am ausgiebigsten beansprucht wird.

Die Differenzierung eines Spasmus von einer Parese ist mit dieser Methode allerdings nur schwer möglich, eine quantitative Auswertung sogar gänzlich unmöglich. Stets sollte bedacht werden, daß mit diesem Test auch eine harmlose Heterophorie (latentes Begleitschielen) zu Doppelbildern führen kann, die in diesem Sonderfall jedoch in allen Blickrichtungen annähernd gleichweit voneinander entfernt sind.

Die Vorteile der Methode bestehen darin, daß sie einfach und ohne wesentliche Hilfsmittel durchführbar ist und daß ihre Ergebnisse relativ leicht zu deuten sind. Auch bei geringen Paresen können noch Ergebnisse erzielt werden, wenn man stärkere Blickwendungen ausführen läßt. Anfängliche Schwierigkeiten in der Deutung der Resultate verschwinden bei einiger Übung schnell.

Ablauf und Auswertung der *mit Lichtlinie* vorgenommenen Diplopieprüfung unterscheiden sich von jener mit Lampen kaum. Sie hat jedoch den Vorzug, auch über den Schrägstand bestehender Doppelbilder zu orientieren. Die Linie wird vertikal gestellt, wenn es sich um eine Horizontalabweichung handelt, sie wird horizontal gestellt bei einer Vertikalabweichung. Die dafür erforderliche Lampe ist mit entsprechenden Blenden leicht herstellbar. Die Länge der Lichtlinie soll etwa 5–15 cm betragen.

Der *Hess-Schirm* oder eine seiner vielen Varianten wird heute zur Untersuchung der Diplopie wohl am meisten angewendet. Er stellt relativ geringe Anforderungen an den Patienten, ermöglicht eine verläßliche und genaue Untersuchung sowie eine exakte Registrierung des Befundes und macht ältere und neuere Befunde während des Krankheitsverlaufs vergleichbar. Der Patient wird bei der Prüfung im unklaren darüber gelassen, was er eigentlich anzeigt; Simulationen sind somit leicht bei Wiederholungsprüfungen aufzudecken.

Bei der Prüfung am Hess-Schirm ist der Kopf des Patienten durch eine Kopfstütze fixiert. Die Augen

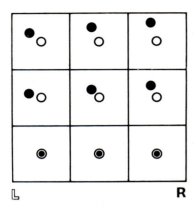

Abb. 126. Doppelbildprüfung bei einer Parese des M. rectus sup. rechts mit Rot-Grün-Brille
(rot = ●, grün = ○). Das rote Glas befindet sich vor dem rechten Auge. Hauptaktionsrichtung des M. rectus sup. rechts verläuft nach links oben

müssen sich in gleicher Höhe mit dem Mittelpunkt des Hess-Gitters befinden. Der Patient trägt eine Rot-Grün-Wendebrille. Das aus roten Linien bestehende Hess-Gitter wird am besten mit Hilfe eines Projektionsgerätes projiziert; zum Anzeigen wird ein Leuchtstab mit einer grünen Projektionsmarke verwendet. Man beginnt mit der Prüfung, indem man das rote Brillenglas vor das rechte Auge bringt. Der Patient soll nun mit dem Leuchtstab die einzelnen Punkte des Hess-Gitters (Abb. 127) anzeigen, bei geringgradigen Lähmungen die Außenpunkte, bei erheblichen Lähmungen die Innenpunkte. Die Abweichung des vom Patienten mit dem Leuchtstab projizierten Punktes von den Testpunkten des Gitters wird in ein Schema (Abb. 128) eingetragen. Das gleiche wiederholt sich nach Farbwechsel mit dem linken Auge. Für die Auswertung der Resultate sind folgende *Regeln* wichtig (Abb. 129):

1. Sind die Punkte des Quadrats nicht gegeneinander verlagert, sondern insgesamt ohne Verzerrung nach oben, unten, rechts oder links verschoben, so liegt keine Augenmuskellähmung, sondern eine Heterophorie oder ein konkomitierendes Schielen vor, vorausgesetzt, daß die Verlagerung auf beiden Seiten gleichgroß ist. Dabei bedeutet Verlagerung beider Quadrate nach einwärts konvergentes Schielen oder Esophorie, Verlagerung beider Quadrate nach auswärts divergentes Schielen oder Exophorie, Verlagerung des rechten Quadrats nach oben, des linken nach unten Höherstand des rechten Auges (Hyperphorie rechts), Verlagerung des rechten Quadrats nach unten, des linken nach oben Höherstand des linken Auges (Hyperphorie links). Eine Drehung des Quadrats deutet auf eine Zyklophorie oder Zyklotropie hin, und zwar spricht das Divergieren der senkrechten Achsen beider Quadrate für eine Verrollung nach außen (Disklination), das Konvergieren für eine Verrollung nach innen (Konklination).
2. Sind die Punkte gegeneinander verschoben, ist das Quadrat also verzerrt, dann liegt eine Störung im Gleichgewicht der Augenmuskeln vor. Schräge Verbindungslinien zeigen eine Verrollung an.
3. Gelähmt ist dasjenige (mit Grünglas versehene) Auge, dessen Testfeld (Quadrat) geschrumpft ist. Sofern die Größendifferenz der Testfelder beider Augen gering ist, wie das bei partiellen Lähmungen bzw. im Regenerationszustand nicht selten vorkommt, so muß man durch sehr genaue Messungen mit dem Zirkel, gegebenenfalls an mehreren Testergebnissen, die Unterschiede feststellen oder den Patienten näher an den Schirm heransetzen, damit die Blickwinkel und damit die Anforderungen an den gelähmten Muskel größer werden. Im Regelfall erkennt man jedoch auch ohne Messung, gleichsam auf den ersten Blick, wo die Testpunkte zusammengeschoben sind.
4. Jetzt werden die vom Patienten angezeigten Punkte im geschrumpften Testfeld mit den Punkten der Normallage verglichen und aufgesucht, welcher Punkt am weitesten einwärts vom Normalpunkt liegt. Der Muskel, der diesem Punkt entspricht, ist gelähmt. In Abbildung 129 ist es der rechte obere Testpunkt und dementsprechend der M. rectus sup. rechts. Der gelähmte Muskel braucht also nur aus dem vorgedruckten Schema abgelesen zu werden.
5. Überfunktion des ipsilateralen Antagonisten ist dadurch gekennzeichnet, daß eine positive Abweichung besteht, d. h., daß der vom Patienten angegebene Testpunkt etwas in Aktionsrichtung des Muskels vom Zentrum weg verlagert, das Quadrat also an dieser Stelle gestreckt ist. Das ist in Abb. 129 beim M. rectus inf. rechts der Fall.
6. Die gleichen Prinzipien gelten für das andere, nichtgelähmte Auge hinsichtlich der sekundären Überfunktion des kontralateralen Synergisten (in Abb. 129 des M. obliquus inf. links) und der

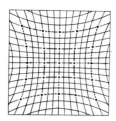

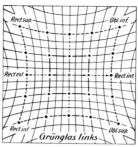

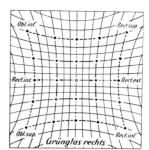

Abb. 127

Abb. 128

Abb. 127. Gitter des Hess-Schirmes

Abb. 128. Formular zum Eintragen der Befunde am Hess-Schirm

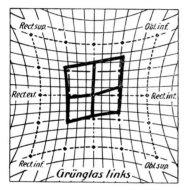

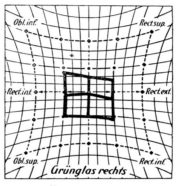

Abb. 129. Parese des M. rectus sup. rechts mit Überfunktion des M. obliquus inf. links, des M. rectus inf. rechts sowie einer Hemmungslähmung des M. obliquus sup. links

sekundären Hemmungslähmung des kontralateralen Antagonisten (in Abb. 129 des M. obliquus sup. links). Die Überfunktion des kontralateralen Synergisten kann bei alten Lähmungen so stark sein, daß der Platz auf dem Vordruck nicht ausreicht, um die Außenpunkte einzutragen.

Stets empfiehlt es sich, zur Sicherheit am Schluß der Prüfung die gewonnenen Ergebnisse mit dem klinischen Befund zu vergleichen.

Der Test versagt naturgemäß bei einäugigem Sehakt, bei monokularer Suppression Schielender und bei zu schlechter Sehschärfe eines Auges. Die Verrollung der Augen wird nur ungenügend registriert. Die Nachteile der Methode sind für die neuroophthalmologische Diagnostik nur selten von Belang.

Die Diagnose der Diplopie mit dem Maddox-Stäbchen am Maddox-Kreuz erlaubt eine relativ präzise, quantitativ verwertbare Doppelbildprüfung. Sie wird in ihrer Verläßlichkeit von nur wenigen Methoden übertroffen, erfordert jedoch eine beträchtliche Erfahrung. Noch exaktere Resultate liefern die Methode von *Harms* und die Prüfung an einem Synoptometer. Weitere Verfahren sind das Koordimeter von *Zeiss*, das Verfahren von *Lancaster*, das Verfahren nach *Hess-Lees*.

Kompensatorische Kopfhaltung

Patienten mit nicht allzu starken Augenmuskelparesen nehmen häufig zur Aufrechterhaltung des binokularen Sehens eine kompensatorische Kopfhaltung ein (*Torticollis ocularis*), zuweilen nur dann, wenn sie besonders genau sehen möchten und um den paretischen Muskel zu entlasten. Unbewußtes Ziel der Kopfhaltung ist eine Bulbusstellung, bei der die Funktion des gelähmten Muskels nicht ins Gewicht fällt. Die Kopf-

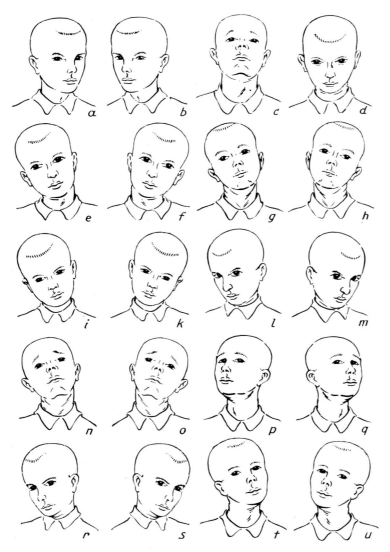

Abb. 130. Typische kompensatorische Kopfhaltung bei Augenmuskellähmungen

Folgende Muskeln können bei der angegebenen Kopfhaltung gelähmt sein: a = M. rectus lat. sin. –
M. rectus med. dext., b = M. rectus lat. dext. – M. rectus med. sin., c = M. rectus sup. dext. – M.
rectus sup. sin., d = M. rectus inf. dext. – M. rectus inf. sin. – M. obliquus sup. dext. – M. obliquus
sup. sin., e = M. obliquus inf. dext., f = M. obliquus inf. sin., g = M. rectus sup. dext. – M. obliquus
inf. dext., h = M. rectus sup. sin. – M. obliquus inf. sin., i = M. obliquus sup. sin., k = M. obliquus
sup. dext., l = M. rectus lat. dext. – M. rectus inf. dext. – M. obliquus sup. sin., m = M. rectus lat.
sin. – M. rectus inf. sin. – M. obliquus sup. dext., n–o = Caput obstipum, p = M. rectus med. sin. –
M. obliquus inf. dext., q = M. rectus med. dext. – M. obliquus inf. sin., r = M. rectus inf. dext. –
M. obliquus sup. sin., s = M. rectus inf. sin. – M. obliquus sup. dext., t = M. rectus sup. sin. – M.
obliquus sup. sin. – M. obliquus inf. dext., u = M. rectus sup. dext. – M. obliquus inf. sin.

haltung entspricht somit meistens der Aktionsrichtung des gelähmten Muskels. Durch die Kopfhaltung wird ein Ausgleich in der Horizontalen mittels Kopfwendung nach rechts und links, ein Ausgleich in der Vertikalen mittels Beugung und Hebung des Kopfes und ein Ausgleich einer Verrollung mittels Kopfneigung nach der rechten oder linken Schulter erreicht. Kopfzwangshaltungen betreffen hauptsächlich Abduzens- und Trochlearislähmungen.

Auf die Kopfzwangshaltung wirken allerdings noch weitere Faktoren ein, die viele Variationsmöglichkeiten mit sich bringen (Abb. 130). In Ausnahmefällen wird eine der Aktionsrichtung des gelähmten Muskels entgegengesetzte Kopfhaltung eingenommen, um die Doppelbilder möglichst weit auseinanderzubringen und damit leichter unterscheidbar zu machen.

Kopfzwangshaltungen bei Kindern führen trotz längeren Bestehens nur selten zu einer *Haltungsanomalie*. Recht häufig ist bei Kindern und Jugendlichen das Binokularsehen bereits verlorengegangen, der Torticollis ocularis wird aber noch immer aufrechterhalten. Das Verschwinden einer anfänglich bestehenden kompensatorischen Kopfhaltung braucht nicht immer Zeichen einer Besserung der Augenmuskellähmung zu sein, sondern kann auch eine Dekompensation mit Übergang zum Monokularsehen anzeigen.

Differentialdiagnostisch kommen in Frage: Ein *Torticollis congenitus* mit Veränderungen im M. sternocleidomastoideus, ein *Torticollis spasticus*, meistens in Anfällen von 20 bis 30 Sek. Dauer im 3. Lebensjahrzehnt auftretend, ein *sekundärer Schiefhals* infolge von Veränderungen im Halsmark, Kleinhirn und Labyrinth und der *nystagmische Schiefhals*. Auch Brillenträger mit Astigmatismus und Kinder mit Strabismus concomitans halten den Kopf manchmal schräg.

Bei kongenitalem Schiefhals zeigt alles eine exzessive, auffällige, starre Ausprägung: Der Kopf ist auf eine Schulter geneigt, das Gesicht zur anderen Seite gewendet, das Kinn angehoben, die Beweglichkeit des Kopfes ist stark eingeschränkt, Asymmetrien des Gesichts sind häufig. Der okuläre Schiefhals kommt selten vor dem 18. Lebensmonat zum Vorschein, der kongenitale Schiefhals bereits bei der Geburt. Ein nystagmischer Schiefhals wird eingenommen, um die Nystagmusamplitude möglichst klein zu halten; wendet man den Kopf in die entgegengesetzte Richtung, dann ist der Nystagmus in seiner Frequenz deutlich schneller und in seiner Amplitude größer.

Besondere Bedeutung hat der Torticollis ocularis bei einer angeborenen Trochlearislähmung. Das sicherste diagnostische Verfahren zu ihrer Erkennung ist der *Kopfneigeversuch nach Bielschowsky*, der vielfach methodisch variiert worden ist: Hält das Kind den Kopf schief, ist die Augenstellung unauffällig; neigt man aber den Kopf des Kindes zur gegenüberliegenden Seite, entsteht eine sehr deutliche Höhenabweichungen der Augen.

Diese *Vertikaldivergenz* kommt auf folgende Weise zustande: Bei Neigung des Kopfes nach der Schulter kommt es aufgrund labyrinthärer Reflexe normalerweise zu einer Verrollung beider Augen in der Weise, daß die Bulbusmeridiane wieder senkrecht stehen; die Augenmuskeln, die diese Verrollung bewerkstelligen, haben aber stets auch eine Heber- oder Senkerfunktion, deren Insuffizienz bzw. Hyperfunktion sich beim Kopfneigeversuch auswirkt.

Der Kopfneigeversuch vermag auch bei der oft schwierigen Differentialdiagnose zwischen einer Lähmung des M. obliquus sup. des einen und einer Lähmung des M. rectus sup. des anderen Auges weiterzuhelfen. Wenn beispielsweise geklärt werden soll, ob es sich um eine Lähmung des M. obliquus sup. des rechten Auges oder um eine Lähmung des M. rectus sup. des linken Auges handelt, dann bringt Vergrößerung der Doppelbilder bzw. des Vertikalabstands der Blicklinien bei Kopfneigung nach rechts die Gewißheit, daß der rechte M. obliquus sup. gelähmt ist; eine Vergrößerung des vertikalen Doppelbildabstands bei Kopfneigung zur linken Schulter beweist, daß es sich um eine Lähmung des linken M. rectus sup. handelt.

Pseudoparesen, die durch Adhärenzen, durch bindegewebige Umwandlungen der Muskeln oder durch Anomalien der Sehnenscheide verursacht werden, können durch den

Traktionstest (Fixed muscle duction test) aufgefunden werden: In tiefer Narkose wird der Bulbus nach allen Seiten hin bewegt; bestehen Adhärenzen, so ist diese passive Beweglichkeit nach einer Richtung hin eingeschränkt.

Über die Rolle des labyrinthären Reiznystagmus (Drehnystagmus und kalorischer Nystagmus, optokinetischer Nystagmus) bei der Diagnose von Augenmuskellähmungen siehe Kapitel 7.3.

Diagnostische Methoden bei kleinen Kindern

Die Diagnose von Augenmuskellähmungen im Kleinstkindalter ist oft schwierig, weil hier die Anwendung der feineren diagnostischen Methoden unmöglich ist. Es bleibt nur übrig, das Kind zu Führungs- und Blickbewegungen der Augen in horizontaler, vertikaler oder schräger Richtung zu veranlassen, wobei berücksichtigt werden muß, daß Säuglinge physiologischerweise noch nicht in der Lage sind, reguläre Augenbewegungen zu machen, und ihre irregulären Augenbewegungen keinen Anlaß zur Besorgnis zu geben brauchen, denn die okulomotorischen Reflexe entwickeln sich erst einige Wochen nach der Geburt.

In den ersten Wochen nach der Geburt fehlt eine Koordination der Bulbusbewegungen; oft werden die Augen überhaupt nicht bewegt. In der dritten Lebenswoche vermag das Kind meist schon einen vorgehaltenen Gegenstand kurzzeitig zu fixieren und auch zu konvergieren. In dieser Zeit bildet sich der Einfluß des Labyrinths auf die Augenmuskeln aus: Durch Kopfdrehung können Augenbewegungen in entgegengesetzter Richtung provoziert werden. Erst nach der 6. Lebenswoche ist dem Kind ein längeres Betrachten durch Fixation möglich. Vom 3. Lebensmonat an vermag es einen Gegenstand, der von der Gesichtsfeldmitte aus nach der Seite geführt wird, zu verfolgen. Verläßlich gelingt das jedoch erst nach dem 6. Lebensmonat, und auch dann ist die Aufmerksamkeit der Kleinkinder oft sehr begrenzt. Auf jeden Fall vollzieht sich diese Entwicklung individuell sehr unterschiedlich; man sollte sich hüten, im Kleinstkindalter auf Anhieb fertige Diagnosen zu präsentieren. Besser ist eine wiederholte Untersuchung und das Aufschieben der endgültigen Diagnosestellung, zumal ein Schaden dadurch kaum entstehen kann. Zuweilen ist es vorteilhaft, die Mutter die Augenbewegungen ihres Kindes zu Hause prüfen zu lassen.

Bei Säuglingen kann auch der *vestibuläre Reiznystagmus* eine Bedeutung für die Diagnose von Augenmuskellähmungen gewinnen, sofern der Ohrapparat intakt ist. Naturgemäß sind dabei Bulbusbewegungen, die gelähmte Augenmuskeln beanspruchen, nicht möglich, gleichgültig ob es sich um Kern-, Nerven- oder Muskelparesen handelt. Allerdings gibt der Reiznystagmus einen sehr starken Impuls zur Augenmuskelkontraktion ab, auch noch in Fällen, in denen an sich eine totale Ophthalmoplegie vorzuliegen scheint. Bei Blicklähmungen ist der labyrinthär ausgelöste Reiznystagmus oft erhalten, sofern der Ort der Läsion oberhalb der vestibulonukleären Bahn liegt und der Vestibularapparat und die vestibulonukleäre Bahn intakt sind.

Der *kalorische Nystagmus* wird am besten im Liegen geprüft; selbstverständlich muß man sich vorher überzeugen, daß Trommelfell und Mittelohr intakt sind. Der Kopf wird durch Kissen so weit angehoben, daß er gegen die Senkrechte etwa 60° nach hinten geneigt ist. Beim Spülen mit kaltem Wasser von 22–27° schlägt der Nystagmus nach der Gegenseite, beim Spülen mit warmem Wasser von 45° nach der ausgespritzten Seite, beides nach etwa 4–30 Sek., etwa 2 Min. anhaltend.

Die Zuhilfenahme des Drehnystagmus empfiehlt sich besonders für kleinere Kinder. Bereits unmittelbar nach der Geburt kann man damit feststellen, ob ein Augenmuskel gelähmt ist. Zur Auslösung des Nystagmus wird am besten ein Drehstuhl benutzt (10 Umdrehungen, eine Umdrehung in etwa 2 Sek.). Die Verwendung des optokinetischen Nystagmus hat bisher keine klinische Bedeutung gewinnen können.

7.2.   Elektromyographie

7.2.1.   Normales Elektromyogramm der Augenmuskeln

Die geringe Ausdehnung des Territoriums der motorischen Einheit für die Augenmuskeln bedingt, daß die *Dauer* des Summenaktionspotentials mit 1–3 ms der eines Einzelfaserpotentials sehr nahekommt und damit auch wesentlich kürzer ist als beim Skelettmuskel.

Die *Amplitude* des extrazellulären Aktionspotentials, die von mehreren Faktoren, vor allem aber vom Abstand der Elektrode von den erregten Fasern abhängig ist, besitzt für die klinische Elektromyographie nur einen relativen Wert, das heißt, sie kann nur bei groben Differenzen zum durchschnittlichen Normalwert oder bei Disproportionen zwischen einem gesunden und einem funktionsgestörten korrespondierenden Muskel zur Diagnose beitragen. Amplitudenwerte zwischen 150 und 400 µV, maximal 1000 µV, können für die Augenmuskeln als im Normbereich liegend angesehen werden. Die Augenmuskelpotentiale sind in ihrer *Form* fast ausschließlich bi- und triphasisch, seltener tetraphasisch. Nur unter pathologischen Bedingungen werden polyphasische Potentiale ableitbar. Auch für die Form der Aktionspotentiale besteht eine gewisse Abhängigkeit von der Elektrodenposition zur erregten Muskelfaser (Abb. 131).
Dauer, Form und Amplitude der Potentiale werden durch Auswertung von wenigstens 20 Einzelpotentialen für den untersuchten Muskel ermittelt und deren Abweichungen von den Normwerten bestimmt.
Im weiteren Untersuchungsverlauf wird das *Aktivitätsmuster* bei einer maximalen Willkürinnervation typisiert, wobei drei Formen zu unterscheiden sind. Beim *Interferenzmuster* überlagern sich die Entladungen der aktivierten motorischen Einheiten, so daß die elektrische Nullinie nicht mehr erkennbar ist. Für das *Übergangsmuster* oder gemischte Muster gilt, daß infolge einer reduzierten Innervationsfrequenz oder eines Ausfalls motorischer Einheiten die elektrische Nullinie zwischen dem Aktivitätsmuster verfolgbar wird. Als *Einzeloszillationen* werden die Entladungen von nur wenigen motorischen Einheiten bezeichnet (Abb. 132). Da die Art des Innervationsmusters eines einzelnen Muskels unter normalen Verhältnissen ausschließlich von der willkürlich abstufbaren Innervationsfrequenz abhängig ist, ist für die Untersuchung unter klinischen Bedingungen unerläßlich, eine maximale Innervation zu erzielen. Nur auf dieser Basis wird es möglich, pathologische Veränderungen und auch Zeichen einer extremen Ermüdbarkeit meßbar zu erfassen.

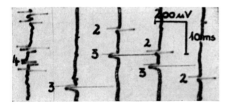

Abb. 131. Aktionspotentiale des Augenmuskels
Bei mäßiger Innervation sind die biphasischen (*2*), triphasischen (*3*) und tetraphasischen (*4*) Aktionspotentiale des Augenmuskels registrierbar und nach ihrer Dauer (2–3 ms) und Amplitude (etwa 120–360 µV) ausmeßbar

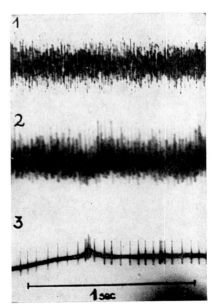

Abb. 132

Abb. 132. Aktivitätsmuster des Augenmuskels
1 Interferenzmuster, *2* Übergangsmuster, *3* Entladungen einer motorischen Einheit (interponiert sind passager höherfrequente Entladungen einer weiteren motorischen Einheit)

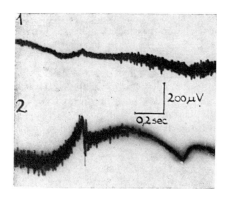

Abb. 133. Reziproke Innervation zweier Augenmuskeln *1* M. rectus lat., *2* M. rectus med. des gleichen Bulbus. Bei Blickführung von Adduktion (Interferenzmuster bei *1*) ist im jeweiligen Antagonisten die reziproke Hemmung darstellbar

Bei synchroner Ableitung von zwei antagonistisch wirkenden Augenmuskeln eines oder beider Augen ist bei Führung in deren jeweilige Zugrichtung das Sherringtonsche Gesetz der reziproken Innervation durch Aktivierung im Agonisten und direkt proportionaler Hemmung im Antagonisten darstellbar (Abb. 133). Dabei ist die Kontinuität des Aktivitätsmusters abhängig von Art und Geschwindigkeit der Blickbewegung. Auch die aktive Konvergenzleistung und der funktionelle Anteil synergistischer Aktivität der Vertikalwender bei Horizontalbewegungen und der Horizontalwender bei Vertikalbewegungen können elektromyographisch meßbar registriert werden.

7.2.2. Myogene Erkrankungen

Zu den myogenen Erkrankungen der Augenmuskeln zählen die chronische progressive okuläre Muskeldystrophie, die kongenitale und die dystrophische Myotonie, die okuläre Myositis mit ihren beiden Unterformen, der akuten exophthalmischen okulären Myositis und der chronischen oligosymptomatischen okulären Myositis sowie die endokrine okuläre Myopathie.

Chronisch progressive Muskeldystrophie. Charakteristisches Zeichen einer myogenen Störung – insbesondere der primär degenerativen progressiven Augenmuskeldystrophie – ist die Disproportionalität zwischen dem stark reduzierten oder gar fehlenden Bewegungseffekt des Muskels in dessen Zugrichtung und dem elektromyographisch nachweisbaren Interferenzmuster. Dieses Interferenzmuster unterscheidet sich von dem des gesunden Augenmuskels durch seine erniedrigte Amplitude (50–150 μV). Es basiert auf

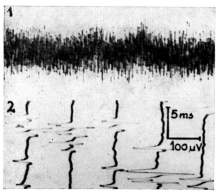

Abb. 134. Elektromyogramm bei okulärer Muskeldystrophie

M. rectus sup., *1* Aktivitätsmuster bei Maximalinnervation, *2* Aktionspotentiale bei mäßiger Innervation. Trotz Parese des Muskels Darstellung eines Interferenzmusters (*1*), dessen Einzelpotentiale (*2*) in ihrer Amplitude erniedrigt sind (maximal 200 μV) und eine normale Dauer haben. Ganz vereinzelt sind polyphasische Potentiale registrierbar (vgl. Abb. 141)

dem funktionellen Verlust diffus verteilter Muskelfasern, wobei Teile einer motorischen Einheit noch intakt, andere jedoch bereits funktionsuntüchtig sind. Diese Zustände bedingen – gewissermaßen kompensatorisch für die reduzierte Bewegungsfähigkeit des dystrophischen Muskels – einen vermehrten Einsatz motorischer Einheiten mit höherer Frequenz. Dadurch erklärt sich allerdings auch eine raschere Erschöpfbarkeit der ohnehin beeinträchtigten Leistungsfähigkeit des Muskels, sichtbar am weiteren Abfall der Amplitude und Verminderung der Anzahl aktivierbarer motorischer Einheiten. Bei sehr fortgeschrittenem Zerfall der kontraktilen Elemente ist jeder Kontraktionsversuch dann lediglich noch von einem kurzdauernden extrem amplitudengeminderten Aktivitätsmuster begleitet. Die Aktionspotentiale des dystrophischen Augenmuskels sind bi- bis tetraphasisch (Abb. 134). Eine deutliche Verkürzung der Potentialdauer, wie sie regelmäßig beim dystrophischen Skelettmuskel gefunden wird, ist selten nachweisbar.

Kongenitale und dystrophische Myotonie. Neben den drei mit Myotonie einhergehenden nosologisch uneinheitlichen Krankheitsbildern, der *Myotonia congenita* (Thomsen), der *Paramyotonia congenita* (Eulenburg) und der *Dystrophia myotonica* (Curschmann-Steinert), gibt es mehrere erbliche Krankheiten mit dem Symptom Myotonie, so daß die Myotonie oder myotone Reaktion nicht als Krankheit, sondern als Symptom zu betrachten ist.

Bei den beiden unter klinischen Gesichtspunkten im Vordergrund stehenden Krankheitsbildern mit myotoner Reaktion, der kongenitalen und der dystrophischen Myotonie, ist eine isolierte Störung der äußeren Augenmuskulatur nicht bekannt. Elektromyographisch jedoch ist die myotone Reaktion erkennbar am Auftreten hochfrequenter (bis 200/s) Entladungsserien, die bei Einstich der Nadelelektrode oder bei Veränderung der Elektrodenposition ebenso zu beobachten sind wie bei rascher Rückführung des Bulbus in Ruhestellung nach vorheriger Maximalinnervation. Die myotonen Entladungsserien haben gleichbleibende oder gering abnehmende Amplituden und halten 1–4 Sek. an (Abb. 135). Die parallel zur oszillographischen Beobachtung mögliche akustische Kontrolle gestattet es, die myotone Reaktion an einem unverwechselbaren Heulgeräusch zu erkennen.

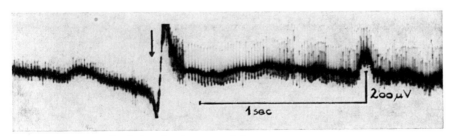

Abb. 135. Myotone Reaktion des Augenmuskels
Im linken Kurventeil ist das Elektromyogramm bei geringer Blickintention in Zugrichtung des Augenmuskels dargestellt. Nach Veränderung der Elektrodenposition (↓) beginnt eine schauerartige Entladungsfolge, die eine Frequenzzunahme erkennen läßt (100–200 Hz)

Okuläre Myositis. Eine gewisse Hilfe bei der differentialdiagnostischen Festlegung zwischen okulärer Muskeldystrophie und Myositis ist durch einige fakultative Besonderheiten des elektromyographischen Erscheinungsbildes bei den Myositiden möglich. Wie bei der progressiven okulären Muskeldystrophie ist auch bei den verschiedenen Formen okulärer Myositiden zunächst ein Interferenzmuster darstellbar, das aus der kaum verminderten Gesamtzahl aktiver motorischer Einheiten resultiert und bei nachweisbarer Parese und fehlenden Denervationszeichen eine myogene Schädigung wahrscheinlich macht (Abb. 136). Eine Erniedrigung der Amplitude ist nur bei einem fortgeschrittenen Parenchymuntergang zu erwarten, so wie er bei der okulären Muskeldystrophie vorkommt, bei Myositiden jedoch nur selten beobachtet werden kann.

Die bei den Augenmuskeln nur ausnahmsweise anzutreffenden polyphasischen Potentiale können bei der Myositis nachweisbar sein, so daß aus ihrem Vorhandensein auf eine sekundäre Mitbeteiligung der terminalen intramuskulären Nervenabschnitte am Krankheitsprozeß geschlossen werden kann (Abb. 137).

Einen gewissen Hinweis auf das Vorliegen einer Myositis geben auch die häufig darstellbaren spontanen myogenen Entladungsfolgen von myotonieähnlichem Charakter, die auf einer Hyperexzitabilität einzelner Muskelfasern basieren (Abb. 138).

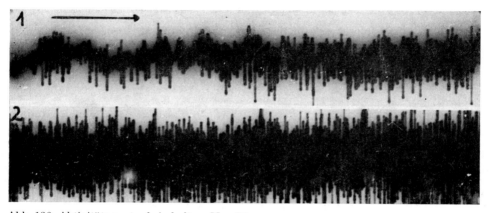

Abb. 136. Aktivitätsmuster bei okulärer Myositis
Bei *1* Blickrichtung aus Primärposition in Zugrichtung des Muskels. Bei *2* (= Fortsetzung von *1*) Erreichen der Maximalinnervation. Trotz Parese des Muskels stellt sich in dessen Innervationsrichtung ein interferierendes Aktivitätsmuster dar

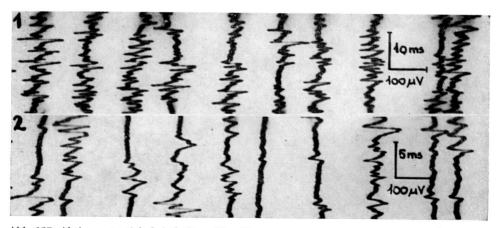

Abb. 137. Aktionspotentiale bei okulärer Myositis
1 = Registrierung: 1 ms = 1 mm, *2* = Registrierung: 1 ms = 2 mm. Mit Hilfe der unter *2* registriertechnisch auf das Zweifache protrahierten Aktionspotentiale lassen sich deren Form und Dauer exakter bestimmen. Neben bi- bis tetraphasischen Potentialen mit normaler Dauer jedoch erniedrigter Amplitude (bis 130 μV) sind vereinzelt Polyphasien erkennbar

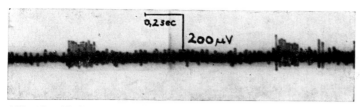

Abb. 138. Okuläre endokrine Ophthalmopathie
Passager auftretende myotonieähnliche Entladungsfolgen spontanen Charakters, die während „Ruheinnervation" in Primärposition auftreten

Endokrine Ophthalmopathie. Falls die endokrine Ophthalmopathie von Motilitätsstörungen der Bulbi begleitet ist, so sind diese myogener Natur und im EMG durch interferierende Aktivitätsmuster bei Parese, leicht vermehrte Polyphasien und gelegentlich auftretende spontane myogene Entladungsfolgen charakterisiert (vgl. Abb. 138). Ähnlich wie bei den Myositiden kann es auch hier als Folge der Muskelparenchymschädigung zu einer Alteration der terminalen Nervenäste mit den elektromyographischen Zeichen einer leichten Verlängerung der Aktionspotentiale und ihrer polyphasischen Verformungen sowie zu einem partiellen Ausfall einiger weniger motorischer Einheiten kommen. Elektromyographische Verlaufskontrollen können den Prozeßcharakter der Störung nachweisen.

7.2.3. Störungen der neuromuskulären Transmission

Störungen an der motorischen Endplatte liegen sowohl bei der Myasthenie, bei Kurare und beim Botulismus vor. Alle drei Störungen haben einen primären Ausfall der äußeren Augenmuskeln gemeinsam.

Myasthenie. Die Myasthenie ist gekennzeichnet durch eine pathologisch gesteigerte Ermüdbarkeit und eine verlängerte Erholungszeit der Muskulatur. Das myasthenische Syndrom basiert weder auf einer nervalen Funktionsstörung noch auf einer Störung im kontraktilen System der Muskelfaser, sondern ist in einer Störung der nervalen Impulsübertragung auf die Muskelfaser zu suchen. Am Skelettmuskel ist die myasthenische Reaktion durch einen Amplitudenabfall der Aktionspotentiale nach definierter Reizung des zugehörigen Nerven meßbar zu erfassen. Diese Möglichkeit ist für den Augenmuskel nicht gegeben. Dennoch ist auch am Augenmuskel die das Krankheitsbild charakterisierende extreme Ermüdbarkeit elektromyographisch darstellbar. Zu Beginn einer Willkürinnervation ist zunächst ein Interferenzmuster registrierbar, das sofort an Amplitude abnimmt und schließlich auch durch einen Ausfall motorischer Einheiten gekennzeichnet ist (Abb. 139 oben). Eine Wiederholung der Bewegung führt lediglich zu kurzen Innervationsstößen mit zunehmend rascherem Amplitudenabfall und forciertem Ausfall motorischer Einheiten. Innervationspausen lassen eine gewisse Erholungsfähigkeit erkennen (Abb. 139 unten).
Der erhebliche Ausfall motorischer Einheiten auf der einen und die oft kaum noch vorhandene Bewegungsfähigkeit des Bulbus auf der anderen Seite gestalten die differentialdiagnostische Abgrenzung der Myasthenie von Denervationsprozessen gelegentlich problematisch. Mit Hilfe des *Tensilontests* besteht die Möglichkeit, auch diagnostisch schwierige Fälle zu klären.

Nach einer Augenmuskelelektromyographie üblicher Art und entsprechender Registrierung wird eine intravenöse Injektion von 5 bis maximal 20 mg Tensilon vorgenommen und abermals unter Willkürinnervation abgeleitet. Nach Wirkungseintritt (etwa 10–15 Sek. nach der Injektion) ist eine

deutliche Aktivierung motorischer Einheiten und ihrer Entladungsfrequenz sowie eine Amplituden-
erhöhung erkennbar. Die Wirkung des Tensilons ist jedoch nur kurzfristig. Wenige Sekunden später
ist das ursprüngliche Bild zu registrieren.

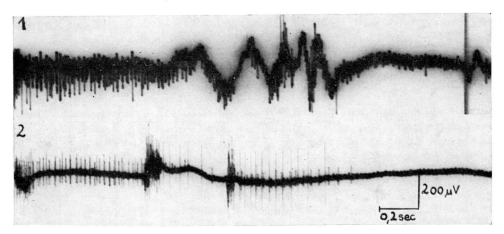

Abb. 139. Myasthenische Reaktion des Augenmuskels
1 kurzzeitig registrierbares Interferenzmuster (äußerster linker Kurventeil) mit sofortiger Amplituden-
und etwas später erfolgender Frequenzreduktion. Bewegungswiederholung bedingt nur noch kurze
(200–120 ms) Innervationsstöße, die klinisch nicht mehr als Zuckung wahrnehmbar sind. *2* im Vergleich zu *1* deutlicher ausgeprägte Ermüdungsreaktion mit Innervationsstößen von nur 100–80 ms
Dauer bei Bewegungswiederholung

Kurarewirkung. Unter Kurarewirkung kommt es in Abhängigkeit von der Dosierung
zu einer Erniedrigung des Muskeltonus bis zur totalen Lähmung der gesamten quergestreiften Muskulatur. Angriffspunkt des Kurare ist die motorische Endplatte, an welcher es deren Empfindlichkeit gegenüber der Überträgersubstanz Azetylcholin herab-
setzt oder total blockiert. Unter Kurare fallen zunächst – wie bei allen Störungen der
neuromuskulären Transmission – die äußeren Augenmuskeln aus (Ptosis, Doppelbilder);
es folgen die mimische, die Hals-, Nacken-, Schlund- und Kehlkopfmuskulatur, die
Rumpf- und Extremitätenmuskulatur und schließlich die Atemmuskulatur.
Die elektromyographischen Phänomene sind – in Abhängigkeit von der Kuraredosis –
die gleichen wie bei der Myasthenie, im Gegensatz zu dieser jedoch dauerhaft durch
Esterasehemmer (Prostigmin, Eserin) und Kalzium zu beheben.

Botulismus. Das Toxin des Bacillus botulinus führt nach allgemeinen gastrointestinalen
Symptomen zu muskulären Störungen im Bereich der äußeren Augenmuskeln (vor allem
M. rectus lat., M. obliquus sup. und M. levator palpebrae), der Pupillenmuskulatur, der
Muskulatur des Schlundes, des Gesichts und des Gaumensegels.
Das Botulinustoxin blockiert ebenfalls die neuromuskuläre Übertragung, wobei der
Azetylcholinmobilisierungsmechanismus gestört wird.
Das elektromyographische Bild der äußeren Augenmuskeln ähnelt beim Botulismus
dem bei Myasthenie. Dabei ist ganz in Abhängigkeit von der Höhe des Toxinspiegels
eine partielle bis totale neuromuskuläre Blockade nachweisbar, die – falls sie nur partiell oder subtotal ist – durch Tensilon flüchtig zu bessern und somit auch einer Therapie
durch Cholinesteraseinhibitoren zugänglich ist. Abweichend vom EMG-Befund bei
Myasthenie sind beim Botulismus die extrem erniedrigten Amplituden der Muskel-
aktionspotentiale.

7.2.4. Erkrankungen des peripheren motorischen Neurons

Zu den Erkrankungen des peripheren motorischen Neurons zählen alle jene Störungen,
die mit einer Schädigung im neuronalen Abschnitt der motorischen Einheit verbunden
sind. Für den Augenmuskel treffen derartige Störungen vorzugsweise das Axon und dessen Endaufzweigungen, seltener die Augenmuskelkernzelle selbst. Die Axone, die die
Augenmuskeln versorgen, folgen grundsätzlich den gleichen physiologischen Gesetzen
hinsichtlich des partiellen und totalen Leitungsblocks, der Degeneration und Regeneration wie die motorischen Nervenfasern der Skelettmuskulatur. Da für die Augenmuskelelektromyographie elektroneurographische Methoden, wie die Bestimmung von
Nervenleitgeschwindigkeit und Latenzzeit, nicht einsetzbar sind, müssen die mit dem
Elektromyogramm erfaßbaren Normabweichungen am neurogen geschädigten muskulären Erfolgsorgan allein die Bausteine für die Beurteilung der Genese, Akutheit und
Prognose der vorliegenden Bewegungsstörung liefern. Hierbei sind Anamnese, Verlauf
und klinisches Bild ebenso zu berücksichtigen wie bei den myogenen Störungen.

**Aktivitätsmuster und Aktionspotentialformen bei peripher-neurogenen Augenmuskel-
paresen.** Das Aktivitätsmuster ist bei neurogenen Paresen gelichtet, das heißt, es ist
direkt zum Schweregrad der Schädigung eine Verminderung der Anzahl aktiver motorischer Einheiten bis zu deren totalem Ausfall nachweisbar (Abb. 140). Die reduzierte
Entladungsfrequenz motorischer Einheiten bei Blickbewegung in Zugrichtung des gelähmten Muskels spricht also für eine neurogene Störung, während bei einer myogenen
Störung mit intakter nervaler Versorgung trotz Funktionseinschränkung ein dichtes

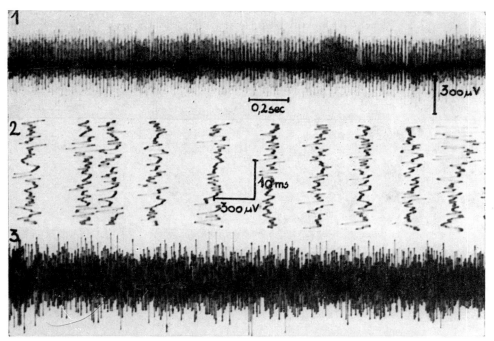

Abb. 140. Peripher-neurogene Motilitätsstörung eines Augenmuskels im Elektromyogramm
M. rectus lat.: *1* Aktivitätsmuster mit deutlicher Rarefizierung der Entladungsfrequenz motorischer
Einheiten; *2* Einzelpotentialbild des gleichen Muskels mit zahlreichen polyphasischen Potentialen;
3 Aktivitätsmuster des gleichen Muskels nach völliger Restitution (Interferenzmuster)

interferierendes Aktivitätsmuster zu beobachten ist. Der diagnostische Wert der
Elektromyographie ist bei leichtgradigen Paresen gering, weil die augenmuskelspezi-
fische hohe Innervationsfrequenz dann nur schwer eine Reduzierung aktiver motorischer Einheiten erkennen läßt. Ihr Wert steigt mit zunehmendem Ausprägungsgrad
einer Parese und ist für den Kliniker am größten, wenn geklärt werden soll, ob in
einem paretischen Muskel noch eine elektrische Restaktivität mit der potentiellen
Chance der Regenerationsfähigkeit vorhanden ist oder eine totale Denervation mit
völligem Erloschensein der Aktivität motorischer Einheiten vorliegt. Elektromyographische Verlaufsuntersuchungen gestatten es dabei, prognostische Schlüsse daraus
zu ziehen, ob sich ein akuter Prozeß mit fortschreitender Degeneration oder aber mit
zunehmender Regeneration entwickelt. Die Reinnervation ist elektromyographisch
schon oft Wochen vor der klinisch sichtbaren Rückbildung der Parese an einer Zunahme der Entladungsfrequenz motorischer Einheiten, am Auftreten polyphasischer
Potentiale, am Amplitudenanstieg und an einer Normalisierung der Potentialdauer
erkennbar. Da insbesondere bei Kontinuitätsunterbrechungen der Augenmuskelnerven
Defektzustände häufiger als bei der Skelettmuskulatur sind, können kurzzeitige EMG-
Kontrollen (4—8 Wochen) mit dem Hinweis auf eine z. B. stagnierende Regeneration
die eventuelle Operationsindikation erleichtern helfen. Eine zu lange unterbrochene
nervale Versorgung läßt den muskulären Effektor irreversibel atrophieren.
Die Aktionspotentialformen weisen bei neurogenen Lähmungen charakteristische Veränderungen auf. Amplitude und Dauer der bi- und triphasischen Muskelaktionspoten-
tiale sind geringfügig erhöht. Im Verlauf einer Degeneration und rückläufig auch bei
Regeneration kommt es zum Nachweis polyphasischer Potentiale. Diese basieren auf
einer desynchronisierten Entladungsfolge der von geschädigten distalen und terminalen
Nervenfaserabschnitten versorgten Muskelfasern. Während des Restitutionsprozesses
verringert sich die Anzahl der Polyphasien, Dauer und Amplitude der Potentiale nor-
malisieren sich. Die den Denervationsprozeß am Skelettmuskel regelmäßig begleitenden
monophasisch positiven Denervationspotentiale (Abb. 141) und die biphasischen Fibrillationspotentiale sind am Augenmuskel sehr viel seltener nachzuweisen. Sie sind auch
nicht absolut spezifisch für einen Denervationsprozeß. Fibrillationspotentiale sind zwischen der 1. und 3. Woche einer statthabenden Degeneration registrierbar und nehmen
im Verlauf eines fortschreitenden Denervationsprozesses ebenso ab wie bei zunehmender Reinnervation (Abb. 142). In Synopsis mit den bereits erwähnten elektromyographischen Charakteristika einer neurogenen Störung und ihrer positiven oder negativen
Dynamik im Hinblick auf die Funktion gestatten sie bei entsprechenden Verlaufsuntersuchungen eine exakte prognostische Aussage.

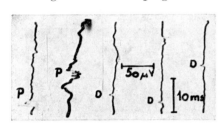

Abb. 141. Aktionspotentialformen bei peripher-neurogenen Augenmuskelparesen
D = monophasisch positive scharfe Wellen (,,Denerva-
tionspotentiale", etwa 1—2 ms, 5—10 μV); P = polyphasische Potentiale (etwa 3—4 ms) mit mehr als vier
Deflektionen um die isoelektrische Linie

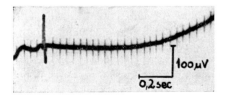

Abb. 142. Fibrillationspotentiale des Augenmuskels bei
peripher-neurogener Augenmuskelparese. Die dargestellten Fibrillationspotentiale haben eine Amplitude
von 80 μV. Ein polyphasisches Aktionspotential mit
einer Amplitude von 150 μV hebt sich im linken Kurventeil deutlich von den Fibrillationspotentialen durch
seine Dauer und Amplitude ab

Fehlleitung regenerierender Nervenfasern. In der Folge einer Okulomotoriusparese (nach Trauma, Aneurysma u. ä.), kann es nicht nur wegen einer nichterfolgten Regeneration zu einem partiellen oder totalen Motilitätsausfall kommen, sondern auch aufgrund einer Fehlleitung regenerierender Nervenfasern. Wenn die nach distal auswachsenden Axonfasern an einen anderen als den ursprünglich zugehörigen Muskel Anschluß finden, kommt es entweder zu unphysiologischen Mitbewegungen (Fuchssches Zeichen, Pseudo-Graefesches Zeichen) oder zu einer kompletten Bewegungsunfähigkeit in bestimmten Blickrichtungen. Aufgabe der Elektromyographie kann es unter einer solchen Fragestellung – bei gleichzeitiger Prüfung der Motilität der jeweiligen Augenmuskeln – sein, qualitativ zu beurteilen, in welcher Richtung die Fehlleitung stattfand und qualitativ festzustellen, wie ihre zugehörigen Proportionen sind und wie groß das Ausmaß einer möglicherweise irreversiblen Reduzierung der Anzahl motorischer Einheiten ist.

7.2.5. Störungen im Bereich des zentralen motorischen Neurons

Klinisch sehr uneinheitliche und ätiologisch verschieden determinierte Krankheitsbilder können zu supranukleären, zentralen Innervationsstörungen führen. Überdies sind für die äußeren Augenmuskeln die Störmöglichkeiten im Regulationsmechanismus, wie z. B. Störungen im motorischen Zentrum oder störende Einflüsse übergeordneter Zentren, unter den Gesichtspunkten der Physiologie noch nicht sicher geklärt. So sollen in diesem Kapitel lediglich rein deskriptiv jene zentralen Innervationsstörungen Erwähnung finden, bei denen die Elektromyographie dem Kliniker insofern Hilfe zu leisten vermag, als sie ihm bei der synchronen Ableitung aus mehreren Augenmuskeln einen Überblick über die Innervationsverhältnisse bzw. über die pathologische Innervationsverteilung gestattet. In der Regel handelt es sich hierbei um Funktionsstörungen im harmonischen Wirkungsmechanismus antagonistisch oder synergistisch korrespondierender Augenmuskeln, die im Gegensatz z. B. zu klinisch ähnlichen Störungen bei der Fehlleitung regenerierender Nervenfasern sämtlich auf zentralen (supranukleären) Schädigungen beruhen.

Zentrale Innervationsstörungen konnten nachgewiesen werden für die verschiedenen Formen einer paradoxen Innervation (Stilling-Türk-Duane-Syndrom) einschließlich der horizontalen und vertikalen Blicklähmungen, für die Konvergenzlähmung sowie für Mischformen von zentralen und peripher-neurogenen Störungen bei der hereditären Ophthalmoplegia congenita externa totalis und den kongenitalen okulofazialen Paresen. Alle diese kongenitalen Krankheitsbilder und Syndrome stellen besonders intensiv untersuchte Modellfälle dar. Es versteht sich von selbst, daß z. B. auch raumfordernde zerebrale Prozesse spezifischer Lokalisation klinisch ähnliche Ausfälle bewirken können, dann jedoch durch die Anamnese von den angeborenen Erkrankungen differenzierbar sind (klinisch z. B. auch durch die Angabe einer später erworbenen Retraktionsbewegung).

Duane-Syndrom. Die Einteilung des Stilling-Türk-Duane-Syndroms nach Malbran erweist sich neben ihrer größeren Übersichtlichkeit wegen auch als pathogenetisch nützlich. Zum Duane-Syndrom I, der kongenitalen Externuslähmung, zählen die synergistische paradoxe Innervation zwischen M. rectus lat. und M. rectus med., zwischen M. rectus lat. und M. rectus inf., zwischen M. rectus lat. und M. rectus sup. und zwischen M. rectus lat. und M. rectus sup. und zwischen M. rectus lat. und mehreren Augenmuskeln. Als Duane-Syndrom II wird die kongenitale Internuslähmung, als Duane-Syndrom III die kongenitale vertikale Motilitätsstörung beider Bulbi bezeichnet.

Kongenitale Externuslähmung. Bei paradoxer Innervation zwischen M. rectus ext. und M. rectus int. zeigt das Elektromyogramm während gleichzeitiger Ableitung aus beiden

Muskeln in Primärstellung ein Aktivitätsmuster mit normaler Ruheaktivität. Bei der Adduktion ist sowohl im M. rectus med. als auch paradoxerweise im M. rectus lat. eine deutliche Aktivitätszunahme (Interferenzmuster mit Amplituden um 400–600 μV) sichtbar, während es bei der Abduktion im M. rectus med. zu einer normalen reziproken Hemmung, im M. rectus lat. jedoch zu einem massiven Ausfall motorischer Einheiten kommt (Abb. 143). Bei Intention zur Abduktion, mehr aber noch zur Adduktion, können nystagmusartig imponierende Innervationsstöße von maximal 150 ms Dauer in beiden Muskeln dargestellt werden, die dem Aktivitätsmuster mit gering höherer Amplitude interponiert sind und die möglicherweise die Bedeutung eines unwillkürlichen Regulationsversuchs haben (Abb. 144). Das Paradoxon dieser Motilitätsstörung ist somit elektromyographisch dadurch nachweisbar, daß – bei normaler Innervation des M. rectus med. – für den M. rectus lat. das Innervationsmaximum in der Adduktion, das Innervationsminimum in der Abduktion besteht.

Paradoxe Innervation zwischen M. rectus ext. und M. rectus inf. Bei dieser Störung weist der M. rectus inf. in allen Blickrichtungen normale Innervationsverhältnisse mit einem Innervationsmaximum in seiner Zugrichtung bei Blicksenken auf. Für den M. rectus lat. ergibt sich in Primärstellung, bei Adduktion und auch bei Abduktion ein span-

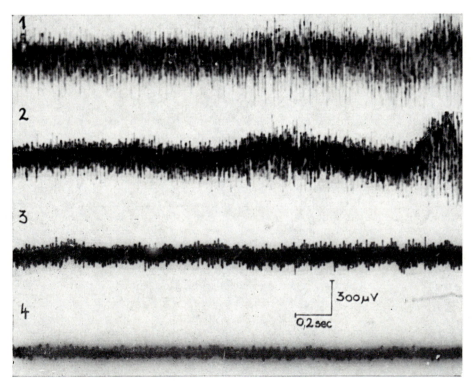

Abb. 143. Elektromyogramm bei kongenitaler Laterialislähmung mit paradoxer Innervation zwischen M. rectus lat. und M. rectus med. des gleichen Auges
1 M. rectus lat. bei Adduktion, *2* M. rectus med. bei Adduktion, *3* M. rectus lat. bei Abduktion, *4* M. rectus med. bei Abduktion. Bei Blickintention zur Adduktion entwickelt sich nicht nur im Rectus med. (*2*) ein interferierendes Aktivitätsmuster, sondern paradoxerweise auch im Rectus lat. (*1*). Bei Abduktion stellt sich im Rextus med. (*4*) eine normale reziproke Hemmung der Muskelaktivität und im Rectus lat. (*3*) ein in Amplitude und Frequenz reduziertes Aktivitätsmuster dar

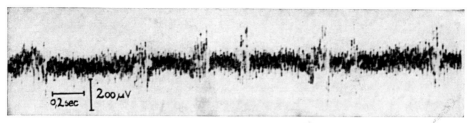

Abb. 144. Nystagmusartige Innervationsstöße bei zentral bedingten okulären Motilitätsstörungen. Dem Aktivitätsmuster bei Willkürinnervation sind in unregelmäßiger Folge spannungshöhere Entladungsserien von 80–150 ms zwischengelagert, die in dieser Form (vgl. Abb. 146 und 148) vor allem bei supranukleären Motilitätsstörungen beobachtet werden

nungsniedriges Aktivitätsmuster, das etwa dem bei Ruheinnervation entspricht. Beim Blick nach oben kommt es im M. rectus lat. zu einem deutlichen Ausfall motorischer Einheiten, beim Blick nach unten ist eine Aktivitätszunahme bis zu einem dichten Interferenzmuster mit Amplituden um 400 μV erkennbar. Das Innervationsmaximum liegt bei dieser Motilitätsstörung also bei der Blicksenkung.

Paradoxe Innervation zwischen M. rectus ext. und M. rectus sup. Für den M. rectus sup. sind in allen Blickrichtungen normale Innervationsverhältnisse mit reziproker Inhibition beim Blick nach unten und einem Innervationsmaximum beim Blickheben registrierbar. Der M. rectus lat. weist in Primärstellung, bei Adduktion und Abduktion elektromyographisch Ruheaktivität oder verminderte Aktivität, beim Blick nach unten eine deutliche Aktivitätshemmung, beim Blick nach oben jedoch eine Zunahme der Entladungsfrequenz motorischer Einheiten bis zu einem Interferenzmuster auf. Das Innervationsmaximum des M. rectus lat. entsteht bei der Blickhebung (Abb. 145).

Paradoxe Innervation des M. rectus ext. mit mehreren Augenmuskeln. Die bisher bekannten Untersuchungen erstrecken sich auf Motilitätsstörungen, die durch eine paradoxe Innervation zwischen dem M. rectus lat. und den drei vom Okulomotorius innervierten

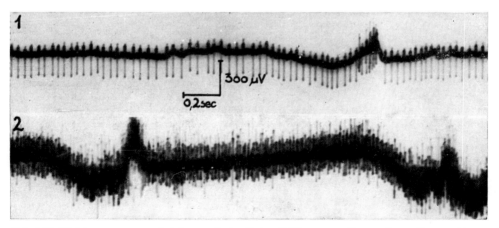

Abb. 145. Elektromyogramm bei kongenitaler Lateralislähmung mit paradoxer Innervation zwischen M. rectus lat. und M. rectus sup. des gleichen Auges
1 M. rectus lat. bei Abduktion, *2* M. rectus lat. bei Blickhebung. In Abduktionsposition – in der Zugrichtung des Muskels also – sind für den M. rectus lat. lediglich die Entladungen einzelner motorischer Einheiten zu registrieren, während in paradoxer Weise bei Blickhebung eine eindeutige Aktivitätszunahme im Sinne eines Übergangsmuster darstellbar wird

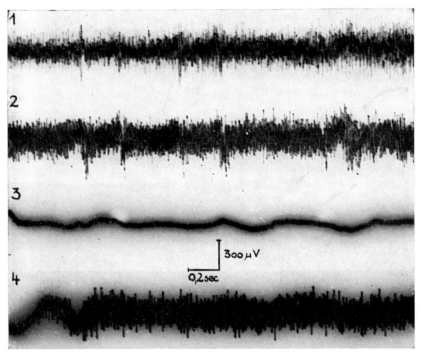

Abb. 146. Elektromyogramm bei kongenitaler Medialislähmung mit paradoxer Innervation zwischen
M. rectus med. und M. rectus lat. des gleichen Auges
1 M. rectus med. bei Adduktion, *2* M. rectus lat. bei Adduktion, *3* M. rectus med. bei Abduktion, *4* M.
rectus lat. bei Abduktion. Bei Adduktion ist im klinisch paretischen M. rectus med. (*1*) – in dessen
Zugrichtung – ein Interferenzmuster nachweisbar. Im synchron untersuchten M. rectus lat. (*2*)
kommt es paradoxerweise ebenfalls zur Darstellung eines interferierenden Aktivitätsmusters. Bei
Abduktionsbewegung des Bulbus zeigt sich im Medialis (*3*) eine totale Aktivitätshemmung, im
Lateralis (*4*) eine normale Aktivierung bis zur Registrierung eines Interferenzmusters. Nystagmusartige Innervationsstöße in synchroner Form bei Adduktion in beiden Muskeln

geraden Augenmuskeln bedingt sind. Allen diesen Störungen ist elektromyographisch
ein relatives Innervationsminimum bei der Abduktion gemeinsam. Die Innervations-
maxima liegen für den M. rectus lat. entweder bei Adduktion und Blickheben, bei
Adduktion und Blicksenken oder bei Blickheben und Blicksenken.
Zusammenfassend zum Duane-Syndrom I soll betont werden, daß es sich hierbei sämtlich um Motilitätsstörungen der Augen handelt, bei denen ein paradoxer Synergismus
zwischen dem deutlich funktionsgeminderten oder total funktionsuntüchtigen M. rectus
lat. und einem oder mehreren geraden Augenmuskeln des Okulomotoriusversorgungs-
bereichs besteht. Das Innervationsminimum des M. rectus lat. ist stets bei Abduktion
nachweisbar, das Innervationsmaximum dagegen bei Blickintension in die Zugrichtung
jenes Augenmuskels (oder jener Augenmuskeln), mit dem (bzw. mit denen) der pathologische Synergismus erfolgt.

Kongenitale Internuslähmung. Das Bemerkenswerte an dieser supranukleären kongenitalen Internuslähmung ist, daß der klinischen Adduktionslähmung ein völlig normales
elektromyographisches Bild des M. rectus med. mit einer Aktivierung motorischer Einheiten bis zum Interferenzmuster bei Führung des Bulbus aus Primärposition in Adduktion und eine entsprechende Aktivitätshemmung bei Abduktion gegenübersteht. Bei

synchroner Registrierung des EMG aus dem M. rectus lat. zeigt sich für diesen nicht nur ein Innervationsmaximum in dessen Zugrichtung bei Abduktion, sondern ein weiteres – in der Regel sogar noch etwas spannungshöheres – Maximum bei Adduktion (Abb. 146). Dieser Befund spricht gegen eine Externusparese und für einen pathologischen Synergismus zwischen M. rectus lat. und M. rectus med. bei Adduktion. Somit handelt es sich bei dieser Störung nicht um eine Internuslähmung, sondern um eine paradoxe Innervation zwischen M. rectus med. und M. rectus lat., genauer um eine fehlende antagonistische Hemmung des M. rectus lat. bei der Adduktion. Die gestörte reziproke Innervation zwischen den beiden Antagonisten kann elektromyographisch auch dadurch nachgewiesen werden, daß in Primärstellung und in den Initialphasen einer horizontalen Blickwendung eine erhöhte elektrische Aktivität in Form von Interferenzmustern ebenso darstellbar ist wie ganz passager auftretende rhythmisch folgende Gruppenentladungen motorischer Einheiten (Abb. 147), die extrapyramidal oder pyramidal bedingten Erscheinungen an der Skelettmuskulatur äußerlich vergleichbar sind.

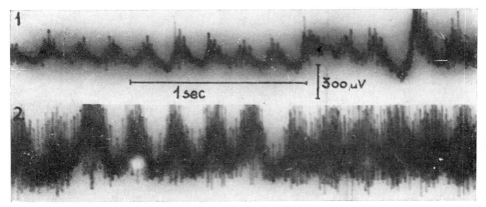

Abb. 147. Rhythmisch folgende Gruppenentladungen bei zentral bedingter okulärer Motilitätsstörung
M. rectus med.: *1* Blickintention von Primärposition in Richtung Adduktion, *2* Fortsetzung von *1* bis zu maximaler Adduktion. In rhythmischer Folge sind gruppierte Entladungen mit einer Frequenz von 5–6/s erkennbar, deren Rhythmizität auch bei Annäherung an das Ziel der Bewegung konstant nachweisbar bleibt

Kongenitale vertikale Motilitätsstörungen beider Augen. Diesem Syndrom ist die komplette Insuffizienz der Vertikalbewegungen bei unbeeinträchtigter Horizontalmotilität eigen. In beiden geraden Vertikalwendern, dem M. rectus inf. und M. rectus sup., ist in Primärstellung schon ein Interferenzmuster darstellbar, das bei Blickhebung und Blicksenkung keine eindeutigen Zeichen einer reziproken Hemmung im jeweiligen Antagonisten erkennen läßt.
Differentialdiagnose. Obwohl die bei Adduktion zu beobachtende Lidspaltenverengung und Retraktion des Bulbus speziell bei einer Internus- oder Abduzensparese klinisch stets verdächtig sind auf das Vorliegen einer zentral bedingten Innervationsstörung angeborener oder erworbener Art, kann sich doch die Abgrenzung von einer peripherneurogenen Störung (z. B. Fehlleitung regenerierender Nervenfasern) vor allem für die Operationsindikation als wichtig erweisen. Diese Differenzierung ist am eindeutigsten elektromyographisch zu treffen. Im Falle einer angeborenen oder erworbenen peripherneurogenen Abduzens- oder Internuslähmung werden sich die typischen elektromyographischen Zeichen einer derartigen Schädigung in Form einer Rarefizierung des Akti-

vitätsmusters mit Ausfall motorischer Einheiten, Auftreten von Polyphasien und Fibrillationspotentialen stets im betroffenen Muskel nachweisen lassen. Eine zentral bedingte supranukleäre Innervationsstörung hingegen, wie sie für die einzelnen Formen kongenitaler Störungen anhand des Duane-Syndroms dargestellt wurde, läßt elektromyographisch immer die paradoxen Synergismen zwischen den verschiedenen innervierten Augenmuskeln erkennen. Ganz allgemein gilt, daß der Wert der elektromyographischen Untersuchung unter dem klinischen Verdacht auf eine zentrale Innervationsstörung darin besteht, eindeutig und reproduzierbar die Beeinträchtigung der Innervationsverhältnisse der Augenmuskeln untereinander sichtbar zu machen.

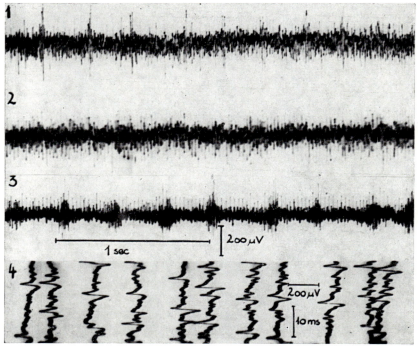

Abb. 148. Aktivitätsmuster und Aktionspotentiale bei Kombination von zentral und peripherneurogen bedingter okulärer Motilitätsstörung
1 M. rectus med. dext. in Ausgangsstellung, *2* M. rechts med. sin. in Ausgangsstellung, *3* M. rectus med. dext. bei Abduktion, *4* M. rectus med. dext. in Ausgangsstellung. Da bei den Patienten infolge des Krankheitsbildes einer hereditären kongenitalen totalen äußeren Ophthalmoplegie beide Bulbi 15° in Konvergenz und 30° nach unten fixiert waren, wird diese Position als Ausgangsstellung gewertet. Das EMG zeigt in den Adduktoren beider Bulbi (*1* und *2*) eine Dauerinnervation in Form fast interferierender Aktivitätsmuster mit z. T. interponierten nystagmusartigen Entladungsgruppen. Beim Abduktionsversuch (*3*) kommt es zu keiner reziproken Hemmung, sondern lediglich zur Aktivitätsminderung mit annähernd rhythmisch folgenden, amplitudenhöheren Entladungsgruppen. Im Einzelpotentialbild (*4*) fallen neben normalen bi- und triphasischen Aktionspotentialen auch solche mit einer verlängerten Dauer sowie polyphasische Potentiale auf

Kombination von zentralen und peripher-neurogenen Störungen. Eine Kombination von elektromyographisch als zentral und peripher-neurogen bedingt anzusehenden Störungen liegt bei der hereditären Ophthalmoplegia congenita externa totalis und bei der angeborenen Abduzens-Facialis-Parese (Möbius-Syndrom) vor. Beide Erkrankungen wirken klinisch etwa gleichartig als äußere Ophthalmoplegie. Die Abgrenzung gegenüber der chronisch progressiven äußeren Ophthalmoplegie auf myopathischer Basis und gegenüber dem Retraktionssyndrom ist klinisch relativ unkompliziert. Elektromyographisch ist die supranukleäre Störung bei den Mischformen am gestörten Innervationsverhältnis korrespondierender Muskeln, insbesondere an der fehlenden oder mangelhaften reziproken Hemmung der Antagonisten, und die peripher-neurogene Störung am gleichzeitigen Ausfall motorischer Einheiten und Veränderungen der Aktionspotentialparameter erkennbar (Abb. 148).

7.3.   Vestibularisprüfung

Der Vestibularapparat ist ein hochempfindliches Regelsystem, das dem Gleichgewichtssystem in seiner Gesamtheit übergeordnet ist und zusammen mit dem Sehorgan, der Tiefensensibilität sowie Teilen des Kleinhirns und des Hirnstamms die Gleichgewichtsfunktion reguliert und die Orientierung im Raum ermöglicht.
Die Zusammenhänge der experimentellen Untersuchungen des Vestibularapparats werden am besten verständlich, wenn man sich die komplizierten elektrophysiologischen Vorgänge vereinfacht und vom Begriff des Tonuslabyrinths ausgeht. Normalerweise gehen von jedem der beiden Labyrinthe ständige Impulse zu den homolateralen Vestibulariskernen aus, die sich in der Ruhe die Waage halten (Abb. 149). Es besteht somit ein symmetrischer Vestibularruhetonus.
Utrikulopetale Kupulaverbiegung führt zu einer Steigerung, utrikulofugale Ablenkung zu einer Verminderung der elektrischen Aktivität des Perzeptionsorgans. Diese veränderten Potentiale werden den Vestibulariskernen zugeleitet, und es ergibt sich eine Tonusdifferenz zugunsten einer Seite (Abb. 150).

Erfolgt somit ein Überwiegen des Vestibularistonus z. B. der rechten Seite, so resultiert daraus:

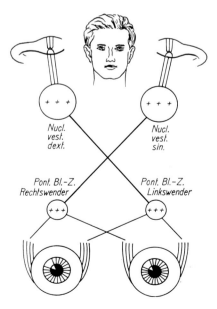

Abb. 149. Schema des vestibularen Ruhetonus (nach Frenzel) aus Frenzel, H.: ,,Spontan- und Provokationsnystagmus als Krankheitssymptome", Springer-Verlag, Berlin–Göttingen–Heidelberg 1955

1. Abweichen der Augen nach links
2. Kopfdrehung nach links
3. Rumpfdrehung nach links
4. Absinken des linken Armes
5. Schwerpunktverlagerung nach links
6. Gangabweichung nach links

Der adäquate Reiz für die Bogengänge ist die durch Winkelbeschleunigung bewirkte Trägheitsströmung der Endolymphe, die zur Ablenkung der Kupula führt. Im alltäglichen Leben unter
normalen Bedingungen treten diese Reaktionen nicht sichtbar in Erscheinung, da die Reizeinwirkung
unmerklich und sofort zu den für das Gleichgewicht und die Raumorientierung notwendigen und
zweckmäßigen Muskelaktionen verarbeitet wird.
Es bedarf also massiver, in jedem Falle unphysiologischer Reize von beträchtlich überschwelligem
Charakter, um den Funktionszustand des Vestibularapparats zu untersuchen. Wir müssen uns
deswegen immer bewußt sein, daß wir bei jeder Vestibularisprüfung eine zwar vorübergehende
immerhin aber empfindliche Irritation des vestibulären Systems verursachen.

Die klinische Vestibularisdiagnostik stützt sich auf die Beobachtung, Deutung und
Registrierung des Nystagmus als Reaktionsform des vestibulookulären Systems sowie
die Beobachtung der vestibulospinalen Reaktionen.
Der Nystagmus wird entweder als Spontan- oder Provokationsnystagmus registriert
oder experimentell durch rotatorische oder thermische Erregung der Bogengänge hervorgerufen.
Die Ergiebigkeit und Aussagekraft der klinischen Vestibularisuntersuchung hängt nicht

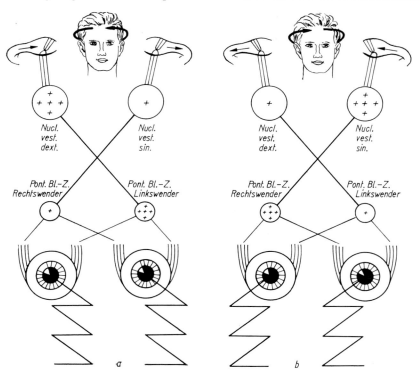

Abb. 150. Vestibuläre Tonusdifferenzen nach experimenteller Erregung (nach Frenzel) aus Frenzel,
H.: Spontan- und Provokationsnystagmus als Krankheitssymptome", Springer-Verlag, Berlin–
Göttingen–Heidelberg 1955

so sehr von der Vollkommenheit der vorhandenen Registriergeräte und Laborbefunde ab, sondern vor allem von der kritischen Einschätzung und Erfahrung des Untersuchers, der mit der nötigen Zurückhaltung auch mit einfachen Mitteln eine Diagnose stellen kann.

Beobachtung und Registrierung des Spontan- und Provokationsnystagmus

Jede Untersuchung des Vestibularapparats beginnt zweckmäßig mit der systematischen Fahndung nach einem Spontan- oder Provokationsnystagmus, die der wichtigste und neben einer grob quantitativen Erregbarkeitsprüfung der ergiebigste Teil der Vestibularisdiagnostik in der Praxis ist. Folgende Überlegungen lassen dies verständlich erscheinen:
Spontan- oder Provokationsnystagmus ist immer ein pathologisches Zeichen.

Betrachtet man den Komplex des vestibulären Systems mit seinem weitverzweigten Bahn- und Kerngebiet sowie seinen zahlreichen Verbindungen zu anderen zentralen Bereichen, so ist anzunehmen, daß Irritationen in irgendeinem Teil des Komplexes bestimmte und in gewisser Hinsicht typische Nystagmusreaktionen hervorrufen können. Das darf aber keineswegs dazu führen, jedem Spontannystagmus aufgrund qualitativer oder quantitativer Eigenschaften eine bestimmte lokaldiagnostische Bedeutung beizumessen. Wenn man bedenkt, daß ein vestibulärer Nystagmus durch Läsion vestibulär tonisierter Rezeptoren, Bahnen oder Zentren vom Labyrinth über die Medulla oblongata bis zum Kleinhirn und Mittelhirn entstehen kann, so wird es klar, daß es oft dem Spontannystagmus nicht anzusehen ist, ob er eine periphere oder zentrale Ursache hat. Dazu kommt noch, daß für einen jeweiligen Prozeß typische Nystagmusformen oft durch bestehenden Hirndruck überlagert werden und dann Mischformen aufweisen, die leicht zu Fehlschlüssen führen können.

Zur systematischen Nystagmusbeobachtung geht man zweckmäßig folgendermaßen vor:

1. Beobachtung der Augen in den 5 Hauptblickrichtungen ohne Leuchtbrille.
2. Beobachtung der Augen unter der Leuchtbrille in den 5 Hauptblickrichtungen.
3. Beobachtung unter der Leuchtbrille nach Lockerungsmaßnahmen (Kopfschütteln, Beugen usw.), Blickrichtung geradeaus.
4. Beobachtung unter der Leuchtbrille im Liegen, Blickrichtung geradeaus und Lagewechsel (Rechts-Links-Lage, Rückenlage, Kopfhängelage, schnelles Aufrichten aus der Rückenlage).

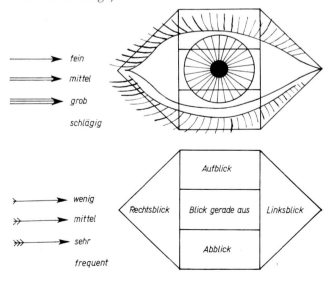

Abb. 151. Schema zur Aufzeichnung des Nystagmus (nach Frenzel) aus Jongkees, L. B. W.: „Über die Untersuchungsmethoden des Gleichgewichtsorgans", Fortschr. HNO-Heilk., S. Karger, Basel 1953

Der beobachtete Nystagmus wird unter Verwendung der von Frenzel angegebenen Symbole in das Grundschema eingetragen (Abb. 151). Dieses Schema gestattet, mit einem Blick den vorliegenden Nystagmustyp zu erkennen.

Experimentelle Untersuchungsmethoden (thermische und rotatorische Prüfung)

Unter *experimenteller Prüfung* des Vestibularapparats versteht man die thermische und rotatorische Erregbarkeit des Labyrinths, genauer des horizontalen Bogengangs. Beiden gemeinsam ist die künstlich hervorgerufene Flüssigkeitsströmung der Endolymphe, die zur Auslenkung der Kupula und damit zu einer Reizung des sensorischen Endorgans des Vestibularapparats führt.

Die *thermische Labyrinthprüfung* ist eine der wichtigsten zur Untersuchung des Gleichgewichtsorgans und hat den Vorteil, daß jedes Labyrinth für sich isoliert untersucht werden kann. Dabei wird durch Kalt- oder Heißspülung des Gehörgangs ein zum Schädelinneren fortschreitendes Temperaturgefälle erzeugt. Es erreicht zunächst den horizontalen Bogengang nahe der Ampulle, wobei die Temperatur der Endolymphe im Sinne einer Erwärmung oder Abkühlung beeinflußt wird und eine Flüssigkeitsströmung entsteht. Erwärmung bedingt ein Aufsteigen, Abkühlen ein Absinken der Endolymphe. Auf diese Weise erfolgt bei der Kalorisation eine Ablenkung der Kupula und somit eine Reizung des vestibulären Rezeptors. Entsteht also bei der Kaltspülung ein Nystagmus zur Gegenseite, so ist dieser bei Warmspülung zur gespülten Seite gerichtet.

Die heute wohl gebräuchlichste Untersuchungsmethode in der Praxis ist die nach Veits, bei der kalorische Schwachreize mit 10 m³ Wasser von 17 und 45 °C verwendet werden. Eine Minute nach der Spülung wird der Kopf aus der Indifferenzlage (30° nach vorn) in die Optimumstellung (60° nach hinten und zur gespülten Seite geneigt) gebracht und der auftretende Nystagmus registriert. Die Wartezeit von 1 Minute nach der Spülung ist deswegen angebracht, weil der horizontale Bogengang zu diesem Zeitpunkt den optimalen Temperatureffekt aufweist.

Die labyrinthären Reaktionen sollten sicherheitshalber nach Spülung mit kaltem und warmem Wasser gemessen werden. Die Kopfstellung ist dabei genau zu beachten, da eine möglichst vertikale Einstellung des horizontalen Bogengangs gewährleistet sein soll. Zwischen zwei aufeinanderfolgenden Prüfungen sollte eine Mindestpause von 6 Minuten eingelegt werden, damit die Reizfolgen der ersten Prüfung abklingen können.

Der Wert der thermischen Labyrinthprüfung besteht darin, daß sie uns Aufschluß gibt über den Funktionszustand jedes einzelnen Labyrinths, vor allem über die Reizempfindlichkeit, wobei als Mindestforderung das Auftreten eines Nystagmus nach kalter und warmer Reizung in der entsprechenden Richtung gilt.

Bei der *Drehuntersuchung* werden stets beide Labyrinthe erregt. Das Prinzip der rotatorischen Prüfung beruht auf Trägheit und Strömung der Endolymphe mit entsprechender Kupuladeviation. Im Beginn der Drehung tritt eine Trägheitsströmung in den horizontalen Bogengängen mit einer Verbiegung der Kupula entgegen der Drehrichtung auf. Bei fortgesetzter gleichmäßiger Drehung nimmt die Endolymphe durch Reibungseinflüsse allmählich die Drehgeschwindigkeit der Bogengangswand an, und die Kupula kehrt in die Ruhelage zurück. Nach dem Abstoppen strömt die Endolymphe wiederum infolge ihrer Trägheit in der Drehrichtung weiter und lenkt die Kupula erneut ab, jetzt in entgegengesetzter Richtung. Der jeweils ausgelöste perrotatorische und postrotatorische Nystagmus schlägt in umgekehrter Richtung.

Die Drehstuhluntersuchung wurde 1907 von Barany in die Klinik eingeführt und wird auch heute noch als klassische Drehprüfung in der Praxis angewendet. Der Patient wird dabei 10mal in 20″ gedreht (Winkelgeschwindigkeit 180 /s), danach abgestoppt und der postrotatorische Nystagmus gemessen. Gegen diese Methode sind vielerlei Einwände erhoben worden, besonders dahingehend, daß die von der großen Anfangsbeschleunigung erzeugte Kupuladeviation nach der 20″ dauernden Periode konstanter Drehgeschwindigkeit noch längst nicht abgeklungen ist, wenn der Bremsreiz einsetzt. Somit wäre die Beurteilung der Wirkung des Hemmreizes überhaupt nicht möglich, da gleichzeitig zwei einander entgegengesetzte Reizzustände vorhanden sind.

Um diese grobe Labyrinthprüfung zu verfeinern und mehr in physiologische Bereiche zu gehen, wurden zahlreiche Verfahren entwickelt, die hier nur erwähnt werden sollen. Dazu gehören die *Langzeitdrehmethode* von Buys-Fischer, die *Kupulometrie* von Jongkees und der von Kobrak vorgeschlagene *Entschleunigungstest*. In den letzten Jahren werden für den klinischen Gebrauch geringere Winkelgeschwindigkeiten und Beschleunigungen bevorzugt, und die Bestrebungen gehen dahin, auch den Schwellenwert der vestibulären Erregung für die Diagnostik zu bestimmen. Greiner entwickelte in diesem Sinne den Pendeltest und Montandon den rotatorischen Schwellentest. Letzterer gehört zu den derzeit subtilsten Methoden der Vestibularisdiagnostik.

Eine allen Anforderungen genügende rotatorische Untersuchungsmethode, d. h. eine allgemeingültig Drehprüfung, die von allen Untersuchern widerspruchslos anerkannt würde, gibt es nicht. Das wird allein schon durch die Tatsache bewiesen, daß bis in die neueste Zeit immer wieder neue Variationen für die Drehprüfung vorgeschlagen wurden.

Nystagmusregistrierung

Lange Zeit war die Nystagmusbeobachtung und die Messung der Nystagmusdauer die einzige Methode der Registrierung vestibulärer Reaktionen, meist begnügte man sich mit dem Notieren der gestoppten oder ausgezählten Werte. Wenn dieses auch für praktische Belange ausreichte und auch heute für orientierende Untersuchungen noch genügt, so sind doch dabei viele Fehler möglich, und es fehlen vor allem exakte Vergleichsmöglichkeiten bei wiederholten Untersuchungen. Der Wunsch einer objektiven Registrierung ist so alt wie die Vestibularisdiagnostik selbst. Die Anfänge der graphischen Aufzeichnungen der Augenbewegungen gehen bis ins vorige Jahrhundert zurück. Es waren vor allem Buys, Ohm und Witmar, die mit mechanischen Mitteln den Nystagmus registrierten.

Das Prinzip bestand darin, auf die anästhesierte Kornea kleine Schildchen, meist aus Elfenbein oder Glas, aufzubringen und durch ein daran befestigtes Hebelsystem die Bulbusbewegungen darzustellen. Die so gewonnenen Kurven waren sehr anschaulich, allerdings ist die Methode mit erheblichen Unbequemlichkeiten für den Patienten verbunden und von relativ geringer Empfindlichkeit infolge der Trägheit des Hebelsystems.

Diese mechanische Registrierung wurde verbessert durch die optische, bei der kleine Spiegelchen auf den Bulbus geheftet und die Bewegungen mittels eines reflektierten Lichtstrahls registriert wurden. Von manchen Autoren wurde mit dieser Methodik eine kinematographische Registrierung verbunden.

Weitaus mehr verbreitet ist heute bei den optischen Methoden die *fotoelektrische* Registrierung, die von Torok, Pfaltz und Richter entwickelt wurde. Hierbei wird ein Lichtreflex derart auf das Auge projiziert, daß Sklera und Iris teilweise beleuchtet werden. Da der Reflexionskoeffizient für die helle Sklera wesentlich heller ist als für die dunkle Iris, entstehen bei Augenbewegungen Intensitätsschwankungen, die über Selenzellen abgeleitet und mittels Oszillographen oder Direktschreiber registriert werden. Gestewitz hat einen für die Klinik sehr brauchbaren Photoelektronystagmographen entwickelt, der in einer Brille sinnvoll angeordnete Photoelemente enthält, die alle Schlagrichtungen des Nystagmus erfassen. Das Gerät arbeitet außerordentlich empfindlich, so daß sich Augenbewegungen bis zu 0,2 Winkelgraden nachweisen lassen. Die Beleuchtung des Bulbus erfolgt außerdem mit infrarotem Licht, wodurch eine etwaige optische Fixation ausgeschaltet wird.

Jung und Mittermaier veröffentlichten 1938 ihre Erfahrungen der *Elektronystagmographie* und führten damit diese heute wohl gebräuchlichste Registriermethodik in die Klinik ein. Das Prinzip beruht auf der Erkenntnis, daß das Auge einen elektrischen

Dipol darstellt, d. h., daß die Kornea gegenüber der Eintrittsstelle des Sehnerven in den Bulbus elektropositiv ist (Abb. 152) und somit ein Potentialunterschied zwischen Kornea und Retina besteht. Der Potentialwechsel während der Augenbewegungen ist dem Blickwinkel proportional, er kann mittels Elektroden neben dem Auge mit Hilfe entsprechender Verstärkung gemessen werden.

Die Methode hat eine bestimmte quantitative Genauigkeit. Bei bitemporaler Ableitung und Gleichstromverstärkung erhält man ein exaktes Bild der Augenbewegungen mit Ausweitung des Blickwinkels auf 1 oder 2°. Es läßt sich weiterhin der Nystagmus sowohl bei geöffneten als auch bei geschlossenen Augen registrieren und besonders auch der perrotatorische Nystagmus erfassen. Die Auswertung der Kurven verlangt große Erfahrung, da bereits normalerweise erhebliche Unterschiede der nystagmischen Reaktion vorhanden sind.

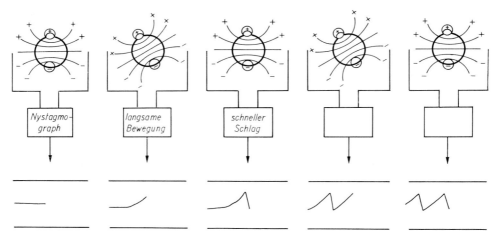

Abb. 152. Elektrophysiologische Potentiale am menschlichen Bulbus (nach Jongkees) aus: HNO (Berl.) *12* (1964) 325–329

Vestibulospinale Reflexe

Der Vestibularapparat dient nicht nur der reflektorischen Einstellung der Augen in bestimmte Richtungen und deren Kontrolle, sondern er ist vor allem das übergeordnete Regelorgan für das gesamte Körpergleichgewicht. Er kontrolliert die Haltungs- und Stellreflexe, die Schwerpunktsverlagerung, er gibt tonisierende Impulse zur peripheren Muskulatur und hat größten Einfluß auf die gesamte Koordination.

Es ließen sich für die vestibulospinalen Reaktionen wegen der vielseitigen extravestibulären Einflüsse bisher keine geeigneten Registriermethoden anwenden, die für eine Bereicherung der Diagnostik in befriedigender Weise aussagekräftig wären. Die eigentliche Untersuchungsmethodik besteht auch heute noch im wesentlichen in der Beobachtung der Dreh- und Abweichreaktion in verschiedenen Modifikationen. Die Grundlage der Deutung dieser Reaktionen beruht auf der Annahme des bereits eingangs erwähnten Tonuslabyrinths, wonach es bei der Verschiebung des Vestibulartonus zugunsten einer Seite zu entsprechenden Dreh- und Abweichreaktionen nach der Gegenseite kommt.

Die heute in der Praxis verwendeten Untersuchungsmethoden sind

1. Rombergscher Versuch
2. Unterbergscher Tretversuch
3. Blind- und Sterngang nach Weil-Babinski
4. Zeigeversuch nach Barany
5. Vertikalschreibtest nach Fukuda

Nach allgemeinen Erfahrungen ist der zuverlässigste der angegebenen Tests der Tret-versuch nach Unterberger. Dabei läßt man den Patienten mit geschlossenen Augen auf der Stelle treten, wobei darauf zu achten ist, daß die Knie genügend angehoben werden. Benutzt man noch einen Kreis mit Gradeinteilung, läßt sich die Untersuchung in quantitativer Hinsicht noch etwas verfeinern. Die anderen Prüfungen auf vestibulospinale Spontansymptome sind weniger empfindlich und häufig durch extravestibuläre und willkürlich motorische Einflüsse überlagert.

8.   Äußere Augenmuskeln und ihre Nerven

8.1.   Anatomie

8.1.1.   Augenmuskeln

Alle Augenmuskeln mit Ausnahme des M. obliquus inf. nehmen ihren Anfang in der *Orbitaspitze* am Canalis nervi optici in Form einer Sehnenplatte, die eine Öffnung für den Sehnerven und die A. ophthalmica aufweist. Von einem gemeinsamen Sehnentrichter aus verlaufen die dünnen, platten geraden Augenmuskeln im orbitalen Fettgewebe geradlinig nach vorn zum Bulbus, durchdringen schräg die Tenonsche Kapsel und setzen, unterschiedlich weit vom Limbus corneae entfernt, an der Sklera an. Die Mm. recti sind beim Erwachsenen ungefähr 41 mm lang.

Der *M. obliquus sup.*, der große schräge Augenmuskel, verläuft dicht an der orbitalen Wand nach nasal oben zur Trochlea, biegt unter einem Winkel von etwa 50° nach lateral rückwärts ab und setzt unter dem M. rectus sup. am Bulbus an. Eine Ortsverlagerung der Trochlea führt stets zu einer wesentlichen Beeinträchtigung seiner Funktion.

Der *M. obliquus inf.*, der kleine schräge Augenmuskel, entspringt am Eingang des Tränennasenkanals, zieht am Boden der Orbita nach lateralwärts und rückwärts zum Bulbus, wobei er den M. rectus inf. überkreuzt. Er ist ungefährt 37 mm lang.

Neben den Augenmuskeln haben die Faszien und Bänder der Orbita eine große funktionelle Bedeutung für die Bulbusbeweglichkeit.

Die langen Augenmuskeln setzen am medialen Rande der Fissura orbitalis superior an, die vom großen und kleinen Keilbeinflügel gebildet wird; durch diese Fissur verlaufen alle drei Augenmuskelnerven, ferner der N. lacrimalis, der N. frontalis, der N. nasolacrimalis und die V. ophthalmica. Bei Störungen an dieser Stelle entsteht das Syndrom der Fissura orbitalis sup. bzw. das Syndrom der Orbitaspitze.

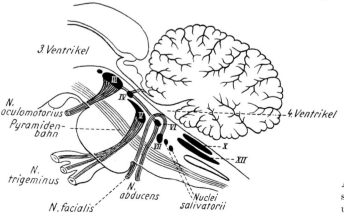

Abb. 153.   Schematische Darstellung der Augenmuskelkerne und -nerven (von lateral)

8.1.2.   Augenmuskelnerven und -kerne

Die nukleomuskulären (infranukleären) Neurone der Okulomotorik sind in ihrem Verlauf mannigfachen Schädigungen ausgesetzt, für deren diagnostische Klärung topographische Kenntnisse ausschlaggebend sind.

Nucleus und Nervus oculomotorius. Die *Ursprungskerne* des N. oculomotorius (N. III)
liegen am Boden des Aquaeductus Sylvii etwa in Höhe und etwas unterhalb der oberen
Corpora quadrigemina (Abb. 153). Das etwa 10 mm lange und 4 mm breite Kerngebiet
hat einen Querschnitt von etwa 5 mm². Im Kerngebiet (Abb. 154) befinden sich die
paarigen kleinzelligen Lateralkerne (Nucleus accessorius cranialis, N. accessorius caudalis Edinger-Westphal), der Nucleus accessorius medialis, die paarigen großzelligen
Lateralkerne und der Nucleus centralis (Perliascher Mediankern).
Welche Aufgaben die einzelnen Kerngebiete haben, ist nicht ganz geklärt. Absolut
gesichert ist, daß von den großzelligen Lateralkernen die motorischen Fasern für die

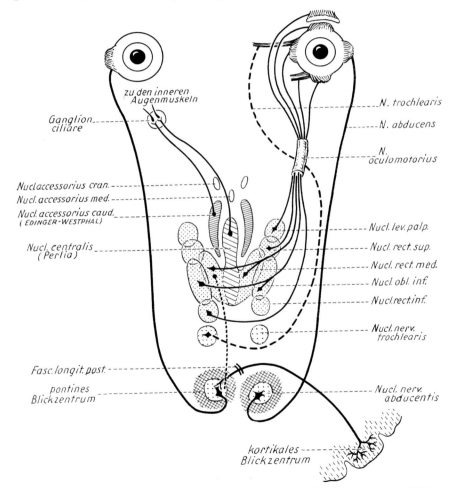

Abb. 154. Schema der Muskelanordnung im Kerngebiet des Okulomotorius (modifiziert nach Kestenbaum, Bing und Brückner, Brouwer)

Augenmuskeln ausgehen. Die Nuclei accessorii craniales und caudales scheinen der Ursprung für die parasympathischen Fasern des N. oculomotorius zu sein, der Perliasche kleinzellige Mediankern steuert vermutlich Konvergenz und Akkommodation. Einige Autoren sprechen sich jedoch dafür aus, daß der kleinzellige Mediankern das Akkommodationszentrum sowie das Zentrum für die Ziliarmuskeltätigkeit enthält, während der Westphal-Edingersche Kern den Sphincter pupillae innerviert.

Die *Augenmuskelvertretung* projiziert sich in den Lateralkernen in bestimmter Reihenfolge von oben nach unten. Der M. obliquus inf. und der M. rectus med. zeigen neben dem gleichseitigen auch einen gekreuzten Ursprung der Wurzelfasern: die Wurzelfasern des M. rectus inf. kreuzen allesamt die Mittellinie. Es gibt hierüber aber auch ganz anders geartete Vorstellungen (Abb. 155). Allerdings hat die Kernlokalisation von Warwick (1953) eine bemerkenswerte Kritik erfahren, hauptsächlich aus klinischen Gesichtspunkten heraus, denn sie setzt eine typische Kombination von Ausfällen bei Paresen voraus (Henderson 1962). Auf jeden Fall steht fest, daß sich jeder N. oculomotorius sowohl aus Fasern der gleichen als auch der gegenüberliegenden Seite zusammensetzt.

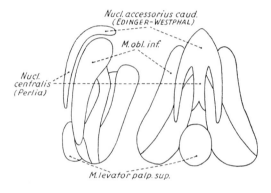

Abb. 155. Anordnung der Augenmuskelkerne im Okulomotoriuskerngebiet nach Warwick-Sorsby (Seitenansicht und Aufsicht)

Der *Faserverlauf* des N. oculomotorius im Hirnstamm ist in Abbildung 156 dargestellt; seine Topographie hat besondere diagnostische Bedeutung, z. B. für das Weber-Syndrom (Hemiplegia alternans superior). Nachdem die Fasern den Hirnstamm durchlaufen haben, vereinigen sie sich bald zu einem relativ starken platten Nerven, der zunächst dem gleichnamigen Nerven der anderen Seite dicht benachbart bleibt, um sich dann von ihm V-förmig zu trennen. Pathogenetisch wichtig ist die Nachbarschaft des Nerven zu 3 Arterien (Abb. 157); hier ergeben sich Schädigungsmöglichkeiten besonders bei Aneurysmen und Arteriosklerose.

Der Nerv verläuft dann weiter nach seitwärts vorn, durchdringt die Dura lateral vom Processus clinoideus posterior, quert den Sinus cavernosus und erhält dabei sensible Fasern aus dem N. ophthalmicus für die äußeren Augenmuskeln. Der A. carotis interna liegt er von allen Hirnnerven im Sinus cavernosus am nächsten und ist somit bei deren Veränderung am ehesten in Mitleidenschaft gezogen. In der Fissura orbitalis superior tritt er am weitesten medial unten ein (Abb. 158); an dieser Stelle hat er sich bereits in einen dünneren oberen und einen dickeren unteren Ast gespalten. Der obere Ast versorgt den M. rectus sup. und den M. levator palpebralis sup., der untere Ast den M. rectus med., den M. rectus inf. und den M. obliquus inf. Die kleinen Äste für die einzelnen Muskeln dringen 1,5–2 cm vor der Orbitaspitze in die Muskeln ein. Die parasympathischen Fasern verlaufen zunächst mit dem Ast für den M. obliquus inf. und ziehen dann als Rami parasympathica zum Ganglion ciliare.

Alle Augenmuskelkerne werden aus der A. basilaris durch kleine Nebenäste (Aa. paramedianae) versorgt.

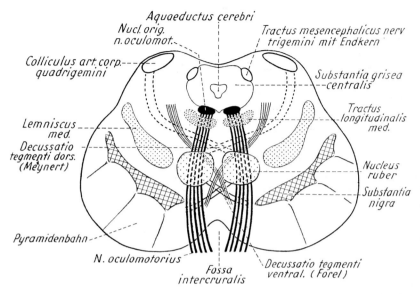

Abb. 156. Horizontalschnitt durch den Hirnstamm in Höhe der Okulomotoriuskerne

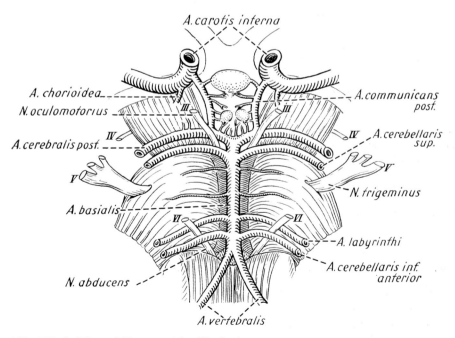

Abb. 157. Gefäße und Nerven an der Hirnbasis

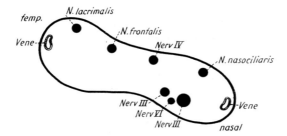

Abb. 158. Topographie der Nerven und Gefäße in der Fissura orbitalis superior (nach Kestenbaum)

Nucleus und Nervus trochlearis. Der sehr schmale Trochleariskern liegt ebenfalls am Boden des Aquaeductus mesencephalis Sylvii (Abb. 159), direkt unterhalb des Okulomotoriuskerngebietes. Die Wurzeln treten nach einer Kreuzung hinter dem Aquaeductus Sylvii unter den unteren Vierhügeln an der dorsalen Seite des Hirnstammes aus. Sind Wurzel- und Kerngebiet des N. trochlearis geschädigt, dann entsteht das Syndrom der superioren Zerebralarterien (direktes zerebrales Hemisyndrom), bei dem eine gekreuzte Hemianästhesie verbunden mit einer Paralyse des N. trochlearis besteht.

Der Nerv ist der dünnste aller Hirnnerven, verläuft zunächst parallel der A. cerebralis post. um das Mittelhirn herum, passiert die Dura am vorderen Ansatz des Tentorium cerebelli hinter dem Processus clinoideus posterius lateral vom N. oculomotorius und durchquert den Sinus cavernosus, wobei er ebenso wie der N. oculomotorius sympathische Fasern aus dem Plexus caroticus und sensible Fasern aus dem N. ophthalmicus erhält. Er tritt etwa in der Mitte der Fissura orbitalis sup. in die Orbita ein.

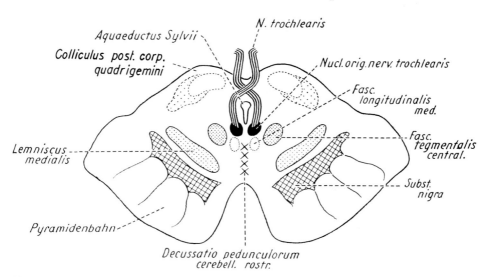

Abb. 159. Horizontalschnitt durch den Hirnstamm in Höhe der Trochlerariskerne

Nucleus und Nervus abducens. Der Abduzenskern liegt am Boden des 4. Ventrikels im Colliculis facialis nahe der Medianlinie, 1 mm unter der Oberfläche, und besteht aus einem Haupt- und einem Nebenkern. Über die topographische Situation der Nervenwurzel siehe Abbildung 160. Die Fasern des in der Nähe liegenden N. facialis bilden um den Abduzenskern herum eine Schleife, wobei sie den im 4. Ventrikel sichtbaren Colliculus facialis bilden. Diese enge Nachbarschaft führt zu typischen Ausfallerscheinungen (Syndrom von Foville, Hemiplegia alternans inferior). Bei seinem Austritt kommt der N. abducens eng mit Gefäßen in Berührung (Abb. 157) und ist somit durch Aneurysmen und arteriosklerotische Veränderungen gelegentlich Schädigungen ausgesetzt.

Der N. abducens zieht dann vertikal nach vorn oben, durchdringt die Dura am Klivus, bildet an der hinteren Fläche der Felsenbeinspitze eine kleine Furche in der Nähe des Ganglion Gasseri, zieht durch den Sinus cavernosus, wo er ebenso wie der N. III und der N. IV Zweige aus dem Plexus caroticus und aus dem N. ophthalmicus erhält, und tritt in der Nähe des N. oculomotorius durch die Fissura orbitalis sup. hindurch in die Orbita ein (Abb. 161). Er hat von allen Hirnnerven den längsten intrakraniellen Weg zurückzulegen; hauptsächlich bei der Überquerung des Felsenbeines gibt es mannig-

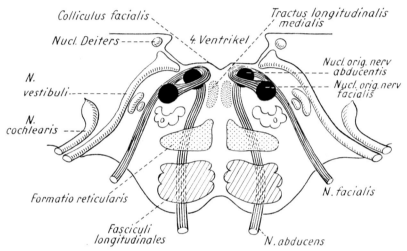

Abb. 160. Horizontalschnitt durch den Hirnstamm in Höhe der Abduzenskerne

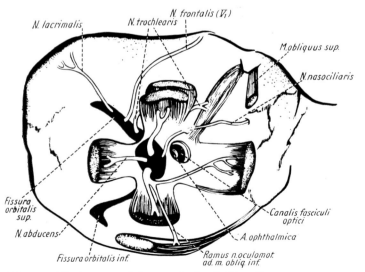

Abb. 161. Die Augenmuskelnerven in der Orbitaspitze

faltige Möglichkeiten zu Schädigungen (Syndrom von Gradenigo). Bei erhöhtem Hirndruck wird er als erster Augenmuskelnerv funktionsuntüchtig.

Von einem oculo-auricular-Phänomen spricht Heuser (1976), wenn bei forciertem Blick seitwärts die
äußere obere Partie beider Ohrmuscheln nach rückwärts gewendet wird. Ursache ist ein Hautmuskel
der rückwärtigen Ohrmuschel (Musculus retroauricularis). Es soll dabei eine unwillkürliche assoziierte
Innervation zwischen N. abducens und N. facialis bestehen.

8.2.   Physiologie

Die Okulomotorik, die Bewegung der äußeren und inneren Augenmuskeln, umfaßt neben
elementaren Prozessen der Muskeltätigkeit wie der Muskelmechanik, der elektromechanischen Ankopplung, der neuromuskulären Erregungsübertragung oder des Muskelstoff-
wechsels, komplizierte nervale Regelmechanismen mit mehreren übergeordneten einfluß-
nehmenden Zentren, die der Optimierung der Reizaufnahme durch ein hochspezialisier-
tes Sinnesorgan dienen.
An dem Gesamtsystem der Augenmuskelbewegungen sind neben peripheren Regula-
tionsvorgängen auf der Ebene des Eigenreflexes mehrere übergeordnete zentralnervöse
Strukturen beteiligt, die afferente Impulse von den Rezeptoren der Augenmuskeln, den
retinalen Rezeptoren, dem vestibulären System, dem Otolithenapparat und von den
Rezeptoren der Nackenmuskulatur verarbeiten. Daneben können dem Willen unter-
worfene kortikale Strukturen auf die Bewegungen der Augen Einfluß nehmen. Grundsätzlich ist die Differenzierung in willkürliche und reflexgesteuerte Augenbewegungen
gerechtfertigt. Es bestehen mehrere nervöse Zentren und periphere Rezeptionsorgane,
die durch verschiedene Funktionskreise miteinander verbunden sind. Die Integration
peripherer und zentraler Impulse, die Verarbeitung von Afferenz und Efferenz auf unterschiedlicher zentralnervöser Ebene dient der Optimierung der Beziehung zwischen Umwelt und Individuum.
Die feinabgestufte, koordinierte Tätigkeit aller am Bewegungsablauf beteiligten Muskeln erfordert einen ständigen Informationsfluß zu den zentralnervösen, steuernden
Strukturen, um den Tätigkeitszustand des peripheren Effektors als Basis für die folgende Reaktion zu benutzen.
Die Afferenz der Muskeln geht von zwei Typen von Muskelrezeptoren aus, den Muskelspindeln und den Sehnenrezeptoren. Die parallel zur tätigen Muskulatur angeordneten
Muskelspindeln melden die Länge und Längenänderungen des Muskels, die Sehnenrezeptoren liegen mit der Muskulatur hintereinandergeschaltet, sie registrieren die Spannung
und Spannungsänderungen. In dem System des koordinierten Bewegungsablaufes der
äußeren Augenmuskeln kommt der Selbstregulation der Muskeltätigkeit eine entscheidende Rolle zu. Obwohl über die Autoregulationen der menschlichen Augenmuskeln
wenig bekannt ist, gestattet die Tatsache des Vorhandenseins von Muskelspindeln ähnliche Regulationsvorgänge zu vermuten, wie sie bei den anderen quergestreiften Muskeln erhoben werden.
Eine Muskelspindel setzt sich aus einer Gruppe quergestreifter Muskelfasern zusammen,
die als Weismannsches Bündel oder intrafusale Fasern bezeichnet werden.
Die intrafusalen Fasern werden an beiden Enden von motorischen Nervenfasern der
γ-Gruppe über motorische Endplatten versorgt. Ihre Innervation führt zu einer Verkürzung der intrafusalen Fasern, womit die Spannung variiert und letztlich die Empfindlichkeit des Systems eingestellt wird. Im Mittelabschnitt haben die intrafusalen
Fasern die Querstreifung und möglicherweise ihre Kontraktilität verloren, hier liegen
die rezeptiven Strukturen in Form von Aufzweigungen dicker sensorischer Nervenfasern
der α-Gruppe. Von diesen primären Rezeptoren und einer benachbarten sekundären
Gruppe ziehen die afferenten Fasern zu den zentralen Strukturen.

Die Sehnenrezeptoren besitzen kein eigenes Muskelsystem zur Bereichseinstellung. Aufgezweigte Nervenfasern melden über dicke afferente Fasern Spannung und Spannungsänderungen der Sehne dem Zentralnervensystem (Abb. 162).

Summations-, Bahnungs- und Hemmungsvorgänge der afferenten Impulse der Muskelrezeptoren ermöglichen die reziproke Innervation, den funktionellen Antagonismus von einzelnen Muskeln und propriozeptive Regulationen als Prinzipien der Autoregulation. Die Muskelspindel wirkt mit ihrer Afferenz erregend auf das eigene α-Motoneuron und hemmt das des Antagonisten. Daneben wird die γ-Efferenz antagonistisch und agonistisch gehemmt.

Die Afferenz der Sehnenrezeptoren führt zu einer autogenen Hemmung des gleichen Muskels, während die Antagonisten erregend beeinflußt werden.

In dem System der Autoregulation der Muskeltätigkeit kommt der γ-Efferenz eine wesentliche Rolle zu.

Die Muskulatur erhält von zugehörenden Ganglienzellen drei morphologisch wie funktionell voneinander zu trennende efferente motorische Erregungen. Zu den langsam

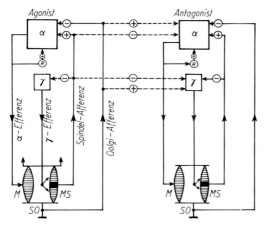

Abb. 162. Bahnungs- und Hemmungsprozesse an den α- und γ-Motoneuronen des Agonisten und Antagonisten bei Dehnung eines Muskels (links) + Bahnung; — Hemmung (aus Keidel 1969;

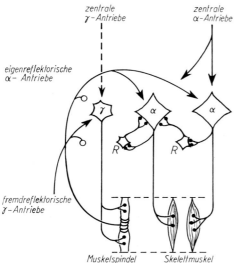

Abb. 163. System der α- und γ-Motoneuronen mit zentralen, fremd- und eigenreflektorischen Antrieben und ihren Verknüpfungen mit den Muskeln und Muskelspindeln (aus Landois-Rosemann 1962)

reagierenden tonischen und den rasch reagierenden phasischen Muskelfasern ziehen
α-Motoneuronen, während die intrafusalen Fasern der Spindeln von dünnen, langsam
leitenden motorischen Nervenfasern der γ-Gruppe innerviert werden (Abb. 163).

Es darf angenommen werden, daß ein wesentlicher Teil der Aktivierung der Muskulatur
nicht über den direkten Weg einer Erregung der α-Motoneuronen zustande kommt,
sondern primär durch eine Aktivierung der γ-Efferenz eingeleitet wird, die ihrerseits
eigenreflektorisch einen erhöhten peripheren α-Antrieb auslöst.

Dieser als periphere γ-Muskelspindelschleife bezeichnete Funktionsablauf stellt die
Muskelafferenz in ein geschlossenes Regelsystem.

Zentrale und periphere Einflüsse, vom retikulären System des Hirnstammes, vom
Zwischenhirn oder motorischen Rindenfeldern, von den Rezeptoren der Muskulatur
und weitere Einflüsse der Körperperipherie bestimmen den Innervationstonus der
γ-Efferenz, der somit einen wesentlichen Anteil an dem reflektorischen Tonus der Muskulatur hat.

Neben der Bedeutung der γ-Efferenz für die Regulation der Muskeltätigkeit, soll der
zentrale Einfluß auf die α-Motoneuronen nicht zurückgestellt werden.

Die willkürlichen Augenbewegungen – Horizontal-, Vertikal- und Konvergenzbewegungen – werden von kortikalen Strukturen des Frontal- und Okzipitalhirns ausgelöst,
wobei hypothetisch Koordinationszentren angenommen werden.

Die reflexgesteuerten Augenbewegungen sind in Abb. 164 zusammengestellt.

Dem Verständnis der komplexen Mechanismen der Augenbewegungen kommt das von
Mittelstedt und von Holst erarbeitete Reafferenzprinzip entgegen (Abb. 165).

Von einem nervösen Zentrum (Z_1) wird ein Effektor motorisch versorgt. Diesem Zentrum sind mehrere weitere übergeordnet. Erfolgt in einem Zentrum eine Aktivitäts-
änderung, so wird diese weitergeleitet und löst im Effektor eine adäquate Reaktion
aus. Diese Reaktion bedingt eine afferente Rückmeldung zum ersten peripheren Zentrum, die als Reafferenz bezeichnet wird. Die Reafferenz wird mit der auslösenden

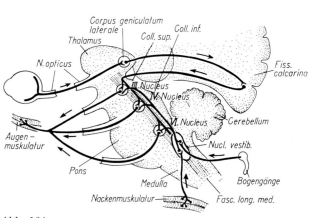

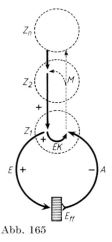

Abb. 164   Abb. 165

Abb. 164. Systeme der reflexgesteuerten Augenbewegungen

Abb. 165. Reafferenzprinzip nach v. Holst: Ein peripheres effektorisches Organ (*Eff*) ist mit mehreren untergeordneten nervösen Zentren efferent wie afferent verbunden. Durch Vergleich der in die
Peripherie laufenden Efferenz (*E*) – die als Efferenzkopie (*EK*) in dem Zentrum (Z_1) vorliegt – mit
der daraufhin vom Effektor einlaufenden Afferenz (*A*) – Reafferenz –, liegt ein Regelsystem vor,
dessen Ziel es ist, ein erneutes Gleichgewicht zwischen Meldung und Rückmeldung einzustellen (aus
Landois-Rosemann 1962)

Efferenz, die als Efferenzkopie fixiert vorliegt, verglichen. Besteht zwischen Efferenz-kopie und Reafferenz ein Gleichgewicht, so findet keine Weiterleitung der Erregungs-differenz statt. Ergibt der Vergleich eine positive oder negative Differenz, so wird diese dem nächst höheren Zentrum mitgeteilt und auf die Efferenz Einfluß genommen. Auf diese Art kann die Afferenz bis zu den höchsten zentralnervösen Strukturen gelangen und in Form eines Regelsystems Zentrum und Peripherie miteinander verbinden.

8.3.   Funktionen der Augenmuskeln

Hinsichtlich der Bulbusbeweglichkeit unterscheidet man zwischen *Duktionen* (Augen-wendungen um einen horizontalen, vertikalen oder schrägen Meridian) und *Torsionen* (Augenrollungen). Blickbewegungen betreffen beide Augen in gleicher Weise und sind entweder konjugiert oder disjugiert; bei den konjugierten Blickbewegungen (*Versionen*) bleiben die Augenachsen parallel, bei den disjugierten Bewegungen (*Vergenzen*) wird die Parallelität der Achsenstellung aufgegeben. Bei den Vergenzen unterscheidet man zwischen Konvergenz und Divergenz. In Ruhelage, z. B. in tiefer Narkose, im Schlaf und bei Bewußtlosigkeit nimmt der Bulbus physiologischerweise eine Stellung ein, die dem jeweiligen Muskeltonus entspricht.

Die Funktion des einzelnen Augenmuskels richtet sich nach dem Muskelansatz am Bulbus und der Zugrichtung des Muskels; sie ist in den einzelnen Bulbusstellungen bemerkenswert unterschiedlich. Man unterscheidet eine Bulbuswendung in der Hori-zontalen (Abduktion und Adduktion), eine solche in der Vertikalen (Hebung und Sen-kung) und eine Bulbusrollung nach ein- bzw. auswärts. Der M. rectus med. ist ein reiner Adduktor, der M. rectus lat. ein reiner Abduktor. Der M. rectus sup. und der M. obli-quus inf. heben, der M. rectus inf. und der M. obliquus sup. senken den Bulbus. Die beiden Mm. superiores sind gleichzeitig Einwärtsroller, die beiden Mm. inferiores Aus-wärtsroller. Die vertikalen Mm. recti wirken in geringem Maße als Adduktoren, die Mm. obliqui als Abduktoren. Ihre rollende Wirkung entfalten die Mm. obliqui besonders in Abduktionsstellung, die vertikalen Mm. recti in Adduktionsstellung. Es gibt eine große Reihe von Schemata, die die Augenmuskelfunktionen darstellen.

Bei jeder Augenbewegung ist mit der Kontraktion eines Augenmuskels eine Erschlaf-fung des Antagonisten gekoppelt (*reziproke Innervation nach Sherrington*). Diese ist bei Augenmuskellähmungen von großer Wichtigkeit, da bei Parese eines Augenmuskels der Bulbus durch den Tonus des Antagonisten nach der gesunden Seite gezogen wird. Bei normalem binokularem Sehen erhalten die Synergisten beider Augen die gleichen Im-pulse, so daß es zu adäquaten Bulbusbewegungen kommt (*Gesetz von Hering*).

Die Sehrichtung beider Augen wird durch die *Fusion* auf den Gegenstand der Aufmerk-samkeit hingelenkt. Diese überwindet die meist bestehenden Heterophorien (latente Schielwinkel, Inkongruenzen im Tonus der einzelnen Muskeln und der Spannung der Bulbusbänder).

8.4.   Lähmungssymptomatik

M. rectus lat. (Abduzenslähmung)

Der den Bulbus nach auswärts wendende M. rectus lat. ist von einer Lähmung doppelt so oft wie der M. obliquus sup., und viermal so häufig wie alle weiteren Augenmuskeln zusammengenommen, betroffen, zweifellos eine Folge der großen Vulnerabilität seines Nerven, des N. abducens, bei dessen Verlauf an der Schädelbasis. Bei seiner Lähmung kommt es zu einer Adduktion des betroffenen Auges unterschiedlichen Ausmaßes und

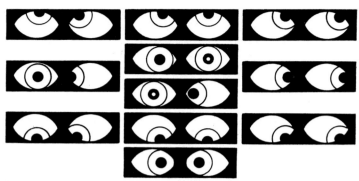

Abb. 166. Augenmotilität bei einer Parese des M. rectus. lat. dext.

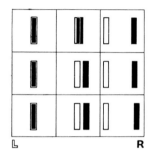

Abb. 167. Doppelbildwahrnehmung bei einer Parese des M. rectus lat. dext.

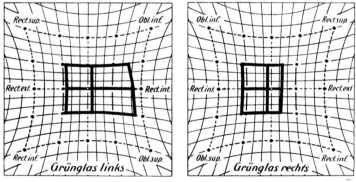

Abb. 168. Prüfungsergebnis am Hess-Schirm bei einer Parese des M. rectus lat. dext.

zu gleichnamigen (homonymen, ungekreuzten) Doppelbildern (Abb. 166–168). Zuweilen besteht nur in der Ferne Doppelbildwahrnehmung, beim Blick in die Nähe jedoch Binokularsehen, weil die Adduktionsstellung des paretischen Auges der Konvergenz bei Naheinstellung entgegenkommt. Häufig wird eine kompensatorische Kopfhaltung nach der Seite des paretischen Muskels eingenommen. Abweichungen vom Normalen sind bei einer Abduzenslähmung sowohl hinsichtlich der Diplopie als auch der kompensatorischen Kopfhaltung nicht selten. Bei alten Paresen kann die Überfunktion des ipsilateralen M. rectus med. erhebliche Ausmaße annehmen.

Bilaterale Paresen des Abduzens sind große Ausnahmen, machen aber diagnostisch keine Schwierigkeiten. Oft sind dabei beide Augäpfel exzessiv nach einwärts gewendet (Strabismus fixus).

Nach Burian und v. Noorden (1980) kann ein anwachsendes paralytisches Horizontal-schielen durch Prismen korrigiert werden, sofern der Korrekturwinkel weniger als 10 pdpt ausmacht. Bei größeren Winkeln werden Prismenkorrekturen selten vertragen.

M. rectus med.

Der den Bulbus nach nasal wendende M. rectus med. ist äußerst selten isoliert, sondern meistens zusammen mit anderen vom N. oculomotorius versorgten Muskeln betroffen. Die Diagnose ist wegen der Doppelfunktion (Seitenwendung und Konvergenzbewegung – beide verhalten sich gegensinnig) der Mm. recti med. zuweilen nicht einfach (Abb. 169 bis 171). Ist der Muskel nur partiell gelähmt, kann es zu zusätzlichen Konvergenz-impulsen aus supranukleären Zentren kommen, wodurch die Parese teilweise kompen-

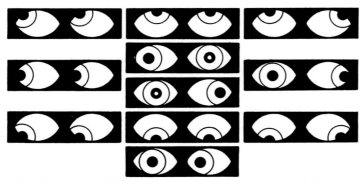

Abb. 169. Augenmotilität bei einer Parese des M. rectus med. dext.

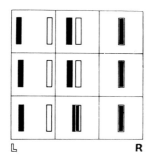

Abb. 170. Doppelbildwahrnehmung bei einer Parese des M. rectus med. dext.

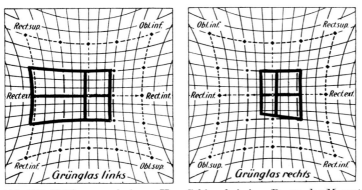

Abb. 171. Prüfungsergebnis am Hess-Schirm bei einer Parese des M. rectus med. dext.

siert wird. Ob auch Konvergenzimpulse bei der Überwindung einer partiellen Medialisparese mit im Spiele sind, ist nicht immer leicht zu entscheiden. Am besten ist es in den
fraglichen Fällen, die Pupille zu beobachten: Kommt es zu einer Miosis, dann beweist
das einen verstärkten Konvergenzimpuls, sofern andere Einwirkungsmöglichkeiten auf
die Pupillomotorik ausgeschaltet sind. Liegt eine isolierte supranukleäre Konvergenzlähmung vor, dann bleibt die Seitwärtswendung nach nasal beidseits intakt.
Bei einer partiellen Lähmung des M. rectus med. mit erhaltener Konvergenz liefert
der Abdecktest typische Resultate: Das paretische Auge geht unter der abdeckenden
Hand in Divergenzstellung. Bei Fixation mit dem gelähmten Auge entsteht hingegen
ein verstärkter Konvergenzimpuls, und das verdeckte gesunde Auge weicht stark nach
innen ab (Abb. 172).

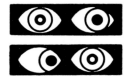

Abb. 172. Verstärkter Konvergenzimpuls bei partieller Lähmung des
linken M. rectus med. bei Linksfixation

Die kompensatorische Kopfhaltung entspricht der Muskelinsuffizienz. Da physiologischerweise der Blick nach unten die Konvergenz noch verstärkt, heben Patienten mit
älteren Medialisparesen ihr Kinn etwas an und bekommen dadurch einen hochmütigen
Ausdruck.
Die sehr seltenen bilateralen Lähmungen, für die Läsionen kleinerer Arterien in der
Brückengegend ursächlich anzuschuldigen sind, führen zum „Langusten- oder Krebs-
auge".

M. rectus sup.

Der M. rectus sup. hat eine hebende und adduzierende Wirkung und rollt den Bulbus
nach einwärts. Zur Diagnose seiner Lähmung führt man den Blick nach temporal oben,
weil in Abduktionsstellung die hebende Wirkung am stärksten in Erscheinung tritt.
In Primärstellung weicht das gelähmte Auge nach unten und etwas nach temporal ab.
Bei Fixation mit dem gelähmten Auge kommt es zu einer sekundären Abweichung des
nichtgelähmten Auges nach oben und geringgradig nach temporal. Beim Blick nach
oben außen zeigt sich auch die größte Vertikaldivergenz der Doppelbilder (Abb. 173
bis 175).
Bei alten Paresen bringt der Kopfneigeversuch nach Bielschowsky eine Klärung diffe-

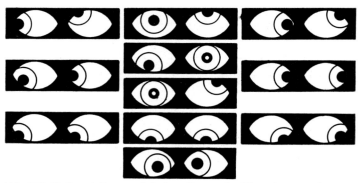

Abb. 173. Bulbusstellungen bei einer Parese des M. rectus sup. dext.

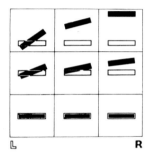

Abb. 174. Doppelbildwahrnehmung bei einer Parese des M. rectus sup. dext.

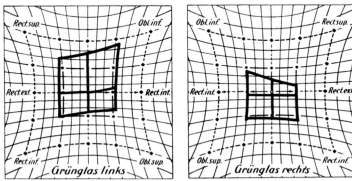

Abb. 175. Prüfungsergebnis am Hess-Schirm bei einer Parese des M. rectus sup. dext.

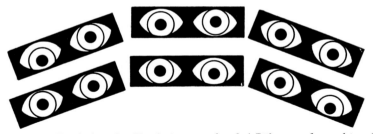

Abb. 176. Ergebnisse des Kopfneigeversuches bei Lähmung des rechten (oben) und linken (unten) M. rectus sup.

rentialdiagnostischer Schwierigkeiten gegenüber einer Lähmung des kontralateralen M. obliquus sup.: Bei Neigung des Kopfes zur Seite des erkrankten Auges verstärkt sich der Schrägstand der Doppelbilder, während bei Neigung des Kopfes zur Schulter des gesunden Auges die Doppelbilder fast ganz parallel verlaufen (Abb. 176).
Die an geringgradigen Paresen erkrankten Patienten heben als kompensatorische Kopfhaltung das Kinn etwas an und erreichen damit eine Senkung der Blicklinie.
Bilaterale Lähmungen sind äußerst selten.

M. rectus inf.

Die Funktionsinsuffizienz des M. rectus inf., der die Blicklinie senkt sowie das Auge adduziert und nach auswärts rollt, kommt besonders beim Blick nach unten außen zum Vorschein. In dieser Blickrichtung ist auch der Doppelbildabstand am größten. Das gelähmte Auge ist nach oben und etwas nach außen abgelenkt. Bei Fixation mit dem gelähmten Auge weicht das gesunde Auge nach temporal unten ab (Abb. 177–179). Die kompensatorische Kopfhaltung besteht in nicht sehr ausgeprägten Fällen in einer Senkung des Kinnes.

Zur Differentialdiagnose gegenüber einer Lähmung des kontralateralen M. obliquus inf., die bei alten Fällen oft schwierig ist, verhilft der Kopfneigeversuch nach Biel-schowsky.

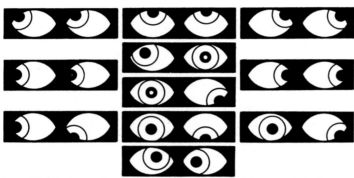

Abb. 177. Bulbusstellungen bei einer Parese des M. rectus inf. dext.

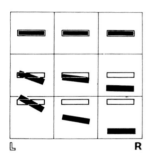

Abb. 178. Doppelbildwahrnehmung bei einer Parese des M. rec-tus inf. dext.

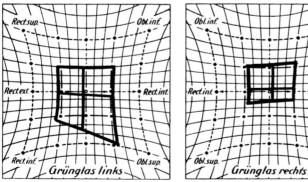

Abb. 179. Prüfungsergebnis am Hess-Schirm bei einer Parese des M. rectus inf. dext.

M. obliquus sup. (Trochlearislähmung)

Die relativ häufige Trochlearislähmung läßt eine Insuffizienz der Bulbusbeweglichkeit beim Blick nach unten nasal, hauptsächlich also beim Lesen und Schreiben, Gehen und Treppensteigen erkennen, und in dieser Blickrichtung stehen auch die Doppelbilder am weitesten auseinander. Der M. obliquus sup. senkt das Auge, rollt es nach einwärts und abduziert es geringgradig. Das gelähmte Auge ist somit nach oben innen gewandt. Die senkende Wirkung des M. obliquus sup. kommt besonders in Adduktion zur Auswirkung (Abb. 180–182).

Nicht selten wird mit dem gelähmten Auge fixiert, damit die Doppelbilder weiter auseinanderrücken und dadurch besser auseinandergehalten werden können. Dabei kommt es meistens auf synergistischem Wege zu einem Tieferstand des Oberlides des nichtparetischen Auges, was zur Annahme einer inkompletten Okulomotoriuslähmung am gesunden Auge verleiten könnte. Das gesunde, nichtfixierende Auge zeigt außerdem eine Blicksenkung, und die Annahme einer Parese des M. rectus sup., des an sich nichtgelähmten Auges ist somit naheliegend: Die Prüfung des primären und sekundären Schielwinkels schafft hier Klarheit, ebenfalls der Kopfneigeversuch nach Bielschowsky.

Die kompensatorische Kopfhaltung ist bei einer Trochlearisparese sehr typisch: Das Kinn ist gesenkt, der Kopf zur Seite des gesunden Auges geneigt und nach der gesunden Seite hin gewendet (Abb. 183). Diese kompensatorische Kopfhaltung führt bei Kindern auch in ausgeprägten Fällen nur selten zu Kontrakturen der Halsmuskulatur. Die Differentialdiagnose zum Caput obstipum läßt sich leicht dadurch abklären, daß man den Kopf des Patienten nach der gegenüberliegenden Seite wendet: Beim Torticollis ocularis vergrößert sich dabei die Vertikaldivergenz in der Stellung beider Bulbi erheblich, beim Caput obstipum ist die freie Beweglichkeit des Kopfes in dieser Richtung deutlich eingeschränkt. Nicht selten wird bei Kindern mit einer Trochlearisparese der Tortikollis trotz Verlustes des Binokularsehens aus Gewohnheit beibehalten.

Bei alten Lähmungen wird infolge der Kontraktur des ipsilateralen Antagonisten (M. obliquus inf.) und des kontralateralen Synergisten (M. rectus sup.) und der Hemmungslähmung des kontralateralen Antagonisten (M. rectus inf.) im Laufe der Zeit der Vertikalabstand der Doppelbilder in allen Blickrichtungen annähernd gleichgroß. Die

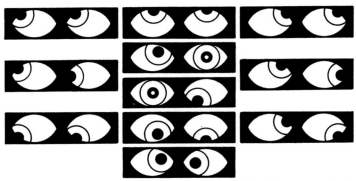

Abb. 180. Bulbusstellungen bei einer Parese des M. obliquus sup. dext.

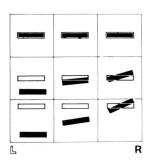

Abb. 181. Doppelbildwahrnehmung bei einer Parese des M. obliquus sup. dext.

Natur der Lähmungen kann man dann nur durch den Kopfneigeversuch nach Bielschowsky ermitteln. Es kann sogar vorkommen, daß aufgrund einer sekundären Überfunktion des M. obliquus inf. die Vertikaldivergenz in Adduktion beim Blick nach oben
stärker ist als beim Blick nach unten, besonders bei angeborenen Trochlearisparesen.
Durch Schädigung der in der Medulla oblongata dicht beieinanderliegenden Wurzel-
gebiete kann es bei Blutungen, Lues und Tumoren der Zirbeldrüse in sehr seltenen
Fällen zur doppelseitigen Trochlearisparese kommen (Abb. 184). Differentialdiagnostisch
spielt dabei die Hertwig-Magendiesche Schielstellung eine Rolle.
Eine Obliquus-superior-Parese kann durchaus Ursache eines frühkindlichen Strabismus
concomitans sein. Die ursächliche Abklärung dieser Fälle ist besonders schwierig.

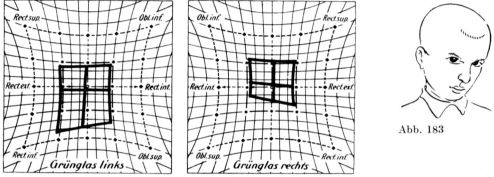

Abb. 182. Prüfungsergebnisse am Hess-Schirm bei einer Parese des M. obliquus sup. dext.
Abb. 183. Kompensatorische Kopfhaltung bei einer Parese des M. obliquus sup. dext.

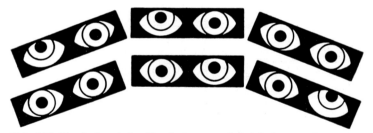

Abb. 184. Ergebnisse beim Kopfneigeversuch bei Lähmung des rechten (oben) und linken (unten)
M. obliquus sup.

M. obliquus inf.

Eine isolierte Lähmung des M. obliquus inf. ist selten und kommt vorwiegend kongenital, postoperativ bzw. nach Schädeltraumen vor. Zumeist sind noch andere Okulo-
motoriusäste rudimentär beteiligt. Die Vergesellschaftung mit Pupillenstörungen ist
wegen des gemeinsamen Verlaufes der Pupillomotorikfasern für das Ganglion ciliare
und der okulomotorischen Fasern für den M. obliquus inf. häufiger als in anderen
Fällen.
Der paretische Bulbus bleibt beim Blick nach oben nasal zurück; in dieser Blickstellung
ist folglich die Vertikaldistanz der Doppelbilder am größten (Abb. 185–187).
Das gelähmte Auge steht in Primärstellung etwas nach unten und geringgradig nach
innen; bei Fixation mit dem gelähmten Auge ist das nichtgelähmte Auge nach oben

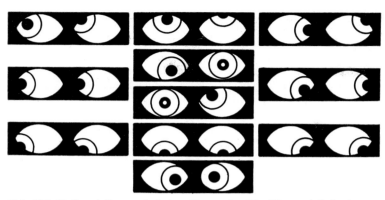

Abb. 185. Bulbusstellungen bei einer Parese des M. obliquus inf. dext.

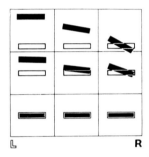

Abb. 186. Doppelbildwahrnehmungen bei einer Parese des M. obliquus inf. dext.

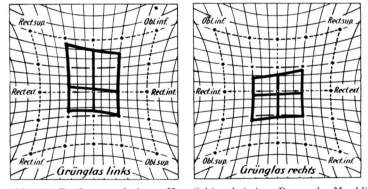

Abb. 187. Prüfungsergebnis am Hess-Schirm bei einer Parese des M. obliquus inf. dext.

nasal gerichtet. Die kompensatorische Kopfhaltung ist selten typisch. Bilaterale Lähmungen spielen praktisch keine Rolle.

Wichtiger als die Parese ist die *Überfunktion des M. obliquus inf.*; sie bildet die häufigste Ursache unter allen Vertikalabweichungen. Meist tritt sie erst sekundär auf, z. B. nach alten Trochlearislähmungen, durch Insuffizienz des kontralateralen M. rectus sup. und bei Abartigkeiten der Hemmungsbänder und Muskelansätze. Sie wird gekennzeichnet durch einen deutlichen Höherstand des jeweils abduzierten Auges ohne eindeutige Lähmungserscheinungen an anderen Augenmuskeln (Bielschowskyscher Typ des Schrägschielens). Differentialdiagnostisch spielt vor allem das Sehnenscheidensyndrom eine Rolle; bei Verdacht hierauf muß der Traktionstest in Narkose durchgeführt werden (Abb. 188).

Beim Apert-Syndrom (Akrozephalosyndaktylie) werden Motilitätsstörungen der äußeren Augenmuskeln in 45–78% gefunden, meist als Überfunktion des M. obliquus inf. Histologisch sind die Muskelfasern, die Endplatten und die intramuskulären Nerven verändert; die Muskelfasern sind teilweise verdickt und hyalinisiert, enthalten Vakuolen und zeigen einen Verlust an Myofibrillen. Einzelne Endplatten sind pyknotisch (Margolis 1977).

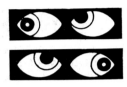

Abb. 188. Überfunktion beider Mm. obliqui inf. beim Blick nach rechts und links

Kombinierte Augenmuskellähmungen

Bei der oft schwierigen Diagnose kombinierter Augenmuskellähmungen an einem oder an beiden Augen führen am ehesten die monolaterale klinische Prüfung der Augenbeweglichkeit und die Prüfung am Hess-Schirm weiter. Die Ätiologie des Leidens und die daraus zu schließende Lokalisation der Störung, z. B. bei einem orbitalen Prozeß, spielt dabei eine beträchtliche Rolle. Erschwert wird die Diagnose gegebenenfalls durch eine unterschiedlich starke Lähmung der betroffenen Augenmuskeln.

Sind alle Muskeln eines Bulbus gelähmt, spricht man von einer Ophthalmoplegie: Bei der *Ophthalmoplegia externa* funktioniert die innere Augenmuskulatur (der Iris und des Ziliarkörpers) normal, bei der *Ophthalmoplegia totalis* ist die gesamte Okulomotorik gelähmt. Oft wird der Begriff Ophthalmoplegie auch dann verwendet, wenn mehrere Muskeln beider Augen oder Muskeln eines Auges, die mindestens zwei Nerven zugehören, betroffen sind.

Okulomotoriuslähmung

Bei einer frischen Okulomotoriuslähmung sind die Augenmuskeln unterschiedlich stark in Mitleidenschaft gezogen. Ursache für die Häufigkeit partieller Okulomotoriusparesen ist die erhebliche Ausdehnung des Okulomotoriuskerngebietes, der flächenartige Verlauf der Okulomotoriuswurzeln durch die Hirnschenkel hindurch und die baldige Aufsplitterung des Nervenstammes nach Eintritt in die Orbita.

Oft als erstes, auf jeden Fall aber als auffälligstes Symptom einer totalen Okulomotoriuslähmung tritt die Ptosis auf. Unter der Ptosis, die eine Diplopie verhindert, ist der Bulbus bei totalen Paresen nach außen und geringgradig nach unten gewendet (Abb. 189); jedoch ist die Ablenkung durchaus nicht immer erheblich. Der Bulbus kann durch den Abduzens noch etwas abduziert werden. Die Funktion des intakten M. obliquus sup. bei einer N.-III-Parese kommt kaum zur Geltung, da die senkende Funktion des M. obliquus sup. gerade in Abduktionsstellung sehr gering ist. Hingegen spielt die rollende Funktion des M. obliquus sup. in Abduktion eine wichtige Rolle. Bei dem Versuch, nach auswärts zu blicken, macht daher das paretische Auge deutlich einwärtsrollende Bewegungen. Diese Raddrehung ist differentialdiagnostisch wichtig, wenn festgestellt werden soll, ob der N. oculomotorius allein oder zusammen mit dem N. trochlearis gelähmt ist.

Das nichtparetische Auge weicht in Sekundärstellung bei Fixation mit dem paretischen

Auge nach oben temporal ab. Außerdem tritt dabei eine Retraktion des Oberlides auf der gesunden Seite ein, weil der intensive Impuls zur Blickhebung für das paretische Auge sich auch dem gesunden, nichtfixierenden Auge mitteilt und Blickhebung und Lidhebung miteinander gekoppelt sind.

Wegen der Tonusminderung der 3 von 4 geraden Augenmuskeln entsteht bei einer Okulomotoriusparese in vielen Fällen ein geringer Exophthalmus. Wenn der Bulbus nach lateral gewendet wird, d. h. wenn der M. rectus lat. in Funktion gesetzt wird, kommt es infolgedessen zu einer deutlichen Retraktion. Handelt es sich um eine totale Okulomotoriuslähmung, dann ist die Pupille starr und weit gestellt. Am frühesten von allen Lähmungserscheinungen verschwindet die Ptosis, selbst dort, wo zunächst keine Heilung der Augenmuskellähmung erkennbar ist. Die beiden vom N. oculomotorius versorgten Bulbusheber, der M. rectus sup. und der M. obliquus inf., sind relativ stark betroffen und regenerieren entsprechend langsam, im Gegensatz zum M. rectus inf. In der Regenerationsphase einer Okulomotoriusparese entsteht zuweilen ein Pseudo-Graefe-Symptom.

Die Doppelbildprüfung und die Prüfung am Hess-Schirm spielen bei totalen Okulo-motoriuslähmungen ebenso wie die kompensatorische Kopfhaltung nur in Ausnahme-fällen eine differentialdiagnostische Rolle, da die Diagnose ohnehin eindeutig ist.

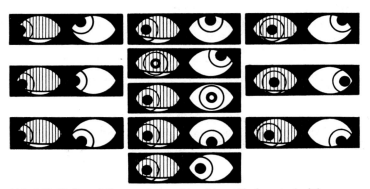

Abb. 189. Bulbusstellungen bei rechtsseitiger Okulomotoriuslähmung

Inkomplette Okulomotoriuslähmungen sind weitaus häufiger als komplette, nicht zuletzt deswegen, weil die Lähmungen sowohl bei der Erkrankung als auch bei der Heilung ein inkomplettes, unvollständiges Stadium durchlaufen. Häufig werden Okulomotorius-lähmungen niemals komplett. Auch für inkomplette Okulomotoriuslähmungen ist die Ptosis Leitsymptom; sie fehlt selten. Zur Differenzierung einer unvollständigen Okulo-motoriuslähmung eignet sich der Hess-Schirm besonders gut, weil er intakte und in-suffiziente Funktionen der einzelnen Augenmuskeln relativ leicht ablesen läßt, auch bei Verlaufskontrollen. Für die Diagnose wichtig ist auch die Prüfung in den 6 diagnosti-schen Blickrichtungen, für jedes Auge isoliert. Doppelbildprüfungen bei inkompletten Okulomotoriuslähmungen haben selten einen diagnostischen Wert, ebensowenig die Ana-lyse der kompensatorischen Kopfhaltung.

Wenn der M. rectus med. nicht mitbetroffen ist, liegt ein günstiger Zustand vor, da der M. rectus med. mit seiner Funktion (Adduktion) Vorbedingung für die Funktion des M. obliquus sup. ist, der für Blicksenkung und damit für Lesen und Schreiben von entscheidender Bedeutung ist. Ist der M. rectus med. mitgelähmt, d. h. die Adduktion unmöglich, dann fehlen wichtige Anhaltspunkte für die vollständige Diagnose, weil nur 6 anstatt 9 Blickrichtungen diagnostisch zur Verfügung stehen.

Bei einer Okulomotoriuslähmung sollten Pupillenreaktion und Akkommodation sehr sorgfältig geprüft werden, da dies zur Differenzierung der äußeren von einer totalen Okulomotoriuslähmung von eminenter Bedeutung ist. Bei einer totalen Okulomotoriuslähmung ist die Pupille mydriatisch und starr, sie reagiert nicht auf Licht, Konvergenz und Lidschluß (absolute Pupillenstarre, totale Areflexie. Eine Akkommodation fehlt. Erweiterung auf Kokain-Augentropfen beweist einen funktionstüchtigen Sympathikus, Miotika verengern die Pupille.

Bei einer totalen N.-III-Lähmung geht die Parese der inneren Augenmuskeln hinsichtlich des zeitlichen Ablaufes und des Lähmungsgrades nicht mit der Parese der äußeren Augenmuskeln parallel. Die Konvergenzreaktion ist weniger häufig in Mitleidenschaft gezogen als die Lichtreaktion (unvollkommene absolute Pupillenstarre nach Bielschowsky).

Auch Akkommodation und Konvergenz werden unterschiedlich vehement befallen. Jedoch spielt die Akkommodationslähmung keine Rolle, zumal die Patienten recht häufig in einem Alter sind, wo ohnehin die Akkommodationsbreite bereits eingeschränkt ist.

In mehr als einem Drittel der Fälle ist die Lidschlußreaktion erhalten oder sogar gesteigert, wahrscheinlich deswegen, weil die Innervationsbahn für den Lidschlußreflex weder den Okulomotorius noch den Stamm des Okulomotorius passiert, sondern auf vorläufig noch unbekanntem Wege zum Ganglion ciliare gelangt.

Anomale Mitbewegungen der Pupille bei Okulomotoriuslähmungen, hauptsächlich die Pupillenverengung bei Abduktion (Abduktionsphänomen) und Retraktion des Lides (Pseudo-Graefe-Symptom), sind in der Regenerationsphase einer Lähmung des N. oculomotorius nicht selten.

Fehlinnervationen nach Lähmung des Okulomotorius wurden bereits von Bielschowsky (1932) beobachtet. Axonensprosse wachsen dabei in falscher Weise in den lädierten Nerven ein. Die Folge davon sind Fehlschaltungen, wobei Überkreuzungen von früher motorischen, sensiblen oder autonomen Anteilen des betroffenen Nerven nicht selten sind. Bekannt sind die vielen Regenerationsformen nach Paresen des Fazialis in Form der sog. *Krokodilstränen*. Beim Okulomotorius besteht bei solchen Fehlregenerationen (misdirection-syndrom) folgende Symptomatik: Leichte bis mittelschwere Ptosis; weitgehend aufgehobene Bulbushebung und -senkung; herabgesetzte, aber nicht aufgehobene Adduktion; Retraktion des Oberlides bei Adduktion oder bei Intention zur Senkung sowie Verstärkung der Ptosis in Abduktion (Pseudo-Graefe-Symptom) (Köppen 1894); paretische Mydriasis mit spontane Kontraktion der Pupille bei Adduktion oder versuchter Bulbushebung bzw. -senkung (Pseudo-Argyll-Robertson-Zeichen); geringe Adduktion bei versuchter Hebung oder Senkung. Die Fehlschaltungen sind sehr variationsreich (Herzau und Förster 1976).

Trappe u. Mitarb. (1977) beschrieben ein ausgedehntes Chordom, das vom Klivus bis in den Nasopharynx reichte und nur eine einseitige Protrusio bulbi mit Okulomotoriusparese als einziges Symptom zeigte.

Lähmung mehrerer Augenmuskelnerven

Die Lähmung zweier Augenmuskelnerven gestattet in der Regel eine sehr genaue topische Diagnostik, da nur an wenigen Stellen der Nervenverlaufsbahnen bzw. im Kern- und Wurzelgebiet solche Lähmungskombinationen möglich sind.

Bilaterale Ophthalmoplegien deuten auf toxische und infektiöse Einflüsse hin (z. B. Polioencephalitis acuta haemorrhagia superior, Encephalitis epidemica, Diphtherie, Tabes, Multiple Sklerose, Myasthenie, Botulismus), sofern keine Okulomotoriuslähmung vorliegt.

8.5.   Pathologie der Lidbewegungen

Lähmung des M. levator palpebralis sup.

Die Ptosis ist oft erstes Symptom einer Okulomotoriusparese und geht nicht selten am schnellsten wieder zurück. Liegt eine Okulomotoriuslähmung ohne Ptosis vor, so spricht das für eine nukleäre Schädigung. Bei partiellen Lähmungen vermag der Patient meistens das Lid noch etwas anzuheben. Während der Regenerationsphase kann die Ptosis im Verlauf des Tages zunehmen, weil dann der Ermüdungsfaktor eine nicht unerhebliche Rolle spielt. Durch die Ptosis werden einem Patienten mit Okulomotoriuslähmung die Doppelbilder kaum bewußt.

Krampfzustände des Oberlidhebers

Einseitige oder doppelseitige Krampfzustände des M. levator palprebralis sup. treten dauernd oder periodisch auf, zeigen zuweilen eine Abhängigkeit von der Blickrichtung und werden wahrscheinlich durch eine Irritation der Hirnschenkel in der Nachbarschaft der hinteren weißen Kommissur bzw. durch einen Erkrankungsherd in der Nähe der Okulomotoriuskerne verursacht. Jedenfalls dürften in diesen Fällen die assoziierten Verbindungen des Levatorkerns mit übergeordneten Zentren lädiert sein.
Das *v. Graefesche Zeichen* bei der Thyreotoxikose besteht darin, daß das Oberlid bei Blicksenkung etwas zurückbleibt, der Blicksenkung sakkadiert folgt oder sich in Ausnahmefällen sogar retrahiert. Es entspricht nicht dem Intensitätsgrad der Grundkrankheit und des Exophthalmus, jedoch kommt es ohne Exophthalmus selten vor. Oft ist es Frühsymptom; zuweilen verschwindet es, ohne daß sich an der Grundkrankheit etwas geändert hat. Es ist bei etwa zwei Drittel der Patienten mit Thyreotoxikose nachweisbar. Als Ursachen sind diskutiert worden: Mechanische Hemmungen durch den Exophthalmus, erhöhter Sympathikotonus, verminderter Tonus des M. orbicularis oculi und zentrale nukleäre Störungen. Als eine Vorstufe zum v. Graefe-Symptom kann das Dalrymplesche Zeichen, die Erweiterung der Lidspalte, gewertet werden.

Pseudoptosis

Bei verdicktem Oberlid, durch Lidödem, bei mechanischer Behinderung der Lidbewegung, bei Lidhämatomen und -entzündungen kommt es zu einer Pseudoptosis, der naturgemäß keine eigentliche Lähmung zugrunde liegt (z. B. Ptosis trachomatosa). Ursache ist das Lidgewicht sowie eine durch Ödem oder Blutung bedingte Störung der Kontraktibilität des Muskels.

Ptosis pseudoparalytica spastica

Die Ptosis pseudoparalytica spastica kommt durch eine Kontraktur des M. orbicularis zustande (Blepharospasmus). Sie ist nur selten einseitig, ihr liegt meistens eine Hysterie zugrunde. Das differentialdiagnostisch verläßlichste Zeichen gegenüber einer echten Ptosis paralytica ist die Erschwerung beim Anheben des Oberlides durch den Untersucher.

Störungen im Synergismus von Lid- und Bulbusbewegungen

Liegen Koordinationsstörungen der Lidbewegungen (Fuchssches Zeichen) vor, dann führt das ptotische Oberlid infolge falscher Innervationen eigenartige Bewegungen aus, die ihre Erklärung in der normalen Funktion der Okulomotorik nicht finden können. Oft sind sie einseitig. Derartige Störungen im Synergismus von Lid- und Bulbusbewegungen kommen häufig in der Regenerationsphase, etwa drei bis fünfzehn Monate nach Beginn einer Okulomotoriuslähmung vor. Wahrscheinlich handelt es sich um Fehlleitungen von Innervationen, die an und für sich für einen Adduktor oder einen Senker gedacht sind, aber beim Lidheber landen, also um eine Art Fehlsteuerung bzw. um pathologische Reizausbreitung im Kerngebiet des Okulomotorius. Aber nicht alle Fälle können damit erklärt werden. Folgende Formen kommen vor (Bielschowsky 1932):

1. Zurückbleiben des Oberlides bei Senkung des Bulbus (Pseudo-Graefe-Symptom)
2. Als Exazerbation des Pseudo-Graefe-Symptoms die Retraktion des Lides bei Senkung des Bulbus
3. Als Variante des Pseudo-Graefe-Symptoms: Lidhebung bei Adduktion und gleichzeitiger Blicksenkung
4. Lidhebung bei Adduktion
5. Lidhebung bei gleichzeitiger Blickhebung, die die Ptosis verschwinden läßt
6. Rhythmisch auftretende Krämpfe des gelähmten Oberlides, meist als Symptom einer Lues
7. Anomale Pupillenreaktionen als unwillkürliche Synkinese bei Lidbewegungen

Eine *Lidretraktion* am gesunden Auge tritt auf, wenn ein Patient besondere Anstrengungen macht, um trotz einer Pseudoptosis das Lid zu heben. Die beste provisorische Therapie hierbei ist der Verband des verletzten Auges.

Ursächliche Lokalisation der okulomotorischen Störungen

Die Ursachen der Augenmuskellähmungen sind vielgestaltig, ihre differentialdiagnostische Abklärung ist innerhalb der Neuroophthalmologie von erheblicher Bedeutung. Es kann sich handeln um:

1. eine mechanische Behinderung der Muskelkontraktibilität in der Orbita, z. B. durch Tumoren, Zysten, Hämatome;
2. eine Erkrankung des Muskelgewebes;
3. eine Leitungsstörung innerhalb der neuromuskulären Synapsen;
4. eine Schädigung der Augenmuskelnerven;
5. eine Schädigung des Augenmuskelkerngebietes;
6. eine Läsion supranukleärer Bahnen.

8.6.   Erkrankungen der äußeren Augenmuskeln

Myogene Augenmuskellähmungen, die früher teilweise als neurogen gedeutet worden sind, spielen bei der Beurteilung von Erkrankungen der Augenmuskelnerven und -kerne nicht selten eine erhebliche differentialdiagnostische Rolle. An sie sollte stets dann gedacht werden, wenn sich das Krankheitsbild neurologisch nicht abklären läßt und wenn die Augenmuskeln unsystematisch nach- und nebeneinander betroffen sind. Die Elektromyographie bringt hierbei fast immer eindeutige Befunde, Biopsien sind nur selten möglich.

Okuläre Myositiden

Myositiden sind durch Schmerzen, Lidödem, Exophthalmus und Motilitätsstörungen gekennzeichnet. Die einzelnen Augenmuskeln werden relativ willkürlich betroffen. Zuweilen besteht auch eine Ptosis durch Lidödem, eine Bindehauthyperämie und eine Dakryoadenitis. Oft ist auch das übrige Orbitalgewebe, sogar der Nasenrachenraum mit ergriffen, es kommt zur Tenonitis und Skleritis. Unspezifische Allgemeinsymptome wie Mattigkeit, Schwindel, Temperaturerhöhungen, erhöhte Blutsenkungsgeschwindigkeit, Lippenherpes, Sinusitis, Eosinophilie sind nicht selten. Das Krankheitsbild ist gekennzeichnet durch Spontanremissionen und Rezidive, bei denen Seitenwechsel nicht ausgeschlossen ist, sofern die Erkrankung nicht von Anfang an beidseitig auftritt. Nur fallweise sind Uvea und Optikus mit beteiligt.

Bei schmerzhaften Ophthalmoplegien, die durch einen entzündlichen Prozeß im Bereich der Orbitaspitze, speziell in der Fissura orbitalis superior ausgelöst werden, spricht man vom Tolosa-Hunt-Syndrom. Die Behandlung mit Prednisolon ist oft erfolgreich (Johns u. Wong 1978).

Im allgemeinen unterscheidet man eine *exophthalmische und* eine *oligosymptomatische Form* der okulären Myositis. Die exophthalmische Form ist gekennzeichnet durch akutes Auftreten aller Symptome.

Bei der oligosymptomatischen Myositis hingegen geben der uncharakteristische Beginn und der eminent chronische Verlauf zunächst Anlaß zu erheblichen differentialdiagnostischen Schwierigkeiten. Meist fehlen zunächst Exophthalmus, Orbitalschmerzen und Chemosis der Lider bzw. der Bindehaut, selten sind Erhöhung der Blutsenkungsgeschwindigkeit sowie eine Leukozytose. Nur wenn häufige Rezidive vorkommen oder das Krankheitsbild länger anhält, entstehen irreversible Paresen. Diese Form der Myositis wird zuweilen als Myasthenie, als Neuritis der Augenmuskelnerven oder als Frühsymptom der Multiplen Sklerose verkannt.

Hinsichtlich der Ursachen sind beide Formen der okulären Myositis nicht unterscheidbar; beide sind den allergisch-hyperergischen Krankheitsbildern zuzurechnen. Manchmal treten sie bei Polyarthritis, bei Anginen, bei Entzündungen der Nasennebenhöhlen oder bei Gefäßerkrankungen auf, aber auch bei Thyreotoxikose, Tuberkulose und Syphilis.

Zuweilen wird noch eine dritte Form der okulären Myositis unterschieden, die *Neuromyositis*, bei der im elektromyographischen Bild der Ausfall motorischer Einheiten fehlt.

Durch eine okuläre Myositis können Veränderungen entstehen, die als *Pseudotumor der Orbita* bezeichnet werden. Die Differentialdiagnose zum echten Orbitatumor ist dabei nicht immer leicht. Für die Existenz eines Pseudotumors sprechen: ein in seiner Stärke wechselnder Exophthalmus, die Aufhebung der passiven Beweglichkeit des Bulbus, ein gesteigerter Tonus des Oberlidhebers mit Retraktion des Oberlides und das Fehlen von röntgenologisch faßbaren Veränderungen. Die Elektromyographie bietet ein sicheres Unterscheidungsmerkmal. Bei der okulären Myositis kommt es zu einer Disproportion zwischen dem starken Einsatz motorischer Einheiten bei Innervationen und dem auffallend geringen oder fehlenden Bewegungseffekt in Zugrichtung des Muskels.

Beim *echten Orbitaltumor* zeigt das Elektromyogramm hingegen Fibrillationspotentiale, Polyphasie und Ausfall motorischer Einheiten. Leicht ist auch elektromyographisch die Differentialdiagnose zur okulären Myasthenie. Hingegen macht der Ausschluß einer endokrinen Ophthalmopathie elektromyographisch oft erhebliche Schwierigkeiten.

Die Abgrenzung gegenüber der okulären Muskeldystrophie dürfte nur in den ersten beiden Lebensjahrzehnten schwierig sein. Für die okuläre Muskeldystrophie sind die lange Anamnese, der einheitliche Befall der äußeren Augenmuskeln, die Seltenheit der Doppelbilder, das Mitergriffensein extraokulärer Muskeln, die Facies myopathica, das Fehlen von Reizerscheinungen und Schmerzen typisch; eine okuläre Myositis zeigt hingegen Diplopie, Rezidivfreudigkeit, Ansprechbarkeit auf Kortikosteroide, Entzündungserscheinungen und Schmerzen. Das Elektromyogramm hat viel Ähnlichkeit mit jenem beim Pseudotumor; nur ist dort im Unterschied zur okulären Muskeldystrophie eine eindeutige Amplitudenverminderung selten zu beobachten.

Myasthenie der Augenmuskeln

In mehr als einem Drittel der Fälle mit Myasthenie (Syndrom nach Erb-Goldflam, myasthenische Bulbärparalyse, Myasthenia gravis pseudoparalytica) sind Störungen der Bulbus- und Lidmotilität Anfangssymptome der Allgemeinerkrankung. Etwa vier Fünftel aller Patienten mit voll ausgebildeter Myasthenie zeigen Augenmuskelstörungen, meistens eine Ptosis, die sich zum Teil erst im Verlaufe des Tages einstellt. Kommt es zur Diplopie, dann handelt es sich in der Regel um Insuffizienzen des M. rectus sup., selten um solche des M. rectus lat. Zuweilen sind die Symptome einseitig. Sofern beide Mm. recti sup. paretisch sind, wird eine supranukleäre Blicklähmung vorgetäuscht. D. Schmidt (1975) führte überschießende Sakkaden (Hypermetrie) nach einer Tensilon-Injektion auf ein Mißverhältnis zwischen dem Regler (zentraler Schaltapparat) der Okulomotorik und den Stellgliedern (Augenmuskeln) zurück.

Remus und Lahl (1974) fanden bei der Myasthenia gravis pseudoparalytica in den äußeren Augenmuskeln neben Lymphorrhagien eine Zell- und Faseraktivierung des Bindegewebes und verstreut Plasmazellen sowie Muskelfasernekrosen, vermutlich als Antigen-Antikörperreaktion, womit die Krankheit in die Gruppe der Autoimmunerkrankungen eingereiht werden könnte.

Nur etwa 2,5% aller Patienten mit Augenmuskellähmungen zeigen eine Myasthenie. Wahrscheinlich wird die Myasthenie wegen dieser Seltenheit als Ursache einer Augenmuskelparese anfänglich oft übersehen.

Beziehen sich die myasthenischen Zeichen nur auf die Augenmuskeln, dann liegt eine *Myasthenia ocularis* (myasthenische Ophthalmoplegie, Myasthenia levis) vor. Selbst elektromyographisch ist dann die Skelettmuskulatur frei von Symptomen. Die Myasthenia levis ist gekennzeichnet durch die Manifestation nach dem 20. Lebensjahr, durch den häufigeren Befall von Männern gegenüber Frauen, durch die Beteiligung nur einiger Augenmuskeln, durch einen meist plötzlichen Beginn, chronischen Verlauf und die Resistenz gegenüber medikamentöser Therapie und gegenüber dem Tensilon-Test.

Die Myasthenia levis ist nicht progressiv und prognostisch somit günstig. Etwa ein Fünftel aller Fälle verläuft nur als okuläre Myasthenie, wenngleich es sich bei einem Teil dieser Patienten schließlich doch noch herausstellt, daß es sich um Frühfälle einer Myasthenia gravis handelt.

Differentialdiagnostisch spielen die Enzephalitis, die progressive Bulbärparalyse, Intoxikationen und die Basedowsche Erkrankung eine Rolle. Die Differentialdiagnose ist seit der Einführung des *Prostigmin-Tests* (Walker) in die Diagnostik relativ einfach.

Typisch für die Orbikularisermüdbarkeit bei Myasthenia gravis soll das sog. Blickzeichen (peek-sign) sein, eine geringe unwillkürliche Lidspaltöffnung nach kurzem aktivem Lidschluß (Osher u. Griggs 1979). Die Behandlung der okulären Myasthenie mit Prostigmin, Mestinon u. ä. bringt zufriedenstellende Resultate. Bei stationär gewordenen Formen der Augenmuskellähmungen sollte operiert werden.

Chronisch-progressive okuläre Muskeldystrophie (v. Graefe)

Die chronisch-progressive Muskeldystrophie, 1866 erstmalig von v. Graefe eingehend beschrieben (*Ophthalmoplegia chronica progressiva externa*), beginnt in den ersten beiden Lebensjahrzehnten mit einer Ptosis, der weitere Lähmungen der äußeren Augenmuskeln beider Augen ohne Symmetrie folgen. Die Ptosis führt zu einer kompensatorischen Kopfhaltung. Nur selten kommt es zu einer Besserung oder zu einem Stillstand. Belastungen körperlicher und seelischer Natur beschleunigen die Progression. Manchmal tritt das Leiden erst im 3. und 4. Lebensjahrzehnt in Erscheinung. Sofern es bereits in der Kindheit beginnt, fehlt die Diplopie.

In fortgeschrittenen Fällen ist Divergenzstellung beider Augen häufiger als Konvergenzstellung. Schließlich ist der Bulbus meistens in leichter Auswärtsstellung wie festgemauert. Zuweilen zeigt das Krankheitsbild auch Kopfzwangshaltungen, Mydriasis, Sehnervenatrophie und ophthalmoplegische Kopfschmerzen. In Ausnahmefällen kommen dabei Retinopathia pigmentosa, Aderhautatrophie, Gefäßsklerose sowie Glaukom vor.

In zwei Drittel bis drei Viertel der Fälle sind nur Augenmuskeln betroffen. Mitbeteiligung des N. facialis führt zu einer Facies myopathica. Auch Ausbreitung auf die Muskulatur des Schultergürtels, des Sternokleidomastoideus, des Pharynx und Larynx kommt vor.

Bei einer *allgemeinen progressiven Muskeldystrophie (Erb)* sind die äußeren Augenmuskeln sehr selten mit befallen; man kann sogar feststellen, daß alle übrigen Formen der progressiven Muskeldystrophie die Augenmuskulatur aussparen. Immerhin gibt es Auffassungen, daß es sich bei der okulären Muskeldystrophie nur um eine lokalisierte Form der allgemeinen Muskeldystrophie handelt; auch wenn keine Funktionsstörungen an der Skelettmuskulatur vorliegen, sollen sich bei den hereditären Formen der okulären Muskeldystrophie in den Skelettmuskeln die typischen histologischen Veränderungen nachweisen lassen.

Der okulären Muskeldystrophie ähnliche Krankheitsbilder kommen als Initialstadium oder Begleiterscheinungen vieler Krankheiten der Zerebrospinalachse vor (z. B. der chronischen Poliomyelitis, der epidemischen Enzephalitis, der Bulbär- und Vorderhornaffektionen, nach Schädeltraumen). Der Prostigmintest ist bei einer okulären Muskeldystrophie negativ.

Das Elektromyogramm zeigt bei der okulären Muskeldystrophie eine Verminderung der Amplitude und typischerweise ein enormes Mißverhältnis zwischen dem Bewegungseffekt, der sogar ganz fehlen kann, und der Entladungsfolge, also dem Innervationsaufwand und der Innervationsdichte; trotz Einsatz zahlreicher motorischer Einheiten kommt es nur zu einem geringen oder zu gar keinem Bewegungseffekt. Dieser Befund hat die jahrzehntelang anhaltende heftige Diskussion über die Lokalisation des Leidens dahingehend entschieden, daß die Störung eindeutig im Muskel liegt.

Gelegentlich sind in Augen mit okulärer Muskeldystrophie Pigmentationen am Augenhintergrund gesehen worden, die jenen bei Retinitis pigmentosa ähneln. Vielleicht ist diese Kombination ein besonderes Syndrom, wenngleich die Veränderungen am Augenhintergrund nicht als typisch für eine Retinitis pigmentosa angesehen werden können und auch das Elektroretinogramm normal ist. Typisch sollen hingegen für diese Fälle elektroenzephalographische Befunde sein.

Von einem Kearns-Sayre-Syndrom spricht man, wenn außer der chronisch fortschreitenden Ophthalmoplegia externa eine Retinopathia pigmentosa und ein Herzblock vorhanden sind, eine Trias als eigenständiges Syndrom (Lowes 1975).

Das *Duchenne-Syndrom* (progressive Bulbärparalyse), eine besondere Form der spinalen Muskeldystrophie mit Hirnstammläsionen, führt neben Motilitätsstörungen, Störungen beim Sprechen und Kauen auch zu einer Störung der mimischen Muskulatur und zu fehlendem Lidschluß.

Myotonia congenita (Thomsensche Erkrankung)

Die Thomsensche Krankheit (Myotonia congenita v. Strümpell, Ataxia muscularis, kongenitale Myotonie) zeigt sich meist gleich nach der Geburt. Auf eine willkürliche Reizung eines motorischen Nerven hin kontrahiert sich der entsprechende Muskel in normaler Weise, vermag sich jedoch nicht wieder oder nur verlangsamt aus der Kontraktion zu lösen; erst nach mehrfacher Wiederholung gelingen Kontraktion und Erschlaffung normal. Auch die Gesichts- und äußeren Augenmuskeln können betroffen sein. Von den Augenmuskeln ist die Beteiligung des M. levator palpebralis sup. am auffallendsten: Entsprechend dem Verhalten der Skelettmuskulatur gelingt bei forciertem Lidschluß die Lidöffnung nur mühevoll. Auch nach starker Konvergenzeinstellung ist die Rückkehr des Bulbus in Parallelstellung erschwert. Ganz selten sind die Pupillomotorik und die Akkommodation mit befallen. Allerdings ist bei der Thomsenschen Erkrankung der Mitbefall der Augenmuskeln nicht häufig. Isoliert kommen okuläre Störungen praktisch nicht vor.

Myotonische Dystrophie

Bei der myotonischen Dystrophie (Curshmann-Batten-Steinert-Syndrom, Steinertsche Krankheit, Dystrophia myotonica) kommt es am Auge neben der typischen Kataraktbildung zu einem tonischen Ablauf der Pupillenreaktion und der Akkommodation, zu einer Ptosis, zu Enophthalmus und Lagophthalmus, jedoch nicht zu Augenmuskellähmungen. Jedoch ergibt die elektronenmikroskopische Untersuchung eine Desorganisation der Myofibrillen mit Frakturierungen und Verlaufsabweichungen auch der Augenmuskeln (Lagoutte u. Mitarb. 1976). Die Ptosis trägt nicht wenig zu der typischen Facies myotonica bei. Männer vom 20. bis 30. Lebensjahr sind am meisten befallen. Nur teilweise liegt eine Hypofunktion der Tränendrüse vor; derartige Patienten zeigen eine Keratitis sicca, wobei es nicht feststeht, ob die Hornhauterkrankung eine Folge der verminderten Tränensekretion oder neurotrophischen Ursprungs ist. Lange bekannt ist eine Senkung des introakularen Druckes; im Alter sinkt der intraokulare Druck bei myotonischer Dystrophie sogar sehr erheblich ab.
Optikusatrophien sind wohl häufig beschrieben worden, gehören aber kaum zum Krankheitsbild. Das gleiche gilt für eine temporale Abblassung der Papille. Hingegen scheint bei älteren Patienten eine trockene Makuladegeneration häufiger vorzukommen. Parallelen zwischen myotonischer Dystrophie und Retinitis pigmentosa, die einige Autoren gefunden haben, dürften nur zufällig sein.
Einige Patienten weisen eine Einengung des Gesichtsfeldes auf. Die Dunkeladaptation liegt etwas unter dem Durchschnitt. Das Elektrookulogramm ist in etwa einem Drittel der Fälle verändert.

Das *Elektromyogramm* ergibt sowohl bei der Myotonia congenita Thomsen als auch bei der Dystrophia myotonica eine Verminderung der Amplitude und der Dauer der Aktionspotentiale sowie ein Auftreten polyphasischer Potentiale und myotoner Entladungsserien. Auch bei der myotonischen Dystrophie kommt es trotz Fehlens klinischer Symptome an den Augenmuskeln zu myotonen Entladungsserien im Elektromyogramm.

Okulopharyngeale Muskeldystrophie

Die okulopharyngeale Muskeldystrophie ist eine spät einsetzende Myopathie, deren erste Symptome sich nach dem 45. Lebensjahr zeigen. Sie kommt sowohl sporadisch wie familiär vor. Ihre wesentlichen Initialsymptome bestehen aus einer Dysphagie und einer Ptosis. Es folgen eine Ophthalmoplegie, eine Fazialisparese und auch eine Parese anderer Muskelgruppen, hauptsächlich jene der Gliedmaßen. Die Ophthalmoplegie kann teilweise fehlen. Die sporadisch auftretenden Fälle unterscheiden sich nur gering von jenen mit familiärem Vorkommen.
Zum Teil ist die okulopharyngeale Dystrophie in Zusammenhang mit anderen Formen erblicher okularer Dystrophie gebracht worden. Ihnen liegt wahrscheinlich allen eine präsenile Myopathie mit genetischer Determination zugrunde.

8.7.   Orbitale Ursachen der Augenmuskellähmungen

Allgemeines

Bei Vorliegen orbitaler Ursachen ist die topische Diagnose der Augenmuskellähmung relativ einfach, da Begleitsymptome (Exophthalmus, Entzündungen, Bulbusdislokalisation, Gesichtsfeldeinengung) auf den Ort der Erkrankung hinweisen.

Von myogenen Ursachen abgesehen ist der Exophthalmus Leitsymptom bei Augenmuskellähmungen, deren Sitz sich in der Orbita befindet. Die Stärke des Exophthalmus
steht allerdings nur in einem lockeren Verhältnis zur Störung der Okulomotorik. So
bleibt beispielsweise auch bei stärkerer Dislokation des Bulbus nach unten durch
eine Muko- oder Pneumozele die Bulbusmotilität relativ lange intakt. Auch bei Tumorwachstum, selbst dann, wenn der Tumor einen Augenmuskel streckenweise infiltriert
hat, ist auffallenderweise von einer Augenmuskellähmung lange Zeit nichts festzustellen; zumindest besteht keine Doppelbildwahrnehmung.

Immer sollte bei der Diagnosestellung daran gedacht werden, daß ein Exophthalmus
mäßiger Ausprägung auch durch Lähmung mehrerer Mm. recti entstehen kann, weil in
diesem Fall der Druck des orbitalen Fettgewebes sowie der Zug der beiden Mm. obliqui
den Bulbus um einige Millimeter nach vorn rückt, obgleich keine orbitale, sondern eine
basale oder nukleäre Lähmung vorliegt.

Syndrom der Orbitaspitze

Beeinträchtigen ein Tumor, Trauma, Hämatom, Fremdkörper oder eine Entzündung
die Orbitaspitze, dann kommt es zu einer Reihe typischer Ausfälle, die die Lokalisation
der Störung leicht macht. Betroffen sind alle diejenigen Nerven, die durch den Orbitatrichter führen, also die 3 Augenmuskelnerven, der 1. Ast des N. trigeminus, der
N. lacrimalis, der N. opticus, außerdem die A. ophthalmica (deren Hüllen das Fasergeflecht des Sympathikus enthalten) und Orbitalvenen. Die Ausfälle an den Nerven
treten entweder sofort ein, beispielsweise bei Hämatomen und bei Traumen, oder hintereinander, wobei die Reihenfolge einen Rückschluß auf die Progredienz des Prozesses
zuläßt.

Fast stets besteht eine heftige *Migräne*, weil fast immer der N. frontalis irritiert wird.
Die Schmerzen breiten sich vornehmlich im Gebiet des Nasenrückens und des Oberlides,
der Stirn-, Scheitel- und Schläfengegend aus und sind mit einer Hautanästhesie in diesen Bereichen und einer Areflexie der Kornea vergesellschaftet, die zuweilen zu einer
Keratitis neuroparalytica führt. Der heftige Schmerz ist für den Patienten eindrucks-
voller als die außerdem vorhandene Ptosis und Diplopie. Meist ist der N. opticus relativ
frühzeitig in Mitleidenschaft gezogen, was sich in einem Zentralskotom und einer Reduzierung der zentralen Sehschärfe kundtut.

Das Syndrom zeigt in seiner Progredienz eine bemerkenswerte Vielgestaltigkeit, je nach
Sitz des Krankheitsprozesses. Überwiegend ist es einseitig. Patienten in höherem Alter
sind unter den Betroffenen in der Überzahl. Meist liegt die Ursache in einem Tumorwachstum; bei einem Drittel der Fälle handelt es sich um eine umschriebene syphilitische
Periphlebitis des kleinen Keilbeinflügels oder um eine gummöse Gewebsentzündung.

Unter den Verletzungen dominieren Messerstiche bzw. Schüsse, die von der Schläfe
her eindringen. Bei Traumen kommt es wesentlich schneller zur Amaurose als bei
Tumoren und Entzündungen, denen der Optikus relativ lange Zeit Widerstand entgegengesetzt, länger als alle anderen Nerven in der Orbitaspitze. Der Optikus ist in der
Orbitaspitze deswegen sehr vulnerabel, weil er wegen der vollkommen knöchernen
Umgebung bei einer Traumatisation nicht ausweichen kann. Unvollständige Formen
sind bei traumatisch bedingten Orbitaspitzensyndromen häufig.

In ausgeprägten Fällen ist die Ophthalmoplegie total. Die Pupille ist starr und mydriatisch; sowohl der Parasympathikus als auch der mit der A. ophthalmica in die Orbita
eintretende Sympathikus sind gelähmt. Das Ganglion ciliare ist oft direkt geschädigt.

Wird aus diagnostischen oder therapeutischen Gründen eine Operation vorgenommen,
dann sollten dabei auf jeden Fall die sensiblen Anteile des 1. Trigeminusastes im Bereich
der Fissura orbitalis sup. durchschnitten werden, um die erheblichen Schmerzen zu
beheben.

Auch bei der *Pagetschen Erkrankung* ist das Syndrom beobachtet worden. Es entsteht hier durch Kompressionseinwirkung der Knochen auf die Nerven. Zuweilen tritt es auch im Verlauf des Syndroms der mittleren Hirnnervengruppe (*Jaccodo-Syndrom*, Syndroma petrosphenoidale) auf, vor allem bei *Epipharynxtumoren*, die nach oben durch das Foramen lacerum und durch den Sinus cavernosus hindurchdringen und eine Beeinträchtigung der Hirnnerven I–IV mit sich bringen.

Durch Tumoren, hauptsächlich durch Meningiome der vorderen Schädelgrube, aber auch durch Periostitis und Meningitis sowie durch Arachnitis entsteht das *Keilbeinsyndrom*. Es können Symptome auftreten, die dem Orbitaspitzensyndrom gleichen, weil es dabei zu Okulomotorius- und Fazialisparesen kommt und weil dabei Exophthalmus, Sensibilitätsstörungen, Kopfschmerzen sowie konzentrische Gesichtsfeldeinengungen oder Zentralskotome durch Optikusatrophie häufig sind.

Syndrom der Fissura orbitalis superior

Das Syndrom der Fissura orbitalis superior (cerebralis) ist ein Teil bzw. eine Vorstufe des Orbitaspitzensyndroms. Es tritt auf, wenn Krankheitsprozesse noch nicht die ganze Orbitaspitze, sondern nur die Gebilde der Fissura orbitalis superior, also hauptsächlich den 1. Ast des N. trigeminus und alle drei Augenmuskelnerven in Mitleidenschaft ziehen. Die auslösenden Prozesse gelangen von hinten und von temporal in die Orbita und führen über kurz oder lang zu einem typischen Orbitaspitzensyndrom, d. h. zu einer Mitbeteiligung des Optikus. Ursache sind hauptsächlich Entzündungen der Keilbeinhöhle und der Siebbeinzellen, Tumoren der Nachbarschaft, Periostitis luetica, Aneurysmen der Karotis innerhalb des Sinus cavernosus, periostale Hämatome und Traumen. Meist ist der Sinus cavernosus, der von der Fissura orbitalis superior nur durch eine Bindegewebsschicht getrennt ist, mitbetroffen.

Das Syndrom beginnt mit unterschiedlicher Beeinträchtigung der Augenmuskelfunktionen. Später kommt es zur totalen Ophthalmoplegie. Ptosis und Exophthalmus fehlen selten. Der Sympathikus ist relativ frühzeitig mitbetroffen, die Pupille daher oft eng und der Kokainversuch ohne Wirkung. Nach Atropin kommt es zu einer mäßigen Pupillenerweiterung, weil der parasympathisch innervierte M. sphincter pupillae offenbar ziemlich resistent ist; möglicherweise erhält bei allmählicher Schädigung der zentralafferenten Bahnen das Ganglion ciliare eine relative Autonomie. Einige glauben aus dem Verhalten der Pupillenweite auf den extra- oder intraorbitalen Sitz des Krankheitsgeschehens schließen zu können: Eine Miosis soll den erhaltenen Tonus des Ganglion ciliare, also extraorbitalen Sitz anzeigen, Mydriasis den mehr intraorbitalen Sitz des Krankheitsgeschehens.

In der weiteren Entwicklung kommt es zu sensiblen Ausfällen, zu Schmerzen, Parästhesien und Asensibilität im Versorgungsbereich des 1., seltener auch des 2. Astes des Trigeminus, zu Hypästhesie der Hornhaut und zu Schmerzhaftigkeit bei Bulbusbewegungen.

Operatives Vorgehen ist beim Spitzensyndrom naheliegend, um die weitere Ausdehnung des Krankheitsgeschehens auf den Optikus zu stoppen. Punktion und Ausräumung der häufig ursächlich beteiligten Keilbeinhöhle kann, auch durch die dadurch bedingte postoperative Hyperämie, Nutzen bringen, sofern es sich nicht um Tumorwachstum handelt. Bei Blutzysten sollte eine Punktion erst nach 4 Monaten erfolgen.

Differentialdiagnostisch und auch wegen vielfacher Übergänge steht das *Foix-Syndrom* (Syndrom der lateralen Wand des Sinus cavernosus), das *Jefferson-Syndrom* (Syndrom der lateralen Wand des Sinus cavernosus) und das *Vincent-Syndrom* (sphenokavernöses Winkelsyndrom) mit dem Syndrom der Fissura orbitalis superior in enger Verbindung. Für diese Syndrome kommen Traumen, Aneurysmen, Meningitiden und Tumoren ebenso in Frage wie für das Syndrom der Fissura orbitalis.

Bronner u. Mitarb. (1979) beschrieben zwei Fälle von schmerzhafter Ophthalmoplegie, die nur mit Hilfe der Phlebographie geklärt werden konnten. Es lag eine Einengung der Vena ophthalmica superior durch Thrombophlebitis zwischen der Orbitaspitze und der mittleren Schädelgrube vor. Die Behandlung mit Kortikosteroiden und Heparin hatte einen guten Erfolg.

Tumoren

Es ist erstaunlich, daß auch erhebliche Tumoren der Orbita trotz beträchtlichem Exophthalmus oft keine Beeinträchtigung der Augenmotilität mit sich bringen. Motilitätseinschränkungen bei Tumorwachstum beruhen meistens auf einer Kompression des Muskels und weniger auf einer Schädigung des Nerven. Das Fehlen eines Exophthalmus schließt einen orbitalen Tumor als Ursache einer Augenmuskellähmung nicht aus. Äußerst selten sind Tumoren der Augenmuskeln selbst, z. B. Karzinommetastasen; aber auch dabei sind Diplopien anfänglich durchaus nicht obligat.
Der Sitz des Tumors ist bereits aus der Richtung der Verdrängung des Augapfels erkennbar. Typisch für Orbitaltumoren ist die Einseitigkeit der Lähmungen. Ähnliche Verhältnisse liegen bei Zystizerkus und Echinokokkus vor. Besteht ein geringer Exophthalmus, so braucht nicht unbedingt ein Orbitaltumor vorhanden zu sein, sondern es kann sich auch um eine Lähmung aller 4 Mm. recti handeln. Durch die Erschlaffung der geraden Augenmuskeln kommt es zu einem Vordrängen des Bulbus.
Bei *Pseudotumoren* der Orbita greift die Entzündung auf die Muskeln selbst über. Geht der Pseudotumor wieder zurück, verschwindet im allgemeinen auch die Augenmuskellähmung. Über Myositiden siehe Kap. 8.6.
Die *Ostitis deformans Paget* (Osteodystrophia fibrosa localisata) kann zu einer Schädigung des peripheren Nerven durch Druck deformierter Knochen führen. Augenmuskellähmungen sind auch bei der *Neurofibromatose Recklinghausen* möglich.

Eine relativ seltene Ursache der Okulomotoriuslähmung ist das Okulomotoriusneurinom, das häufig auch einen Exophthalmus, neuralgiforme Schmerzen, Ausfälle am Optikus und eine komplette Ophthalmoplegie hervorruft. Die präoperative Diagnose eines Okulomotoriusneurinoms ist schwer bzw. überhaupt nicht zu stellen (Huber 1980). Differentialdiagnostisch muß an ein Keilbeinflügelmeningiom oder Trigeminusneurinom und an alle jene Tumoren gedacht werden, die in den Sinus cavernosus einwachsen. Eine generalisierte Neurofibromatosis fehlt oft.

Traumen

Bei Traumen wird die Diplopie hauptsächlich durch Hämatome verursacht, die sich entweder direkt in der Muskelscheide befinden oder den Augenmuskel so verdrängen, daß er funktionell behindert ist. Selten kommt es zu einer Durchtrennung oder Quetschung des Nerven in der Orbita bzw. zu einem Abriß oder zu einer Verlagerung eines Muskelansatzes. Sofern Muskel und Nerven nicht direkt in Mitleidenschaft gezogen sind, ist die Prognose der Augenmuskellähmungen nach Orbitatraumen relativ gut.
Verhängnisvoll wirkt sich allerdings jede Form von Narbenstrangbildung in der Orbita aus. Schwerwiegend sind auch Dislokalisationen von Augenmuskeln: Bei einer Impression der Orbitawandung im Bereich der Nasenwurzel, der Siebbeinzellen und des Oberkiefers können die Augenmuskeln mit dem Orbitainhalt in den Defekt vorfallen und dort vernarben, was für die Bulbusbeweglichkeit immer und für die Dauer Folgen hat. Narben nach operativen Eingriffen in der Orbita, die die Augenmuskeln in Narbenkonglomerate einbeziehen, haben eine ähnliche Wirkung.
Besonders häufig ist das der Fall bei der sogenannten *Blow-out-Fraktur*, bei der Orbitagewebe hernienartig durch die Lamina papyracea in den Sinus maxillaris aus der Orbita herausgepreßt wird, z. B. beim frontalen Aufprall eines Tennisballs auf das Auge. Die exakte Frühdiagnose ist in derartigen Fällen in der Regel durch Lidödem und Hämorrhagien erschwert, eine Diplopie wird oft erst später angegeben. Die Diagnose aufgrund

eines Röntgenbildes ist zuweilen schwierig, da die Frakturlinien infolge der massiven Blutungen kaum erkennbar sind. Falls bei Blow-out-Frakturen eine Frühoperation mit Reposition des kollabierten Gewebes und ein Verschluß des Orbitadefektes in den ersten 14 Tagen nicht möglich war, sollte mit der Augenmuskeloperation 6 Monate abgewartet werden, sofern es nicht vorher zu einer eindeutigen Kontraktur eines Antagonisten kommt. Über Spontanheilung wird in der Literatur berichtet. Bei der Spätoperation muß durch einen Knochenspan bzw. durch eine Kunststoffplatte der Knochendefekt verschlossen und eine Reposition versucht werden, und z. T. wird im Schrifttum von 5 Muskeloperationen berichtet, bis Binokularsehen wenigstens bei Geradeausblick erreicht werden konnte.

Endokrine okuläre Myopathie

Bei der Thyreotoxikose (*thyreotoxischer Exophthalmus*) sind Augenmuskellähmungen nicht selten. Ihr Auftreten steht mit der Schwere der Thyreotoxikose und der Höhe des Exophthalmus in einem lockeren Zusammenhang. Nur wenn der Exophthalmus mehr als 10 mm beträgt, sind Augenmuskellähmungen bzw. -insuffizienzen häufig, meist an beiden Augen.
Fast immer ist der M. rectus sup. zuerst betroffen; die Heberinsuffizienz ist charakteristisch für Augenmuskellähmungen bei der Basedowschen Erkrankung. Der Grad der Parese ist sehr variabel und kann sich innerhalb weniger Tage wesentlich ändern: Ermüdung, Aufmerksamkeitslage und Übung sind für die Abstände der Doppelbilder von nicht geringer Bedeutung.
Über die Ursachen der Beweglichkeitsstörungen bei der Thyreotoxikose besteht keine Einmütigkeit. Selbstverständlich ist zuallererst daran zu denken, daß allein der hohe Exophthalmus eine solche Bewegungsstörung verursacht; zweifellos ist der M. rectus sup. für mechanische Behinderungen am empfänglichsten, weil er am schwächsten ist und von allen Recti am weitesten hinten ansetzt. Gegen diese Annahme spricht jedoch der Umstand, daß viel stärkere Grade von Exophthalmus auch ohne Bewegungsinsuffizienz vorkommen.
Beim *malignen (thyreotropen) Exophthalmus* gehören Augenmuskellähmungen unmittelbar zum Krankheitsbild, zusammen mit Ödemen der Augenlider und Konjunktiven und mit erheblicher Protrusion. Fast alle Augenmuskeln sind in Mitleidenschaft gezogen, entsprechend dem Exophthalmus meistens asymmetrisch und ungleich stark, aber die Heberparese ist am stärksten ausgeprägt und tritt am frühesten auf. Mit Sicherheit bedingen histologische Veränderungen in den Augenmuskeln (Ödeme mit Rundzellinfiltration wie bei einer Myositis, später fibröse Degeneration) diese Paresen; das Elektromyogramm zeigt entsprechende Ergebnisse. Auffällig ist das häufige Fehlen von Doppelbildern, woraus zuweilen geschlossen worden ist, daß möglicherweise die Motilitätseinschränkungen teilweise auch auf echte Blicklähmungen zurückzuführen sind. Operativ können die Augenmuskellähmungen erst nach Stationärwerden des malignen Exophthalmus angegangen werden.

8.8.   Basale Augenmuskellähmungen

Allgemeines

Für die Lokalisation von Schädigungen, die an der Schädelbasis auf die Augenmuskeln einwirken, gibt es eine ganze Anzahl von Anhaltspunkten. Zunächst sind die Augenmuskelnerven nach ihrem Austritt aus dem Hirnstamm in der mittleren bzw. im vorderen Teil der hinteren Schädelgrube, dem Trigeminus, Fazialis, Statoakustikus eng benachbart, werden also bei einem Krankheitsprozeß in diesem Bereich mit ergriffen. Im weiteren Verlauf – besonders im Sinus cavernosus – bleibt nur der Trigeminus noch in ihrer Nähe.

Eine Lähmung des N. oculomotorius gibt noch weitere Hinweise für den Sitz der Schädigung. Bei Kern- und Wurzellähmungen sind oft nur einige der vom N. oculomotorius versorgten Muskeln paretisch, weil das Kern- und Wurzelgebiet des N. oculomotorius sich in die Länge zieht. Im Nerven sind dann alle motorischen Nervenfasern vereint und somit meistens gemeinsam betroffen. Allerdings gibt es auch bei Schädigungen im Nervenverlauf Besonderheiten. Beispielsweise ist die Nervenportion für den M. levator palpebralis sup. relativ vulnerabel, bei basalem Sitz der Erkrankung kann sie leicht isoliert geschädigt sein. Bei Kernschädigung hingegen ist es gerade der M. levator palpebralis, der – wahrscheinlich wegen der etwas abseitigen Lage seines Kernes – bei einer sonst kompletten Okulomotoriuslähmung ganz oder teilweise verschont bleiben kann. Die Nervenfasern für die inneren Augenmuskeln, die axial im Nerven verlaufen, sind bei basalen Schädigungen besonders geschützt, jedoch relativ empfindlich für intrakranielle Drucksteigerungen.

Gradenigo-Syndrom

Bis zur Sulfonamid- und Antibiotika-Aera führte das Syndrom von Gradenigo (Petrosum-Syndrom, Felsenbeinspitzensyndrom) in einem Drittel der Fälle zum Exitus und fast immer zum Verlust des Gehörs. Heute ist die Prognose wesentlich besser.

Gradenigo beschrieb das Syndrom 1904. Es ist auf eine umschriebene Lepto- oder Pachymeningitis als Folge einer Knochenentzündung der Felsenbeinspitze zurückzuführen und kommt besonders nach Mastoidektomien vor, vornehmlich dann, wenn der operative Eingriff am Warzenfortsatz zu einem Aufflammen einer bereits vorhandenen Entzündung in der Pyramidenspitze führt. Ursachen können aber Tuberkulose, Lues oder Zahnextraktionen am rechten Oberkiefer mit metastatischer Otitis sein.

Man unterscheidet beim Syndrom von Gradenigo 3 Stadien: Im ersten Stadium kommt es zu einer akuten Otitis media mit stark eitriger Ohrsekretion und Mastoiditis, zur Lähmung des homolateralen N. abducens und zu sehr heftigen gleichseitigen Trigeminusneuralgien in der Gegend des Stirn- und Scheitelbeines. Die Schmerzen, die durch Mitbefall des N. ophthalmicus entstehen, empfinden die Patienten so, als ob der Bulbus aus der Orbita herausgerissen würde. Analgetika helfen dabei meistens nicht Die Abduzenslähmung fehlt selten.

Im 2. Stadium wird durch Fortschreiten der Meningitis der homolaterale N. oculomotorius und der N. trochlearis in Mitleidenschaft gezogen. Es entstehen heftige Kopfschmerzen im ganzen Schädel, Neuralgien des Oberkiefers und des Schädels, trophische Störungen und Nekrosen der Mund- und Nasenschleimhaut, Hornhauttrübungen und Zahnausfall. Auch der Hornersche Symptomenkomplex ist beobachtet worden.

Das 3. Stadium vor dem Exitus ist durch eine diffuse eitrige Meningitis mit einem Empyem der Felsenbeinspitze oder einem extraduralen Abszeß gekennzeichnet.

Abduzens und Trigeminus sind bereits im Frühstadium betroffen, weil sie in engem Kontakt mit der Felsenbeinspitze stehen. Der Abduzens verläuft hier in dem Dorelloschen Kanal, nach oben abgedeckt durch ein Ligament der Dura; der Trigeminus hat ebenfalls an der Pyramidenspitze eine Fissur bzw. einen Knochenkanal. Die Röntgenaufnahme von Stenvers-Schüler-Altschul gibt Aufschluß über eventuelle pathologische Knochenverhältnisse.

Citelli beschrieb ein Pseudo-Syndrom nach Gradenigo, das aus Abduzensparalyse, Mittelohreiterung und Hemizephalie besteht, jedoch bei malignen Tumoren des Rhinopharynx vorkommt, die durch das Foramen lacerum in die Hirnkalotte eingewachsen sind. Auch nach Elektrokoagulation des Ganglion Gasseri können Ausfallserscheinungen ähnlich jenen beim Gradenigo-Syndrom entstehen.

Klivuskanten-Syndrom

Bei örtlicher Hirnschwellung bzw. durch Druckwirkung von oben wird der N. oculomotorius an den Klivus angedrückt; auf diese Weise kommt es zu Reiz- oder Lähmungssymptomen. Auch im Bereich der hinteren Hirnarterie kann erhöhter Hirndruck die Arterie zu stark an den Nerv pressen. Diese Kompressionen haben eine einseitige flüchtige Miosis oder eine einseitige Mydriasis und Pupillenstarre, eine Ptosis und schließlich eine Okulomotoriuslähmung zur Folge. Trochlearis und Abduzens sind durch das Tentorium vor dem Hirndruck geschützt, nicht aber der Trigeminus. Das Klivuskanten-Syndrom (Fischer-Brügge) zeigt folgende Symptomatik:

Akutes Klivuskanten-Syndrom
akuter III-Ausfall, sofortige Bewußtlosigkeit = Fernsymptom, Contre-coup (Trauma)
akuter III-Ausfall bei erhaltenem Bewußtsein = Herdsymptom, supraklinoidale Aneurysmen

Progredientes Klivuskanten-Syndrom
progressiver III-Ausfall mit Somnolenz-Bewußtlosigkeit = Fernsymptom, raumfordernde Prozesse
progressiver III-Ausfall (Ptosis) mit Absenzen und epileptischen Anfällen = Nachbarschaftssymptom, Parietaltumoren
progressiver III-Ausfall mit Amnesie-Syndrom-Koma = Herdnachbarschaftssymptom, Tumoren im 3. Ventrikel, Kraniopharyngiome

Wenn der Druck sistiert und sofern sich ein Dauerschaden noch nicht herausgebildet hat, können alle Symptome des Syndroms wieder verschwinden, z. B. nach medikamentöser Dehydrierung oder nach drucksenkenden Operationen. Zwischen Klivuskantensyndrom und ophthalmoplegischer Migräne bestehen mannigfache Verbindungen.
Eine Paralyse des N. abducens sowie des IX., X. und XI. Hirnnerven deutet auf das *Syndrom der Fissura petrobasilaris* hin. Die dabei auftretenden Schluckbeschwerden und Herzarrhythmien werden häufig als meningeales Symptom falsch gedeutet.

Garcin-Syndrom

Bei multiplen einseitigen Hirnnervenlähmungen entsteht das Garcin-Syndrom mit homolateralen Riechstörungen, Optikusatrophie, Lähmungen aller 3 Augenmuskelnerven, homolateralen Sensibilitätsstörungen im Gesicht, Kaumuskel-, Geschmacks- und Gleichgewichtsstörungen und Lähmungen der vom N. VIII, IX, X und XI versorgten Muskeln. Ursache sind außer Tumoren, die meistens aus dem Nasen-Rachen-Raum einwachsen und bei denen die Ausfälle sukzessiv auftreten, auch Schädelbasisfrakturen, Hämorrhagien, basale Meningitiden, Thrombosen des Sinus cavernosus, Aneurysmen des Sinus lateralis, Angiome und Polineuritiden der Hirnnerven.

Paratrigeminales Syndrom des Augensympathikus

Das paratrigeminale Syndrom des Augensympathikus besteht aus einer Hornerschen Lähmung, aus einer Neuralgie des Ramus ophthalmicus trigemini sowie aus Störungen anderer Hirnnerven, darunter auch der Augenmuskelnerven. Ursache sind subarachnoidale Läsionen bei Tumoren, Traumen, Infektionen, Syphilis und Ostitis der Pyramide nach Otitis. Oft ist eine Trennung vom Gradenigo-Syndrom schwer möglich. Es kann aber auch zur Akustikus- und Optikusschädigung kommen.

Eine gemeinsame Läsion von Hirnnerven und des Augensympathikus, aber mit extra-kraniellen Ursachen, liegt beim Syndrom des hinteren Retroparotidealraumes vor (Villaret).

Sinus-cavernosus-Syndrom

Im Sinus cavernosus liegen der N. oculomotorius und der N. trochlearis etwas über der A. carotis an der Lateralwand des Sinus, der N. abducens in geringem Abstand darunter und noch weiter unten der N. trigeminus. Alle pathologischen Prozesse des Sinus cavernosus führen zu einer Schädigung aller vier Nerven. Beispielsweise kommt das vor bei Aneurysmen im Sinus cavernosus, bei pulsierendem Exophthalmus, bei Tumoren des Sinus cavernosus sowie bei der Sinus-cavernosus-Thrombose, wenngleich bei letzterer das orbitale Ödem allein schon ausreicht, eine Einschränkung der Bulbusbeweglichkeit hervorzurufen. Im Anfangsstadium der Prozesse ist der Abduzens am ehesten betroffen, da seine Hülle relativ dünn ist.

Bei unspezifischen Entzündungen im Sinus cavernosus entsteht das *Tolosa-Hunt-Syndrom*, gekennzeichnet durch einen einseitigen retroorbitalen Schmerz, dem einige Tage oder Wochen Augenmuskelparesen der betreffenden Seite folgen (Wolfram 1976).

Augenmuskellähmungen bei Erkrankungen der Fossa pterygopalatina

Bei Erkrankungen der Fossa pterygopalatina kommt es zu einer Anästhesie und zu meist heftigen Neuralgien im Bereich des 2. Trigeminusastes, der durch die Kuppe der Fossa pterygopalatina führt, zu einer Hyposekretion oder zu einem vollkommenen Ausfall der Sekretion der Tränendrüse, weil der 2. Ast des Trigeminus hier vom dichtbenachbarten Ganglion pterygopalatinum tränensekretorische Fasern erhält, und zu einer Abduzenslähmung. Ursächlich kommen maligne Tumoren, Verletzungen und luische Periostitiden in Frage. Auch andere motorische Augenmuskelnerven können dabei geschädigt sein.

8.9.   Wurzellähmungen

Allgemeines

Im Mittelhirn kommen die Fasern der 3 Augenmuskelnerven nach Verlassen der Kerne in Berührung mit verschiedenen anderen Kerngebieten und Nervenbahnen. Erkrankungen an der faszikulären Strecke führen somit stets zu typischen Ausfallskombinationen. Zuweilen sind allerdings nicht allein die faszikuläre Strecke, sondern auch der Kern, die übergeordnete Assoziationsbahn oder der Nerv beim Austritt aus dem Mittelhirn betroffen, so daß neben faszikulären auch nukleäre, supranukleäre und internukleäre Lähmungen vorliegen.

Die strukturellen Verhältnisse im Mittelhirn sind verhältnismäßig subtil; bereits kleinste Prozesse führen zu Ausfällen. Stauungspapillen fehlen dabei meistens. Nur der Tuberkel macht eine Ausnahme: Er kann durchaus größere Ausdehnung erlangen, ohne wesentliche periphere Störungen zu verursachen. Tumoren bewirken protrahierte Ausfälle, die die Wachstumsrichtung anzeigen. Zirkulationsstörungen und Entzündungen hingegen rufen plötzliche massive Ausfallssymptome hervor. Wurzellähmungen können jedoch auf Fernwirkungen beruhen, z. B. bei Tumoren des Kleinhirns, des Kleinhirnbrückenwinkels und der Vierhügel infolge konsekutiv gesteigertem Hirndruck.

Okulomotoriuswurzel

Die Okulomotoriuswurzel tritt in Kontakt mit der medialen Schleife, der Pyramidenbahn sowie mit dem Nucl. ruber und der Substantia nigra. Extrapyramidale Symptome wie Athetose, Tremor, erhöhter Muskeltonus in den kontralateralen Extremitäten, gegebenenfalls mit kontralateraler Hemianästhesie verbunden, sind daher häufig. Hemianopsien entstehen, wenn auch die Corpora geniculata lateralia mit ergriffen sind. Zu Störungen des Hörvermögens kommt es bei Mitbeteiligung des Corpus geniculatum mediale.

Vom *Interpeduncular-Syndrom* (Abb. 190) spricht man, wenn beide Wurzeln des Okulomotorius befallen sind, beispielsweise infolge Druckwirkung von der anderen Seite her, oder wenn ein Herd die Mittellinie überschritten hat. Dabei braucht anfangs auf der anderen Seite noch keine komplette Lähmung zu bestehen. Vielfach kommt es auch zu einer ein- oder beidseitigen Extremitätenlähmung; sofern sie einseitig ist, liegt sie gekreuzt zur Seite des am meisten betroffenen Bulbus. Sind alle 4 Extremitäten gelähmt, dann ist die Pyramidenbahn beider Seiten betroffen.

Beim *Benedikt-Syndrom* [Mittelhirn-Syndrom, unteres Syndrom des Nucl. ruber, Hirnschenkelhaubensyndrom (Abb. 191)] sind der Nucl. ruber, die Okulomotoriuswurzel, der Lemniscus medialis und die Substantia nigra, zum Teil auch die Pyramidenbahn befallen. Es kommt zu einer kontralateralen extrapyramidalen Hyperkinesie und Athetose sowie zu einer spastischen Hemiparese und Hemianästhesie, zu halbseitigen Wachstumsstörungen bei Kindern sowie zu einer homolateralen Okulomotoriuslähmung, die oft mit einer Ptosis beginnt. Bei Ausdehnung des Krankheitsgeschehens auf das hintere Längsbündel treten noch Blicklähmung und Dèviation conjugée hinzu. Ursache sind Tumoren, Kolliquationen durch vaskuläre Prozesse, Solitärtuberkel und Blutungen.

Beim *Nothnagel-Syndrom* (Hemiataxia oder Chorea-Athetosis cruciata oculomotorica, oberes Syndrom des Nucl. ruber) kombiniert sich eine Okulomotoriuslähmung mit gegenseitiger zerebellarer Ataxie infolge Übergreifens des Krankheitsgeschehens auf obere Anteile des Kleinhirnstiels, auf den roten Kern und den Tractus cerebrospinalis. Hauptsächlichste Ursache sind Zirbeldrüsentumoren, die bei Kindern eine Makrogenitosomia praecox verursachen (Abb. 192).

Das *Weber-Syndrom* [Hemiplegia alternans oculomotorica, Hemiplegia superior, Weber-von-Leyden-Syndrom des Hirnschenkelfußes (Abb. 193)] ist gekennzeichnet durch eine Läsion im Bereich des Hirnschenkelfußes. Sie zieht die hier noch ungekreuzte Pyra-

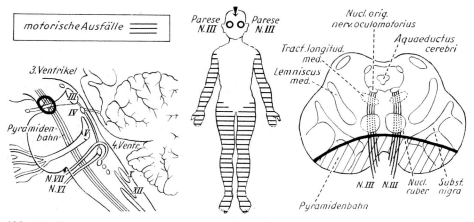

Abb. 190. Interpeduncularsyndrom (ventrales Syndrom des Hirnschenkelfußes)

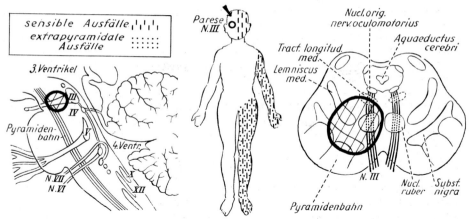

Abb. 191. Unteres Syndrom des Nucleus ruber (Benedikt-Lähmung, Hirnschenkelhaubensyndrom)

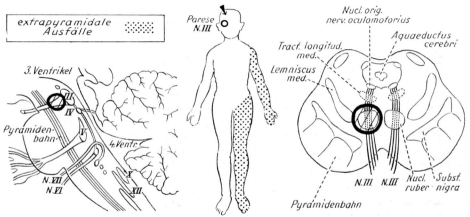

Abb. 192. Oberes Syndrom des Nucleus ruber (Nothnagel-Syndrom) (modifiziert nach Remky 1963)

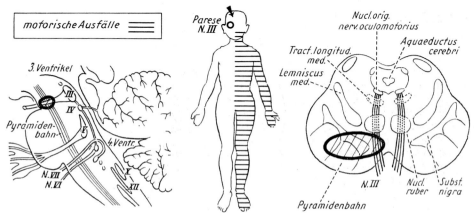

Abb. 193. Hemiplegia alternans oculomotorica (Hemiplegia superior, Weber-Lähmung)

midenbahn und das Okulomotoriuswurzelgebiet sowie die Substantia nigra in Mitleidenschaft. Es kommt zu spastischen Lähmungen der Gliedmaßen, zu Pyramidenzeichen
auf der gegenüberliegenden Seite, zu kontralateralen spastischen Paresen der Gesichts-
und Zungenmuskulatur, ausgenommen der doppelseitig versorgten Stirnmuskeln, sowie
zu einer gleichseitigen Okulomotoriuslähmung. Bei Zerstörung von vier Fünfteln des
inneren Hirnschenkelfußes stellt sich zusätzlich eine Blicklähmung ein, gegebenenfalls
mit einer Déviation conjugée und konsekutiver Ablenkung der Blicklinien zum Herd
hin. Bei Mitbefall der medialen Schleife kommt es zusätzlich zu gekreuzten sensiblen
Störungen, die eine größere Ausdehnung des Herdes anzeigen. Eine spezielle Ursache
der Weber-Lähmung ist der Verschluß der A. cerebri posterior.

Trochleariswurzel

Isolierte Schädigungen einer Trochleariswurzel kommen praktisch nicht vor, weil die
Trochleariswurzel relativ kurz ist. Eine doppelseitige Wurzellähmung des N. IV kann
bei Epipharynxtumoren entstehen, wenn die Kreuzung der Wurzeln im Velum medul-
lare anterior gestört ist; aber meistens sind dabei auch die Kerne in Mitleidenschaft
gezogen.

Abduzenswurzel

Die Abduzenswurzel ist beim *Gubler-Millard-Syndrom* (Hemiplegia alternans inferior,
Hemiplegia cruciata abducentis, ventrokaudales Syndrom der Brückenhaube) betroffen.
Zum Unterschied zur Hemiplegia alternans superior (Weber-Syndrom) ist nur die spastische Extremitätenlähmung gekreuzt, die Fazialislähmung hingegen gleichseitig. Der
Herd liegt an der Basis der Brücke, so daß außer der Abduzenswurzel auch die Pyramidenbahn und die Fazialiswurzel geschädigt sind. Ursache des Syndroms ist ein Verschluß medialer Äste der A. basilaris (Abb. 194). Ist der Abduzenskern mit betroffen,
liegt fast immer auch eine pontine Blicklähmung vor (Foville-Lähmung).
Breitet sich der Herd nach medial und nicht nach lateral hin aus, dann kann auch
die dicht dabei liegende gegenseitige Abduzenswurzel paretisch werden und eine Fazialislähmung fehlen. Es kommt in diesem Fall zu einer doppelseitigen Abduzenslähmung mit
spastischer Hemiplegie, gegebenenfalls zu einer Paraplegie.
Manchmal ist der Trigeminuskern mit befallen, und es entstehen Neuralgien, Hyp- und

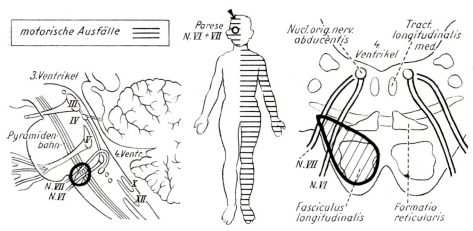

Abb. 194. Hemiplegia alternans inf. (Gubler-Millard-Lähmung)

Anästhesien des Gesichtes mit Areflexie der Kornea der gleichen Seite. Wenn die Ausbreitung des Herdgeschehens von lateral nach medial erfolgt, können auch die Trigeminussymptome den Anfang machen, und das typische Gubler-Millard-Syndrom folgt.

8.10. Kernlähmungen

Allgemeines

Ausschließlich nukleärer Sitz der Augenmuskellähmungen ist relativ selten. Meist sind auch die Nervenwurzeln betroffen, und es kommt zu Kombinationen von Kern- und faszikulären Lähmungen. Die Lokalisation ist aufgrund der Begleitsymptome fast immer verläßlich möglich. Im allgemeinen wird eingeteilt in: 1. progressive nukleäre, alternierende, und 3. nukleäre rezidivierende Ophthalmoplegien.

Die *alternierende rezidivierende Ophthalmoplegie* von Bielschowsky ist durch Augenmuskellähmungen, teilweise auch durch Pupillensymptome in Form einer Anisokorie gekennzeichnet. Von ihr sollte nur dann gesprochen werden, wenn keine eigentliche Ursache gefunden wird (z. B. Aneurysmen an der Schädelbasis, beginnende Multiple Sklerose, Myasthenie, Myopathie, Virusenzephalitis).

Bei manifester primärer Kernschädigung entsteht eine absteigende Degeneration der Nervenfasern.

Okulomotoriuskern

Die nukleären Lähmungen des N. oculomotorius sind folgendermaßen gekennzeichnet:

1. Weil das Kerngebiet des N. III Augenmuskeln der gleichen und der gegenüberliegenden Seite versorgt, sind bei einer Kernlähmung Muskeln beider Bulbi in typischer, der Struktur des Kerngebietes (vgl. Abb. 154) entsprechender Weise gelähmt. Bei Schädigung des Nerven allein kommt es stets zu einer seitengleichen Lage der Lähmungen.

2. Da sich das Kerngebiet des Okulomotorius relativ lang ausstreckt, ist häufig nur ein Teil des Kernkomplexes in Mitleidenschaft gezogen, es sind also nur einzelne Muskeln betroffen. Der M. levator palpebralis sup. liegt relativ weitab und bleibt aus diesem Grunde oft unbeteiligt. Gerade darin besteht eine deutliche Unterscheidungsmöglichkeit zu peripheren Lähmungen, bei denen sich der M. levator palpebralis als sehr störanfällig erweist. Auch Pupillomotorik und Akkommodation sind oft ausgenommen. Bei Lues ist vereinzelt eine isolierte Ophthalmoplegia interna nukleären Ursprungs beschrieben worden.

3. Dicht beim Kerngebiet des Okulomotorius liegt das vertikale Blickzentrum der vorderen Vierhügel und das Konvergenzzentrum, aber auch das hintere Längsbündel. Bei Okulomotoriuslähmungen kommt es dadurch zu typischen weiteren Ausfallssymptomen.

Bei einer Verbindung von Okulomotoriuslähmungen und einer Parese des M. orbicularis oculi handelt es sich mehr um eine nukleäre als um eine infranukleäre Läsion. Zwischen der Zellgruppe für den M. rectus sup. besteht zu den Fazialiskernen eine relativ enge Verbindung, die wahrscheinlich wichtig für das Zustandekommen des Bellschen Phänomens ist.

Kombiniert sich die doppelseitige Okulomotoriuslähmung (*Lyle-Syndrom*) mit Schlafsucht und fallweise mit vertikalen Blicklähmungen oder vertikalem Nystagmus, so spricht man vom *Aquaedukt-Syndrom* (Abb. 195). Dabei kann es auch zu Konvergenzspasmen und Pupillenstörungen als Reiz- und als Lähmungszeichen kommen. Selten

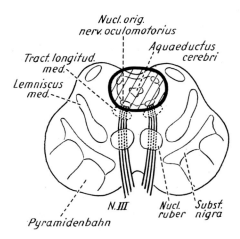

Abb. 195. Aquäduktsyndrom

stellt sich ein retraktorischer Nystagmus ein, sofern anomale, relativ heftige Konvergenzimpulse ohne Erschlaffungsimpulse für beide Mm. recti lat. entstehen (vgl. Nothnagel-Syndrom).

Pinealome, Astrozytome und Meningiome verursachen das *Vierhügel-Syndrom* (Abb. 196) mit Pubertas praecox und Druckschäden auf Okulomotorius- und Trochleariskerne sowie auf das mittlere Längsbündel. Dadurch entstehen doppelseitige Augenmuskellähmungen, vertikale Blicklähmungen, Lichtstarre der Pupille und Konvergenzschwäche.

Wird der Aquaeductus Sylvii verschlossen und konsekutiv der 3. Ventrikel durch Druckerhöhung erweitert, so spricht das für Tumoren im Okulomotoriuskerngebiet. Schlafsucht als striäres Symptom ist dabei fast immer vorhanden. Sind Okulomotoriuslähmung und Trochlearislähmung gleichzeitig vorhanden, so muß an ein Herdgeschehen in der Vierhügelgegend gedacht werden, auch wenn keine vertikalen Blickparesen vorhanden sind.

Um ein Kerngeschehen handelt es sich zweifellos bei Mitbewegungen in der Regenerationsphase bei Okulomotoriuslähmungen und bei den zyklischen Okulomotoriusparesen.

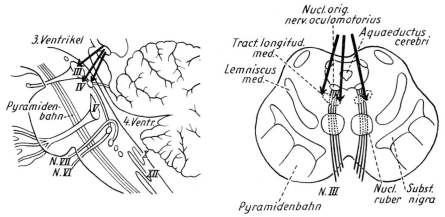

Abb. 196. Vierhügelsyndrom

Trochleariskern

Kernlähmungen des Trochlearis treten auch mit faszikulären Lähmungen auf und sind oft beidseitig. Bei einer nukleären Trochlearislähmung ist meist das Okulomotoriuskerngebiet in Mitleidenschaft gezogen, z. B. beim *Aquaedukt-* und beim *Pinealis-Syndrom.*
Das obere Syndrom der Hirnschenkelhaube (Abb. 197), ausgelöst durch einen Prozeß der A. cerebellaris sup., zeigt eine homolaterale cerebellare Ataxie und eine kontralaterale Trochlearisparese sowie eine dissoziierte thermische Anästhesie.

Abduzenskern

Durch die enge Verbindung von pontinem Zentrum für gleichseitige Blickwendung zum Abduzenskern kommt es bei einer Abduzenskernlähmung auch zu einer Blicklähmung nach der erkrankten Seite bzw. zu einer Déviation conjugée nach der gesunden Seite. Dabei kann eine Lähmung des M. rectus med. der gesunden Seite durch Prüfung der Konvergenz ausgeschlossen werden: Sofern der Herd auf Abduzenskern- bzw. -wurzel begrenzt ist, sind die Konvergenzbewegungen beider Augen intakt. Da sich die Wurzel des N. facialis um den gleichseitigen Abduzenskern herumschlingt, ist sie fast immer mit betroffen.
Doppelseitige Abduzens-Kernlähmung ist nicht selten, da die Kerne ziemlich dicht beieinander liegen. Wenn sich zu einer solchen beidseitigen Abduzenslähmung noch Blicklähmungen und faszikuläre Fazialislähmungen hinzugesellen, kann über die Lokalisation der Schädigung kein Zweifel bestehen. Allerdings steht dabei nicht fest, ob der Kern der anderen Seite nicht durch Fernwirkung beeinträchtigt ist.
Bei einer gemeinsamen Lähmung von N. facialis und N. abducens der gleichen Seite ohne Blicklähmung ist ein nukleärer Sitz der Störung unwahrscheinlich; eher handelt es sich um eine basale Schädigung am unteren Rand des Pons, wo beide Nerven dicht nebeneinander den Hirnstamm verlassen.
Vom *Foville-Syndrom* (Hemiplegia abducento-facialis alternans, dorso-kaudales Syndrom der Brückenhaube, gekreuzte Paralyse, Hemiplegia alternans) spricht man, wenn sich eine periphere Fazialis- und Abduzenslähmung auf der Herdseite mit einer Blicklähmung nach der Herdseite und mit einer Hemianästhesie der anderen Seite zusammenfindet (Abb. 198). Dabei sind die mediale Schleife, die Kerne des Abduzens, Fazialis

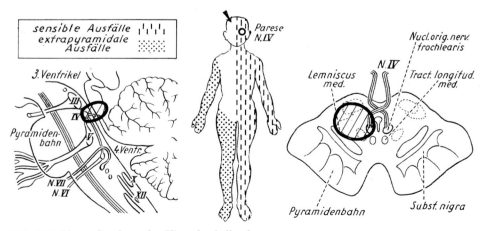

Abb. 197. Oberes Syndrom der Hirnschenkelhaube

und Trigeminus sowie der Deiterssche Kern in Mitleidenschaft gezogen. Während der
Heilung kommt es nicht selten im Wirkungsbereich der gelähmten Seitenwender zum
Nystagmus. Ursache sind Tuberkulome, gliomatöse Tumoren und vaskuläre Prozesse,
hauptsächlich aber ein Verschluß der A. cerebellaris post. inf., wobei meistens auch ein
Horner-Syndrom auf der gleichen Seite auftritt, da sympathische Stränge im lateralen
Teil des Pons nach abwärts verlaufen.

Man unterscheidet ein oberes und ein unteres Foville-Syndrom, je nachdem ob die
Fazialislähmung fehlt oder vorhanden ist. Wenn alle Bewegungen eines Seitenwender-
paares ausgefallen sind, jedoch die vestibuläre Erregbarkeit erhalten geblieben ist, so
spricht man vom *Typ Bielschowsky*; wenn auch die Führungs- und Spähbewegungen
und die Konvergenz erhalten geblieben sind, spricht man vom *Typ Oppenheim*.

Zahlreich sind die atypischen Formen dieses Syndroms, z. B. mehr oder minder völliger
Ausfall der Adduktion und gleichseitiger Nystagmus am abduzierten Auge, Störungen
der Blickhebung und der Konvergenz, bei latenter Blicklähmung nach oben Nystagmus
verticalis sowie asymmetrischer oder disharmonischer Drehnystagmus. Auch homonyme Hemianopsien kommen vor. Ist die vestibulare und optische Lageempfindung
gestört, können Picksche Visionen entstehen; der Patient sieht dabei Scheinbewegungen

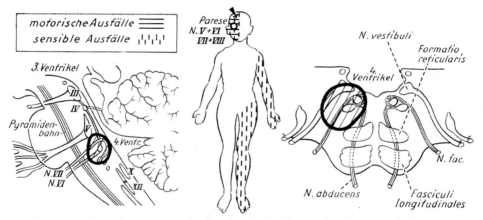

Abb. 198. Dorso-kaudales Syndrom der Brückenhaube (Foville-Syndrom) (nach Remky 1963)

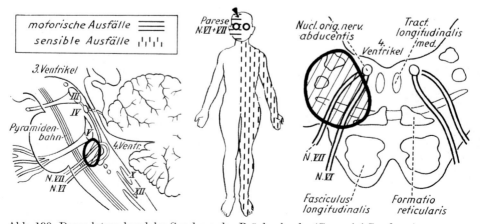

Abb. 199. Dorso-latero-kaudales Syndrom der Brückenhaube (Gasperini-Syndrom)

und ist Raumtäuschungen unterworfen. Manchmal ist der Fazialis nicht gelähmt, es kommt hingegen im Bereich der Gesichtsmuskulatur zu tonisch-klonischen Krämpfen (Reizsyndrom des dorsokaudalen Bereiches der Brückenhaube, Brissaud). Ist auch der Trigeminus mitbeteiligt, kann es zur Keratitis neuroparalytica kommen. Häufig kombiniert sich das dorsokaudale Syndrom der Brückenhaube (Foville) mit dem ventrokaudalen Syndrom der Brückenhaube (Gubler-Millard).

Vom dorso-latero-kaudalen Brückenhaubensyndrom (*Gasperini-Syndrom*) wird gesprochen, wenn sich der Krankheitsprozeß kaudal vom Abduzenskern ausbreitet und sich Abduzens-, Fazialis-, Trigeminus- und Akustikuslähmungen auf der Seite des Herdes, Sensibilitätsstörungen aber an den gegenseitigen Extremitäten einstellen (Abb. 199). Es kommt zu einer unvollständigen einseitigen Taubheit, zu konjugierten Blicklähmungen, zu Nystagmus mit Rucken zur Herdseite, zu Déviation conjugée vom Herd weg.

Beim *Raymond-Syndrom* (Hemiplegia alternans abducens, kaudales Brückensyndrom) sind der Abduzenskern und die Pyramidenbahn vor der Kreuzung geschädigt (Abb. 200). Es entstehen alternierende Lähmungen mit homolateraler Abduzenslähmung und kontralateraler Hemiparese.

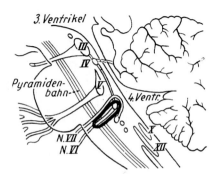

Abb. 200. Hemiplegia alternans abducens (Raymond-Syndrom)

Internukleäre Lähmungen

Internukleäre Augenmuskellähmungen entstehen, wenn das hintere Längsbündel, das die Kerne der Augenmuskeln miteinander verbindet und Impulse zu konjugierten Bewegungen vermittelt, geschädigt wird oder wenn die Faserkreuzung zwischen den Kernen des Abduzens und des Okulomotorius beeinträchtigt ist. Es gibt eine anteriore und eine posteriore Ophthalmoplegia internuclearis. Beide zeigen eine Medialisschwäche bei konjugierten seitlichen Blickbewegungen. Bei der vorderen Lähmung sind die Mediales stärker gelähmt als die Laterales, so daß gekreuzte Diplopie entsteht. Bei der hinteren Lähmung ist der Abduzens beteiligt, und es besteht ein Horizontalnystagmus. Bei beiden sind Konvergenz und Führungsbewegungen unbeeinträchtigt; dies ist ein wichtiges Differentialdiagnostikum gegenüber Paresen des M. rectus med. Fazialisparesen kommen bei beiden Lähmungstypen kaum vor. Einige Patienten mit internuklearer Ophthalmoplegie haben horizontale Sakkaden, die durch Elektrookulographie gemessen werden können (Metz 1976).

Internukleäre Ophthalmoplegien sind manchmal vergesellschaftet mit Symptomen einer Mittelhirn- und Oblongataschädigung (einseitige Pupillendilatation, bilaterale Pyramidenzeichen, Tachypnoe, Bradykardie, Blutdrucksteigerung, Hypotonie, bi- und monokularer Ausfall der raschen Phase des vestibulären Nystagmus, Vertikalabweichung des adduzierten Auges nach unten u. a.). Ursachen sind Entzündungen, Tumorwachstum und Gefäßschäden, Encephalitis epidemica und Multiple Sklerose, auffallenderweise niemals Lues.

Bei der *Ophthalmoplegia internuclearis anterior* sind der Abduzenskern und das pontine Zentrum für konjugierte Blickbewegungen nach der Gegenseite vom hinteren Längsbündel getrennt. Bei einer rechten internukleären Augenmuskellähmung gelangen somit die vom Großhirn sowie die vom gleichseitigen Vestibulariskern stammenden Impulse auf regelrechtem Wege zum pontinen Zentrum für horizontale Blickbewegungen und zum rechten Abduzenskern; eine Bulbuswendung des rechten Auges nach rechts ist also ohne Schwierigkeiten möglich. Der Impuls kann jedoch nicht an den M. rectus med. des anderen Auges weitergegeben werden, da das hintere Längsbündel vom pontinen Zentrum getrennt ist; dementsprechend beteiligt sich der M. rectus med. des anderen Auges nicht an der Blickwendung. Das gleiche ist der Fall bei kalorischer Reizung des Vestibularis: Der rechte M. rectus lat. spricht an, der linke M. rectus med. nicht. Da die Konvergenzimpulse nicht über das pontine Blickzentrum laufen, ist die Konvergenz intakt (Abb. 201). Pupillenstörungen und Trägheit der Lichtreaktion sind dabei möglich.

Die *Ophthalmoplegia internuclearis posterior* ist wesentlich seltener, aber auch schwieriger zu diagnostizieren. Es liegen dabei umgekehrte Verhältnisse vor. Bei Blickwendung kann sich der M. rectus med. der gesunden Seite, nicht aber der M. rectus lat. der kranken Seite kontrahieren. Bei kalorischer Labyrinthreizung ist es jedoch möglich, eine Kontraktion des M. rectus lat. der kranken Seite zu erhalten. Auch hier ist die Konvergenzreaktion intakt. Am abduzierten kontralateralen Auge stellt sich bald ein Nystagmus ein. Pupillenstörungen und auch Trägheit der Lichtreaktion fehlen meistens. Bei der hinteren internukleären Ophthalmoplegie besteht die Gefahr der Verwechslung mit einer einfachen Abduzenslähmung, sofern eine Prüfung auf labyrinthäre Ansprechbarkeit unterlassen wird.

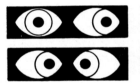 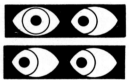

Abb. 201. Links: Rechtsseitige Ophthalmoplegia internuclearis ant. bei Linksblick und bei Konvergenz. Rechts: Rechtsseitige Ophthalmoplegia internuclearis post. bei Rechtsblick und bei kalorischer Reizung

Differentialdiagnostische Schwierigkeiten bereitet die *supranukleäre Medialisparese*. Bei ihr findet sich ein Ausfall oder eine Insuffizienz des Medialis bei horizontalen Blickwendungen, die Konvergenzbewegungen sind hingegen gut erhalten. Die Unterbrechung liegt dabei wahrscheinlich im hinteren Längsbündel. Bei fehlender Seitenwendung kann die Konvergenz als Beweis für einen inter- oder supranukleären Sitz der Störung verwendet werden. Auch das *Puppenkopfphänomen* von Roth-Bielschowsky (kompensatorische Augenbewegungen bei passiver Kopfdrehung) ist differentialdiagnostisch wichtig: Bei internukleären Lähmungen ist es vorhanden, bei nukleären Lähmungen hingegen nicht.

Störungen der okulomotorischen Assoziation im hinteren Längsbündel mit Beteiligung der Augenmuskelnerven und -bahnen kennzeichnen auch das *Babinski-Nageotte-Syndrom*, verursacht durch eine prognostisch nicht ungünstige Thrombose der A. cerebelli inf. post. oder durch Tumoren in der gleichen Gegend. Es finden sich dabei neben okulomotorischen Störungen eine gekreuzte Parese, cerebellare Hemiataxie, Lateropulsion, Nystagmus, Miosis der herdgleichen Seite.

Von den internuklearen Ophthalmoplegien gibt es sehr viele abortive Formen, die nur schwer zu erkennen sind. Diskrete Symptome dieser Motilitätsstörungen sind nach

Smith u. David (1964) überschießende Bewegungen des abduzierten Auges und die nachhinkende Bewegung des adduzierten Auges bei horizontaler Blickbewegung (*dysmetria signs*). Kommerell (1971) stellt dieses Symptom allerdings in Frage.

Bei dem *Dysmetrietest* nach Smith u. David soll der Patient geradeaus sehen. In das seitliche Blickfeld wird daraufhin der Zeigefinger des Untersuchers gebracht, und der Patient wird aufgefordert, zum Zeigefinger und dann wieder nach geradeaus vorn zu sehen, und das mehrmals. Dabei sind eine Verlangsamung der Adduktion und ein Überschießen der Abduktion zu erkennen, manchmal vergesellschaftet mit einem kurzdauernden Richtungsnystagmus des überschießenden abduzierten Auges. Das adduzierte Auge bleibt also während der horizontalen Blickbewegung gegenüber dem abduzierten Auge zurück. Dieses Symptom ist vorhanden, wenn die klassischen Symptome der internuklearen Ophthalmoplegie noch nicht erkennbar sind. Fötzsch (1972) hält dieses Symptom für diagnostisch bedeutsam. Er hat etwa $1/6$ der von ihm beobachteten internuklearen Ophthalmoplegien mit diesem ocular dysmetria sign erkannt, ohne technischen Aufwand und ohne Belastung der zum Teil schwerkranken Patienten.

Elektromyographisch liegt allen Symptomen der internukleären Ophthalmoplegie eine Verlangsamung der sakkadischen Bewegung am adduzierten Auge zugrunde (Kommerell 1971).

Das *Syndrom der A. oculo-nuclearis* wird durch eine Thrombose der A. oculo-nuclearis hervorgerufen, die von der A. sulci lateralis ausgeht, die ihrerseits wieder eine Anastomose zwischen der A. cerebelli sup. und post. bildet. Die Arterie versorgt die Kerne des Okulomotorius und die hintere Kommissur.

8.11.   Ursachenstatistiken der Augenmuskellähmungen

Die Frequenz der Augenmuskellähmungen wird ebenso wie die Ursachenverteilung in den einzelnen Statistiken unterschiedlich angegeben. Etwa ein Drittel aller Fälle sind Abduzenslähmungen (ein Viertel davon beidseitig), etwa ein Fünftel sind Trochlearislähmungen, und etwas weniger zeigen totale bzw. partielle Okulomotoriuslähmungen, darunter nur sehr selten eine Mitbeteiligung der inneren Augenmuskulatur. Mehr als ein Viertel der Paresen sind kongenital bzw. im frühen Kindesalter erworben, ein Fünftel treten bis zum 20. Lebensjahr auf, etwa ein Viertel nach dem 50. Lebensjahr.

Hauptursachen der Augenmuskellähmungen sind Schädeltraumen, Neoplasmen, vaskuläre Schäden, Aneurysmen; weniger häufig kommen vor Syphilis und Multiple Sklerose. Bei mehr als einem Drittel bleibt die Genese unbekannt. Bei Neoplasmen und Multipler Sklerose ist besonders der Abduzens, bei Aneurysmen der Okulomotorius ohne Pupillenbeteiligung, bei Syphilis der Okulomotorius mit Pupillenbeteiligung betroffen. Hauptursachen speziell der Abduzenslähmungen sind: Diabetes mellitus mit einem Vorzugsalter von 50–79 Jahren, Multiple Sklerose mit einem Vorzugsalter von 18–56 Jahren, Neoplasmen mit einem Vorzugsalter bei Primärtumoren von 25–30 Jahren, bei Metastasen von 69–80 Jahren, und Syphilis.

Verkehrsunfälle werden immer häufiger Ursache von Augenmuskellähmungen. Bei etwa 10% aller Kraftwagenunfälle werden u. a. Augenmuskellähmungen gefunden. Der N. oculomotorius ist mit einer inkompletten Lähmung am häufigsten beteiligt.

Nach Huber (1974) sind 34% der Patienten nach akutem Schädel-Hirn-Trauma von Augenmuskelnervenläsionen betroffen, hauptsächlich durch Basisfrakturen. Aber zum Teil gibt es gar keine Hinweise für eine Läsion, und es handelt sich nur um Zug- oder Kompressionswirkungen auf einen Nerven an besonders exponierten Stellen, z. B. der Felsenbeinkante oder der Gefäße des Circulus Willisi. Das Verhältnis der Lähmungen von Abduzens: Okulomotorius : Trochlearis beträgt etwa 5 : 3 : 1.

8.12.   Kongenitales Lähmungsschielen

Allgemeines

Kongenitales Lähmungsschielen präsentiert sich in einer großen Mannigfaltigkeit sowohl in ophthalmologischer als auch in neurologischer Hinsicht. Über $^{1}/_{4}$ aller Augenmuskelparesen und -paralysen sind kongenitalen oder zumindest frühkindlichen Ursprungs, wenngleich die Angaben hierüber in beträchtlichem Ausmaß schwanken. Am häufigsten ist die ein- oder doppelseitige Ptosis; auch die einseitige Abduzenslähmung ist nicht selten. Angeborene Lähmungen des N. trochlearis und des N. oculomotorius gehören hingegen zu den Ausnahmeerscheinungen. Rechnet man allerdings Hypofunktionen der Augenmuskeln bei Kindern mit Begleitschielen zu den Paresen, dann ist die Frequenz sehr viel größer. Aber derartige Muskelinsuffizienzen beim Begleitschielen sind nur ausnahmsweise auf echte Lähmungen zurückzuführen. Vielmehr hat das Begleitschielen mit der Zeit zu Muskelinsuffizienzen geführt, die dem Bilde eines Lähmungsschielens ähneln.

Recht häufig liegt Vererbung vor, wenngleich die einzelnen betroffenen Familienmitglieder durchaus nicht immer genau die gleichen Abartigkeiten zu zeigen brauchen. Nicht selten sind angeborene Augenmuskellähmungen mit anderen Mißbildungen vergesellschaftet, oder sie sind Teilsymptom von Syndromen (Epikanthus, Katarakt, Mikrophthalmus, Ptosis, Coloboma maculae, Brachymorphie, Klinozephalie, angeborene Herzfehler, Anomalien der knöchernen Wirbelsäule und des Beckens, Hypospadie, geistige Retardierung, kongenitale Pseudobulbärparalyse, Turmschädel). Bei jedem Fall von kongenitalem Lähmungsschielen empfiehlt es sich somit, sorgfältig nach anderen Symptomen von Mißbildungen zu fahnden.

Störungen der horizontalen Bulbusbeweglichkeit sind kongenital weitaus am häufigsten, wobei auffällig ist, daß das linke Auge um ein Vielfaches öfter als das rechte Auge gelähmt ist; Mädchen sind etwas mehr betroffen. Weit voran steht die Abduzenslähmung; bei der Hälfte dieser Fälle ist noch binokulares Einfachsehen vorhanden. Ursachen sind nicht selten anomale Innervationsverhältnisse, z. B. beim Stilling-Türk-Duane-Syndrom. Das klinische Bild einer Lähmung eines Seitenwenders wird manchmal dadurch stimuliert, daß es zu einer Überfunktion des gleichsinnigen M. inferior kommt; bei Adduktion weicht das Auge nach oben ab.

Bei Paresen der Abduktion entsteht nicht nur eine kompensatorische Kopfdrehung in Zugrichtung des defekten Muskels, sondern gelegentlich auch ein Kopfbeugen, weil eine Blickhebung die Divergenz begünstigt und die Konvergenz reduziert. Wenn auch geringe Schrägstellung des Kopfes damit verbunden ist, handelt es sich meistens um eine Verschiebung des Ansatzes des Abduzens nach oben oder unten.

Bei den zyklischen Okulomotoriuslähmungen ist die Lähmungssymptomatik von unterschiedlichem Schweregrad. Es gibt periodische spastische und paretische Phasen. Auch diese Art der Lähmung ist häufig kongenital und fast immer einseitig (Clarke u. Scott 1975).

Sofern die Entwicklung der Okulomotorik in einem sehr niedrigen Stadium stehengeblieben ist, kann es zu *kongenitalen Blicklähmungen* in der Horizontalen kommen. Solche Blicklähmungen sind allerdings sehr selten beschrieben worden und in einer Vielfalt, die eine systematische Zusammenschau nicht ermöglicht.

Besonders häufig ist die vieldiskutierte *Überfunktion des M. obliquus inf.*, die ein- oder doppelseitig in Erscheinung tritt. Ihr Leitsymptom ist das Aufwärtsschielen und dessen Zunahme bei Adduktion. Bei den betroffenen Kindern liegt eine ausgesprochene Neigung zu kompensatorischer Kopfhaltung vor; wird der Kopf gerade gerichtet, so weicht das der Kopfneigung kontralateral gelegene Auge nach oben ab, der Bielschowsky-Test ist also positiv.

Zuweilen wird dabei angenommen, daß es sich um Trochlearisparesen handelt; dem steht aber entgegen, daß die Vertikalablenkung beim Blick nach oben und unten gleich groß bleibt. Allerdings ist es nicht ausgeschlossen, daß bei diesen Kindern früher einmal eine Lähmung des M. obliquus sup. vorgelegen hat, die sich vollkommen zurückbildete, aber eine Überfunktion des Antagonisten zurückließ. Bielschowsky hat die Überfunktion des M. obliquus inf. bei Kindern dahingehend gedeutet, daß durch Verlagerung der Trochlea des M. obliquus sup. nach hinten die hemmende Wirkung des vom Muskel zur Trochlea ziehenden Faszienligamentes abgeschwächt und damit die Funktion des M. obliquus inf. gesteigert wird.

Sofern man vom Marcus-Gunn-Phänomen absieht, sind die *kongenitalen Okulomotoriuslähmungen* den erworbenen sehr ähnlich. Am häufigsten ist der M. levator palpebralis sup. betroffen, nicht selten vergesellschaftet mit einer Lähmung des M. rectus sup. Die kongenitale Ptosis ist meistens einseitig und betrifft mehr Knaben als Mädchen. Stets muß ursächlich an ein Geburtstrauma gedacht werden, bei ungefähr 10% besteht Erblichkeit. Andere Entwicklungsstörungen sind bei angeborener Ptosis möglich, z. B. höhere Ametropien, Nystagmus, Mikrophthalmus, Blepharophimose, Epikanthus, Schädeldeformitäten, Unterentwicklung anderer Organe, Geistesstörungen u. a. m.

Kongenitale Ophthalmoplegien sind die Folge von Kernlähmungen, seltener die Folge von Anomalien der Muskeln und Faszien.

Symptomatik

Die Symptomatik der kongenitalen Augenmuskellähmungen unterscheidet sich in wesentlichen Punkten von jener der erworbenen Lähmungen. Spontane Diplopie fehlt bzw. ist außerordentlich selten. Selbst dann, wenn beim Blick nach geradeaus vorn bzw. mit kompensatorischer Kopfhaltung binokulares Einfachsehen besteht, liegt im Aktionsfeld des gelähmten Muskels keine Diplopie vor. Nur mit farbigen Gläsern in Dunkelzimmern kann die Diplopie ausgelöst werden, mit Ausnahme von Augen mit hochgradiger Sehschwäche und bei Kindern mit mangelhafter Konzentrationsfähigkeit.

Abgesehen von der monokularen Suppression fehlen sensorische Anomalien, auch meistens eine Amblyopia ex anopsia. Hyperopien und Anisometropien kommen in den bei Kindern gewohnten Umfängen und nicht verstärkt wie beim Begleitschielen vor. Anomale Korrespondenz ist außerordentlich selten, zumal sich ja der Schielwinkel beim Herumblicken fortwährend ändert. Bei einem Drittel der Fälle mit kongenitalem Lähmungsschielen besteht binokulares Einfachsehen, zumindest in einer Richtung bzw. bei schiefer Kopfhaltung.

Der Unterschied zwischen sekundärem und primärem Schielwinkel ist fast immer deutlich; sofern er fehlt, kann dennoch ein kongenitales Lähmungsschielen vorliegen und nur von den Symptomen eines konsekutiven Begleitschielens verdeckt werden. Bei multiplen Augenmuskellähmungen fixieren viele Kinder mit dem paretischen Auge. In fast 10% besteht bei kongenitalem Lähmungsschielen ein intermittierendes Schielen.

Etwa die Hälfte der Kinder mit angeborenen Augenmuskellähmungen zeigt eine kompensatorische Kopfhaltung, besonders jene mit einer Parese des M. obliquus sup. Voraussetzung hierfür ist die Einseitigkeit der Parese. Zuweilen dient die kompensatorische Kopfhaltung nur anfänglich der Aufrechterhaltung des Binokularsehens, das später jedoch häufig verlorengeht, während die kompensatorische Kopfhaltung rudimentär bestehenbleibt. Wahrscheinlich spielen dabei fest eingefahrene asymmetrische Gruppenreflexe und Assoziationen zwischen Augenstellung und Körpermuskulatur eine Rolle. Zuweilen fixieren derartige Kinder allerdings mit dem paretischen Auge und nehmen nur deswegen eine kompensatorische Kopfhaltung ein.

Anomalien der Augenmuskeln

Bildungsanomalien der Augenmuskeln und ihrer Ansätze sind – allerdings nur in Einzelfällen – ungeklärte Ursache des angeborenen Lähmungsschielens. Die Ausbildung aller
Augenmuskeln und des gesamten Faszienapparates aus einem ursprünglich einheitlichen mesodermalen Blastem führt zu vielerlei Störungen, Verwachsungen und anomalen Verbindungen, falschen Insertionen und Aplasien, Verdoppelungen von Muskel-
bäuchen, Dislokalisation und anomalen Muskellängen. Gegenüber Angaben von völligem Fehlen eines Muskels ist Vorsicht geboten; nur histologisch kann dies eindeutig
geklärt werden. Muskelhypoplasien sind hingegen recht häufig; sie führen jedoch kaum
zu Paresen, sondern nur zu Heterophorien.
Insgesamt werden *4 Formen von Bildungsanomalien* unterschieden: 1. Fehlen oder zusätzliches Auftreten einzelner Muskeln, aberrierende Muskelbündel und partielle oder
totale Muskelfibrose, 2. Abartigkeiten am Muskelansatz, 3. funktionelle Anomalien und
4. Anomalien der Faszien- und Sehnenverhältnisse.
Zuweilen wird anstelle des Muskels eine fibröse Platte gefunden, in der spärliche Muskelfasern eingelagert sein können. Brown hat ein angeborenes, dominant vererbbares
Syndrom beschrieben, in dem alle äußeren Augenmuskeln eine Fibrose zeigen und mit
der Tenonschen Kapsel verwachsen sind. Außerdem besteht dabei eine leichte Zerreiß-
barkeit der Bindehaut.
Die *generalisierte Fibrose* der äußeren Augenmuskeln betrifft sowohl die äußeren Augenmuskeln als auch die Tenonsche Kapsel. Alle Symptome sind angeboren: Verwachsungen zwischen Muskeln und Augapfel, brüchige Konjunktiva, Fehlen der Bulbushebung
und eingeschränkte Beweglichkeit in der Horizontalen, Neigung der Augapfelachsen
unter der Horizontale, Ptosis der Oberlider mit Hebung des Kinns. *Ursache* ist nach
Apt u. Axelrod (1978) eine mangelhafte Differenzierung der Muskelzapfen vom mesodermalen Gewebe in der 7. Fetalwoche.

Okulo-faziale Lähmung (Moebius-Syndrom)

Von einem *Moebius-Syndrom* spricht man, wenn sich ein- oder doppelseitig eine Augenmuskellähmung, meistens der Seitenwender, mit einer Lähmung anderer motorischer
Hirnnerven, meistens des N. facialis vergesellschaftet. A. v. Graefe hat dieses Krankheitsbild 1875 erstmals beschrieben, Moebius hat es 1888 näher untersucht. Auch hier
ist die Koppelung mit anderen Mißbildungen häufig. Das Gesicht der betroffenen Kinder
erscheint maskenhaft infolge der Fazialisparese, die nicht immer total ist. Die Augen
stehen häufig in Konvergenzstellung.
Allerdings ist der Begriff des Moebius-Syndroms nicht einheitlich. Viele Autoren verstehen darunter lediglich eine Kombination der Parese des VI. und VII. Hirnnerven;
aber einige rechnen alle isolierten kongenitalen Lähmungen motorischer Hirnnerven
zu diesem Krankheitsbegriff, auch die des Okulomotorius, Trochlearis und Hypoglossus.
Es liegt nahe, diesen Lähmungstyp durch eine Störung in nächster Nähe des Kerngebietes des N. facialis zu deuten. Viel Kopfzerbrechen hat es indessen gemacht, ob
die bei diesen Motilitätsstörungen sehr oft aufzufindenden Muskeldystrophien primärer
oder sekundärer Natur sind. Nicht selten wurde auch eine supranukleäre Störung angenommen, die eine Kernaplasie zur Folge hat. Histologisch fanden verschiedene Autoren völliges Fehlen der in Frage kommenden Hirnnervenkerne. Wahrscheinlich entsteht
der Schaden in den ersten 4 Wochen der Embryonalentwicklung.
Bei angeborenen doppelseitigen zentralen Fazialis-Abduzenslähmungen, verbunden mit
doppelseitigem Klumpfuß, spricht man vom *Alajouanine-Syndrom*.

Status dysrhaphicus

Der Status dysrhaphicus ist eine Mikroform der Syringomyelie und beruht wie diese auf einer Störung im Schließmechanismus des Neuralrohres. Er ist gekennzeichnet durch Pigmentanomalien am Körper, besonders an den Brustwarzen, Sensibilitätsstörungen, Anomalien des Skelettsystems, ungleiche Länge der Gliedmaßen, Hemiatrophien des Gesichts und des Körpers, hohen Gaumenbogen, Scapulae alatae und Schwimmhautbildungen zwischen den Fingern. Nicht selten sind Augensymptome seine einzige Manifestation, besonders wenn die Störung im Bereich der Medulla oblongata liegt. Wenn die progressive Höhlenbildung aus dem Halsmark nach oben steigt, trifft sie zuerst auf den am weitesten unten gelegenen Abduzenskern und zu gleicher Zeit auf die eng benachbarte Fazialiswurzel. Neben Abduzens-, Fazialis- und Trigeminusparesen stellt sich fallweise ein Horner-Syndrom und eine Heterochromie ein.

Es ist wahrscheinlich, daß sehr viele angeborene Abduzenslähmungen dem Status dysrhaphicus zugerechnet werden könnten, wenn nur sorgfältig nach weiteren, gegebenenfalls diskreten Symptomen dieses Status gesucht werden würde. Alle Paresen beim Status dysrhaphicus sind angeboren. Abduzensparesen kommen in weit mehr als der Hälfte der Fälle vor.

Bei dem mit dem Status dysrhaphicus verwandten *Syndrom von Bonnevie-Ullrich*, das durch Lückenbildung während der embryonalen Entwicklung im Ventrikelsystem entsteht, finden sich Syndaktylie, kongenitale Hüftluxation und Hypertelorismus, Überstreckbarkeit der Gelenke, Mißbildungen der Ohrmuscheln und Intelligenzdefekte neben doppelseitiger Fazialis-Abduzensparese. Auch komplette Ophthalmoplegien kommen vor. Eng damit zusammen hängen das *Syndrom von Klippel-Feil* und das *Syndrom von Nielsen*, ebenfalls das *Friedreich-Syndrom*, dessen Leitsymptom an den Augen ein Nystagmus bei seitlichem Blick ist, bei dem aber Augenmuskellähmungen nicht selten auftreten. Die *Pierre-Mariesche Erkrankung* zeigt nur gelegentlich Augenmuskel-, Akkommodations- und Konvergenzlähmungen.

Auch die *Hemiatrophia faciei* weist enge Beziehungen zum Status dysrhaphicus auf. Dabei sind Augenmuskellähmungen, Abduzens- und Trochlearislähmungen allerdings selten. Bei Gesichtsasymmetrien sind Stellungsanomalien häufig, aber meistens kommt es dabei nur zu einem reinen Begleitschielen.

Retraktionssyndrom von Stilling-Türk-Duane (paradoxe Innervation)

Einige Tierspezies besitzen im Retractor bulbi einen Muskel, mit dem sie physiologischerweise Retraktionsbewegungen ausführen können. Bei Menschen ist die Bulbusretraktion in jedem Fall eine Anomalie. Natürlich ist der Retraktion wegen des Aufhängeapparates des Bulbus und wegen des orbitalen Fettgewebes eine enge Grenze gesetzt. Auch wenn der Bulbus auf einer Seite fixiert ist, beispielsweise durch narbige Verwachsungen nach Unfall oder nach Ablatiooperation, kommt es zu einer Bulbusretraktion.

Das klassische Stilling-Türk-Duane-Syndrom (Abb. 202) zeigt eine eingeschränkte Adduktion, ein Abweichen des Auges nach oben oder auch nach unten in Abduktion, eine Verengung der Lidspalte bei Adduktion mit Retraktion des Augapfels um 2–4 mm und eine fehlende oder eingeschränkte Abduktion sowie eine Erweiterung der Lidspalte bei Abduktion. Der Bulbus der betroffenen Seite steht meistens gering konvergent, jedoch nicht so, daß dadurch eine wesentliche Störung der Physiognomie verursacht wird.

Das Retraktionssyndrom ist durchaus nicht selten, wird aber oft nicht erkannt. Zuweilen konnte Erblichkeit nachgewiesen werden. Spontandiplopie fehlt. Doppelseitigkeit besteht in einem Drittel der Fälle, jedoch ohne exakte Symmetrie. Man hat die große Vielzahl der Erscheinungsformen des Retraktionssyndroms in verschiedene Typen einzuteilen versucht: Typ I zeigt als Leitsymptom eine Abduktionslähmung, Typ II

eine Adduktionslähmung und Typ III eine Lähmung der Vertikalmotoren. Oft besteht
eine habituelle Kopfhaltung.

Am Auge finden sich zuweilen noch andere Anomalien, beispielsweise Dysplasie des
Irisstromas, Anomalien am Pupillarsaum, Katarakte, bilaterale Heterochromie, Fundus-
kolobome, Distichiasis, Krokodilstränen, hohe Hypermetropie, Tortuositas vasorum,
Hydrozephalus, Mikrozephalus, Asymmetrie der Foramina optica u. a. m. Auch Anomalien am übrigen Körper sind nicht selten.

Das Stilling-Türk-Duane-Syndrom kann Teil anderer Syndrome sein, beispielsweise des
cervico-oculo-muskularen Syndroms (Waardenburg) und der cervico-oculo-facialen Dysmorphie (Franceschetti).

Früher nahm man allgemein an, daß die Bewegungsstörungen bedingt sind durch Mißbildung bzw. Vernarbung des M. rectus lat., des Faszienapparates und der Tenonschen
Kapsel, insbesondere nach Geburtstraumen. Der Muskel sei geschrumpft bzw. bilde einen
bindegewebigen unelastischen Strang, so daß eine Abduktion unmöglich sei. An dieser
Deutung zweifelte praktisch niemand, weil sie die Phänomene am Bulbus leicht erklären
konnte und weil man auch eine fibröse Entartung der Muskeln gefunden hatte. Die Verengung der Lidspalte bei der Bulbusretraktion wurde mechanisch durch Verbindung
der Faszien mit den Lidern bzw. als eine einfache Folge des Zurücksinkens des Bulbus
erklärt. Die elektromyographischen Untersuchungsergebnisse haben in der Erklärung
des Retraktionssyndroms völlig neue Erkenntnisse erbracht. Sie ergaben eine starke
Mitinnervation des M. rectus lat. in Adduktion und einen weitgehenden Innervations-
ausfall im gleichen Muskel bei Abduktion. Das Innervationsmaximum liegt somit nicht
bei Abduktionswendung, sondern paradoxerweise bei Adduktionswendung. Daraus
resultiert eine geringe Adduktionsbehinderung und die typische Bulbusretraktion bei
Adduktion. Auch die häufig zu findende Verrollung und Höhenabweichung sowie die

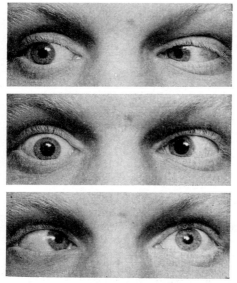

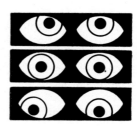

Abb. 203

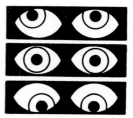

Abb. 204

Abb. 202. Retraktionssyndrom von Stilling-Türk-Duane am li. Auge (Blick nach rechts, nach geradeaus und nach unten)

Abb. 203. Paradoxe Innervation zwischen M. rectus lat. und M. rectus inf. des rechten Auges (Blick
nach oben, geradeaus und nach unten)

Abb. 204. Paradoxe Innervation zwischen M. rectus lat. und M. rectus sup. des rechten Auges (Blick
nach oben, geradeaus und nach unten)

Verengung der Lidspalte werden durch anomale Innervationsbehinderung oder -verstärkung erklärt. Solche paradoxen Innervationen können zwischen allen Muskeln vorkommen (Abb. 203 u. 204), und so erklärt sich die Vielfalt der Erscheinungen bei diesem Syndrom.

Eine ähnliche Aberration von Nervenfasern wie beim Duane-Syndrom führt zu den sog. Krokodilstränen, die allerdings wesentlich seltener als das Retraktionssyndrom sind. Die Krokodilstränen kommen aber bezeichnenderweise oft zusammen mit dem Duane-Syndrom vor. Wahrscheinlich bestehen zwei paradoxe Innervationssyndrome (Biedner u. Mitarb. 1979).

In Sektionspräparaten wird der M. rectus lat. zuweilen von Okulomotoriusästen innerviert; somit könnte die paradoxe Innervation beim Retraktionssyndrom auch durch einen peripheren Fehlkontakt zustande kommen.

Ob damit alle als Retraktionssyndrom in Erscheinung tretenden Fälle zu erklären sind, sei dahingestellt. Nicht immer sind elektromyographisch die für eine paradoxe Innervation typischen Kurvenabläufe aufzufinden.

Problematisch ist die operative Behandlung. Bestehen normale Kopfhaltung und Binokularsehen beim Geradeausblick, dann ist ein chirurgischer Eingriff nach Möglichkeit zu vermeiden. Sofern es nötig wird, sollte zunächst in typischen Fällen eine Rücklagerung des M. rectus med. vorgenommen werden.

Lidmitbewegungen (Marcus-Gunn-Phänomen)

Das meist angeborene Marcus-Gunn-Phänomen (yaw winking) besteht in der Mitbewegung eines Lides beim Kauen, synchron mit den Kaubewegungen. Beim Essen und Trinken entsteht dadurch ein seltsames Mienenspiel. Manchmal ist Blicksenkung Voraussetzung für die Mitbewegung. Selten ist *das inverse Marcus-Gunn-Phänomen*, d. h. die Verengung der Lidspalte beim Kauen (*Marin-Amat*). Wenn beim Essen der Kiefer nach der Seite des ptotischen Auges geführt wird sowie durch Blickhebung nach Neigung des Kinnes, sind die Lidmitbewegungen geringer; auf diesem Wege lernen es die Patienten bald, das Phänomen zu larvieren. Praktisch immer ist eine Ptosis vorhanden, wenngleich sie graduell unterschiedlich ausgebildet ist. Bei einer kongenitalen unilateralen Ptosis eines Säuglings sollte stets auch nach einem Marcus-Gunn-Phänomen gefahndet werden. Das Phänomen operativ anzugehen dürfte ein Wagnis darstellen.

Das Phänomen hat mehrere Deutungen erfahren. Die meisten Autoren nehmen eine kongenitale Assoziation zwischen dem Kerngebiet vom Okulomotorius und Trigeminus an. Der Trigeminus versorgt den gleichseitigen M. pterygoideus externus, der bei Kieferbewegungen und beim Mundöffnen mitwirkt. Aber auch periphere Anastomosen zwischen dem motorischen Anteil des Trigeminus und dem Okulomotorius, Bildungsanomalien höher koordinierter supranukleärer Innervationsmechanismen und Automatismus niederer Zentren sind diskutiert worden.

Unter *Waagebalkenptosis* versteht man eine einseitige Ptosis, die bei Verdecken des zweiten Auges verschwindet.

Das *Phänomen der konsensuellen palpebralen Ptosis* besteht in einer Senkung beider Oberlider bei Verdecken eines Auges; wird passiv das Lid des einen Auges gesenkt, senkt sich unmittelbar darauf auch das Lid des anderen Auges. Das Phänomen kommt bei Tabes dorsalis, bei Dementia paralytica und bei einseitiger Amaurose vor. Ursache ist vermutlich eine Schädigung in Nähe des Okulomotoriuskernes.

Pseudoparalysen

Einschränkung der passiven Bulbusbeweglichkeit führt zu Pseudoparalysen. Sie sind an sich nicht neurologischer Natur, spielen indessen bei der Differentialdiagnose von

Augenmuskellähmungen fast immer eine erhebliche Rolle. Hierzu sind das Adhärenz-Syndrom, das Obliquus-superior-Sehnenscheidensyndrom, der Strabismus fixus, das Syndrom der Vertikalretraktion sowie das Syndrom der generalisierten Fibrose zu rechnen. Meist ist nicht exakt zu klären, was eigentlich als Ursache der jeweiligen Pseudoparalyse in Frage kommt.

Pseudoparalysen können am sichersten durch den Traktionstest (= Duktionstest) nachgewiesen werden: In Narkose wird der Bulbus nach allen Seiten gewendet, und man prüft nach, ob die Beweglichkeit frei ist. Die Resultate der operativen Behandlung der Pseudoparalysen sind meist unbefriedigend, vom Strabismus fixus abgesehen.

Adhärenz-Syndrom

Wenn sich zwischen den Muskelscheiden des M. rectus sup. einerseits und des M. obliquus sup. andererseits, oder des M. rectus inf. einerseits und des M. obliquus inf. andererseits die bereits physiologischerweise vorhandenen bindegewebigen Adhärenzen verstärken, dann müssen daraus naturgemäß Bulbusstörungen resultieren. Derartige Zustände entstehen als Bildungsanomalien, durch Traumen, nach Operationen und nach Entzündungen. Zumeist handelt es sich jedoch um angeborene Zustände, die sich bis zum 5. Lebensjahr zuweilen zurückbilden. Sie sind fast immer einseitig. Im allgemeinen werden folgende Varianten unterschieden:

1. Die Adhärenz zwischen den Muskelscheiden des M. rectus inf. und des M. obliquus inf. an der Kreuzungsstelle; daraus resultiert in der Regel eine Pseudoparese des M. rectus inf.
2. Eine Adhärenz der Muskelscheiden des M. rectus sup. und des M. obliquus sup. an der Kreuzungsstelle, wodurch es zu einer Pseudoparese des M. rectus sup. und zu einer Überfunktion des M. obliquus inf. kommt.
3. Eine Adhärenz des M. obliquus sup. an der Insertionsstelle des M. rectus sup., wodurch eine Parese des M. obliquus sup. vorgetäuscht werden kann. Diese Anomalie ist oft mit einem Torticollis ocularis verbunden.

Obliquus-superior-Sehnenscheiden-Syndrom

Es wurde von Brown als *Sheath-Syndrom* 1950 näher beschrieben und besteht in einer scheinbaren Unterfunktion eines oder beider Mm. obliqui inf. sowie einer geringgradigen Überfunktion des M. obliquus sup., einem Tieferstand des betroffenen Auges in Adduktion, zuweilen einer Lidspaltenerweiterung am gelähmten Auge in Adduktion und einer begrenzten passiven Hebung des adduzierten Auges. Zuweilen wird der Kopf bei leichter Drehung zur nichterkrankten Seite etwas geneigt.

Beim Traktionstest muß der Patient aufgefordert werden, mit dem gesunden Auge eine Marke im oberen temporalen Gesichtsfeld zu fixieren; sofern das Syndrom vorliegt, ist die passive Aufwärtsbewegung des adduzierten Auges begrenzt.

Brown hat angenommen, daß es sich um eine angeborene Verkürzung der Sehnenscheide des M. obliquus handle; andere Autoren glauben, daß Adhärenzen zwischen Sehnenscheide und Trochlea bestehen.

Gleiche Zustände kommen nach Operationen, bei Anomalien des Haltebandes in Höhe der Insertion des M. obliquus inf. sowie bei Verdickung der Sehne des M. obliquus sup. mit konsekutiver Behinderung beim Gleiten durch die normalgroße Sehnenscheide vor. Zuweilen ist bei Jugendlichen plötzliche Spontanheilung beobachtet worden.

Dieses Syndrom ist meistens mechanisch bedingt. Teilweise sind im Elektromyogramm Anzeichen einer paradoxen Innervation gefunden worden.

Phänomen der untergehenden Sonne

Dieses Phänomen ist mehr ein pädiatrischer als ein ophthalmologischer Begriff. Man versteht darunter Retraktion oder Zurückbleiben der Oberlider bei Senkung der Blickebene bzw. ein Pseudo-Graefe-Phänomen, wie es besonders bei starkem Hydrozephalus mechanisch ausgelöst werden kann. Das Syndrom tritt in der Regel im Alter zwischen 8 und 12 Tagen auf und bleibt $1^1/_2$ Jahre bestehen, selten länger. Betroffen sind meistens Frühgeborene, Kinder nach Geburtstraumen, auch Kinder mit Icterus gravis. Als Ursache ist ein gestörter Einfluß des extrapyramidalen Systems auf das System der Stell- und Haltereflexe anzunehmen.

Erworbene Augenmuskellähmungen im Kindesalter

Erworbene Augenmuskellähmungen kommen im Kindesalter sicherlich nicht selten vor. Aber ein großer Teil dieser Paresen wird nicht registriert, weil das Kind meist keine Diplopie angibt und die Augenstörung zunächst unbedeutend erscheinen mag. Es ist zu vermuten, daß Lähmungsschielen bei Kindern später oft in Begleitschielen übergeht und dann ein Symptomenbild darbietet, dem man seine Genese nicht mehr ansehen kann.

Wesentlich für die Folgen einer Augenmuskellähmung im Kindesalter ist das Fehlen des wichtigsten Faktors für die Wiederherstellung des Binokularsehens nach eingetretener Heilung: Die Doppelbildwahrnehmung. Sie besteht beim Kinde zumeist nur einige Stunden bis Tage, dann verschwindet sie infolge monokularer Suppression und mit ihr die Fähigkeit zur Fusion. Relativ günstig ist es deswegen, wenn eine kompensatorische Kopfhaltung eingenommen wird, durch die das Binokularsehen von Anfang an aufrechterhalten werden kann. Die Angabe von Doppelbildern bei Kindern sollte stets diagnostisch sorgfältig abgeklärt werden.

Weil man im Einzelfall schwer festzustellen vermag, ob bei einem Kleinkind eine Augenmuskellähmung neu aufgetreten oder angeboren ist, dürften alle Zahlenangaben über die Frequenz der Augenmuskellähmungen im Kindesalter unzuverlässig sein. Hirndruck ist für solche Augenmuskellähmungen nicht sehr ausschlaggebend, mehr hingegen Geschwülste der hinteren Schädelgrube, Kleinhirntumoren, Kleinhirnbrückenwinkeltumoren, Großhirntumoren, Myasthenia gravis, Otitis media, Meningitis, Verletzungen, ophthalmoplegische Migräne und Enzephalitis. Auch erworbene supranukleäre Lähmungen kommen im Kindesalter vor.

Beim Geburtsvorgang kann es auf zweierlei Art zu Augenmuskelschädigungen kommen: Durch Abriß von Augenmuskeln bei direkter Gewalteinwirkung, beispielsweise durch den untersuchenden Finger bzw. durch den Zangenlöffel, oder durch intrakranielle Blutungen, wobei das Auftreten einer Abduzenslähmung besonders häufig ist. Auch Orbitalblutungen können gelegentlich eine Rolle spielen. Bei Zangengeburten werden Okulomotoriuslähmungen, Ptosis, Einschränkung der Bulbushebung und -senkung sowie der Adduktion und das Phänomen nach Marcus Gunn gefunden. Ausschlaggebend ist die bei Zangengeburten mögliche Impression der Schläfengegend.

Für das spätere Kindesalter spielen Enzephalitiden eine besondere Rolle, vornehmlich durch Infektionen mit neurotropen Viren.

Augenmuskelstörungen kommen auch bei spastischer doppelseitiger Lähmung nach frühkindlicher Hirnschädigung (Littlesche Krankheit) vor. Bei Patienten mit frühkindlicher Hirnschädigung ist Begleitschielen sehr viel häufiger als als Lähmungsschielen.

Beziehungen zwischen Begleit- und Lähmungsschielen

Das Begleitschielen unterscheidet sich vom Lähmungsschielen durch das Fehlen der Doppelbilder, eventuell durch das Vorhandensein einer Amblyopie, durch seinen Be-

ginn in den ersten Lebensjahren und dadurch, daß der Schielwinkel in allen Blickrichtungen mit Ausnahme exzessiver Bulbusstellungen etwa gleichgroß ist; Lähmungsschielen führt hingegen – von Kindern abgesehen – meistens zu Doppelbildern und tritt
plötzlich auf. Beim Begleitschielen besteht sehr oft eine Anisometropie und eine Hyperopie. Kompensatorische Kopfhaltungen auch ohne Binokularsehen sprechen relativ für
eine Augenmuskellähmung, eine einseitige Amblyopie spricht dagegen.
Aber das sind nicht absolut verläßliche Anhaltspunkte. Es gibt Ausnahmen. Begleitschielen kann, wenn auch sehr selten, im Alter in Erscheinung treten. Beim Begleitschielen ist der Schielwinkel nicht immer in allen Blickrichtungen konstant, Unter-
funktionen einzelner Muskeln sind häufig, aber sicherlich als sekundäre und nicht als
primäre Veränderungen zu bewerten. Etwa 50% der Fälle von Begleitschielen zeigen
deutliche Anhaltspunkte für eine Hypofunktion von Augenmuskeln. Schließlich braucht
auch Lähmungsschielen keine Doppelbilder zu verursachen, z. B. bei Einäugigkeit. Bei
einer stärkeren Heterophorie (latentes Schielen) kann eine kurzandauernde, sehr leichte
Parese, insbesondere die eines vertikal wirksamen Augenmuskels, leicht ein Begleitschielen manifest werden lassen. Heterophorien führen am Hess-Schirm zu keiner Verziehung der Testquadrate, sondern nur zu einer Verlagerung derselben.
Unter Berücksichtigung aller Gesichtspunkte ist Lähmungsschielen als Ursache des
Begleitschielens in folgenden Fällen anzunehmen:

1. Bei traumatischen Hirnschäden und bei Enzephalitis in frühkindlicher Zeit bildet
   sich die Augenmuskellähmung oft allmählich zurück, der Zerfall des Binokularsehens
   aber bleibt bestehen. Diese Fälle sind meistens durch Fehlen der bei echtem Begleitschielen fast stets vorhandenen Hyperopie und Anisometropie gekennzeichnet.
2. Bei längerem Bestehen eines Lähmungsschielens kann die Kontraktur des ipsolateralen Antagonisten und des kontralateralen Synergisten und die Hemmungslähmung
   des kontralateralen Antagonisten so vehement sein, daß auch bei Ausheilung der
   Lähmung diese sekundären Veränderungen fortbestehen, eine Zurückgewinnung des
   Binokularsehens verhindern und ein Begleitschielen vortäuschen.
3. Besondere Aufmerksamkeit bei der Differentialdiagnose zwischen Begleit- und Lähmungsschielen verdienen die akuten Fälle von Begleitschielen (*Strabismus acutus*).
   Sie kommen auch noch im Erwachsenenalter vor, dann oft als Folge von Schädeltraumen durch Schädigung der Fusion, von Krankheiten, von psychischen Insulten
   oder von einer Enzephalitis, wobei die allgemeinen Symptome gering sein können.
   Recht häufig beginnt der akute Strabismus allerdings mit einem initialen intermittierenden Stadium.

Auch nach längerem einseitigem Augenverband bzw. nach einer längeren, passageren,
einseitigen Augenerkrankung kann es zum Strabismus concomitans selbst bei älteren
Menschen kommen, da die Okklusion des Auges zu einer Unterbrechung der Bin-
okularität und bei vorher labilem Binokularsehen gegebenenfalls zu einer Aufgabe der
binokularen Zusammenarbeit führt.
Zuweilen entsteht bei einer Achsenmyopie infolge eines Divergenzmangels ein Kon-
vergenzschielen, besonders aus Anlaß von psychischen Erregungen und starken Er-
schöpfungen und bei Menschen mit neuropathischen Stigmata. Die Differentialdiagnose
zu einer echten Divergenzlähmung ist in solchen Fällen oft nicht leicht.
Auch beim Strabismus concomitans sursoadductorius besteht durchaus die Möglichkeit, daß die Überfunktion beider Obliqui inf. die Folge einer ursprünglichen, aber nicht
mehr nachweisbaren Lähmung beider Mm. obliqui sup. darstellt. Meist dürfte diese
Strabismusform allerdings funktioneller Natur sein. Bielschowsky erklärte die Überfunktion des M. obliquus inf. mit einem atypischen Verhalten des Hemmungsbandes
des M. obliquus inf. Diese Schielform darf nicht mit dem physiologischen adduktorischen
Hochstand verwechselt werden, der dadurch gekennzeichnet ist, daß bei extremer

Seitenwendung normalerweise das abduzierte Auge etwas tiefer als das adduzierte steht.

Wichtig für die Differentialdiagnose ist weiterhin das alternierende Höhenschielen (dissoziierte Vertikaldivergenz, alternierende Hypertrophie, alternierende Sursumduktion). Dabei steht das jeweilig nicht fixierende Auge höher als das fixierende. Bei Verdunkelung des fixierenden Auges mit Rot- oder Grauglas senkt sich das nach oben abgelenkte Auge oft unter die Horizontale, eine Erscheinung, die mit dem Bielschowskyschen Phänomen Gemeinsamkeiten aufweist. Ursache derartiger Vertikaldivergenzen sind kongenitale Unterwertigkeit der kontraktilen Muskelelemente bzw. der Nervenfasern, Minderfunktionen höherer Neurone, Störungen der normalen Entwicklung der binokularen Fixation, anomale Assoziationen oder anomale Muskelinsertionen der schrägen Augenmuskeln.

Patienten mit vorbestehendem Strabismus concomitans haben es schwer, auf ein neu aufgetretenes zusätzliches Lähmungsschielen aufmerksam zu werden. Sie bemerken lediglich, daß sich ihr Schielwinkel plötzlich verstärkt oder vermindert. In frischen Fällen kommt es vorübergehend zu Schwindelerscheinungen und Orientierungsschwierigkeiten, sofern das fixierende Auge paretisch geworden ist; der Zeigeversuch gibt Aufschluß über die falsche subjektive Lokalisation. Die Feststellung der Parese durch Prüfung in den 6 diagnostischen Blickrichtungen sollte immer daran denken lassen, daß sich nach vorhergegangenen Strabismusoperationen Zustände herausgebildet haben, die einem Lähmungsschielen ähneln können.

Das Nystagmus-Blockierungssyndrom

Das Blockierungssyndrom (Cüppers) ist von einer beidseitigen Abduzensparese exakt abzutrennen. Es ist durch eine ein- oder beidseitige fehlende oder eingeschränkte Abduktionsfähigkeit mit zunehmender Konvergenzstellung gekennzeichnet. Nach Adelstein u. Cüppers (1975) liegt hierbei eine Nystagmus-Blockierung vor mit einer innervationell ausgelösten Hyperaktion der Mm. recti interni. Bei zahlreichen Nystagmusfällen wird in Konvergenz- bzw. Adduktionsstellung die Frequenz und Amplitude des Nystagmus gemindert oder aufgehoben.

Meistens kommt es beim Blockierungssyndrom relativ plötzlich zur Schielstellung zwischen dem 2. und 3. Lebensmonat. Fixiert das Kind einen nahen Gegenstand, verstärkt sich die Adduktion. Oft stehen beide Bulbi in Konvergenz. Zeitweilig kann wechselweise fixiert werden, auch ohne Kopfschräghaltung. Bei Abduktion entsteht ein grobschlägiger Nystagmus, der sofort blockiert wird, wenn das Auge in Adduktion übergeht.

Besteht das Blockierungssyndrom nur einseitig, wird ein Auge amblyop, meistens mit exzentrischer Fixation. In diesen Fällen ist eine Operation die Voraussetzung für eine erfolgreiche Amblyopiebehandlung; sie sollte relativ frühzeitig erfolgen. In Ruhestellung ist der Nystagmus meist von sehr kleiner Amplitude und nur von kurzer Dauer. Zu Beginn und am Ende einer Narkose kommt es zu einer Verminderung der Adduktionsimpulse; liegt indessen eine echte Abduzensparese vor, dann besteht die Adduktion weiter. Durch den Traktionsversuch kann ermittelt werden, ob es sich bereits um eine irreparable Kontraktur durch fibrotische Veränderungen im Muskel handelt. Durch langdauernde Blockierung kommt es zu morphologischen Veränderungen auch im Bereich der Tenonschen Kapsel, die eine Resektion der Retinacula im Internusbereich notwendig machen; Eingriffe am Muskel allein genügen nicht.

Eine alternierende Okklusion als erste Maßnahme erbringt oft eine freie Beweglichkeit des jeweils abgedeckten Auges, wenngleich das okkludierte Auge eine verstärkte Adduktion zeigt. Sollte bereits eine Kopfzwangshaltung eingetreten sein, hat eine Okklusionsbehandlung kaum Sinn, und eine baldige Operation ist erforderlich.

9.   Pupillomotorik

Eine ganze Reihe von neurologischen Erkrankungen ist durch eine typische Pupillenreaktion gekennzeichnet, die nicht selten das Kardinalsymptom der jeweiligen Erkrankung darstellt. Der Pupille und ihren Reaktionen kommt daher im Rahmen der neuro-
ophthalmoskopischen Diagnostik eine erhebliche Bedeutung zu.

9.1.   Physiologie

Die aktive Erweiterung oder Verengung der Pupille wird als Pupillomotorik bezeichnet.
Zwei Strukturen des effektorischen Organs, des M. sphincter und dilatator pupillae,
ergeben integrativ einen bestimmten Pupillendurchmesser für den Durchtritt des Lichtes zu den Rezeptoren der Retina. Es darf angenommen werden, daß beide antagonistisch arbeitenden Muskeln reziproke Innervationsverhältnisse aufweisen. Die Erregung des Dilatator pupillae führt zu einer Hemmung des Sphincter pupillae und umgekehrt.
Das System der Pupillomotorik wird durch eine Vielzahl einflußnehmender zentralnervöser Strukturen kompliziert. Vereinfacht können drei Funktionsabläufe differenziert werden:

1. Die Pupillengröße ist abhängig vom momentanen Gleichgewicht zwischen Sympathikus und Parasympathikus. Diese generelle vegetative Abhängigkeit stellt gewissermaßen ein Regelniveau dar und wird von außerordentlich vielen Faktoren beeinflußt.
2. Die Regulation der Pupillengröße in Abhängigkeit von der retinalen Beleuchtung.
Dieser Anteil der Gesamtadaptation des Auges an der jeweiligen Beleuchtungsstärke
erreicht eine Lichtstromregulierung von rund 1:16 und erweitert die übrigen Mechanismen der Adaptation, wie den Übergang vom photopischen zum skotopischen System
und Empfindlichkeitsänderungen der retinalen Rezeptoren, so daß letztlich Inten-
sitätsunterschiede von 1:100000 bewältigt werden.
3. Einige Pupillenmitbewegungen sind, wie die akkommodative Konvergenzreaktion,
funktionelle Synkinesen.
Der Pupillen- oder Lichtreflex läuft auf einer polysynaptischen Neuronenkette zwischen den Rezeptoren der Retina und den Effektoren der Iris ab. Die mehrfache
Umschaltung der Pupillenreflexbahn erklärt eine relativ große Latenzzeit zwischen
einem Lichtreiz und folgender Pupillenreaktion. Bemerkenswert ist, daß binokulare
Reizgabe eine stärkere Pupillenverengung auslöst als monokulare. Hierfür wird eine
zentrale Erregungssummation angenommen.

Übergeordnete nervale Zentren liegen spinal und medullär und werden von hypothalamischen Zentren stimuliert. Wieweit kortikale Strukturen die Aktivität der vegetativen hypothalamischen Zentren beeinflussen, ist weitgehend unbekannt; ebenfalls
ungeklärt ist der Einfluß der vegetativen Afferenz der Körperperipherie.
Die *pharmakologische Beeinflussung der Pupillomotorik* ist grundsätzlich an allen er-
regungsbildenden, -weiterleitenden und -übertragenden Strukturen möglich. Der An-

griffspunkt ist jedoch nicht immer sicher bestimmbar, da neben peripherer Irritation auch zentrale Strukturen mit beeinflußt werden. Erschwerend bei der Differenzierung kommt der funktionelle Antagonismus zwischen Sympathikus und Parasympathikus hinzu.

Während Narkotika, entsprechend ihrer Fettlöslichkeit, direkt an den konduktilen Membranen angreifen, ist für die überwiegende Zahl wirksamer Pharmaka die Synapse Hauptangriffspunkt. Bei der lokalen Gabe eines Medikamentes steht die Irritation der neuromuskulären Erregungsübertragung auf den M. dilatator bzw. sphincter pupillae im Vordergrund, während Allgemeinapplikation übergeordnete regulierende Zentren der Pupillomotorik beeinflußt.

Die Erregungsübertragung an den Synapsen erfolgt bei den vegetativen Nerven durch Überträgerstoffe oder Transmitter. Während die Erregung auf das letzte Neuron beim Sympathikus wie Parasympathikus durch Azetylcholin vermittelt wird, die Übertragung von der prä- zur postganglionären Faser cholinerg ist, findet am Erfolgsorgan die Erregungsübertragung beim Parasympathikus durch Azetylcholin und beim Sympathikus durch Noradrenalin statt (Abb. 205). Analog ist die Erregungsübertragung auf den M. sphincter pupillae prae- wie postganglionär cholinerg und auf den M. dilatator pupillae cholinerg bzw. adrenerg.

Pharmakologisch kann eine Pupillenverengung durch Parasympathikomimetika (spastische Miosis) und Sympathikolytika (paralytische Miosis), eine Pupillenerweiterung durch Parasympathikolytika (paralytische Mydriasis) und Sympathikomimetika (spastische Mydriasis) erreicht werden (Tab. 5).

Die Kontraktion des M. sphincter pupillae ist pharmakologisch auf unterschiedliche Weise auslösbar. Durch Blockierung der Cholinesterase (Eserin, Prostigmin, Physostigmin) wird das entstandene Azetylcholin nicht mehr abgebaut, und der Muskel bleibt fortdauernd erregt – *spastische Miosis*. Bei äußeren Gaben von Azetylcholin oder azetylähnlichen Substanzen (Pilokarpin, Muskarin) ist der physiologische Abbaumechanismus überfordert und eine ständige lokale Depolarisation unterhält die Erregung der Muskulatur. Histamin soll den M. sphincter pupillae direkt zur Kontraktion bringen und bei der Wirkung von Barium, Strontium und Kalium müssen Störungen des Ionengleichgewichtes und der elektromechanischen Ankoppelung der Muskulatur in Betracht gezogen werden.

Eine weitere Gruppe von Substanzen verhindert die Kontraktion des M. sphincter pupillae, und es resultiert das Bild der *paralytischen Mydriasis*. So führen Atropin und atropinähnliche Substanzen (Homatropin, Skopolamin) durch eine kompetitive Verdrängung des Azetylcholins zu einer Lähmung des Muskels. Während diese Stoffe die neuromuskuläre Übertragung blockieren, greifen die myotropen Spasmolytika direkt an der Muskulatur an (Papaverin). Der Transmitter der neuromuskulären Übertragung

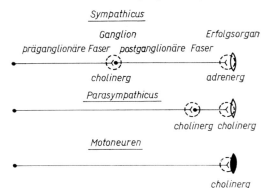

Abb. 205. Erregungsübertragung an den prä- und postganglionären Synapsen des Sympathikus und Parasympathikus sowie an den Motoneuronen der Skelettmuskulatur (aus Keidel 1970)

Tabelle 5. Pharmakodynamische Pupillenreaktionen (modifiziert nach Duke-Elder)

Paralytische Mydriasis   Paralytische Miosis

Edinger-Westphal-Kern

Nervus III

Präganglionäre Fasern

Hemmende Substanzen

Erregende Substanzen

Ganglion ciliare

Nikotin (später)
Azetylcholin Physostigmin

Nikotin (Anfang)

Postganglionäre Fasern

Nervi ciliares breves

Neurotrope Spasmolytika

Myotrope Spasmolytika

Sympathikolytika

Atropin, Homatropin, Scopolamin

Papaverin, Narkotin, Kalzium, Antergan

Ergotamin, Ergotoxin, Dioxanderivate

Pupillomotorik

Eserin, DFP, Prostigmin, Physostigmin

Pilokarpin, Muskarin, Cholin und Derivate, Histamin, Morphin, Barium, Strontium

Adrenalin, Benzedrin, Kokain

Nervi ciliares longae

Ganglion cervicale sup.

Nikotin (später)

Postganglionäre Fasern

Nikotin (Anfang), Cholin, Physostigmin

Präganglionäre Fasern

Cholinerge Substanzen (Parasympathikomimetika)

Sympathikomimetika (adrenergisch)

Spastische Miosis   Spastische Mydriasis

Sympathisches Pupillenerweiterungszentrum (Hypothalamisches Zentrum,) Cilio-spinales Zentrum?

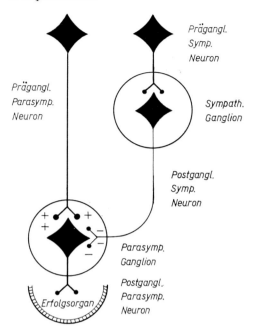

Abb. 206. Parasympathische Innervation vegetativer Erfolgsorgane, die aus adrenergischen
und cholinergischen Neuronen Erregung empfängt

auf den M. dilatator pupillae ist das Noradrenalin. Dies wird unter physiologischen
Bedingungen durch Aminooxydasen abgebaut. Die Applikation von Noradrenalin
(Adrenalin, Benzedrin) ergibt eine Weitstellung der Pupille – *spastische Mydriasis*.
Kokain soll durch Blockierung der Aminooxydasen den physiologischen Noradrenalin-
abbau verhindern.
Bei Hemmung der Erregungsübertragung auf den M. dilatator pupillae bleibt der Muskel erschlafft (Ergotamin, Ergotoxin), und es entsteht das Bild der *paralytischen Miosis*.
Sehr viele der zur Miosis oder Mydriasis verwendeten Augentropfen wirken auch auf
den Ziliarmuskel und damit auf die Akkommodation ein, am nachhaltigsten das Atropin
als Zykloplegikum. Atropin, Skopolamin und Homatropin lähmen die parasympathischen Nervenendigungen intensiv, heben den Licht- und Konvergenzreflex auf, führen
aber nie zu einer extremen Mydriasis. Das Kokain führt bei erhaltener Licht- und Konvergenzreaktion zu einer wenig ausgiebigen, die Atropinwirkung allerdings nicht unwesentlich verstärkenden Mydriasis; seine Wirkung ist bei peripherer Sympathikuslähmung aufgehoben oder eingeschränkt. Adrenalin wirkt pupillomotorisch nur bei sub-
konjunktivaler Injektion.
Neben der vorwiegend cholinergen Innervation des M. sphincter pupillae und des
M. ciliaris sind gleichzeitig noradrenerge hemmende Innervationen nachgewiesen, die
sich in Abhängigkeit vom Ausgangstonus unter Erschlaffung synergistisch und unter
Kontraktion antagonistisch auf die mydriatische Wirkung einer Erregung des M. dilatator pupillae auswirken. So soll ein Neuron gleichzeitig beide Muskeln mit antagonistischen exzitatorischen und inhibitorischen Innervationen versorgen.
Neuere Kenntnisse der Innervation vegetativer Erfolgsorgane finden in dem von Schadé
angegebenen Schaltschema Berücksichtigung (Abb. 206).
Das postganglionäre parasympathische Neuron kann durch Azetylcholinfreisetzung des
präganglionären parasympathischen Neurons erregt und zusätzlich durch Noradrenalin-
freisetzung des postganglionären sympathischen Neurons gehemmt werden. So soll ein
Teil der integrativen funktionellen Leistungen des autonomen Nervensystems nicht
zentral, sondern peripher realisiert werden.

9.2.   Anatomie

Die *parasympathischen Fasern* für den Sphincter pupillae (Abb. 207) stammen aus den paarigen kleinzelligen Lateralkernen (Nucleus acessorius cranialis und Nucleus accessorius caudalis Edinger-Westphal) des Okulomotoriuskerngebietes und gelangen mit dem Okulomotorius in die Orbita. Auch der phylogenetisch relativ junge Perliasche Median-

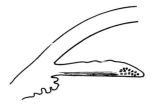

Abb. 207. Irisquerschnitt mit dem zirkulär am Pupillenrand verlaufenden M. sphincter pupillae und dem radiär verlaufenden M. dilatator pupillae

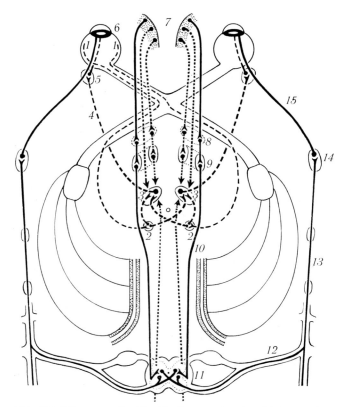

Abb. 208. Diagramm der Pupilleninnervation (modifiziert nach Löwenstein)
Sympathische Bahn ———
parasympathische Bahn —————
a) Reflexbogen der Pupillomotorik: Optische Bahnen (*1*), Substantia praetectalis (*2*), Okulomotorius-Kern (*3*), Nervus oculomotorius (*4*), Ganglion ciliare (*5*), Ziliarnerven (*6*). b) Die Pupillenerweiterungsbahn: Großhirnrinde (*7*), Thalamus (*8*), Hypothalamus (*9*), 1. Neuron des Sympathikus (*10*), Medulla oblongata (*11*), präganglionärer sympathischer Truncus (*12, 13*), Ganglion cervicale superior (*14*), postganglionäre Bahn (*15*)

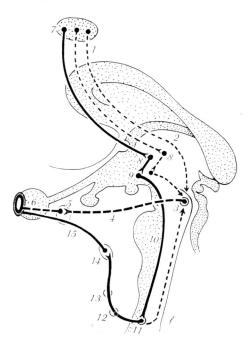

Abb. 209. Diagramm der Pupilleninnervation (nach Löwenstein) Sagittalschnitt. Dieselbe Legende wie bei Abb. 208

kern (Nucleus originis centralis), dem wegen seiner engen Nachbarschaft zu den beiden Mm. recti mediales die Konvergenzbewegung sowie die Akkommodationsimpulse für den M. ciliaris zugeschrieben werden, hat wegen der Koppelung von Konvergenz, Akkommodation und Miosis naturgemäß enge Beziehungen zur Pupillenreaktion. Allerdings ist die Zuordnung aller kleinzelligen Kerne im Okulomotoriusgebiet nicht ganz geklärt und noch strittig, zumal anzunehmen ist, daß es im Okulomotoriuskerngebiet keine eigentlichen integrierenden und kontrollierenden Zentren für die Naheinstellungsreaktionen gibt, sondern nur Zellgruppen, die von höheren Zentren Impulse erhalten und die letzte gemeinsame Station für alle Naheinstellungsreaktionen bilden.

Mit den Fasern für den M. obliquus inf. kommen die parasympathischen Fasern als Radix brevis (oculomotorica) zum Ganglion ciliare, dringen postganglionär als Nervi ciliares breves (kurze markhaltige hintere Ziliarnerven) in der Nähe des N. opticus in den Bulbus ein und gelangen im Suprachorioidalraum zwischen Sklera und Chorioidea zur Iris (Abb. 208 u. 209).

Die *sympathischen Fasern* für den M. dilatator pupillae haben ihren Ursprung im Hypothalamus, der wesentliche Impulse aus dem Stirnhirn empfängt. Mittels elektrischer Reizung des Hypothalamus kann allerdings sowohl Pupillenverengung als Pupillenerweiterung hervorgerufen werden. Das erste Neuron führt vom Hypothalamus durch die Formatio reticularis bis zum Halsmark in das Centrum ciliospinale (Budge), dem primären sympathischen Zentrum in den Seitenhornzellen von C 8 bis Th 1 (Th 2); die Bahnen kreuzen wahrscheinlich im Pons teilweise die Seite, so daß die Impulse einer Hemisphäre sowohl dem rechten als auch dem linken Centrum ciliospinale zufließen. Die präganglionären Fasern des zweiten Neurons führen durch die Rami communicantes im Grenzstrang des Sympathikus nach oben durch das Ganglion stellatum bis zum Ganglion cervicale craniale. Das dritte Neuron gelangt im Plexus caroticus zum Ganglion Gasseri, verläuft im ersten Ast des Trigeminus und dann mit den langen Ziliarnerven (Nn. ciliares longi) ohne Beteiligung am Ganglion ciliare zum Dilatator pupillae (Abb. 210), oder es gelangt über den Plexus ophthalmicus zum Auge.

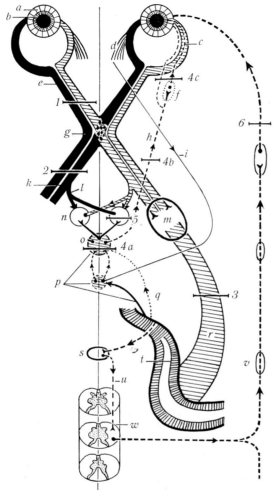

Abb. 210. Schema der Pupillenbahn
(modifiziert nach Behr)
a M. dilatator pupillae
b M. sphincter pupillae
c intraokulare Sphinkterbahn (hintere
Ziliarnerven)
d M. rectus med.
e N. opticus
f Ganglion ciliare
g Chiasma
h Sphinkterbahn im N. oculomotorius
i Aszendierende Trigeminusbahn
(mesenzephale Wurzel des Trigeminus)
k Tractus opticus
l Aszendierende pupillomotorische Bahn
im vorderen Vierhügelarm
m Corpus geniculatum laterale
n Schaltneuronensystem zwischen l und o
o Sphinkteranteil des Okulomotoriuskerngebietes
p Bahn und subkortikales Zentrum der
Naheinstellungsreaktion
q Kortikonukleare Hemmungsbahn des
Sphinkterkernes (psychosensible Reaktion)
r Innere Kapsel und Sehstrahlung
s Hypothalamus
t Optisches Wahrnehmungszentrum in
der Rinde der Fissura calcarina mit
Gennarischem Streifen
u Zentrale Sympathikusbahn
v Grenzstrang des N. sympathicus mit
Ganglion cervicale inf., med. und sup.
w Centrum ciliospinale (Budge)

1. Schädigung peripher vom Chiasma: Fehlen der direkten und konsensuellen Lichtreaktion;
normale Reaktion auf Naheinstellung; konsensuelle Reaktion vom sehenden Auge aus intakt
2. Schädigung im Chiasma oder Tractus opticus peripher vom Corpus geniculatum lat.: hemianopische
Pupillenstarre (die gleichseitige Pupille ist weiter als die andere)
3. Schädigung zentral vom Corpus geniculatum lat.: Pupillenreaktionen intakt
4 a, 4 b, 4 c. Schädigung des Sphinkterkernes oder der zentrifugalen Reflexbahn: Gleichseitige totale
Areflexie (Fehlen der direkten, konsensuellen und der Naheinstellungsreaktion) Lidschlußreaktion
oft intakt
5. Schädigung im Bereich der Schaltneurone: Reflektorische Pupillenstarre; Fehlen der direkten und
konsensuellen Lichtreaktion; Naheinstellungs- und Lidschlußreaktion erhalten

Das Ganglion ciliare (Abb. 211) ist etwa 2 mm lang, plattgedrückt, liegt zwischen dem
Fasciculus opticus und dem M. rectus lat. am Übergang zwischen mittlerem und hinterem Drittel der Orbita und besteht aus 3 Wurzeln: Der kurzen Radix oculomotorica
(Radix brevis), die vom N. oculomotorius abzweigt und parasympathische Fasern aus
dem Nuc. accessorius cranialis und caudalis (Edinger-Westphal-Kern) heranführt;
der Radix longa (sensitiva), die aus dem N. nasociliaris des Trigeminus hervorgeht; und

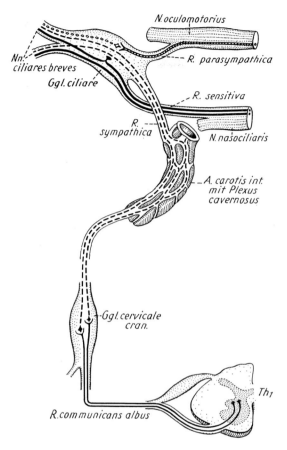

N. oculomotorius

Nn. ciliares breves

R. parasympathica

Ggl. ciliare

R. sensitiva

R. sympathica

N. nasociliaris

A. carotis int.
mit Plexus
cavernosus

Ggl. cervicale
cran.

Th₁

R. communicans albus

Abb. 211. Das Ganglion ciliare mit seinen
Assoziationen (modifiziert nach Clara)

den Radices sympathicae, die aus dem Plexus caroticus kommen, sich zunächst dem
1. Trigeminusast anschließen und mit ihm durch die Fissura orbitalis sup. in die Orbita
gelangen; sie stammen aus dem Centrum ciliospinale (C 8, Th 1) und werden im Ganglion cervicale sup. umgeschaltet. Die Radix sensitiva und die Radices sympathicae
erfahren hingegen im Ganglion ciliare keine Umschaltung. Die aus dem Ganglion austretenden 6–10 Nn. ciliares breves ziehen in dichter Nachbarschaft des Fasciculus
opticus zum Bulbus und durchdringen die Sklera unmittelbar am Eintritt des
Fasciculus opticus, um dann innerhalb des Bulbus zum Ziliarkörper und zur Iris zu
ziehen.

Das Centrum ciliospinale liegt im unteren Halsmark und oberen Dorsalmark und versorgt den M. dilatator pupillae, den glatten M. tarsalis sup. und den M. orbitalis, der
die Fissura orbitalis inferior überspannt und abschließt. Seine Neurone gehen von hier
aus durch die 8. Zervikal- und die 1. Thorakalwurzel sowie durch deren Ramae communicantes zum Ganglion cervicale inferior, dem untersten Abschnitt des Halssympathikus, danach durch das mittlere und das obere Halsganglion; sie bilden den
sympathischen Karotisplexus. Das Centrum ciliospinale erhält Impulse von einem bulbären Zentrum.

Die *Pupillenweite* ist physiologischerweise abhängig von zentralnervösen Einflüssen;
wegen dieser Abhängigkeiten schwankt die Pupillenweite zwischen einer Miosis mit
einem Pupillendurchmesser von 2 mm und weniger und einer Mydriasis mit einem

Pupillendurchmesser von 4 mm und darüber ständig hin und her. Die durchschnittliche Pupillenweite ist abhängig vom Lebensalter: Bei Neugeborenen beträgt sie 2 mm, im mittleren Alter 3–4 mm, im Greisenalter wieder 2 mm. Frauen neigen zu durchschnittlich weiteren Pupillen als Männer. Die Pupillenfläche bei Hell- und Dunkeladaptation verhält sich etwa wie 1 : 16.

Die Weite beider Pupillen ist fast gleich, wenn man Differenzen unter 0,5 mm nicht mit berücksichtigt. Gröbere Anisokorien bei jüngeren Personen sollen für ein unausgeglichenes vegetatives System sprechen. Ideal runde Pupillen sind selten, besonders im Alter. Auch Erkrankungen, Ödem, Blutfülle und gewebliche Rigidität der Iris beeinflussen die Pupillenweite in Einzelfällen maßgeblich.

Von den sehr zahlreichen *pupillometrischen Methoden* eignen sich für neuropathologische Zwecke besonders die Messung durch Vergleich der jeweilig bestehenden Pupillenweite mit einer Skala von runden Kreisflächen. Am einfachsten geschieht das mit der Meßskala von Haab. Eine besonders exakte Messung ist mit dem Pupillometer nach Thomas möglich. Macht sich eine photographische Registrierung der Pupillenweite erforderlich, o empfiehlt sich die Anwendung eines Elektronenblitzes, der die Einwirkung des Lichtreflexes ausschaltet.

9.3.   Normale Pupillenreflexe

Lichtreflex

Mannigfaltig sind die reflektorischen Abhängigkeiten der Pupillenreaktion. Für die klinische Diagnose ist der Lichtreflex am wichtigsten (Abb. 212–213). Der afferente Schenkel seiner Bahn führt von der Retina mit dem Sehnerven zum Chiasma, wo er ebenso wie die Sehnervenfasern eine Halbkreuzung erfährt, zweigt kurz vor dem primären Sehzentrum im Corpus geniculatum lat. von der Sehbahn ab und gelangt über das Vierhügelgebiet zu den Okulomotoriuskernen. Der efferente Schenkel des Reflexbogens führt von hier aus als Teil des N. oculomotorius über das Ganglion ciliare und die Ziliarnerven zum Bulbus. Weil das Kerngebiet von beiden Netzhäuten her Impulse erhält, bringt die Belichtung eines Auges auch eine Pupillenverengung beider Augen mit sich.

Die Kenntnisse über die Lichtreflexbahn sind allerdings noch in vielem unsicher, insbesondere der Verlauf der Pupillenbahn zwischen Corpus geniculatum und Okulomotoriuskerngebiet. Desgleichen ist es immer noch strittig, ob es für die Pupillenbahn besondere motorische Fasern im Sehnerven gibt (dualistische Theorie) oder ob das Sehen und die Pupillenreaktion von den gleichen Faserelementen fortgeleitet wird (unitarische Auffassung). Entsprechend zahlreich sind die hypothetischen Vorstellungen und Schemata.

Die Lichtreaktion der Pupille des belichteten Auges bezeichnet man als direkte, die

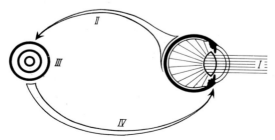

Abb. 212. Schema des Regelkreises der Pupillenreaktion auf Licht

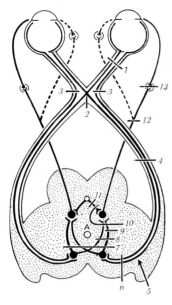

Abb. 213. Schematische Darstellung der topographisch verschiedenen Läsionen der Pupillenbahnen (modifiziert nach Duke-Elder)
1. Nervus opticus: Amaurose des rechten Auges, Visus des linken Auges ist normal. Direkter Lichtreflex am rechten Auge fehlt. Konsensueller Lichtreflex am linken Auge normal
2. Chiasma (zentrale Läsion): Bitemporale Hemianopsie. Hemianopische bitemporale Pupillenreaktion
3. Chiasma (seitliche Läsion): Binasale Hemianopsie. Hemianopische binasale Pupillenreaktion
4. Tractus: Homonyme Hemianopsie. Hemianopische Pupillenreaktion nach Wernicke
5. Corpus geniculatum laterale: Homonyme Hemianopsie. Pupillenreaktion intakt
6. Prätektale Region: Hemianopische Pupillenreaktion nach Wernicke ohne homonyme Hemianopsie
7. Prätektale Region: Argyll-Robertson-Phänomen (beidseitig) mit Erhaltung der Konvergenz- und der psychosensoriellen Reaktionen
8. Prätektale Region: Einseitiges Argyll-Robertson-Phänomen
9. Prätektale Region: Atypisches einseitiges Argyll-Robertson-Phänomen, aufgehobener direkter Lichtreflex des rechten Auges. Erhaltener konsensueller Lichtreflex am rechten Auge bei Beleuchtung des linken Auges
10. Edinger-Westphal-Kern: Einseitige „starre Pupille" (Mydriasis mit Areflexion der Pupille)
11. Edinger-Westphal-Kern: Isolierte Aufhebung der synkinetischen Kontraktion (inverses Argyll-Robertson-Phänomen)
12. Nervus III: Einseitige „starre Pupille" (mit Lähmung von N. III)
13. Ganglion ciliare: Einseitiges Argyll-Robertson-Phänomen des rechten Auges (mit Mydriasis) oder „starre Pupille"

gleichzeitig eintretende Miosis am anderen Auge als konsensuelle Lichtreaktion. Latenzzeit, Kontraktionsgeschwindigkeit und Kontraktionsgröße sind meistens an beiden Augen quantitativ wie qualitativ gleich. Eine Miosis kann auch durch eine bloße Lichtvorstellung ausgelöst werden.

Ist der Lichteinfall ins Auge beendet, so erweitert sich die Pupille nicht allein deswegen, weil der parasympathische Impuls aufhört, sondern es ist wahrscheinlich, daß diese Erweiterung von speziellen Nervenfasern durch Vermittlung des Sympathikus erfolgt. Bei seitlichem Lichteinfall ist die der Lichtquelle nähere Pupille enger als die weiter entfernte Pupille.

Die *Prüfung der Lichtreaktion* nimmt man am besten in einem abgedunkelten Raum mit einer Lampe vor; man leuchtet abwechselnd in das eine und das andere Auge, wobei die direkte und die konsensuelle Lichtreaktion beobachtet werden. Der Patient soll bei diesen Prüfungen in die Ferne und nicht auf die Lampe schauen, damit es nicht zum Naheinstellungsreflex kommt. Die Prüfung kann man auch im Tageslicht vornehmen, indem man den Patienten zum Fenster blicken läßt und ihm die Augen abwechselnd abdeckt. Bei Diabetikern zeigt sich eine deutliche, aber individuell sehr unterschiedliche Einschränkung der optischen Blendenfunktion der Pupille (Gliem 1972).

Offensichtlich ist der Verlauf der Lichtreflexbahn noch nicht endgültig geklärt, zumal die Pupillenreaktion letztlich vom gesamten Gehirn stimuliert wird. Möglicherweise bedarf die klassische Lehre von der Pupillenreflexbahn einer Überarbeitung. Auf diese Notwendigkeit deuten vor allem die Ergebnisse der pupillomotorischen Perimetrie mit schwellennahen Lichtreizen an Sehhirnverletzten hin (Pupillenperimetrie nach Harms, Aulhorn und Ksinsik 1973).

Naheinstellungsreaktion

Die Naheinstellungsreaktion (Konvergenzreaktion), bei der sich die Pupille verengt, ist mit Konvergenz und Akkommodation gekoppelt. Ihre Bahn umgeht das Ganglion ciliare; eine Läsion des Ganglion ciliare hat somit eine Aufhebung der Lichtreaktion, aber nicht der Naheinstellungsreaktion zur Folge. Ferneinstellung ist verbunden mit einer Erweiterung der Pupille.

Die Naheinstellungsreaktion ist weder ein direkter Reflex noch eine Mitbewegung im üblichen Sinne, sondern eher eine Zweckbewegung – auf jeden Fall jedoch ein Teilvorgang einer koordinierten Bewegungsgruppe. Der Weg bis zum Naheinstellungszentrum im Kerngebiet des N. oculomotorius ist nicht der gleiche wie der der Lichtreaktion; vermutlich führt er über das hypothetische supranukleäre Zentrum für das Nahesehen. Vielleicht ist die Pupillenreaktion bei Konvergenz an die Innervation der äußeren Augenmuskeln und nicht an die der inneren geknüpft.

Will man die Konvergenzreaktion prüfen, so läßt man den Patienten in die Ferne schauen und hält dann in seine Fixierlinie einen Finger oder einen Bleistift, der vom Patienten fixiert werden muß. Die Stärke des einfallenden Lichtes muß dabei gleich bleiben; irgendwelche Änderung der Blickrichtung ist deshalb zu vermeiden.

Lidschlußreaktion

Die Lidschlußreaktion wird der Beobachtung zugängig, indem der Untersucher den Lidspalt des Patienten offenhält und ihn auffordert, energisch das Lid zu schließen. Sie wird also ausgelöst durch kräftigen Lidschluß und führt zu einer Miosis. Da für sie zweifellos das Orbikulariszentrum eine ausschlaggebende Rolle spielt, wird sie auch als Orbikularisphänomen bezeichnet. Wie bei der Naheinstellungsreaktion handelt es sich mehr um eine Mitbewegung als um einen isolierten Reflexvorgang.

Sofern es bei der Prüfung der Lichtreaktion zu einem unwillkürlichen Lidschluß kommt, kann die Lidschlußreaktion eine intakte Lichtreaktion vortäuschen: Es muß daher bei der Prüfung der Lichtreaktion peinlichst darauf geachtet werden, daß Lidschlußreaktionen bei der plötzlichen Belichtung des Auges unterbleiben. Die Nachweisbarkeit der Lidschlußreaktion deutet auf einen intakten Edinger-Westphal-Kern hin.

Psychoreaktionen

Psychoreaktionen der Pupille beruhen auf reflektorisch ausgelösten Schwankungen im vegetativen Tonus, bei denen die Hirnrinde zweifellos eine wichtige Rolle spielt. Eine Verengung der Pupille erfolgt bei einer Reizung des Trigeminus durch Schmerzempfindungen mäßiger Art, beispielsweise durch einen Hornhautfremdkörper. Starke Schmerzempfindung führt hingegen zu einer Mydriasis (pathischer Reflex). Will man die Pupillen reaktion auf Schmerzempfindung prüfen, kneift man den Patienten in den Handrücken bzw. in den Unterarm. Die Schmerzreaktion der Pupille kann durch ein sog. Algopupillogramm (APG) nachgewiesen werden (Krüger 1978). Zu einer Miosis kommt es bei Vestibularisreizung, im Schlaf und in Narkose.

Infolge gesteigertem Sympathikus- und gedämpftem Sphinktertonus kommt es bei intensiven psychischen, sensorischen und sensiblen Reizen sowie in der Erregung wahrscheinlich aufgrund von Impulsen aus dem Hypothalamus zu einer Mydriasis, desgleichen bei Angstzuständen, im Gefahrenstadium einer Narkose und im epileptischen Anfall. Psychische Reize wirken bei starken Alkoholikern nur sehr rudimentär, bei Schizophrenen oft überhaupt nicht.

Eine Pupillenverengung erfolgt des weiteren nach Nahrungsmittelaufnahme und bei energischer Ausatmung, eine Pupillenerweiterung bei tiefer Einatmung, nach massiver

Anstrengung und im Erschöpfungszustand. Beim extremen Seitwärtsblick ist eine Mydriasis des abduzierten Auges zu beobachten; auch Malaria und Hemianopsie führen zu einer Anisokorie.

Vor dem Tode, also in der Agonie, tritt maximale Miosis ein. Im Augenblick des Todes und gleich nach dem Tode ist die Pupille zunächst mydriatisch und geht nach etwa 10 Stunden wieder in eine Miosis über. 24 Stunden post mortem ist eine Mittelstellung erreicht. Gleich nach Eintritt des Todes wird die mehr oder weniger erweiterte Pupille bei Druck mit dem Finger auf den Bulbus durch die Lider hindurch deformiert. Dieses *Jollsche Zeichen* ist seitens der Augen das einzige Todeszeichen von praktischer Bedeutung.

Bei galvanischer Durchströmung des Auges kommt es zur Miosis (*galvanischer Pupillenreflex*), desgleichen bei Aufsetzen einer tönenden Stimmgabel auf den Warzenfortsatz (*otogener Pupillenreflex*). Eine Mydriasis wird bei Labyrinthreizung ausgelöst (*vestibulärer Pupillenreflex*).

9.4.   Pupillendiagnostik

Die Pupillenreaktionen sollen nicht allein auf ihr Vorhandensein, sondern auch auf Qualität und Quantität hin beurteilt werden, d. h. es muß registriert werden, ob sie ausgiebig, prompt, gesteigert, nur angedeutet, unausgiebig, träge sind oder ob sie überhaupt fehlen. Vor Prüfung der Pupillenreaktionen sollte man ausschließen, daß äußerlich oder innerlich pupillomotorisch wirksame Medikamente wie Atropin, Skopolamin, Belladonna usw. angewendet worden sind und daß Verklebungen der Iris mit der Linse (hintere Synechien) bestehen.

Für die Pupillendiagnostik sind Erweiterungsreflexe wesentlich weniger bedeutungsvoll als Verengungsreflexe. Dem entspricht, daß der M. dilatator pupillae eine eindeutig geringere funktionelle Bedeutung hat als der Sphinkter, zumal auch seine Muskelkraft viel geringer ist. Eine Pupillendilatation kommt letztlich mehr dadurch zustande, daß der Tonus des Sphinkters gehemmt wird. Bei intensiven sensiblen, schmerzhaften Reizen ist die Sympathikusinnervation der Pupille allerdings etwas erheblicher; sie steht aber auch dann noch immer hinter der Sphinkterfunktion zurück, so daß z. B. bei der absoluten, der reflektorischen und der pseudoreflektorischen traumatischen Pupillenstarre Pupillenreaktionen auf sensible und psychische Reize nicht erfolgen.

Die *pharmakodynamische Pupillenprüfung* (Abb. 214) wird mit Kokain, Atropin, Adrenalin und Pilokarpin durchgeführt, z. B. zur Differenzierung einer Sympathikusschädigung im 1., 2. oder 3. Neuron, bei der Diagnostik der reflektorischen Pupillenstarre sowie zur Feststellung einer Pupillotonie. Sowohl nach Pilokarpin als auch nach Kokain stellt sich normalerweise allmählich eine einheitliche Pupillenweite trotz relativ unter-

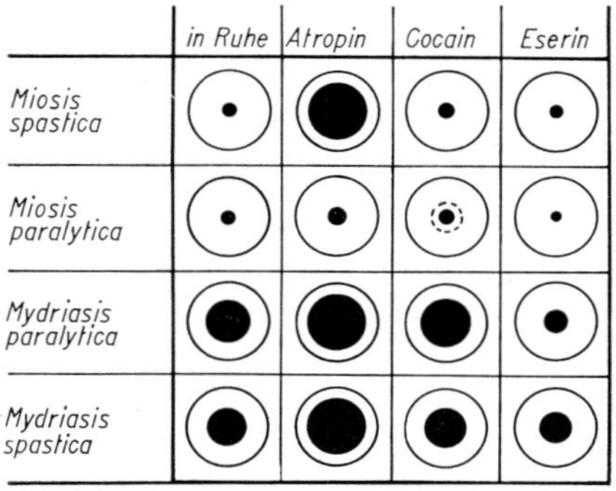

	in Ruhe	Atropin	Cocain	Eserin
Miosis spastica				
Miosis paralytica				
Mydriasis paralytica				
Mydriasis spastica				

Abb. 214. Medikamentöse Beeinflussung der Pupille bei verschiedenen Erkrankungszuständen (modifiziert nach Coppez)

schiedlicher Anfangsweiten ein. Die Pilokarpineinwirkung sollte mindestens 30 Minuten beobachtet werden. Beachtung bei der Beurteilung verdient, daß physiologische Differenzen in der Weite zwischen rechter und linker Pupille nicht selten, in Ausnahmefällen sogar erheblich sind. Augen mit dunkelbrauner Iris reagieren sowohl auf Pilokarpin als auch auf Kokain zuweilen besonders träge. Alter und Ausgangsweite der Pupille spielen für die medikamentöse Pupillenreaktion eine so entscheidende Rolle, daß bei der Beurteilung pupillopharmakologischer Reaktionen in erster Linie die Veränderbarkeit, aber nicht die absolute Weite der Pupille ausschlaggebend ist.

Nach akuten *Schädel-Hirn-Traumen* hat diagnostisch nicht nur die Bewußtseinslage, sondern auch Größe und Lichtreaktion der Pupille Bedeutung. Eine Pupillenstarre deutet auf eine Raumverdrängung hin (epidurales oder subdurales Hämatom, intrazerebrales Hämatom, Hirnödem nach Contusio cerebri), meist auf der gleichen Seite der Pupillenerweiterung. Manchmal zeigt sich eine kurzfristige und deswegen oft übersehene Miosis, vermutlich durch Reizung des gleichseitigen Okulomotorius. Bei einer Compressio cerebri kommt es zu einer Pupillenerweiterung bei erhaltener Licht- und Konvergenzreaktion. Dieser Zustand hält lange an und betrifft vornehmlich nicht zu

Tabelle 6. Störungen der Pupillomotorik (Schematische Darstellung)

Art der Störung	Topographie des Krankheitsprozesses	Pupillenweite (in mm) etwa
Normales Pupillenverhalten		2,5
Mydriasis spastica (Sympathikusreizung)	Grenzstrangreizung, Reizung des Sympathikus	4,0
Miosis paralytica (Sympathikusparese)	Sympathikuslähmung (Hornerscher Symptomenkomplex)	2,0
Miosis spastica (Parasympathikusreizung)	Parasympathikusreizung	2,0
Mydriasis paralytica Parasympathikusparese, absolute Pupillenstarre)	Parasympathikusparese Störung des Sphinkterkernes N. III, des N. oculomotorius oder des M. sphincter pupillae	4,5 oft entrundet
Unvollständige absolute Pupillenstarre	wie bei der Mydriasis paralytica	4,0 oft entrundet
Pseudoreflektorische Pupillenstarre	wie bei der Mydriasis paralytica, Sonderform der unvollständigen Pupillenstarre	4,0 oft entrundet
Amaurotische Pupillenstarre (Reflextaubheit)	Schädigung der Netzhaut, des Fasciculus und Tractus opticus bis zum Corpus geniculatum laterale	3,0
Reflektorische Pupillenstarre (Argyll Robertson)	Störung der Pupillenreflexbahn zentral vom Edinger-Westphal-Sphinkterkern	2,0
Pupillotonie	ungeklärt	4,5

schwere Schädel-Hirn-Traumen. Bei zunehmender Somnolenz geht die direkte und konsensuelle Lichtreaktion verloren. Eventuell ist die Pupille dabei entrundet und vollkommen lichtstarr. Das ist fast immer bei völliger Bewußtlosigkeit der Fall, meistens vergesellschaftet mit einer Lähmung der vom Okulomotorius versorgten äußeren Augenmuskeln. Kurz vor dem Exitus letalis wird dann auch eine Mydriasis und Lichtstarre der gegenseitigen Pupille deutlich, meistens verbunden mit Streckkrämpfen. Bei hohem Hirndruck entstehen Sympathikusreizsymptome, die Pupillen sind maximal weit (Huber 1974).

9.5. Sympathikusreizung (Mydriasis spastica)

Eine extreme, pathologisch gesteigerte Reizung der pupillomotorisch wirksamen sympathischen Zentren und Fasern (Abb. 215) führt zu einer spastischen mydriatischen Starre (Tab. 6). Darunter versteht man einen Kontraktionszustand des Dilatators, der meist mit einer Hemmung des Sphinktertonus vergesellschaftet ist. Bei weniger aus-

Atropin 1%	Kokain 3–5%	Eserin 0,5%	Direkte Lichtreaktion	Konsensuelle Lichtreaktion	Naheinstellungsreaktion	Lidschlußreaktion
6,0	3,7	1,3	+	+	+	+
8,0	4,0	3,5	±	±	±	+
3,5	2,0	1,3	(+)	(+)	(+)	(+)
6,0	2,0	2,0				—
7,0	6,0	3,0	—	—	(+)	+
6,5	5,5	3,0	— oder ±	— oder ±	+ träge	+
6,5	5,5	3,0	—	—	+ träge	+
6,5	4,0	1,3	—	+	+	+
3,5	2,0	1,2	— oder träge	— oder träge	+ oder + +	+ oder + +
8,0	8,0	1,0	— (selten ±, tonisch)	— (selten ±, tonisch)	+ tonisch	+ tonisch

geprägten Fällen liegt nur eine mydriatische Trägheit vor. Eine homolaterale Sympathikusreizung hat neben der Mydriasis auch Exophthalmus und Lidspaltenerweiterung zur Folge, gleichsam das Gegenstück zum Horner-Claude-Bernard-Syndrom. Verstärkte Dilatatorinnervationen treten vor allem bei Schmerzen und heftigen sensiblen Reizen auf. Sie bleiben jedoch unterschwellig, sofern eine pathologische Miosis vorliegt, beispielsweise bei absoluter Pupillenstarre und bei der Lichtstarre der Tabiker und Paralytiker. Bei Dementia praecox und im Verlauf groborganischer Hirnerkrankungen gehen die sensiblen Reaktionen ebenso wie die Psychoreflexe allmählich verloren, bei manisch-depressivem Irresein und bei funktionellen Geistesstörungen fehlen sie hingegen noch nicht. Eine sympathische Reizung auf psychosensorischem Wege löst meistens zugleich eine parasympathische Hemmung, also eine Untererregbarkeit des Parasympathikus aus.

Zu einer mydriatischen Starre kommt es im epileptischen Anfall, ebenfalls im pathologischen Alkoholrausch, wohingegen bei einem geringen Rausch die Pupillenreaktionen intakt, möglicherweise sogar gesteigert sind. Je höher der Blutalkoholgehalt ist, um so seltener werden mittelweite Pupillen und um so häufiger sind weite oder enge Pupillen. Eine mydriatische Starre kann auch nach Contusio cerebri durch zentrale Reizung in Erscheinung treten, wobei die weitere Pupille auf die Seite des größeren Schadens hinweist bzw. hinweisen kann.

Eng mit der mydriatischen Starre verwandt bzw. mit ihr identisch ist die *katatonische Pupillenstarre*, die für Schizophrenie, Postenzephalitis und für andere extrapyramidale Erkrankungen typisch ist. Im hysterischen Anfall können psychische und sensible Reize eine mydriatische Starre auslösen. Bei Epileptikern, Hysterikern, manisch-depressiven Geisteskranken und Psychopathen wird zuweilen eine sympathische Hyperreflexie als Reflexsteigerung beobachtet, der allerdings keine differentialdiagnostische Bedeutung zukommt.

Die Reizung des Sympathikus spielt eine relativ geringe klinische Rolle. Die durch sie ausgelöste Mydriasis spastica ist nicht selten vergesellschaftet mit mäßigem Exopthalmus und geringer Lidspaltenerweiterung. Sie tritt auch als vorübergehender Zustand vor einer Sympathikuslähmung anfallsweise auf und deutet dann auf pathologische Prozesse im Halsbereich.

Reizung des Halssympathikus durch pleuropulmonale tuberkulöse Prozesse ist nicht selten, weil sympathische Fasern über die Pleurakuppe hinwegziehen. Zuweilen ist eine

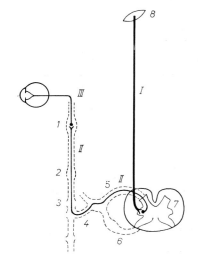

Abb. 215. Schematische Darstellung des dreineuralen Systems der sympathischen Pupilleninnervation (nach Förster u. Gugel 1932)

1 Ganglion cervicale sup., *2* Ganglion cervicale med., *3* Ganglion cervicale inf., *4* Ramus communicans, *5* Ramus ant., *6* Ramus post., *7* C_8–Th_2; *8* Hypothalamus; *I* 1. Neuron, *II* 2. Neuron, *III* 3. Neuron

solche Reizung latent und nur dadurch erkennbar, daß die Atropineinwirkung auf dem seitengleichen Auge wesentlich länger anhält als auf dem anderen Auge. Bei Lungen- und Pleuraprozessen, besonders bei Prozessen an der Lungenspitze, aber auch bei Entzündungen und Reizzuständen im Abdomen (akute Appendizitis, Ulcus ventriculi und duodeni, Erkrankungen der Gallenblase, des Pankreas und der Milz) und sogar bei Herzfehlern entspricht die Seite der Mydriasis der Seite der Erkrankung. Auch bei einseitiger Migräne kommt es zur Mydriasis spastica.

Bei erheblicher Traumatisation des Schädels muß eine einseitige Mydriasis an ein gleichseitiges subdurales Hämatom denken lassen. Dabei findet sich aber eine Mydriasis fast nur in den akuten Fällen; die Mydriasis hat auch hier Bedeutung für die Seitenlokalisation.

9.6. Sympathikusparese (Miosis paralytica)

Häufiger als eine Reizung ist die Lähmung des Sympathikus (Miosis paralytica) (Tab. 7, Abb. 216). Sie gehört zusammen mit der Ptosis und dem meistens gar nicht oder nur gering ausgebildeten Enophthalmus zum Symptomenkomplex von Claude-Bernard-Horner (Claude-Bernard-Trias oder Horner-Syndrom), das 1868 erstmals beschrieben worden ist. Frauen sind etwa doppelt so oft betroffen wie Männer.

Eine Licht- und Konvergenzreaktion ist bei der durch Sympathikusparese ausgelösten Miosis noch nachweisbar; die Erweiterungsfähigkeit in der Dunkelheit und auf Kokain ist ungenügend oder fehlend. Auch Psychoreflexe und Pupillenunruhe sind noch vorhanden; wahrscheinlich ist für sie die Dilatatorfunktion weniger wichtig als die Sphinkterhemmung. Das Horner-Syndrom kommt auch angeboren vor, wenn auch sehr selten (Weinstein u. Mitarb. 1980).

Tabelle 7. Die Lokalisation der Störung bei einer Miosis paralytica (Hornerscher Symptomenkomplex) (variiert nach H. K. Müller u. Mitarb. 1949)

Sitz der Läsion	Pupillenverhalten		
	a) auf der Seite der Erkrankung b) auf der gesunden Seite		
	1. auf Kokain (3–5%ig)	2. auf Suprarenin (1 Tropfen 1:1000)	3. auf Schmerz
I. Neuron (Hypothalamische Zentren-Medulla-Halsmark-C_8 und Th_1)	a) (starke) Erweiterung b) Erweiterung	a) keine Änderung b) keine Änderung	a) starke Erweiterung b) Erweiterung
II. Neuron (Halsmark [Centrum ciliospinale Budge]-Grenzstrang [Ganglion cervicale craniale])	a) keine Änderung b) Erweiterung	a) keine Änderung b) keine Änderung	a) keine oder nur geringe Erweiterung b) Erweiterung
III. Neuron (Ganglion cervicale craniale-Plexus caroticus-N. trigeminus – M. dilatator pupillae)	a) keine Änderung b) Erweiterung	a) Erweiterung b) keine Änderung	a) keine oder nur geringe Erweiterung b) Erweiterung

Der Enophthalmus entsteht durch eine Parese des M. orbitalis (Landström), die Lidspaltenverengung durch eine Parese des sympathisch innervierten M. tarsalis sup.
(Müllerscher Muskel).
Zuweilen findet man dabei auch die für eine Sympathikusparese typische Hypofunktion
der Schweißsekretion (Anhydrosis), eine Lähmung der Vasomotoren und eine Hemiatrophia faciei auf der gleichen Gesichtshälfte. Die verminderte Schweißsekretion ist
meistens Symptom des Spätstadiums. Sofern die Läsion im Bereich der A. carotis interna
liegt, ist die Schweißsekretion in der Gesichtshaut normal.
Nicht selten kommt es außerdem, besonders bei Jugendlichen, als Symptom einer
Mikroform des Status dysrhaphicus zu einer *Heterochromie der Iris* (Fuchs) mit atro-

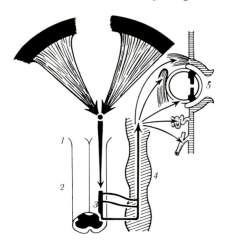

Abb. 216. Schema zur Erläuterung des Hornerschen
Symptomenkomplexes bei hochsitzenden Rücken-
marksläsionen
(*1* Medulla oblongata, *2* Halsmark, *3* Centrum spinale,
4 Halssympathikus, *5* Auge)

phischer, pigmentarmer Iris, Präzipitaten auf der Descemetschen Membran, später mit
einer Cataracta heterochromatica und gegebenenfalls mit einem Glaukom. Weitere
Symptome des Status dysrhaphicus: Trichterbrust, übermäßig große Spannweite der
Arme, Differenzen in der Form der Mammae sowie verschiedene Pigmentierungen der
Warzenhöfe (die kleinere Mamma und der pigmentarme Warzenhof befinden sich auf
der Seite der helleren Iris und des Horner-Syndroms), Akrozyanose der Hände, Paresen
der Nn. V–VII, Krümmungsanomalien der Wirbelsäule und der Finger, Schweiß-
reaktions- und Behaarungsanomalien, Schwimmhautbildung, Gesichtsasymmetrie. Ur-
sache dieses Status sind embryonale Gliosen und Höhlenbildungen im unteren Zervikal-
bzw. oberen Thorakalmark.
Gelegentlich wird beim Horner-Syndrom eine Herabsetzung des intraokularen Druckes,
eine Epiphora, eine Gefäßhyperämie der Retina, Uvea und Konjunktiva festgestellt.
Wegen dieser Symptomatik wurde eine Resektion des Halssympathikus und seiner
Ganglien als Therapie beim Glaukom und bei der Thyreotoxikose versucht. Die linke
Seite scheint extrem bevorzugt befallen zu sein.
Zur Differenzierung, ob die Schädigung des Sympathikus im 1., 2. oder 3. Neuron liegt,
dienen Tabelle 8 und Abbildung 217. Bei Läsion des 3. Neurons des Sympathikus vermag Adrenalin ($1^0/_{00}$), als Augentropfen appliziert, die Pupille etwas zu erweitern
(normalerweise kommt es bei dieser geringprozentigen Lösung zu keinem pupillomotorischen Effekt), wahrscheinlich deswegen, weil Adrenalin als sympathischer Wirkstoff
nach einer Sympathikusparese nicht mehr gebildet wird, der Muskel aber noch auf
diesen Wirkstoff reagieren kann und mit der Zeit darauf sogar überschießend reagiert.
Bei Läsion des Sympathikus im 2. und 3. Neuron bleibt eine Kokaineinwirkung auf
die Pupillenweite aus bzw. der mydriatische Effekt ist nur sehr geringgradig (eine

Tabelle 8. Differentialdiagnostische Tabelle für die Unterscheidung der Läsionen der einzelnen Glieder der 3 Neurone der sympathischen Pupillenbahn (nach Foerster und Gagel)

	Neuron III	Neuron II	Neuron I
Atropin	+	+	+
Kokain	—	—	++
Adrenalin	+++	—	—
Schmerzreiz	(∓)	(∓)	++

normale Pupille erweitert sich auf zweiprozentige Kokainaugentropfen in etwa 20 Minuten ausgiebig); Kokain kann im Gegensatz zu Adrenalin den M. dilatator pupillae nur über den sympathischen Wirkstoff reizen.

Bei einer Läsion des ersten Sympathikusneurons oberhalb des Centrum ciliospinale vermag Adrenalin die Pupille nicht, Kokain hingegen wie normal zu erweitern. Bei Paresen, deren Ursache im Bereich des ersten Neurons liegt, fehlt die Ptosis häufig.

Liegt der Ort der Läsion zentral vom Centrum ciliospinale, also supranukleär, so kann es wegen Fehlens der zentralen Hemmung auch zu einer sehr starken Mydriasis kommen.

Ursachen des Syndroms sind kongenitale, entzündliche, traumatische, degenerative oder neoplastische Erkrankungen im Bereich des Halssympathikus oder seiner Ganglien in Höhe von C 7, C 8, Th 1 und Th 2, der ziliospinalen Zentren oder der Wurzeln der Neurone dieser Segmente, der Medulla oblongata bzw. der Formatio reticularis. Bei der Hälfte der Fälle mit Hornerschem Symptomenkomplex liegt eine Erkrankung des Zentralnervensystems vor.

Ursachen können außerdem sein: Verletzungen im Halsbereich, zervikale und medulläre Tumoren, Hirnstammtumoren, Ösophagustumoren, Aneurysmen der Karotis, Karotisthrombosen, Thrombose der A. cerebellaris inf. post., Drüsenmetastasen, Tumoren sympathischen Ursprungs (Sympathome), Tabes, Syringomyelie, Syringobulbie, spinale progressive Muskeldystrophie, Pachymeningitis, Multiple Sklerose, Poliomyelitis, Hämatomyelie, Rückgratverkrümmung, Pleuritis, Läsionen des oberen Mediastinums, pleuropulmonale Komplikationen, Lungentuberkulose, Pneumothorax, Teilparesen des Diaphragmas, Lungentumoren, Aneurysmen der Aorta, Mediastinaltumoren, Tumoren des

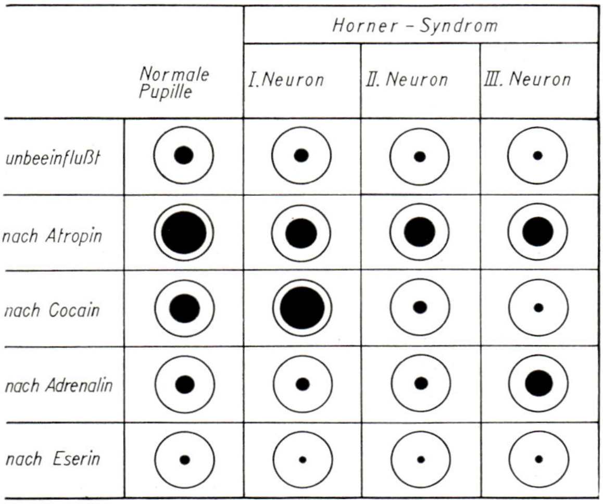

Abb. 217. Medikamentöse Beeinflussung der Pupille beim Horner-Syndrom

Rückenmarkes, Radikulitis, Neuritis des Brachialplexus, Lymphdrüsenvergrößerung, Struma, Schädigung nach Halsoperationen und beim Geburtsvorgang, Druckwirkung einer Halsrippe, Verletzung oder Entzündung des Plexus brachialis (Klumpke-Lähmung). Bing sah den Hornerschen Symptomenkomplex auch bei Angio- und Trophoneurosen des Gesichtes (Sklerodermie, Zoster faciei u. a.). Halssympathikuslähmungen kommen auch angeboren und hereditär vor.

Der Hornersche Symptomenkomplex ist beteiligt beim *Déjerine-Klumpke-Syndrom* (untere Plexuslähmung) durch Läsion der 7. und 8. Zervikal- und der 1. Thorakalwurzel sowie der entsprechenden Sympathikusfasern durch Trauma bzw. durch Druck einer Halsrippe; beim *Fegeler-Syndrom*, charakterisiert durch einen posttraumatischen Naevus flammeus im Trigeminusbereich; beim *Wallenberg-Syndrom* (laterales Oblongata-Syndrom) infolge Schädigung der lateralen Medulla oblongata meistens aufgrund der Sklerose der A. vertebralis und der A. cerebelli inf. post. durch Lues und Embolie; beim *lateralen Pons-Syndrom*; beim *Hinterhorn-Syndrom*; beim *Pancoast-Syndrom* (Lungenspitzen-Syndrom), verursacht durch einen polymorphzelligen, schnell wachsenden, bösartigen Lungenkrebs im medialen Teil der Pleurakuppel, der den Sympathikus beeinträchtigt; beim *Kofferath-Syndrom*, einer einseitigen, meist geburtstraumatisch bedingten Zwerchfellähmung; beim *Cestan-Chenais-Syndrom*; *beim Babinsky-Nageotte-Syndrom*; *beim paratrigeminalen Sympathikus-Syndrom nach Raeder.*

9.7.   Reizung des Parasympathikus (Miosis spastica)

Bei Störungen der Pupillenreaktion spielt der Okulomotorius mit seinem Kerngebiet und damit die Funktion des Sphincter pupillae die entscheidendere Rolle als der Sympathikus.

Kommt es zu Reizzuständen des Parasympathikus im Okulomotoriussystem, beispielsweise bei einer Meningitis, Enzephalitis oder bei Tumorwachstum, so entsteht eine Miosis spastica, meist vergesellschaftet, mit einem Akkommodationsspasmus. Sie pflegt bald in eine Mydriasis paralytica überzugehen, ist also ein Prodromalstadium der Okulomotoriuslähmung.

Sowohl beim akuten als auch beim chronischen okulo-parasympathischen Syndrom, bei akuten bzw. chronischen Otitiden, überstandenen Mittelohr- und Adhäsivprozessen kann es zur seitengleichen Miosis kommen, besonders bei Kindern, da bei ihnen der Druck des Exsudates bzw. toxische Einwirkungen ausgiebiger wirksam werden. Marihuana verursacht eine dosisabhängige Verengung der Pupille. Alkohol hat keinen Einfluß auf die Pupille (Brown u. Mitarb. 1977).

9.8.   Absolute Pupillenstarre (Mydriasis paralytica)

Reagiert die Pupille direkt und konsensuell weder auf Licht noch auf Naheinstellung, so spricht man von einer absoluten (kompletten) Pupillenstarre (*Areflexie der Pupille*). Sie kommt ein- und beidseitig vor, die betroffene Pupille ist mydriatisch (Lähmungsmydriasis). Besonders für Lichtreize und weniger für die Naheinstellung kann sie auch unvollständig sein und bereitet dann oft besondere diagnostische Schwierigkeiten. Die Lidschlußreaktion ist von der Starre meist ausgenommen. Ursache der absoluten Pupillenstarre ist ein Schaden in Nerv oder Kerngebiet des Okulomotorius. Für sie sind Einseitigkeit (von Intoxikationen abgesehen), Mydriasis und träge Konvergenzreaktion charakteristisch.

Aus der *Pupillenweite* lassen sich bei der absoluten Starre gewisse topische Rückschlüsse ziehen. Bei einer Pupillenweite mittleren Ausmaßes liegt meistens ein Schaden im Kernbereich und im Okulomotoriusnerven vor, da sich dabei noch der Eigentonus des Ganglion ciliare auswirken kann. Ist auch das Ganglion ciliare ergriffen bzw. die Nervenfasern peripher von ihm, dann nimmt die Mydriasis starke Ausmaße an.

Eine absolute Starre wird aber auch durch supranukleäre Schäden hervorgerufen. Dabei zeigt sich eine verstärkte Lidschlußreaktion: Die Lidschlußmiosis wird vom Orbikulariszentrum im Gebiet des N. facialis intendiert und deswegen teilweise auch als Orbikularisphänomen bezeichnet. Dieses Zentrum bleibt bei supranukleären Läsionen nicht nur ungeschädigt, sondern ist offenbar sogar weniger gehemmt.

An und für sich wären bei der absoluten Pupillenstarre Pupillenreaktionen durch Einwirkung des Sympathikus denkbar. Jedoch spielen normalerweise für eine Mydriasis hauptsächlich die Entspannungsimpulse durch den N. oculomotorius eine Rolle, so daß bei einer absoluten Starre, trotz Aktivität des Sympathikus, Erweiterungsreaktionen kaum beobachtet werden, es sei denn durch sympathikomimetische Medikamente. Bei der absoluten Pupillenstarre wirken Kokain-Augentropfen normal, jedoch sind die Befunde nicht einheitlich.

Bei Erkrankungen der Fissura orbitalis superior (*Syndrom der Fissura orbitalis sup.*) und des Sinus cavernosus kann sowohl der Parasympathikus- als auch der Sympathikuseffekt der Pupille fehlen. Tritt dieser Fall ein, dann besteht eine absolute Pupillenstarre mit Miosis und Ausbleiben aller Verengungs- und Erweiterungsreaktionen einschließlich Kokainmydriasis.

Ursache der absoluten Pupillenstarre ist meistens eine Lues cerebri, seltener eine Paralyse. Finden sich keine anderen Krankheitssymptome, ist die Pupillenstarre also isoliert aufgetreten, dann sollte stets an eine Lues cerebrospinalis gedacht werden. Bei Tabes ist die Pupille im Unterschied dazu verengt. Handelt es sich allerdings um eine Ophthalmoplegia interna mit Vorhandensein einer Akkommodationslähmung, dann tritt die Frequenz der luetischen Genese hinter Botulismus und Nebenhöhlenerkrankungen zurück. Ist die Mydriasis paralytica beidseitig, dann muß in erster Linie an eine Intoxikation gedacht werden. Eine Anisokorie ist für die Seitenlokalisation von Kleinhirnbrückenwinkelprozessen nicht typisch. Als Ursache der absoluten Pupillenstarre kommen darüber hinaus Traumen, Meningitiden, vaskuläre Prozesse und Intoxikationen in Frage, z. B. CO-Vergiftungen. Bei einer Botulismusintoxikation ist die Mydriasis mitunter vergesellschaftet mit einer stets beidseitigen Ptosis; in leichten Fällen kommt es nur zu einer Akkommodationsschwäche. Das Diphtherietoxin wirkt im Gegensatz dazu nur auf die Akkommodation und nicht auf die Pupille.

Innerhalb des Nervenstranges des Okulomotorius sind die pupillomotorischen Fasern, die im Zentrum des Nerven liegen, auf Druck besonders empfindlich; ähnlich verhalten sich die Fasern für die Akkommodation. Daher kommt eine absolute Starre auch bei gesteigertem Hirndruck vor, weil dabei der N. oculomotorius, gegen die Klivuskante gedrückt wird, z. B. bei Geschwülsten des Schläfenlappens, subduralen Hämatomen, basalen Aneurysmen u.a.m. Oft ist die Pupillenreaktion das einzige Symptom, das Anhaltspunkte für ein epidurales Hämatom bei Bewußtlosen liefert und eine Seitendiagnose gestattet.

Aber auch durch pathologische Prozesse direkt am Auge kann eine absolute Pupillenstarre hervorgerufen werden, in der Regel verbunden mit einer Akkommodationslähmung, beispielsweise durch Contusio bulbi, Verletzungen oder Glaukomanfall. Einen isolierten Ausfall der pupillomotorischen und akkommodativen Anteile des N. oculomotorius bezeichnet man als Ophthalmoplegia interna.

Eine absolute Pupillenstarre kann auch angeboren vorkommen. In einigen Fällen war die absolute Pupillenstarre Initialsymptom einer sympathischen Ophthalmie.

Stets, vor allem aber bei unvollständiger Pupillenstarre, sollte berücksichtigt werden, daß auch geringste Mengen von Atropin im Auge wie auch oral verabfolgte Atropin- und Belladonnapräparate zu Mydriasis und Akkommodationseinschränkung Anlaß geben.

Fehlen alle Pupillenreaktionen einschließlich des Lidschlußreflexes, wie das z. B. bei einer traumatischen Mydriasis und nach Atropin der Fall ist, so handelt es sich um eine *totale Pupillenstarre.*

Entsteht eine starre weite Pupille nach perforierender Keratoplastik wegen eines Keratokonus, spricht man vom *Castroviejo-Syndrom*. Es besteht neben der irreversiblen Pupillenerweiterung eine Irisatrophie. Das Syndrom kommt bei etwa 6% der Fälle vor und hat Ähnlichkeiten mit dem *Down-Syndrom* (Keratokonus und abnorme Reaktivität der Pupille gegenüber Atropin und Irisatrophie) (Gasset 1977).

9.9.   Amaurotische Pupillenstarre (Reflextaubheit)

Sind beide Retinae bzw. beide Nn. optici funktionsuntüchtig, dann kommt es zu einer doppelseitigen amaurotischen Pupillenstarre. Dabei fehlt sowohl die direkte als auch die indirekte Lichtreaktion an beiden Augen; die Konvergenzreaktion ist jedoch trotz beidseitiger Amaurose intakt. Die Pupillen sind mittelweit, da Impulse für den Sphincter pupillae ausbleiben, der Dilatator pupillae also vermehrt zur Geltung gelangt.
Ist nur ein Auge blind, dann ist die dadurch bedingte einseitige amaurotische Starre durch Fehlen der direkten und der konsensuellen Lichtreaktion vom blinden Auge aus gekennzeichnet, die direkte und konsensuelle Lichtreaktion vom sehenden Auge aus ist jedoch vorhanden, bei beidseits ungestörter Konvergenzreaktion. Die Pupille eines blinden Auges ist durchschnittlich etwa um 0,25 mm weiter als die seines gesunden Partnerauges.
Sofern keine volle Erblindung, sondern nur ein stark herabgesetztes Sehvermögen vorliegt, reagiert die Pupille des betroffenen Auges nicht selten etwas träger als normal (*unvollkommene amblyopische Pupillenstarre*). Dabei ist die direkte Lichtreaktion am kranken Auge mehr herabgesetzt als die konsensuelle. Bei einer funktionellen Amblyopie, also einer Sehschwäche ohne pathologisch-anatomischer Veränderung, ist die direkte Pupillenlichtreaktion meist vorhanden, verläuft aber oft ebenfalls träger als am Partnerauge. In Ausnahmefällen tritt eine amaurotische Pupillenstarre ohne Sehschwäche und Blindheit auf, was immer wieder Anlaß zu der Annahme war, es gäbe pupillenspezifische Fasern im N. opticus , die gesondert erkranken bzw. nach einer Erkrankung isoliert geschädigt sein könnten.
Auch bei Bewußtlosen ist eine amaurotische Pupillenstarre verläßlich nachweisbar.
Eng mit der amaurotischen Starre zusammen hängt die *hemianopische Pupillenreaktion*. Lenkt man den Strahl einer Lichtquelle bei bitemporaler Hemianopsie auf die nasalen (also blinden) Netzhauthälften, so fehlt adäquat der amaurotischen Pupillenstarre eine Pupillenreaktion. Zumindest zeigt sich ein zweifelsfreier Unterschied in der Pupillenreaktion bei Belichtung der nasalen und der temporalen Netzhauthälften. Voraussetzung dafür ist allerdings ein sehr gebündelter Lichtstrahl, der kein Streulicht zuläßt. Die Prüfung auf hemianopische Pupillenreaktionen ist technisch schwierig und gelingt keinesfalls mit einer gewöhnlichen Taschenlampe. Es genügt aber schon, wenn man feststellt, daß die Pupillenreaktionen bei Belichtung von verschiedenen Seiten her unterschiedlich sind.
Bei homonymen Hemianopsien hat die hemianopische Pupillenreaktion eine gewisse Bedeutung für die topische Diagnostik: Bei einer Erkrankung innerhalb der Sehbahn bis zum Corpus geniculatum lat. kommt es bei Belichtung der hemianopischen Netzhauthälfte zu keiner oder zu einer reduzierten Pupillenreaktion, bei Sitz der Unterbrechung oberhalb davon zeigen beide Netzhauthälften keine Unterschiede ihrer pupillomotorischen Reaktionen. Infolge der Schwierigkeit der Prüfung einer hemianopischen Pupillenreaktion spielt klinisch die hemianopische Pupillenstarre zur Lokalisation eines Schadens allerdings eine nur untergeordnete Rolle. Ist sie eindeutig, so beweist sie eine Läsion vor dem seitlichen Stirnhöcker.
Bei Erkrankungen im Traktus ist, entgegengesetzt zu dem Verhalten bei Erkrankungen im Hinterhauptslappen, die Pupille der Gegenseite geringgradig erweitert. Linksseitige

Hemianopsien verursachen also am linken Auge, rechtsseitige Hemianopsien am rechten Auge eine mäßige Mydriasis.

Spezielle Geräte zur Untersuchung der hemianopischen Pupillenstarre stammen von Sautter. Auch eine Anzahl von Kugelperimetern gestatten die Prüfung der pupillo-motorischen Empfindlichkeit in den einzelnen Netzhautarealen.

9.10. Reflektorische Pupillenstarre

Die reflektorische Pupillenstarre (*Syndrom nach Argyll-Robertson*), praktisch immer tabischen Ursprungs, ist gekennzeichnet durch eine fehlende oder herabgesetzte direkte und indirekte Pupillenreaktion auf Licht bei vorhandener bzw. gesteigerter Naheinstellungs- und Lidschlußreaktion, durch eine oft stark ausgeprägte Miosis, die sich auf Atropin geringgradig, auf Kokain überhaupt nicht ändert, durch Unbeeinflußbarkeit der Miosis im Dunkeln, meist auch durch einen beidseitig unterschiedlichen Pupillendurchmesser (Anisokorie), durch Pupillenentrundung sowie durch Irisatrophie. Stark herabgesetzt sind dabei auch alle psychischen Reaktionen der Pupille. Anfangs besteht eine erhebliche, oft sogar deutlich gesteigerte Pupillenunruhe, später fehlt diese vollkommen. Im Initialstadium zeigt die Pupille bei der Lichtreaktion häufig wurmförmige Kontraktionen, die sich auch nur auf Sektoren der Iris beschränken können. Der Sehnerv zeigt keinerlei Veränderungen.

Liegt die reflektorische Pupillenstarre nur einseitig vor, dann weist das Partnerauge sowohl direkte als auch konsensuelle Lichtreaktion auf. Andererseits kommt es zu einer konsensuellen Pupillenverengung am veränderten Auge bei Belichtung des unveränderten Auges. Einseitigkeit kommt aber relativ selten vor.

Der Begriff der Miosis darf bei der Beurteilung einer reflektorischen Pupillenstarre nicht zu eng gefaßt werden. Als Miosis bezeichnet man im allgemeinen eine Pupille, die bei Tageslicht nicht weiter als 2 mm wird; zum Argyll-Robertson-Syndrom gehört nicht eine extrem enge Pupille, sondern eine relativ oder absolut verengte Pupille.

Möglichkeiten der Fehldeutung dieser Form der Pupillenstarre sind zahlreich. Schon normalerweise ist die Naheinstellungsreaktion ausgiebiger und weniger vulnerabel als die Lichtreaktion. Für die reflektorische Pupillenstarre spricht die reduzierte Ansprechbarkeit auf Mydriatika.

Differentialdiagnostisch spielen eine Rolle:

1. *Die traumatische reflektorische Pupillenstarre* (pseudoreflektorische Pupillenstarre), die nach einer Verletzung des N. oculomotorius auftritt; in der Regenerationsphase stellt sich die Konvergenzreaktion schneller als die Lichtreaktion her. Für sie sind Einseitigkeit, Mydriasis und träge Konvergenzreaktion charakteristisch. Die etwas verengte Pupille reagiert auf Mydriatika prompt. Insgesamt handelt es sich dabei um eine

Tabelle 9. Differentialdiagnose zwischen reflektorischer und pseudoreflektorischer Starre (nach C. Behr)

	Reflektorische Starre	Pseudoreflektorische Starre
Lichtreaktion	aufgehoben	aufgehoben
Naheinstellungsreaktion	erhalten evtl. gesteigert	erhalten evtl. gesteigert
Lidschlußreaktion	vorhanden	gesteigert
Pupillenunruhe	träge oder aufgehoben	herabgesetzt, nicht träge
Psychosensible Reaktionen	träge oder aufgehoben	herabgesetzt, nicht träge
Pupillenweite in der Ruhe	dauernd konstant, relativ miotisch	sehr wechselnd
Atropin- und Kokainwirkung	sehr langsam, wenig ausgiebig	rasch bis zur starken Mydriasis

rudimentäre absolute Pupillenstarre. Eine Übersicht über die Differentialdiagnose von pseudoreflektorischer und reflektorischer Pupillenstarre bringt Tabelle 9.

2. *Vierhügelstarre* bei Tumoren des Mittelhirns, Erkrankungen des Vierhügelgebietes, epidemischer Meningitis u. ä., bei der ein der reflektorischen Pupillenstarre ähnliches Bild entstehen kann. Jedoch läßt sich anhand der meist vorliegenden Einseitigkeit, der fehlenden Miosis und der Ansprechbarkeit auf Atropin die Unterscheidung unschwer treffen. Vertikale Blicklähmungen sind dabei häufig.

3. *Die Pupillotonie.* Der Unterschied zur Pupillotonie besteht insbesondere darin, daß die Pupillenweite bei der reflektorischen Pupillenstarre von der Belichtung weitgehend unbeeinflußt ist.

Die Lokalisation der Läsion bei der reflektorischen Pupillenstarre ist schwierig. Als Ort der Schädigung sind diskutiert worden:

1. Ein Herd im Schaltneuronsystem zwischen sensorischem und motorischem Teil des Reflexbogens.
2. Eine Unterbrechung im Ganglion ciliare, sofern von der Annahme ausgegangen wird, daß die Konvergenzimpulse dabei unbeteiligt bleiben könnten.
3. Eine Schädigung der Iris selbst, zumal auch das Irisstroma durch Atrophie direkt betroffen ist.
4. Eine Störung des pupillenerweiternden spinal-sympathischen Mechanismus.

Die meisten Autoren nehmen an, daß die Ursache des Symptoms in einer Unterbrechung zwischen der efferenten pupillomotorischen Reflexbahn und dem Aufnahmeapparat im Sphinkterkern liegt, und zwar in der Weise, daß von zentralwärts ankommende Impulse der Lichtreaktion gehemmt werden, die Impulse für Konvergenz- und Lidschlußreaktion jedoch passieren, ja sogar auf den Okulomotoriuskern einen verstärkten Reiz ausüben und dadurch zu gesteigerten Antworten Anlaß geben. Teilweise hat man versucht, das Argyll-Robertson-Syndrom mit Hilfe des Reafferenzprinzips zu deuten.

Krankheitsursache ist meist eine Lues (Tabes dorsalis, progressive Paralyse, Taboparalyse, kombinierte Tabes, syphilitische Spinalparalyse, Lues cerebrospinalis), oft aus dem Formenkreis der Metalues, weniger aus jenem der Tertiärlues. Aber auch nach Encephalitis epidemica ist das Symptom beobachtet worden, des weiteren bei Diabetes mellitus, bei Zoster ophthalmicus, bei Multipler Sklerose, bei chronischem Alkoholismus. Falls Anzeichen für eine dieser Erkrankungen fehlen, darf die reflektorische Pupillenstarre als kennzeichnend für eine syphilitische Infektion angesehen werden.

Nach Traumen des Schädels und der Halswirbelsäule handelt es sich fast immer, sofern überhaupt entsprechende Pupillenanomalien auftreten, um eine pseudoreflektorische Pupillenstarre. Sofern die reflektorische Pupillenstarre bei Hirntumoren in Erscheinung tritt, ist sie atypisch und läßt Besonderheiten erkennen, z. B. eine Mydriasis, Fehlen der Entrundung oder Verziehung der Pupille, Einseitigkeit und einen zeitlich stark wechselnden Befund.

Von reflektorischer Pupillenschwäche wird gesprochen, wenn es sich um eine ausgiebige Sphinkterkontraktion handelt; von reflektorischer Pupillenträgheit, wenn eine verlangsamte Sphinkterreaktion vorliegt.

9.11.   Isolierte Konvergenzstarre

Die isolierte Konvergenzstarre ist durch eine Störung des Naheinstellungsreflexes bei erhaltener Lichtreaktion gekennzeichnet, zeigt also umgekehrte Verhältnisse wie die reflektorische Pupillenstarre. Ursache hierfür sind Spätfolgen bei Encephalitis epidemica, angeborene Defekte, atypische Tabes u. a. m. Sie ist wahrscheinlich Folge einer Störung der Verbindung zwischen Naheinstellungszentrum und Sphinkterkern.

Unter *Konvergenznachverengung* versteht man die Zunahme der bereits durch helles Licht hervorgerufenen Miosis durch zusätzliche Konvergenz. Sie ist normalerweise immer vorhanden. Die fehlende Konvergenznachverengung ist typisch für die Myasthenia gravis pseudoparalytica; der umgekehrte Vorgang, die Verengung durch Belichtung der Pupille bei bestehender Konvergenz, ist dabei hingegen erhalten.

9.12. Pupillotonie

Bei der meist einseitigen Pupillotonie ist eine der beiden Pupillen etwas erweitert und oft entrundet, zeigt keine Lichtreaktion (Abb. 218), hingegen eine ausgiebige, wenn auch stark verzögerte Reaktion auf Konvergenz und Lidschluß (myotonische Reaktion). Im Dunkeln kommt es zu einer geringgradigen Verstärkung der Mydriasis in sehr langsamem Tempo. Wenn der Patient eine halbe Stunde im Dunkeln gesessen hat, und plötzlich helles Licht die Augen trifft, ist oft eine Lichtreaktion nachweisbar. Die Erweiterungsreaktion nach Konvergenzmiosis ist erheblich verlängert. Auch die Akkommodation verläuft tonisch (*Akkommodationstonie*). Prompt ist jedoch die Erweiterung der Pupille auf Kokain. Direkte und konsensuelle Lichtreaktion an der betroffenen Pupille sind aufgehoben.

Die Konvergenzreaktion vollzieht sich im Gegensatz zum gesunden Auge deutlich tonisch, zuweilen nach einer gewissen Latenzzeit, aber doch relativ ausgiebig innerhalb von mehreren Sekunden. Nach längerem Akkommodieren entsteht zusätzlich eine Miosis, die stärker ausgeprägt ist als die auf der gesunden Seite. Auch die Pupillenerweiterung beim Blick in die Ferne nach vorangegangener Akkommodation ist tonisch; sie dauert länger als die Naheinstellungsreaktion und verläuft oft in Schüben. Die Akkommodationstonie fällt dem Patienten subjektiv auf: Er braucht einige Sekunden, um bei Änderung der Akkommodationseinstellung deutlich sehen zu können. Auch Lidschlußverengung und Schmerzreaktion verlaufen tonisch. Strychnin kann die myotonische Reaktion in geringem Maße positiv beeinflussen.

Die Anomalie, die keine eigentliche Erkrankung darstellt, beginnt in der Jugend und ist häufig mit einem Fehlen der Patellar- und Achillessehnenreflexe vergesellschaftet (*Adie-Syndrom*), obgleich es sich um keine Tabes oder tabesähnliche Erkrankung handelt. Oft sind bei den Patienten vegetative Störungen festzustellen. Das Syndrom ist

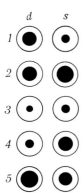

Abb. 218. Pupillenverhalten bei rechtsseitiger Pupillotonie (Adie-Syndrom): *1* bei normaler Beleuchtung, *2* bei ausgiebiger Dunkeladaptation, *3* bei längerer Naheinstellung, *4* bei Ferneinstellung nach Naheinstellung, *5* nach Kokain, *6* nach Pilocarpin

ein Dauerzustand, Rückbildungen sind so gut wie nie beobachtet worden, aber auch keine Progredienz. Familiäres Auftreten kommt vor.

Ob die Schädigung im Ganglion ciliare, im Okulomotoriuskerngebiet oder anderswo lokalisiert ist, blieb bislang ungeklärt. Vielfach kann keine Ursache aufgefunden werden. Aber es kommen Adie-Syndrome auch nach Enzephalitis, Hirntraumen, Hirnsklerose, Mangelernährung u. a. vor, die wahrscheinlich zu Schädigungen im Gebiet des Hypothalamus geführt haben. Die Pupillotonie ist in Einzelfällen auch im Rahmen einer Myotonia congenita beobachtet worden, ebenfalls bei beginnender Multipler Sklerose.

Bei den Pupillotonien vom peripheren Typ spielt das *Syndrom der akuten Ziliarganglionitis* eine hervorragende Rolle. Es wird meistens ausgelöst durch eine Fokalinfektion. Die subakute und subchronische Ziliarganglionitis kann außerdem auf einer Toxoplasmose beruhen. Hepter (1977) gibt als weitere Ursache eine Störung im Bereich des Ziliarganglions durch Infektionen oder auch systemische Virusinfektion und Lues an. Die Fälle vom peripheren Typ sind weit häufiger als jene zentralen Ursprungs. Aber auch bei der zentral bedingten Pupillotonie scheint die Toxoplasmose ursächlich im Vordergrund zu stehen. Beim Adie-Syndrom ist der Toxoplasmosetest allerdings oft negativ.

Der Bewegungscharakter der Konvergenzreaktion unterscheidet die Pupillotonie von den luischen Pupillenanomalien, nicht zuletzt auch die Reaktion auf Kokain und Pilokarpin. Auch wenn der Patellarsehnenreflex und der Achillessehnenreflex eindeutig fehlen, hat das Adie-Syndrom nichts mit erworbener oder angeborener Lues zu tun.

Für die Differentialdiagnose ist das 2%ige Mecholyl von Bedeutung. Bei einer Pupillotonie verengt es die betroffene Pupille, bei normalen Pupillen und bei einer reflektorischen Pupillenstarre bleibt hingegen eine Wirkung aus. Besonders typisch ist aber bei der Pupillotonie die pharmakodynamische Pupillenreaktion auf Kokain und Pilokarpin: Sowohl auf Kokain als auch auf Pilokarpin zeigt die Pupille bei Pupillotonie eine schnellere und ausgiebigere Reaktionsfähigkeit als normal; es gibt also beim Pilokarpin-Kokain-Versuch exzessivere Reaktionen als normal (Abb. 219).

In atypischen Fällen ist bei der Pupillotonie die Lichtreaktion noch erhalten, die Konvergenzreaktion weniger ausgeprägt und die betroffene Pupille enger als die andere. Dabei könnte man durchaus auch an eine unvollständige absolute Pupillenstarre oder -trägheit denken; der Kokain-Pilokarpin-Versuch ist hier diagnostisch beweiskräftig.

Auch bei der neuralen Muskelatrophie Charcot-Marie-Tooth kommt es zu ausgeprägten abnormen Pupillenreaktionen sowie Störungen der Akkommodation, die jenen bei Pupillotonie ähnlich sind (Keltner u. Mitarb. 1975).

Die Behandlung der Pupillotonie geschieht am besten rein symptomatisch mit Pilokarpin ($^1/_4$- bis 1%ig), zur Pupillenverengung, sofern der Patient dies wünscht oder Blendungserscheinungen dazu zwingen.

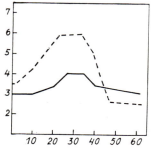

Abb. 219. Überschießende Wirkung von Kokain und Pilocarpin auf die tonische Pupille. Pupillenweite in mm, Zeit in min. Bei Beginn des Versuches 1 Tropfen 2%igen Kokains in beide Augen; nach 30 Minuten 1 Tropfen 1%igen Pilocarpins in beide Augen. Normale Pupille: ausgezogene Kurve; tonische Pupille: strichpunktierte Kurve

Neben der myotonischen Reaktion gibt es noch eine *neurotonische Pupillenreaktion.* Darunter wird ein sehr verzögertes Lösen der Pupillenverengung nach Einwirken eines Lichtreizes bei vollkommen normalen Endstellungsweiten verstanden. Es handelt sich um eine Pupillenträgheit, die isoliert allerdings äußerst selten ist.

9.13. Hippus

In seltenen Ausnahmefällen kann es zu einer gesteigerten Pupillenunruhe (Hippus, springende Pupille) in Form von rhythmischen Erweiterungen oder Verengungen kommen. Ursächlich ist der Hippus, der auch bei Gesunden beobachtet wird, bislang ungeklärt geblieben.
Nach Bing und Franceschetti sind Hippus und springende Pupille nicht das gleiche; beide Symptome gehen aber ineinander über. Unter *Hippus* versteht man die von Belichtung, Konvergenz, Lidschluß und sensiblen oder psychischen Reizen unabhängigen rhythmischen, ziemlich plötzlich eintretenden deutlichen Verengerungen oder Erweiterungen der Pupillen. Sie kommen bei Multipler Sklerose, Hirnlues, progressiver Paralyse, Meningitis, im epileptischen Anfall, bei Myasthenia gravis, bei Chorea minor, bei Vierhügeltumoren, nach Apoplexie sowie im Regenerationsstadium einer Okulomotoriuslähmung vor. Wahrscheinlich handelt es sich dabei um eine extrapyramidale, subkortikale Hyperkinese; möglicherweise ist die Pathogenese uneinheitlich.
Die *springende Pupille* hingegen, auch springende Mydriasis genannt, ist durch einen schnellen Wechsel in der Pupillendifferenz charakterisiert; abwechselnd tritt rechts und links eine nicht sehr stark ausgeprägte Mydriasis auf. Teils zeigt sich die springende Pupille nur auf einem Auge. Bei der bilateralen Form wechselt die Pupillenweite in größeren Abständen. Die springende Pupille ist bei Neurasthenie und Hysterie, Metasyphilis und Basedowscher Erkrankung beobachtet worden. Monokular kommt sie hauptsächlich bei angeborener zyklischer Okulomotoriuslähmung als kurzer Sphinkterkrampfzustand vor, der periodisch in Abständen von etwa 25 Sek. und sogar im Schlaf auftritt und auf Atropin oder Eserin verschwindet; er ist manchmal mit synchronen Oberlidbewegungen vergesellschaftet.

9.14. Paradoxe Pupillenreaktionen

Bei Meningitis basilaris syphilitica, bei progressiver Paralyse, bei Tabes dorsalis, bei Meningitis tuberculosa, nach Schädeltraumen oder neurochirurgischen Eingriffen und bei Tumoren der Vierhügelgegend sind in seltenen Fällen paradoxe Lichtreaktionen beschrieben worden, d. h. Pupillenerweiterungen auf Licht und umgekehrt (Abb. 220). Ebenso selten ist nach Belichtung eine Mydriasis auf dem einen und eine langsame Kontraktion auf dem anderen Auge bei regelrechter Konvergenzreaktion, des weiteren eine paradoxe Reaktion beider Pupillen auf Licht, Akkommodation und Konvergenz bei Hydrozephalus. Meist handelt es sich bei den mitgeteilten Fällen um dauernde Störungen; nur selten waren sie reversibel.
Auch paradoxe Naheinstellungsreaktionen kommen offenbar vor, vornehmlich bei Nervenlues und im katatonisch-stuporösen Zustand nach Alkoholexzeß; Konvergenz und Akkommodation sollen dabei normal sein.
Beide invertierten Reaktionen der Pupillen, die auch als perverse Pupillenreaktionen bezeichnet werden, sind ursächlich unaufgeklärt geblieben. Manchmal scheint es sich um eine extreme Ermüdbarkeit des durch einen Krankheitsprozeß in Mitleidenschaft gezogenen oder sich regenerierenden Nervengewebes zu handeln. Nur wenige der in der

Literatur mitgeteilten Fälle halten aber einer exakten Überprüfung stand: Fehldeutungen des Adduktionsphänomens, eines Naheinstellungsreflexes, eines Hippus, psychosensibler Erweiterungsreaktionen oder einer Lidschlußreaktion sind dabei leicht möglich.

Eine paradoxe Pupillenreaktion bei kongenitaler stationärer Nachtblindheit haben Barricks u. Mitarb. (1977) beschrieben. Es bestanden charakteristische ERG-Veränderungen. Das Phänomen, das nur bei jüngeren Patienten zu beobachten ist, sichert die Diagnose der kongenitalen Nachtblindheit.

I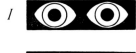

II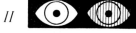

III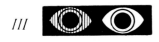

Abb. 220. Pupillenphänomen von Marcus Gunn (1904). *I* Pupille in Ruhestellung, *II* nach Abdeckung des kranken Auges, *III* nach Abdeckung des gesunden Auges und plötzlicher Belichtung des kranken Auges (abrupte Mydriasis am kranken und konsensuelle Reaktion am gesunden Auge)

9.15.   Abduktionsphänomen

Physiologischerweise kommt es zu einer deutlichen Mydriasis im abduzierten Auge, wenn der Bulbus stark nach seitwärts gewendet wird. Selten ist diese Mydriasis mit Miosis am adduzierten Auge vergesellschaftet (*Tournaysche Reaktion*). Pathologischerweise kann es aber auch zu einer Pupillenverengung am abduzierten Auge kommen, die als Abduktionsphänomen bezeichnet wird. Meist ist das Symptom einseitig, nur selten beidseitig beobachtet worden. Die der Anomalie zugrunde liegenden Krankheiten waren Tabes dorsalis, progressive Paralyse und Lues cerebrospinalis. Die Zuteilung des Abduktionsphänomens zu den paradoxen Reaktionen liegt nahe; sie ist allerdings nur vom Symptom her möglich, denn eine befriedigende Erklärung fehlt bislang noch.

Die Aberration der Nervenfasern von N. III kann den Sphinkter des gleichseitigen Auges auch nur sektorenförmig betreffen (Czarnecki u. Thompson 1978).

9.16.   Pathologische Mitbewegungen der Pupille

Im Regenerationsstadium einer Okulomotoriusparese treten bei bestimmten Bulbusbewegungen trotz der starren Pupille Verengungsreaktionen auf, beispielsweise bei Abduktion, bei Blicksenkung und Blickhebung. Wahrscheinlich handelt es sich hierbei um verirrte Nervenfasern, die nach einer Okulomotoriuslähmung in falscher Bahn in den Nerven einwachsen und auf falsche Erfolgsorgane treffen (Theorie von Lipschütz).

10. Akkommodation

Physiologische Vorbemerkungen

Die Akkommodation befähigt das Sehorgan, alle zwischen Fern- und Nahpunkt gelegenen Objektpunkte auf der Netzhaut scharf abzubilden. Zwischen dem Maximum und dem Minimum akkommodativer Anstrengung liegt der Akkommodationsbereich. Unter Desakkommodation wird die Aufhebung der akkommodativen Einstellung verstanden.

Die Akkommodation stellt einen psychophysischen Akt dar, für den die Willkür ausschlaggebend ist. Für die Erklärung des Akkommodationsvorganges spielen zweifellos Afferenz und Reafferenz eine erhebliche Rolle. Über den Ablauf des Akkommodationsmechanismus bestehen in der Gegenwart kaum noch Meinungsverschiedenheiten.

Über den Innervationsmechanismus bei der Akkommodation liegen zahlreiche neuere Untersuchungen vor. Die ursprüngliche Auffassung, daß im Ziliarmuskel 2 Muskelfraktionen existieren, von denen die eine parasympathisch, die andere sympathisch reagiert, ist zugunsten der Annahme einer antagonistischen Innervation innerhalb eines einheitlichen Muskelsystems verlassen worden. Der Parasympathikus bewirkt Kontraktion des Ziliarmuskels, Entspannung der Zonula Zinni und damit Akkommodation; der Sympathikus bewirkt aktive Streckung, also Desakkommodation. Dem entsprechen neuere Tierversuche.

Allerdings spielt der Sympathikus bei der Akkommodation eine sehr untergeordnete Rolle, und sein Ausfall ist somit für die Naheinstellung praktisch belanglos. Infolgedessen haben auch Sympathikolytika nur eine sehr schwache Wirkung auf den Ziliarmuskel.

Die Akkommodation wird zusammen mit der Konvergenz und der Pupillenreaktion vom präokzipital gelegenen Rindenzentrum gesteuert (Abb. 221). Die Impulse fließen über den inneren Kortikotektaltrakt zum Tektum und Prätektum des Mittelhirns und dann weiter zum Okulomotoriuskerngebiet, vornehmlich zum Perliaschen Mediankern. Der kleinzellige Mediankern soll speziell für die Akkommodation zuständig sein. Die Nervenfasern für die Akkommodation im N. oculomotorius verlaufen zunächst zentral in unmittelbarer Nachbarschaft mit den pupillomotorischen Nervenfasern; sie kommen aber im Verlauf des Nerven in der Peripherie immer mehr an die Oberfläche des Nerven.

Das Okulomotoriuskerngebiet hat für die Akkommodation nur eine relativ geringe Bedeutung. Wichtiger sind die Rindenzentren. Bei unilateraler Reizung des präokzipitalen Kortex (Brodmannsche Areale 19 u. 22) kommt es zu stets beidseitiger Akkommodation, Konvergenz und Pupillenreaktion.

Akkommodationsdifferenzen in beiden Augen sind geringgradig und klinisch praktisch unbedeutend.

Bei normalen monokularen und binokularen Funktionen ergibt sich eine weitgehende Übereinstimmung der konsensuellen Akkommodation mit der direkten der Gegenseite. Störungen treten bei einseitiger medikamentöser Beeinflussung auf. Offensichtlich erfolgt die konsensuelle Mitinnervation des Zweitauges über eine efferente Schaltstelle, von welcher sich der Akkommodationsimpuls auf beide Augen verteilt (Safra u. Otto 1976).

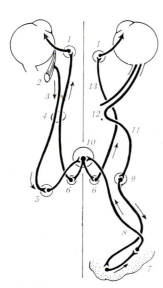

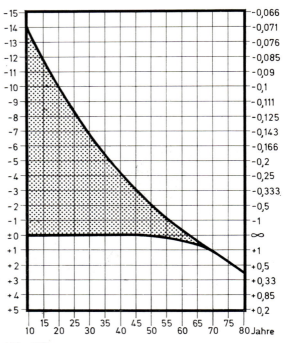

Abb. 221   Abb. 222

Abb. 221. Mitbewegungsreaktion zur Akkommodation-Konvergenz (modifiziert nach Duke-Elder).
Links: Reaktionsbogen für die Konvergenz: M. rectus med. (2), propriozeptive Fasern (3), Okulo-
motoriusnerv (4), Nucl. mesencephalicus des Trigeminus (5), Perliascher Zentralkern (10), Edinger-
Westphal-Kern (6), Nervus oculomotorius (13), Ganglion ciliare (1), Irissphinkter. Rechts: Reaktions-
bogen für die Akkommodation: Optische Bahnen für das Chiasma (12), den Tractus opticus (11), das
Corpus geniculatum lat. (9) bis zu den Sehzentren Area striata, parastriata und peristriata (7),
Fasciculus occipitomesencephalicus (8), Perliascher Zentralkern (10) Edinger-Westphalkern (6),
Nervus oculomotorius (13), Ganglion ciliare (1), Irissphinkter

Abb. 222. Akkomodationsbreite nach Donders
Schräge Kurve: Lage des Nahpunktes (Punctum proximum). Horizontale Kurve: Ort des Fern-
punktes (nach 55 Jahren liegt oft eine leichte Hypermetropie vor). Links: Akkommodationsbreite in
dpt; rechts: Orte des Nahpunktes

Die Fähigkeit zur Akkommodation, die wegen der im Alter ständig zunehmenden Linsenkernsklerose ausgesprochen altersabhängig ist, wird aus Abbildung 222 erkennbar (Donders-Kurve). Es bestehen aber neben bemerkenswerten individuellen auch wesentliche
rassische Unterschiede sowie Abhängigkeiten von Klima und Lebensweise (Abb. 223).
Hinsichtlich des Zusammenhanges von Konvergenz und Akkommodation divergieren
die Meinungen noch immer beträchtlich, vor allem darin, was das Primäre von beiden
ist. Wahrscheinlich geht die Akkommodation der Pupillenverengung voraus. Feststeht,
daß bei unveränderter Konvergenz bzw. Akkommodation sich die andere Fähigkeit nur
in einem engen Bereich verändern kann; Pupillenweite und Akkommodation zeigen
somit eine relativ feste Koppelung. Lähmung der Akkommodation oder der Konvergenz
ist aber nicht notwendigerweise mit einer Störung der Pupillentätigkeit verbunden. Vermutlich übermittelt jeder der an der Dreiheit der Naheinstellung Akkommodation-Kon-
vergenz-Pupillenverengung beteiligten Zentren Impulse an alle ausführenden peripheren Organe, und nur unter besonderen Umständen kommt es zur funktionellen
Trennung.

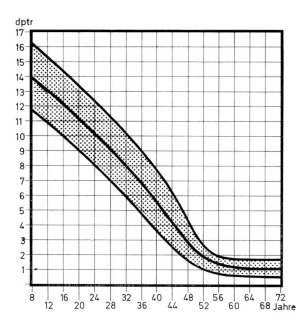

Abb. 223. Streuung der Akkommodationsbreite mit unterer Grenze, Mittelwert,
und oberer physiologischer Grenze

Messung der Akkommodation (Akkommodometrie)

Für klinische Zwecke genügt die Bestimmung des Nahpunktes. Vorausgegangen sein
muß stets eine Vollkorrektur für die Ferne. Nach sorgfältiger Korrektur eventuell bestehender Refraktionsfehler wird ein feinfiguriertes Testzeichen so weit dem Auge genähert, bis der Prüfling die Details des Tests nicht mehr differenzieren kann. Die Akkommodation in dpt errechnet sich dann nach der Formel

$$\text{Akkommodation} = \frac{100}{\text{Entfernung in cm}}$$

Als Testzeichen genügt ein einfacher kleingedruckter Lesetext. Akkommodometer sind
für die neuroophthalmologische Untersuchung meist entbehrlich; sie verwenden hauptsächlich die Duane-Testfigur (Abb. 224), die so weit dem Auge des Prüflings genähert
wird, bis die dünne Mittellinie nicht mehr isoliert erkannt werden kann.
Der Nahpunkt beträgt für den Emmetropen nach voller Fernkorrektur einer etwa bestehenden Refraktionsanomalie im 20. Lebensjahr etwa 10 cm, im 30. Lebensjahr 15 cm,
im 40. Lebensjahr 20 cm, im 50. Lebensjahr 40 cm, im 60. Lebensjahr über 100 cm.
Die Prüfung wird für jedes Auge gesondert durchgeführt. Bei hyperopen Augen von
Kindern und Jugendlichen stößt die Feststellung der Akkommodationsbreite wegen

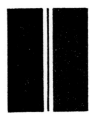

Abb. 224. Duane-Testfigur

des verhältnismäßig hohen Anteils der latenten Hyperopie auf Schwierigkeiten; ohne Skiaskopie in Atropin-Mydriasis können kaum verläßliche Werte ermittelt werden. Auch erschwert die erhebliche Variationsbreite (s. Donders-Kurve) die Beurteilung mitunter sehr. Von Bedeutung für die klinische Einschätzung sind daher in erster Linie Verlaufskontrollen mit gleicher Methodik und gegebenenfalls der Seitenvergleich.

Spasmus und Krampf der Akkommodation

Durch eine Übererregbarkeit des mesenzephalen Akkommodationszentrums kann es zu einem Akkommodationsspasmus bzw. zu einem Akkommodationskrampf kommen, einem *Akkommodationsexzeß*, der zweck- und sinnlos ist, zu optischen oder asthenopischen Beschwerden führt und stets an eine emotionelle Instabilität bzw. auch an Hysterie denken lassen sollte. Häufig zeigen die Betroffenen Refraktionsfehler. Der Spasmus ist fast immer doppelseitig und stellt keinen eigentlichen Krampf dar, da dabei der Ziliarmuskel durchaus noch seine Anspannung verändern kann. Die Folgen eines Akkommodationsspasmus sind Stirnkopfschmerzen, Heterophorie, Diplopie, Schwindel und Photophobie. Der Spasmus bewirkt stets eine Myopisierung, jedoch mit weitgehender Instabilität der Brillenkorrektionswerte. Durch Atropinisierung wird der Spasmus prompt gelöst.

Ursache sind vielfach ständige Überforderung bzw. unphysiologische Beanspruchung auf optischer Ebene oder ein psychisches Trauma. Akkommodationsspasmen und -krämpfe sind aber auch beschrieben worden bei Morbus Basedow, bei Verwurmung, nach Traumen des Auges, nach Zahnextraktion, während der Schwangerschaft, bei Anämie und bei toxischen Zuständen.

Als Resultat pathologischer Zustände des Zentralnervensystems sind Akkommodationsspasmen und -krämpfe selten; sie sind gesehen worden bei Epilepsie sowie nach Commotio cerebri. Wenn sie mit einer derartigen Anamnese vorkommen, sind sie mit Störungen der Konvergenz und der Pupillenreaktionen vergesellschaftet. Bei Hirndruck, Hirntumoren, zerebralen Geburtstraumen, Labyrinthübererregbarkeit und nach Schädeltraumen treten sie zuweilen auch anfallsweise auf. Als Ursache kommen darüber hinaus Erkrankungen des N. oculomotorius und Entzündungen oder Verletzungen des Ziliarkörpers in Frage.

Auch bei einer Koppelung von Akkommodations- und Konvergenzkrampf kann es sich um nur funktionelle Zustände handeln.

Therapeutisch sind in erster Linie eine Regelung der Lebensweise, psychotherapeutische Maßnahmen und im Notfall eine zeitlich begrenzte Atropinisierung anzuwenden.

Unter *paradoxer Akkommodationsreaktion* versteht man einerseits Pupillenerweiterung bei Akkommodation und Konvergenz und andererseits Pupillenverengung beim Blick in die Ferne. Solches Verhalten wurde bei Migräne und bei Lues cerebri beobachtet.

Das beste Zykloplegikum zur Lähmung der Akkommodation ist nach wie vor das Atropin. Mit anderen Zykloplegika kann durch wiederholte Refraktionsbestimmungen ein Akkommodationsspasmus überwunden werden (Klima u. Mitarb. 1975).

Akkommodationslähmung

Eine Akkommodationslähmung ist durch Hinausrücken des Nahpunktes gekennzeichnet und ähnelt damit funktionell der Alterssichtigkeit. Sie tritt anfallsweise, jedenfalls relativ plötzlich ein und führt gleichzeitig zu einer subjektiv auffälligen Mikropsie (Kleinersehen). Sie kann auch kongenital auftreten (Hyams u. Keroub 1975).

Auch eine senile Linsenkernsklerose und die dadurch bedingte Presbyopie führt zu einer Beeinträchtigung der Akkommodation: doch handelt es sich dabei nicht um eine eigentliche Akkommodationslähmung, da Nerv, Muskel und Zentrum intakt geblieben sind. Besteht eine höhergradige Presbyopie, so ist eine Akkommodationslähmung klinisch schwer zu diagnostizieren. Daher werden Akkommodationslähmungen im Alter häufig übersehen. Hier helfen dann die Feststellung des Nahvisus nach vollem Refraktionsausgleich für die Ferne und gegebenenfalls die Messung der Akkommodationsbreite weiter (Buschmann u. Linnert 1977).

Zahlreich sind die *Ursachen* einer Akkommodationslähmung. Als *postdiphtherische Erkrankung* kommt die Akkommodationsparese meist beidseitig vor, tritt einige Wochen nach der Erkrankung auf und zeigt keine Vergesellschaftung mit Pupillenanomalien. Sie ist hingegen zuweilen verbunden mit Gaumensegellähmung und mit Funktionsstörungen an den unteren Extremitäten, teilweise auch mit Lähmungen der äußeren Augenmuskeln. Nach 4–6 Wochen verschwindet die postdiphtherische Akkommodationslähmung prompt und spontan. Diphtherieserum kann sie nicht verhindern. Am ehesten handelt es sich dabei um eine nukleäre, vielleicht aber auch um eine supranukleäre Lähmung.

Beim *Botulismus* kommt es zugleich mit der Akkommodationslähmung zu Pupillenanomalien, daneben auch zu Sprach- und Schluckstörungen und zu Lähmungen der äußeren Augenmuskeln neben der obligaten Magen-Darm-Erkrankung. Die *Encephalitis epidemica* zeigt eine Akkommodationslähmung sowohl isoliert als auch zusammen mit Pupillenanomalien, Konvergenzschwäche, Lähmung der äußeren Augenmuskeln und Nystagmus.

Akkommodationslähmungen sind des weiteren beobachtet worden bei oder nach Masern, Mumps, Scharlach, Influenza, Malaria, Dengue-Fieber, Parotitis epidemica, Poliomyelitis anterior, tuberkulöser Meningitis, Virusgrippe, Lues cerebrospinalis, progressiver Paralyse, Amöbenruhr, Herpes ophthalmicus, Nebenhöhlenerkrankungen, Diabetes, Multipler Sklerose, Apoplexie, Myasthenie, einseitiger Myositis, Tonsillitis, chronischem Alkoholismus, Blei- und Ergotaminintoxikationen, nach Insektenstichen, Kreuzotterbissen, Verbrennungen.

Die *traumatische Myopie* nach Bulbusprellungen ist meist Folge von Ödem, Hyperämie und Ablösung des Ziliarkörpers und nicht Folge einer eigentlichen Akkommodationslähmung. Auch bei Entzündungen des Corpus ciliare, z. B. bei der sympathischen Ophthalmie, spielt das Ödem des Ziliarkörpers die entscheidende Rolle.

Ein *tonischer Ablauf der Akkommodation* tritt auf bei Thyreotoxikose, Masern, Migräne, Alkoholismus, Diabetes, Verletzungen und Lues. Die Akkommodationsbreite ist dabei normal, der Ablauf der Akkommodation jedoch erheblich verzögert. Verbindungen zur Myotonia congenita bestehen nicht. Es handelt sich sicherlich um zentrale Störungen.

Beim *Adie-Syndrom* ist die Akkommodationsbreite meistens normal, der Akkommodationsablauf aber ebenso tonisch wie die Pupillenreaktion. Nach Instillation von 1%igem Pilokarpin entsteht ein Akkommodationsspasmus von etwa 0,9 dpt. Selten ist beim Adie-Syndrom eine Akkommodationsataxie.

Auch bei den transitorischen (passageren) Ametropien sind neben spastischen Zuständen, chemischen und allergischen Vorgängen auch Paresen des Ziliarmuskels diskutiert worden.

Bei der Diagnose einer Akkommodationslähmung muß stets danach gefahndet werden, ob Zykloplegika, besonders Atropin, Skopolamin oder Belladonna gegeben bzw. am Auge appliziert worden sind.

11. Blickbewegungen

11.1. Blickbewegungsbahnen

Allgemeines

Blickbewegungen sind willkürliche oder unwillkürliche Änderungen der Bulbusstellung die beide Augen in gleichem Ausmaß betreffen, so daß beide Blicklinien stets auf den Punkt der Aufmerksamkeit gerichtet sind und Doppelbilder nicht auftreten. Gleichsinnige, konjugierte Blickbewegungen wenden beide Augen in gleicher Richtung und in gleichem Ausmaß; gegensinnige, disjugierte Blickbewegungen bewegen beide Augen entgegengesetzt, also konvergent oder divergent.

Es gibt *4 Arten von Blickbewegungen*, denen charakteristische Lähmungstypen entsprechen: 1. die Kommandobewegungen (schematische Blickbewegungen nach Kestenbaum), die unabhängig von optischen Reizen erfolgen; 2. die Einstell- oder Spähbewegungen, die durch optische, sensible oder akustische Reize ausgelöst werden; 3. die Führungsbewegungen, mit denen die Augen einen sich bewegenden Gegenstand verfolgen; 4. die kompensatorischen Blickbewegungen, die die Fixation eines Gegenstandes trotz rascher Kopf- oder Körperbewegung gestatten.

Gesteuert werden die Blickbewegungen durch ein *frontales Blickzentrum*, von dem die Impulse für die willkürlichen Blickbewegungen (Kommando- und Suchbewegungen) ausgehen, und durch *okzipitale Blickzentren*, die aufgrund der durch die Sehbahn vermittelten optisch-sensorischen Reize über subkortikale Zentren den Fixationsmechanismus unter Ausschaltung des Willens aufrechterhalten, die elementare Fixation und den optokinetischen Nystagmus intendieren. Von diesen beiden Zentren gibt es mannigfache Assoziationen zu anderen Hirnarealen.

Die Ausführung der Blickbewegungen sowie die Koordination der einzelnen Muskeln bei Blickbewegungen obliegen subkortikal und supranukleär gelegenen Zentren, deren genaue Lage noch relativ unbekannt ist. Die Bahnen zu den Augenmuskelkernen verlaufen über das hintere Längsbündel bzw. über die Substantia reticularis. Seitliche Blickbewegungen werden durch das pontine Blickzentrum gesteuert, das in unmittelbarer Nachbarschaft des Abduzenskernes liegt, vertikale Blickbewegungen durch ein Zentrum in den vorderen Vierhügeln bzw. in der Nähe der Okulomotoriuskerne. Zu den subkortikalen Zentren gehört auch das Naheinstellungszentrum, über dessen topographische Lage keine einheitliche Auffassung existiert, und Zentren, die Impulse vom Vestibularapparat vermitteln.

Frontale Blickbewegungsbahn

Das frontale Blickbewegungszentrum liegt in der Area α, β und δ nach Brodmann am Fuß der 2. Stirnwindung (Abb. 225). Die rechte mittlere Frontalwindung verursacht eine Blickwendung nach links, das Rindenareal etwas darüber Blickwendung nach links unten, das Rindenareal etwas darunter Blickwendung nach links oben. Die linke mittlere Frontalwindung verursacht eine Blickwendung nach rechts. Vertikale Blickwendungen entstehen, wenn Impulse von beiden Hemisphären

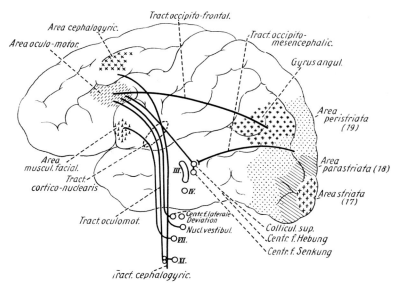

Abb. 225. Die okulomotorischen Rindenfelder (nach D. J. Lyle)

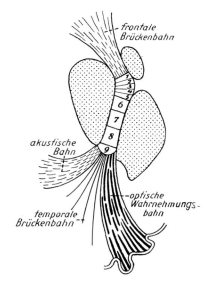

Abb. 226. Schnitt durch die innere Kapsel (rechte Seite)
1 Blickwendung zur Gegenseite, 2 Blickwendung zur gleichen Seite, 3 Fazialis der Gegenseite, 4 Kopfwendung zur gleichen Seite, 5 Zungenmuskulatur, 6 motorische Bahn für die obere Extremität, 7 motorische Bahn für die untere Extremität, 8 sensible Bahnen, 9 sensorische Bahnen (nach Remky, 1963)

gleichzeitig ausgehen. Die frontalen Zentren werden durch tonisierende Impulse von dem okzipitalen okulomotorischen Zentrum her stimuliert. Die Bahnen für horizontale und vertikale Blickbewegungen verlaufen vermutlich bis zum subkortikalen Zentrum zusammen, wobei es wahrscheinlich je eine gesonderte Bahn für Blicksenkung und für Blickhebung gibt.
Zunächst schließt sich die frontale Blickbewegungsbahn der Pyramidenbahn an, die im Gyrus praecentralis beginnt, durchläuft den vorderen Schenkel der inneren Kapsel in der Nähe des Knies neben den Fasern für Zunge, Kaumuskeln und Kehlkopf und dem supranuklären Fazialiskern (Abb. 226), durchquert dann den Pedunculus cerebri und kreuzt zum größten Teil in der vorderen Hälfte der Brücke etwas oberhalb der Kreuzung der Fasern für den Fazialis die Seite. Auf nicht genau geklärtem Wege gelangt die Bahn daraufhin zum pontinen Blickzentrum und passiert dabei noch einige weitere Zentren, vor allem zwecks Assoziation mit den Vestibulariskernen. Vom pontinen

Blickzentrum aus kommen die Fasern zu den Kernen der Mm. recti med. und lat. der gleichen Seite. Die aus dem Kern des M. medialis austretenden Fasern kreuzen die Seite, um in den Verband des kontralateralen N. oculomotorius zu gelangen; ein Teil der Fasern verläuft aber ungekreuzt. Die supranukleären Zentren spielen die Rolle des Zwischenneurons; sie entsprechen damit den motorischen Vorderhornzellen des Rückenmarks.

Die horizontale Blickbewegungsbahn hat zwei Neurone: Das erste Neuron überschreitet in der Brücke die Mittellinie und endet in der Gegend des kontralateralen Vestibulariskerngebietes, das zweite Neuron führt von dort über das hintere Längsbündel zu den Augenmuskelkernen.

Die frontalen Blickzentren beider Hemisphären schicken Impulse an die Augenmuskelkerne, wobei jedoch die ungekreuzte Bahn vermutlich normalerweise inaktiv ist und erst bei einem eventuellen Ausfall der gekreuzten Bahn aktiv wird. Diese Doppelversorgung ist beim Ausfall einer Hemisphäre wichtig, z. B. bei Hemisphärektomien: die andere Hemisphäre kann die Versorgung nach einer gewissen Zeit ohne Schwierigkeit mit übernehmen. Allerdings sind die Auffassungen hierüber noch uneinheitlich.

Auch Burian u. v. Noorden (1980) betonen, daß über die Lokalisation der kortikalen Repräsentation der willkürlichen Augenbewegungen nichts näheres bekannt sei. Jampel (1959) konnte bei Affen Konvergenzbewegungen der Augen durch ein- oder beidseitige Reizung des Frontallappens und bei bilateraler Reizung des Okzipitallappens erzeugen.

Wichtig für die Diagnostik ist die Kreuzung der frontopontinen Blickbewegungsbahn: Unterbrechung der Bahn oberhalb der Kreuzung im Pons verursacht Lähmung der willkürlichen Blickbewegungen nach der entgegengesetzten Seite; Herde unterhalb der Kreuzung im Pons verursachen Blicklähmungen nach der Herdseite, bis der Mechanismus der anderen Hemisphäre die Innervation übernommen und sich eingespielt hat.

Okzipitale Blickbewegungsbahn

Das okzipitale Blickzentrum liegt in den Areae striata, para- und peristriata (Area 17, 18 und 19 nach Brodmann). Beide Seiten sind durch Faserzüge assoziiert. Die optomotorischen Fasern gehen zunächst zusammen mit der Gratioletschen Sehstrahlung zu den subkortikalen Zentren; Läsionen betreffen beide gemeinsam. Dann trennt sich die okzipitale Blickbewegungsbahn im vorderen Teil der Sehstrahlung von deren zentripetalen Fasern, passiert das retrolentikuläre Feld der inneren Kapsel und die Vierhügelgegend und kreuzt hier die Seiten, um zu den Augenmuskelkernen, zu dem Vestibularissystem und zu den tektoretikulären Kernen zu ziehen.

Eng sind die Assoziationen mit dem frontalen Blickbewegungszentrum. Sobald beide Augen aufgrund eines willkürlichen, vom Frontalhirn ausgehenden Bewegungsimpulses auf das Objekt der Aufmerksamkeit hingewendet sind, gehen vom okzipitalen Blickbewegungszentrum ständig neue unwillkürliche Impulse aus, um die Fixation zu stabilisieren: Sobald das Fixationsobjekt nicht mehr in der Foveola abgebildet ist, erfolgt eine reflektorische Korrektur. Auch bei Folgebewegungen kommt es zu ständigen reflektorischen Neueinstellungen. Bei extremem Blick zur Seite machen die reflektorischen Einstellbewegungen zuweilen Schwierigkeiten, es entstehen Vergröberungen in der Einstellung und damit ein physiologischer Endstellnystagmus.

Der afferente Teil des Reflexbogens führt von der Makula über das Chiasma, die Corpora geniculata lateralia und die Sehstrahlung in die Area striata, von dort in die Areae peri- und parastriata. Hier beginnt der efferente, kortikofugale Schenkel des Reflexbogens, verläuft zunächst mit der Sehstrahlung zu den subkortikalen und supranukleären Zentren, wird hier auf die einzelnen Augenmuskeln beider Augen aufgeteilt und gelangt schließlich zu den Augenmuskelkernen. Assoziationen mit anderen Rindenfeldern bedingen reflektorische Blickbewegungen, z. B. vom Hörfeld, vom Zentrum des Muskelstellungssinnes usw. aus, allerdings mit geringer Intensität.

Für alle reflektorischen Blickbewegungen ist Bewußtsein notwendig. Bei geringen Graden von Bewußtlosigkeit bedarf es sehr starker Reize, um eine reflektorische Blickbewegung auszulösen. In der Hypnose funktionieren die reflektorischen Augenmuskelbewegungen normal.

Konvergenzzentrum

Die Konvergenz ist mit der Akkommodation und der Pupillomotorik eng assoziiert, eine isolierte Schädigung einer der drei Naheinstellungsfunktionen ist außerordentlich selten. Vermutlich befindet sich das Naheinstellungszentrum in unmittelbarer Nähe der Okulomotoriuskerne und hat direkte Verbindung zu den Mm. recti med. beider Augen und zu deren Antagonisten (Abb. 227).

Besonders intensiv ist die Verbindung des Konvergenzzentrums zum okzipitalen Sehfeld, denn Voraussetzung zur Konvergenz ist naturgemäß eine Fixation des betreffenden Objektes.

Es ist anzunehmen, daß alle drei Naheinstellungsfunktionen von einem gemeinsamen zentralen Naheinstellungszentrum gesteuert werden. Wahrscheinlich liegt dieses Zentrum im Frontalhirn. Befindet sich der Herd zwischen Naheinstellungszentrum und Sehrinde, dann sind alle Naheinstellungsfunktionen gestört; befindet er sich zwischen Naheinstellungszentrum und Muskelkernen, kann auch die Konvergenz allein in Mitleidenschaft gezogen sein, ohne daß Pupillenweite und Akkommodation betroffen sind.

Ob es ein besonderes Divergenzzentrum und somit eine isolierte Divergenzlähmung gibt, ist fraglich.

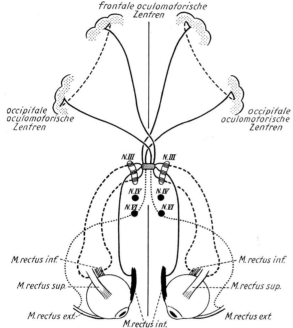

Abb. 227. Schematische Darstellung der Konvergenzbahn (nach Duke-Elder)

Verbindung von Auge und Ohr

Die Assoziationen des Vestibularapparates mit den Zentren für die Okulomotorik sind intensiv und vielgestaltig. Die Impulse dieser subkortikalen Reflexbahn sind intensiv und prävalieren gegenüber anderen willkürlichen und unwillkürlichen Impulsen. Die Reflexbahn beginnt in den Bogengängen und führt im N. vestibularis zum Deiters Kern, zum Bechterew Kern und zum Nucleus triangularis, läuft durch das hintere Längsbündel und gelangt auf diese Weise zusammen mit der Bahn für willkürliche Bewegungen zu den Augenmuskelkernen. Die Augenmuskeln werden ständig von den beiden Labyrinthen her in einen bestimmten Tonus gesetzt.

11.2. Blicklähmungen

Allgemeines

Blicklähmungen werden leicht bei der ophthalmo-neurologischen Untersuchung vergessen und übersehen, sofern nicht routinemäßig nach ihnen gefahndet wird. Zusammen mit nicht-okulomotorischen Ausfällen spielen sie differentialdiagnostisch für die

Lokalisation der Läsion oft eine erhebliche Rolle. Häufig ist eine genaue Analyse der vorliegenden Parese aber dadurch erschwert, daß das zugrunde liegende Krankheitsgeschehen das Allgemeinbefinden und die Aufmerksamkeitslage des Patienten zu sehr in Mitleidenschaft gezogen hat.

Nicht selten treten Blicklähmungen erst bei elektrookulographischen Untersuchungen zutage (Quéré u. Mitarb. 1976). Bei horizontalen oder vertikalen parallelen Blickbewegungen differieren die okulographischen Potentiale des rechten und linken Auges sehr, Ausdruck einer kinetischen Störung in der Zusammenarbeit beider Augen (okulographische Dyssynergie) (Quéré u. Mitarb. 1975). Diese Störung tritt vor allem nach Augenmuskellähmungen und bei Strabismus im Kindesalter in Erscheinung (Lähmungsdyssynergien und Schieldyssynergien). Zu letzteren gehört auch das Syndrom des blockierten Nystagmus nach Cüppers.

Im allgemeinen und typischerweise fehlt bei Blicklähmungen eine Diplopie. Aber keinesfalls ist Diplopie ein Gegenbeweis für die Existenz einer Blicklähmung. Viele Blicklähmungen haben Doppelbildwahrnehmung als Initialsymptom, da sich der Schaden auf die Motilität beider Augen zunächst seitenungleich auswirkt. Nicht selten kommt es zur gleichen Zeit zur Mitschädigung von Augenmuskelkernen. Bei Blickparesen handelt es sich nicht um schlaffe Lähmungen, sondern um eine Dauerinnervation von pathologischer Stärke und um Spasmen.

Remky (1971) deutet Blicklähmungen als inkomplette Nystagmen: der tonischen Abweichung folgt kein Gegenruck, die tonische Abweichung wird nur kurzfristig durch Gegenrucke korrigiert. Blicklähmungen und Nystagmen sind somit verwandte Auswirkungen supra- bzw. internukleärer Störungen und auch der Konvergenz- und Divergenzparese.

Man unterscheidet vertikale und horizontale Blicklähmungen, Konvergenz- und Divergenzlähmungen.

Nach Kestenbaum gibt es 4 Typen von Blicklähmungen:

1. Lähmungen, bei denen alle Arten der Blickbewegungen fehlen;
2. Lähmungen, bei denen die kompensatorischen Bewegungen der Augen bei Kopfdrehung erhalten sind (Typ Bielschowsky);
3. Lähmungen, bei denen kompensatorische Bewegungen und Führungsbewegungen intakt sind (Typ Oppenheim);
4. Lähmungen, bei denen Richtungsbewegungen, also Kommando-, Späh- und willkürliche Augenbewegungen fehlen, alle anderen Bewegungsarten aber erhalten sind.

Sofern konjugierte Blickbewegungen gelähmt sind, kann der Patient nicht mehr nach rechts, links, oben oder unten blicken. Bei Lähmung disjugierter Blickbewegungen sind Konvergenz und Divergenz beeinträchtigt.

Bei Schädigung der frontalen Blickbewegungsbahn ist die Ausführung von Kommandobewegungen der Augen nicht mehr oder nur schwer möglich. Die Ursache von Lähmungen der vertikalen Kommandobewegungen liegt meistens in der vorderen Vierhügelgegend; kortikale und kapsuläre Herde sind zwar als Ursache für vertikale Blickparesen möglich, jedoch klinisch nicht bekannt.

Die Störungen der Kommandobewegungen, die durch subkortikale und kapsuläre Hemiplegien verursacht sind und relativ häufig vorkommen, verschwinden verhältnismäßig schnell, weil die Bahnen der anderen Seite kompensatorisch einspringen. Nur bei Herden im Hirnstamm kommt es zu länger andauernden Blicklähmungen.

Supranukleäre Läsionen sind im Elektromyogramm gekennzeichnet durch eine unvollständige reziproke Hemmung, kombiniert mit mangelhafter Aktivierung der Aktionspotentiale. Sind einzelne Augenmuskeln paretisch, dann sprechen sakkadierte Pendelvollbewegungen, pathologisch vestibulärer Nystagmus und pathologische sakkadische Augenbewegungen für eine zentrale Läsion (Schmidt 1974).

Die Parese aller willkürlichen, bei Erhaltung der reflektorischen Augenbewegungen, besonders ausgeprägt bei der Pseudobulbärparalyse, wird nach Wernicke als Pseudoophthalmoplegie, meistens jedoch als *okuläre Apraxie* bezeichnet. Zufällige affektive und unbewußte Augenbewegungen sind dabei unbehindert; angestrengtes Bemühen um willkürliche Blickbewegungen führt zu einer weiteren Erschwerung. Differentialdiagnostisch wichtig ist dabei die Abgrenzung zur Hysterie.
Psychische Blicklähmungen infolge Zerstörung der beidseitigen Okzipitoparietalregion und der Posteriortemporalregion werden als *Balint-Syndrom* bezeichnet.

Bei supranukleären progressiven Ophthalmoplegien (Syndrom von Steele-Richardson-Olszewski) ist oft frühzeitig eine Konvergenzschwäche der Augen vorhanden (Puppenaugen) (Rouzard und Mitarb. 1974).

Horizontale Blicklähmungen

Horizontale Blicklähmungen sind fast immer bei Großhirnschäden von einer vorübergehenden konjugierten Ablenkung beider Augen (Déviation conjuguée) begleitet, die die Blickparese larviert. Verursacht wird sie durch eine Hyperfunktion der Antagonisten, die infolge der Läsion der Blickbahn keinen Impuls zur Erschlaffung erhalten, weil dieser Impuls auf der gleichen Bahn geleitet wird wie der Impuls zur Kontraktion für die Agonisten. Zuweilen tritt diese Deviation nur bei geschlossenen Lidern auf. Infolge der Déviation conjuguée sind die Augen von Patienten mit einer Läsion oberhalb des Pons nach der Seite des Krankheitsherdes gerichtet (der Patient sieht den Herd an), bei einer Unterbrechung in der Brücke blickt der Patient nach der anderen Seite (der Patient sieht vom Herd weg) (Abb. 228). Liegt die Läsion an der Kreuzungsstelle, dann kommt es zu einer Blicklähmung nach beiden Seiten. Wegen der Deviation kommt es häufig zu einer kompensatorischen Kopfdrehung zur kontralateralen Seite.
Ursache sind Hirnblutungen, Tumoren und Erweichungen. Besonders stark ist die Déviation conjuguée bei Bewußtlosen; nach Wiederkehr des Bewußtseins verschwindet sie, relativ unabhängig von der Blicklähmung. Die Blicklähmung bleibt in der Regel aufgrund der Kompensation durch die gegenüberliegende Großhirnhälfte nur etwa eine Viertelstunde bis einige Stunden bestehen.
Bei gering ausgeprägten Blicklähmungen kommt es zu grobschlägigem horizontalem Nystagmus, wenn man die Bulbi in die gelähmte bzw. angelähmte Blickrichtung

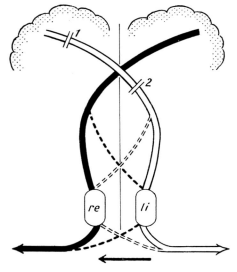

Abb. 228. Schema der konjugierten Deviation (nach Bing und Brückner 1954). Bei einer Unterbrechung bei *1* entsteht eine Blicklähmung zur Gegenseite mit Deviation zur Herdseite (Patient sieht den Herd an). Bei einer Unterbrechung bei *2* (im Bereich der Brücke entsteht eine Blicklähmung zur Herdseite mit Deviation zur Gegenseite (Patient sieht vom Herd weg)

wenden läßt. Da aber oft auch ein physiologischer Endstellnystagmus vorhanden ist, ergibt erst ein Seitenvergleich Anhaltspunkte für das Bestehen einer latenten Blickparese. Ein physiologischer Endstellnystagmus ist erschöpflich, der blickparetische Nystagmus aber nicht.

Werden das frontale Blickzentrum oder die afferente Bahn durch einen Nachbarschaftsprozeß gereizt, so kommt es zum *Blickkrampf*, einem Spasmus der Seitwärtswender, und zwar erfolgt eine Ablenkung der Blicklinie nach der entgegengesetzten Seite des gereizten Zentrums. Meist folgt auf einen solchen Blickkrampf später eine Blickparese; die Ablenkung der Blicklinie wechselt damit die Seite. Bei komatösen Patienten ist eine Differenzierung zwischen Blickkrampf und Deviation fast unmöglich. Beim Spasmus sind nach dem Koma nystagmiforme Bewegungen nicht selten, weil der Patient versucht, die Augen entgegen der Spasmustraktion nach geradeaus vorn zu richten; die Augen gleiten langsam immer wieder zurück und werden dann erneut ruckartig in die beabsichtigte Blicklinie gebracht. Die Schlagrichtung der schnellen Phase dieses Nystagmus ist dem Spasmus also entgegengesetzt und führt somit zur Seite des Herdes.

In der Brücke und im Fasciculus longitudinalis liegen die reflektorischen kortikalen und vestibulären sowie die frontalen Bahnen eng beieinander und werden meist zusammen geschädigt. Bei etwas zentraler gelegenen Läsionen kommt es nur zu einer gemeinsamen Schädigung der vom Okzipitalhirn gesteuerten reflektorischen Augenbewegungen und der vom Frontalhirn gesteuerten Willkürmotorik. Noch weiter zentral verlaufen beide Bahnen getrennt und können dementsprechend isoliert ausfallen. Allerdings hat der Ausfall der kortikoreflektorischen Augenbewegungen bei Erhaltung der willkürlichen keine diagnostische Bedeutung, denn solche Patienten sind blind, da auch die Sehbahn mit ausgefallen ist.

Über die Differentialdiagnose hinsichtlich der konjugierten Deviation bei Hemisphären- und Brückenläsionen orientiert Tabelle 10.

Tablle 10

Konjugierte Deviation bei Hemisphärenläsion	Konjugierte Deviation bei Ponsherden
1. Im ersten Stadium regelmäßig und hochgradig	1. Relativ selten und in der Regel geringgradig
2. Deviation meist von kurzer Dauer	2. Deviation, wenn vorhanden, von Dauer
3. Deviation nach der Seite des Herdes	3. Deviation nach der Gegenseite
4. Deviation vielfach Reizsymptom (erhöhte Spannung der Antagonisten)	4. Deviation in der Regel Lähmungs-, nur selten Reizsymptom
5. Kopfdrehung als regelmäßiges Begleitsymptom in gleicher Richtung wie die Deviation der Augen	5. Kopfdrehung kein typisches Merkmal: wenn vorhanden, in der Regel entgegengesetzt der Deviation der Augen
6. Assoziierte Lähmung der kontralateralen Seitenwender meist gering und flüchtig	6. Assoziierte Blicklähmung nach der Seite des Herdes fast stets schwer und von Dauer
7. Stets gleichmäßige Funktionsstörung der assoziierten Seitenwender	7. Häufig ungleichmäßige Lähmung der assoziierten Seitenwender infolge Übergreifens des supranuklearen Herdes auf den oder die Kerne
8. Extremitäten- und Fazialislähmung auf der Seite der Blicklähmung	8. Extremitätenlähmung, wenn vorhanden, gekreuzt mit der Blicklähmung; Fazialislähmung, wenn vorhanden, in der Regel gleichseitig mit der Blicklähmung
9. Bei doppelseitiger Hemisphärenläsion sind alle (auch die vertikalen) Bewegungen eingeschränkt oder aufgehoben (Zykloplegie)	9. Bei doppelseitiger Ponsläsion bilaterale Blicklähmung ohne Störung der Vertikalbewegungen

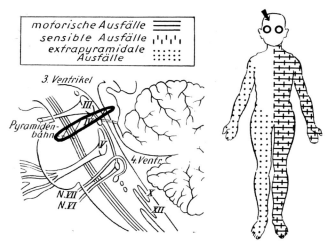

Abb. 229. Syndrom der oralen Brückenhaube (Raymond-Cestan-Syndrom)

Bei Verlegung von Ästen der A. basialis (Arteriae paramedianae) oder bei Tuberkulomen zwischen Bindearmkreuzung und Fazialisknie kommt es zum *Raymond-Cestan-Syndrom* (Syndrom der oralen Brückenhaube, Bindearmsyndrom), gekennzeichnet durch eine Hemiasynergie auf der Herdseite, durch eine Hemiplegie und Hemianästhesie auf der Gegenseite und durch eine Blicklähmung nach der Seite des Herdes (Abb. 229). Horizontale Blicklähmungen, oft verbunden mit anderen Ausfällen kommen auch familiär vor (Sharpe u. Mitarb. 1975).

Vertikale Blicklähmungen (Syndrom von Parinaud)

Bei Läsionen im Gebiet der vorderen Vierhügel, wo sich die supranukleären Faserstränge beider Seiten der Blickbewegungsbahn eng zusammendrängen, kommt es zu vertikalen Blicklähmungen (Vierhügelstarre, Syndrom von Parinaud). Heberlähmungen sind dabei am häufigsten, Heber- und Senkerlähmungen weniger häufig, isolierte Senkerlähmungen relativ selten. Ausfall der Lichtreaktion bei erhaltener Konvergenz mit Mydriasis findet sich besonders bei der häufigeren Lähmung der Blickhebung, Konvergenz- und Akommodationslähmung finden sich bei der selteneren Lähmung der Blicksenkung.
Bei Lähmung der Blickhebung soll besonders der vordere Teil, bei Lähmung der Blicksenkung besonders der hintere Teil der vorderen Vierhügel betroffen sein. Zuweilen zeigen derartige Patienten auch extrapyramidale Symptome. Meist sind davon nur die willkürlichen Kommando-, Späh- und Führungsbewegungen, nur selten die reflektorisch-vestibulären Bewegungen betroffen. Bei leichteren Paresen sind die vertikalen Führungsbewegungen vorhanden, die Kommando- und Spähbewegungen ausgefallen, erkennbar daran, daß der Patient selbständig den Blick von einer Reihe der Sehprobentafel nicht auf die darunterstehende lenken kann, die Tafel bei der Visusprüfung deswegen jeweilig angehoben bzw. gesenkt werden muß. Nur in kleinen Schritten (Kletterbewegungen) sind Kommandobewegungen möglich.
Da das Okulomotorius- und auch das Trochleariskerngebiet dicht beim Vierhügelgebiet liegt, sind kombinierte Lähmungen möglich; das Trochleariskerngebiet ist jedoch weniger oft betroffen. Diplopie ist wegen der engen Nachbarschaft der oberen Vierhügel zu den Augenmuskelkernen nicht selten. Beteiligung der Pupillomotorik, der Akommodation und der Konvergenz ist häufig; meist besteht eine normale oder mittelweite, aber lichtstarre Pupille bei erhaltener oder verzögerter Konvergenzreaktion. Auch inter-

nukleäre Ophthalmoplegien kommen vor. Allerdings ist keines dieser Symptome obligat mit der vertikalen Blickparese verbunden (Leuenberger u. Hotz 1975). Aber vertikale Blicklähmungen bestehen auch ohne zusätzliche Augenmuskellähmungen. Bei Blicklähmungen nach oben besteht eine weite Lidspalte (positives v. Graefe-Zeichen). In einigen Fällen ist ein Nystagmus retractorius beobachtet worden.

Bei vertikalen Blickparesen kann durch rasche passive Hebung und Senkung des Kopfes entgegengesetzte Senkung bzw. Hebung der Bulbi ausgelöst werden, da die vestibulären Assoziationen meistens, wenngleich nicht immer, intakt sind. Wenn bei Lähmung der Blickhebung das Bellsche Phänomen sowie die reflektorisch vestibulären Bewegungen intakt sind, dann beweist das die Unversehrtheit der Augenmuskelkerne und -nerven, d. h. die supranukleäre Lage der Störung.

Bei Lähmung der Blickhebung bleibt die Lidhebung unbeeinträchtigt und unbeteiligt. Im Alter ist häufig physiologischerweise die Bulbushebung reduziert, bedingt durch altersbedingte Kernaplasie der Blickheber.

Ursache vertikaler Blickparesen sind: Tumoren der Epiphyse, des Kleinhirnwurms und des Mittelhirns, Pseudobulbärparalyse, Encephalitis epidemica, Schädelverletzungen, Myasthenia gravis, Steinertsche Erkrankung, amyotrophe Lateralsklerose, zerebellare Heredoataxie, Lues. Allgemeine Gefäßprozesse gelangen aber weitaus am meisten zur Beobachtung. Es folgen in der Häufigkeit Encephalitis disseminata und Hirngeschwülste. Früher war der Anteil der Tuberkulome eklatant.

Spasmen sind bei Blickhebung und -senkung extrem selten, da vertikale Blicklähmungen doppelseitig ausgelöst werden. Hingegen findet man bei leichteren Paresen nicht selten einen Vertikalnystagmus, bei dem die schnelle Phase ebenso wie bei den horizontalen Blicklähmungen die Richtung der noch latenten Lähmung anzeigt.

Bei *einseitiger Augenheberlähmung* handelt es sich um eine internukleäre Störung, die vornehmlich kongenital vorkommt. Meistens besteht eine Pseudoptosis oder eine echte Ptosis. Die Intaktheit des Bellschen Phänomens beweist auch hier, daß Kerne und Nerven für die Heber des betroffenen Auges unbeteiligt sind, die Lähmung also supra- oder intranukleär sein muß (Abb. 230).

Als *Bielschowskysches Phänomen* bezeichnet man die Vertikalbewegung der Augen bei Schwachsichtigen oder Amblyopen, wenn die Belichtung des amblyopen oder des sehtüchtigen Auges geändert wird.

Die *beidseitige Lähmung der Augensenkung* betrifft den M. rectus inf. und den M. obliquus sup. Sie ist sehr selten und kommt nur angeboren vor. Die Ätiologie ist ungeklärt. Manchmal kommt es zur Pseudoptosis, wenn mit dem paretischen Auge fixiert wird.

Auch die *doppelte Heberlähmung* (Burian u. v. Noorden 1980) kommt selten vor und betrifft den M. rectus sup. und den M. obliquus inf. Wenn der Patient mit dem nichtparetischen Auge fixiert, geht das gelähmte Auge nach unten, meistens vergesellschaftet mit einer geringen Ptosis. Fixiert der Patient mit dem paretischen Auge, so geht dementsprechend das nichtparetische Auge nach oben, und die Ptosis verschwindet. Meistens fehlt das Bellsche Phänomen. Fast immer ist diese Anomalie angeboren, aber Jampel und Fells (1968) haben auch derartige Lähmungen nicht angeboren gesehen, mit Diplopie, vermutlich als Folge einer einseitigen Störung im Praetectum. Wahrscheinlich handelt es sich um eine Lähmung des M. rectus sup. mit nachfolgender Kompensation. Differentialdiagnostisch sind dabei Zustände nach Blow-out-Fraktur, Muskelfibrose und anatomische Anomalien am M. obliquus inf. zu beachten sowie eine endokrine Myopathie. Der Traktionstest wird hier Abklärung bringen.

Bei den Vertikaldivergenzen ist eine Topographie der Schädigung unsicher, weil zwischen den Destruktionen im Zerebellum, im Labyrinth und im Vestibulum keine klinischen Unterschiede vorhanden sind (Larmande u. Mitarb. 1976).

Auch in der Vertikalen gibt es pendelnde Augenbewegungen, z. B. bedingt durch eine Blutung im Brückenbereich (Lawrence u. Mitarb. 1975).

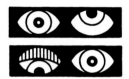

Abb. 230. Einseitige (rechtsseitige) supranukleäre Parese der Bulbusheber bei Rechts- und Linksfixation

Lähmung der okzipitalen Blickbewegungsbahn

Die okzipitale Blickbewegungsbahn übermittelt Impulse, die reflektorisch von optischen, akustischen und sensiblen Reizen herstammen. Bei Lähmungen ist der reflektorische Fixations- und Einstellmechanismus beeinträchtigt. Die Läsion kann bereits im afferenten Schenkel des Reflexbogens, also in der Sehbahn liegen. Die Existenz einer eigenen Bahn für Führungsbewegungen, die isoliert geschädigt werden könnte, ist unwahrscheinlich.

Bei homonymen Hemianopsien können keine optischen Einstell- und Führungsbewegungen durch Reizung der blinden Gesichtsfeldhälfte ausgelöst werden; nur selten ist beides auch von der sehenden Hälfte des Gesichtsfeldes her nicht möglich. Führungsbewegungen sind in weniger gravierenden Fällen von Hemianopsien nach der ausgefallenen Gesichtsfeldhälfte normal, nach der erhaltenen Hälfte hin nur in kleinen Rucken (sakkadierte Führungsbewegungen) zu erreichen; entsprechend verhält sich der optokinetische Nystagmus.

Wäre die efferente unwillkürliche Blickbewegungsbahn isoliert einseitig gestört, so würde das, zumindest bei binokular Sehenden, keine wesentliche Rolle spielen. Erst bei beidseitigen Läsionen besteht Fixationsunfähigkeit und demzufolge auch Unfähigkeit zur Akkommodation, Konvergenz und Fusion. Da die Patienten kein Objekt genau betrachten und somit auch nicht lesen können, muß differentialdiagnostisch immer an ein Zentralskotom, an schlechte Sehschärfe, an Nystagmus und an sonstige optische Orientierungsstörungen gedacht werden.

Vom *Balint-Syndrom* spricht man, wenn die visuelle Aufmerksamkeit und das Fixationsvermögen in Verbindung mit einer optischen Ataxie gestört ist. Die Patienten sind unfähig, einen im peripheren Gesichtsfeld auftauchenden Gegenstand zu fixieren und einen sich bewegenden Gegenstand mit den Augen zu verfolgen. Häufig bestehen dabei auch Sprachstörungen, Agraphie und Aphasie.

Bei organischen Hirnerkrankungen, beispielsweise bei chronischer Enzephalitis, bei Paralysis agitans, Kopftraumen, Multipler Sklerose, Arteriosklerose, Epilepsie und Barbitursäurevergiftungen, Bromismus und bei Hemianopsien kann es zum Zahnradphänomen kommen. Es besteht in wiederholten kurzen Pausen bei der Bewegung der Bulbi und in schnellen Bewegungsrucken. In Ausnahmefällen ist es auch ohne pathologischen Prozeß gefunden worden.

Tabiker können häufig nicht willkürlich in eine bestimmte Richtung blicken, wenn ein Fixationsobjekt dort fehlt, offenbar deswegen, weil es jeder Kontrolle über die ausgeführten Bewegungen mangelt *(Ataxie der Augenbewegungen)*. Es kommt bei ihnen dabei zu einem Konvergenzkrampf. Infolgedessen sind im Dunkeln alle Augenbewegungen aufgehoben.

Störungen der Divergenz und Konvergenz

Die Konvergenz wird von frontalen und okzipitalen Blickzentren mit Impulsen versehen. Das hypothetische Naheinstellungszentrum, das möglicherweise in der Nähe des Okulomotoriuskerngebietes liegt, steuert sowohl Konvergenz als auch Akkommodation und Pupillenreaktion. Sind alle drei Funktionen gestört, dann muß die Läsion zwischen

Hirnrinde und subkortikalem Naheinstellungszentrum liegen. Bei einer isolierten Konvergenzlähmung kann es sich nur um einen sehr kleinen Herd direkt im Konvergenzzentrum oder in seiner unmittelbaren Nachbarschaft handeln.

Bei einer *Konvergenzlähmung* (Abb. 231) besteht gekreuzte Diplopie beim Blick in die Nähe, alle übrigen Augenbewegungen sind intakt. Hauptsächlichste Ursache ist die Encephalitis epidemica, die eine Konvergenzlähmung besonders im Regenerationsstadium in einem Drittel der Fälle zeigt. Manchmal fehlt dabei auch die Naheinstellungsreaktion der Pupille, und nur die Lichtreaktion ist erhalten (inverses Argyll-Robertson-Phänomen).

Oft handelt es sich lediglich um einen gestörten binokularen Sehakt, bei dem das Konvergenzvermögen mit beeinträchtigt ist, so z. B. bei Myopen, bei denen sich allmählich eine Konvergenzinsuffizienz durch Nichtgebrauch herausbildet. In diesem funktionellen Fall fehlt jedoch die Diplopie. Schwierigkeiten bereitet auch die Differentialdiagnose gegenüber einer Fusionsinsuffizienz, wie sie z. B. nach langzeitiger Überforderung und bei Erschöpfungszuständen auftritt, bei der aber die Fusionsbreite in Richtung Konvergenz nicht eingeschränkt zu sein pflegt.

Nach Bielschowsky sollte eine Konvergenzparese und keine funktionellen Konvergenzstörungen angenommen werden, wenn sichere Anhaltspunkte für eine organische intrakranielle Erkrankung vorliegen, wenn die Störung relativ plötzlich aufgetreten ist, wenn sich innerhalb des Krankheitsbildes eine Konstanz zeigt, auch bei Prüfung mit verschiedenen Methoden, wenn Akkommodation und Naheinstellungsreaktion der Pupille funktionieren, ohne daß sich dabei auch eine Konvergenz einstellt, bzw. wenn sich neben der Konvergenzlähmung noch eine doppelseitige Akkommodations- und Pupillenlähmung vorfindet. Isolierte Lähmungen des M. rectus med. sind vorher sorgfältig auszuschließen.

Patienten mit Hysterie oder mit traumatischer Neurose zeigen bei Fixation eines nahe gelegenen Objektes zuweilen eine überschießende Konvergenz, die eine gewisse Zeit bestehen bleibt, auch wenn der Blick wieder in die Ferne gerichtet wird. Immer bestehen dabei auch ein Akkommodationskrampf und eine Miosis.

Die Divergenz (Abb. 232) ist nicht allein eine Erschlaffung nach Konvergenz, sondern zum Teil auch ein aktiver Prozeß. Wahrscheinlich liegt das hypothetische Divergenzzentrum in der Nähe des Aquaeductus Sylvii zwischen den vorderen und hinteren Zweihügeln; diese Lage würde die häufige Kombination mit einer Abduzenslähmung am ehesten erklären. Möglicherweise liegt der Ort der Störung bei einer Divergenzlähmung in der Formatio reticularis des Hirnstammes.

Charakterisiert ist die *Divergenzlähmung* durch eine geringe Konvergenzstellung beider Augen mit ungekreuzter Doppelbildwahrnehmung, plötzliches Auftreten und Verschwinden der Doppelbilder bei Näherung des Sehobjektes; Blickwendungen und Führungsbewegungen sind dabei unauffällig (Abb. 232).

Differentialdiagnostisch spielen eine Rolle: 1. Divergenzinsuffizienzen, die nach Traumen, Enzephalitiden, vaskulären Schädigungen, Intoxikationen vorkommen und die der Patient durch besondere Willensanstrengungen überwinden kann; bei ihnen sind therapeutisch orthoptische Übungen und Prismenverordnungen angezeigt; 2. Konvergenzspasmen; 3. unkorrigierte akkommodative Esotropien, bei denen aber eine normale Fusionsbreite besteht; 4. doppelseitige Abduzensparesen, bei denen eine Abduktionseinschränkung sehr auffallend ist. Meist handelt es sich bei vermuteten Divergenzlähmungen um Abduzenslähmungen. Auch an eine Myasthenie, nachweisbar mit dem Prostigmintest, und an eine thyreotoxische Ophthalmoplegie sowie an eine Ophthalmoplegia internuclearis posterior sollte gedacht werden.

Als Ursache von Divergenzlähmungen sind beobachtet worden: Poliomyelitis, Influenza, Diphtherie, Bleivergiftungen, Traumen, psychogene Störungen, Enzephalitiden, Lues, Multiple Sklerose, Tuberkulose, Tumoren.

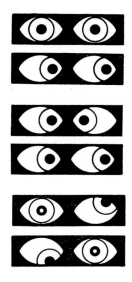

Abb. 231. Konvergenzparese
Oben: Parallelstand beider Augen bei Konvergenzversuch;
unten: bei Linksblick (und Rechtsblick) keine Beeinträchtigung
der Bulbusbeweglichkeit

Abb. 232. Divergenzparese
Oben: Konvergenzstellung beider Bulbi beim Blick in die Ferne;
unten: bei Linksblick (und Rechtsblick) keine Beeinträchtigung

Abb. 233. Hertwig-Magendiesche Schielstellung des rechten Auges
bei Rechts- und Linksfixation

Therapeutisch kommt nach einer Wartezeit von 9 Monaten Prismenverordnung (Basis des Prismas nach außen) oder operative Vorlagerung beider Mm. recti lat. in Frage. Unter *Divergenzexzeß* versteht man ein periodisches Auswärtsschielen bei gutem Konvergenzvermögen; er hat mit Blicklähmung nichts zu tun.

Hertwig-Magendiesche Lähmung

Bei der Hertwig-Magendieschen Lähmung, die sowohl Ausfalls- als auch Reizsymptom sein kann, weicht das Auge der kranken Seite nach unten, das Auge der gesunden Seite nach oben ab. Dieses Waagebalkenschielen ist zuweilen vergesellschaftet mit einer Deviation beider Bulbi nach der dem Herd gegenüberliegenden Seite, also nach derjenigen Seite, deren Auge nach oben blickt (Abb. 233). Das Phänomen tritt auf, wenn bei Stammhirnläsionen archaische, an das Gleichgewichtsorgan gebundene Reflexe vom dämpfenden Großhirneinfluß entbunden sind. Bei diesem Phänomen muß an eine Störung der Verbindungsbahnen vom Vestibularis zu den Augenmuskelkernen und dem hinteren Längsbündel gedacht werden, oder aber an Läsionen der hinteren Kommissur, in den vorderen Vierhügeln bzw. im Kleinhirn.

Blicklähmungen infolge Erkrankung des striären Systems

Störungen im Corpus striatum, verursacht durch Chorea, Neurolues, Hirntumoren, Athetosis, Paralysis agitans, Arteriosklerose und Encephalitis lethargica, führen zu unsystematischen Augenbewegungen, zu Anomalien bei reflektorischen Augenbewegungen, zu Störungen im Augenmuskeltonus, zu Unsicherheit bei willkürlichen Augenbewegungen sowie zu intermittierenden tonischen und klonischen Spasmen. Dabei handelt es sich um folgende Lähmungstypen:

1. Die *okulogyren Krisen* stellen spastische Blickabweichungen meist nach oben, selten nach der Seite dar (Blickkrampf, Schauanfall, eye fits), verursacht durch einen stark wirksamen Reiz eines Herdes im Kortex nahe den kortikonuklearen Blickbahnen bzw. in der Nähe des pontinen Blickzentrums, z. B. bei der Jackson-Epilepsie. Oft besteht Kopfzwangshaltung. Die Dauer der Krisen beträgt 10 Minuten bis 24 Stun-

den. Aber auch Prozesse im striären System (Thalamus, Hypothalamus, Corpus striatum), bei organischen Hirnschäden und bei Schizophrenien im katatonischen Stadium
können auslösende Ursache sein. Zu Beginn entsteht Angstgefühl bzw. Wutausbruch,
nicht selten begleitet von einer Starre des Körpers oder von Bewußtlosigkeit. Der
Lidschluß ist häufig behindert.

Wenn bei starkem Lidschlag ein konjugierter Blickkrampf auf der Basis intrakranieller Erkrankungen auftritt, so erfolgt die Blickabweichung meist zur dem Herd entgegengesetzten Seite.

2. Beim *Myoklonus*, bei dem rhythmische Muskelkontraktionen der Gesichtsmuskulatur, des Larynx, der Zunge, des Zwerchfells, der Extremitäten sowie der Nacken-
und Rumpfmuskulatur mit einer Frequenz von 50–180 in der Minute auftreten, ist
auch die Augenmuskulatur mit adäquaten Kontraktionen beteiligt. Die Bewegungen
ähneln sehr dem Nystagmus. Initialsymptom sind Muskelkontraktionen am Gaumensegel. Sofern Pendel- und Rucknystagmus jenseits des 50. Lebensjahres auftritt, sollte
nach einem palatinalen Myoklonus gefahndet werden. Ursache des Myoklonus sind:
Arteriosklerose, Lues, Aneurysmen, Enzephalitis, Multiple Sklerose, Traumen, Tumoren. Betroffen sind der Nucl. dentatus, die Olive, der Nucl. ruber und die zentrale
Haubenbahn.

3. Der *Parkinsonismus* führt relativ oft zu einer Bewegungsarmut der Augenmuskeln
wie auch der Gesichtsmuskulatur (Bradykinesie, myostatische Paralyse), desgleichen
zu Konvergenzinsuffizienzen, zu seltenem Lidschlag (Pseudo-Stellwag-Phänomen),
zuweilen auch zum Zurückbleiben des Oberlides bei Blicksenkung und zu einer Sakka-
dierung bei Folgebewegungen.

4. Als *Opsoklonie* (dysmetrische Ataxie) bezeichnet man die raschen chaotischen horizontalen, vertikalen oder rotatorischen nystagmischen oder myoklonischen Bewegungen zu Fixationsbeginn (Fixationstremor). Ursache ist meist eine nichtepidemi-
sche Enzephalitis oder eine Poliomyelitis anterior.

5. Zuckungen und unruhig tanzende Bewegungen der Bulbi nennt man *Furor bulborum*
oder *Opsochorie*.

Augenbewegungsstörungen bei Kleinhirnerkrankungen

Bei Kleinhirnerkrankungen kommt es vorwiegend zu Fernsymptomen, neben der
Stauungspapille hauptsächlich zu ein- oder beidseitigen Abduzensparesen. Eine Seitenlokalisation ist aufgrund dieser Ausfälle allerdings nicht möglich. Bei fortschreitenden
Prozessen treten Nachbarschaftssymptome durch Übergreifen des Krankheitsprozesses
auf die Brücke, die Medulla oblongata und die Vierhügelgegend auf (Nystagmus, später
vertikale Blicklähmungen).

Die vollständige Entfernung einer Kleinhirnhemisphäre hat auffallenderweise keinen
Einfluß auf die Augenmotilität, obgleich das Kleinhirn bei der Assoziation der Augenbewegungen, als Regulator des Lage- und des Bewegungstonus, als Präzisionsorgan bei
der Innervation zu synergistischen und antagonistischen Augenbewegungen, vor allem
aber bei der Verarbeitung labyrinthärer Reize eine eminente Bedeutung besitzt. Wahrscheinlich kann die Kleinhirnfunktion von anderen subkortikalen Zentren kompensiert
werden.

Die Atrophie der Kleinhirnrinde *(Thomas-Syndrom)* bei chronischem Alkoholismus,
nach schweren Infektionskrankheiten, bei Karzinose und in der Seneszenz zeigt neben
Gangataxien, Sprachstörungen, zerebellaren Synergien, choreatischen Störungen auch
Augenmuskelstörungen in Form von Strabismus divergens concomitans, Abduzens- und
Okulomotoriusparesen, Nystagmus, außerdem eine Optikusatrophie und eine Retinitis
pigmentosa.

Erworbene Retraktionssyndrome

Retraktionsbewegungen der Augen beruhen auf gleichzeitiger Kontraktion von Synergisten und Antagonisten, meist aufgrund inter- und supranukleärer Störungen; die Koordination zwischen den einzelnen Augenmuskeln ist dabei mangelhaft. Das gleiche gilt für den Nystagmus retractorius, der sich besonders bei geschlossenen Lidern zeigt; meist tritt er beidseits gleichermaßen auf, aber es kann auch eine Seitendifferenz vorhanden sein. Ursache für diesen Nystagmus sind Prozesse in der Vierhügelgegend und eine Schädigung der Kerngebiete zwischen dem 3. und 4. Ventrikel.
Über das angeborene Retraktionssyndrom von Stilling-Türk-Duane siehe Abschnitt 8.12.

Grundsätze bei der Lokalisation kortikaler, subkortikaler und supranukleärer Störungen der Augenmotilität

Blicklähmungen nach der kontralateralen Seite entstehen durch Prozesse im Großhirn, Lähmungen nach der herdgleichen Seite durch Prozesse im Hirnstamm. Zur genaueren Lokalisation empfiehlt sich die Typeneinteilung nach Weingarten.

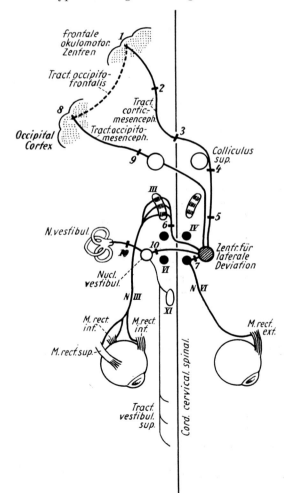

Abb. 234. Lokalisation der Störung bei horizontalen Blicklähmungen (modifiziert nach Duke-Elder 1949) bei konjugierter Augenbewegung nach links
III, IV VI, XI Hirnnervenkerne,
1. Störung liegt im kortikal-frontalen okulomotorischen Zentrum: Vorübergehende kortikale Lähmung zur gegenüberliegenden Seite mit konjugierter Abweichung zur gleichen Seite
2. Störung liegt subkortikal-frontal: Permanente konjugierte Lähmung zur gegenüberliegenden Seite
3. Störung liegt an der Kreuzungsstelle: Bilaterale Lähmung der konjugierten Bulbusbewegungen
4. Störung liegt nahe dem Colliculus superior: Verlust der vertikalen und lateralen Blickwendung zur ipsolateralen Seite
5. Störung liegt unter dem Colliculus superior: Konjugierte Lähmung zur ipsolateralen Seite
6. Störung liegt im hinteren Längsbündel: Vordere internukleäre Lähmung
7. Störung liegt unter dem Mittelhirnzentrum: Hintere internukleäre Lähmung
8. Störung liegt in der okzipitalen Sehrinde: Fixations- und Fusionsparese
9. Störung liegt unterhalb der Sehrinde: Fixationslähmung
10. Störung liegt im Vestibularnerv und seinen zentralen Verbindungen: Verlust der vestibularen Reflexe

Typ 1: Bei Ausfall nur der willkürlichen schematischen Blickbewegungen und bei Erhaltensein der optisch bedingten Einstellbewegungen, der Führungsbewegungen und der vestibulär kompensatorischen Blickbewegungen liegt die Läsion hauptsächlich frontal oder in der Kapsel.

Typ 2: Bei Fehlen der schematischen Blickbewegungen und Einstellbewegungen und bei Erhaltensein der Führungsbewegungen und der vestibulär kompensatorischen Blickbewegungen befindet sich die Läsion subkortikal; die vom Okzipitallappen und vom Frontallappen kommenden Fasern sind gemeinsam betroffen; die Läsion liegt wahrscheinlich in der Gegend der Commissura posterior, der Vierhügel und des Pedunculus cerebri.

Typ 3: Bei Fehlen aller Bewegungen außer der vestibulär kompensatorischen Blickbewegungen liegt ein größerer, tiefer reichender subkortikaler Herd vor, meist in der Brücke. Bei vertikalen Blickparesen liegt der Herd im Vierhügelgebiet.

Typ 4: Wenn alle willkürlichen und reflektorischen Blickbewegungen ausgefallen sind, muß die Läsion zwischen Commissura posterior und dem Fasciculus longitudinalis posterior im unteren Pons liegen, da die vestibulären Bahnen im unteren Pons den Fasciculus longitudinalis posterior erreichen.

Die 4 Typen zeigen auch das Fortschreiten des den Blicklähmungen zugrunde liegenden Prozesses an sowie die Reihenfolge der Rückbildung bei einer Regeneration. Typ 1 und Typ 2 bezeichnete Bielschowsky als Pseudoophthalmoplegien.
Lähmungen der willkürlichen Blickbewegung durch Erkrankung des Frontalhirns sind bei einseitigen Prozessen nur passager. Blicklähmungen durch Prozesse im Pons sind seltener und nicht sehr auffällig, jedoch anhaltender (Abb. 234).

Weitere Hinweise für die Differentialdiagnose siehe auf Tabelle 11.

Tabelle 11

Störung der willkürlichen Blickbewegungen

Art der Lähmung Kombination von Lähmungen	Wahrscheinliche Lokalisation der Störung bzw. der Läsion
Verlust aller willkürlichen Blickbewegungen	Doppelseitige Herde im Frontalhirn (Fuß der 2. Stirnwindung Feld 8)
Verlust aller horizontalen Blickbewegungen bei Erhaltensein der vertikalen Blickbewegungen	Doppelseitiger Herd in der Brücke, bzw. einseitiger Herd, der durch Druck das kontralaterale Zentrum funktionsuntüchtig macht
Lähmung aller konjugierten Augenbewegungen nach einer Seite bei normalen reflektorischen Fixations-, Konvergenz- und Gleichgewichtsbewegungen, zusammen mit einer konjugierten Deviation nach der anderen Seite	Hemisphärenprozeß in der Hirnrinde (bei vorübergehender Ablenkung) oder im Subkortex (bei dauernder Ablenkung)
Verlust der willkürlichen Blickbewegungen nach einer Seite und der reflektorischen Blickbewegungen nach der gleichen Seite bei Erhaltenbleiben der vestibulären Erregung	Herd im hinteren Längsbündel
Verlust der willkürlichen sowie der reflektorischen Blickbewegungen	Ausgedehnter Herd im Pons mit Läsion des hinteren Längsbündels und oft auch der Kerne des N III und des N IV
Lähmung der konjugierten vertikalen Blickbewegungen	Herd in der Gegend der oberen Vierhügel
Lähmung der konjugierten Blickbewegungen in der Horizontalen und Vertikalen	Herd im Bereich der Vierhügel

Tabelle 11. Fortsetzung

Störung der reflektorischen Blickbewegungen

Art der Lähmung Kombination von Lähmungen	Wahrscheinliche Lokalisation der Störung bzw. der Läsion
Beidseitige Störung der konjugierten Blickbewegungen	Herd im Bereich der hinteren Kommissur
Fehlen der konjugierten Blickbewegungen in der Horizontalen und Fehlen der Konvergenz	Größerer Herd im Pons
Verlust der von der Sehrinde ausgehenden reflektorischen Blickbewegungen bei erhaltener Konvergenz	Herd im Pons, im Kortex bzw. im Subkortex
Blicklähmung mit Verlust der vestibularen Erregbarkeit	Herd hat die Brücke mitgegriffen; es handelt sich um keine ausschließlich kortikale Blicklähmung

Kombinierte Lähmungen	
Blicklähmung in der Horizontalen kombiniert mit Abduzensparese mit oder ohne Beteiligung des gleichseitigen Fazialis	Herd in der unteren Brücke
Blicklähmung kombiniert mit gleichseitiger Extremitätenlähmung	Hemisphärenerkrankung
Blicklähmung kombiniert mit gekreuzter Extremitätenlähmung	Erkrankung in der Brücke
Blicklähmung, Extremitätenlähmung und Fazialislähmung gleichseitig	Herd in der Hirnrinde und im Subkortex
Gleichseitige Blicklähmung und Fazialislähmung kombiniert mit gekreuzter Extremitätenlähmung	Herd in der Brücke
Blicklähmung kombiniert mit Kopfdrehung nach der Seite der Blicklähmung bei komatösen Patienten	Herd im Kortex oder Subkortex
Blicklähmung kombiniert mit Kopfdrehung nach der der Blicklähmung entgegengesetzten Seite bei komatösen Patienten	Herd in der Brücke, nur in Ausnahmefällen in der Hemisphäre

12. Erkrankungen des vestibulären Systems

Das Leitsymptom jeder Erkrankung des Vestibularapparates oder seiner Störungen durch Nachbarschaftseinwirkungen ist der Nystagmus als Reaktionsform des vestibulo-okulären Systems. Dabei ist nicht von vornherein zu erkennen, ob der Krankheitsprozeß peripher oder zentral gelegen ist, denn vestibulärer Nystagmus kann durch Läsion vestibulär tonisierter Rezeptoren, Bahnen oder Zentren vom Labyrinth über die Medulla oblongata bis zum Kleinhirn und Mittelhirn entstehen. Wenn man das weitverzweigte System mit seinen zahlreichen Verbindungen zu anderen zentralen Bereichen und Kerngebieten betrachtet, so wird es verständlich, daß bei topisch-diagnostischen Schlußfolgerungen allein aus der quantitativen und qualitativen Nystagmusreaktion größte Zurückhaltung geboten ist.

Kornhuber unterscheidet bei den klinisch bedeutsamen Spontannystagmen 3 Hauptformen, die sich von Störungen dreier physiologischer Funktionen ableiten lassen:

1. Vestibulärer Spontannystagmus als Folge einer Störung vestibulärer Mechanismen;
2. Blickrichtungsnystagmus und blickparetischer Nystagmus als Folge von Störungen der willkürlichen Blickregelung;
3. Fixationsnystagmus als Folge von Störungen der Fixationsregelung.

Während Fixationsnystagmus mit Ausnahme des sogenannten Bergarbeiternystagmus stets kongenital ist, weist der blickparetische und Blickrichtungsnystagmus immer auf zentrale Störungen hin, die sowohl toxisch als auch läsionell sein können.

Der vestibuläre Spontannystagmus kann peripher oder zentral bedingt sein und ist diagnostisch am schwierigsten zu deuten. In vielen Fällen wird jedoch eine vorliegende Vestibularisstörung durch das Nystagmusbild, die Anamnese und die Erregbarkeitsprüfung bezüglich ihrer Art und Lokalisation charakterisiert, besonders wenn man die neurologischen und ophthalmologischen Untersuchungen berücksichtigt. Frenzel empfiehlt bei jeder Untersuchung die Beachtung folgender Regeln:

1. Jeder Nystagmus entsteht zentral.
2. Nystagmus kann zentral oder peripher verursacht und zentral oder peripher ausgelöst werden.
3. Trotz peripherer Auslösung kann die Ursache zentral gelegen sein.

Bei den Bezeichnungen peripher und zentral ist zu bedenken, daß das periphere Neuron auch den zugehörigen Kern mit einschließt; das bedeutet aber, daß Krankheitsprozesse im zentralen Kerngebiet Nystagmusreaktionen von rein peripherem Typ hervorrufen können. Es ist deshalb empfehlenswert, die Vestibularisstörungen in labyrinthäre, retrolabyrinthäre und zentrale zu differenzieren.

Die labyrinthären sind Folge von entzündlichen und nichtentzündlichen Labyrintherkrankungen, die retrolabyrinthären entstehen durch Erkrankungen am Nervenstamm und besonders bei Prozessen im Kleinhirnbrückenwinkel, sind also extrazerebral, aber intrakraniell lokalisiert, während zentrale Störungen rein zerebral gelegenen Schädigungen im Bereiche der Kern- und Bahngebiete entsprechen.

Betrachten wir den vestibulären Spontannystagmus als wichtigstes Kriterium pathologischer Reaktionen des Vestibularapparates, so lassen sich im wesentlichen 3 Grundtypen unterscheiden:

1. Richtungsbestimmter Nystagmus

Richtungsbestimmter Nystagmus kommt vorwiegend bei peripheren Prozessen vor und schlägt unabhängig von der Blickrichtung oder von Lockerungsmaßnahmen und Lage-wechsel immer in der gleichen Richtung (Abb. 235). Durch Seitenblick in Richtung der schnellen Phase wird dieser Nystagmus gewöhnlich verstärkt, durch Blick in Rich-tung der langsamen Phase abgeschwächt. Nach der Intensität unterscheidet man einen Nystagmus 1., 2. und 3. Grades, je nachdem, ob er nur beim Blick in Richtung der schnellen Phase, beim Blick geradeaus oder auch noch beim Blick in Richtung der langsamen Phase schlägt. Die Intensität des richtungsbestimmten Nystagmus hat ge-wisse differentialdiagnostische Bedeutung zwischen vestibulärem und blickparetischem Nystagmus.

Bei rein rotierender und rein vertikaler Schlagrichtung ist der richtungsbestimmte Nystagmus fast immer ein zentrales Symptom.

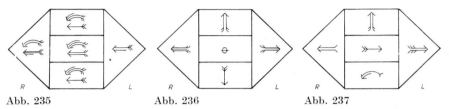

Abb. 235   Abb. 236   Abb. 237

Abb. 235. Richtungsbestimmter Spontannystagmus (nach H. Frenzel) aus Frenzel, H.: „Spontan- und Provokationsnystagmus als Krankheitssymptom", Springer Verlag, Berlin–Göttingen–Heidel-berg 1955)

Abb. 236. Regelmäßiger Blickrichtungsnystagmus (nach H. Frenzel) aus: s. Abb. 235

Abb. 237. Regelloser Blickrichtungsnystagmus (nach H. Frenzel) aus: s. Abb. 235

2. Regelmäßiger Blickrichtungsnystagmus

Dieser Nystagmus, der in schwächerer Form nur bei Rechts- und Linksblick, aus-geprägter oft auch in vertikaler Richtung auftritt, niemals aber beim Blick geradeaus, ist immer ein zentrales Symptom. Er findet sich bei allen zentralen vestibulären Stö-rungen, hat keinerlei topische Bedeutung und ist oft lediglich Symptom erhöhten Hirn-druckes (Abb. 236). Besonders häufig trifft man diesen Nystagmus bei der Multiplen Sklerose oder bei raumfordernden Prozessen der hinteren Schädelgrube, soweit nicht Vestibulariskerngebiete direkt irritiert werden und die Form des Nystagmus verändern oder überlagern.

3. Regelloser Blickrichtungsnystagmus

Eine einwandfreie Differenzierung zwischen dem regelmäßigen und regellosen Blick-richtungsnystagmus ist nur schwer möglich. Sobald auch bei der Blickrichtung gerade-aus unter der Leuchtbrille ein Nystagmus nachweisbar ist, bezeichnet man ihn als regellos. Dabei kann dieser Spontannystagmus auch als Ausdruck einer direkten Vesti-bularisschädigung neben einer zentralen Symptomatik (z. B. Hirndruck oder raum-fordernder Prozeß) mit einem regelmäßigen Blickrichtungsnystagmus vorhanden sein (Abb. 237). Er kann somit bei allen zentralen Prozessen auftreten, läßt aber im all-gemeinen einen Hinweis auf die Gegend des Hirnstammes, der vestibulären Kern-gebiete und des Kleinhirnbrückenwinkels zu, wobei man sich ebenfalls vor einer Über-bewertung dieser Lokaldiagnostik hüten muß.

12.1.   Periphere Vestibularisstörungen

Menièresche Krankheit

Das Krankheitsbild ist charakterisiert durch die klassische Symptomatik Innenohr-schwerhörigkeit, Ohrensausen und Schwindel, die in mehr oder weniger ausgeprägter

Form anfallsweise in Erscheinung treten. Von den vestibulären Komponenten steht dabei der subjektive Drehschwindel im Vordergrund, während ein richtungsbestimmter Nystagmus sich meist nur im Stadium des akuten Anfalles findet. Die vestibulären Symptome entstehen dadurch, daß der Funktionszustand des erkrankten Labyrinths herabgesetzt ist, besonders während der Anfälle. Nach jedem Anfall wird durch zentrale Regulationsmechanismen das vestibuläre Tonusgleichgewicht wieder hergestellt, dadurch erklärt es sich, daß man im Intervall keinen Spontannystagmus vorfindet. Allerdings wird bei wiederholten Anfällen auf die Dauer die Funktion des Labyrinths soweit herabgesetzt, daß es bei der experimentellen Prüfung zur Untererregbarkeit kommt.

Morphologisches Hauptcharakteristikum ist für die meisten Autoren ein endolymphatischer Hydrops, der durch die Produktion einer qualitativ abnormen Endolymphe in quantitativ gesteigertem Ausmaß entsteht.
Konstitutionelle, vegetativ-vasomotorische und allergische Komponenten spielen bei der Genese eine erhebliche Rolle.
Für die Nystagmusreaktion ist die Bezeichnung „Attackensyndrom" sehr treffend: Im Stadium des Anfalls findet sich meist ein richtungsbestimmter Nystagmus erheblicher Intensität zum kranken Ohr, wobei das Labyrinth funktionstüchtig bleibt. Nach dem Höhepunkt des Anfalls erfolgt häufig ein Umschlagen des Nystagmus zum gesunden Ohr, der oft noch mehrere Stunden nachweisbar ist. Im Stadium des Intervalls ist die vestibuläre Spontansymptomatik negativ oder nur sehr spärlich, hier wird die Abgrenzung zum Kleinhirnbrückenwinkelprozeß schwierig.

Entzündlich und nichtentzündlich bedingte Störungen

Bei der einseitigen Funktionsstörung zeigen sich je nach Art der Schädigung verschiedene charakteristische Stadien des Spontannystagmus, wobei man klinisch am einfachsten zwischen Reiznystagmus und Ausfallsnystagmus unterscheidet.
Als *Reiznystagmus* bezeichnet man einen meist gering intensiven horizontalen, richtungsbestimmten Spontannystagmus zur kranken Seite, der oft erst durch Lockerungsmaßnahmen in Erscheinung tritt. Die Reaktion des erkrankten Labyrinths auf experimentelle Reize ist dabei erhalten, quantitativ aber verändert. Häufigste Ursachen dieser Nystagmusreaktionen sind die beginnende seröse Labyrinthitis, die isolierte Vestibularisneuritis, der Zoster oticus, vaskuläre Vestibularisstörungen und Labyrinthtraumen, außerdem Bogengangsarrosionen durch Cholesteatom (Fistelsymptom).
Bei fortschreitender Erkrankung kommt es zum *Ausfallsnystagmus*. Der Funktionsausfall des Labyrinths zeigt sich in einem Umschlag des richtungsbestimmten Nystagmus zur Gegenseite, also zum gesunden Ohr hin, die Intensität nimmt zu. Hinzu kommt eine hochgradige Unter- oder Unerregbarkeit des erkrankten Labyrinths bei der thermischen Prüfung.

Ein solcher Ausfallsnystagmus tritt beispielsweise bei einer plötzlichen Ausschaltung eines Labyrinths durch ein Schädeltrauma mit Pyramidenquerfraktur auf. Dabei ist häufig auch der Fazialis beteiligt. Der Ausfallsnystagmus ist noch wochenlang nachweisbar, durch eine zentrale Kompensation wird aber die Tonusdifferenz wieder ausgeglichen, wodurch die Intensität des Nystagmus abnimmt und die subjektiven Erscheinungen abklingen.
Im Stadium der zentralen Kompensation ist kein Spontannystagmus mehr nachweisbar, Reste des einstigen Ausfallsnystagmus sind aber durch Lockerungsmaßnahmen noch aufzudecken, hinzu kommt die bleibende Unerregbarkeit des in der Funktion ausgefallenen Labyrinths.

Retrolabyrinthäre Störungen

Bei den retrolabyrinthären Vestibularisstörungen sind neben der *Vestibularisneuronitis* besonders die Prozesse am Kleinhirnbrückenwinkel von Interesse. Berücksichtigt man den zeitlichen Verlauf der Erkrankung, so ist die erstere leicht zu erkennen, da sie akut einsetzt und die typischen Merkmale des oben erwähnten Ausfallssyndroms aufweist.

Sind allerdings Kerngebiete mitbeteiligt, wie dies nicht selten der Fall ist, so wird der richtungsbestimmte Nystagmus mit einem regellosen Blickrichtungsnystagmus vermischt und die Spontansymptomatik hat sowohl peripheren als auch zentralen Charakter.

Ist der Verlauf einer retrolabyrinthären Erkrankung schleichend und findet sich ein regelloser Blickrichtungsnystagmus, oft mit einer gewissen Richtungstendenz zur gesunden Seite, sowie einer thermischen Unerregbarkeit der kranken Seite, so liegt immer der Verdacht auf einen Kleinhirnbrückenwinkelprozeß nahe. Hier sind es besonders die *Akustikusneurinome*, deren frühzeitige Erkennung prognostisch von entscheidender Bedeutung ist.

Im Frühstadium findet sich im allgemeinen ein vestibulärer regelloser Blickrichtungsnystagmus sowie ein persistierender und richtungswechselnder Lagenystagmus mit Überwiegen zur gesunden Seite. Gleichzeitig besteht eine thermische Unerregbarkeit der erkrankten Seite und eine Innenohrhörstörung mit negativem Recruitment.

In der weiteren Entwicklung treten vestibuläre Hirnstammerscheinungen auf, vor allem verstärkter Blickrichtungsnystagmus mit oft vertikalen und rotatorischen Komponenten. Typisch für ein ausgedehntes Akustikusneurinom im Spätstadium ist der sogenannte Brunssche Nystagmus, der gekennzeichnet ist durch langsame und grobschlägige Augenbewegungen beim Blick zur Tumorseite und feine, rasche Schläge zur gesunden Seite.

Die Diagnostik wird oft erschwert durch die regressiven Veränderungen der Akustikustumoren, die häufig einen Wechsel der klinischen Symptomatik verursachen und durch einen phasenhaften Verlauf entzündliche oder vaskuläre Störungen vortäuschen.

Die Vestibularisuntersuchung allein kann höchstens die Seitenlokalisation bestimmen, aber nichts über Art und Ausdehnung des Tumors aussagen. Hierzu bedarf es vor allem noch der audiologischen ophthalmologischen und neuroradiologischen Abklärung.

Pfaltz hat folgende diagnostische Regeln empfohlen:

1. Die Intensität des zur Tumorseite gerichteten Spontannystagmus wird um so größer, je weiter sich die Geschwulst ausdehnt und den Hirnstamm komprimiert.
2. Mit der zunehmenden räumlichen Ausdehnung nimmt auch die Intensität des zur Tumorseite gerichteten Provokationsnystagmus zu, wahrscheinlich infolge der Druckschädigung supranukleärer vestibulärer Verbindungen.
3. Die thermische Erregbarkeit des vestibulären Endorgans ist entweder stark herabgesetzt oder erloschen.
4. Ein pathologischer Ausfall des optokinetischen Nystagmus homo- oder bilateral weist stets auf eine Kompression des Hirnstammes hin.

12.2.   Zentrale Vestibularisstörungen

Im Gegensatz zu den meist horizontalen Schlagrichtungen des peripheren Spontannystagmus kommen bei zentralen Läsionen horizontale, vertikale, rotierende und diagonale Nystagmen vor. In der Vestibularisdiagnostik bereitet es oft schon Schwierigkeiten, periphere bzw. retrolabyrinthäre Affektionen von zentralen zu unterscheiden, noch schwieriger wird die Differenzierung der vielfältigen zentralen Störungen untereinander. Die Vestibularisbefunde können nur hinweisend oder für die neuroophthalmologische Diagnostik ergänzend sein.

Der Übersicht halber sei die zentrale Symptomatik tabellarisch wiedergegeben (Tab. 12).

Zur Lokalisation der vestibulär-okulomotorischen Symptome soll ebenfalls eine Tabelle dienen, die in Anlehnung an Kornhuber allgemeine otoneurologische Erfahrungen in der Vestibularisdiagnostik zusammenfaßt (Tab. 13).

Tabelle 12. Periphere und zentrale vestibulär-okulomotorische Symptome

Peripher:	Einseitige Schallempfindungsstörung, thermische Untererregbarkeit eines Labyrinths, peripherer Lagenystagmus
Peripher oder zentral:	Vestibuläres Richtungsüberwiegen Spontannystagmus (außer kräftigem vertikalem oder rotierendem)
Zentral:	Zentraler Lagenystagmus Intensiver Spontannystagmus ohne Schwindel Starker rein vertikaler oder rein rotierender Spontannystagmus Blickrichtungsnystagmus, blickparetischer Nystagmus Anomal blickrichtungsabhängiger Spontannystagmus Nystagmus alternans Vestibuläre Übererregbarkeit Blickparesen Störungen der raschen Nystagmusphase Störung des optokinetischen Nystagmus Störung der Blickfolgebewegung Dissoziierter Nystagmus Blickdysmetrie Blickmyoklonie Vertikale Richtung des kalorischen Nystagmus Fixationsnystagmus Latenter Nystagmus bei monokulärer Fixation Blick- oder Nystagmusanfälle Bewußtseinsstörung

Tabelle 13. Lokalisation der vestibulär-okulomotorischen Symptome

Lokalisation	Spontannystagmus	Experimenteller vestibulärer Nystagmus
Labyrinth N. vestibuli	Ausfallsnystagmus zur Gegenseite, Reiznystagmus zur Herdseite. Evtl. Kombination mit Lagenystagmus	einseitiger Ausfall, Untererregbarkeit, Richtungsüberwiegen
Vestibulariskernregion	regelloser Nystagmus, alle Richtungen, vertikaler und diagonaler Nystagmus	Richtungsüberwiegen in Richtung des Spontannystagmus. Dysrhythmie. Paradoxer kalorischer Nystagmus
Kleinhirn Archizerebellum, Unterwurm, Dachkern	Spontannystagmus zur Herdseite, rotatorisch, richtungswechselnder Lagenystagmus	o. B. oder herdseitige Unter- oder Übererregbarkeit Richtungsüberwiegen zur Herdseite
Brückenhaube, paramedian	horizontaler Nystagmus zur Gegenseite	unsicher, vorgetäuschte periphere (Herdseite) Störung möglich
Hinteres Längsbündel	regelloser Nystagmus oder o. B.	o. B. oder Untererregbarkeit
Kleinhirnbrückenwinkel Frühstadium	Horizontalnystagmus zur Gegenseite, feinschlägig	Untererregbarkeit oder Areflexie
Kleinhirnbrückenwinkel fortgeschritten	Horizontalnystagmus zur Gegenseite; grobschlägig zur Tumorseite, auch rotatorische Komponenten	experimentelle Unerregbarkeit (Areflexie)
Hirnstammbereich	regelloser Nystagmus	o. B. oder paradoxer Nystagmus, Richtungsüberwiegen
Großhirn	o. B. oder regelmäßiger Blickrichtungsnystagmus	o. B. oder Richtungsüberwiegen

ORBITA UND UMGEBUNG

13. Anatomie

13.1. Topographie der Orbita

Die Orbita ähnelt einer vierseitigen Pyramide, deren Spitze der Canalis opticus bildet. Ihre Tiefe beträgt etwa 39 mm, das Volumen etwa 30 cm³. Individuelle Maße und Abstand der Orbitae variieren und zeigen Geschlechtsunterschiede, meist besteht eine deutliche Asymmetrie zwischen rechts und links. Das Dach wird vom Os frontale und der Ala minor ossis sphenoidalis, die mediale Wand vom Processus frontalis maxillae, Os lacrimale, Lamina orbitalis ossis ethmoidalis und vom Keilbeinkörper, die untere Wand von der Facies orbitalis maxillae und dem Processus orbitalis ossis palatini, die laterale Wand von der Ala major ossis sphenoidalis und vom Os zygomaticum gebildet. Die dünne Beschaffenheit der medialen und unteren Wand begünstigt ein Übergreifen von Eiterungen der angrenzenden Nasennebenhöhlen (Siebbeinzellen, Keilbein-, Stirn- und Kieferhöhle). Als Öffnungen zur mittleren Schädelgrube besitzt die Orbita den *Canalis opticus* (für N. opticus und A. ophthalmica) und die *Fissura orbitalis superior* (für N. oculomotorius, N. trochlearis, N. ophthalmicus, N. abducens und Vv. ophthalmica sup. et inf.). Die *Fissura orbitalis inferior* führt zur Fossa pterygopalatina (für A., V., N. infraorbitalis und N. zygomaticus), die *Foramina ethmoidalia anterius et posterius* öffnen sich

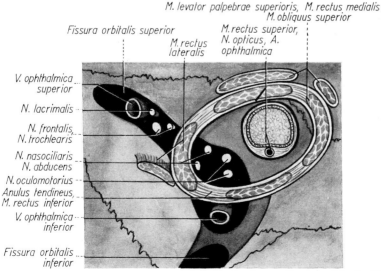

Abb. 238. Lage der Nerven und Blutgefäße am Anulus tendineus und in der Fissura orbitalis superior in der Ansicht von vorn (verändert nach Rintelen 1961)

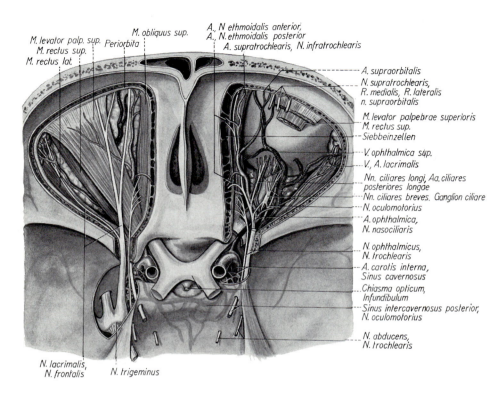

M. levator palp. sup.
M. rectus sup.
M. rectus lat.

Periorbita

M. obliquus sup.

A., N ethmoidalis anterior,
A., N. ethmoidalis posterior
A. supratrochlearis, N. infratrochlearis

A. supraorbitalis

N. supratrochlearis,
R. medialis, R. lateralis
n. supraorbitalis

M. levator palpebrae superioris
M. rectus sup.
Siebbeinzellen

V. ophthalmica sup.

V., A. lacrimalis

Nn. ciliares longi, Aa. ciliares
posteriores longae
Nn. ciliares breves. Ganglion ciliare
N. oculomotorius
A. ophthalmica,
N. nasociliaris

N. ophthalmicus,
N. trochlearis
A. carotis interna,
Sinus cavernosus
Chiasma opticum,
Infundibulum
Sinus intercavernosus posterior,
N. oculomotorius

N. abducens,
N. trochlearis

N. lacrimalis,
N. frontalis

N. trigeminus

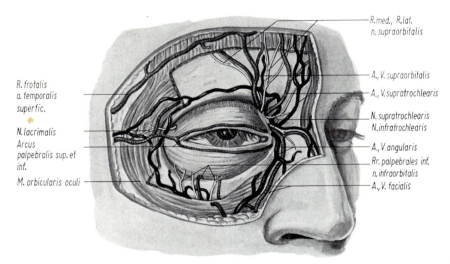

R. med., R.lat.
n. supraorbitalis

R. frotalis
a. temporalis
superfic.

A., V. supraorbitalis

A., V. supratrochlearis

N. lacrimalis
Arcus
palpebralis sup. et
inf.

N. supratrochlearis
N.infratrochlearis

A., V. angularis

Rr. palpebrales inf.
n. infraorbitalis

M. orbicularis oculi

A., V. facialis

Abb. 239 a. Topographie des Sehnerven in der Orbita und des Chiasmas von dorsal. Ganglion semilunare und Sinus cavernosus sind durch Entfernung der Dura mater freigelegt (verändert nach Wolf-Heidegger 1957)

Abb. 239 b. Regio orbitalis. Teile des M. orbicularis oculi, besonders die palpebralen Abschnitte, wurden bis auf die Lidplatten entfernt (verändert nach Hafferl)

zu Nasenhöhle, Siebbeinzellen und vorderer Schädelgrube (für gleichnamige Gefäße und Nerven).

Am Boden setzt sich der Sulcus *infraorbitalis* in den *Canalis infraorbitalis* fort (für A., V. und N. infraorbitalis), seitlich unten liegt das Foramen zygomaticoorbitale (für den N. zygomaticus). Das Periost der Orbita (= *Periorbita*) enthält stellenweise glatte Muskelfasern (*M. orbitalis*) und bildet nach vorn als *Septum orbitale* den Abschluß der Orbita gegen die Lider.

Im vorderen Teil der Orbita liegen der *Bulbus oculi* in der *Vagina bulbi*, ohne die Wände der Orbita zu berühren, lateral vorn darüber der orbitale Teil der Tränendrüse. Im hinteren Teil befindet sich der orbitale, 20–30 mm lange, s-förmig gekrümmte Abschnitt des N. opticus, kegelmantelartig umgeben von den Augenmuskeln und dem Lidheber. Sie entspringen außer dem M. obliquus inf. am *Anulus tendineus*, der den Canalis opticus und das mittlere Drittel der Fissura orbitalis sup. umgibt. Abbildung 238 zeigt den Verlauf von Nerven und Gefäßen am Anulus tendineus. Alle Zwischenräume werden vom *Orbitafettkörper* ausgefüllt.

In der obersten Schicht der Orbita über den Augenmuskeln liegen oberflächliche Äste des *N. ophthalmicus*: N. frontalis, N. supraorbitalis, N. supratrochlearis und N. lacrimalis, begleitet von entsprechenden Gefäßen (Abb. 239a). Ganz hinten erscheinen nasal der N. trochlearis und temporal das Endstück der V. ophthalmica sup.

In der zweiten, zwischen M. rectus sup. und N. opticus liegenden Schicht überqueren V. ophthalmica sup., A. ophthalmica und N. nasociliaris von temporal nach nasal den Sehnerven und geben hier Äste an den Bulbus ab (Vv. vorticosae der oberen Quadranten, 12–15 Aa. ciliares breves, 2 Aa. ciliares longae und 2 sensible Nn. ciliares longi). Etwa 15 mm hinter dem Bulbus lateral vom N. opticus liegt das parasympathische *Ganglion ciliare*. Es erhält sensible Fasern aus dem N. nasociliaris (für Aderhaut, Ziliarkörper, Iris und Sklera), sympathische aus dem Plexus der A. ophthalmica (für den M. dilatator pupillae) und parasympathische aus dem N. oculomotorius (für den M. ciliaris und M. sphincter pupillae). Gemeinsam ziehen sie als Nn. ciliares breves zum hinteren Pol des Bulbus.

Die dritte, unter dem N. opticus liegende Schicht enthält 10–20 mm hinter dem Bulbus die in die Unterseite des Sehnerven ein- bzw. austretende *A.* und *V. centralis retinae*, den M. rectus inf. und M. obliquus inf. Nahe dem Orbitalboden verläuft die V. ophthalmica inf., seitlich von ihr zieht der N. zygomaticus.

A., V. und N. infraorbitalis liegen außerhalb der Periorbita im Sulcus infraorbitalis, der Tränensack befindet sich vor dem Septum orbitale.

Die Orbitavenen münden in den Sinus cavernosus und gehen wichtige Verbindungen mit anderen Venen ein: Die V. ophthalmica sup. verbindet sich über die V. angularis am medialen Augenwinkel mit der V. facialis, die V. ophthalmica inf. über den Plexus pterygoideus mit der V. retromandibularis. Über die Vv. ethmoidales ant. et post. bestehen Kommunikationen mit Venen des Siebbeins und der Nasenhöhle.

13.2.   Umgebung der Orbita (Regio orbitalis)

Die *Regio orbitalis* umfaßt auf jeder Seite den vom M. orbicularis oculi eingenommenen Bezirk (Augenlider und Umgebung des Orbitarandes). Der Sulcus frontopalpebralis grenzt das Oberlid, der Sulcus palpebromalaris das Unterlid gegen die übrige Region ab. Folgende Schichten bilden von innen nach außen die Lider: Conjunctiva palpebralis, Tarsus, Septum orbitale, Pars palpebralis m. orbicularis oculi, lockere fettfreie Subkutis und Epidermis. Nahe dem medialen Lidwinkel beginnen das obere und untere Tränenröhrchen mit je einem Punctum lacrimale. Die Röhrchen verlaufen hakenförmig subkonjunktival zu dem Fornix des Tränensacks, der vom tastbaren medialen Lidband bedeckt ist. Im lateralen Teil des Oberlides befindet sich zwischen Konjunktiva und Levatoraponeurose die Pars palpebralis der Tränendrüse. Der *M. orbicularis oculi* bewirkt Lidschlag und Lidschluß. Seine motorische Innervierung übernehmen Äste des *N. facialis*, die von lateral unten aus dem Geflecht der Gl. parotis herantreten und dem *oberen Fazialiskern* in der Rautengrube zugeordnet sind. Infolge der Innervierung des oberen Fazialiskerns aus beiden Hirnhälften kommt es nur bei peripherer, nicht aber bei *zentraler Fazialislähmung* zum Ausfall des Muskels mit Lagophthalmus. Bei *Okulomotoriuslähmung* tritt eine Ptosis des Oberlides (Ausfall des M. levator palp. sup.), beim *Hornerschen Symptomenkomplex* eine Ptosis infolge Ausfalls des sympathisch innervierten glatten M. tarsalis auf.

Blutgefäße und sensible Nerven befinden sich an 3 Stellen der Regio orbitalis:

1. Am medialen oberen Orbitarand treten aus: A., V. und Nn. supraorbitales, A., V. und N. supratrochlearis und N. infratrochlearis (*Nervenaustrittspunkt für V,1*);
2. unterhalb der Mitte des unteren Orbitarandes erscheint der N. infraorbitalis mit begleitenden Gefäßen (*Nervenaustrittspunkt für V,2*). Die sensible Innervierung der Haut erfolgt oberhalb der Lidspalte durch Äste des N. ophthalmicus, unterhalb derselben durch Äste des N. maxillaris.
3. Von lateral ziehen Äste der A. und V. temporalis superf., des N. lacrimalis und des N. zygomaticofacialis zur lateralen Lidwinkelgegend.

Aus medialen und lateralen Lidästen der A. ophthalmica werden die Arcus palpebrales sup. et inf. gespeist, die lidrandnahe unter der Muskulatur verlaufen. Die Lidvenen bilden Geflechte mit Abflußrichtung zur V. ophthalmica und V. facialis. Regionäre Lymphknoten sind für den medialen Lidbereich die Nn. lymph. submandibulares, für den lateralen die Nn. lymph. parotidei (Abb. 239 b).

13.3.   Nervus trigeminus

Der Trigeminus gehört zur Gruppe der gemischten Hirnnerven. Seine Hauptaufgabe ist die sensible Versorgung des Vorderkopfes und des Gesichts, einschließlich Kornea, Konjunktiva, Nasen- und Rachenschleimhaut. Diese Funktion erfüllen in der Peripherie die drei großen Nervenäste: *N. ophthalmicus*, *N. maxillaris* und *N. mandibularis*. Sie laufen im *Ganglion semilunare Gasseri*, das in einer Duratasche, dem sog. *Cavum Meckeli*, eingebettet ist, zusammen (Abb. 240). Jeder Trigeminusast besitzt außerdem ein eigenes

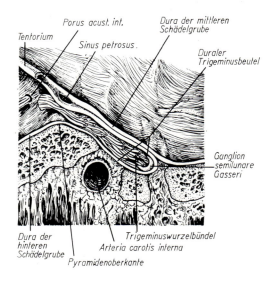

Abb. 240. Duraler Trigeminusbeutel (Cavum Meckeli) und Ganglion semilunare Gasseri. (Zeichnung nach Schrägschnitt durch die Schädelbasis im Bereiche des Ganglion Gasseri.)

Ganglion und sendet einen rückläufigen Zweig, einen *Ramus recurrens*, zur sensiblen Versorgung der Dura ab. Wegen seiner besonderen klinischen Bedeutung, speziell bei Traumen und bei expansiven Prozessen im Kleinhirnraum, sei lediglich der Rekurrens des ersten Trigeminusastes, der *Ramus tentorii*, namentlich erwähnt. Er verläuft zunächst in der Scheide des *N. trochlearis* dorsalwärts um das Tentorium zu erreichen. Das dem 1. Trigeminusast zugehörige *Ganglion ciliare* liegt in der Augenhöhle, das *Ganglion pterygopalatinum* des 2. Astes in der *Fossa pterygopalatina*. Das *Ganglion oticum* des 3. Astes befindet sich unter dem *Foramen ovale*. Der *N. ophthalmicus trigemini* zieht durch die *Fissura orbitalis* und die laterale Wand des *Sinus cavernosus* zum *Ganglion semilunare Gasseri*. Deshalb ist bei den Syndromen der Fissura orbitalis und des Sinus cavernosus neben den Störungen der Hirnnerven II, III, IV und VI auch der Trigeminus mit lädiert.

Vom Ganglion semilunare, an dessen Unterseite die *Portio minor n. trigemini* verläuft, zieht die sensible *Portio major n. trigemini* zentralwärts, tritt an der Grenze zwischen Brücke und Brückenarm ins Hirn ein, durchsetzt den *Pons* und endet teilweise im *Nucl. sensibilis sup. n. trigemini*. Ein größerer Teil der Fasern bildet die spinale Trigeminuswurzel, den *Nucl. tractus spinalis n. trigemini*. Diese spinale Trigeminuswurzel durchzieht die Medulla oblongata und erstreckt sich bis zum oberen Halsmark. In Höhe des Hauptkerns beginnt der *Nucl. tractus mesencephali n. trigemini*. Er endet im Mittelhirn. Wichtig zu wissen ist aber, daß nicht alle sensiblen Trigeminusfasern zu diesem Endkern ziehen, sondern es biegt ein beachtlicher Faseranteil ventral von diesem Endkern in kaudaler Richtung ab und bildet die absteigende Trigeminuswurzel. Sie ist für die protopathische Sensibilität des Gesichts verantwortlich. Läsionen im kaudalen Nucleus und Tractus spinalis trigemini führen zu Sensibilitätsstörungen an der Stirn, den seitlichen Wangenbereichen und dem Unterkiefer, während die mittleren Gesichtsanteile störungsfrei bleiben. Aufgabe der absteigenden mesenzephalen Trigeminuswurzel ist die Leitung der vegetativen Funktionen. Gerade sie spielen beim Trigeminus eine so wichtige Rolle.

Der supranukleäre Anteil des Trigeminus erstreckt sich von den sensiblen Kernen aus gekreuzt durch die Brückenhaube, legt sich der medialen Schleife an und erreicht über den Thalamus und die Thalamusstiele die Hirnrinde im Bereiche der Körperfühlsphäre (Abb. 241). Die supranukleären Bahnen aus den Trigeminuskernen sind also doppelt angelegt. Vermutlich stammt die ventrale Bahn aus dem sensiblen Trigeminusendkern. Die dorsale Bahn leitet wahrscheinlich die aus dem Kernareal der spinalen Trigeminuswurzel kommenden Kollateralen für die bewußte Empfindung der Schmerz- und Tem-

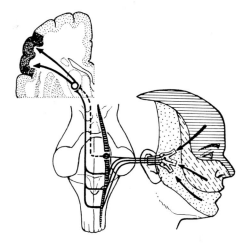

Abb. 241. N. trigeminus: peripheres, sensibles Versorgungsgebiet, sensibles Kernareal in der Rautengrube, kortikales Repräsentationsgebiet. (Aus Bodechtel: Diff. Diagn. neurol. Krankheitsbilder)

peraturreize. Die vornehmlich Berührungs- und Tiefensensibilitätsreize leitende ventrale Trigeminusbahn endet in den ventralen Thalamuskernen. Das ist für das Verständnis trigeminaler Schmerzzustände wichtig, zumal sich davon auch die chirurgischen Maßnahmen der Schmerzbekämpfung ableiten lassen. Sicherlich ist die kortikale Projektion für die protopathische Sensibilität ziemlich weiträumig. Erst wenn das Parietalhirn von der hinteren Zentralwindung bis zur Fissura parietooccipitalis und bis zur Fissura Sylvii zerstört ist, wird eine totale, anhaltende Aufhebung der Schmerzempfindung eintreten. Die übrigen trigeminalen Sensibilitätsqualitäten sind vermutlich enger begrenzt. Es kommen dafür die ventralen Bereiche des Lobus parietalis (Gyrus centralis post. und Gyrus supramarginalis) in Frage.

Neben dieser sensiblen Funktion hat der Trigeminus auch eine motorische Aufgabe. Dafür ist die *Portio minor trigemini* zuständig. Sie innerviert die Kaumuskeln und entspringt aus dem *Nucl. originis*, der im *Locus caeruleus* der Rautengrube liegt, sowie aus dem langgestreckten *Nucl. tractus mesencephali n. trigemini*, der am Rande des zentralen Höhlengraus fast bis zur Commissura post. emporreicht. Der motorische Trigeminuskern steht, auch das ist klinisch wichtig, sowohl unter dem Einfluß des kontralateralen, als auch des homolateralen Hirnrindenareals. Peripher verlaufen die motorischen Trigeminusfasern im N. mandibularis, um die Kaumuskulatur zu erreichen.

Auf einer kurzen Wegstrecke gesellen sich zum Trigeminus auch sensorische Fasern. Sie stammen aus der *Chorda tympani* und leiten über den *N. lingualis* die Geschmacksempfindungen aus den vorderen zwei Dritteln der Zunge zentripetal. Hier liegt folglich eine Kontaktstelle der Hirnnerven V und VII; denn anatomisch muß die Chorda tympani dem *N. facialis* zugeordnet werden (Abb. 242).

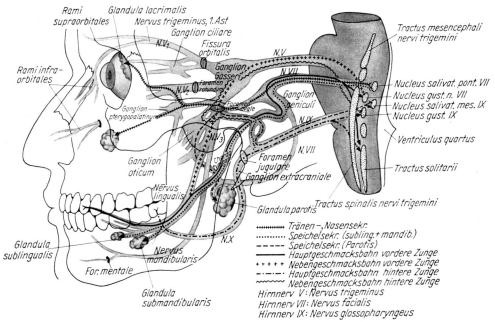

Abb. 242. Skizze des infranukleären Verlaufes der Hirnnerven *V*, *VII* und *IX* bis zum jeweiligen Kernareal im bulbopontinen Bereich (modifiziert nach Pernkopf). Verschieden strukturierte Linien sollen die Bahnen für die Geschmacksleitung, sowie die Tränen- und Speichelsekretion aufzeichnen. Auch die sensiblen, sekretorischen und gustatorischen Kernbereiche sind im Hirnstammlängsschnittbild dargestellt

Eine weitere enge funktionelle Verbindung zwischen Trigeminus und Fazialis besteht beim Kornealreflex. Dabei bildet der Trigeminus den afferenten, der Fazialis den efferenten Schenkel des Reflexbogens.

13.4. Nervus facialis

Wie der Trigeminus gehört auch der Fazialis zur Gruppe der gemischten Hirnnerven. Im Gegensatz zum Nervus V verfügt er allerdings nur über einen kleinen *sensiblen Anteil*, der vorzugsweise zur Versorgung eines umschriebenen Areals im Bereiche des äußeren Gehörganges dient. Zudem wird er auch für die Erhaltung der Tiefensensibilität des Gesichts mit verantwortlich gemacht, denn Untersuchungen zeigten, daß auch nach Exstirpation des Ganglion Gasseri eine gewisse Tiefensensibilität im Gesicht erhalten blieb.

Hunt wies als Erster auf das Vorhandensein sensibler Fasern im N. facialis hin. Er beurteilte sie als phylogenetische Relikte von Hautnerven des ersten Kiemenbogens. Andere Forscher stellten Anastomosen sensibler Fasern zwischen den Nn. facialis, glossopharyngeus, auriculotemporalis, dem Ramus auricularis n. vagi und dem Plexus cervicalis fest. Während namhafte Autoren immer wieder beschrieben haben, daß allein der Trigeminus afferente Impulse aus dem Gesicht zum Hirn leite, sprechen neurophysiologische Untersuchungen dafür, daß auch die mimischen Muskeln über sensible Rezeptoren verfügen und über den N. facialis afferente Impulse verlaufen. Auch nach Ausschaltung des Trigeminus tritt keine Ataxie der Gesichtsmuskeln auf, die mimischen Bewegungen unterscheiden sich auf der anästhetischen Gesichtsseite nicht gegenüber der gesunden. Versuche zeigten, daß nach einseitiger Ausschaltung des Trigeminus gegen die anästhetische Wangenseite gedrückte Speisebrocken wahrgenommen werden konnten. Nach Leitungsunterbrechung des N. facialis gelang dies nicht mehr.

Wie schon bei der Besprechung der Anatomie des Trigeminus erwähnt wurde, führt der Fazialis zudem *afferente sensorische Fasern* für die Leitung des Geschmacks aus den vorderen zwei Dritteln der Zunge und *efferente parasympathisch-sekretorische Fasern* zur Innervation der Tränen-, Nasen- und Gaumendrüsen. Weiterhin ist anzunehmen, daß entweder im Stamm des N. VII oder in einem autonomen Plexus im Perineurium sympathische Fasern verlaufen, die den „statischen Tonus" der Gesichtsmuskeln gewährleisten.

Hauptaufgabe des N. facialis ist jedoch die *motorische Innervation* der mimischen Gesichtsmuskulatur (Abb. 243a). Sie ermöglicht nicht nur *Zweckbewegungen*, sondern

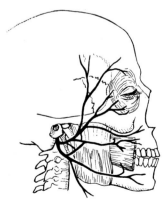

Abb. 243 a. Skizze der Topographie des peripheren Fazialisverlaufes

vor allem auch *Ausdrucksbewegungen*. Das macht die Interpretation der Anatomie und Funktionsanalyse des N. facialis so schwierig, aber damit auch so interessant. Erfahrungsgemäß spielt die Willkürmimik eine relativ untergeordnete Rolle. Der Gesichtsausdruck ist dagegen, abhängig vom jeweils herrschenden Affekt, ständigen Modifikationen unterworfen. Bekanntlich ist meist sofort zu erkennen, ob jemand fröhlich oder traurig, gereizt und zornig oder gelassen, konzentriert oder gelangweilt ist. Lediglich im traumlosen Schlaf zeigt das Gesicht eine indifferente Mimik. So scheint die Frage berechtigt, ob im ,,zentralen Fazialisbereich`` für Willkürbewegungen und für die Affektivität unterschiedliche nervale Strukturen zuständig sind. Eine entsprechende morphologische Zuordnung war bisher nicht möglich.

Die *supranukleäre Verlaufsstrecke* des motorischen Fazialissystems beginnt im unteren Bereich des *Gyrus praecentralis*. Innerhalb des Stabkranzes ziehen dann die Fazialisfasern zum hinteren Schenkel der *Capsula interna*. Gemeinsam mit dem Fasersystem der Pyramidenbahn verlaufen sie durch den Brückenfuß. Im kaudalen Ponsbereich kreuzt der größte Teil der Fasern und mündet schließlich ein in den jeweils kontralateralen unteren Fazialiskern im bulbopontinen Übergangsbereich in der Tiefe der Haube. Klinisch wichtig ist, daß einzelne Fasern ungekreuzt zum oberen Teil des Nucl. n. facialis ziehen. Die Neuriten dieses Kernteils versorgen den M. occipitofrontalis, den oberen Anteil des M. orbicularis oculi und den M. corrugator supercilii. Damit wird für dieses Versorgungsgebiet eine bilaterale Rindeninnervation gewährleistet. Das zu wissen ist für das Verständnis der Symptomatologie der zentralen Fazialisparese nötig. Wahrscheinlich beeinflussen Willkür und Affektivität auf anatomisch getrennten Bahnen den Fazialiskern. Eine derartige Trennung ist dagegen im infranukleären Bereiche des N. facialis nicht anzunehmen. Für den emotionellen Gesichtsausdruck sind vermutlich jene Fasern verantwortlich, die wohl aus dem Thalamus stammen. Die klinische Erfahrung zeigt, daß bei einseitigen Thalamusläsionen die korrespondierende Gesichtsseite für Willkürbewegungen ungestört, für affektiv-mimische Bewegungen dagegen nicht innerviert werden kann.

Erste derartige Beobachtungen stammen von Bechterew. Sie regten ihn zur Annahme an, daß der Ursprung der psychischen Erregung der Mimik in den Hirnhemisphären zu suchen sei, der Thalamus jedoch das eigentliche mimische Zentrum bilde und jeweils die kontralaterale Gesichtsseite beeinflusse. Spätere Untersucher kamen zu dem Schluß, daß das mediale Kerngebiet des Thalamus das mimische Zentrum darstelle, deshalb beim Menschen besonders stark entwickelt sei. Zudem stehe es mit der 2. und 3. Stirn- und vorderen Inselwindung in Zusammenhang. W. R. Hess löste bei der Katze durch Reizung des Radiatio thalami im Bereiche des Zwischenhirns ein Lidzwinkern aus. Kurzdauernder Reiz aktivierte Lidzwinkern kontralateral, während bei länger anhaltender Reizung das Lidzwinkern homolateral in Erscheinung trat. ,,Durch das letztere Symptom wird angezeigt, daß der vom elektrischen Reiz in Aktion versetzte Innervationsapparat auch organspezifische transversale Verbindungen in sich schließt`` (Hess).

Weiterhin ist bekannt, daß der Fazialiskern Verbindung mit dem Extrapyramidal-Motorischen-System (EPMS) hat. Sie wird durch einen Neuronenkreis, das sog. Guillain-Mollaretsche Dreieck – bestehend aus *Nucl. ruber*, *bulbärer Olive*, *kontralateralem Nucl. dentatus* – über die *Formatio reticularis* vermittelt. Für die mimischen Funktionen haben diese Hirnstrukturen besondere Bedeutung. Grosch und Ulrich publizierten ein sehr übersichtliches Blockschema, das die durch anatomische, physiologische, psychologische und klinische Untersuchungen gewonnenen Erkenntnisse über den Verlauf mimischer Impulse deutlich machen kann (Abb. 243 b). Diese hypothetische kybernetische Darstellung soll jedoch keineswegs die Schwierigkeit überdecken, mimische Äußerungen in eine willkürliche und eine unwillkürliche affektive Komponente einzuteilen.

Für die Beurteilung der Hirnnervenstörungen ist es nützlich, noch an folgende Daten der Anatomie des Fazialis zu erinnern: Der Fazialiskern ist relativ groß. Er besteht aus zwei Zellgruppen, die – wie schon berichtet – dem oberen und unteren Kernanteil

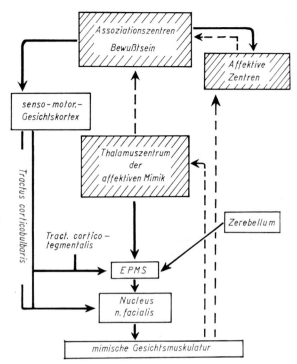

Abb. 243b. Blockschema der Mimik. Assoziationszentren, Affektzentren und Thalamuszentren (schraffiert gezeichnet) bilden, kybernetisch gesehen, das Meßwerk. Als Stellglied figuriert die mimische Muskulatur, dem Fühler entsprechen die sensiblen Rezeptoren im Muskel. Impulse der Willkürmimik laufen über den Tractus corticobulbaris. Es ist anzunehmen, daß die Pyramidenfasern (Tractus corticotegmentalis) hemmend auf die affektive Mimik einwirken. In Höhe des Tegmentums treten zerebellare Bahnen hinzu. Sie dienen dem Tonus und der Stabilisierung der motorischen Äußerungen. Die Aktivierung des kortiko-hypothalamischen Systems ruft ein typisches Erregungsmuster im Ausdrucksmotorenzentrum des Thalamus hervor. Über extrapyramidal-motorische Hirnstrukturen wird das für einen bestimmten Affekt spezifische Erregungsmuster dem Fazialiskern zugeleitet. Hier beginnt die gemeinsame Endstrecke der affektiven und willkürlichen Mimik. Die wohl teilweise im Fazialis verlaufende Rückmeldung gelangt einerseits zum mimischen Thalamuszentrum, andererseits zu den affektiven hypothalamischen Zentren. Von beiden geht der Impulsstrom zu den kortikalen Assoziationszentren. Hier wird der mimische Ausdruck bewußt und durch Aktivierung des hypothalamokortikalen Systems rückwirkend verstärkt

zugehören. Darkschewitsch unterschied zudem nach morphologischen Gesichtspunkten im Fazialiskern zwei Zellarten, die gegenüber traumatischen Einflüssen different reagieren. Der Nucl. originis n. facialis liegt im ventralen Abschnitt der Formatio reticularis in der mittleren Höhe der Medulla oblongata in unmittelbarer Nähe des Abduzenskerns. Die Radix n. facialis zieht dorsomedian zum Boden der Rautengrube und umschlingt, das sog. „innere Knie" des Fazialis bildend, im Colliculus facialis den Abduzenskern. Im Bereiche der Medulla oblongata bestehen internukleäre Verbindungen zu den Kernen anderer Sinnesgebiete. Erinnert sei lediglich an den Blinzelreflex und den Stapediusreflex.

Für das Verständnis peripherer Läsionsmöglichkeiten sind Kenntnisse über den *infranukleären Weg* des N. facialis wichtig. Er gestaltet sich folgendermaßen: Zusammen mit dem autonomen N. intermedius verläßt der Fazialis am hinteren Ponsrand das Gehirn.

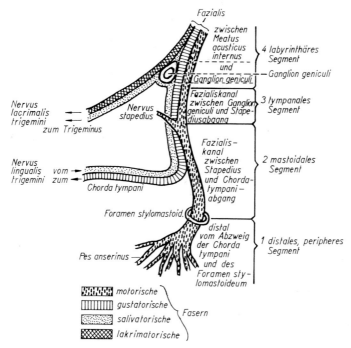

Abb. 244. Skizze der Topographie des peripheren (infranukleären) Fazialisverlaufs

Gemeinsam mit dem N. statoacusticus ziehen dann Intermedius und Fazialis durch den Kleinhirnbrückenwinkel und treten in den Porus und Meatus acusticus int. ein. Im Fundus des inneren Gehörganges trennen sich Fazialis und Intermedius vom Statoakustikus. Sie durchziehen dann gemeinsam den etwa 3 cm langen *Canalis facialis Falloppi*. Aus klinischer Sicht empfiehlt es sich, diesen Kanal in drei verschieden lange Teile zu gliedern:

1. die labyrinthäre,
2. die tympanale und
3. die mastoidale Strecke (Abb. 244).

Im labyrinthären Segment liegt das sog. „äußere Fazialisknie". Hier haben die sensiblen Intermediusfasern ihr kleines Ganglion geniculi. Die sekretorischen Fasern für die Tränendrüse verlassen den bisher gemeinsamen Fazialisverlauf, indem sie sich nun dem N. petrosus superficialis major zugesellen. Das tympanale Segment erstreckt sich vom Ganglion geniculi bis zum lateralen Bogengang. Die Wand des Fazialiskanales ist hier sehr dünn. Mitunter zeigt sie sogar kleine Dehiszenzen. So wird es verständlich, daß otogene Entzündungen leicht zu einer Fazialislähmung führen. Das mastoidale Segment reicht vom lateralen Bogengang bis zum Foramen stylomastoideum. Hier wird der Fazialiskanal meist sehr eng. Ringförmig verlaufende Bindegewebszüge schnüren zusätzlich sein Lumen mitunter „sanduhrartig" ein. Das alles begünstigt eine Ischämie des Nerven. Im mastoidalen Teil trennen sich der N. stapedius und die Chorda tympani vom Fazialisstamm, der dann den Schädel durch das Foramen stylomastoideum verläßt, die Glandula parotis durchdringt und als rein motorischer Nerv fächerförmig in der Gesichtsmuskulatur endet.
Von Normvarianten abgesehen, weisen die Faserbündel des Fazialisstammes intra-

kanalikulär eine topische Gliederung auf. Der Mundast liegt der Pauke am nächsten, der Stirnast am weitesten von ihr entfernt. Zwischen beiden findet sich der Ast für die Versorgung der mimischen Muskulatur des Auges und der Wange (Abb. 245). Wie schon erwähnt wurde, kommuniziert der N. facialis in seinem Endausbreitungsbereich mit sensiblen Nerven – z. B den Nn. occipitalis major et minor, auricularis magnus, auriculotemporalis und anderen Ästen, die dem Trigeminus angehören. Außerdem bestehen Verbindungen zum N. glossopharyngeus und Ramus auricularis n. vagi sowie zu den sympathischen Geflechten der benachbarten Arterien. Aus dieser anatomischen Situation heraus wird die bunte Vielfalt klinischer Zeichen bei Störungen des Trigeminus und des Fazialis verständlich.

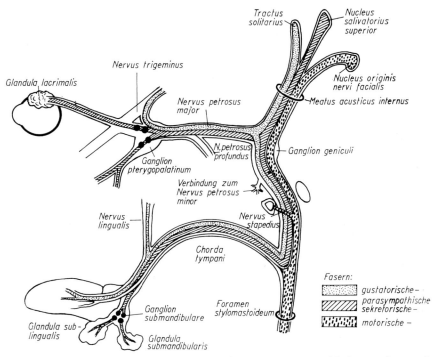

Abb. 245. Verteilungsplan des N. facialis und seiner parasympathischen und sensorischen Begleitelemente (aus Miehlke: Die Chirurgie des Nervus facialis)

14. Untersuchungsmethoden

14.1. Röntgenuntersuchung

Für die ätiologische Abklärung orbitaler Affektionen ist die Röntgendarstellung einschließlich der Kontrastfüllung in mindestens 80% des untersuchten Krankengutes diagnostisch richtungsweisend oder beweisschlüssig. Diese Tatsache unterstreicht den hohen Stellenwert der Röntgendiagnostik gegenüber anderen komplizierten Spezialuntersuchungsmethoden (Echographie, Elektromyographie, Ophthalmodynamographie).

In den letzten Jahren fand zunehmend das von Hounsfield (1969) entwickelte neuartige Röntgenverfahren, die *axiale Computertomographie*, auch bei der Orbitadiagnostik Anwendung.

Besondere Bedeutung für neuroophthalmologische Prozesse besitzt die Orbitaspitze. Die topographisch-anatomische Situation dieser Region fordert, daß die Orbitaspitze nicht nur als Teil der Augenhöhle, sondern auch als integrierender Abschnitt der Schädelbasis betrachtet werden muß. Dieser exponierten Stellung der Orbitaspitze muß auch die Röntgendiagnostik Rechnung tragen. In den Termini „Syndrom der Orbitaspitze", „Syndrom der Fissura orbitalis superior", „Kavernosussyndrom" und „Chiasmasyndrom" kommt der Zusammenhang zwischen der Lage des Prozesses und der klinischen Symptomatologie deutlich zum Ausdruck. Die Analyse der entsprechenden ossären Veränderungen an der Orbitaspitze ist hierbei die Aufgabe einer subtilen Röntgendiagnostik. Übersichtshalber sind die in Frage kommenden *Röntgenuntersuchungsmethoden* in Tabelle 14 zusammengestellt.

Die Röntgenaufnahmen ohne Kontrastmittel leisten besonders beim Vorliegen eines osteolytischen oder osteosklerotischen Orbitaprozesses, oder bei Prozessen, die eine Verkalkung aufweisen, einen wertvollen Dienst. Neben Kalkeinlagerungen in Weichteilgeschwülsten, Angiomen und Varikozelen sind es vor allem Tumoren der Orbita, der Nasennebenhöhlen und des intrakraniellen Raumes, die eine Hyperostose oder Osteolyse bewirken. Osteoplastische Veränderungen finden sich am häufigsten bei benignen Geschwülsten (Meningiom, Osteom), während osteolytische Prozesse in den meisten

Tabelle 14. Röntgenaufnahmetechnik der Orbita und Umgebung

Ohne Kontrastmittel	Mit Kontrastmittel
a) Sagittale Aufnahme der Orbitae	h) Aufnahme des Canalis nasolacrimalis
b) Seitliche Aufnahme der Orbitae	i) Orbitographie
c) Axiale Aufnahme der Orbitae	j) Carotisangiographie
d) Aufnahme des Canalis opticus	k) Venographie der Vena angularis
e) Aufnahme der Fissura orbitalis sup.	l) Computertomographie (CT)
f) Aufnahme der Fissura orbitalis inf.	(mit und ohne Kontrastmittel)
g) Schichtaufnahmen der Orbitae	

Fällen auf Malignität suspekt sind. Knochendestruktionen infolge Gefäßarrosionen oder bei länger bestehendem Hirndruck müssen ausgeschlossen werden.

Für die röntgenologische Analyse der Orbitaspitze erweist sich die Schrägaufnahme zur Darstellung des Optikuskanals als sehr aufschlußreich. Sie ist unentbehrlich für den Nachweis einer Erweiterung des Foramen opticum bei Vorliegen von Optikustumoren. Weitere Spezialeinstellungen erlauben eine gezielte Beurteilung der Fissura orbitalis superior und inferior.

Beim Fehlen von Knochenveränderungen der Orbita und Periorbita, ferner beim Fehlen von Tumorverkalkungen, ist die Anwendung von Kontrastmitteln zur Darstellung raumfordernder Prozesse der Orbita erforderlich. Als *Kontrastmittel* gelangen jodhaltige Substanzen (positive Kontrastmittel) und Luft (negative Kontrastmittel) zum Einsatz. Mit Hilfe der *Arteriographie* können bei ausreichender Konzentration des Kontrastmittels (50–60% Trijodat) in 98% der Stamm der A. ophthalmica, in 87% ihre Verzweigungen und in 74% sogar der Plexus chorioidalis dargestellt werden (Huber). Sie

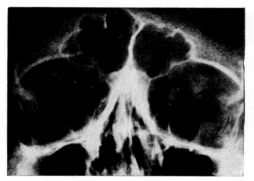

Abb. 246. Sagittale Aufnahme der Orbitae

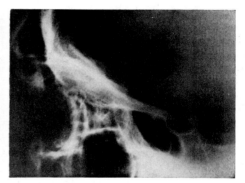

Abb. 247. Seitliche Aufnahme der Orbitae

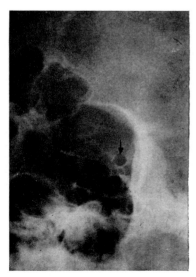

Abb. 248. Aufnahme des Canalis opticus nach Rhese

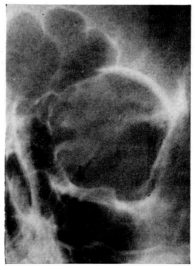

Abb. 249. Aufnahme der Fissura orbitalis superior

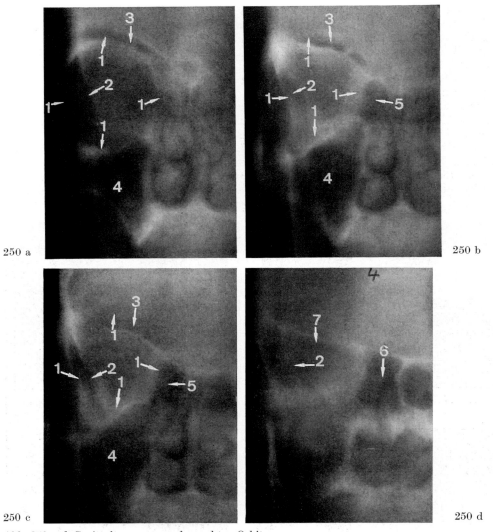

Abb. 250 a–d. Sagittaltomogramm der rechten Orbita
a) Orbitaeingangsebene; b) Orbitaschichtebene 1,5 cm weiter dorsal; c) hinteres Orbitadrittel;
d) Orbitaspitze; *1* Orbitakonturen, *2* großer Keilbeinflügel, *3* Recessus supraorbitalis, *4* Kieferhöhle, *5* Siebbeinzellen, *6* Keilbeinhöhle, *7* kleiner Keilbeinflügel

ist nicht nur bei vermutlichen Gefäßprozessen aufschlußreich, sondern oft auch bei
anderweitig nicht geklärten retrobulbär raumfordernden Vorgängen.
Die bisher weniger verbreitete *Phlebographie* ist sicher ungefährlicher als die Arterio-
und Orbitagraphie mit Kontrastmitteln, aber auch nicht gerade einfach. Sie erfolgt
durch Injektion in die V. frontalis oder V. angularis bei gleichzeitiger Kompression der
V. facialis (Abb. 252).
Nachdem die *Computertomographie* seit 1973 dazu benutzt wird, die Dichte des normalen
Gehirns und die Dichte pathologischer intrakranieller Prozesse (Blutungen, Tumoren,
Ödeme, Atrophien) exakt zu bestimmen (Ambrose und Hounsfield 1973, Baker u. Mitarb.

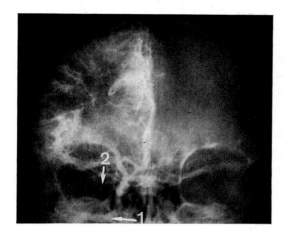

Abb. 251. Normales Karotisangiogramm bei regelrechten Orbitaverhältnissen. 1 Karotis-Siphon, 2 A. ophthalmica

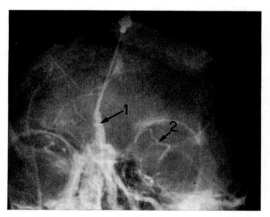

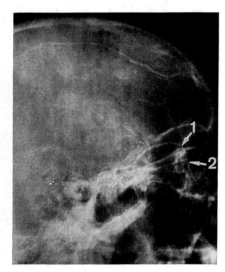

Abb. 252 a							Abb. 252 b

Abb. 252 a–b. Angiogramm der V. frontalis (links). a) sagittaler Strahlengang, *1* V. frontalis, *2* V. ophthalmica; b) seitliche Aufnahme, *1* V. ophthalmica superior, *2* Anastomose zur V. ophthalmica inf.

1974, Kazner u. Mitarb. 1975), erfolgt nunmehr der Einsatz dieses Verfahrens in gleicher Weise auch für die Orbitadiagnostik. Ambrose u. Mitarb. (1974) verglichen die Ergebnisse computertomographisch erfaßter Orbitaprozesse mit den Befunden klassischer Untersuchungsmethoden der Orbita. Lampert u. Mitarb. (1974) werteten die ersten 500 Computertomogramme auf Orbitaveränderungen hin aus. Gawler u. Mitarb. (1974) zeigten u. a. die Computertomogramme mehrerer in die Orbita eingedrungener Meningiome sowie eines in die Orbita metastasierten Hautmelanoms. Baker u. Mitarb. (1974) untersuchten über 100 Patienten mit neuro-ophthalmologischen Ausfällen. Weitere Berichte über die Anwendung der CT in der Ophthalmologie liegen vor von Momose u. Mitarb. (1975), Hacker u. Mitarb. (1975), Nover u. Mitarb. (1976) sowie Wollensak u. Mitarb. (1976).

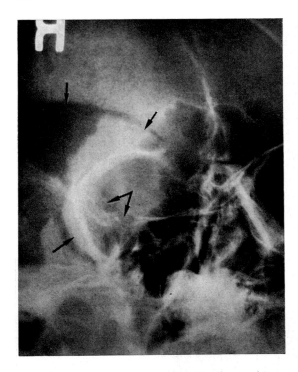

Abb. 253. Temporo-frontale Trümmer-
fraktur rechts mit Frakturen des Canalis
optici

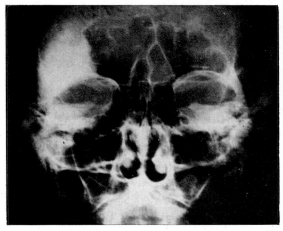

Abb. 254. Osteom   des   rechten   Stirn-
beines

Als Hauptindikationsgebiet hat sich bisher die Darstellung orbitaler Tumoren einschließlich Metastasen und von Nebenhöhlen ausgehenden Prozessen erwiesen. Bei
Gefäßtumoren ist die Angiographie weiterhin überlegen. Gegenüber der Echographie ist
eine Überlegenheit in den hinteren Orbitaregionen nachzuweisen (Wollensak u. Mitarb. 1976). Der Augenarzt sollte sich, sofern die apparativen Voraussetzungen zur CT
bereits vorhanden sind, in geeigneten Fällen dieses Verfahrens bedienen, bevor er dem
Patienten eine risikoreichere Diagnostik, wie z. B. die arterielle oder venöse Gefäß-
darstellung, zumutet.

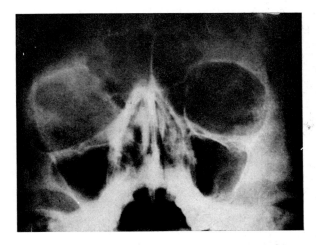

Abb. 255. Orbitahämangiom rechts mit Exophthalmus

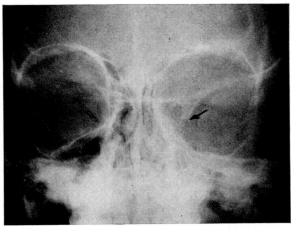

Abb. 256. Erweiterung der Fissura orbitalis superior links bei Glioblastoma retinae

14.2.   Piezometrie

Mit der Piezometrie der Orbita wird die Zurückdrängbarkeit des Augapfels in die Augenhöhle gemessen. Die Untersuchung erfolgt am waagerecht gelagerten Kopf des liegenden Patienten. Der Bulbus wird mit Skleralhaftschale und Federkraft bei geöffneter Lidspalte oder bei geschlossenen Augen mit Gewichtsbelastung zurückgedrängt und diese Verlagerung in der Orbita in Millimeter je Gewichtssbelastung (100–500 Gramm stufenweise) notiert und in ein Schema eingezeichnet. In jüngerer Zeit wurde ein Verfahren mit elektronischer Direktschreibung bei Untersuchung über mehrere Minuten entwickelt.

Da die Verlagerungsfähigkeit des Auges in der Orbita erheblichen individuellen Schwankungen unterliegt, ist es besser, die Werte des rechten und linken Auges des Untersuchten miteinander zu vergleichen, als sich an Absolutwerten anderer Patienten zu orientieren.

Diagnostische Erkenntnisse durch die Orbitopiezometrie sind bei orbitalen Affektionen zu erwarten, insbesondere bei dem einseitigen Exophthalmus. Von besondererer Bedeu-

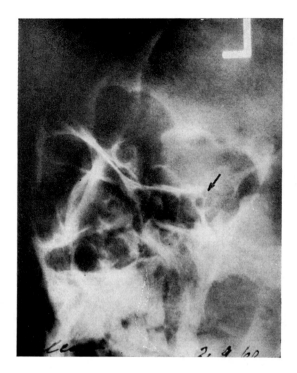

Abb. 257. Reaktive Knochenveränderungen der Umgebung des linken Canalis
optici bei Optikusscheidenneurinom

tung ist die Differentialdiagnose des retrobulbären Tumors, wobei es weniger darauf
ankommt, ob er in der Orbita entstanden ist oder von einem Prozeß aus deren unmittelbarer Nachbarschaft stammt, sondern vielmehr darauf, ob er bei der Orbitopiezometrie
neben den Bulbus ausweichen kann bzw. kompressibel ist oder nicht. Die Fähigkeit
des Auges, sich in die Augenhöhle drängen zu lassen, wird besonders vermindert sein,
wenn sich hinter dem Bulbus ein inkompressibler, fest fixierter Prozeß findet, der mit
einer Volumenzunahme einhergeht. Das zeigt an einem Beispiel Abbildung 258. Ähnliche
Resultate sind bei der Orbitalphlegmone, einer hohen Achsenmyopie und im geringen
Maße auch bei dem malignen Exophthalmus zu verzeichnen. Bei den übrigen Formen
der endokrinen Ophthalmopathie sind die Piezogramme meist normal. Vermehrte Zurückdrängbarkeit des Bulbus registriert man bei variköser Erweiterung der Orbitavenen,
Angiomen, Lymphangiomen, Aneurysmen, multiplen Augenmuskelparesen und gelegentlich auch bei verlagerungsfähigen retrobulbären Geschwülsten, die bei der Untersuchung
neben das Auge ausweichen können.
Bei Verwendung eines genügend genauen Verfahrens, beispielsweise der Orbitopiezo-

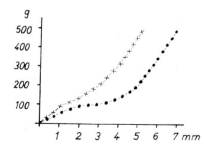

Abb. 258. Piezometriekurven mit retrobulbärem Tumor
rechts und Normalbefund links. Rechtes Auge: ×-×-×-×,
linkes Auge: •-•-•-•

graphie, kann die Untersuchung auch am geschlossenen Auge vorgenommen werden (Doege 1975, 1979). Eine weitere Verbesserung in der Frühdiagnostik stellt dabei die Berücksichtigung der Impressionsraten dar, die auch auf den Exophthalmuswert Bezug nehmen.

14.3. Nervus trigeminus

Nur der Einsatz umfassend gestalteter Untersuchungsmaßnahmen läßt einen für die Diagnostik nutzbringenden Befund erwarten. Die Funktionsprüfungen sind jedoch variabel der jeweiligen Situation anzupassen und gezielt einzusetzen. Zudem ist es wichtig, daß der Untersucher Detailbefunde nicht übersieht, aber auch nicht überbewertet, sondern sie richtig seinen übrigen Beobachtungsergebnissen zuordnet. Voraussetzung dafür ist, die Grenze zwischen „noch physiologisch" oder „schon pathologisch" exakt zu erkennen und zu bestimmen. Subtile Kenntnisse der funktionellen Anatomie bilden dazu die erforderliche Basis.

Bei der Hirnnervenprüfung ist es unerläßlich, zwischen einer peripheren – nukleären – oder zentralen Funktionsstörung zu unterscheiden. Schon beim exakten Erheben der Anamnese beginnt die neurologische Untersuchung mit der sorgfältigen Beobachtung des Kranken. Nicht allein seine Sprechweise, sondern auch Gesichtsausdruck, Mienenspiel, Lidschlag und Lidspaltenweite, sowie Hautbeschaffenheit im Gesicht verraten dem Geübten, ob eine Trigeminus- bzw. Fazialisfunktionsstörung vorliegt. Abhängig von diesem ersten Eindruck ist dann die weitere Untersuchung zu gestalten.

Bei der Besprechung der funktionellen Anatomie wurde schon dargelegt, daß Läsionen der *Portio major n. trigemini* bzw. Störungen einzelner Trigeminusäste in den entsprechenden Gesichtsbereichen zur Hyperästhesie für Berührung, Schmerz und Temperatur oder zur Hyp- bis Anästhesie für diese Qualitäten führen. Mitunter berichten die Kranken spontan von Mißempfindungen im Wangen- oder Stirn- und Vorderkopfbereich. Durch Palpation der Nervenaustrittspunkte (NAP) frontal supraorbital, infraorbital und mental, kann die *Druckempfindlichkeit der einzelnen Trigeminusäste* geprüft werden. Beim Bestreichen des Gesichts, den Ausbreitungsarealen der Trigeminusäste entsprechend, mit einem Stieltupfer gelingt es im Seitenvergleich meist rasch, eine trigeminale Sensibilitätsstörung festzustellen.

Nicht nur beim Hinweis auf eine Schädigung des N. ophthalmicus, sondern bei jeder Hirnnervenuntersuchung muß grundsätzlich die *Hornhautsensibilität* beiderseits geprüft werden. Dazu eignet sich bestens ein ausgezogener, angefeuchteter *Wattetupfer*. Dem Untersuchungsergebnis kommt es zugute, wenn der Patient nicht mit der Maßnahme überrascht, sondern vorher über den Ablauf der Kornealreflexprüfung informiert wird. Es empfiehlt sich, daß der Patient zur Untersuchung die Lider weit öffnet und den Blick leicht nach oben richtet. Bei seitlicher Haltung des Stieltupfers überstreicht dann der Arzt zart und gleichmäßig mit einem Wattestreifchen die Kornea. Das löst bei intakter Trigeminus- und Fazialisfunktion den reflektorischen Lidschluß aus; denn die peripheren Teile des Reflexbogens ziehen im afferenten Schenkel mit dem Trigeminus, im efferenten Schenkel mit dem Fazialis (Abb. 259). Sehr elegant und für den Patienten angenehmer läßt sich der Kornealreflex mit einer *Luftdusche* provozieren. Man verwendet dazu einen kanülenstarken Plastkatheter, der auf einen Gummiballon aufgesteckt wird. Der Patient soll bei der Prüfung den Untersucher bei weitgeöffneten Lidern ansehen. Nun wird aus dem Gebläse ein Luftstrom direkt auf die Augen des Probanden verabreicht. Die Luftdusche löst den reflektorischen Lidschluß aus. Diese Methode gestattet eine gleichzeitige symmetrische Kornealreflexprüfung. Der Patient wird dabei weniger belästigt als beim Berühren der Hornhaut. Zudem ist deren Verletzung ausgeschlossen. Weiterhin hat diese Art der Reflexauslösung den Vorteil, daß die Lidmuskulatur nicht durch irgendwelche Manipulationen gereizt wird und der Lidschluß nicht beeinträchtigt ist.

Der **Corneomandibular-Reflex** wird folgendermaßen geprüft: Bei locker und halbgeöffnetem Mund wird der Limbus corneae mit einem Glasstäbchen berührt. Als posi-

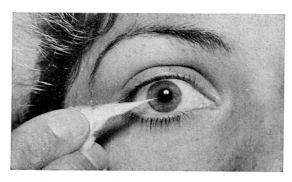

Abb. 259. Prüfung der Hornhautsensibilität

tiv gilt eine reproduzierbare Bewegung des Unterkiefers nach der Gegenseite oder bei
doppelseitiger Irradiation auf die Mm. pterygoidei ext. nach vorn bzw. vorn-seitlich.
Während der Kornealreflex beim Gesunden immer auslösbar ist, zeigt sich der *Kon-
junktivalreflex* unbeständig. Neben dem objektiv erkennbaren reflektorischen Lidschluß
interessiert den Untersucher aber auch die Intensität der Berührungswahrnehmung, die
der Patient im Seitenvergleich mitteilen muß. Schon bei einer initialen Schädigung des
N. ophthalmicus fällt eine einseitige Abschwächung des Kornealreflexes auf. Mitunter
bleibt eine sicher erkennbare Reflexdifferenz der einzige Hinweis auf eine Trigeminusläsion. Andererseits können aber auch vorgetäuschte Trigeminusstörungen durch die
Prüfung des Kornealreflexes entlarvt werden. Weil der sensible Teil des Trigeminus
sein kortikales Projektionszentrum nur in der kontralateralen Hirnhemisphäre hat,
kommt einer einseitigen Kornealreflexstörung auch seitenlokalisatorischen Wert zu. Eine
einseitige Trigeminusanästhesie, verbunden mit einer kontralateral ausgeprägten Sensibilitätsstörung am Körper, kann beim *Syndrom der A. cerebelli inferior posterior*, dem
sog. Wallenberg-Syndrom, gefunden werden.
Auf die sonst bei der Sensibilitätsprüfung übliche und nötige Untersuchung der Therm-
ästhesie und der Algesie kann bei der Trigeminusbeurteilung im allgemeinen verzichtet
werden; denn eine dissoziierte Störung, die sich bei intaktem Berührungsempfinden nur
auf den Schmerz- und Temperatursinn erstreckt, ist äußerst selten.

Die Funktion der *Portio minor n. trigemini* wird folgendermaßen geprüft: Bei kräftigem Kieferschluß
werden die Masseterenwülste und die Schläfenmuskeln palpiert. Weil bei der motorischen Trigeminusläsion der Unterkiefer infolge mangelnder Wirkung der Mm. pterygoidei nach der Herdseite abweicht, wird der Patient gebeten, den Mund weit zu öffnen. Bei einer gleichzeitig vorhandenen
Fazialisstörung könnte durch das Hängen des Mundwinkels ein Abweichen des Unterkiefers vorgetäuscht werden. Deshalb muß der Untersucher die Stellung der oberen und unteren Schneidezähne
mit in seine Beobachtung einbeziehen. Sie ist bei geschlossenen und bei geöffneten Kiefern zu prüfen.
Weiterhin sind die Bewegungen der Processi condyloidei des Unterkiefers beim Mundöffnen zu pal-
pieren. Dabei wird dann auch eine Kieferklemme, die besonders nach Operationen im Trigeminusbereich auftreten kann, nicht übersehen.

Bei Hinweisen auf eine Neuralgie des Nervus V muß sich der Untersucher bemühen,
exakt die Auslösungszone für den Schmerz, die sog. „Triggerzone", zu bestimmen. Es
ist der Bezirk, in dem durch Reizung der Haut typische krampfartige Schmerzanfälle
ausgelöst werden. Eine Xylocitin-Procain-Testinjektion in den entsprechenden NAP
zur Blockade des neuralgischen Trigeminusastes hat neben der vorübergehenden
Schmerzlinderung gleichzeitig einen diagnostischen Wert.
In diesem Zusammenhang sei auch die Untersuchung der *Eigenreflexe* des Gesichtes
erwähnt. Normalerweise sind diese Reflexe nur schwach auslösbar oder fehlen. Sind
sie gesteigert, können generalisierte Kontraktionen der Gesichtsmuskeln auftreten. Damit ist dann eine Schädigung der kortikobulbären Hirnnervenbahnen erwiesen. Diese
Eigenreflexe werden folgendermaßen ausgelöst:

Ein Beklopfen des auf den äußeren Augenwinkel aufgelegten Fingers führt zur Kontraktion des M. orbicularis oculi. Durch Beklopfen der Glabella wird der sog. Nasopalpebralreflex provoziert. Es kommt damit zur beidseitigen Kontraktion des M. orbicularis oculi. Beklopfen des Kinns ruft die Kontraktion der Mundschließmuskulatur, den Masseterenreflex, hervor. Beim Beklopfen eines Mundwinkels oder durch Schlag auf einen über die Lippen gelegten Spatels werden reflektorisch die Lippen vorgestülpt – „Schnauzreflex" –.

Natürlich sollte auch bei einer Trigeminusläsion nicht auf die *Auskultation des Schädels* verzichtet werden. Gefäßgeräusche, besonders ein pulssynchrones Rauschen beweist das Vorhandensein eines Sinus-cavernosus-Aneurysmas, das zur symptomatischen Trigeminusstörung führte. Auch die Palpation des Pulses der A. temporalis im Schläfenbereich, sowie der A. carotis externa am vorderen Rande des M. sternocleidomastoideus kann diagnostisch nützlich sein.

14.4. Nervus facialis

An jede Trigeminusuntersuchung muß sich eine genaue Fazialisfunktionsdiagnostik anschließen; denn es konnte schon bei der Besprechung der Anatomie beider Hirnnerven gezeigt werden, daß Trigeminus und Fazialis in enger funktioneller Verbindung stehen. Eine komplette periphere Fazialislähmung ist wegen ihrer Eindeutigkeit schon auf den ersten Blick hin zu erkennen.

Um eine beginnende oder bereits in Rückbildung begriffene Fazialisparese aber nicht zu übersehen, sind *mimische Tests* angezeigt. Angeborene Gesichtsasymmetrien müssen allerdings zuerst ausgeschlossen werden. Dann ist der Patient aufzufordern, die Stirn in Falten zu legen, danach die Augenbrauen kräftig zu heben und schließlich die Augenlider fest zusammenzukneifen. Mit den auf die Augenbrauen gelegten Daumen ist die Kontraktionskraft der Mm. orbiculares oculorum im Seitenvergleich zu prüfen. Beim Lagophthalmus, der lähmungsbedingten Unfähigkeit das Auge zu schließen, wird das sog. *Bellsche Phänomen* sichtbar. Beim Lidschluß bewegt sich dann der Augapfel nach oben und wird auch leicht nach außen gedreht. Für den Befund und die therapeutische Konsequenz ist wichtig, ob das Oberlid noch die Kornea bedeckt. Bekanntlich ist das Bellsche Phänomen als eine normale, unwillkürliche synkinetische Bewegung auch bei einer supranukleären Lähmung beider Mm. recti sup. festzustellen. Mitunter tritt es dabei noch stärker in Erscheinung. Zuweilen ist zu beobachten, daß sich die Augäpfel beim Versuch die Augen zu schließen, ebenso wie auch im Schlaf, nicht immer nach oben drehen. Die Bulbusbewegungen sind manchmal seitwärts, mitunter auch nach unten gerichtet. Es ist anzunehmen, daß sich bei manchen Patienten der N. oculomotorius an der Innervation des M. orbicularis oculi beteiligt.

Bei der weiteren Prüfung der motorischen Funktion des Fazialis wird der Proband gebeten, die Nase zu rümpfen, die Lippen zu spitzen, zu pfeifen, die Backen aufzublasen, die Zähne zu zeigen und die Mundwinkel maximal zu spreizen. Dabei prüft der Untersucher den Tonus der Wangenmuskulatur und achtet darauf, ob beim Backenaufblasen Luft aus einem Mundwinkel entweicht. Ein viel feineres Zeichen zum Nachweis einer dezenten Fazialisparese, als die Beobachtung der Willkürbewegungen, ist die *emotionelle Mimik*. Eine humorige Bemerkung des Untersuchers, die beim Patienten die Spannung nimmt und ein Lächeln hervorruft, ist ein zuverlässiger Test zum Erkennen einer Fazialisparese.

Auch eine vom Patienten geforderte Kraftleistung – z. B. der beiderseits kräftig ausgeführte Händedruck – läßt eine Fazialisinnervationsdifferenz gut erkennen. Ein feines Zeichen einer dezenten Fazialisparese ist auch das Sichtbarbleiben der Wimpern, das „*signe des cils*", beim maximalen Zukneifen der Augen. Eine verminderte oder fehlende *Platysmakontraktion* beim Zeigen der Zähne und Vorstrecken des Kinns beweist ebenfalls eine Fazialisfunktionseinbuße.

Der Nachweis einer Fazialisparese allein reicht jedoch für die Diagnostik nicht aus. Sehr wichtig ist die Feststellung, in welchem Teil seines Verlaufes der Nerv lädiert ist. Daß speziell der VII. Hirnnerv für die Lokalisation der Störung günstige Erkennungsmöglichkeiten bietet, wurde schon bei der Besprechung seiner Anatomie betont. Der Nachweis von Tränen- und Speichelsekretionsstörungen, von Geschmackseinbußen oder Veränderungen des Hörvermögens ist für die topische Diagnostik wertvoll. Ein pathologischer Prozeß im Bereich des inneren Gehörgangs kann die Fasern des Intermedius und des N. petrosus major schädigen. Es resultiert dann eine Minderung oder ein *Aufhören der Tränensekretion*. In diesen Fällen muß jedoch differentialdiagnostisch geklärt werden, ob es sich um eine echte Sekretionsminderung handelt oder ob lediglich der Tränenabfluß behindert ist. Das kann eintreten, wenn infolge des Ektropiums bei einer peripheren Fazialislähmung der Tränenpunkt nicht mehr in den Tränensee eintaucht und dadurch der Tränenabfluß behindert wird. Es kann aber auch eine echte Sekretionsminderung als Folge der Fazialisstörung durch eine Tränenabflußbehinderung kaschiert werden. Die von Schirmer entwickelte Funktionsprüfung der Tränendrüsen wird dann zur Klärung der Situation beitragen.

Die Untersuchung wird folgendermaßen gestaltet: Nach Lokalanästhesie der Konjunktiva wird ein vorn abgerundeter Fließpapierstreifen (0,5 cm breit, 3,5 cm lang) am vorderen Ende 0,5 cm umgebogen und vorsichtig in das leicht abgezogene Unterlid eingehängt. Zur Beurteilung des Tests wird nach 5 Minuten die Länge der befeuchteten Strecke gemessen und mit der Gegenseite verglichen. Sollte der Papierstreifen in weniger als 5 Minuten bereits in seiner ganzen Länge durchnäßt sein, so muß die bis dahin verstrichene Zeit registriert werden. Als Normalzeit gilt es, wenn der herabhängende Papierstreifen nach 5 Minuten 1,5 cm weit durchfeuchtet ist. Der Test kann noch folgendermaßen modifiziert werden: Durch Riechen an einer Salmiaklösung wird die Tränensekretion provoziert. Dann werden im Seitenvergleich Ausmaß und Schnelligkeit der Durchfeuchtung des Papierstreifens gemessen (Abb. 260).

Mit Hilfe des Salivationstests können *Speichelsekretionsstörungen* bestimmt werden. Zum objektiven Nachweis einer Geschmacksempfindungsstörung eignet sich die Elektrogustometrie. Für die klinische Routine reicht es meist aus, den *Geschmackssinn* an den vorderen zwei Dritteln der Zunge folgendermaßen zu untersuchen:

Der Patient nimmt eine Tafel zur Hand, auf der die vier Geschmacksqualitäten – süß, sauer, bitter, salzig – aufgezeichnet sind. Auf die herausgestreckte Zunge wird mit einer Pipette oder einem Wattestäbchen an der vermeintlich funktionsgestörten Seite der Testsubstanz aufgebracht (20%ige Zuckerlösung, 10%ige Kochsalzlösung, 5%ige Zitronensäurelösung, 1%ige Chininlösung). Selbstverständlich können auch pulverförmige Substanzen verwendet werden. Die Zunge muß nun so lange vorgestreckt bleiben, bis der Patient den Geschmacksstoff erkennt und ihn möglichst differenzieren kann. Er hat dann die festgestellte Qualität auf der Tafel anzuzeigen. Ein Testvergleich mit der „gesunden" Zungenseite ist stets erforderlich, weil bei der Geschmackswahrnehmungs- und -differenzierungsfähigkeit große individuelle Unterschiede anzutreffen sind.

Bekanntlich sind manche Fazialisparesen mit einer *Dysakusis* verbunden. Dabei empfinden die Kranken alltägliche Umweltgeräusche als unerträglich laut, zuweilen sogar

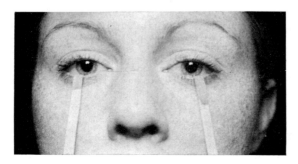

Abb. 260. Tränensekretionstest nach Schirmer

als schmerzhaft. Während früher die Dysakusis mit einer Insuffizienz des M. stapedius erklärt wurde, vermuten einige Autoren als Ursache eine nervöse Perzeptionsstörung im Sinne eines Recruitmentphänomens. Als Prüfungsmethode bietet sich die Audiometrie an.

Als besonders zur Frühdiagnose bestens geeignet darf das von Loebel empfohlene *Zeichen des angedeuteten Lidschlages* gelten. Es kann in dreifacher Weise ausgelöst werden:

1. durch Anblasen des Auges,
2. durch leichtes Beklopfen der Nasenspitze,
3. durch Fixieren eines nahegelegenen Gegenstandes.

Auf der paretischen Seite fällt im Vergleich zur gesunden nur ein angedeuteter Lidschlag auf.

Um eine praktisch vollständig zurückgebildete Fazialisparese auch noch nach Jahren festzustellen bzw. eine initiale Parese früh zu erkennen, kann das sog. *Wartenberg-Zeichen* dienlich sein.

Dabei wird der Patient gebeten, die Augen zu schließen. Der Untersucher legt ihm die Fingerkuppen auf die Oberlider und versucht, gegen den leichten Widerstand des Kranken die Oberlider zu öffnen. Im Seitenvergleich fällt dabei im intakten Lid ein feines Vibrieren des M. orbicularis oculi auf.

Einen prognostischen Hinweis hinsichtlich der Fazialisparese gestattet der *Test nach van Gilse*. Dabei wird der Lidschlag nach zwei Besonderheiten gewertet: 1. die horizontal nasalwärts gerichtete Bewegung des Unterlides, 2. das Fehlen des Bellschen Phänomens, solange nur die geringste Bewegungsmöglichkeit des Unterlides vorhanden ist.

Bei Verstärkung der Lähmung bei einer inkompletten Fazialisparese verschwindet die Horizontalbewegung des Unterlides zuletzt. Sie tritt jedoch als erstes Besserungszeichen wieder ein. Somit hat dieser Test prognostischen Wert. Finden sich also bei einer anscheinend kompletten Fazialisparese noch kleine Bewegungen des Unterlides bei fehlendem Bellschen Phänomen, kann eine günstige Prognose erwartet werden. Auch die Unfähigkeit, nur ein Auge zu schließen, kann der Restzustand einer alten Fazialisparese sein. Zu dieser Prüfung wird der Patient aufgefordert, die Augen gesondert zu schließen. Bei diesem Versuch, der auch manchem Gesunden nicht gelingt, muß beobachtet werden, ob synkinetische Bewegungen auftreten und ob sie dann symmetrische Ausbreitung zeigen.

Bisher konnte aufgezeigt werden, daß es allein schon mit der *klinisch-neurologischen Untersuchung* gelingt, Störungen der Hirnnerven V und VII sicher zu erfassen, Paresen im Initialstadium zu erkennen und auch Restzustände einer nahezu rückgebildeten Lähmung nachzuweisen. Weiterhin wurde betont, daß es möglich ist, nach Einsatz spezieller Prüfmethoden objektiv meßbare Ergebnisse zu erhalten, eine topische Diagnostik zu treiben und prognostische Schlüsse zu ziehen. Dennoch sollte bei der modernen Untersuchung nicht auf *instrumentelle Zusatzmaßnahmen* verzichtet werden. Besonders zur Beurteilung der Fazialisfunktionsstörungen wird der Kliniker die Elektrodiagnostik mit einsetzen.

14.5.   Elektrodiagnostik

Die klassische Untersuchungsmethode mit *galvanischen* und *faradischen Strömen* ist so allgemein bekannt, daß sie hier nicht näher beschrieben werden soll. Es sei lediglich daran erinnert, daß die *indirekte Reizung* mit faradischem Strom erfolgt. Die *direkte* Reizung wird galvanisch und faradisch durchgeführt. Die Reizpunkte für den Kopf-

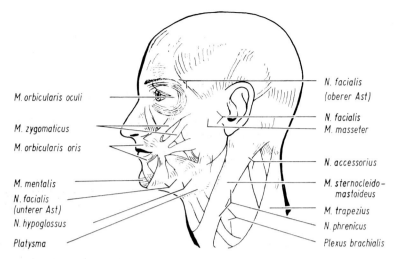

M. orbicularis oculi

M. zygomaticus

M. orbicularis oris

M. mentalis

N. facialis
(unterer Ast)

N. hypoglossus

Platysma

N. facialis
(oberer Ast)

N. facialis
M. masseter

N. accessorius

M. sternocleido-
mastoideus

M. trapezius

N. phrenicus

Plexus brachialis

Abb. 261. Motorische Punkte einiger wichtiger Nervenstämme und Muskeln (nach A. v. Muralt)

bereich sind aus der beigefügten Abb. 261 ersichtlich. Nach Kontinuitätsunterbrechung oder Degeneration der Nervenfasern zwischen Reizelektrode und Muskel tritt keine Kontraktion auf, weil die Reizübermittlung durch die Nervenfaser zum Muskel gestört ist. Das typische Zeichen einer Entartungsreaktion (EAR) ist die träge Muskelzuckung. Ist ein Muskel nur partiell denerviert, kann er indirekt und auch direkt noch faradisch erregbar sein. Eine komplette EAR liegt vor, wenn der untersuchte Muskel bei direkter galvanischer Reizung eine träge Zuckung zeigt, bei direkter und indirekter Reizung faradisch unerregbar ist. Eine partielle EAR wird daran erkannt, daß bei träger Zuckung die faradische Erregbarkeit nicht vollständig erloschen ist. Bekanntlich beweist jede Entartungsreaktion (EAR) eine Schädigung im Bereich des peripheren motorischen Neurons. Bei weit fortgeschrittener Entartung erlischt die elektrische Erregbarkeit völlig. Ist also bei einer schweren Läsion die faradische und galvanische Erregbarkeit der Muskulatur über den Nerven aufgehoben, resultiert eine vollständige EAR. Eine mittelschwere Schädigung zeigt eine partielle EAR, während leichte Läsionen keine EAR auslösen.

Allerdings wird eine frische Schädigung z. B. des N. facialis, sei sie hervorgerufen durch Verletzung, Kompression oder Entzündung, bei der unmittelbar danach durchgeführten elektrischen Untersuchung keine Veränderungen zeigen. Erst 2–3 Wochen nach einer schweren Nervenschädigung ist infolge Degeneration eine vollständige EAR zu erhalten. Nach 3–4 Monaten erlischt dann auch die direkte galvanische Erregbarkeit. Nebenbei sei hier erwähnt, daß bei einem solchen Befund der Versuch einer chirurgischen Wiederherstellung mit Hilfe der Nervenplastik sinnlos ist, denn nur solange die mimische Muskulatur auf direkte galvanische Reizung reagiert, darf eine Funktionswiederherstellung erwartet werden. Als prognostisch günstiges Zeichen ist anzusehen, wenn einen Monat nach der Schädigung die elektrische Funktionsprüfung nur eine partielle EAR zeigt.

Mit Hilfe der klassischen elektrischen Untersuchungsmethode kann vor Ablauf eines halben Jahres meist nicht entschieden werden, ob sich eine totale EAR wieder in eine partielle zurückverwandeln wird oder ob sie bei infauster Lähmungsprognose bis zum allmählichen Erlöschen auch der direkten galvanischen Erregbarkeit bestehenbleibt. Deshalb war es nötig, elektrische Untersuchungsmethoden zu entwickeln, die schon zu einem wesentlich früheren Zeitpunkt eine prognostische Aussage ermöglichen. Dazu bieten sich folgende Methoden an:

1. Chronaxiemetrie,
2. Bestimmung der Stromstärke-Reizzeitkurve,
3. Prüfung der Akkommodabilität,
4. Elektromyographie (EMG), einschließlich Reflex-EMG,
5. Messung der motorischen und sensiblen Nervenleitgeschwindigkeit (NLG).

Chronaxiemetrie ist die Messung der zu einer elektrischen Reizung nötigen Stromdauer.
Die Methode hat folgende Bestimmungen zur Voraussetzung:

1. Rheobase (Gleichstromschwelle), eine Stromstärke gemessen in mA,
2. Nutzzeit (Mindestzeit an erforderlicher Impulsdauer) gemessen in ms,
3. Chronaxie (Wirkungszeit eines Reizes in doppelter Höhe der Rheobase). Ihre Ermittlung trägt den gesetzmäßigen Beziehungen zwischen Reizstärke, Zeitfaktor und Effektgröße Rechnung. Die Chronaxie ist für die einzelnen Muskeln verschieden und beträgt meist nur Bruchteile einer Millisekunde.

Bei Kontinuitätsunterbrechung oder funktioneller Leitungsstörung eines Nerven (Durchtrennung, Entzündung, Ischämie) steigt die Chronaxie stark an. Nach geglückter Nervennaht normalisiert sie sich nach Ablauf von 2–3 Monaten. Wenn nach einer Dekompression des Nerven die funktionelle Leitungsstörung beseitigt werden konnte, zeigt die Chronaxie schon nach 4–6 Wochen normale Werte.

Bekanntlich muß der elektrische Strom einen gewissen Schwellenwert erreichen und eine bestimmte Einwirkungsdauer haben, ehe die zu prüfende Muskulatur eine Kontraktion zeigt. Auf dieser Tatsache beruht die Untersuchung der *Stromstärke-Reizzeitkurve*. Reizzeit und Stromstärke stehen in umgekehrt proportionalem Verhältnis. Folglich ruft ein kurz einwirkender, starker Strom den gleichen Effekt am Muskel hervor wie ein lange einwirkender, schwacher Strom. Bei der Untersuchung werden nacheinander Stromstärken und Reizzeiten variiert eingesetzt und die erhaltenen Ergebnisse in ein Koordinatensystem eingetragen. Sind Nerv und Muskel intakt, verläuft die Kurve gestreckt. Beim denervierten Muskel ist ihr Verlauf sehr steil. Unter der funktionellen Wiederherstellung des geschädigten Nerven streckt sich die Kurve allmählich, bis sie den Normalverlauf wieder erreicht hat. Folglich ist aus den Kurvenformen der jeweils vorliegende Denervierungsgrad abzulesen bzw. zu erschließen.

Die Bestimmung der *Akkommodabilität* verhilft zur schnellen Feststellung des Schädigungsgrades eines Nerv-Muskel-Systems (NMS). Als Akkommodabilität bezeichnet man die Eigenschaft eines NMS für langsam ansteigende, einschleichende Stromimpulse eine geringe Erregbarkeit und somit eine höhere Reizschwelle zu zeigen. Ein degenerierender Nerv verliert diese Eigenschaft, während sie unter der Regeneration wiederkehrt. Mit dieser Prüfungsmethode können z. B. am N. facialis die einzelnen Äste isoliert untersucht werden. So wird eine Aussage über deren Degenerations- oder Regenerationsablauf möglich.

Die Bestimmung der Akkommodabilität sollte stets mit der Anfertigung eines Muskelstatus verbunden werden, um die diagnostische Aussagefähigkeit noch zu erhöhen.

Ein weiteres sehr wichtiges Glied in der Reihe dieser elektrodiagnostischen Maßnahmen stellt die *Elektromyographie (EMG)* dar. Bekanntlich regt der elektrische Strom Muskel- und Nervenfasern zur Tätigkeit an. Die Nervenfaser übermittelt den elektrischen Reiz. Die Muskelfaser beantwortet ihn mit einer Kontraktion. An funktionstüchtigen Nerven- und Muskelfasern entstehen an der jeweils erregten Stelle Aktionspotentiale durch Ionenbewegungen. Das wird diagnostisch zur Elektromyographie und zur Bestimmung der Nervenleitgeschwindigkeit genutzt.

Elektromyogramm und Messung der Nervenleitgeschwindigkeit (NLG) haben für Nerven- und Muskelkrankheiten den gleichen diagnostischen Wert wie das Elektroencephalogramm bei Hirnfunktionsstörungen. Jedes spinale Motoneuron innerviert eine Anzahl Muskelfasern. Dabei zweigt sich der Neurit zu motorischen Terminalfasern auf und innerviert die motorischen Endplatten. Alle diese Elemente bilden die sogenannte motorische Einheit (ME). Die Einzelerregung eines Motoneurons springt impulsartig auf die ganze ME über. So werden alle Muskelfasern einer ME praktisch gleichzeitig aktiviert. Verständlicherweise haben die Augenmuskeln die kleinste ME. Die Erregungsfrequenz einer ME schwankt zwischen 5 und 7 und 50 und 80/Sek. oder sogar noch darüber.

Der besondere Wert der Elektromyographie liegt in der Möglichkeit einer Frühinformation über die Verhältnisse des Nerv-Muskel-Systems. Im Hinblick auf die Diagnostik der Fazialisfunktionsstörungen kann das EMG folgende Ergebnisse vermitteln: Schon 10 Tage nach dem Beginn einer schweren ischämischen Fazialisparese ist es möglich, Fibrillationspotentiale nachzuweisen. Dann ist eine frühzeitige Nervendegeneration anzunehmen und eine ernste Prognose zu stellen. Das bildet die dringende Indikation zur operativen Dekompression des Nerven. Fehlen dagegen bei einer klinisch eindeutigen Fazialisparese die Fibrillationspotentiale im EMG, kann mit einer Rückbildung der Lähmung gerechnet werden. Sind 3 Wochen nach einer Fazialisläsion bei der Ableitung im Endausbreitungsgebiet aller Äste bei Kontraktionsversuchen keine Aktionspotentiale zu registrieren, muß eine Degeneration des Nerven eingetreten sein. Zeigen spätere Kontrollableitungen neben Fibrillationen hochkomplexe motorische Aktionspotentiale, darf eine Regeneration des Nerven erwartet werden.

Abschließend ist aber zu betonen, daß die Elektromyographie der mimischen Muskulatur schwierig ist, weil das Innervationsmuster besonders fein und die Aktionspotentiale sehr klein sind. Zudem müssen Täuschungsmöglichkeiten durch das Übergreifen von Aktionsströmen der kontralateralen Gesichtsmuskulatur oder der Potentiale von Muskeln, die der Trigeminus innerviert, stets einkalkuliert werden. Um fehlerhafte Befundinterpretationen zu vermeiden, sollte deshalb die Elektromyographie der mimischen Muskulatur möglichst Spezialisten vorbehalten bleiben.

Reflex-EMG: Mit Hilfe z. B. der Orbicularis oculi-Reflexe lassen sich indirekt auch die Leitungsfunktionen des Trigeminus und Fazialis untersuchen.

Motorische und sensible Nervenleitgeschwindigkeit (NLG)

Aus neuroophthalmologischer Sicht kann die Bestimmung der LG des N. facialis und des N. akzessorius für die diagnostische Abklärung einer Störung nützlich sein. Amplitude, Form und Dauer der Summenpotentiale ermöglichen es, einen umschriebenen oder diffusen Leitungsblock zu erkennen und zu lokalisieren. Durch Ableitung eines EMG und Bestimmung der NLG können prognostische Schlüsse z. B. bei einer peripheren Fazialisparese gezogen werden. Indiziert sind EMG und NLG bei Muskelatrophien, peripheren Paresen sowie unklaren motorischen Reiz- und Ausfallserscheinungen.

In den Rahmen der instrumentellen Zusatzuntersuchungen gehören zur exakten Beurteilung der Trigeminus- und Fazialisstörungen stets auch die *Liquorkontrolle* und *Röntgenspezialaufnahmen*. Unter Hinweis auf die einschlägigen Kapitel dieses Buches kann allerdings auf eine detaillierte Besprechung der einzelnen Maßnahmen verzichtet werden. Hier scheint lediglich eine Übersicht der röntgenologischen Möglichkeiten angebracht.

14.6.   Röntgenspezialaufnahmen

Selbstverständlich sind auch bei Trigeminus- und Fazialisstörungen Schädelabbildungen in zwei Ebenen angebracht. Dabei ist besonders auf Traumafolgen, speziell Frakturen, Fremdkörper, Knochendestruktionen, pathologische Verkalkungen oder Hinweise auf eine intrakranielle Drucksteigerung bzw. Massenverschiebungen zu achten. Bei Verdacht auf eine Trigeminusaffektion infolge parasellärer Entwicklung eines Hypophysenadenoms oder eines Kraniopharyngeoms ist eine *Sellaspezialaufnahme* erforderlich. Bei Störungen vorwiegend des ersten Trigeminusastes sind *Aufnahmen nach Rhese* diagnostisch nützlich. Die Beurteilung der Fissurae orbitales sup., der Siebbeinzellen und der kleinen Keilbeinflügel wird durch orthograde Spezialaufnahmen der Orbitae, die einen sicheren Seitenvergleich zulassen, erleichtert. Beim Verdacht auf Frakturen, Tumoren oder Entzündungen im Nebenhöhlenbereich, die Trigeminus- und Fazialisstörungen auslösen können, werden *Nebenhöhlenspezialaufnahmen* unerläßlich. Über Prozesse an den Pyramiden oder im Kleinhirnbrückenwinkel, die häufig zu Läsionen des V. und VII. Hirnnerven führen, geben Pyramidenvergleichsaufnahmen und Röntgenbilder nach *Stenvers* Aufschluß. Durch die Einstellung nach *Schüller* lassen sich außer den Warzenfortsätzen die Kiefergelenkköpfchen gut abbilden. Das kann vor allem der Trigeminusdiagnostik dienen. Schließlich sind Übersichtsaufnahmen der *Schädelbasis* angezeigt, wenn neben Trigeminus und Fazialis auch periphere Störungen anderer Hirnnerven den klinischen Befund prägen.

Daß im Rahmen der instrumentellen Diagnostik, besonders bei zentralen und nukleären Trigeminus- oder Fazialisstörungen, zumal wenn noch andere neurologische Befunde – wie eine Hemiparese – gleichzeitig bestehen, Röntgenuntersuchungen nach Eingabe von Kontrastmitteln indiziert sind (*Pneumenzephalographie, zerebrale Angiographie*), sei abschließend noch erwähnt. Selbstverständlich wird der Untersucher in derartigen Fällen der Ventrikeldarstellung oder der zerebralen Angiographie die den Patienten weit weniger belastenden diagnostischen Maßnahmen, wie die Elektroenzephalographie (EEG), die Isotopenenzephalographie bzw. Gammaenzephalographie (GEG) und, bei entsprechender Fragestellung, die Echoenzephalographie bzw. Sonoenzephalographie (SEG) voranstellen. EEG, GEG und SEG haben zudem den großen Vorteil, daß sie ambulant durchführbar sind, während die Hirnkammerdarstellung und die zerebrale Angiographie eine stationäre Aufnahme des Patienten zur Voraussetzung haben.

Einen neuen Stellenwert haben diese instrumentell-diagnostischen Maßnahmen durch die Einführung der Computer-Tomographie (CT) erhalten. Mit ihrer Hilfe gelingt die Frühdiagnose intrakranieller Veränderungen. Die CT ist ambulant durchführbar und belastet den Patienten kaum. Vor notwendig werdenden hirnchirurgischen Eingriffen ist jedoch neben dem CT nach wie vor die zerebrale Angiographie indiziert.

15. Raumfordernde Prozesse

Die knöcherne Orbita gleicht in ihrer Form einer auf der Seite liegenden Pyramide, deren offene Basis den Orbitaeingang bildet. Die Orbitaspitze mündet durch den Canalis opticus und die Fissura orbitalis superior unmittelbar neben und vor der Sella in die mittlere Schädelgrube. Die äußerst dünne mediale Wand der Orbita grenzt an die Siebbeinzellen, an die Keilbeinhöhle und stellt einen Teil der lateralen Wand der Nasenhöhle dar. An der Bildung des Orbitadaches sind das Stirnbein und der kleine Keilbeinflügel beteiligt, die die Augenhöhle von der vorderen Schädelgrube trennen. Der Sinus frontalis kann sich über das Dach der Orbita ausdehnen und sich als pneumatisierter Raum zwischen die Augenhöhle und die vordere Schädelgrube einschieben. Die seitliche Wand der Orbita ist von besonderem chirurgischem Interesse, da es ihre Entfernung (*Krönleinsche Operation*) erlaubt, ohne Schädigung des Bulbus den dorsalen Abschnitt der Orbita freizulegen. Sie wird durch einen Teil des großen Keilbeinflügels und das Jochbein gebildet. Der Orbitaboden ist gleichzeitig das Dach der Kieferhöhle. Nur in den hinteren Abschnitten beteiligt sich das Gaumenbein an der Bildung des Bodens der Augenhöhle.

Die Orbita, die in einem Bindegewebsapparat und Fett eingebettet den Bulbus oculi mit seinen Muskeln, Gefäßen und Nerven enthält, wird zweckmäßig in eine Pars bulbosa und eine Pars retrobulbosa unterteilt. Als Grenze zwischen beiden gilt die Vagina bulbi mit ihren Verankerungen am Orbitalrand. Während die Pars bulbosa den Bulbus oculi enthält, umfaßt die Pars retrobulbosa nicht nur den Raum hinter dem Bulbus, sondern erstreckt sich entlang der Orbitalwand über und unter, lateral und medial vom Bulbus nach vorn bis an den Rand der Orbita. Sie ist von Fett und Bindegewebe ausgefüllt und enthält die Augenmuskeln, Gefäße und Nerven. Innerhalb der Pars retrobulbosa läßt sich die Orbitaspitze abgrenzen, die diagnostisch, therapeutisch und prognostisch einige Besonderheiten aufweist.

Die Periorbita umschließt den Gesamtinhalt der Orbita und stellt zugleich das Periost der Orbitawände dar. Ihre Eröffnung ist die Voraussetzung für eine operative Exploration der inneren Orbitastrukturen.

Bei raumfordernden Orbitaprozessen handelt es sich in erster Linie um echte Geschwülste, die primär oder sekundär in der Orbita lokalisiert sind. Die sekundären Tumoren können hämatogen metastasiert, per continuitatem von den Nasennebenhöhlen oder vom intrakraniellen Raum aus in die Orbita eingewachsen sein. Fast immer führt eine Volumenzunahme im Orbitaraum zu einer Bulbusverdrängung in axialer Richtung. Somit wird der Exophthalmus zu einem Kardinalsymptom der raumfordernden Orbitaprozesse. Daß in Abhängigkeit von der Geschwulstlokalisation innerhalb der Orbita Dislokationen in horizontaler und vertikaler Richtung vorkommen, bedarf keines ausdrücklichen Hinweises. Weitere Hauptsymptome bei Orbitatumoren sind Visusminderung als Folge der Optikusschädigung und Augenmuskelparesen.

Bei den *primären Orbitatumoren* überwiegen die gutartigen Geschwülste, dagegen handelt es sich bei den sekundären überwiegend um Malignome. Bei primären Orbitageschwülsten sind etwa 80% gutartig und 20% bösartig, bei den sekundären Tumoren der Orbita liegen die Verhältnisse umgekehrt, d. h., von 5 Tumoren sind 4 maligner

Natur. Betrachtet man die Häufigkeit der Orbitatumoren in Hinsicht auf das Lebensalter, so fällt auf, daß es 2 Gipfel der Kurve gibt. Der erste liegt im Kindesalter, wobei die ersten fünf Lebensjahre am stärksten betroffen sind, der zweite um das 6. Dezennium. Nach der Beziehung zwischen Alter und Tumorart lassen sich 4 Gruppen von Orbitatumoren unterscheiden:

1. Fast nur im Kindesalter vorkommend: Neuroblastome, Meningozelen, Orbitazysten, juvenile Nävoxanthoendotheliome
2. Bevorzugt im Kindesalter, aber auch bei Erwachsenen vorkommend: Rhabdomyosarkome, Dermoidzysten, Teratome, Angiome, Optikustumoren und raumfordernde Prozesse bei Retikulosen
3. Kinder und Erwachsene gleichermaßen befallend: Osteome, Sarkome, Lymphome, neuroektodermale Tumoren und Pseudotumoren
4. Tumoren, die im Kindesalter kaum auftreten: Karzinommetastasen, Tränendrüsentumoren

Bei dieser Aufzählung fällt auf, daß der Begriff des Orbitatumors in der Literatur oft großzügig gebraucht wird und damit nicht nur echte Blastome gemeint sind. Diese Tatsache führt zu einer gewissen Uneinheitlichkeit und erschwert statistische Vergleiche. Es ist deshalb günstiger, von raumfordernden Orbitaprozessen zu sprechen, die auch Krankheitsbilder wie Meningozelen, Mukozelen, Aneurysmen u. ä. beinhalten.
Die Rolle des *Lebensalters* bei den Orbitatumoren wird dadurch unterstrichen, daß die Hälfte aller Patienten mit Orbitageschwülsten unter den Kindern zu suchen ist. Am häufigsten sind hier die Sarkome.
Das Leitsymptom bei raumfordernden Prozessen der Orbita ist der bereits erwähnte (meist einseitige) *Exophthalmus*. Eine Differentialdiagnose der raumfordernden Orbitaprozesse bedeutet deshalb weitgehend eine Differentialdiagnose des Exophthalmus. Der Exophthalmus ist eines der eindrucksvollsten Augensymptome, die ohne besondere Hilfsmittel feststellbar sind. Die lehrbuchmäßige Einteilung des Exophthalmus nach seinem Verhalten, ob er intermittierend, pulsierend, nicht pulsierend ist, ob er sich plötzlich oder allmählich entwickelt hat, kann zu diagnostischen Irrtümern in der Praxis führen, da keine dieser Formen für eine bestimmte Erkrankung pathognomonisch ist. Der Exophthalmus kann unterschiedlich stark ausgeprägt sein. Neben Fällen mit nur angedeuteter Protrusio bulbi kommen extreme Ausmaße vor. Die Messung des Exophthalmus erfolgt meist mit dem Exophthalmometer nach Hertel. Steht ein Exophthalmometer nicht zur Verfügung, kann der Linealtest nach Kestenbaum weiterhelfen

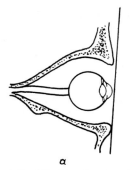 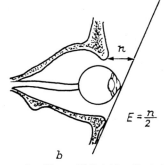

$$E = \frac{n}{2}$$

Abb. 261. Linealtest nach Kestenbaum. Im Normalfall (a) berührt ein Lineal, das senkrecht gelegen den oberen und unteren Orbitarand miteinander verbindet, gerade das Oberlid des geschlossenen Auges über dem Hornhautscheitel. Besteht ein Exophthalmus, liegen diese drei Punkte nicht mehr auf einer Geraden. Der Abstand des Lineals vom oberen Orbitarand wird durch 2 dividiert und ergibt ein ungefähres Maß für den Exophthalmus (b)

(Abb. 261a). Eine orientierende Beurteilung des Exophthalmus gestattet eine Untersuchungsmethode, bei der der Untersucher hinter dem Patienten steht und das Gesicht über die Ränder beider Augenbrauen visiert. Vom echten Exophthalmus ist der Pseudoexophthalmus abzugrenzen, der bei hochgradiger Achsenmyopie und beim Buphthalmus vorkommen kann.

An dieser Stelle soll auf den Exophthalmus endokriner Genese, als konstitutionelle Anomalie, bei Alteration des Halssympathikus, bei Schädeldeformitäten und Knochenumbauprozessen des Schädels nicht näher eingegangen werden.

15.1. Entzündungen

Die *Orbitaphlegmone* und der *Orbitaabszeß* entstehen fast immer als Folge entzündlicher Prozesse im Oberlippen-Nasen-Bereich, metastatisch bei Pyämie oder aber fortgeleitet von Eiterungen in den Nasennebenhöhlen (Empyeme). Die eingangs beschriebene enge Nachbarschaft der Orbita mit den Nasennebenhöhlen und die Verbindungen zwischen diesen Räumen durch Gefäße begünstigen das Übergreifen von Entzündungen der Nasennebenhöhlen auf die Orbita. Anfangs kommt es oft zu einer Periostitis orbitae. Nicht selten besteht neben dem Exophthalmus eine Visusminderung, die zeitlich auch vorausgehen kann.

Besonders bei *Säuglingen* muß beim Auftreten eines Exophthalmus an eine *Osteomyelitis des Oberkiefers*, des Keil- und Jochbeines gedacht werden. Unerläßlich ist hier die Inspektion der Mundhöhle und die Suche nach einer Fistelöffnung an der Zahnleiste. In dieser Altersgruppe kommen neben der Osteomyelitis und Ethmoiditis Dakryozystitiden und metastatische Entzündungen in Betracht, die zahlenmäßig jedoch zurückstehen. Auch bei Panophthalmie ist eine Orbitalphlegmone möglich.

Von differentialdiagnostischer Bedeutung sind die hohen, oft septischen Temperaturen und die Druckempfindlichkeit des Bulbus. Chemosis und Lidödem sind nicht spezifisch für die Orbitalphlegmone, sie treten auch bei anderen Erkrankungen auf. Fließende Übergänge bestehen zum Krankheitsbild der *Sinusthrombose*, so daß eine Abgrenzung zu dieser Erkrankung mitunter nicht möglich ist.

Neben den akut-eitrigen Entzündungen der Orbita spielen noch chronische abakterielle Formen eine Rolle. Hierher gehören Fremdkörpergranulome, orbitale Lipogranulome und die orbitale Myositis. Exophthalmus, Lidödem mit Chemosis, Beeinträchtigung der Augenmotilität sind charakteristische Hinweiszeichen für die exophthalmische okuläre Myositis. Besonders schwierig wird die Differentialdiagnose, wenn zu dem Exophthalmus und Motilitätsstörungen eine homolaterale Amaurose mit Optikusatrophie hinzukommt, da in diesen Fällen auch an ein Keilbeinflügelmeningiom gedacht werden muß. Ähnliche Erscheinungen, wie sie durch das Keilbeinflügelmeningiom hervorgerufen werden, kommen auch bei dem „entzündlichen Keilbeinsyndrom" vor, wobei über die Ursache der Entzündung noch Unklarheit herrscht. Um eine neurogene Erkrankung auszuschließen, sind elektromyographische Untersuchungen notwendig. Die okuläre Myositis wird von verschiedenen Autoren der Polymyositis zugeordnet, bei der ein rheumatisch-allergischer Faktor wahrscheinlich eine Rolle spielt. Möglicherweise sind auch einige Fälle von Pseudotumoren der Orbita hier einzuordnen.

15.2. Zirkulationsstörungen und Blutungen

Ein Exophthalmus, der *intermittierend* auftritt, im Stehen oder in Rückenlage fehlt, beim Pressen, Bücken und bei Kompression der V. jugularis interna infolge vermehrter Blutfüllung deutlich wird, kann durch Ausbildung von Varizen in der Orbita zustande kommen. Dieser intermittierende Exophthalmus ist gelegentlich aber auch bei kavernösen Angiomen, sackförmigen oder arterio-venösen Aneurysmen, vaskulären Tumoren und Lymphosarkomen beobachtet worden. Nur selten sind intraorbitale Aneurysmen, die von der A. ophthalmica und der A. lacrimalis ausgehen können, so ausgeprägt, daß sie zu einem Exophthalmus führen.

Mitunter lassen sich röntgenologisch kleine rundliche Kalkschatten erkennen, bei denen es sich um Phlebolithen handelt, die aber nicht spezifisch für die Varicosis orbitae sind.

Bei einer Thrombose des Sinus cavernosus, die fast immer zur Ausbildung eines Exophthalmus führt, sind sehr häufig die V. ophthalmica sup. oder deren Wurzeln mitthrombosiert. Die Folge ist eine Blut- und Lymphstauung in der Orbita. Auf diesem Wege kann eine zusätzlich vorliegende Infektion von der Thrombose des Sinus cavernosus auf das Orbitalgewebe übergreifen, hier eine Phlegmone hervorrufen und den stauungsbedingten Exophthalmus verstärken. Zeichen der Septikämie lassen im Zusammenhang mit der meist typischen Anamnese die Diagnose leicht stellen. Als lokales Symptom der Thrombose werden neben dem Exophthalmus Lid- und Gesichtsödeme, Chemosis und eine Bulbusdislokation nach unten außen beobachtet. Wenngleich der Exophthalmus bei der Sinusthrombose einseitig beginnt, wird er im weiteren Verlauf oft doppelseitig zu finden sein, da die Thrombose gewöhnlich auf die Venen der kontralateralen Orbita übergreift.

Ein typisches Krankheitsbild als Folge von Schädelverletzungen stellt der *pulsierende Exophthalmus* dar, der seine Ursache in einer arterio-venösen Fistelbildung zwischen A. carotis interna und Sinus cavernosus hat. Zu diesem Problem wird jedoch im Abschnitt über die traumatischen Schäden des Zentralnervensystems sowie bei der Differentialdiagnose der sellanahen raumfordernden Prozesse Stellung genommen.

Erhebliche Ausmaße kann der Exophthalmus annehmen, der bei intraorbitalen Blutungen entsteht. Neben traumatischen Ursachen können Rupturen von Aneurysmen der A. ophthalmica oder der A. carotis interna in Frage kommen. Weiterhin sind Blutungen aus gefäßreichen Tumoren, bei Hämophilie, Skorbut und Keuchhusten bekannt.

Das oft nachweisbare Brillen- oder Monokelhämatom kann bei subperiostalen Blutungen ausbleiben. Hier sind Exophthalmus und heftige Schmerzen die Leitsymptome. Entsteht die Blutung unter dem Periost des Orbitadaches, wird der Bulbus nach vorn unten gedrängt, bei Ausbreitung des Hämatoms im retrobulbären Fettgewebe wird der Augapfel lediglich nach vorn getrieben. Orbitalblutungen als Komplikation der retrobulbären Injektion sind möglich und können so stark sein, daß sie einen Exophthalmus verursachen.

15.3. Tumoren

Orbitageschwülste bilden eine Hauptursache für den einseitigen Exophthalmus. Der Versuch, den Bulbus in die Orbita zurückzudrängen, bleibt meist erfolglos. Während der Exophthalmus bei Blutungen oder Entzündungen innerhalb von Stunden oder Tagen auftritt, entwickelt er sich bei den Tumoren gewöhnlich in einem Zeitraum von Wochen, Monaten oder Jahren. Besteht der begründete Verdacht auf einen Orbitatumor und ist die Anamnesedauer kurz, so ist bei den Geschwülsten, ebenso wie bei Tumoren anderer Lokalisation ein schnelles Wachstum auf Malignität verdächtig. Typisch ist in der Mehrzahl der Fälle, daß neben dem Exophthalmus eine Bulbusverlagerung in horizontaler und vertikaler Richtung, bevorzugt nach unten oder nach unten außen zu beobachten ist. Eine Dislokation in horizontaler und vertikaler Richtung spricht für eine Beteiligung der Orbitawand. Diese Bulbusverlagerung kann differentialdiagnostisch bedeutungsvoll sein, da manche Tumoren einen Vorzugssitz haben. Exophthalmus und Bulbusverlagerung können so extrem sein, daß man von einem „Chamäleon-Auge" spricht

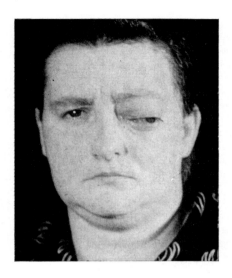

Abb. 262. „Chamäleon"-Auge bei Meningiom der linken Orbita

(Abb. 262). Bei den Geschwülsten der Orbita kommt es häufig zu Störungen der Bulbusmotilität, da die äußeren Augenmuskeln in ihrer Funktion eingeschränkt werden oder ausfallen. Die Ursache dafür können Tumorinfiltration der Muskulatur, mechanische Behinderung und Lähmung der entsprechenden Augenmuskelnerven sein. Dabei ist die mechanische Behinderung ungleich häufiger festzustellen als die neurogene Parese.

Durch den Verlust der Bulbusbeweglichkeit und die Fixierung in abnormer Stellung kommt es bei fortgeschrittenen Fällen zu Fusionsstörungen mit Doppelbildern, zu Keratitis infolge mangelnden Lidschlusses und zu Stauungszeichen an der Konjunktiva und den Augenlidern. Treten bei Tumorverdacht frühzeitig Doppelbilder auf, soll das eher für ein Malignom sprechen, wobei die Augenmuskeln bald von der Geschwulst infiltriert werden.

Häufig entwickelt sich der Exophthalmus bei Orbitatumoren, ohne daß Schmerzen auftreten. Sind Schmerzen vorhanden, so werden sie meist als uncharakteristisch geschildert, so als diffuse Kopfschmerzen oder ein Druckgefühl hinter dem Auge, das in die Umgebung ausstrahlt. Auch der Schmerz wird bei Orbitageschwülsten häufiger als Zeichen für Malignität gewertet und kommt besonders bei sekundären Orbitatumoren vor.

Visusabnahme läßt sich in zahlreichen Fällen von Orbitatumoren feststellen. Dabei führen die schnellwachsenden, bösartigen Geschwülste eher zu einer Visusminderung als langsamwachsende, gutartige Prozesse. *Gesichtsfeldausfälle* sind insgesamt gesehen relativ selten. Bei unmittelbar neben dem Optikus gelegenen Tumoren sind sie jedoch gelegentlich zu diagnostizieren.

Stauungspapillen sind bei Orbitaprozessen ein seltener Befund. Sie finden sich besonders bei Orbitatumoren, die sich durch das Foramen opticum in den intrakraniellen Raum entwickeln. Dazu gehören z. B. Optikustumoren, Keilbeinflügelmeningiome u. ä. Der Verdacht auf einen Orbitatumor wird verstärkt, wenn durch Abplattung des Bulbus am Augenhintergrund eine Netzhautfältelung zu beobachten ist.

Von größter Wichtigkeit ist die Unterscheidung, ob eine Geschwulst auf die Orbita beschränkt ist oder deren Grenzen in Richtung des intrakraniellen Raumes überschreitet. Zu der letzteren Gruppe gehören in erster Linie Optikus- und Chiasmatumoren. Nover und Zielinski haben die wichtigsten Unterscheidungsmerkmale zwischen Orbita- und Optikustumoren zusammengestellt (Tab. 15).

In der Orbita können beinahe alle Tumorarten vorkommen. Mitunter erlaubt die Anamnese Rückschlüsse auf die Wachstumsgeschwindigkeit und damit auf die Dignität

Tabelle 15

Exophthalmus	Orbitatumor	Optikustumor
Häufigkeit	immer	sehr häufig
einseitig	meist	immer
doppelseitig	selten	nie
Entstehungszeit	meist langsam	langsam
Pulsation	selten	nie
Dislokation	immer	nie
Alter	5.–7. Lebensjahrzehnt	1.–3. Lebensjahrzehnt
Anamnese	unterschiedlich	allgemein kurz
Initialsymptome	1. Protrusio	1.Visusminderung
	2. Visusminderung	2. Protrusio

der Geschwülste. Von großer Bedeutung ist das eingangs erwähnte Erkrankungsalter, da bestimmte Tumoren gewisse Altersgruppen bevorzugen.
Es hat sich als zweckmäßig erwiesen, die Orbitatumoren hinsichtlich ihrer Herkunft und Genese einzuteilen. Wir unterscheiden deshalb:

1. *dysontogenetische Tumoren,*
2. *echte, primär in der Orbita entstandene Geschwülste,*
3. *sekundär in die Orbita eingewachsene Tumoren* und
4. *Metastasen* sowie geschwulstartige Manifestationen in der Orbita bei Allgemein- und Systemerkrankungen.

Zur ersten Gruppe gehören (orbito-ethmoidale) Dermoide, Epidermoide, Teratome und Cholesteatome.
Von den in der Orbita entstandenen gutartigen Geschwülsten sind in erster Linie Hämangiome zu nennen. Hierbei überwiegen die kavernösen Hämangiome bei weitem. Daneben kommen kapilläre und teleangiektatische Hämangiome vor. Diese langsam wachsenden und in jedem Lebensalter vorkommenden Tumoren sitzen häufig im Muskeltrichter. Trotzdem ist die Motilität des Bulbus lange erhalten und Doppelbilder fehlen meist. Der bestehende Exophthalmus läßt mitunter beim Pressen eine Zunahme erkennen. Zu den orbitalen Hämangiomen werden auch die Lymphangiome und Angiofibrome gerechnet. Osteome der Orbita sind selten und zeichnen sich durch ein sehr langsames Wachstum aus.
Intraorbitale Meningiome sind keineswegs selten. Sie nehmen ihren Ursprung von der Optikusscheide oder wachsen, weitaus häufiger, vom intrakraniellen Raum in die Orbita ein. Dies gilt besonders für das mediale Keilbeinflügelmeningiom. Optikusmeningiome scheinen sehr selten zu sein, trotzdem wird ihre Häufigkeit mit 10% der primären Optikustumoren angegeben (Abb. 263).
Zu den relativ häufigen Orbitatumoren muß man auch die Spongioblastome des N. opticus zählen. Diese Tumoren können intraorbital, intrakanalikulär und intrakraniell lokalisiert sein. Bei intraorbitaler und intrakranieller Entwicklung hat die Geschwulst eine sanduhrähnliche Gestalt, wobei die Tumortaille im Sehnervenkanal liegt. Der Tumor soll häufiger vom orbitalen Abschnitt ausgehend in den intrakraniellen Raum einwachsen, seltener ist die umgekehrte Wachstumsrichtung.
Neben den genannten Tumorformen sind auch *seltene Geschwülste* in der Orbita beschrieben worden. Hierher gehören Chordome, Chondrome, Zylindrome, Adamantinome, Lipome, Rhabdomyome, Riesenzelltumoren und Histiozytome.
Bei den malignen, primär in der Orbita entstandenen Tumoren handelt es sich hauptsächlich um Rundzell- und Rhabdomyosarkome. Diese machen fast die Hälfte der kindlichen Orbitatumoren aus. Häufig sind weiterhin osteogene Sarkome und Angio-

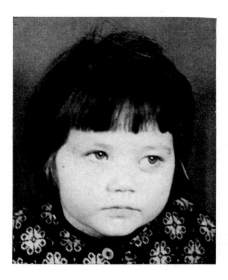

Abb. 263. Meningiom der Optikusscheide links. Exophthalmus und Optikusatrophie

sarkome der Chorioidea. Ferner sei an das Melanoblastom und das Retinoblastom erinnert. Rhabdomyosarkome sitzen bevorzugt nasal-oben in der Orbita. Die Neuroblastome haben einen uncharakteristischen Sitz und sind klinisch und histologisch oft nur schwierig gegen unreife Sarkome abzugrenzen (Abb. 264).

Die dritte Gruppe bilden die (meist malignen) Tumoren, die sekundär in die Orbita einbrechen. Der größte Teil dieser Geschwülste geht von den Nasennebenhöhlen aus (Sarkome und Karzinome der Oberkieferhöhle, der Siebbeinzellen und der Keilbeinhöhle). Aber auch Tumoren der Augenlider, des Gesichtes, des intrakraniellen Raumes und des Nasen-Rachen-Raumes gehören in diese Gruppe. Für die Lidtumoren ist der mediale Lidwinkel und das Unterlid häufigster Ausgangspunkt des tumorösen Einbruches in die Orbita. Fast regelmäßig läßt sich bei den sekundär eingewachsenen Geschwülsten ein Exophthalmus beobachten, wobei lediglich die Tumoren des Orbitaeinganges eine Ausnahme machen. Sehr oft ist eine Bulbusdislokation nachweisbar. So steht z. B. beim Oberkiefertumor mit Einbruch in die Orbita der Augapfel auf der kranken Seite höher als auf der gesunden, bei Tumoren der Siebbeinzellen wird der Bulbus nach unten-außen verdrängt. Gleiches gilt für die Tumoren des intrakraniellen Raumes, die in die Orbita einwachsen.

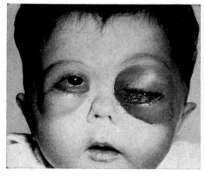
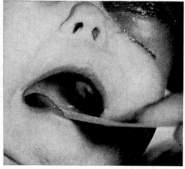

Abb. 264. Retothelsarkom der linken Oberkieferhöhle mit Entwicklung zur Gegenseite. Einbruch in die Orbita und in die Mundhöhle

Die vierte Gruppe umfaßt Metastasen von Malignomen des übrigen Körpers in der Orbita und auch Systemerkrankungen mit Beteiligung der Augenhöhlen. Nach ihrer Häufigkeit sind folgende Primärtumoren mit Absiedlungen in der Orbita beteiligt: Neuroblastome, Karzinome von Mamma, Niere, Prostata, Schilddrüse, Uterus und Magen. Neuroblastome kommen fast ausschließlich bei Kindern vor. Gelegentlich sind die Metastasen in der Orbita erstes klinisches Symptom eines bis dahin unbekannten Primärtumors.

Mitunter wird klinisch ein neoplastischer Prozeß diagnostiziert und operiert, bei dem die histologische Untersuchung ein Lipoidgranulom ergibt. Besonders im Jugendalter treten Erkrankungen auf, die zu einer Cholesterinablagerung, u. a. in der Orbita, führen und einen Exophthalmus hervorrufen. Meist ist der Bulbus nach vorn-unten verdrängt. Auch das dieser Erkrankung nahestehende eosinophile Granulom findet sich gelegentlich in der Orbita, vorzugsweise am Oberrand und an der Spitze der Orbita. Daß ein Exophthalmus im Rahmen einer Systemerkrankung des Retikuloendothels auftreten kann, sei ergänzend erwähnt. Eine Infiltration der Orbita wurde bei Plasmozytomen und Chloromen beschrieben. Auch Amyloidablagerungen in der Orbita sind bekannt.

Wenn von den Tumoren der Orbita gesprochen wird, muß der Begriff des „*Pseudotumors*" erwähnt werden. Man versteht darunter krankhafte Prozesse der Augenhöhle, die Tumorsymptome hervorrufen, histologisch aber als chronische unspezifische Entzündung zu klassifizieren sind. Diese granulomatösen „Geschwülste" enthalten oft Plasmazellen und Lymphozyten mit einzelnen Eosinophilen. So kann man aufgrund ihres histologischen Verhaltens lymphozytäre, plasmazytäre, granulomatöse, lipogranulomatöse und fibromatöse Pseudotumoren unterscheiden (Abb. 265).

Ätiologie und Pathogenese der Pseudotumoren der Orbita sind vielseitig und meist unklar. Die Differentialdiagnose zu bestimmten malignen Tumoren kann außerordentlich schwierig sein. Klinisch gewinnen die Pseudotumoren an Bedeutung, da sie gegen echte Blastome abzugrenzen sind. Lidödeme und Entzündungserscheinungen am Auge sind charakteristische Symptome für den Pseudotumor, doch sind diese Symptome unspezifisch und kommen auch bei echten Tumoren vor. Die Diagnosestellung verlangt im allgemeinen den Einsatz der gesamten modernen Diagnostik und nicht selten wird der Pseudotumor erst histologisch als solcher erkannt.

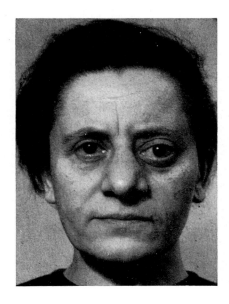

Abb. 265. Pseudotumor der linken Orbita. Völlige Rückbildung des Krankheitsbildes nach intensiver Behandlung mit Antibiotika und Kortikosteroiden

15.4.   Meningozelen und Mukozelen

Der Begriff des Pseudotumors in der Orbita beinhaltet neben den besprochenen Granu-
lationsgeschwülsten (Pseudotumor im engeren Sinne) auch raumfordernde Prozesse, wie
sie durch Meningo- und Mukozelen hervorgerufen werden (Pseudotumor im weiteren
Sinne). Diese Ausstülpungen der Dura bzw. der Schleimhaut der Nasennebenhöhlen
setzen eine Knochenlücke voraus. Dabei kann es sich um Knochenkanäle oder um
raumatische und arrosionsbedingte Knochenöffnungen handeln (Abb. 266).

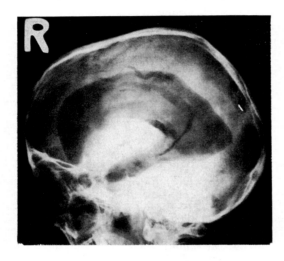

Abb. 266. Meningoenzephalozele (posttraumatisch). Ausziehung des linken Vorder-
horns. Exophthalmus links

Zu den basalen *Meningozelen* gehören die naso-orbitalen oder vorderen orbitalen
Meningozelen, bei denen es sich um rundliche „Geschwülste" im Bereich des inneren
Augenwinkels handelt. Dabei wird der Bulbus nach temporal oder nach temporal und
abwärts verdrängt. Ein Exophthalmus ist selten. Die Bulbusmotilität ist nach innen-
oben eingeschränkt. Optikusatrophie, Amaurose und Fältelung der Netzhaut kommen
vor, ihr Auftreten ist jedoch keineswegs häufig. Im allgemeinen ist die Orbita bei großen Zelen erweitert. Differentialdiagnostisch abzugrenzen sind diese Meningozelen von
Dermoidzysten, Mukozelen und Angiomen. Auch die spheno-orbitalen oder hinteren
Meningozelen gehören zu den basalen Zelenbildungen. Die Austrittsöffnung können die
Fissura orbitalis sup. oder der Canalis opticus sein. Diese hintere orbitale Meningozele
ist dem direkten Nachweis entzogen und äußert sich zunächst als retrobulbäre Geschwulst. Meist besteht ein erheblicher Exophthalmus. Dabei ist der Bulbus oft gleichzeitig nach unten, nach außen oder nach innen verlagert. Ein auffallendes Symptom
ist die Pulsation des vorstehenden Auges, die sich häufig nachweisen läßt. In Rückenlage geht der Exophthalmus meist zurück. Auch hier ist die Beweglichkeit des Augapfels eingeschränkt. In der Differentialdiagnose sind in erster Linie retrobulbäre Gefäß-
geschwülste sowie eine arterio-venöse Fistel zwischen A. carotis interna und Sinus cavernosus auszuschließen. Bei Meningozelen fehlen Stauungszeichen am Bulbus, der außerdem zurückgedrängt werden kann.

Durch einen entzündlichen oder narbigen Verschluß der Ausführungsgänge der Nasennebenhöhlen kann es zur Retention von Schleim und einer Auftreibung der Höhle kommen. Dabei werden deren knöcherne Wände verdünnt oder atrophieren vollständig.
Dadurch wird der Augapfel aus der Augenhöhle gedrängt. In erster Linie gehen diese
Mukozelen von der Stirnhöhle aus, dann folgen Siebbeinzellen und Kieferhöhlen. Wäh-

rend die Mukozele des Sinus frontalis den Bulbus nach vorn-unten drängt, ist er bei der des Sinus ethmoidalis außerdem nach lateral verlagert. Mitunter läßt sich bei der Palpation ein „*Pergamentknistern*" wahrnehmen.

Im Gegensatz zur Mukozele, die sich stets auf entzündlicher Grundlage entwickelt, gibt es eine Vergrößerung der Nasennebenhöhlen mit Exophthalmus ohne entzündliche Veränderungen. Diese Erscheinung ist als „*Pneumosinus dilatans*" bekannt.

15.5. Operative Behandlung

Für die operative Behandlung der Orbita-Tumoren stehen ophthalmo-, neuro- und rhinochirurgische Eingriffe zur Auswahl, wobei jedes Verfahren seine besonderen Indikationen, Vorzüge und Nachteile hat.

Die Wahl des operativen Zugangsweges wird durch die Lokalisation und Entwicklungsrichtung der Geschwulst bestimmt. Ziel einer jeden operativen Maßnahme ist es, bei der Behandlung von Orbita-Tumoren eine optimale Übersicht zu gewährleisten, keine zusätzlichen Schäden anzurichten und größtmögliche Radikalität bei der Geschwulstentfernung anzustreben. Diese Forderungen sind jedoch im Einzelfall oft nicht im vollen Umfang einzuhalten. So zwingt ein radikales Vorgehen mitunter dazu, funktionelle Ausfälle (z. B. Augenmuskellähmungen) bewußt zu akzeptieren. Kosmetische Gesichtspunkte sollten zwar berücksichtigt werden, aber nicht das operative Vorgehen maßgeblich bestimmen.

Durch den Fortschritt diagnostischer Verfahren, besonders durch die Computertomographie, ist es möglich geworden, raumfordernde Prozesse der Orbita recht genau zu lokalisieren und Aussagen über ihre Größe und Lagebeziehungen zu den umgebenden Strukturen zu machen. Eine „Probeorbitotomie", wie sie früher manchmal unumgänglich war, ist heute vermeidbar geworden.

Die Orbitotomie beinhaltet die operative Eröffnung der ganzen Orbita und geht über den Begriff der „vorderen Orbitotomie" der klassischen Ophthalmochirurgie hinaus, die lediglich einen Zugang zum Orbitaeingang darstellt.

Die Orbitotomie kann von oben, unten, medial (nasal) und lateral, mitunter auch kombiniert, vorgenommen werden. Dabei sind alle diese Maßnahmen als extrakranielle Zugangswege zu verstehen. Eine weitere Möglichkeit stellt das transkranielle subfrontale Vorgehen nach Schädeltrepanation dar (Entdachung der Orbita), ein Verfahren, das den Eingriff kompliziert und den Optikus-Tumoren, die das Foramen opticum überschreiten und den retrobulbären Geschwülsten mit intrakranieller Ausdehnung vorbehalten bleiben sollte. Mitunter sind auch Tumoren, die sich zwischen Optikus und nasaler Orbitawand entwickeln, auf diesem Wege gut zu erreichen.

Der Begriff **temporale** Orbitotomie sollte besser vermieden werden, da er zu Irrtümern Anlaß geben kann und nichts anderes als eine ossäre laterale Orbitotomie darstellt. Mit der Temporalregion hat der Eingriff also nichts zu tun.

Die **vordere** Orbitotomie ist keine eigentliche Orbitotomie, da der retrobulbäre Raum nicht dargestellt wird. Sie erlaubt nur eine Übersicht bis zum frontalen Äquator des Bulbus. Demzufolge ist dieses Vorgehen nur für einen kleinen Teil intraorbitaler Tumoren von Nutzen. Alle anderen Zugangswege erlauben eine Exploration der gesamten Orbita, also auch des retrobulbären Raumes.

Die **mediale** Orbitotomie, die mit der oberen oder unteren kombiniert werden kann, schafft Raum durch die Ausräumung der Ethmoidalzellen und Resektion der Lamina orbitalis (papyracea). Diese Methode konkurriert bis zum gewissen Grad mit dem transkraniell-subfrontalen Vorgehen.

Die **obere** Orbitotomie ermöglicht, wenn sie nicht als neurochirurgischer Eingriff erfolgt, eine begrenzte Darstellung des retrobulbären Raumes und dient vor allem der Behandlung von Tumoren des (vorderen) Orbitadaches. Eine Resektion des Supraorbitalbogens zur Raumgewinnung wird von uns nicht angewendet. Gelegentlich muß die Trochlea abgelöst werden, und trotz Nahtfixation am Operationsende sind Funktionsstörungen (Schielstellung mit entsprechenden Doppelbildern) nicht selten.

Die **laterale** Orbitotomie erlaubt eine relativ gute Übersicht über große Teile des Orbitaraumes. Der Eingriff kann ohne (selten) oder mit Resektion der knöchernen lateralen Orbitawand durchgeführt werden. Auch heute erfreut sich die von Krönlein schon 1889 beschriebene Operation großer Beliebtheit. Die Knochenentfernung erfolgt nur temporär, so daß kosmetische Entstellungen nicht auftreten.

Die **untere** Orbitotomie soll der Vollständigkeit halber genannt sein. Sie hat eine geringere praktische Bedeutung als die bisher genannten Zugangswege, da der retrobulbäre Abschnitt nur unvollständig überschaubar und der Orbitaboden auch von einem breiten lateralen Zugang zugänglich wird. Den Hautschnitt legen wir nicht subziliar, sondern dicht oberhalb der unteren Orbitabegrenzung. Der transmaxilläre Weg hat sich, nicht zuletzt wegen räumlicher Enge und begrenzter Erweiterungsmöglichkeit, nicht sehr verbreitet.

Abschließend sei noch ein Hinweis gestattet: Bei jeder Orbitotomie kann es zu Komplikationen kommen, die den Funktionsverlust des Auges zur Folge haben. Wenn derartige Ereignisse glücklicherweise nicht häufig sind, empfiehlt es sich doch, den Patienten dahingehend aufzuklären und sich dies durch Revers bestätigen zu lassen.

16.   Trigeminus-Erkrankungen

Unter den Hirnnervenstörungen nehmen die Läsionen des Trigeminus eine Sonderstellung ein. Als dem „am weitesten vorn" gelegenen Kopfnerv ist ihm besonders im
Tierreich eine hervorragend ausgeprägte Sensibilität eigen. Natürlich bedürfen vor
allem jene Tiere, die sich weniger optisch, sondern überwiegend tastend räumlich orientieren – z. B. Maulwurf und Igel – eines ausgeprägten Feingefühls im Schnauzenbereich.
Deshalb ist bei ihnen der Tractus n. trigemini noch viel besser entwickelt als beim
Menschen. Dennoch zeichnet sich auch bei ihm der Trigeminus gegenüber den anderen
Hirnnerven durch eine besondere Stärke und hohe Empfindlichkeit aus. Bekanntlich
sind die Trigeminusstörungen – speziell die Neuralgien – ein gefürchtetes Leiden. Neben
der Schmerzanfallshäufigkeit stellt ihre Neigung zu Rezidiven hohe Anforderungen an
Einsicht und Geduld des Kranken und des Arztes. Um Fehldiagnosen zu vermeiden
und therapeutische Erfolge zu erzielen, ist es wichtig, die verschiedenen Formen der
Trigeminusstörungen und die sie auslösenden Faktoren zu kennen.
Wie schon an anderer Stelle betont wurde, hat der Trigeminus als „gemischter" Hirnnerv neben *motorischen* auch *sensorische* Funktionen zu erfüllen. Zudem gesellen sich
extrakraniell zu allen drei Ästen *sympathische* Nervenfasern, die oft das klinische Bild
mit entscheidend prägen. Bekanntlich ist jedoch seine Hauptaufgabe die *sensible* Versorgung des Gesichts und Vorderkopfes.
Im Interesse der Übersichtlichkeit sollen die einzelnen bzw. verschiedenen Trige-
minusfunktionsstörungen gegeneinander abgegrenzt werden.

16.1.   Motorische Störungen

Vom Trigeminus werden nicht allein die Kaumuskeln für den Kieferschluß, sondern
auch die beiden Muskeln versorgt, deren Aufgabe die Kieferöffnung ist. Folglich ist bei
einer einseitigen motorischen Trigeminusparese – der *Monoplegia masticatoria* – der
Kauakt erschwert. Beim Kieferschluß fällt auf der Lähmungsseite eine Schwäche der
Masseter- und Temporalismuskulatur auf. Besteht die Parese längere Zeit hindurch,
werden Atrophien dieser Muskeln sicht- und tastbar. Durch Ausfall der Mm. pterygoidei
ist die Seitwärtsbewegung des Unterkiefers nur nach der gelähmten Seite hin möglich.
Durch Überwiegen des kontralateralen, funktionstüchtigen M. pterygoideus ext. weicht
bei geöffnetem Mund das Kinn des Kranken nach der Lähmungsseite ab.
Bei der *Diplegia masticatoria*, der doppelseitigen motorischen Trigeminusstörung, ist
das Kauen praktisch unmöglich. Der Unterkiefer hängt schlaff herab. Auch Seitwärtsbewegung ist ausgeschlossen. Während nach chirurgischen Eingriffen am Trigeminus
zur Schmerzausschaltung bei quälenden Neuralgien eine einseitige motorische Lähmung
von den Kranken mitunter in Kauf genommen werden muß, ist eine doppelseitige
motorische Trigeminusläsion unbedingt zu vermeiden. Eine Diplegia masticatoria kann
sich allerdings auch im Verlaufe einer Bulbärparalyse entwickeln. Sie ist dann mit anderen Hirnnervenstörungen vergesellschaftet. Neben den Lähmungen des Fazialis, Glossopharyngeus, Vagus und Hypoglossus können auch Okulomotorius, Trochlearis und

Abduzens paretisch sein. Auch ohne Läsion des Glossopharyngeus kann allein durch den Ausfall des vom motorischen Trigeminusteil innervierten M. tensor veli palatini eine herdseitige *Gaumensegelschwäche* hervorgerufen werden, obwohl das Gaumensegel auch vom Fazialis und Vagus mit innerviert wird. Infolge Innervationsverlustes des M. biventer führt eine motorische Trigeminusläsion zu einer sicht- und tastbaren *Mundbodenerschlaffung*. Ein Ausfall des vom Trigeminus versorgten M. tensor tympani veranlaßt mitunter *Ohrensausen*. Die Kranken klagen auch über *Hörstörungen*, speziell für den tiefen Tonbereich, zuweilen nach Eingriffen am Ganglion Gasseri.

16.2. Sensorische Störungen

Die sensorische Komponente des Trigeminus betrifft – wie bei der Besprechung der Anatomie schon dargelegt wurde – die zentripetale Leitung der Geschmacksreize aus den vorderen zwei Dritteln der Zunge über den N. lingualis. Weil diese Geschmacksreize leitenden Fasern zentralwärts in der Chorda tympani mit dem Fazialisstamm ziehen und Ageusien bzw. Hypogeusien bei Fazialislähmungen angetroffen werden, sollen diese Funktionsstörungen im Rahmen der Besprechung der Fazialiserkrankungen mit abgehandelt werden.

16.3. Sympathische Störungen

Bekanntlich verlaufen extrakraniell mit allen Trigeminusästen auch sympathische Nervenfasern, die mitunter das klinische Bild wesentlich mit prägen. Diese sympathischen Fasern stammen aus den die Kopfarterien begleitenden Plexus. Kontakt mit den Trigeminusfasern finden sie in den Ganglien der einzelnen Äste: *Ganglion ciliare, pterygopalatinum* und *oticum*. So ist es verständlich, daß bei einer Störung im ersten Trigeminusast die sympathisch innervierten Muskeln M. dilatator pupillae und M. tarsalis sup. ausfallen. Es resultieren eine *Verengung der Lidspalte und der Pupille* auf der Herdseite. Betrifft die Störung auch den zweiten Trigeminusast, soll sich nach Auffassung einiger Autoren ein *Enophthalmus* entwickeln; denn der Bulbus oculi sinkt zurück, weil der sympathisch innervierte M. orbitalis ausfällt. Neben diesem *Hornerschen Symptomenkomplex*, dem okulopupillären Syndrom, finden sich durch Läsion des N. nasociliaris, der vom 1. Trigeminusast abzweigt, Sensibilitätsstörungen am Auge und an der Nasenschleimhaut.

Weil gemeinsam mit allen Trigeminusästen sympathische Nervenfasern zu den Schweißdrüsen und Blutgefäßen ziehen, fallen, bei den einzelnen Kranken unterschiedlich deutlich, im Gefolge einer Trigeminusstörung *Durchblutungs- und Schweißsekretionsstörungen* des Gesichts auf. Bei frischen Läsionen zeigen die innervationsgestörten Hautareale Rötung, Hitze und Hyperhidrose, bei chronischen Störungen Trockenheit und Kälte der Haut, zuweilen auch Zyanose.

Sympathische Nervenfasern des 1. und 2. Trigeminusastes haben zudem sekretorische Funktionen. Ihre Läsion führt zu abnormer Trockenheit der Nasenschleimhaut und Minderung des Geruchsvermögens. In gleicher Weise führen Schädigungen des N. lacrimalis zu Tränensekretionsstörungen. Die enge funktionelle Verflechtung zwischen Trigeminus und Fazialis wird auch dadurch deutlich, daß die zum Fazialis gehörenden sekretorischen Fasern für die Speichelabsonderung bei Störungen des zum Trigeminus gehörenden N. lingualis mit betroffen sind.

In diesem Zusammenhang soll ein sehr eindrucksvolles sympathisches Syndrom erwähnt werden: Als Folge der Schädigung des N. auriculotemporalis (3. Trigeminusast) kann nach Rückbildung der Anästhesie das Essen bitterer oder saurer Speisen im Versorgungsareal dieses Nerven Schweißausbruch, Rötung und Hitze der Haut auslösen.

16.4. Sensible Störungen

Wie bei der Besprechung der Anatomie des Trigeminus schon zum Ausdruck kam, versorgt der V. Hirnnerv sensibel das Gesicht und den behaarten Kopf bis zur Scheitel-Ohr-Linie. Allerdings bestehen individuelle Schwankungen der Grenzlinien und unterschiedliche Überlagerungen der Versorgungsbereiche, sowohl der einzelnen Trigeminusäste untereinander, als auch des N. trigeminus und der Zervikalnerven. Das zu bedenken, ist wichtig für die Beurteilung einer Trigeminusastneuralgie, denn die median gelegenen Grenzgebiete der einzelnen Äste haben eine doppelseitige Versorgung.

Bei einer *Störung des N. ophthalmicus* und seiner Verzweigungen (N. frontalis, N. nasociliaris, N. lacrimalis) findet sich eine Hyp-, Hyper- oder Dysästhesie der Kopf- und Gesichtshaut von der Scheitelhöhe bis zum Auge, einschließlich Bindehaut, Hornhaut und Iris, sowie der Haut des Nasenrückens. Innerhalb des Cavum nasi überlagern sich die Versorgungsbereiche des 1. und 2. Trigeminusastes.

Die Innervation der Tränendrüse ist umstritten. Vermutlich stammen die sekretorischen Fasern für die Glandula lacrimalis aus dem N. intermedius, ziehen mit dem N. petrosus superficialis major zum Ganglion pterygopalatinum und treffen hier den ersten Trigeminusast. Reizungen des N. recurrens des 1. Trigeminusastes, der das Tentorium cerebelli sensibel versorgt, können Schmerzen oder Gefühlsstörungen im Versorgungsbereich des N. ophthalmicus hervorrufen. Erinnert sei an den Stirn- und Augenschmerz bei expansiven Prozessen im Kleinhirnraum.

Störungen im 2. Trigeminusast (N. maxillaris) rufen Sensibilitätsveränderungen und Schmerzen im Gesichtsbereich zwischen Lidspalte und Mundspalte, einschließlich der Nasen- und Kieferhöhlenschleimhaut, des harten Gaumens und der Oberkieferzähne hervor. *Läsionen des 3. Astes* (A. mandibularis) gehen mit Sensibilitätsstörungen im Hautareal von Kinn bis Mundwinkel und über die seitlichen Wangenpartien vor dem Ohr bis zur Schläfe hinauf einher. Weiterhin betroffen sind: Zähne und Zahnfleisch des Unterkiefers, Mundboden, vordere zwei Drittel der Zunge sowie Schleimhaut der Wangen und Unterlippe.

Weil der Trigeminus auch für die Tiefensensibilität des Gesichts sorgt, können Trigeminusstörungen durch Ausfall der Empfindungen aus der Gesichtsmuskulatur zu unkoordinierten mimischen Bewegungen führen. Oft wirkt die Mimik dieser Kranken dann schlaff.

16.5. Nukleäre Störungen

In topisch-diagnostischer Hinsicht sind von diesen peripheren Trigeminusstörungen, die sich durch segmental begrenzte, für die jeweiligen Äste typische Sensibilitätsdefekte auszeichnen, die nukleären Innervationsstörungen abzugrenzen. Speziell bei einer Läsion des Trigeminus-Hauptkerns sind Gefühlsstörungen mit konzentrischer, halbmondförmiger Grenzlinie, die zuweilen zwiebelschalenartig Mund und Nase umgreifen, festzustellen. Sie werden als *Söldersche Linien* bezeichnet. Die im Kerngebiet lokalisierten Störungen sind charakterisiert durch einen brennenden Schmerz, der die Kranken außerordentlich quält. Mitunter lassen allerdings nukleäre Trigeminusstörungen die Sölderschen Linien vermissen und begrenzen sich wie periphere Läsionen. Neurologische Begleitbefunde, z. B. nukleäre Störungen anderer Hirnnerven bewahren dann vor einer diagnostischen Fehleinschätzung.

Nukleäre Trigeminusstörungen finden sich bei tumorösen, degenerativen oder vasal bedingten bulbopontinen Prozessen. Jedoch auch entzündliche Erkrankungen, z. B. die Poliomyelitis, postdiphtherische Lähmungen oder andere Polyneuritiden können mit nukleären Trigeminusstörungen einhergehen. Dabei ist allerdings zu bedenken, daß der V. Hirnnerv nicht nur einen Kern, sondern eine Kerngruppe besitzt.

16.6.   Symptomatische Störungen

Unter allen Trigeminusirritationen nimmt in klinischer Hinsicht die Trigeminusneuralgie den wichtigsten Platz ein. Dennoch scheint es angebracht, nach der Besprechung der verschiedenen möglichen Trigeminusstörungen und vor der Schilderung des Krankheitsbildes der idiopathischen Trigeminusneuralgie einen Überblick zu geben, bei welchen Erkrankungen eine symptomatische Trigeminusbeteiligung zu erwarten ist.
Zuerst sei jedoch betont, daß sich eine Trigeminusstörung über einen längeren Zeitraum ziemlich diskret verhalten kann. Dann gibt zuweilen nur ein einseitig *abgeschwächter Kornealreflex* Hinweis auf die trigeminale Mitbeteiligung. In diesem Zusammenhang muß hervorgehoben werden, daß Hornhautsensibilitätsstörungen Anlaß für die Entwicklung einer *Keratitis neuroparalytica* sein können. Dadurch kann das Sehvermögen des Kranken gefährdet werden. Frühzeitig eingeleitete Präventivmaßnahmen (z. B. Brille mit seitlichem Schutz zur Fremdkörperabwehr) sind deshalb für den Kranken äußerst wichtig. Wird auch der mandibulare Trigeminusast mit von der Störung betroffen, sind neben den Sensibilitätsveränderungen auch motorische Ausfälle im Sinne der *Kaumuskelparese* zu erwarten.

Kleinhirnbrückenwinkelsyndrom

Bei der Besprechung der nukleären Trigeminusläsionen wurde schon darauf hingewiesen, daß Tumoren, degenerative, vasale oder entzündliche Prozesse des Hirnstamms auslösende Faktoren sein können. Extrazerebral gelegene, umschriebene Störungen gleicher Genese, die im Kleinhirnbrückenwinkel lokalisiert sind, rufen neben einer zerebellaren Symptomatik typische periphere Hirnnervenstörungen hervor. Die Schädigung beginnt meist am N. statoakusticus und greift dann – je nach Ausdehnung des Prozesses – auf den Fazialis, Trigeminus und Abduzens über. Dieser Entwicklungsmodus gilt besonders für das *Akustikusneurinom*. Bei der Besprechung der infratentoriellen Tumoren wird näher auf dieses Krankheitsbild eingegangen. In diesem Zusammenhang sei darauf hingewiesen, daß in seltenen Fällen Neurinome auch vom Trigeminus selbst ausgehen können.

Trigeminusneurinome

Diese Tumoren sind Neoplasmen des Syncytiums der Schwannschen Scheide, folglich ektodermalen Ursprungs. Entweder gehen sie vom Ganglion Gasseri oder der Trigeminuswurzel aus. Deshalb wird meist das Krankheitsbild durch *Parästhesien im ersten Ast* begonnen. Allmählich werden dann auch die beiden anderen Äste betroffen. Die motorische Trigeminusfunktion bleibt aber lange ungestört. Aus neuroophthalmologischem Blickwinkel ist interessant, daß etwa 16% der Trigeminusneurinome auch zu *Augenmuskelparesen* führen. Dabei sind Abduzens und Okulomotorius eher betroffen, während Trochlearisparesen nur ausnahmsweise festzustellen sind. 9% der durch Trigeminusneurinom Erkrankten berichteten als Initialsymptom *retrobulbäre Kopfschmerzen*. Am Rande sei erwähnt, daß Neurinome auch vom Fazialis ausgehen können. Dann besteht meist längere Zeit als einziges Symptom eine Fazialisparese und die Trigeminusstörung folgt erst später nach.
Differentialdiagnostisch verwertbar gegenüber den Kleinhirnbrückenwinkeltumoren (Akustikusneurinome und Meningiome) ist die Feststellung, daß Trigeminusneurinome – auch wenn sie infratentoriell lokalisiert bleiben, – in 50% der Fälle Trigeminusstörungen als Erstsymptom aufweisen. Bei Lokalisation in der mittleren Schädelgrube rufen sie meist röntgenologisch nachweisbare Veränderungen an der Pyramidenspitze oder im Bereiche der mittleren Schädelgrube hervor.

Sinus-cavernosus-Syndrom

Erreichen Trigeminusneurinome oder Meningiome, die sich in der mittleren Schädel-grube ausbreiten, die Wand des Sinus cavernosus, entwickelt sich das 1922 von Foix beschriebene Sinus-cavernosus-Syndrom. Es zeichnet sich durch Störungen des Tri-geminus und der drei Augenmuskelnerven – Okulomotorius, Trochlearis und Abduzens – aus. Nach Jefferson ist es üblich, zwischen einem vorderen und hinteren Sinus-caver-nosus-Syndrom zu unterscheiden. Beim letzteren sind sämtliche Trigeminusäste lädiert. Die Augenmuskelstörung betrifft aber meist nur den Abduzens. Dagegen sind beim vor-deren Sinus-cavernosus-Syndrom neben den Augenmuskelnerven, speziell dem Okulo-motorius, nur die Nervenfasern des ersten Trigeminusastes gestört. Manche Autoren grenzen neben dem vorderen und hinteren Sinus-cavernosus-Syndrom auch noch ein mittleres ab. Dann ergibt sich folgende Symptomkonstellation:

Vorderes Sinus-cavernosus-Syndrom

Schädigung des ersten Trigeminusastes, Okulomotoriuslähmung, eventuell auch Trochlearis- und Abduzensläsion.

Mittleres Sinus-cavernosus-Syndrom

Schädigung der Trigeminusäste 1 + 2, Störungen einzelner oder aller Augenmuskel-nerven.

Hinteres Sinus-cavernosus-Syndrom

Reiz- bzw. Lähmungszeichen aller Trigeminusäste. Paresen der Augenmuskelnerven sind dabei nicht obligat.

Ein Sinus-cavernosus-Syndrom kann auch durch paraselär sich entwickelnde Hypo-physenadenome oder Keilbeinflügelmeningiome hervorgerufen werden. Wird der Optikus in Mitleidenschaft gezogen und entwickelt sich ein herdseitiger Exophthalmus, ist die Symptomkonstellation eines *Syndroms der Fissura orbitalis superior* gegeben.
Zweifellos werden alle Gefäßprozesse, speziell diejenigen der Arteria carotis interna, die sich in ihrer Verlaufsstrecke im Sinus cavernosus ereignen, zum typischen Sinus-cavernosus-Syndrom führen. Spontan sich entwickelnde arterio-venöse Fisteln haben als eine ausgesprochene Rarität zu gelten. Meist handelt es sich dabei um posttraumati-sche Gefäßveränderungen.

Schädeltraumen

Wegen der sehr eindrucksvollen Symptomatologie ist die Diagnose eines posttrauma-tischen *Karotis-Sinus-cavernosus-Aneurysmas* leicht zu stellen. Zu den Kardinalsympto-men, sie entwickeln sich mitunter erst Tage oder Wochen nach dem Trauma vollständig, gehören: Quälender Stirnkopfschmerz, der sich besonders auf die Partien hinter den Augen konzentriert; ein *pulssynchrones Gefäßgeräusch*, das durch ein lautes Zischen und Rauschen dem Kranken äußerst lästig wird und beim Auskultieren der Stirn-Schläfenbereiche hörbar ist. Eine herdseitige manuelle Kompression der Karotis am Halse läßt das Geräusch verschwinden oder wenigstens abschwächen. Durch Einstrom arteriellen Blutes in die Venengeflechte um den Sinus cavernosus entwickelt sich ein *pulsierender Exophthalmus*, verbunden mit einer Venenstauung, sichtbar an den Kon-junktiven, an Augenhintergrund und Nasenschleimhaut. Neben einer Chemosis können sich Blutungen in der Netzhaut, dem Glaskörper und im Papillenbereich zeigen. Natür-lich bestehen bei diesen arterio-venösen Aneurysmen auch die für das Sinus-cavernosus-Syndrom typischen Augenmuskelparesen und Trigeminusstörungen.

Patienten mit diesem Krankheitsbild gehören in die Hand des Neurochirurgen, damit nach angiographischer Abklärung der Gefäßsituation und dem Nachweis einer ausreichenden Kollateralversorgung der herdseitigen Hirnhemisphäre die Karotisunterbindung erfolgen kann. Nicht selten sind diese posttraumatischen Karotis-Sinus-cavernosus-Aneurysmen doppelseitig. Dann ist die Gefahr einer hypoxämischen Hirnschädigung infolge des arteriovenösen Kurzschlusses besonders groß.

Folge eines Schädeltraumas können allerdings auch *isolierte Trigeminusschädigungen* sein. Bei Basisfrakturen sind meist alle drei Äste des N. trigeminus lädiert. Dagegen sind bei Frakturen des Gesichtsbereiches oder Weichteilverletzungen in diesem Gebiet nur einzelne Trigeminusäste betroffen. Die große Ausdehnung des Trigeminuskernareals erklärt es, daß sensible Ausfälle oder Parästhesien im trigeminalen Versorgungsgebiet auch nach Hirnstammkontusionen auftreten können.

Als eine weitere mögliche Trigeminusaffektion soll der *Trismus*, der Krampf der Kaumuskulatur, erwähnt werden. Er tritt u. a. bei zerebralen Krampfanfällen posttraumatischer oder anderer Genese in Erscheinung, kann sich aber erst recht bei Infektionskrankheiten, z. B. dem Tetanus, zeigen.

Entzündliche Erkrankungen

Trismus und tonische Kiefersperre begleiten öfter entzündliche Erkrankungen im Mund-Kiefer-Schlundbereich (Zahnaffektionen, z. B. retinierte Weisheitszähne, Speicheldrüsenentzündungen, Mundbodenphlegmone, Tonsillarabszeß). Nebenbei sei bemerkt, daß allerdings ein anfallweise auftretender Trismus mit ein- oder doppelseitiger Kieferklemme bei extrapyramidalen Störungen (myoklonische oder dystonische Hyperkinese) vorkommen kann. Sensible Trigeminusstörungen in Form der symptomatischen Neuralgien einzelner oder mehrerer Äste treten häufig bei entzündlichen Mund- oder Nebenhöhlenerkrankungen in Erscheinung.

Einen wichtigen Platz in der Gruppe symptomatischer Trigeminusläsionen nimmt der Zoster des Kopfbereiches ein. An erster Stelle sei der *Zoster ophthalmicus* genannt. Die Bläscheneruptionen entwickeln sich im Versorgungsgebiet des ersten Trigeminusastes. Schwere Veränderungen am Auge selbst gehen damit einher. Es entwickeln sich eine konjunktivale und ziliare Injektion. Lidödem, Epiphora und präaurikuläre Lymphdrüsenschwellungen gehören mit zum klinischen Bild. Neben den Sensibilitätsstörungen im ersten Trigeminusast fallen Okulomotoriusparesen mit Pupillenstörungen unterschiedlicher Ausprägung auf, weil der Zoster auch das Ganglion ciliare nicht verschont. Die zosterbedingte Keratitis birgt die Gefahr der Ulzerationen in sich. Die Narben können zur Erblindung führen. Als weitere Komplikationsmöglichkeiten sind eine Iritis mit nachfolgendem Glaukom, eine Chorioiditis und die Optikusneuritis einzukalkulieren.

Meist klingt der mit dem Zoster ophthalmicus einhergehende, akut einsetzende, heftige Schmerz nach Wochen oder einigen Monaten ab. Es können jedoch auch chronische, sehr lästige Schmerzen in Form von juckendem Kribbeln, Stechen oder Brennen zurückbleiben. Typisch für das Krankheitsbild ist die Einseitigkeit des Befalls. Neurologisch zeigt sich im allgemeinen eine Hypästhesie mit Hyp- bis Analgesie, verbunden mit einer Hyperpathie für Berührung und Temperaturreize (beim Waschen). Zuweilen läßt sich ein regelrechter Triggermechanismus herausfinden.

Die Hartnäckigkeit und Ausdehnung der Schmerzen erklärt sich dadurch, daß vom Zostervirus in erster Linie das Ganglion Gasseri geschädigt wird. Histologisch finden sich hier Zellinfiltrate, Exsudat und Blutungen. Das Virus kann jedoch auch entlang der hinteren Wurzel bis zum Hirnstamm vordringen und das Kerngebiet des Trigeminus lädieren. Die häufige Therapieresistenz des Zoster ophthalmicus wird dadurch verständlich.

Erwähnt sei noch, daß sich neben einem Zoster ophthalmicus auch noch ein Zoster oticus entwickeln kann. Auf diese Form wird im Rahmen der Erkrankungen des N. facialis einzugehen sein. Das gemeinsame Vorkommen beider Zosterformen unterstreicht wieder einmal die enge funktionelle Zusammengehörigkeit zwischen Trigeminus und Fazialis.

Für die prognostische Einschätzung der Erkrankung ist wichtig zu bedenken, daß der Zoster des Gesichts bei jungen Kranken relativ selten vorkommt und dann meist leichter verläuft, während er bei Patienten höherer Altersklassen ein gefürchtetes Leiden darstellt. Besonders im Initialstadium können differentialdiagnostische Schwierigkeiten bei der Abgrenzung eines Zoster ophthalmicus von einem Herpes simplex corneae auftreten. Auch ein Zoster ohne Bläscheneruptionen kann zu diagnostischen Irrtümern führen. Gelegentlich wird auch eine symptomatische Trigeminusneuralgie nach einem ohne Narben oder Pigmentveränderungen abgeheilten Zoster ophthalmicus beim Fehlen entsprechender anamnestischer Daten als „idiopathische" Trigeminusneuralgie verkannt.

Genuine oder idiopathische Trigeminusneuralgie

Die Trigeminusneuralgie ist ein weit verbreitetes und wegen der außerordentlichen Schmerzhaftigkeit sowie Rezidivhäufigkeit sehr gefürchtetes Krankheitsbild. Erfahrungsgemäß gehört die Therapie der Trigeminusneuralgie zu den ärztlich undankbaren Aufgaben. Deshalb hat sich im Laufe der Zeit ein recht großes „therapeutisches Repertoir" entwickelt. Es enthält sowohl konservativ-medikamentöse als auch instrumentelle und chirurgische Maßnahmen unterschiedlicher Schwere- und Risikograde. Darum hat der behandelnde Arzt die Pflicht, seinen Therapieplan auf den jeweils vorliegenden Neuralgietyp individuell abzustimmen, seine Patienten aber trotz der großen Schmerzhaftigkeit der Trigeminusneuralgie vor dem Gebrauch von Alkaloiden zu bewahren.

Das klinische Bild der „klassischen" Trigeminusneuralgie, der *Tic douloureux*, wurde schon 1756 von André beschrieben. Bis heute herrscht jedoch über die Pathogenese dieses Leidens noch Unklarheit, wenn auch verschiedene Hypothesen dazu aufgestellt wurden. Wie vielfältige klinische Beobachtungen immer wieder zeigen, kommen als den Schmerzanfall auslösende Reize Zugluft, rascher Temperaturwechsel, Sprechen, Kauen, Gähnen, Niesen, Schneuzen, Husten, Pressen und Berührungen der Haut des betroffenen Nervenversorgungsgebietes in Frage.

Die klassische „idiopathische" Trigeminusneuralgie ist charakterisiert durch einen anfallsweise auftretenden, blitzartig einschießenden, stechenden oder bohrenden Schmerz, der Sekunden bis wenige Minuten anhält und sich meist auf den Versorgungsbereich eines Trigeminusastes begrenzen läßt. In der Regel tritt danach ein schmerzfreies Intervall ein, das unterschiedlich lang sein kann. Die Kranken sind jedoch von dem Anfall so beeindruckt und dem Schmerz so gepeinigt, daß sie sich vor dem Wiederauftreten ängstigen und das anfallsfreie Intervall nicht für ihre Erholung nützen können. Charakteristisch für die echte Trigeminusneuralgie ist folgender Anfallsablauf: *Schmerzparoxysmus, Klonismen der Gesichtsmuskulatur, vegetative Reizerscheinungen.*

Bei längerem Bestehen der Trigeminusneuralgie bleiben zwar die jeweiligen Schmerzattacken kurz, die Anfallspausen verkleinern sich aber und die Anfälle häufen sich. Oft bleiben auch in den schmerzanfallsfreien Phasen dumpfe Sensationen im betroffenen Trigeminusastgebiet fühlbar. Sie sind wohl als Ausdruck des Nervenreizzustandes zu deuten. So werden die Kranken durch eine chronisch rezidivierende Trigeminusneuralgie in ihrem Allgemeinzustand stark beeinträchtigt. Sie schlafen schlecht, schränken Körperpflege und Nahrungsaufnahme ein, vernachlässigen speziell die Mundpflege und vermeiden das Sprechen.

Das Auslösungsmoment der Schmerzattacken ist individuell meist gleichbleibend. Zudem sind die schmerzauslösenden Zonen, die *Triggerzonen*, für die jeweiligen Trigeminusäste bekannt. Für den N. mandibularis liegen sie am Kinn, am Foramen mentale und am Alveolarrand, für den N. maxillaris am Foramen infraorbitale und für den N. ophthalmicus am Foramen supraorbitale. Allerdings können die Schmerzanfälle auch durch banale Gelegenheitsreize, wie mimische Gesichtsbewegungen oder flüchtige Berührung an Lippen, Nasenflügel oder Augenbraue ausgelöst werden. Selten liegt bei der Trigeminusneuralgie auch einmal die Zunge im Triggerzonenbereich.

Im Laufe der Erkrankung kann eine Astneuralgie auch auf zwei oder sogar alle drei Äste übergreifen. Zuweilen tritt sie doppelseitig auf. Dann kann die Behandlung äußerst problematisch werden. Während der Arzt bei einer symptomatischen Trigeminusneuralgie verpflichtet ist, die Grundkrankheit aufzuspüren und eine kausale Therapie einzuleiten, bleibt ihm bei der idiopathischen Trigeminusneuralgie nur die Möglichkeit einer symptomatischen Behandlung mit dem Ziel der Schmerzbeseitigung. Dazu stehen ihm drei Wege offen:

1. allgemeine, medikamentöse Behandlung
2. lokale, instrumentelle Therapie
3. operative Maßnahmen

Weil die essentielle Trigeminusneuralgie ältere Menschen bevorzugt, steht an der Spitze der konservativen, medikamentösen Behandlung die intensive *Herz-Kreislauf-Therapie*, eventuell kombiniert mit durchblutungsfördernden Maßnahmen. Seitdem *Neuroleptika* zur Verfügung stehen, können *Analgetika* etwas eingespart werden. Wegen der Chronizität des Leidens ist unter allen Umständen der Einsatz von *Alkaloiden* zu vermeiden. Zur Schmerz- und Anfallsverringerung haben sich die *Hydantoinpräparate* gut bewährt. Das ebenfalls als Antikonvulsivum entwickelte Medikament mit der chemischen Zusammensetzung: Carbamoyl-dibenzo-azepinum hat sich in den letzten Jahren als das Mittel der Wahl bei der idiopathischen Trigeminusneuralgie bewährt. Bei Kranken, die durch einseitige Kost (Breie) oder schmerzbedingte Nahrungskarenz im Allgemeinzustand stark reduziert sind, wird die zusätzliche Gabe von Vitaminen, Spurenelementen und roburierenden Präparaten nötig.

Trigeminusastneuralgien, die sich klinisch gut begrenzen lassen, können durch eine Injektion am Nervenaustrittspunkt behandelt werden. Bei exakter Nadellage am Nervenast (erkennbar durch Auslösen des typischen Schmerzes) kann nach Injektion eines Lokalanästhetikums hochprozentiger Alkohol zur *Verödung* des peripheren Nervenendes verabreicht werden. Am N. ophthalmicus sind derartige Injektionen allerdings kontraindiziert, weil durch Diffusion des Alkohols im Gewebe eine Optikusschädigung verursacht werden könnte. Als weitere instrumentelle Behandlungsmaßnahme ist die *Alkoholinjektion* in das Ganglion Gasseri zu nennen. Oft konnte dadurch die *Elektrokoagulation* des Ganglion Gasseri nach Kirschner vermieden werden.

Die chirurgischen Maßnahmen am Trigeminus haben unterschiedliche Schwere- und Risikograde. Zu den „gefahrlosen" Eingriffen, die sogar ambulant durchführbar sind, gehören die *Astexhairesen*. Die starke Regenerationsfähigkeit des Trigeminus macht zuweilen nach größeren Zeitabständen *Reexhairesen* erforderlich. Kranke in befriedigendem Allgemeinzustand mit Neuralgien des 2. und 3. Astes sollten der *anteganglionären Trigeminotomie* unterzogen werden. Das Mitbetroffensein des 1. Trigeminusastes bildet die Indikation zur *retroganglionären Neurotomie* nach Spiller-Frazier oder zur Dekompression des Ganglion Gasseri nach Taarnhøj-Stender vom temporalen Zugang her. Bei doppelseitiger Trigeminusneuralgie, die durch konservative Maßnahmen nicht zu beherrschen ist, sollte die retroganglionäre Trigeminotomie wegen der Gefahr einer intraoperativen Mitschädigung der motorischen Trigeminusfasern vermieden werden.

Außerdem bieten sich zur operativen Schmerzausschaltung noch folgende Methoden an:

1. die *stereotaktische Thalamotomie* zur Leitungsunterbrechung der trigeminalen sensiblen Fasern im Thalamus;

2. die zerebellare bzw. *parapontine Trigeminotomie* (Dandy) nach Trepanation der hinteren Schädelgrube;
3. die bulbäre Tractotomie, die Durchschneidung des Tractus spinalis n. trigemini (Sjöqvist). Dieser hirnchirurgische Eingriff verlangt zweifellos eine strenge Indikationsstellung, z. B. wenn unbedingt eine Keratitis neuroparalytica vermieden werden muß (einseitige Blindheit kontralateral der Trigeminusneuralgie).

Es muß betont werden, daß alle neurochirurgischen Maßnahmen, besonders jene, die an Wurzel und Kernareal des Nerven vollzogen werden, für den Patienten schwerwiegende Operationen darstellen. Zudem wird die Schmerzausschaltung stets mit bleibenden Sensibilitätsdefekten erkauft. Postoperative Risiken sind außerdem die Entwicklung einer *Keratitis neuroparalytica* mit ihren Gefahren für das Sehvermögen und die Ausbildung einer *Anästhesia dolorosa*. Sie kann auch die Folge von Schädeltraumen sein, die zur völligen Unterbrechung der trigeminalen Nervenleitung geführt haben. Trotz des Verlustes der Oberflächensensibilität im Trigeminusbereich leiden hierbei die Kranken unter intensiven, brennenden Dauerschmerzen, die oft noch quälender sind als der Tic douloureux. Vermutlich wird die Anästhesia dolorosa durch Irritation vegetativer Leitungsbahnen verursacht.
Aus differentialdiagnostischer Sicht ist zur genuinen Trigeminusneuralgie folgendes zu sagen: Bei jungen Patienten muß diese Diagnose mit größter Zurückhaltung gestellt werden. Eine symptomatische Trigeminusneuralgie ist bei ihnen wahrscheinlicher. Beim isolierten Befall des 3. Astes und Triggerzonen im Zungenbereich, muß differentialdiagnostisch auch an eine *Glossopharyngeusneuralgie* gedacht werden. Die *faziale Sympathalgie* ist verglichen mit der Trigeminusneuralgie längst nicht so schmerzhaft. Die *Erythroprosopalgie* wird durch einen Reizzustand im Ganglion oticum und Ganglion pterygopalatinum ausgelöst. Es treten dabei eine paroxysmale Rötung und Schwellung umschriebener Gesichtsbezirke auf, die mit brennenden Schmerzen vergesellschaftet sind. Mitunter fallen noch eine wäßrige Sekretion aus der Nase, eine Injektion der Bindehäute und eine sichtbare Pulsation der Temporalgefäße auf.
Im Gegensatz zur Trigeminusneuralgie kommen die Schmerzzustände bei der *Sluder-Neuralgie*, dem Syndrom des Ganglion pterygopalatinum, vorzugsweise nachts. Sie haben brennenden Charakter und lokalisieren sich an Nasenwurzel, Naseninnerem und Gaumensegel. Mitunter tritt dabei eine starke Nasenschleimhautsekretion ein, so daß die Patienten von anfallsweisem „starkem Schnupfen" berichten. Das *Charlin-Syndrom* gehört ebenfalls zu den atypischen Gesichtsneuralgien. Bei den heftigen und ziemlich lange anhaltenden Schmerzattacken in den mittleren Gesichtsbereichen kommt es zu Tränenfluß und episkleraler Hyperämie. Dabei ist der N. nasociliaris am medialen Augenwinkel sehr druckempfindlich.
Im Rahmen der atypischen Gesichtsneuralgien sollen schließlich die *Hunt-Neuralgie* des Ganglion geniculi und das *Syndrom des N. auriculotemporalis* erwähnt werden, obwohl kaum differentialdiagnostische Schwierigkeiten gegenüber der Trigeminusneuralgie zu erwarten sind. In seltenen Fällen kann es auch einmal nötig werden, eine echte idiopathische Trigeminusneuralgie gegenüber *psychogenen, neuralgiformen Gesichtsschmerzen* diagnostisch abzugrenzen. Bei einer sorgfältigen Beobachtung und Beurteilung der Persönlichkeitsstruktur des Kranken gelingt das jedoch im allgemeinen gut.

17. Fazialis-Erkrankungen

Voraussetzung für eine sinnvolle Therapie dieser Hirnnervenstörung ist eine exakte Analyse des Lähmungsbildes hinsichtlich Lokalisation der Läsionsstelle und Ätiologie der Lähmung. Diesen Bemühungen kommt die funktionelle Anatomie des N. facialis entgegen.

17.1. Zentrale Läsion

Bei supranukleärer Leitungsunterbrechung resultiert eine Fazialislähmung der kontralateralen Gesichtsseite. Sie ist charakterisiert durch eine Parese der Mund- und Wangenmuskulatur. Die Funktion der Stirnmuskulatur, einschließlich des M. orbicularis oculi, bleibt voll erhalten, weil die frontale Muskelgruppe (Mm. frontales, orbiculares oculorum, corrugator supercilii) auch aus der homolateralen Hemisphäre über den Tractus corticonuclearis dieser Seite Impulse erhält. Deshalb kann bei einer zentralen Fazialisparese das Auge der gelähmten Gesichtsseite geschlossen werden. So wirkt dieser Lähmungstyp weniger eindrucksvoll und kann bei flüchtiger Betrachtung leicht übersehen werden. Das Zurückbleiben bzw. Hängen des Mundwinkels der erkrankten Seite tritt beim Sprechen, besonders aber beim Lächeln in Erscheinung. Willkürbewegungen wie Aufblasen der Wangen oder Spreizen der Lippen zum Zähnezeigen gelingen dagegen den Patienten meist gut und lassen die paretischen Zeichen zurücktreten. Deshalb wird für diesen zentralen Lähmungstyp auch der Begriff *mimische Fazialisparese* gebraucht. Eine andere Bezeichnung ist „*untere Prosopoplegie*".

Die Funktionseinbußen bei zentralen VII-Paresen können mitunter so dezent sein, daß der Untersucher geneigt ist, sie nicht zu bewerten, sondern als Gesichtsasymmetrie anzusehen. Findet sich allerdings auf der Seite der unteren Fazialislähmung auch eine Extremitätenhemiparese, wird die richtige Diagnose leicht zu stellen sein. Im Gegensatz zu peripheren und nukleären Lähmungen zeigt sich bei zentralen Fazialisstörungen eine *normale elektrische Erregbarkeit*.

Hirngeschwülste, Blutungen oder Erweichungen nach Hirngefäßinfarkten kommen als nächstliegende ätiologische Faktoren bei diesem Lähmungstyp in Frage. Unter Umständen können auch Hirnmassenverschiebungen den kortikobulbären Fazialisverlauf beeinträchtigen. Eine Pyramidenbahnläsion führt zur Dissoziation zwischen emotioneller und willkürlicher Fazialisinnervation. Die emotionelle Ausdrucksmotorik ist dann erhalten oder scheint sogar verstärkt, während die Willkürmotorik paretisch ist. Das führte zu der Bezeichnung „*emotionelle Hypermimie*". Liegt die Läsion im Stammganglienbereich, bleibt die Fazialislähmung auch bei emotionellen Ausdrucksbewegungen deutlich nachweisbar, weil Thalamus und pallidäres System mitgeschädigt sind.

Bei einer *doppelseitigen zentralen Fazialisparese* wird verständlicherweise die Stirnmuskulatur von der Lähmung nicht verschont. Das Gesicht der Kranken wirkt dann *ausdrucksarm* und ähnelt der Facies myopathica. Anlaß zur doppelseitigen zentralen Fazialisparese können multiple Blutungs- oder Erweichungsherde im Gebiet der Capsula interna beider Hemisphären geben. Erinnert sei an das Krankheitsbild der Pseudobulbärparalyse, das im Rahmen der Stammhirnerkrankungen besprochen wird.

17.2. Nukleäre Läsion

Auch dieser Lähmungstyp kann ein- oder doppelseitig auftreten. Klinisch unterscheidet er sich kaum von der peripheren Fazialisparese. Folglich ist auch das Stirn-Augen-Gebiet mit von der Lähmung betroffen. Die elektrische Erregbarkeit des Nerven ist gestört.

Charakteristisch für die nukleäre Fazialisparese ist, daß andere Hirnnerven infolge der engen räumlichen Lage der Hirnnervenkerne in der Rautengrube mit betroffen sind. Besonders die Abduzensfunktion ist häufig mit gestört. Es besteht dann das *Foville-Syndrom*, eine Hemiplegia abducentofacialis, verbunden mit einer kontralateralen Extremitätenlähmung. Weil der Tractus corticonuclearis facialis in der Brücke oberhalb der Pyramidenbahn kreuzt, muß eine Läsion zwischen dieser Kreuzung und dem Fazialiskernareal zu einer herdseitigen VII-Parese und einer kontralateralen Extremitätenlähmung führen. Es resultiert dann das sog. *Millard-Gubler-Syndrom*, eine Hemiplegia alternans facialis.

In topisch-diagnostischer Hinsicht ist noch folgendes wichtig: Trifft eine eng umschriebene Schädigung lediglich den unteren Teil des Fazialiskerns, kann sich ein Lähmungsbild entwickeln, das dem Typ der zentralen Fazialisparese entspricht. Derartige Befunde sind z. B. bei der Poliomyelitis gesehen worden.

Die nukleäre Lähmung zeigt, das sei nochmals betont, klinisch die Merkmale einer peripheren Fazialisparese. Der Stirnast ist von der Lähmung nicht verschont. Korneal- und Stapediusreflex sind erloschen. Die elektrische Erregbarkeit des Nerven ist verändert. Tränen- und Speichelsekretionsstörungen sowie Geschmackseinbußen im Bereich der vorderen zwei Drittel der Zunge fehlen jedoch, weil sich die Intermediusfasern dem Fazialisverlauf erst an der Hirnbasis zugesellen.

Als *ätiologische Faktoren* der nukleären Fazialisparese kommen neben der bulbären Form einer Poliomyelitis, der Lyssa sowie der epidemischen Enzephalitis, die herdförmige Enzephalomyelitis, einschließlich der Multiplen Sklerose, Neoplasmen des bulbopontinen Hirnbereiches, pontine Tuberkulome oder Gefäßveränderungen im Bereiche der A. basilaris in Betracht. Bei Kindern und Jugendlichen können die nukleären Paresen auch durch angeborene Kernaplasie verursacht sein. Meist sind dann neben dem Fazialis die Augenmuskelnerven mit betroffen. Das führte zu der Bezeichnung ,,*okulo-faziale Paralyse*". In diesem Zusammenhang sei vermerkt, daß die Erstbeschreibung einer konnatalen, doppelseitigen Fazialisparese durch Alfred Graefe 1880 erfolgte. 1888 publizierte P. J. Moebius seine Untersuchungen über ,,angeborene doppelseitige Abduzens-Fazialis-Lähmung". Noch heute ist dem Kliniker das nach ihm benannte Syndrom vertraut. Relativ selten wird es allerdings komplett angetroffen. Zum Vollbild des *Moebius-Syndroms* gehören:

1. Ein- oder doppelseitige konnatale Lähmung der Hirnnerven: Okulomotorius, Trochlearis, Abduzens, Fazialis und Hypoglossus. Mitunter bestehen daneben noch Trigeminus-, Vestibularis- und Glossopharyngeus-Störungen.
2. Mißbildungen am Hörorgan in Form von Taubheit oder Schwerhörigkeit, Gehörgangsatresie, zuweilen auch Verunstaltungen oder Fehlen der Ohrmuscheln.
3. Weitere Mißbildungen wie Epikanthus, Mikrophthalmie, Aplasie der Carunculae lacrimalis, Mandibularhypoplasie und Syndaktylie.

Über Ätiologie und Pathogenese dieses Syndroms besteht noch immer keine Einigkeit. Moebius bezog es auf eine Kernaplasie bzw. einen Kernschwund während der frühen Entwicklungsphase. Diese Ansicht fand ihren Niederschlag in den noch gebräuchlichen Bezeichnungen: ,,congenital facial diplegia" oder ,,infantiler Kernschwund". Neben einem geschlechtsgebundenen rezessivem Erbgang dieses Leidens gibt es offenbar eine dominante Vererbung mit inkompletter Penetrans (Abb. 267–269).

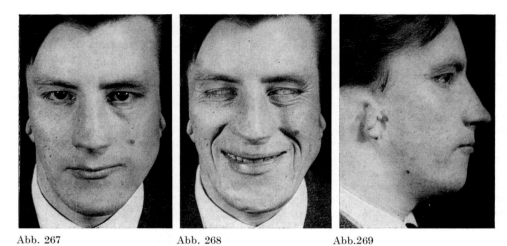

Abb. 267   Abb. 268   Abb.269

Abb. 267–269. Moebius-Syndrom bei einem 28jährigen. Bei den Abbildungen von links nach rechts fallen auf: Gesichtsasymmetrie, Mandibularhypoplasie, nukleäre Fazialisparese beiderseits mit Lagophthalmus und Bellschem Phänomen, angedeutete Fazialiskontrakturzeichen, Fehlbildungen der Ohrmuschel

In differentialdiagnostischer Hinsicht muß das Moebius-Syndrom gegenüber dem Bonnevie-Ullrich-Syndrom abgegrenzt werden. Typisch für das letztgenannte Syndrom sind: Intelligenzminderung, Okulomotorius-, Abduzens- und Fazialisparese, Ohrmuscheldysplasie, Mikrognathie, Gaumenspalte, Trichterbrust, Vitium cordis, Anomalien des Skeletts (Syndaktylie, Klumpfüße) usw.
Ein den Fazialiskern oder dessen Wurzeln zerstörender herdförmiger Prozeß (Tumor, Erweichung, Abszeß) kann in seltenen Fällen anstelle der homolateralen Lähmung auch nur eine Reizung des Fazialis auslösen. Es zeigen sich dann tonisch-klonische Gesichtsmuskelkrämpfe, verbunden mit einer kontralateralen Hemiparese. Dieses klinische Bild entspricht dann dem sog. Brissaud-Syndrom, das im Rahmen der Stammhirnerkrankungen besprochen werden wird.

17.3. Periphere Läsion

Diese Prosopoplegie kann als *Monoplegia facialis* oder als *Diplegia facialis* auftreten und zeichnet sich durch eine mimische und willkürmotorische Unbeweglichkeit des Gesichtes aus. Bei einseitigem Befall wirkt die gelähmte Seite maskenartig ausdrucksarm. Die Stirnfalten fehlen, die Nasolabialfalte ist verstrichen, die Wangenpartien erscheinen gedunsen. Die Funktionsuntüchtigkeit des M. orbicularis oculi führt zum *Lagophthalmus*; das Auge kann auf der Lähmungsseite nicht geschlossen werden. Weil die physiologische Funktionsassoziation zwischen M. orbicularis oculi und der Augenhebemuskulatur durch die Fazialisparese nicht beeinträchtigt wird, zeigt sich beim versuchten Lidschlu ß neben dem Lagophthalmus das Bellsche Phänomen, wobei der Bulbus oculi aufwärts gewendet wird. Gestörter Lidschluß und *verminderte Tränensekretion* begünstigen bei länger bestehender Fazialisparese die Entwicklung einer *Keratokonjunktivitis*. Zudem führt der verminderte Lidschlag auf der gelähmten Seite zum mangelhaften Sekretabfluß in den Tränen-Nasen-Kanal. Ein Tränenträufeln (*Epiphora*) ist die Folge. Bei lange bestehender Lähmung entwickelt sich allmählich ein *Ektropium* des

Unterlides. Der Kornealreflex läßt sich auf der erkrankten Seite nicht auslösen, weil der mit dem Fazialis verlaufende periphere Reflexbogen unterbrochen ist.
Durch die Funktionsstörung des M. orbicularis oculi verschwinden der „Supraorbitalreflex", der „Nasopalpebralreflex" und der „Auropalpebralreflex". Als Folge einer Schwäche der ebenfalls vom Fazialis innervierten Muskeln – M. stylohyoideus und hinterer Bauch des M. biventer – fällt bei der Inspektion der Mundhöhle auf, daß auf der Lähmungsseite die Zunge etwas tiefer steht. Zudem ist den Kranken das willkürliche Anspannen des Platysmas auf der geschädigten Seite unmöglich. Manche Patienten zeigen eine krankhafte Feinhörigkeit und Überempfindlichkeit gegenüber tiefen Tönen auf dem Ohr der Lähmungsseite (*Oxyakoia, Hyperakusis*).
Die Tatsache, daß sich dem Fazialisstamm peripher noch andersartige Nervenfasern zugesellen – zentrifugale Elemente für die Tränen- und Speichelsekretion, zentripetale für die Geschmacksleitung aus den vorderen zwei Dritteln der Zunge, die streckenweise den Trigeminus verlassen haben – macht es möglich, mit Hilfe charakteristischer Symptome und Zeichen eine umschriebene Läsion innerhalb der peripheren Fazialiswegstrecke lokalisatorisch exakt zu bestimmen.

Intrakranielle Fazialisläsionen, besonders im pontozerebellaren „Wetterwinkel", zeigen die charakteristische Kombination von Störungen des Gehörs und des Gleichgewichtes, gegebenenfalls auch der Trigeminus- und Abduzensfunktion, mit einer peripheren Fazialisparese. *Prozesse im Felsenbein* führen zu einer Mittel- bzw. Innenohrschwerhörigkeit, einer peripheren Vestibularisschädigung und einer peripheren Fazialisparese. *Fazialisschädigungen zentral vom Ganglion geniculi* vermögen eine homolaterale Parese des M. levator veli palatini auszulösen, wonach das Gaumensegel auf der Seite der Fazialisparese tiefer steht. Allerdings ist diese Symptomkonstellation relativ selten anzutreffen, weil meist der Funktionsausfall durch die intakt gebliebene Vagusinnervation kompensiert wird. Bei *Mitschädigung des Ganglion geniculi* finden sich neben den Geschmacksstörungen der vorderen zwei Drittel der Zunge auch Störungen der Tränensekretion, meist in Form der Verminderung.
Hier sei noch auf ein physiopathologisch sehr interessantes Phänomen hingewiesen, das für die Betroffenen sehr lästig wird: Nach Besserung oder auch Rückbildung einer peripheren Fazialisparese, die mit Geschmacksstörungen verbunden war, rufen besonders saure oder salzige Speisen Tränenfluß auf der ehemals paretischen Seite hervor. Mitunter kann dieser *„gustolakrimale"Reflex* schon beim Anblick der Speise ausgelöst werden. Neben diesen *„Krokodilstränen"* tritt zuweilen ein *hemifazialer Schweißausbruch* auf. Besonders posttraumatische Fazialisparesen zeigen dieses Phänomen. Ätiopathologisch ist dieser gustolakrimale Reflex ein Enthemmungsvorgang, bedingt durch Faserverbindungen (Lingualis-Lakrimalis) zwischen N. petrosus superficialis major, Ganglion sphenopalatinum und N. zygomaticus. Interessant ist auch die Feststellung, daß bei einer peripheren Fazialisparese die gleiche Menge eines eingegebenen Mydriaticums die Pupille der gelähmten Gesichtsseite stärker und länger anhaltend dilatiert.
Tritt eine Fazialisparese kombiniert mit einem *Zoster oticus* auf, liegt eine Läsion des Ganglion geniculi vor. *Intrakanalikuläre Fazialisschädigungen* distal vom Ganglion zeichnen sich durch eine Hyperakusis infolge Funktionsstörung des M. stapedius aus. Eine komplette periphere Fazialisparese ohne Einbußen der Geschmacksfunktion, der Tränen- und Speichelsekretion, kann nur durch eine Schädigung jenseits des Foramen stylomastoideum *im Bereich der Parotis* und peripher davon hervorgerufen werden. Werden nur einzelne periphere Fazialisäste lädiert, wirkt sich die Parese nur an der oberen oder unteren Hälfte des Gesichts aus.

Trotz der gebotenen Kürze muß noch auf besondere Symptomkonstellationen im Gefolge peripherer Fazialislähmungen hingewiesen werden. Es sind dies einmal die sog. *Mitbewegungen*, die sich meist in der Rückbildungsphase einer Fazialisparese bemerkbar machen. Andererseits sind die *Fazialiskontrakturen* zu nennen. Sie sind besonders nach schweren Fazialislähmungen mit kompletter EaR bei Rückkehr der Willkürinnervation zu beobachten. Weitere Veränderungen können als blitzartige Spontanzuckungen im ehemals gelähmten Gebiet auftreten und leicht der Beobachtung entgehen. Zudem ist nach Fazialislähmungen mitunter eine erhöhte mechanische Erregbarkeit der betroffen gewesenen Gesichtshälfte festzustellen. Als Mitbewegung ist z. B. das unwillkürliche Anheben des Mundwinkels der Lähmungsseite bei willkürlichem

Augenschluß anzusehen. Andererseits kann sich beim Mundöffnen eine Lidmuskel-
kontraktion vollziehen. Weiterhin wurden gelegentlich Mitbewegungen in Form von
Fältelung der Stirnpartien, eine Kontraktion des Platysmas oder ein Heben der Ohrmuschel auf der geschädigten Seite beobachtet. Nach diesen Feststellungen wurde folgende Einteilung getroffen:

Lid-Lippen-Typ:	Willkürlicher Lidschluß führt zu unwillkürlicher Hebung des Mundwinkels
Lid-Stirn-Typ:	Willkürlicher Lidschluß ruft einseitige Kräuselung der Stirn und Heben des Mundwinkels hervor
Lid-Platysma-Typ:	Lidschluß löst Platysmakontraktion aus
Lid-Ohr-Typ:	Lidschluß oder Zwinkern bewirkt einseitige Hebung der Ohrmuschel nach außen und oben

Aus diesen Beobachtungen darf jedoch nicht geschlossen werden, daß der Lidschlag
die Mitbewegung auslöst. Auch Bewegungen der „unteren Gesichtsetage" sind in der
Lage, eine Mitbewegung des M. orbicularis oculi auszulösen. So kann das Öffnen des
Mundes eine Retraktion des Oberlides, ein sog. „jaw winking", hervorrufen. Diese Art
der Mitbewegung, bei denen der Unterkiefer die aktive und die Lider die passive Rolle
spielen, werden als *mandibulo-palpebrale Synkinesie* bezeichnet. In diesem Falle hat folglich die vorausgegangene Fazialisparese das Zusammenwirken von Trigeminus und
Fazialis gebahnt.

17.4. Differentialdiagnose und therapeutische Konsequenzen

Nicht nur die Neurologen, sondern auch Ärzte anderer Fachgebiete sind häufig gezwungen, Fazialisstörungen zu diagnostizieren und zu behandeln. Deshalb soll nach
der eingehenden Besprechung der verschiedenen Lähmungstypen und deren Folgeerscheinungen, noch zu den wichtigsten ätiologischen Faktoren Stellung genommen
werden.

Idiopathische bzw. „rheumatische" Parese

Die Bezeichnung „idiopathische" Fazialisparese bringt klar zum Ausdruck, daß über
die Entstehungsweise dieser Hirnnervenlähmung letztlich Unklarheit herrscht. Die
anamnestisch häufig berichtete „Verkühlung" kurz vor Ausbruch der Parese führte
zu dem Begriff „*rheumatische" oder „refrigatorische" Prosopoplegie*. Dabei kommt allerdings der „Erkältung" nur der Stellenwert eines auslösenden Faktors zu, der seinerseits einen latenten Infekt (chronische Tonsillitis, Sinusitis, Zahngranulome) wieder aufflammen läßt. Klinische Beobachtungen bestärken jedoch in der Ansicht, daß manche
Patienten neben diesem infektiös-toxischen Faktor auch eine anlagebedingte Bereit-
schaft zur Fazialisparese mitbringen. Sie neigen dann auch verstärkt zu Lähmungs-
rezidiven, die bevorzugt die Gegenseite betreffen.
Als Ursache der idiopathischen Fazialisparese wird eine Ischämie des Nerven angenommen. Sie wird wohl begünstigt durch den Verlauf des Nerven im Canalis facialis, der
eine ödembedingte Volumenvermehrung nur in begrenztem Maße zuläßt. Diese Ansicht
findet in den oft guten therapeutischen Ergebnissen nach chirurgischer Dekompression
des Nerven in seinem mastoidalen Streckenabschnitt die Bestätigung. So entwickelte
sich auch die jetzt gebräuchliche Bezeichnung *ischämische Fazialisparese*.
Prodromalerscheinungen dieses Lähmungstyps sind: Mißempfindungen und ziehende
Schmerzen in einer Gesichtsseite, Spannungs- und Schwellungsgefühl in der Wange,
allmählich zunehmende mimische und motorische Schwäche in der betroffenen Gesichts-

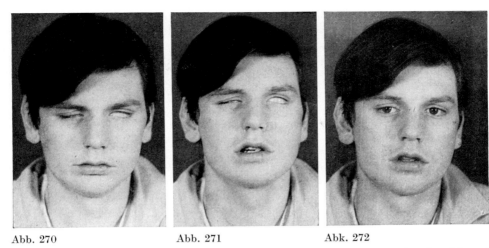

Abb. 270   Abb. 271   Abk. 272

Abb. 270. Doppelseitige ischämische Fazialisparese bei einem 18jährigen. Das Gesicht wirkt gedunsen, die Nasolabialfalten sind verstrichen, der Lidschluß ist beiderseits gestört. Links sind Lagophthalmus und Bellsches Phänomen deutlicher ausgeprägt als rechts

Abb. 271. Der Versuch, den Mund zu spreizen, gelingt links nicht und rechts nur äußerst unvollkommen

Abb. 272. Gleicher Patient nach 4wöchiger intensiver Physiotherapie, kurz vor Entlassung aus der stationären Behandlung. Die Fazialisfunktion ist weitgehend zurückgekehrt. Die linke Lidspalte stellt sich noch leicht erweitert dar

hälfte. Oft werden die Kranken über Nacht von der Lähmung überrascht. Ebenso schnell kann sich auch die Rückbildung vollziehen. Die ischämische Fazialisparese zeigt den typischen Befund einer peripheren Nervenläsion. Ein normaler Liquorbefund stützt die Diagnose. Die elektrische Funktionsprüfung zeigt meist schon wenige Tage nach Eintreten der Parese eine Erhöhung der motorischen Chronaxie. Nicht der Ausbildungsgrad der Lähmung, sondern das Verhalten der Befunde bei wiederholten elektrischen Funktionsprüfungen gestattet prognostische Aussagen über den Lähmungsverlauf. Normale oder gering veränderte Chronaxiewerte erlauben, eine günstige Prognose zu stellen. Ungünstig ist aber ein schnelles Ansteigen der Werte. Eine ischämische Fazialisparese kann auch doppelseitig auftreten (Abb. 270–272).

Symptomatische Irritation

Den Hauptanteil bei diesen Fazialisstörungen haben Erkrankungen, die ins otologische Fachgebiet gehören. Meist handelt es sich um intratemporäre Läsionen. Allerdings nehmen in der Gruppe der symptomatischen Lähmungen des VII. Hirnnerven auch die posttraumatischen Störungen einen wichtigen Platz ein. Sie sind besonders nach Schädelbasisfrakturen, speziell des Felsenbeinbereiches, anzutreffen. Auch Entzündungen (Osteomyelitis), tumoröse Veränderungen an der Schädelbasis (Osteome, Chondrome, Sarkome, Meningiome, Chordome) und intrakranielle, extrazerebrale Geschwülste, speziell Neoplasmen im Kleinhirnbrückenwinkel, geben Anlaß zu peripheren Fazialisparesen. Daß die pontinen Gliome den Fazialis nicht verschonen, wurde schon erwähnt. Dann sind es meist nukleäre Paresen. Auch Aneurysmen und Angiome vermögen den VII. Hirnnerv zu schädigen.
Mitunter beginnt eine Enzephalomyelitis mit einer Fazialisstörung. Bei differential-

diagnostischen Erwägungen muß weiter an die lymphozytäre Meningitis luischer Genese, die Polyneuritis und an die, dank der Schluckimpfung selten gewordene, Poliomyelitis gedacht werden.

Dubiös ist die Prognose der Fazialislähmungen beim Zoster oticus, weil danach gern Dauerlähmungen zurückbleiben, die später plastisch-chirurgische Maßnahmen erforderlich werden lassen. Bei isoliertem Befall des Trommelfells oder des Gehörgangs kann der Bläschenausschlag des Zoster leicht übersehen werden. Die neuralgiformen Gesichtsschmerzen verleiten dann leicht zur Fehldiagnose „genuine Trigeminusneuralgie". Die bestehende Fazialisparese sollte vor solchem Irrtum schützen. Zoster oticus, Fazialisparese und neuralgiforme Gesichtsschmerzen bilden den sog. *Huntschen Symptomenkomplex.*

Bestehen neben der Fazialislähmung Hör- und Gleichgewichtsstörungen, verbunden mit einer Liquorpleozytose, ist die Diagnose „*Polyneuritis cerebralis ménièriformis*" zu stellen. Ein- und doppelseitige Fazialisparesen sind auch beim Tetanus gesehen worden. Zudem kann das Botulismustoxin neben den bekannten Akkommodations- und Augenmuskelstörungen eine Fazialisparese auslösen.

Abschließend soll noch die Fazialisparese beim *Heerfordt-Syndrom* genannt werden. Dieser Symptomenkomplex besteht aus: Iridozyklitis, Parotitis, weiterhin entzündliche Schwellung der Speichel- und Tränendrüsen, der Lymphknoten des Halses und des Lungenhilus. Dieses Zustandsbild wird beim *Morbus Besnier-Boeck-Schaumann* am häufigsten beobachtet. Die Fazialisparese ist dabei mechanischer Genese (Parotisschwellung). Ebenfalls mechanischen Ursprungs sind letztlich auch die Fazialisfunktionsstörungen nach Kopfoperationen. Ist bei posttraumatischen oder postoperativen VII-Paresen keine Nervenregeneration mit Funktionsrückkehr zu erwarten, bieten sich zur Therapie plastische Maßnahmen an (Tarsorrhaphie zur Verengung der Lidspalte zum Vermeiden einer Keratitis e lagophthalmo; Nervennaht, Nervenpfropfung, Akzessoriusplastik, Zügelplastik aus dem M. temporalis.

Sonderformen der Irritation

Wie beim Heerfordt-Syndrom findet sich eine Fazialisparese auch beim *Melkersson-Rosenthal-Syndrom.* Dieses Krankheitsbild ist nicht allzu selten, zeigt eine feminine Geschlechtsprädisposition und hat als Initialsymptom eine Faltenzunge. Es folgen rezidivierende Gesichtsschwellungen, die anfänglich flüchtig sind, später verkürzen sich die Intervalle. Während eines Schwellungsschubes tritt dann die ödemmechanisch bedingte Fazialisparese auf. Vermutlich ist das Melkersson-Rosenthal-Syndrom eine Variante des Morbus Boeck.

In die Gruppe der Sonderformen einer Fazialisirritation gehören auch die bereits erwähnten *Mitbewegungen und die Fazialiskontraktur.* Beide treten in der Phase der Lähmungsrückbildung hervor. Als Ursache der Fazialiskontraktur werden Schrumpfungsvorgänge in der mimischen Muskulatur und Denervationsatrophien als Folge einer mangelhaften Regenerationsfähigkeit des entzündlich veränderten Fazialisstrangs angesehen. Auch extrakranielle Läsionen können zur Fazialiskontraktur führen, z. B. Geschwülste hinter dem Kieferwinkel.

Das klinische Bild der in eine Kontraktur übergehenden Fazialisparese ist folgendermaßen gekennzeichnet: Die erweiterte Lidspalte verengt sich durch die dauernde Anspannung des M. orbicularis oculi. Die Nasolabialfalte vertieft sich. Der erst herabhängende Mundwinkel wird hochgezogen, weil die Kontraktur auch den M. zygomaticus nicht verschont. Bei flüchtiger Betrachtung könnte man nun geneigt sein, die „gesunde" Seite für gestört zu halten, weil sich die Mimik in der Gesichtsseite mit der Fazialiskontraktur ausgeprägter darzustellen scheint. Eine Prüfung der emotionellen und der willkürmotorischen Mimik schafft jedoch sofort Klarheit.

Kontrakturen werden vorzugsweise nach „rheumatischen" und posttraumatischen Fazialisparesen gesehen. Sie treten bei Rückkehr der Willkürbewegungen in Erscheinung. Der Zeitraum kann nach schweren, kompletten Lähmungen 4–6 Monate betragen. Prognostische Aussagen über weiter zu erwartende Rückbildungen sollten dann besser unterbleiben. In jeder Phase kann die Restitution zum Stillstand kommen. Die frühe Ausbildung einer Kontraktur ist prognostisch ungünstig. Unterschiedlich ist die Meinung hinsichtlich der Koinzidenz von Fazialiskontrakturen und Mitbewegungen. Einige meinen, daß beide konstant verbunden seien. Richtig scheint zu sein, daß Kontrakturen unbedingt von Mitbewegungen begleitet werden, Mitbewegungen jedoch auch ohne Kontrakturen auftreten können.

Beim *Spasmus facialis* setzen tonisch-klonische Zuckungen ein, die sich streng an die Innervationsgrenzen des VII. Hirnnerven halten. Sie können sich einmal mehr am M. orbicularis oculi, ein andermal mehr im Stirn- oder Zygomaticus-Bereich manifestieren. Lesen, grelles Licht oder Zugluft provozieren den Spasmus facialis. Im Schlaf sistieren die Anfälle. Der für die Kranken recht lästige Beschwerdekomplex wird besonders nach Schädeltraumen gesehen. Der Verlauf ist chronisch progredient, wenn auch Phasen einer zeitweiligen Besserung eintreten. Mit einer spontanen Rückbildung dieser Störungen kann nicht gerechnet werden. Auch eifrigste therapeutische Bemühungen führen kaum zu einem befriedigenden Resultat. Interkurrente Infekte können zu einer Verstärkung der Beschwerden Anlaß sein. Patienten höherer Altersklassen (45 bis 60jährige) werden bevorzugt vom Spasmus facialis betroffen.

Die typischen Anfälle und deren strenge Begrenzung auf das Versorgungsareal des VII. Hirnnerven lassen differentialdiagnostische Schwierigkeiten kaum erwarten. Zerebrale Krampfanfälle vom Jackson-Typ können zwar im Fazialisgebiet beginnen, greifen dann aber stets auf andere Körperbereiche (Arm und Bein) über und unterscheiden sich vom Spasmus facialis durch den Anfallsverlauf. Einseitige extrapyramidale Bewegungsstörungen beschränken sich nicht nur auf die mimische Muskulatur und das Platysma.

Der *Fazialistic* kann ebenfalls nicht mit dem Spasmus facialis verwechselt werden. Er gehört zur Gruppe der ungewöhnlichen Ausdrucksbewegungen, ist von psychischen Faktoren abhängig und ist durch schnelle Zuckungen charakterisiert.

Als *Blepharospasmus* wird ein Krampf des M. orbicularis oculi bezeichnet. Er ist relativ häufig anzutreffen, als rein funktionell bedingt anzusehen und hat tonische oder klonische Form. Bei Fremdkörperreiz oder Entzündungen ist die Bezeichnung „reflektorischer Blepharospasmus" angebracht. Beherdete Zähne und Erkrankungen der Siebbeinzellen können ihn auslösen. Streng einseitige blepharospastische Zustände werden auf eine *Neuritis n. facialis* bezogen.

Die krampfartigen Zustände im Bereich des M. orbicularis oculi lassen die enge funktionelle Verbindung zwischen Fazialis und Trigeminus deutlich werden. Die Pathogenese des Spasmus facialis ist noch recht unklar. Bisher werden reflektorische Vorgänge angenommen, die entweder über den Trigeminus oder über andere, dem Fazialis zugeordnete sensible Bahnen geleitet werden. Es gibt klinische Beobachtungen, wo sich z. B. neben einer Hyperästhesie im Trigeminusbereich nach Granatsplitterverletzung an dieser Wangenseite ein Spasmus facialis entwickelte. Zudem kann sich bei einer typischen Trigeminusneuralgie auf der gleichen Gesichtsseite auch ein Spasmus facialis einstellen. Bemerkenswert ist dabei, daß nach chirurgischer Beseitigung der Trigeminusneuralgie der Spasmus facialis bestehenbleibt. Glücklicherweise sind jedoch diese Symptomkonstellationen selten.

18.   Otorhinologische Erkrankungen

18.1.   Allgemeines

Die Augennerven werden in ihrem Verlauf an der Schädelbasis von den Prozessen im Bereich der Felsenbeinpyramiden, des Keilbeins und Ethmoids geschädigt, wobei es sich größtenteils um Erkrankungen otogenen, rhinogenen und pharyngogenen Ursprungs handelt. Entzündungen, Verletzungen und Tumoren dieser Gebiete gehen mit Hirnnervenstörungen einher, bei denen die Augennerven jedoch oft nicht allein betroffen sind. Je weiter die Prozesse zum Hirnstamm gelegen sind, um so bunter und vielgestaltiger ist das Bild der Hirnnervenstörungen, je weiter vorn im Bereich des Keilbeins und hinteren Siebbeins sie lokalisiert sind, desto stärker tritt die Augensymptomatik in den Vordergrund.

18.2.   Petrosumprozesse

18.2.1. Entzündungen

Die Entzündungen des Felsenbeins werden unter der Bezeichnung Petrositis oder Apicitis zusammengefaßt (Meurmann). Man versteht darunter sowohl die Entzündungen des Knochens als auch lediglich des Duraüberzuges der Pyramidenspitze.
Die Knochenentzündungen entstehen vorwiegend von akuten Mittelohrentzündungen und gehen von den pneumatischen Zellen des Felsenbeins aus, sie entsprechen dadurch im wesentlichen dem nur anders lokalisierten Prozeß der Mastoiditis (Habermann, Gradenigo). Bei akuter Otitis kommt es in allerdings außerordentlich seltenen Fällen auch zur Entstehung einer fortschreitenden Osteomyelitis der Pyramidenspitze, die auf die Hinterhauptsbasis, das Dorsum sellae und selbst auf die Pyramide der anderen Seite ausgedehnt sein kann. Es gibt auch metastatische osteomyelitische Herde im Felsenbein. Dagegen ist es ausgesprochen selten der Fall, daß nach Ohroperationen Knocheneinschmelzungen an der Pyramidenspitze auftreten. Derartige Beobachtungen sind namentlich unter dem Einfluß der Antibiotika bei ungenügender Dosierung als sogenannte „Maskierungseffekte" vereinzelt beschrieben worden.
Entzündungen des Duraüberzuges der Felsenbeinspitze ohne Beteiligung des Knochens kommen sowohl bei akuter als auch chronischer Otitis vor und nehmen entweder von Extraduralabszessen an der Pyramidenhinterfläche oder von einer otogenen Sinusthrombose ihren Ausgang. Auch Mittelohrcholesteatome führen gelegentlich, wenn sie auf translabyrinthärem Wege in die Tiefe dringen, zu umschriebenen pachymeningitischen Entzündungen im Bereich der Pyramidenspitze
Symptomatisch für die Petrositis ist die Beteiligung der Nn. abducens und trigeminus, speziell des 2. Trigeminusastes. Das hängt mit den anatomischen Verhältnissen zusammen. Der N. abducens kreuzt die Pyramidenspitze in einem Durakanal, dem Dorelli-

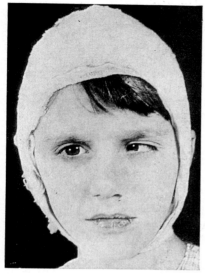

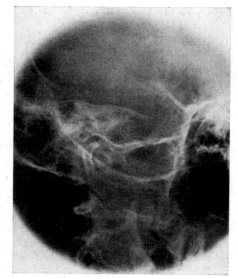

Abb. 273   Abb. 274

Abb. 273. Petrositis bei akuter Otitis media rechts mit Abduzenslähmung

Abb. 274. Strukturauflösung der Pyramidenspitze auf der Stenvers-Aufnahme

schen Kanal, während der N. trigeminus etwas lateral vom Abduzens mit der Pars major und minor über die Pyramidenspitze zieht, um sich zum Ganglion Gasseri in der Impressio trigemini an der Pyramidenvorderfläche zu wenden. Die Nerven werden hauptsächlich durch die mechanische Druckwirkung eines entzündlichen Duraödems in den engen Durchtrittslücken geschädigt, und diese vorwiegend mechanische Schädigung findet sowohl bei den Knochenentzündungen, als auch bei den Duraentzündungen ohne Knochenbeteiligung statt.

Pathognomonisch für die Petrositis ist der *Habermann-Gradenigosche Symptomenkomplex*, der durch das Zusammentreffen einer Otitis mit Abduzenslähmung und Trigeminusneuralgie auf der homolateralen Seite gekennzeichnet ist (Abb. 273). Es verdient jedoch hervorgehoben zu werden, daß der Habermann-Gradenigosche Symptomenkomplex oftmals unvollständig ausgeprägt ist, indem entweder die Abduzenslähmung oder die Trigeminusneuralgie fehlt, so daß man auch nur bei einem dieser Symptome im Zusammenhang mit einer Otitis auf die Petrositis gefaßt sein muß. Für die Diagnose ist es ferner wichtig, daß die Knochenprozesse zwar deutlich im Röntgenbild auf der Stenvers-Aufnahme und der Pyramidenvergleichsaufnahme durch die Orbitae in entsprechenden Strukturauflösungen der Pyramidenspitze zur Darstellung kommen (Abb. 274), während aber die auf die Dura beschränkten Entzündungen vom Röntgenbild natürlich nicht erfaßt werden. Deshalb hat der klinische Befund gegenüber dem Röntgenbild das größere Gewicht.

Ungleich vielgestaltiger wird das Bild der Hirnnervenstörungen bei der seltenen fortschreitenden Osteomyelitis der Pyramidenspitze. Bei Ausdehnung auf die Hinterhauptbasis werden die in diesem Bereich durchtretenden Nn. glossopharyngeus, vagus, accessorius und hypoglossus gelähmt, und es entwickelt sich ein bulbärähnliches Syndrom mit Lähmung der Zunge, des Pharynx und des Kehlkopfs auf der homolateralen Seite. Dazu kommt ferner der N. stato-acusticus, dessen Beteiligung zu einer Schwerhörigkeit vom kochleo-neuralen Typ und einer Vestibularisstörung von retrolabyrinthären Typ führt. Wir haben es in diesem Falle mit dem *Zangeschen retrolabyrinthären Symptomen-komplex* zu tun.

Erstreckt sich die Osteomyelitis dagegen mehr nach vorn auf das Dorsum sellae und die seitlichen Partien des Türkensattels, so tritt die Augensymptomatik wieder stärker in den Vordergrund. Dabei kommt es außer der Beteiligung des N. abducens zur Schädigung der Nn. oculomotorius, trochlearis, ophthalmicus und opticus, und es entwickelt sich das *paratrigeminale Syndrom des Augensympathicus (Raeder)*, das gekennzeichnet ist durch Horner-Lähmung, geradezu vernichtenden Augenschmerz, als ob der Bulbus herausgerissen würde, Lähmung sämtlicher Augenmuskelnerven und Sehstörung mit Augenhintergrundsveränderungen, die aber erst später auftreten. Die Verschiedenartigkeit der Symptome je nach ihrer Zusammensetzung aus bestimmten Hirnnervengruppen gestattet demnach eine verhältnismäßig genaue Lokalisation der Entzündungsprozesse in der Umgebung der Felsenbeinspitze, in der hinteren Schädelgrube und in der parasellären Region.

Eine Beteiligung der Augennerven wird jedoch auch bei umschriebener Leptomeningitis und beim Hirnabszeß beobachtet. So geht die Arachnitis adhaesiva circumscripta purulenta der Kleinhirnbrückenwinkelzisterne, die von Eiterungen des Felsenbeins und Labyrinths und vom Zellsystem des Warzenfortsatzes entsteht, zuweilen mit homolateralen Lähmungen der Nn. oculomotorius, trochlearis und abducens einher. Ebenso führt der otogene Schläfenlappenabszeß gelegentlich zur Lähmung der Nn. oculomotorius und trochlearis.

Im Zusammenhang mit den zerebralen Prozessen muß an dieser Stelle auch der sogenannte „otitic hydrocephalus" (Symonds) erwähnt werden. Tatsächlich handelt es sich dabei jedoch nicht um ein enzephalitisches Geschehen, sondern um eine venöse Stauung der Hirngefäße infolge einer Thrombose des Sinus lateralis (transversus, sigmoideus) meist bei einer Otitis, die zu einer axialen Verschiebung des Hirnstammes nach abwärts Veranlassung gibt. Die Symptomatik ist gekennzeichnet durch intrakranielle Drucksteigerung, Kopfschmerzen vorwiegend auf der Seite des erkrankten Ohres, Erbrechen, Stauungspapille, besonders auf der Seite der Thrombose und einseitige oder doppelseitige Abduzenslähmung. Die Lähmung wird auf eine Dehnung der Nerven durch die Verschiebung des Hirnstammes zurückgeführt.

18.2.2. Verletzungen

Die Frakturen des Felsenbeins in Form der typischen Pyramidenlängs- und -querfraktur haben nur selten eine Abduzenslähmung zur Folge, sie führen meist zur Schädigung des N. stato-acusticus, nicht selten auch der Nn. facialis und intermedius, namentlich wenn die Fraktur in die Mittelohrräume verläuft. Symptomatisch bestehen Gleichgewichtsstörung und Schwerhörigkeit bzw. Taubheit sowie im Falle der Beteiligung der Nn. facialis und intermedius eine periphere Fazialislähmung und Geschmacksstörungen.

18.2.3. Tumoren

Die Tumoren des Felsenbeins gehen infolge ihrer Ausbreitungstendenz meist mit einer ausgeprägten Augensymptomatik einher. Dabei handelt es sich teils um gutartige Geschwülste, vor allem um die seltene Lokalisation des Morbus Paget im Felsenbein, und um Karzinome und Osteoidsarkome. Typisch für die Lokalisation im Felsenbein ist ferner das Ewing-Sarkom, sowie Karzinome und Sarkome, die sich in die paraselläre Region und die Gegend der Pyramidenspitze ausdehnen. Die Sarkome kommen bereits im jugendlichen Alter bis etwa zum 30. Lebensjahr vor.

Die Symptomatik entspricht bei den Tumoren im wesentlichen derjenigen bei den entzündlichen Erkrankungen, wobei sich die Zusammensetzung der Symptomenkomplexe wiederum nach der Ausbreitung der Geschwülste richtet. Wachsen die Geschwülste in Richtung zur hinteren Schädelgrube, so werden die Ausfallerscheinungen von den in der hinteren Schädelgrube durchtretenden Hirnnerven beherrscht; dehnen sie sich dagegen mehr in die paraselläre Region aus, so treten die Augensymptome stärker in den Vordergrund. Bei den meist umfangreichen Zerstörungen der malignen Felsenbeingeschwülste können infolgedessen außerordentlich vielgestaltige Symptombilder zustande kommen. Pathognomonisch für die paraselläre Region ist das petrosphenoidale Syndrom mit Lähmung des N. oculomotorius, trochlearis, trigeminus, opticus und abducens (Guccione 1968, Oroskovic u. Mitarb. 1968).

18.3. Erkrankungen der Nasennebenhöhlen

18.3.1. Entzündungen

Die entzündlichen Erkrankungen der Nasennebenhöhlen gehen mit einer verschiedenen Augensymptomatik einher, wobei sich die nasookulären Reflexneurosen von den Schädigungen der Augennerven durch Übergreifen der Entzündungsprozesse auf die Orbita unterscheiden lassen.

Naso-okuläre Reflexneurosen. Naso-okuläre Reflexneurosen werden bei Keilbeinhöhlen- und Siebbeinentzündungen beobachtet. Charakteristisch ist das Fehlen bzw. die Geringfügigkeit anatomisch nachweisbarer Veränderungen am Auge. Ätiologisch handelt es sich um eine Affektion der sympathischen und parasympathischen Augeninnervation und eine Neuritis nasociliaris (Negus 1958).
Für die Symptomatik der naso-okulären Reflexneurosen ist das *Sluder-Charlin-Syndrom* kennzeichnend: Röntgenologische Verschattung der Keilbeinhöhle und der hinteren Siebbeinzellen, wobei die hinteren Siebbeinzellen aber nicht obligat beteiligt zu sein brauchen. Pathognomonisch ist die Beteiligung der Keilbeinhöhle. Dazu treten Schmerzen im Oberkiefer, speziell im Gaumen und in den Zähnen sowie hinter dem Auge, ausstrahlend zum Processus zygomaticus, Mastoid und zur Schulter auf der homolateralen Seite, ferner Konjunktivitis mit Lichtscheu und Augentränen sowie Druckgefühl im Auge. Des öfteren werden auch Hornhautgeschwüre und Entzündungen des vorderen Augenabschnittes beobachtet. Diese Symptome treten zusammen mit wäßrigem Schnupfen, Verstopfung der Nase und Niesanfällen auf. Die genannten Erscheinungen sind durch Anästhesie des Ganglion pterygopalatinum mit Kokain-Adrenalin eindeutig zu beeinflussen. Das Ganglion pterygopalatinum führt vom N. facialis über den N. petrosus superficialis major sympathische und parasympathische Fasern für die Tränendrüse und die Kornea.

Retrobulbäre Neuritis. Unter den entzündlichen Schädigungen der Augennerven ist die retrobulbäre Neuritis zu erwähnen, die bei serösen Entzündungen der Keilbeinhöhle auftritt. Der pathogenetische Zusammenhang zwischen Keilbeinhöhlenentzündung und Neuritis retrobulbaris ist jedoch nicht bewiesen, da eindeutige histologische Befunde dafür fehlen. Man hat angenommen, daß der retrobulbären Neuritis bei der von den Nebenhöhlen ausgehenden Entstehungsform ein Ödem der Sehnervenscheide zugrunde liegt, das mit einer hyperplastisch-katarrhalischen Entzündung der Keilbeinhöhlenschleimhaut in ursächlichem Zusammenhang steht. Auch die anatomischen Varianten werden ins Feld geführt. Das Keilbein weist eine unterschiedliche Pneumatisation auf, die sich bis in den kleinen Keilbeinflügel erstrecken kann und an dieser Stelle den Canalis opticus umgibt. Es kommen auch natürliche Knochendehiszenzen vor.

Bezüglich der Häufigkeit des Auftretens einer retrobulbären Neuritis mit Beteiligung der Keilbeinhöhle fanden Calvet, Calmettes und Coll unter 37 Fällen 5 mit Beteiligung der Keilbeinhöhle. Der
Rhinologe wird sich trotz der Unklarheit der Ätiologie der Forderung des Ophthalmologen nicht ver-
schließen können, wenn dieser darauf dringt, daß bei retrobulbärer Neuritis mit Beteiligung des
Keilbeins die Keilbeinhöhle ausgeräumt werden soll; wiederholt ist davon eine günstige Beeinflussung
der Neuritis beobachtet worden.

Das Symptomenbild der retrobulbären Neuritis wird im Abschnitt 3 abgehandelt.

Eiterung der hinteren Siebbeinzellen und der Keilbeinhöhle. Eindeutiger in den patho-
genetischen Zusammenhängen ist die Beteiligung der Augennerven bei den infektiös-
eitrigen Nebenhöhlenerkrankungen. Von den hinteren Siebbeinzellen und der Keilbeinhöhle greift der Entzündungsprozeß auf den Canalis opticus und die Tiefe des Orbitaltrichters durch Vermittlung der Knochengefäße über. So konnte pathologisch-anatomisch nachgewiesen werden, daß bei den Eiterungen der hinteren Nebenhöhlen eine
Phlebitis der durchtretenden Knochengefäße entsteht, die durch eine rarefizierende
Ostitis zur Entwicklung von Mikrofisteln in der medialen Wand des Canalis opticus
führt, in deren Folge eine proliferierende Entzündung der Sehnervenscheide auftritt.
Auch Knochenaufzehrungen ohne Beteiligung der Gefäße kommen als Ursache der
Optikusschädigung in Betracht.
Die *Symptomatik* der Eiterungen der hinteren Nebenhöhlen ist infolge der Entzündung
der Orbitaweichteile durch Optikusschädigung und Beteiligung der Augenmuskelnerven
gekennzeichnet. Die Erscheinungen sind jedoch unterschiedlich ausgeprägt, was von dem
Entzündungscharakter abhängt. Bei den akuten Eiterungen kommt es durch Ausbreitung der Entzündung im retrobulbären Gewebe meist zur Orbitalphlegmone, während
sich bei den chronischen Eiterungen oftmals dem Apex-orbitae-Syndrom entwickelt, dem
man in typischer Form vor allem bei den Tumoren dieser Region begegnet. Auch für
die seltene Keilbeinosteomyelitis, die auf hämatogenem Wege entsteht, ist das Apex-
orbitae-Syndrom charakteristisch, nur wird das Bild dabei durch die Beteiligung des
Sinus cavernosus noch vielgestaltiger, es wird darauf bei der Kavernosusthrombose
noch gesondert zurückgekommen. Das Apex-orbitae-Syndrom ist gekennzeichnet durch
Visuseinschränkung, Doppelsehen, Pupillenstarre und Schmerzen hinter dem Auge.

Eiterung der vorderen Nebenhöhlen. Die Eiterungen der Kieferhöhle, der Stirnhöhle,
der vorderen und mittleren Siebbeinzellen greifen gleichfalls durch Vermittlung der
Knochengefäße und eine rarefizierende Ostitis auf die Orbita über. Auch natürliche
Dehiszenzen in der Lamina papyracea können der Infektion den Weg bahnen. Die
dabei entstehenden orbitalen Komplikationen hängen mit der Art der Infektionsausbreitung innerhalb der Orbita zusammen und bestehen in der leichtesten, meist allein
durch konservative Behandlung rückbildungsfähigen Form in einem orbitalen Ödem,
das auf die vorderen Abschnitte und die Lider beschränkt ist, zum anderen in einem
periorbitalen Abszeß und in der Orbitalphlegmone mit den ihr eigenen charakteristischen
Merkmalen der Chemosis, Protrusio und Bewegungseinschränkung des Bulbus. Die
nervösen Strukturen des Auges werden bei der Orbitalphlegmone sowohl durch Zirkulationsstörung infolge einer Kompressionseinwirkung des Exophthalmus, als auch durch
die toxischen Auswirkungen einer Thrombophlebitis und durch Abszedierungen im
retrobulbären Gewebe geschädigt.
In bezug auf die Entstehung lassen sich zwei Formen der Orbitalphlegmone unterscheiden, die auch in den histologischen Merkmalen gewisse Unterschiede erkennen lassen und eine verschiedene Prognose bieten: die *rhinogene Orbitalphlegmone* und die
Thrombophlebitis der Orbita.
Bei der rhinogenen Orbitalphlegmone durch Fortleitung der Infektion von den Nebenhöhlen finden sich disseminierte Abszesse im retrobulbären Gewebe, in deren Umgebung
auch einzelne Venenthrombosen festzustellen sind. Die Abszesse erstrecken sich bis in

die Tiefe des Orbitaltrichters und die Fissura orbitalis sup. und können an dieser Stelle die Augenmuskelnerven und den Sehnerven schädigen. Damit ist zugleich die Gefahr der Meningitis durch Fortleitung der Infektion längs der Sehnervenscheide in den Subarachnoidalraum gegeben. Jedoch ist die Gefahr der Nervenschädigung wie auch der Meningitis nicht zu hoch einzuschätzen, die rhinogene Orbitalphlegmone heilt bei rechtzeitiger Behandlung mit Antibiotika und Ausschaltung der Infektionsherde in den Nebenhöhlen in der Mehrzahl der Fälle ohne nachhaltige Funktionsstörungen des Auges ab.

Die Thrombophlebitis der Orbita, die von Gesichtsvenenthrombosen und Lidrandabszessen ihren Ausgang nimmt, stellt demgegenüber eine weitaus gefährlichere Komplikation dar, weil sie so gut wie stets zur Kavernosusthrombose führt. Das histologische Bild ist durch eine ausgebreitete Thrombose gekennzeichnet, die sich über das ganze Netz der Orbitavenen erstreckt und über die V. opthalmica sup. und inf. Anschluß an den Sinus cavernosus gewinnt. Retrobulbär finden sich teils größere, teils kleinere periphlebitische Abszesse in den Interstitien, Muskeln und in der Umgebung der Nerven. Namentlich die Gefahr der Sehnervenschädigung ist größer als bei der rhinogenen Orbitalphlegmone. Mitunter finden sich auch intrasklerale Abszesse, von denen die Retina abgehoben und die Papille geschädigt wird. In seltenen Fällen kommt es auch zur Panophthalmie.

Die *Symptomatik* der Eiterung der vorderen Nebenhöhlen ist durch das orbitale Ödem, den periorbitalen Abszeß und die Orbitalphlegmone charakterisiert. Bei chronischen Eiterungen, besonders bei chronischer Stirnhöhleneiterung, entwickelt sich eine umschriebene Fistel im Oberlid, während eine allgemeine Ausbreitung der Entzündung in den Orbitaweichteilen höchstens bei einer akuten Exazerbation der Stirnhöhleneiterung zu erwarten ist. Wichtig vom ophthalmoneurologischen Standpunkt sind vor allem die Augenhintergrundsveränderungen, die besonders bei der Thrombophlebitis der Orbita in Thrombosen der Netzhautgefäße, Abhebung der Retina, entsprechenden Veränderungen an der Papille und im Falle der Panophthalmie in der Vereiterung des Glaskörpers zum Ausdruck kommen.

Mukozelen. Im Rahmen der entzündlichen Nebenhöhlenerkrankungen müssen auch die Mukozelen erwähnt werden, die durch einen vorwiegend entzündlichen Verschluß der Ausführungsgänge bedingt sind. Nervenstörungen gehen von ihnen jedoch selten aus, eine Schädigung der Augennerven im Bereich der Fissura orbitalis sup. und im Canalis opticus kommt höchstens bei der außerordentlich seltenen Mukozele der Keilbeinhöhle in Betracht. Die bei weitem häufigste Mukozele der Stirnhöhle führt im allgemeinen nur zu mechanischer Behinderung der Augenbewegungen durch Verlagerungen des Bulbus, die oft ein beträchtliches Ausmaß annehmen.

18.3.2. Verletzungen

Bei den Verletzungen der Nasennebenhöhlen treten sowohl mittelbare Schädigungen der Augennerven durch Entzündungen und Blutungen, als auch unmittelbare vor allem durch Schuß- und Pfählungsverletzungen und durch operative Eingriffe auf.

Operative Verletzungen. Bei Operationen können die Augennerven durch retrobulbäre Blutungen geschädigt werden. So besteht bei der Radikaloperation der Kieferhöhle die Gefahr, daß unter Durchstoßung des Kieferhöhlendaches die V. ophthalmica inf. verletzt wird, wodurch eine retrobulbäre Blutung ausgelöst werden kann. Die gleiche Gefahr ergibt sich bei Sitrnhöhlenoperationen durch Verletzung der V. ophthalmica sup. und bei der Siebbeinoperation durch Verletzung der A. ethmoidalis ant. und post., was eine besonders gefährliche Blutung in der Tiefe der Orbita und in der Fissura orbitalis sup. zur Folge haben kann. Auch bei der Kieferhöhlenpunktion vom unteren Nasengang kann das Kieferhöhlendach durchstoßen und die V. ophthalmica inf. verletzt werden. Die Gefahr einer instrumentellen Verletzung der Nn. opticus, oculomotorius und des Ganglion ciliare besteht bei der Ausräumung der hinteren Siebbeinzellen vor allem auf endonasalem Wege, wenn das Instrument die mediane Richtung verfehlt und in die Orbita gerät.

Die *Symptomatik* der operativen Verletzungen bietet ein verschiedenes Bild, was von der Art der Insulte abhängt. Bei retrobulbärer Blutung besteht Lidhämatom und Protrusio, ferner sind Augenmuskelstörungen durch Lähmung der Nn. abducens und oculomotorius sowie Sehstörungen, mitunter bis zum Grade der Erblindung, charakteristisch. Durch Spaltung der Periorbita und Unterbindung der blutenden Gefäße, was spätestens in 18–24 Stunden geschehen muß, läßt sich die Sehstörung unter Umständen noch zur Rückbildung bringen. Die instrumentelle Verletzung des Sehnerven ist dagegen in der Regel irreversibel, sie ist gekennzeichnet durch Erblindung, Starre und Entrundung der Pupille sowie Schielstellung des Auges (Johnson u. Dutt 1947).

In diesem Zusammenhang muß auch auf die Gefahren der Anästhesie bei Eingriffen am Siebbein hingewiesen werden. Bei der Anästhesie der Nn. ethmoidales ant. und post. kann durch einen Spasmus der A. centralis retinae Erblindung eintreten. Diese an sich seltene Komplikation hat sich auch durch die Auswahl entsprechender Anästhetika nicht mit Sicherheit vermeiden lassen, weshalb vor der Leitungsanästhesie der Nn. ethmoidales Zurückhaltung geboten ist.

Gesichtsschädel- und Schädelbasisbrüche. Schädigungen der Augennerven entstehen bei den Brüchen im Bereich der Nasennebenhöhlen durch Blutungen und Entzündungen, selten jedoch durch Quetschung und Zerreißung der Nerven in dislozierten Frakturen.

Bei Brüchen im Bereich des Gesichtsschädels kann durch Verletzung der A. ethmoidalis ant. und post. ein retrobulbäres Hämatom auftreten. Das ist vor allem bei Siebbeinfrakturen im Nasenwurzelgebiet der Fall. Bei Oberkieferbrüchen werden durch Dislokation der Kieferhöhlenhinterwand und des Proc. pterygoideus die A. maxillaris int. mit ihren Ästen und der Plexus venosus pterygoideus verletzt, wodurch ein massiver Bluterguß in der Fossa pterygopalatina entsteht.

Die *Symptomatik* des retrobulbären Hämatoms haben wir bereits bei den operativen Verletzungen kennengelernt. Besonders charakteristisch bei Gesichtsschädelbrüchen sind die Erscheinungen des Blutergusses in der Fossa pterygopalatina. Durch Schädigung des 2. Trigeminusastes und des Ganglion pterygopalatinum besteht Anästhesie und Neuralgie in der Wange, ausstrahlend zur Jochbeinregion und zur Schläfe, sowie über die sympathischen und parasympathischen Verbindungen zum Auge Tränensekretionsstörung im Sinne der Hyposekretion. Im übrigen wird man auch auf das Flügelgaumengrubenhämatom durch ein Symptom aufmerksam, das eigentlich nie zu vermissen ist, nämlich durch eine Verschiebung der unteren gegen die obere Zahnreihe zur gesunden Seite beim Öffnen des Mundes, die sich aus der Störung der inneren Kaumuskulatur erklärt.

Bei den *Schädelbasisbrüchen* sind es hauptsächlich die Brüche der hinteren Siebbein- und Keilbeinregion, die mit einer Augensymptomatik einhergehen. Da aber Dislokationen bei den Biegungs- und Berstungsfrakturen der Schädelbasis im Gefolge frontobasaler Schädelverletzungen in diesem Gebiet kaum auftreten, werden die Augennerven vor allem durch Blutungen geschädigt. Das ist für die prognostische Beurteilung dieser Frakturen von gewisser Bedeutung, weil bei nicht zu ausgedehnten Blutungen die Schädigungen der Augennerven noch rückbildungsfähig sein können.

Das *Symptomenbild* der hinteren Siebbein- und Keilbeinbrüche ist gekennzeichnet durch Herabsetzung des Visus bis zum Grade der Amaurose, ferner durch Bewegungsstörungen des Auges, die hauptsächlich von einer Schädigung des N. oculomotorius, seltener der Nn. abducens und trochlearis herrühren. Augenhintergrundsveränderungen in Gestalt einer Abblassung und Unschärfe der Papille treten erst später auf. Ferner besteht Lidhämatom als Zeichen des Schädelbasisbruches, dagegen kommt es bei den Siebbein- und Keilbeinbrüchen in der Regel nicht zu einem retrobulbären Hämatom und dementsprechend fehlt auch eine stärkere Protrusio.

In diesem Zusammenhang müssen auch die an verschiedenen Stellen der Schädelbasis durch Verspannung des Schädelgerüstes entstehenden Berstungsbrüche erwähnt werden. So kann es zum Beispiel bei Gesichtsschädelbrüchen zu Schädelbasisfrakturen an typischen Stellen kommen, und zwar an den Felsenbeinpyramiden und in der hinteren Siebbein- und Keilbeinregion, wo die Bruchlinien ins Foramen opticum verlaufen. Dadurch wird eine vielfältige Symptomatik hervorgerufen. Durch den Felsenbeinbruch resultiert eine Kochlearis- und Vestibularisstörung und durch den Orbitaspitzenbruch die soeben beschriebenen Erscheinungen der Visusherabsetzung mit Bewegungsstörungen und Brillenhämatom.

Schließlich müssen wegen ihrer speziellen Augensymptomatik die *Schußverletzungen des Keilbeins* gesondert besprochen werden. Verletzungen des Keilbeins durch Granatsplitter und Infanteriegeschosse sind aus dem letzten Kriege nur vereinzelt mitgeteilt worden, was offenbar damit zusammenhängt, daß die Keilbeinschüsse wegen Verletzung der A. carotis int. ganz überwiegend unmittelbar tödlich verlaufen.

Die *Symptomatik* der Keilbeinschüsse kann sehr verschieden sein. Liegt das Geschoß in der Keilbeinhöhle, so sind die Erscheinungen meist relativ unauffällig, jedoch sind mehr oder minder ausgeprägte Scheitel- und Hinterkopfschmerzen, ausstrahlend zum

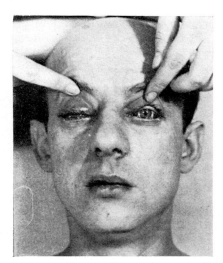

Abb. 275. Granatsplitterverletzung des Keilbeins. Kavernosusthrombose mit beidseitiger Protrusio bulbi mit Chemosis sowie Ptosis, rechts stärker ausgeprägt. Totale Ophthalmoplegie rechts, partielle links. Visus beiderseits erhalten. Fazialisschwäche im Mundast rechts. Hypästhesie im Wangen- und Stirnbereich beiderseits, heftiger retrobulbärer Schmerz rechts

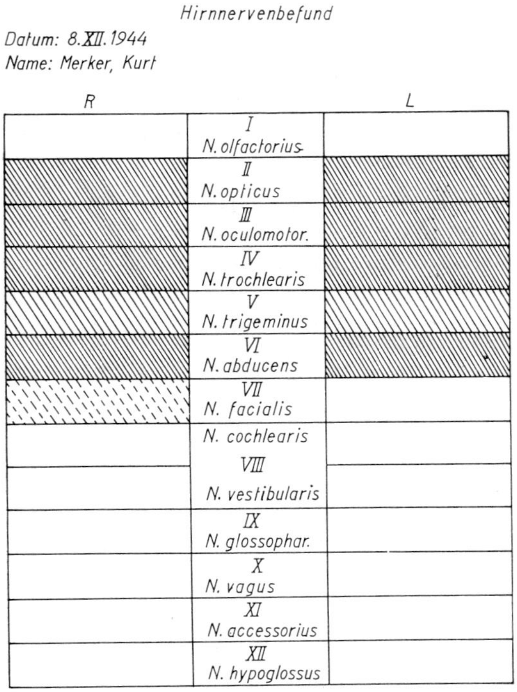

Hirnnervenbefund

Datum: 8.XII.1944
Name: Merker, Kurt

R		L
	I N. olfactorius	
	II N. opticus	
	III N. oculomotor.	
	IV N. trochlearis	
	V N. trigeminus	
	VI N. abducens	
	VII N. facialis	
	N. cochlearis	
	VIII N. vestibularis	
	IX N. glossophar.	
	X N. vagus	
	XI N. accessorius	
	XII N. hypoglossus	

Abb. 276. Schema der Hirnnervenausfälle

Nacken, typisch dabei. Hat das Geschoß die seitliche Keilbeinregion getroffen und ist
es nicht zu einer tödlichen Blutung aus der A. carotis int. gekommen, so besteht die
Gefahr des arteriovenösen Aneurysmas mit seinen charakteristischen Erscheinungen
des pulsierenden Exophthalmus. Es kann auch der Fall eintreten, daß das Geschoß
die Seitenwand der Keilbeinhöhle verletzt hat, und daß die im Geschoßlager sich aus-
breitende Entzündung zur Kavernosusthrombose und zur Schädigung der seitlich des
Keilbeins durchtretenden Augenmuskelnerven geführt hat, während der außerhalb des
Geschoßlagers auf dem Dach der Keilbeinhöhle ruhende N. opticus unversehrt sein
kann. In derartigen Fällen bestehen die neurologischen Ausfallserscheinungen einer
Kavernosusthrombose, verbunden mit einer Lähmung sämtlicher Augenmuskelnerven
bei erhaltenem Visus (Abb. 275 u. 276).

18.3.3. Tumoren

Die Geschwülste der Nasennebenhöhlen führen zu orbito-okulären Erscheinungen, die
durch Veränderungen direkt am Bulbus, durch Einwirkungen auf die nervösen Strukturen, durch Kompression der orbitalen Gefäße und durch Veränderungen an den
Adnexen hervorgerufen werden. Vom ophthalmoneurologischen Standpunkt interessieren
uns in erster Linie die Einwirkungen auf die nervösen Strukturen, denn auch bei den
Geschwülsten sind es hauptsächlich die von den Siebbeinzellen und der Keilbeinhöhle
in die hinteren Abschnitte der Orbita eindringenden Tumoren sowie die Nasen-Rachen-
Tumoren, die zu selektiver Schädigung der Augennerven führen, während die in die
vorderen Orbitaabschnitte einbrechenden Tumoren zu vorwiegend mechanischer Be-
wegungsbehinderung des Auges und zu Störungen der Adnexe (Tränenwege, Ptosis)
Veranlassung geben. Eine weitere Lokalisation sind die Tumoren der Fossa pterygopalatina und der retroparotidealen Region, die mit einer speziellen neuroophthalmolo-
schen Symptomatik einhergehen. Dabei handelt es sich um Oberkiefer-, Siebbein- und
Nasen-Rachen-Geschwülste, ferner um Parotisgeschwülste, die im Wachstum auf diese
Gebiete übergreifen und über die Verbindungen zum N. trigeminus und dem N. abducens die Innervation des Auges in Mitleidenschaft ziehen.

Oberkiefergeschwülste. Geschwülste des Oberkiefers können im Frühstadium, während
sie im wesentlichen noch auf die Kieferhöhle beschränkt sind, zu Störungen des 2. Trigeminusastes führen. Symptomatisch ist das *neuroradiologische Frühsymptom nach Piet-
rantoni*: Parästhesie und Neuralgie im 2. Trigeminusast, verbunden mit röntgenologi-
scher Verschattung der Kieferhöhle. Störungen des Augensympathikus werden dabei
nicht beschrieben.
Bei Einbruch in die Fossa pterygopalatina werden der 2. Trigeminusast, das Ganglion
pterygopalatinum und der N. abducens in Mitleidenschaft gezogen. Auch kann der
N. abducens gelähmt sein. Symptomatisch besteht Anästhesie und heftige Neuralgie
des 2. Trigeminusastes, Tränenhyposekretion und gegebenenfalls Abduzenslähmung, die
jedoch beim Geschwulsteinbruch vom Oberkiefer in die Fossa pterygopalatina keineswegs konstant ist und meist fehlt.
Dehnt sich die Geschwulst von den seitlichen Partien des Oberkiefers bis in den retroparotidealen Raum aus, so kommt es zu Störungen sämtlicher 3 Augenmuskelnerven
und des Augensympathikus. Kennzeichnend ist das *Villaret-Syndrom*: Enopthalmus
und partielle oder totale Ophthalmoplegie. Da die Geschwulst in derart fortgeschritten
Fällen jedoch nicht so eng auf eine Region begrenzt ist, sieht man in Kombination mit
dem Villaret-Syndrom oft heftige Neuralgien im 2. Trigeminus bestehen.
Es sei in diesem Zusammenhang auch darauf hingewiesen, daß die Parotisgeschwülste
und zwar namentlich die sogenannten *Eisberg*-Geschwülste im inneren Drüsenanteil

der Parotis das Syndrom nach Villaret auslösen können. Handelt es sich um maligne Geschwülste, so besteht oft zugleich Fazialislähmung in allen 3 Ästen.

Siebbeingeschwülste. Wie wir schon mehrfach ausführten, sind es die Geschwülste der hinteren Siebbeinzellen und der Keilbeinhöhle, die mit einer speziellen Augensymptomatik einhergehen. Die Geschwülste des vorderen und mittleren Siebbeins, zu denen auch die maxillo-ethmoidalen Tumoren und die Tumoren der inneren Nase rechnen, führen neben entsprechenden Verdrängungen des Bulbus zu Störungen der ableitenden Tränenwege.

Die Tumoren des hinteren Siebbeins und Keilbeins erreichen die Nn. oculomotorius, trochlearis, trigeminus und abducens an der Schädelbasis parasellär. Einbezogen werden der N. ophthalmicus und der Augensympathikus, und es ergibt sich das *paratrigeminale Syndrom des Augensympathicus* nach Raeder, das wir schon bei den Petrosumprozessen kennenlernten: Horner-Lähmung, heftiger retrobulbärer Schmerz, Trigeminusneuralgie und Lähmung sämtlicher Augenmuskelnerven. Dazu treten unter Umständen noch andere Hirnnerven, doch kommt es bei den Tumoren der hinteren Siebbeinzellen und der Keilbeinhöhle meist nicht zu einer solchen Ausdehnung an der Schädelbasis. Das ist vielmehr typisch für die nachfolgend behandelten Nasen-Rachen-Tumoren.

Nasen-Rachen-Tumoren. Sie dehnen sich vom Epipharynx in verschiedenen Richtungen aus: einmal dem Tubenverlauf folgend in die Fossa pterygopalatina, sodann aber auch unter Durchwachsen des Keilbeinkörpers in die paraselläre Region, übergreifend auf die Felsenbeinpyramide, so daß umfangreiche Zerstörungen in der Mitte der Schädelbasis mit Einbruch in die mittlere Schädelgrube und die Sella zustande kommen. Durch Geschwulsteinbruch in die Orbita entwickelt sich ein Exophthalmus, im Bereich der Sella werden die Nn. opticus, oculomotorius, trochlearis, trigeminus und abducens geschädigt; hinzu treten unter Umständen noch Störungen des N. statoacusticus, was jedoch bei den Nasen-Rachen-Geschwülsten ausgesprochen selten der Fall ist (Abb. 277). Dagegen tritt durch Zerstörung der Sella turcica verhältnismäßig oft noch beiderseitige Erblindung ein, bevor die Patienten an ihrem Leiden zugrunde gehen. Eine ausgeprägte ophthalmoneurologische Symptomatik findet sich bei Nasen-Rachen-Geschwülsten nach Godfredsen und Ledermann in 36% der Fälle.

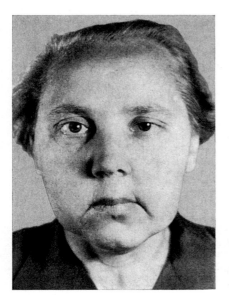

Abb. 277. Nasenrachenmalignom mit Protrusio, Amaurose und Lähmung einzelner Augenmuskelnerven rechts sowie Halbseitenkopfschmerz rechts infolge Mitbeteiligung des N. trigeminus

Symptomatisch ist wenigstens zum Teil das *Syndrom nach Garcin*: Homolaterale Riechstörung, Optikusatrophie, Lähmung aller drei Augenmuskelnerven und Kaumuskelstörung, während die zu diesem Syndrom gehörenden weiteren Erscheinungen der Taubheit, Gleichgewichtsstörung, Fazialislähmung, Geschmacksstörungen und Lähmung des
IX., X., XI. und XII. Hirnnerven bei den Nasen-Rachen-Geschwülsten in der Regel
fehlen. Die Patienten leiden an heftigster Trigeminusneuralgie; die Augensymptomatik
prägt sich in einem Exophthalmus mit gerader Vortreibung des Bulbus, verbunden mit
Ophthalmoplegie und Optikusatrophie, aus, wobei bevorzugt der N. abducens beteiligt
ist. Ganz beschreibt das Kavernosussyndrom als typisch bei Nasen-Rachen-Geschwülsten (Oroskovic u. Mitarb. 1968).

18.4. Kavernosusthrombose

Obwohl in den vorhergehenden Abschnitten unseres Kapitels schon wiederholt die
Kavernosusthrombose berührt wurde, soll das Krankheitsbild an dieser Stelle zusam-
mengefaßt besprochen werden.
Die Kavernosusthrombose entsteht am häufigsten faziogen von Gesichtsvenenthrombosen, ferner orbitogen von Lidrandabszessen (Hordeola), des weiteren pharyngogen
über den Plexus venosus pterygoideus und seine Verbindungen mit den Venen der
Orbita, rhinogen bei der seltenen Keilbeinosteomyelitis und schließlich otogen von einer
Thrombose des Sinus sigmoideus und transversus über die Blutleiter des Felsenbeins.
Infolge der engen anatomischen Beziehungen des Sinus cavernosus zu den Augennerven
werden alle Augenmuskelnerven in Mitleidenschaft gezogen. Auch der Optikus ist gefährdet. Hinzu kommt ferner eine Schädigung des Trigeminus. Die gesamte Symptomatik der Augenmuskellähmungen mit bevorzugter Beteiligung des Abduzens, Exophthalmus, Optikusatrophie und temporofaziale Neuralgien wird zusammengefaßt
als Kavernosussyndrom.
Das klinische Bild der Kavernosusthrombose ist jedoch gekennzeichnet durch eine
mächtig entwickelte Orbitalphlegmone, zunächst auf dem Auge der betreffenden Seite,
von der die Erkrankung ihren Ausgang nahm, dann meist auch auf dem anderen Auge
durch retrograde Thrombose der Venen der anderen Orbita. Das Bild wird vervoll-
ständigt durch eine universelle eitrige Meningitis. Die Kavernosusthrombose hat deshalb eine durchaus ernste Prognose, die sich unter dem Einfluß der Antibiotika allerdings eindeutig gebessert hat. Die soeben beschriebene ophthalmoneurologische Symptomatik geht meist in der Orbitalphlegmone und Meningitis weitgehend unter, sie begegnet einem jedoch in ausgeprägter Form zuweilen bei einer verhältnismäßig blanden
Kavernosusthrombose, besonders bei Schädelbasisfrakturen. Neuere Literatur über die
Hirnnervensymptomatik der Gefäßerkrankungen der Schädelbasis bei Gillingham u.
Mitarb. (1971).

18.5. Intratemporäre Fazialislähmung

Der N. facialis hat vom Ganglion geniculi im Innenohr über den N. petrosus superficialis major und das Ganglion pterygopalatinum Beziehungen zum Trigeminus und
auf diesem Wege zur sympathischen und parasympathischen Innervation des Auges.
Bei Schädigung des N. facialis in seinem Verlauf im Schläfenbein findet sich ein mehr
oder minder ausgeprägter Lagophthalmus, auch verbunden mit Störung der Tränensekretion, der geradezu eine lokalisatorische Bedeutung hat. Bei der intratemporalen
Fazialislähmung findet sich nach Cawthorne in 92% der Fälle Lagophthalmus.

18.6.   Neuronitis stato-acustica

Bei der Neuronitis stato-acustica, die vorwiegend auf toxische Schädigungen zurückzuführen ist, beruht die Augensymptomatik auf einer Polyneuritis zahlreicher Hirnnerven. Symptomatisch ist neben Taubheit, Gleichgewichtsstörungen, Fazialislähmung und Geschmacksstörungen das *Gaza-Syndrom*: Homolaterale Riechstörung, Optikusatrophie, Lähmung aller drei Augenmuskelnerven, Sensibilitätsstörungen im Gesicht und Kaumuskelstörung. Man begegnet jedoch bei der Neuronitis statoacustica verhältnismäßig selten einer so ausgedehnten Hirnnervenbeteiligung.

ZENTRALNERVENSYSTEM

19. Untersuchungsmethoden

19.1. Elektroenzephalographie

Allgemeines

Im Nachfolgenden sind die elektroenzephalographischen Veränderungen nur derjenigen Krankheitsbilder behandelt, bei denen es zu einer unmittelbaren Schädigung im Verlauf der Sehbahn kommt.

Es gibt grundsätzlich zwei Aussagemöglichkeiten im EEG: den Nachweis einer allgemeinen oder einer Herdstörung.

Liegt eine Herdstörung vor, so wird diese im allgemeinen als um so schwerer anzusehen sein, je langsamere Frequenzen den Herd bilden; dies trifft insbesondere auf den sog. Wellenherd zu. Wir kennen jedoch noch eine ganze Reihe anderer Herdzeichen, bei denen wieder andere Kriterien für den Schweregrad verantwortlich sind. Zeigt das Hirnpotentialbild mehr oder weniger starke Allgemeinveränderungen, so spricht man auch von leichter bis schwerer allgemeiner Dysregulation der Hirnpotentialtätigkeit; auch hier wird der Schweregrad am Anteil der langsamen Frequenzen gemessen. Es kann demnach vorkommen, daß ein allgemein schwer verändertes Hirnpotentialbild eine Herdstörung überdeckt. Die mehr oder minder schnelle Abnahme der langsamen Frequenzen vom Herd nach der Umgebung zu kann ebenso als lokalisatorischer Hinweis verwertet werden wie die örtliche Betonung von langsamen Frequenzen in einem allgemein veränderten Bild. Beim Vorliegen von Spitzenpotentialen müssen diese genauso ihre diagnostische Verwertung erfahren wie die große Reihe von anderen Auswertkriterien.

Arachnoiditis opticochiasmatica

Bei diesem Krankheitsbild kann bei relativ frühzeitig gestellter Diagnose eine operative Intervention und entsprechende Nachbehandlung eine Restitutio ad integrum erbringen. Leider zeigt hier das Elektroenzephalogramm direkt keine sehr instruktiven Hinweise, da es meist als normal anzusehen ist. Mitunter finden sich in den vorderen Hirnregionen beiderseits leichte Dysregulationserscheinungen, die als Ausdruck der basal abgelaufenen Entzündung angesehen werden können. Der sehr oft zu findende negative EEG-Befund kann jedoch bei der Verdachtsdiagnose auf eine Arachnoiditis opticochiasmatica den indirekten Hinweis geben, daß mit großer Wahrscheinlichkeit die Hirnpotentialaktivität als normal anzusehen ist und somit z. B. ein andersartiger zerebraler raumbeengender Prozeß oder eine floride Entzündung, die sehr oft erhebliche EEG-Veränderungen verursachen, unwahrscheinlich ist.

Optikusgliom

Auch bei dieser Erkrankung ist vom Hirnpotentialbild her eine sichere Unterstützung bei der Diagnosefindung nicht zu erwarten. Dies ist bei Betrachtung der anatomischen Verhältnisse auch verständlich, es sei denn, es handelt sich um einen schon so weit fortgeschrittenen Prozeß, daß er als eindeutig raumbeengend angesehen werden muß.

Hypophysentumoren

Beim Hypophysentumor gibt das Elektroenzephalogramm wertvolle Hilfe sowohl ortsdiagnostisch als auch hinsichtlich des Allgemeinzustandes des Hirns. Bei dieser Tumorart ist die Größenentwicklung von besonderer Wichtigkeit für das EEG. Handelt es sich um einen rein intrasellären Prozeß, so werden im EEG sichere pathologische Veränderungen meist vermißt; gelegentlich finden sich leichte allgemeine Dysregulationserscheinungen über den vorderen Hirnbereichen beiderseits. Handelt es sich dagegen um einen sich nach suprasellär entwickelnden Tumor, so kann bei entsprechender Ausdehnung eine für eine Schädigung im suprasellären bzw. Zwischenhirnraum sehr typische 7/s-Aktivität gefunden werden. Etwa gleiche Veränderungen finden wir bei den sich zusätzlich nach retrosellär entwickelnden Tumoren, wobei hier im EEG-Kurvenbild noch beiderseits temporal Hinweise vorhanden sein können. Auf sich nach parasellär ausdehnende Hypophysentumoren können einseitige mehr oder weniger stark ausgeprägte fronto-temporale Herdstörungen hinweisen.
Kommt es bei einer der genannten Tumorarten zu einer Gefäßirritation, z. B. der A. carotis interna, so werden entsprechend der Stärke der Gefäßveränderungen meist herdförmige Veränderungen in dem betroffenen Versorgungsgebiet beobachtet.
Insgesamt kann somit gesagt werden, daß bei den Hypophysentumoren je nach ihrer Größe und Ausdehnung von seiten des EEG lokalisatorische Richtungshinweise gegeben werden können.
Was nun die allgemeinen Störungen betrifft, so geben sie je nach vorhandenem Schweregrad Auskunft über den derzeitigen allgemeinen Funktionszustand des Gehirns und können dadurch eine große Rolle für das operative Vorgehen und die Prognose spielen.

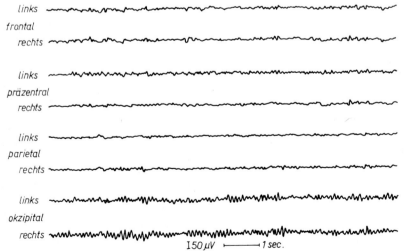

Abb. 278. Elektroenzephalogramm in unipolarer Schaltung zum linken Ohr eines 34jährigen Patienten mit einem intrasellären chromophoben Hypophysenadenom. Leichte Dysregulation über den vorderen Hirnbereichen

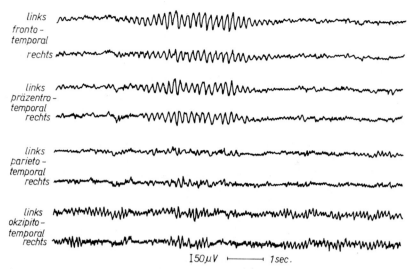

links
fronto-
temporal

rechts

links
präzentro-
temporal
rechts

links
parieto-
temporal
rechts

links
okzipito-
temporal
rechts

$I50\mu V$ $\longmapsto$ $1sec.$

Abb. 279. Elektroenzephalogramm in bipolarer-temporaler Schaltung eines 23jährigen Patienten mit einem intra- und suprasellär sich entwickelnden Hämangiom. Typische 6–7/Sekunden-Aktivität fronto-präzentral beiderseits

Tuberculum-sellae-Meningeom

Auch hier ist für den Nachweis von EEG-Veränderungen die Größe des Prozesses sehr entscheidend. Im allgemeinen ist jedoch die diagnostische Aussagekraft bei diesen Prozessen gering, es sei denn, es ist zu einer Gefäßirritation und somit zu sekundären Schädigungen gekommen.

Temporale und okzipitale Tumoren

Bei den temporalen und okzipitalen Tumoren werden die EEG-Veränderungen sowohl durch die Größe als auch durch die Art des Prozesses geprägt. Ein schnellwachsender Tumor, wie z. B. ein Glioblastoma multiforme, wird neben der Herdstörung meist auch schwere allgemeine Störungen aufweisen, während ein langsam wachsender Prozeß, wie z. B. das Meningiom oder Oligodendrogliom, zumindest in den ersten Stadien geringe Allgemeinveränderungen hervorruft. Weiterhin ist wichtig zu wissen, daß die temporale Hirnregion sehr „anfällig" für irgendwelche Schädigungen ist und somit auch entsprechend stärker reagiert. Handelt es sich um einen Hirnabszeß in den erwähnten Gebieten, so können nach dem EEG außer der Orts- und Artdiagnose auch Hinweise über den Zustand der Kapselbildung gegeben werden (Abb. 280 u. 281).

Krankheitsbilder nicht raumbeengender Natur

Aus der großen Zahl dieser Krankheitsbilder seien nur über einige stichwortartige Bemerkungen gemacht. Die entzündlichen und vasalen Hirnerkrankungen werden hauptsächlich allgemeine Störungen verursachen, wenn sie nicht bestimmte Gebiete bevorzugt betreffen. Aufgrund bestimmter Wellenformen können bei diesen Erkrankungen außer orts- auch artdiagnostische Hinweise gegeben werden

Bei den *Hirntraumen* ist das EEG sowohl während der akuten Phase als auch in der

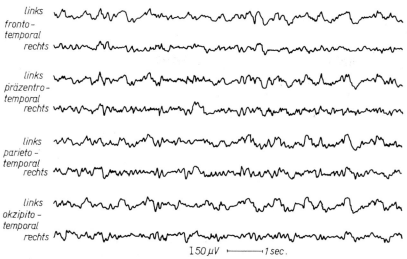

links
fronto-
temporal
rechts

links
präzentro-
temporal
rechts

links
parieto-
temporal
rechts

links
okzipito-
temporal
rechts

150 μV ⊢———⊣ 1 sec.

Abb. 280. Elektroenzephalogramm in bipolarer-temporaler Schaltung eines 32jährigen Patienten mit einem ausgeprägten Oligodendrogliom des linken Schläfenlappens. Theta-Delta-Mischfokus über den linksseitigen Ableitungsbereichen

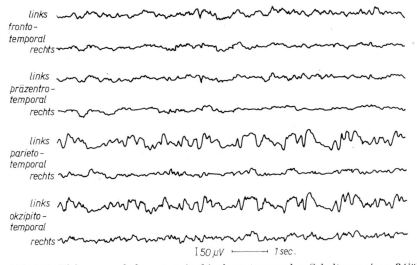

links
fronto-
temporal
rechts

links
präzentro-
temporal
rechts

links
parieto-
temporal
rechts

links
okzipito-
temporal
rechts

150 μV ⊢———⊣ 1 sec.

Abb. 281. Elektroenzephalogramm in bipolarer-temporaler Schaltung eines 34jährigen Patienten mit einem kinderfaustgroßen Spongioblastom links parieto-okzipital. Theta-Delta-Mischfokus über den hinteren linksseitigen Ableitungsbereichen

Nachbeobachtungszeit sehr wichtig. Es kann so z. B. zwischen reversiblen und irreversiblen Schädigungen unterschieden werden; aber auch der Nachweis einer konstitutionellen Schädigung nach Abklingen der klinischen Erscheinungen ist nicht selten zu erbringen, ein insbesondere für die Gutachtertätigkeit wichtiges Phänomen.

Die *zerebralen Anfallsleiden* sind ebenso wie die akuten und chronischen Intoxikationen eine weitere Domäne des EEG. Auch hier ist die Aussagemöglichkeit sehr oft von entscheidender Bedeutung.

Schlußbemerkungen

Das EEG ist eine völlig ungefährliche, unbegrenzt wiederholbare, den Patienten in keiner Weise belastende diagnostische Methode. Es kann aber nur eine Aussage über den augenblicklichen elektrobiologischen Funktionszustand des Hirns liefern; um klinisch-diagnostisch verwertbare Ergebnisse abzuleiten, bedarf es immer der Vorlage zumindest der anamnestischen Erhebungen und des klinischen Befundes.

19.2. Ophthalmodynamometrie

19.2.1. Prinzip

Schon seit mehr als 100 Jahren ist die Möglichkeit bekannt, eine Blutdruckmessung am Auge durchzuführen. Mit der Dynamometrie wird jedoch nicht der Blutdruck in der A. centralis retinae, sondern in der A. ophthalmica bestimmt. Die Lokalisation der *Meßstelle* läßt sich anatomisch nicht genau definieren; sie befindet sich aber in jedem Fall zwischen dem Ursprung der A. ophthalmica aus der A. carotis interna und dem Ursprung der A. centralis retinae aus der A. ophthalmica. Die Herzleistung, der Strömungswiderstand in den Arterien zwischen dem Herzen und dem Meßbereich in der A. ophthalmica sowie der periphere Widerstand beeinflussen entscheidend die Höhe des ermittelten Blutdrucks, während der Strömungswiderstand der retinalen und orbitalen Gefäße für die Messung relativ bedeutungslos ist und demzufolge eine Beurteilung des retinalen Kreislaufs nicht gestattet. Durch Vergleich des Blutdrucks in der A. ophthalmica und der A. brachialis werden relativ zuverlässige Aussagen über den Zustand des Blutkreislaufs im Karotisgebiet erhalten.

19.2.2. Methodik

Die Bestimmung des diastolischen und systolischen Blutdrucks in der A. ophthalmica basiert auf dem Prinzip der indirekten Druckmessung, indem die Tension des Auges so lange erhöht wird, bis sie den Ophthalmikablutdruck gerade überschreitet und schließlich die arterielle Blutzufuhr in das Auge völlig unterbindet. Hierzu wurden Instrumente entwickelt, die eine *Bulbuskompression* durch Feder-, Wasser- oder Gewichtsdruck erzielen. Eine andere Möglichkeit besteht darin, den intraokularen Druck durch eine auf das Auge aufgesetzte Saugglocke, mit deren Hilfe der atmosphärische Druck variiert werden kann, zu beeinflussen. Große Verbreitung hat infolge seiner relativ einfachen Handhabung und Konstruktion das Metallstempeldynamometer mit Federdruck gefunden (Abb. 282). Die Maßangaben erfolgen hierbei in Gramm Federspannung und müssen in die entsprechenden Blutdruckwerte umgerechnet werden, wozu

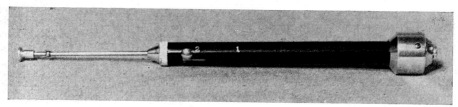

Abb. 282. Dynamometer nach H. K. Müller

verschiedene Eichkurven existieren. Korrekturen der Normaleichkurve sind bei sehr großen und sehr kleinen Augen erforderlich. Eine direkte Ablesung des Blutdrucks erlaubt das Angiotonometer nach Baurmann; seine Werte liegen aber gegenüber dem Federdruckdynamometer im Durchschnitt um das 1,23fache höher. Auf dem Saugglockenverfahren beruhen neuere Dynamometer von japanischen, amerikanischen und deutschsprachigen Autoren; gegenüber der Impressionsdynamometrie zeichnen diese sich durch weitere Vereinfachung der technischen Handhabung und geringere Fehlermöglichkeiten aus.

Untersuchungsgang nach Weigelin u. Lobstein (1962): Zur Dynamometrie sind 2–3 Untersucher erforderlich, ferner ein Federdruckdynamometer, ein Blutdruckapparat nach Riva-Rocci und ein Impressionstonometer nach Schiötz bzw. ein Applanationstonometer. Der Blutdruck wird monolateral oder bei seitendifferenten Ophthalmikablutdruck an beiden Oberarmen jeweils vor und nach der Bulbuskompression bestimmt, wobei mit Hilfe eines Armbandstethoskops die Korotkoffschen Gefäßtöne in der Ellenbeuge immer an derselben Stelle abgehört werden. Die Untersuchung wird an beiden Augen ausgeführt; 5–10 Minuten nach der Probedynamometrie erfolgt die eigentliche Ruhewertbestimmung.

Nach medikamentöser Mydriasis und Anästhesierung der Binde- und Hornhaut wird der intraokulare Druck mit einem Tonometer gemessen. Anschließend komprimiert ein Untersucher das Auge von temporal durch das senkrecht aufgesetzte Federdruckdynamometer; ein zweiter beobachtet mit dem elektrischen Augenspiegel die Pulsationsphänomene der A. centralis retinae. Der erste, ganz kurze Kollaps der Zentralarterie entspricht dem diastolischen oder minimalen Ophthalmikablutdruck. Der intraokulare Druck hat in diesem Moment den diastolischen Blutdruck soeben überschritten. Die Messung wird so lange wiederholt, bis die Resultate relativ konstant sind (Differenz nicht größer als 2 Skalenteilstriche). Durch weitere rasche Bulbuskompression wird die arterielle Blutzufuhr in das Auge völlig zum Erliegen gebracht, was sich in dem leicht zu beobachtenden Totalkollaps der Zentralarterie erkennen läßt. Als Kriterium für den systolischen oder maximalen Ophthalmikablutdruck wird das Einströmen der ersten systolischen Blutwelle in die Äste der Zentralarterie bei langsamer Reduzierung der Dynamometerbelastung angesehen. Der Beobachter läßt das Wiederauftreten der ersten Pulsation anhand der Meßskala registrieren.

Zur Feststellung von Störungen des Karotiskreislaufs muß zunächst das Verhältnis des Blutdrucks in der A. ophthalmica und der A. brachialis beurteilt werden. Die durch die Dynamometrie erhaltenen Meßresultate werden mit den aus einer Tabelle ersichtlichen Soll- oder Normwerten verglichen und weisen bei Differenzen von mehr als ±9 mm Hg auf eine Gefäßstörung hin. Dasselbe ist anzunehmen, wenn Unterschiede von mehr als 7 mm Hg zwischen beiden Augen vorliegen.

Im allgemeinen ist der Blutdruck in der A. brachialis etwa doppelt so hoch wie in der A. ophthalmica, wenn auch verschiedene Autoren feste Proportionen negieren und zweifellos Faktoren wie der Augenbinnendruck und Blutdruckschwankungen in der A. brachialis eine Rolle spielen dürften. Für die Auswertung hat es sich als nützlich erwiesen, nicht der diastolische und systolische Blutdruck, sondern der *Mitteldruck* zugrunde gelegt wird. Dieser entspricht der Summe aus diastolischem Blutdruck und 42% Blutdruckamplitude.

Wenn der Mitteldruck der A. ophthalmica um mehr als 9 mm Hg gegenüber den Normwerten differiert, schließt sich die *Lokalisationsdiagnose* zur Ermittlung der Gefäßstörung an. Hierbei wird mit Hilfe einer relativ komplizierten Berechnung die pulsatorische Radiusänderung der Karotis analysiert. Die normalen Werte liegen zwischen 1,10 und 1,15; Werte darunter weisen auf Gefäßwandveränderungen in den großen Arterien (Karotiden) hin, Werte darüber auf periphere Kreislaufstörungen.

Sofern man die Mitteldruckabweichung und die Differenz zwischen dem Sollwert des diastolischen Ophthalmikablutdrucks vom tatsächlichen Meßresultat bestimmt, ist das Ergebnis direkt aus entsprechenden Tabellen zu entnehmen. Voraussetzung dafür ist, daß der Patient eine normale Blutviskosität hat, seine Herzreaktion regelmäßig ist sowie Hirn- und Augeninnendruck innerhalb normaler Grenzen liegen.

19.2.3. Ophthalmodynamographie

Gegenüber der konventionellen Ophthalmodynamometrie besitzt die von H. Hager entwickelte Ophthalmodynamographie verschiedene Vorteile; sie bestehen in einem graphischen Festhalten der Meßresultate, synchroner Registrierung des Ophthalmika- und Brachialisblutdrucks sowie einfacherer Bedienung durch nur einen Untersucher, wobei die Messungen auch bei schlechtem Einblick auf den Fundus, während Operationen und bei bewußtlosen Patienten möglich sind. Gewisse Unsicherheitsfaktoren, die einmal in der Methodik, andererseits in dem alterierten Gefäßsystem liegen, können aber die Zuverlässigkeit der dynamographisch gewonnenen Resultate beeinträchtigen. Es ist deshalb wünschenswert, daß beide Untersuchungsarten am gleichen Patienten durchgeführt werden, da sie sich gegenseitig ergänzen und für ihre Anwendung die gleichen Indikationsgebiete in Frage kommen.

Die Ophthalmodynamographie basiert auf dem Prinzip der Pulsoszillographie, wobei eine Pulsabnahmekammer auf dem Orbitarand fixiert und durch Erhöhung des Luftdrucks in dieser Kapsel der Bulbusorbitalpuls registriert wird. Aus den gewonnenen Kurven lassen sich der Blutdruck der A. ophthalmica sowie ihr Pulsationsvolumen ablesen. Durch Kombination mit anderen Pulsabnahmen ist eine Beurteilung der Pulswellengeschwindigkeit in der A. carotis interna und in anderen Körperregionen möglich. Darüber hinaus erlaubt das Gerät eine gleichzeitige Registrierung der Atem- und Pulsfrequenz, des Elektrokardiogramms sowie von Wirbel- und Stenosegeräuschen mit Hilfe eines Luftschallmikrofons. Die Spitze des Orbitaltrichters gilt als Meßort und befindet sich etwa 7–8 mm vom Karotissiphon entfernt. Zur Messung wird ein Infraton-Ophthalmodynamograph nach Hager-Otto (Modell ODG 220 oder ODG 330) am bequem sitzenden oder liegenden Patienten verwendet.

Die dynamographisch bestimmten *Normalwerte des Mitteldrucks* in der A. ophthalmica und A. brachialis sollen nicht differieren. Die normale Korrelation wird jedoch sehr unterschiedlich angegeben.
Die normalen Werte für das Pulsationsvolumen schwanken etwa zwischen 25 und 200 mm³.
Die dynamometrischen Informationen der Dynamographie sind z. T. noch recht umstritten; von verschiedenen Untersuchern werden die Druckresultate als zu hoch angesehen, wobei der Einfluß des orbitalen Muskeltonus unterschiedlich beurteilt wird. Deshalb sind zerebrovaskuläre Widerstandsänderungen besser mit der Ophthalmodynamometrie als mit der Ophthalmodynamographie zu erfassen. Für die Analyse des zephalen Kreislaufs besitzt das letztere Verfahren infolge der Möglichkeit einer exakten Volumenkalibration aber besondere Bedeutung. Liegt der Quotient des Pulsationsvolumens unter 0,66 und über 1,32, dann sind mit großer Wahrscheinlichkeit pathologische Verhältnisse anzunehmen.
Eine umfassende Darstellung der geschilderten Untersuchungsmethoden wurde in letzter Zeit von W.-D. Ulrich (1976) publiziert.

19.2.4. Neuroophthalmologische Anwendungsgebiete

Karotisobliterationen. Die Diagnostik der Karotisthrombosen und -stenosen ist durch beide Untersuchungsverfahren wesentlich bereichert worden, auch wenn diese nicht absolut zuverlässig die Differentialdiagnose beider Erkrankungen erlauben. In Abhängigkeit von Ausmaß und Lokalisation der Gefäßstörung können unterschiedliche Resultate zustande kommen. Eine Kombination beider Methoden erhöht aber die richtige Diagnosestellung nicht unwesentlich.
Bei *einseitigen Karotisverschlüssen* ist der dynamometrisch bestimmte Ophthalmikablutdruck auf der betroffenen Seite diskordant vermindert. Die Seitendifferenzen sind zurückzuführen auf einen differenten Augeninnendruck, Aneurysmen, Störungen in

Tabelle 16. Resultate der Dynamometrie und Dynamographie bei Karotisverschlüssen (nach Bettelheim 1969)

PV = Pulsationsvolumen; P = Ophthalmikablutdruck

	Dynamometrie	Dynamographie	
	P	P	PV
Thrombose der A. carotis mit Kollateralkreislauf über den Circulus arteriosus Willisii	reduziert oder normal	reduziert oder normal	reduziert
Thrombose der A. carotis mit Kollateralkreislauf via A. carotis externa – A. ophthalmica	reduziert	normal	normal

der A. carotis communis, der A. carotis interna, auf Störungen im Anfangsteil der A. ophthalmica sowie in der A. centralis retinae. Betragen sie mehr als 20%, liegt mit großer Wahrscheinlichkeit ein Karotisverschluß vor. In Verdachtsfällen erhöht sich durch eine Karotiskompression das positive Resultat auf 90%. Bei normalen Druckwerten ist anzunehmen, daß die Stenose nicht mehr als 50% des Gefäßlumens einnimmt oder diese durch einen entsprechenden Kollateralkreislauf kompensiert ist.

Die dynamographisch bestimmten Ophthalmikablutdruckwerte sind nicht so repräsentativ; sie sind entweder reduziert oder normal. Dagegen ist die Reduzierung des Pulsationsvolumens auf der Verschlußseite als wichtiger Hinweis zu werten, vor allem dann, wenn die dynamometrischen Meßresultate seitengleich und konkordant ausfallen. Als Ursache für diese Diskrepanz wird der Umweg der Pulswelle über den Kollateralkreislauf angeführt.

Bilaterale Karotisverschlüsse haben erniedrigte dynamometrische Druckwerte und stark reduzierte Amplituden im Dynamogramm zur Folge. Letztere sind auffallend erniedrigt bei den sehr seltenen Verschlüssen der A. carotis communis. Widersprüchliche und atypische Ergebnisse sind aber nicht selten, so daß schon der positive Befund des einen oder anderen Untersuchungsverfahrens wichtige Kriterien für die Diagnose liefert (Tab. 16).

Differentialdiagnostisch ist das Aortenbogensyndrom (pulseless disease) auszuschließen, wo sich ebenfalls bilateral maximal niedrige Amplituden und stark reduzierte dynamometrische Werte finden. Infolge des fehlenden Pulses ist der Oberarmblutdruck nicht meßbar; die Zentralarterie kollabiert nach minimaler Dynamometerbelastung.

Intrakranielle Aneurysmen und Angiome. Bei Karotisaneurysmen finden sich nur in einem geringen Prozentsatz Seitendifferenzen mit erniedrigtem Ophthalmikablutdruck. Die Bedeutung beider Verfahren liegt hier mit Ausnahme des arteriovenösen Aneurysmas des Sinus cavernosus vor allem auf prognostischem Gebiet. Sie ermöglichen die Beurteilung der Frage, ob eine Karotisligatur toleriert wird.

Intrakranielle und periphere Kreislaufstörungen. Hierzu zählen u. a. Erkrankungen wie Hypertonie, vasomotorischer Kopfschmerz, Zerebralsklerose, Thrombangitis obliterans und posttraumatische Enzephalopathie. Bei Anwendung vasoaktiver Reize (Lageänderung, Kältetest) oder verschiedener Pharmaka und gleichzeitiger Durchführung der einen oder anderen Untersuchungsart (*„funktionelle Dynamometrie"*) lassen sich diese Störungen mehr oder minder gut erfassen. Die funktionelle Dynamometrie liefert besonders beim vasomotorischen Kopfschmerz und bei Migräne wertvolle Resultate. Durch „Therapietests" kann geklärt werden, welche Medikamente zur Behandlung in Frage kommen.

Arterielle Durchblutungsstörungen des Auges und der Orbita. Die Ergebnisse beider Methoden müssen als Hilfsbefunde im Rahmen des gesamten Krankheitsbildes interpretiert werden. Sie unterstützen aber nicht unwesentlich die Differentialdiagnose bei ophthalmoskopisch scheinbar gleichen ischämischen Prozessen, die durch eine Sklerose der Orbitagefäße und der A. ophthalmica oder durch eine Arteriitis temporalis entstehen. Besonders wertvolle Informationen vermittelt die Ophthalmodynamographie. Tabelle 17 gibt Aufschluß über die zu erwartenden Werte. Die z. T. widersprüchlichen dynamometrischen Resultate bei Zentralarterienverschlüssen sollen nach Ansicht verschiedener Autoren einen Hinweis auf den Sitz des Verschlusses geben.

Sonstige Erkrankungen. Zur Diagnostik intrakranieller Drucksteigerung sind beide Verfahren in den meisten Fällen ungeeignet, da sie unzuverlässige und widersprüchliche Befunde vermitteln. Dagegen lassen sich in der Mehrzahl der Fälle bei schweren *Schädel-Hirn-Traumen* innerhalb der ersten Tage und Wochen erhöhte Ophthalmikadruckwerte nachweisen. Einseitige Kontusionsschädigungen haben auf der Herdseite einen erhöhten Druck und eine meist erhöhte Pulswellengeschwindigkeit zur Folge. *Gutachterliche Bedeutung* hat im Spätstadium der Verletzung die Beobachtung, daß eine Reduzierung des Ophthalmikablutdrucks eintritt, die zuweilen erst während einer Stehbelastung eruiert werden kann.
Erhöhte Werte kommen ferner bei generalisierten zerebralen Krampfanfällen (Elektroschock) vor; die Pulsationsvolumina steigen erheblich an.
Weitere Einzelheiten zur neuroophthalmologischen Kreislaufdiagnostik sind den Publikationen von Strik (1980) sowie Ch. Ulrich u. Mitarb. (1980) zu entnehmen.

Tabelle 17. Differentialdiagnose zwischen sklerotischen und arteiitischen Prozessen der orbitalen Gefäße mit Hilfe der Dynamometrie und Dynamoraphie (nach Bettelheim 1969)
PV = Pulsationsvolumen; P = Ophthalmikablutdruck

	Dynamometrie	Dynamographie	
	P	P	PV
Sklerose			
a) Sklerose der orbitalen Gefäße	diskordant erhöht oder normal	„zephale Hypertonie"	hohe Amplituden
b) Isolierter sklerotischer Verschluß der A. ophthalmica	reduziert später wieder normal	reduziert	normal
Arteriitis temporalis			
a) Läsionen der orbitalen Endstrombahn und des Stammes der A. ophthalmica	reduziert	nicht ablesbar	maximal reduziert
b) Läsionen ausschließlich der orbitalen Endstrombahn, Stamm der A. ophthalmica intakt	normal	nicht ablesbar	maximal reduziert

19.3. Liquor cerebrospinalis

Die Entnahme des Liquors erfolgt mittels Lumbal- oder Subokzipitalpunktion mit mandrinführenden, dünnen Nadeln aus Spezialstahl. Die Wahl zwischen beiden Punktionsorten wird in erster Linie vom klinischen Befund und der Fragestellung bestimmt. Leichter erlern- und ausführbar ist die Lumbalpunktion, hingegen ist bei der Subokzipitalpunktion seltener mit dem Auftreten postpunktioneller Beschwerden zu rechnen. Die Vornahme einer Punktion ist an die gegebene Einwilligung des Patienten sowie an eine aufgrund neurologischer Untersuchung gestellte Indikation gebunden.

In Fällen, bei denen mit einem raumfordernden intrakraniellen Prozeß zu rechnen ist, hat der Liquorentnahme eine ophthalmoskopische Untersuchung voraufzugehen. Bei vorliegender Stauungspapille ist Vorsicht geboten. Auch bei Verdacht auf Raumforderung in der hinteren Schädelgrube sollte man wegen der Gefahr einer Herniation der Kleinhirntonsillen mit einer Punktion sehr zurückhaltend sein.

Notwendig ist die Liquoruntersuchung zur Abklärung entzündlicher Nervenerkrankungen, insbesondere bei Verdacht auf Meningitis. Auch zur Sicherung einer Subarachnoidalblutung ist sie nicht zu entbehren. Zur Unterscheidung eines Hirninfarktes von einer intrakraniellen Blutung trägt sie jedoch nicht immer etwas bei. Ein pathologischer Liquorbefund kann bei einer Retrobulbärneuritis den einzigen Hinweis auf eine Enzephalomyelitis disseminata geben.

Wenn Liquor gewonnen wird, muß seine ordnungsgemäße Untersuchung gewährleistet sein. Auch sollte die entnommene Menge groß genug sein, um alle erforderlichen Untersuchungen durchführen zu können. Als obligatorisch gelten makroskopische Beurteilung des Liquors, Zellzählung und quantitative Bestimmung des Gesamteiweißgehaltes. Abhängig von den diagnostischen Erfordernissen des Einzelfalles und von der Leistungsfähigkeit des Liquorlabors werden Zelldifferenzierung, Differenzierung und quantitative Bestimmung der Liquorproteine, bakteriologische und andere Untersuchungen durchgeführt. Bei Wiederholung einer Liquorpunktion zu diagnostischen Zwecken ist zu beachten, daß postpunktionelle Veränderungen noch tagelang bestehen und das Ergebnis der wiederholten Untersuchung beeinflussen können.

Die makroskopische Beurteilung hat zu berücksichtigen, daß der Liquor normalerweise farblos und klar ist. Färbungen infolge Blutbeimengung oder Übertritt von Serumfarbstoffen (blutiger oder xanthochromer Liquor) sind ebenso wie Trübungen bei hohem Zell- und Eiweißgehalt von großer diagnostischer Bedeutung.

Die Unterscheidung von spontan und von iatrogen blutigem Liquor gelingt meist schon durch die einfache Beobachtung während der Entnahme. Der spontan blutige Liquor ist homogen, der iatrogen blutige weist ungleiche Blutbeimengungen auf, die im Verlauf der Punktion zudem geringer werden. In Zweifelsfällen läßt man den Liquor eine Weile stehen. Wenn die Erythrozyten sich abgesetzt haben und mit dem darüber stehenden farblosen Liquor die Benzidinprobe negativ ausfällt, dann liegt sicher keine spontane, diagnostisch relevante Blutung vor. Ist der Liquor xanthochrom, dann weist das auf eine mehr als 2 Stunden zurückliegende spontane Blutung hin. Blutiger Liquor ist für die weiteren Untersuchungen nur bedingt verwertbar. Auf eine Auszählung der weißen Blutzellen sollte man jedoch auch dann nicht verzichten.

Zur Zellzählung wird die Zählkammer nach Fuchs-Rosenthal benutzt. Die ganze, in Quadrate unterteilte Fläche wird ausgezählt. Der untersuchte Raum beträgt dann $3,2 \text{ mm}^3$, so daß die ermittelte Zellzahl durch 3 dividiert werden muß, um den Wert für 1 mm^3 zu erhalten. Üblich ist es jedoch, die Zellzahl in /3 anzugeben. Normalerweise enthält der Liquor nicht mehr als 10–12/3 Zellen. Zum Aufziehen und zum Mischen des Liquors mit einer Zählflüssigkeit sowie zum Einbringen in die Zählkammer dient eine Leukozytenpipette. Die Zellzählung soll möglichst gleich im Anschluß an die Punktion erfolgen. Eine Zelldifferenzierung ist grob schon in der Zählkammer möglich. Besser gelingt sie mit Hilfe des Sedimentierkammerverfahrens nach Sayk, das es erlaubt, die Mehrzahl der im Liquor enthaltenen Zellen schonend auf einem Objektträger zu fixieren und später dort anzufärben.

Zur quantitativen Eiweißbestimmung (normaler Gehalt 15–35 mg%) bieten sich mehrere Methoden an. Die früher meist benutzte volumetrische Methode nach Kafka ist heute zugunsten anderer, exakterer Verfahren verlassen worden. Das DAB 7 empfiehlt die Exton-Methode, bei welcher 0,5 ml Liquor in 2,5 ml Sulfosalizyl-Natriumsulfatlösung

gegeben werden und die eintretende Trübung nach 5 Minuten im Photometer aus-
zumessen ist.
Zur Feststellung von Verschiebungen im normalen Spektrum der verschiedenen Liquorproteine dienten früher die sogenannten Kolloidreaktionen (z. B. Mastix-Reaktion).
Heute wird dazu die Elektrophorese oder die immunchemische Bestimmung benutzt.
Dabei bemüht man sich, mit möglichst wenig Liquor auszukommen und bevorzugt
Mikromethoden. Da zwischen Serum- und Liquorproteinen gewisse Relationen bestehen,
sind gleichzeitige Serumuntersuchungen angezeigt. Auch Zucker- und Chloridbestim-
mungen im Liquor setzen, soweit sie überhaupt notwendig erscheinen, entsprechende
gleichzeitige Serumbestimmungen zu ihrer diagnostischen Bewertung voraus.
Liquoruntersuchungen sind ein Hilfsmittel der neurologischen Diagnostik. Fehlende
Liquorveränderungen erlauben nicht, eine Nervenerkrankung oder -schädigung auszuschließen. Pathologischen Liquorbefunden wiederum kommt keine nosologische Spezi-
fität zu. Ausnahmen sind nachgewiesene und identifizierte Tumorzellen, Bakterien und
Viren. Sonst gibt es nur Liquorsyndrome; diese stehen in gewisser Häufigkeitsbeziehung
zu klinischen Syndromen, kennzeichnen oft aber auch nur bestimmte Krankheitsstadien.
Die Bewertung von Liquorbefunden setzt die Kenntnis aller übrigen Befunde und des
bisherigen Krankheitsverlaufs voraus.

19.4.   Ultraschall

Grundlagen

In einem piezoelektrischen Kristall erzeugte Ultraschallimpulse durchdringen die Schädelkalotte und das Gehirn, ein geringer Teil wird an den verschiedenen anatomischen
Grenzflächen und Strukturen reflektiert. Die reflektierten Ultraschallwellen (Echos)
werden von dem im Impulsintervall als Empfänger arbeitenden piezoelektrischen Kristall in elektrische Impulse transferiert, verstärkt und auf einem Kathodenstrahloszillo-

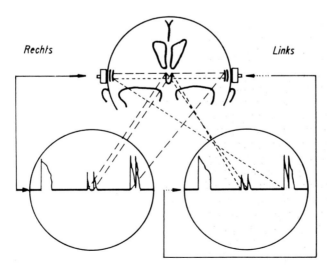

Abb. 283. Prinzip der Darstellung und des Ursprungsortes der Echoreflexionen. Von links nach rechts
Darstellung des Eingangsechos, des Mittelechos (hier als Doppelecho von den Wänden des 3. Ventrikels) und des Endechos

graphen dargestellt. Meist werden Schallköpfe von 2 MHz und 10–24 mm Durchmesser verwendet. Zur Ankopplung an die Haut sind Zwischenmedien erforderlich. Für die Routineuntersuchung des Schädels wird vorrangig die eindimensionale Methode (A-Scan) benutzt. Die zweidimensionale Methode (B-Scan), die eine Darstellung der reflektierenden Strukturen in der jeweiligen Schnittebene ergibt, wird wegen Ankopplungsschwierigkeiten meist nur am Säuglingskopf eingesetzt. Die Untersuchung ist für den Patienten völlig unschädlich. die benutzten A-Scan-Geräte sind meist transportabel.

Die Routineuntersuchung erfolgt in der bitemporalen Ebene, da hier symmetrische Hirnstrukturen senkrecht getroffen werden und deutliche, exakt interpretierbare Reflexionen ergeben. Grundlegende Ultraschallreflexionen werden von den Schädelweichteilen und vom Knochen (Eingangsecho), von Mittellinienstrukturen des Gehirns (Mittelecho) und von der Innenseite der gegenüberliegenden Kalottenhälfte erhalten (Endecho) (Abb. 283). Das Mittelecho kann durch folgende anatomische Strukturen hervorgerufen werden: Falx cerebri, Interhemisphärenspalt, Septum pellucidum, Corpus pineale und die Wände des dritten Ventrikels. Weitere Reflexionen können von den Wänden der Seitenventrikel und von pathologischen Strukturen und Grenzflächen erhalten werden.

Die Untersuchung in anderen Ebenen ist für spezielle Fragestellungen möglich. Intraoperativ kann die transdurale Echographie zur Ortung tiefgelegener Tumoren dienen.

Anwendung

Abweichungen des Mittelechos um mehr als 2 mm von der Mittellinie des Schädels sind pathologisch und weisen auf eine intrakranielle Massenverschiebung in der Frontalebene hin. Bei einseitigen raumfordernden Großhirnprozessen werden die das Mittelecho ergebenden Strukturen der Mittellinie zur Gegenseite verlagert (Abb. 284).Das Ausmaß dieser Verlagerung hängt außer von der Größe der Raumforderung auch von der Prozeßlokalisation ab. Sie ist am größten bei temporaler, am geringsten bei okzipitaler Lokalisation und kann bei basalen oder in der Mittellinie lokalisierten Tumoren fehlen. Eine Mittelechoverlagerung nach einer Seite beweist das Vorliegen eines raumfordernden

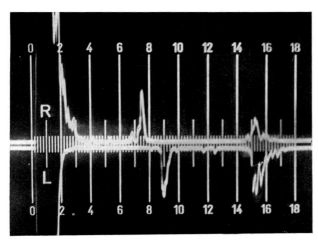

Abb. 284. Typische Massenverschiebung von links nach rechts bei einem großen fronto-temporalen Tumor links. Die Mittellinie ist hier um etwa 8 mm nach rechts verlagert. Die Reflexionen von links nach rechts gesehen entsprechen dem Eingangsecho, dem verlagerten Mittellinienecho und dem Endecho. Oberer Teil: Untersuchung von rechts nach links, unterer Teil: umgekehrte Richtung

Prozesses im Bereiche der Gegenseite, gestattet aber für sich allein keine Aussage über die Art dieses Prozesses (z. B. Tumor, Abszeß, Hämatom). Eine fehlende Mittelechoverlagerung schließt einen raumfordernden Prozeß nicht aus.

Zusatzinformationen können durch den Nachweis pathologischer reflektierender Grenzflächen und Strukturen erhalten werden, wenn sie im Bereich des Ultraschallbündels liegen. So können besonders epidurale Hämatome, subdurale Hygrome und Hämatome in ihrer Dicke bestimmt werden, in manchen Fällen ergeben Tumoren und intrazerebrale Hämatome sowie Zystenwände zusätzliche Echos.

Durch Messung der an beiden Wänden des dritten Ventrikels und an den Seitenventrikeln entstehenden Reflexionen kann deren Weite bestimmt und somit das Ausmaß eines Hydrozephalus ermittelt werden.

Die Echoenzephalographie des Schädels hat besondere Bedeutung in der Vorfelddiagnostik und für Verlaufskontrollen, da sie am Krankenbett einsetzbar ist, wenig Zeit erfordert und mit keiner Belastung des Patienten verbunden ist.

19.5. Nuklearmedizinische Methoden

Grundlagen

Nuklearmedizinische Untersuchungsverfahren beruhen meist auf dem Nachweis der Verteilung einer oral oder häufiger intravenös applizierten, für die spezifische Fragestellung geeigneten gammastrahlenden Testsubstanz in einem Organ oder Körperabschnitt mit Hilfe hochempfindlicher Meßgeräte. Das normale Hirngewebe nimmt nur eine sehr geringe Menge (etwa 1%) der intravenös gegebenen gebräuchlichen Testsubstanzen (^{131}J-Humanserumalbumin, ^{197}Hg-Neohydrin, $^{99\,m}$Tc- und ^{113}In-Verbindungen) auf, die Darstellung der großen venösen Blutleiter, der Kalotte und der Schädelweichteile folgt im wesentlichen der Blutverteilung und ist von der Verweildauer der Untersuchungssubstanz im Blut abhängig.

Zu einer normabweichenden Anreicherung der radioaktiven Testsubstanzen im Hirngewebe kommt es bei lokalisierter abnorm starker Vaskularisation und bei gestörter Blut-Hirn-Schranke, die zu intra- oder extrazellulärer Ablagerung der Testsubstanz führt. Da diese Vorbedingungen sowohl bei Gefäßmißbildungen, lokalisierten entzündlichen Prozessen, umschriebenen Durchblutungsstörungen und Tumoren gegeben sind, ist der Nachweis einer pathologischen Speicherungszone im Gehirn an sich unspezifisch.

Die Ganzkörper- und Organstrahlenbelastung liegt bei diesen Untersuchungsverfahren meist erheblich unter der einer konventionellen Röntgenuntersuchung.

Untersuchungsverfahren

Gerätetechnik: Im wesentlichen wird mit folgenden Untersuchungsgeräten gearbeitet:

1. Messung der Impulsraten über zahlreichen Einzelpunkten je Hemisphäre mit feststehenden Detektoren. Die Methode findet als Gamma-Enzephalographie (unter Verwendung von Radionuklidverbindungen mit längerer Halbwertszeit zur Tumorlokalisation und -artdiagnostik) und für quantitative Hirndurchblutungsmessungen Anwendung.

2. Scanning: Mit einem automatisch bewegten Detektor wird das Untersuchungsobjekt zeilenförmig abgetastet. Gekoppelte Schreibvorrichtungen geben ein meist farbiges orts- und intensitätsgetreues Abbild der Radionuklidverteilung in natürlicher Größe. Da der Abtastvorgang eine gewisse Zeit erfordert, können nur statische Untersuchungen durchgeführt werden.

3. Gamma-Kamera: Mit einem großen stehenden Detektor hoher Empfindlichkeit, der mittels komplizierter nachgeordneter elektronischer Systeme ebenfalls ein orts- und intensitätsgetreues Abbild ergibt, wird die Radionuklidverteilung im gesamten Untersuchungsobjekt registriert (Abb. 285). Die schnelle Arbeitsweise erlaubt außer statischen auch dynamische Untersuchungen. Durch Kopplung mit einem kleinen Computer kann der nutzbare Informationsgehalt statischer und dynamischer Szintigramme erhöht werden, beispielsweise können die Impulsraten über interessierenden Hirnregionen bestimmt und Diagramme der Impulsratenänderung im Zeitverlauf dargestellt werden.

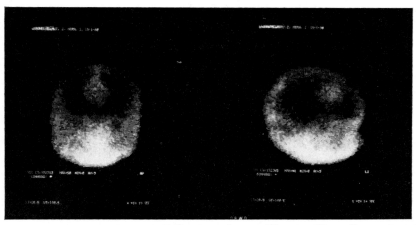

Abb. 285. Rechnerbearbeitetes Bild einer Gamma-Kamera. Darstellung eines Falxmeningioms (Vorder- und Seitenansicht) nach intravenöser Applikation von ^{99m}Tc-Ascorbinsäure-Eisen-Komplex

Anwendung

1. **Lokalisationsdiagnostik**[Mit statischen Untersuchungsverfahren ist die Lokalisation abnorm radioaktivitätsspeichernder Hirnregionen möglich. Diese Befunde sind unspezifisch; mit Hilfe von Erfahrungswerten, klinischen Befunden und unter Berücksichtigung des Speicherungsmusters im Zeitverlauf (Sequenzszintigraphie) ist aber meist eine Einordnung und in Grenzen auch Artdiagnose möglich. Nach unseren Erfahrungen gelingt der Nachweis eines Großhirnhemisphärentumors ab Kirschgröße. Basale Tumoren wie etwa Akustikusneurinome und Hypophysenadenome werden darstellbar, wenn sie das Niveau der stark radioaktivitätsspeichernden Schädelbasis überragen. Meningiome und Glioblastome werden praktisch immer erfaßt, die Nachweisrate der anderen Geschwulstarten liegt zwischen 30 und 70%. Insbesondere reifzellige Astrozytome können dem Nachweis entgehen. Ein normales Hirnszintigramm schließt daher einen Hirntumor nicht aus!

2. **Dynamische Untersuchungen:**
   a) qualitativ und halbquantitativ:
   Nach intravenöser Bolusapplikation einer geeigneten Radionuklidverbindung läßt sich bei Untersuchungen mit rascher Bildfolge an der Gamma-Kamera ein grobes Bild des Durchflusses in der arteriellen, kapillären und venösen Phase geben. Dadurch können gröbere Durchblutungsstörungen im Strömungsgebiet der Karotiden nachgewiesen und meßtechnisch erfaßt werden.
   Bei der Angioszintigraphie werden radioaktiv markierte Partikel bestimmter Größe (Albumin-Makroaggregate) intraarteriell appliziert und verbleiben für einige Zeit im

Kapillar- und Präkapillargebiet. Damit können Zonen verstärkter oder verringerter Vaskularisation nachgewiesen sowie arteriovenöse Kurzschlüsse, wie sie besonders bei malignen Tumoren, aber auch bei Angiomen vorkommen, dargestellt werden.

Ein weiteres Anwendungsgebiet von dynamischen Untersuchungen ist der Nachweis des intrakraniellen Kreislaufstillstandes.

b) quantitativ:

Nach Applikation von Xenon[133] in eine Karotis wird die Auswaschkurve des Gases über der entsprechenden Hirnhälfte mit einem Multidetektorsystem registriert, unter Anwendung spezieller Berechnungsverfahren läßt sich daraus die regionale Durchblutungsgröße bestimmen. Auch Inhalation des Xenon[133] sowie Untersuchung mittels Gamma-Kamera sind inzwischen möglich.

3. **Liquorraumuntersuchung und Liquordynamik:**

Nach intrathekaler Applikation von geeigneten Radionuklidverbindungen (Tc[99 m]-HSA, Yb[169]-DTPA, In[113 m]-DTPA) lassen sich die extrazerebralen (basale Zisternen, Subarachnoidalraum über der Konvexität – Radiozisternographie – sowie der spinale Subarachnoidalraum – Myeloszintigraphie) Liquorräume darstellen. Erfaßbar sind Blockaden der Liquorwege bei raumfordernden oder adhäsiven Prozessen und Störungen der Liquordynamik wie beim Normaldruckhydrozephalus. Weitere Anwendungsgebiete sind der Nachweis von Liquorfisteln und die Prüfung ventrikuloatrialer (-peritonealer) Shunt-Systeme.

19.5.1. Computertomographie

Die 1972 eingeführte Computertomographie revolutionierte die neuroradiologische Diagnostik.

Erstmals wurde es im Gegensatz zu konventionellen Methoden möglich, nicht nur Teilsysteme wie Knochen, Gefäße oder Ventrikel, sondern in einem Untersuchungsgang alle genannten Strukturen und das Hirn selbst überlagerungsfrei darzustellen. Auch für die Diagnostik des Orbitaraumes ergeben sich völlig neue Möglichkeiten.

Grundlagen

Dünne Schichten des Untersuchungsobjektes werden transversal von einem bzw. mehreren stark ausgeblendeten Röntgenstrahl(en) nacheinander aus zahlreichen Winkeln durchlaufen, das aus der unterschiedlichen Strahlenschwächung resultierende Intensitätsprofil wird von einem oder vielfachen strahlenempfindlichen Detektor(en) registriert. Mit Hilfe aufwendiger, nur am Computer realisierbarer Rechnungsverfahren kann der Beitrag einzelner kleiner Objektelemente zum jeweiligen Abschnitt des Intensitätsprofiles innerhalb der untersuchten Schicht quantitativ erfaßt und orts- sowie intensitätsgetreu dargestellt werden. Die Werte der Strahlenabsorption werden in einer Skala angegeben, bei der Luft den Wert von minus eintausend, Wasser von 0 und dichter Knochen von plus eintausend haben. Diesen Werten entsprechen am Bildschirm des Gerätes Graustufen. Die interessierenden Absorptionsbereiche können zur Erhöhung der nutzbaren Information selektiv eingestellt werden. Bei modernen Geräten beträgt die Fläche eines meßtechnisch erfaßbaren Objektelementes 1 mm^2, die Schichtdicke minimal 2 mm. Das räumliche Auflösungsvermögen wird vom Kontrast benachbarter Strukturen beeinflußt und liegt bei hohem Kontrast, wie er z. B. in der Orbita durch den Fettgehalt gegeben ist, bei 1 mm, bei 0,3% Kontrast noch bei 6,3 mm. Der Kontrast zwischen unterschiedlich stark vaskularisierten Gewebeanteilen kann durch intravenöse Gabe von Röntgenkontrastmittel erheblich gesteigert werden, wovon in der Hirndiagnostik viel Gebrauch gemacht wird.

Die auf Datenträger gespeicherte Bildinformation kann zur Informationsverbesserung manipuliert werden. So können beispielsweise die Absorptionswerte interessierender Regionen, Abstände, Flächen und Volumina gemessen werden; ebenso sind Vergrößerungen von Bildausschnitten und der sekundäre Aufbau von Schnitten in anderen Körperebenen möglich.

Anwendung

In der zerebralen radiologischen Diagnostik stellt die Computertomographie derzeit die Methode mit der höchsten Treffsicherheit dar. Neben der Darstellung von Normalstrukturen (graue und weiße Hirnsubstanz, Liquorräume) sowie deren veränderten Relationen bei atrophischen Prozessen, Hydrozephalus und raumfordernden Prozessen gelingt der direkte Nachweis von pathologischen Prozessen, wenn sie einen vom Hirn abweichenden Strahlenabsorptionswert aufweisen, wie Ödemzonen, infarzierte Gebiete, Hygrome, extra- und intrazerebrale Hämatome, Kontusionsherde, Abszesse, enzephalitische Veränderungen, Angiome (nach intravenöser Kontrastmittelgabe) und von Tumoren (Abb. 286a–d). Nur pathologische Strukturen mit hirngleicher Strahlenabsorp-

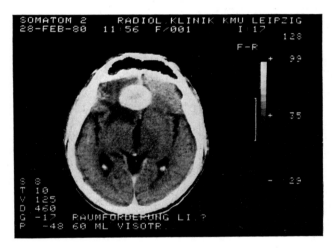

Abb. 286a

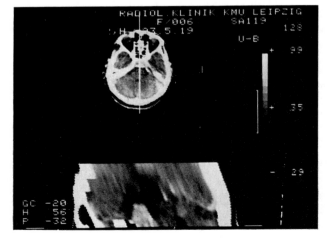

Abb. 286b

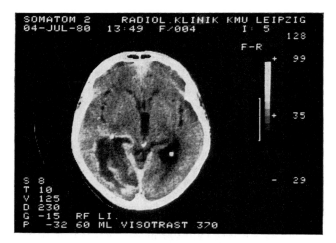

Abb. 286 c

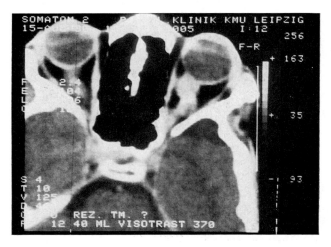

Abb. 286 d

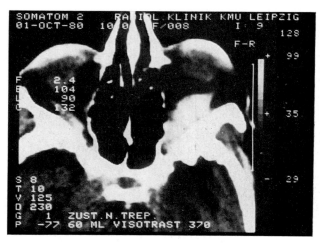

Abb. 286 a–e. a) Hypophysenadenom mit suprasellärer Ausdehnung.
Sekundärschnitt in der Sagittal-
ebene; b) Frontomediobasales Meningiom, Optikusatrophie beidseits;
c) Glioblastom links okzipital, homonyme Hemianopsie; d) Optikus-
gliom beidseits; e) Meningiom im
Orbitatrichter beidseits, ausgehend
von einem Meningiom des Keilbeinflügels

tion wie manche chronische subdurale Hämatome und reifzellige Astrozytome können sich dem direkten Nachweis entziehen, sind aber meist durch die gleichzeitig vorhandenen Zeichen der Raumforderung zu lokalisieren. Von ganz besonderer diagnostischer Bedeutung bei allen pathologischen Prozessen ist die im Computertomogramm mögliche Zuordnung zu den gleichfalls dargestellten Normalstrukturen. Die Interpretation von computertomographischen Befunden in bezug auf eine Artdiagnose kann allerdings manchmal Schwierigkeiten bereiten; so können Glioblastome gleiche Strukturen und Dichtewerte wie Abszesse aufweisen, reifzellige Gliome sich nicht von Ödemzonen abgrenzen lassen.

In der Orbitadiagnostik übertrifft die Computertomographie alle anderen bisher bekannten Verfahren. Zur Darstellung kommen die knöchernen Strukturen, der Bulbus mit Vorderkammer, Linse, Glaskörper und Sklera, der Nervus opticus und die Augenmuskeln. Pathologische Prozesse wie Geschwülste, Mißbildungen, Mukozelen, Angiome, Muskelhypertrophien und Fremdkörper heben sich gegenüber dem nur geringe Strahlenabsorptionswerte aufweisenden Orbitafett sehr gut ab (Abb. 286e). Die Nachweiswahrscheinlichkeit für solche Prozesse liegt bei 95%. Für die Differentialdiagnostik müssen ähnlich wie in der Hirndiagnostik neben den radiologischen auch klinische Kriterien herangezogen werden.

Der intrakranielle Verlauf des Nervus optikus kommt gewöhnlich nicht zur Darstellung. Die gleichzeitige Darstellung der intrakraniellen und Gesichtsschädelstrukturen ermöglicht den Nachweis von auf die Orbita übergreifenden Nachbarschaftsprozessen bzw. der Ausbreitung von malignen Orbitaprozessen in den Schädelinnenraum.

20. Stammhirnerkrankungen

Während das Großhirn persönlich erworbene Gedächtniswerte speichert und unter deren Herrschaft steht, weil es im wesentlichen individuell-mnemischen Funktionen dient und zur Bildung bedingter Reflexe und Assoziationen befähigt, stellt das Stammhirn ein riesiges System unbedingter Kettenreflexe dar. Je nach Anforderung sind die zahlreichen Reflexbögen enger oder weiter gespannt. Mit Hilfe immer höherer Integrationsstufen können sie sich wechselseitig induzieren und superponieren. So funktioniert das Stammhirn völlig automatisch und läßt im Gegensatz zum Großhirn keinerlei individuelle Modifikation in Form des Einsatzes erworbener, bedingter Reflexe zu.

20.1. Anatomisch-physiologischer Überblick

Zum Stammhirn gehören neben dem Kleinhirn alle Hirnstrukturen, die vom *Telenzephalon* – oder anders gesagt – vom *Pallium* umschlossen werden. Das Stammhirn bildet praktisch die Hirnachse und gliedert sich von rostral nach kaudal in das *Dienzephalon*, das *Mesenzephalon* und das *Rhombenzephalon*, dem dorsal das *Zerebellum* anliegt (Abb. 286 f).

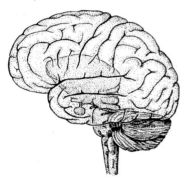

Abb. 286 f. Seitenansicht des Stammhirns. (Der Hirnmantel ist durchsichtig gezeichnet, damit die von ihm umschlossenen Teile des Stammhirs darstellbar werden)

Dienzephalon

Das Dienzephalon ist das Zentralorgan für die Steuerung vegetativer Funktionen. Besonders das Höhlengrau im Bereiche des 3. Ventrikels beherbergt sympathische und parasympathische Areale, von denen gemeinsam mit dem endokrinen System lebenswichtige Reflexvorgänge gesteuert werden (Wachstum, Sexualität, Stoffwechsel, Wasserhaushalt, Regulation des Schlaf-Wach-Rhythmus und der Körpertemperatur, sowie der Kreislauffunktion). Folglich müssen entzündliche, gefäß- oder tumorbedingte Erkrankungen in diesem hypothalamischen Gebiete zu Zwerg- oder Riesenwuchs, Fett- oder Magersucht, sexuellen Veränderungen, Hyper- oder Hypothermien, zu Wasserhaushaltsstörungen oder zu Dysregulationen des Schlaf-Wach-Rhythmus führen. Zudem bestimmen die subkortikalen Ganglien Muskeltonus und Gewebeturgor. Folglich üben sie einen entscheidenden Einfluß auf den „Biotonus" des jeweiligen Individuums aus. Deshalb dürfen auch Tonusstörungen ganz allgemein als Stammhirnsymptom gewertet werden.

Während die Basalganglien vorwiegend der Motorik dienen, enthält bekanntlich das zentrale Höhlengrau die wichtigsten Schaltmechanismen für die Regulation endokriner und vegetativer Funktionen. Zudem ist erwiesen, daß auch das Zwischenhirn Einfluß auf die Großhirnfunktion ausübt. Als zentrale Repräsentationsstätte des Vegetativums hat es eine Art „Rheostatenfunktion" auf die Rindentätigkeit. Abhängig von den Stoffwechselvorgängen der vegetativ-dienzephalen Zentren geht vom Zwischenhirn eine dämpfende oder aktivierende Wirkung aus. Das Großhirn wird somit in einem gewissen Sinne zum „Erfolgsorgan" des Zwischenhirns, speziell im Hinblick auf die Affektivität. So werden die im Großhirn z. B. durch einen visuellen Reiz ausgelösten Triebregungen abhängig von der Stimulierung des Zwischenhirns gefördert oder unterdrückt. Das Dienzephalon beeinflußt aber auch alle anderen psychischen Grundleistungen der Hirnrinde, wie die allgemeine Reaktionsbereitschaft und Reaktionsgeschwindigkeit des Wahrnehmungs- und Assoziationsapparates, die primäre Aufmerksamkeitsspannung, die Auffassungsfähigkeit; kurz gesagt, die „geistige Spannkraft" weitgehend. So ist es verständlich, daß sich schwere, diffuse, entzündlich, traumatisch oder gefäßsklerotisch bedingte Zwischenhirnstörungen auf die genannten psychischen Grundleistungen der Hirnrinde stark auswirken und somit zu dem Bilde der sogenannten „Zwischenhirndemenz" führen können.

Ein neuroophthalmologisch wichtiger Hirnbereich ist der *Thalamus opticus*. Er entspricht dem dorsalen Anteil des Zwischenhirns, ist die „Schaltzentrale" für afferente sensible und sensorische Leitungen und bildet sozusagen das „Tor zum Bewußtsein". Nach einschlägigen Untersuchungen wurde als Hauptaufgabe des Thalamus eine Filterfunktion angesehen, indem die aus der Peripherie ankommenden Sensationen unterdrückt oder umgeformt, vermischt, gefühlsmäßig bewertet und so vorbereitet der Großhirnrinde zugeleitet werden. Sie gewährleistet dann die persönliche Repräsentation unserer Empfindungen und ist für deren bewußte Lokalisation im Rahmen des Körperschemas verantwortlich. Thalamus und Rindenfeld bilden folglich eine Funktionseinheit. So darf klinisch bei Thalamusaffektionen eine ähnliche Symptomatologie erwartet werden wie bei Rindenalterationen. Deshalb bezeichnete Hassler den Thalamus als „Differential der Großhirnrinde".

Mesenzephalon

Das Mesenzephalon funktioniert als Leitungs- und Koordinationssystem für Impulse aus Rautenhirn und Rückenmark und vermag sie zu höheren motorischen Leistungen zusammenzufassen. Von den außerordentlich wichtigen Verbindungen des zentralen Höhlengraus soll hier lediglich der *Fasciculus longitudinalis dorsalis* genannt werden. Sein Ursprung liegt im Mittelhirn. Er gibt Fasern an die motorischen Kerne des Rautenhirns, die parasympathischen Kerne des Hirnstamms und wohl auch an die Vestibulariskerne ab. Nach experimentellen Untersuchungen der Physiologie des Mittelhirns sind die *mesenzephalen Reflexe* folgendermaßen einzuteilen:

1. *Reflexe der Lage:* Stehreflex, tonische Halsreflexe, tonische Labyrinthreflexe und Eigenreflexe des Nucleus ruber.

Wie die tonischen Halsreflexe, dienen auch die tonischen Labyrinthreflexe auf die Augen letzten Endes der Tendenz, den Bulbi den Fixierpunkt trotz veränderter Kopflage möglichst zu erhalten. Typisch für die tonischen Labyrinthreflexe sind nur die Vertikalabweichungen und „Raddrehungen" der Bulbi, nicht aber die Horizontalabweichungen. Sie erfolgen synergisch mit den entsprechenden Augenablenkungen, welche die tonischen Halsreflexe bewirken. Wird das rechte Labyrinth gereizt, erfolgt rechts die Bulbusbewegung nach oben, links nach unten. Bei linksseitiger Reizung verhält sich die Bulbusabweichung umgekehrt. Die Normalstellung der Augen wird dadurch erreicht, daß sich die Reizwirkungen beider Labyrinthe gegenseitig aufheben, bzw. die Waage halten. Es wird angenommen, daß die tonischen Labyrinthreflexe auf die Augen Sacculusreflexe sind. Allerdings werden auch die Bogengänge beim Reflexmechanismus eine wesentliche Rolle spielen.

2. *Stellreflexe:* Labyrinthstellreflexe und Körperstellreflexe, zu denen die optischen Stellreflexe gehören.

3. *Statokinetische Reflexe:* Hierher gehören die Augendrehreaktionen. Sie sind für das Verständnis der Pathophysiologie des Nystagmus wichtig.

Rhombenzephalon

Das Rhombenzephalon besteht aus der *Fossa rhomboides*, dem *Pons* und der *Medulla oblongata*. Die hier lokalisierten Hirnnervenkerne, sowie die durchziehenden afferenten und efferenten Bahnen bilden einen Eigenapparat. Auch das Rautenhirn besitzt ein Koordinationssystem. Es ist dem rhombenzephalen und spinalen Eigenapparat zwar übergeordnet, wird selbst aber auch von übergeordneten Regelzentren gesteuert. Zum Leitungssystem des Rautenhirns gehören neben der wichtigen *Substantia reticularis* afferente und efferente Bahnen, die Verbindungen zwischen Kortex, Thalamus, Mittelhirn, dem bulbopontinen Bereiche, dem Kleinhirn, dem Rückenmark und den vestibulären Strukturen gewährleisten. Zum Koordinationssystem des Rhombenzephalon gehört bekanntlich u. a. das hintere Längsbündel (Fasciculus longitudinalis medialis), das die Kerne der Hirnnerven – Okulomotorius, Trochlearis und Abduzens – miteinander verbindet. Die sog. Bogenfasern stellen den Kontakt zwischen dem Deitersschen Kern, der zum Vestibularis-Kern-System gehört, und dem hinteren Längsbündel her. Dadurch wird die Koordination der Kopf- und Augenbewegungen garantiert. Für die Sicherung der aufrechten Kopf- und Körperhaltung, sowie des Gleichgewichtes sorgt der *Tractus vestibulo-spinalis*.

Zerebellum

Das Kleinhirn regelt die gesamte Motorik. Es bestimmt das Maß der tonischen, dynamischen und kinetischen Innervationsimpulse. Es regelt den Tonus der Skelettmuskulatur und ermöglicht den Einsatz unwillkürlich reflektorischer Bewegungen, um das Gleichgewicht zu sichern und den Umweltbedingungen anzupassen. Unter der Schwelle des Bewußtseins werden diese vielfältigen Reize im Kleinhirn verarbeitet und durch efferente zerebellare Bahnen dem extrapyramidalen System zugeleitet. Dadurch wird es verständlich, daß eine sich langsam entwickelnde zerebellare Störung lange Zeit unbemerkt bleiben kann, weil andere Hirnbereiche die ausgefallene Kleinhirnfunktion kompensieren können. Ein plötzlicher Kleinhirnausfall führt dagegen zu starkem Schwindel und erheblichen Bewegungsstörungen, die auch die Schreib- und Sprechmotorik nicht verschonen.

Experimentelle Untersuchungen ließen erkennen, daß vom Kleinhirn auch die Tätigkeit des autonomen Nervensystems beeinflußt wird. Neurophysiologische Beobachtungen zeigten, daß sowohl Hautimpulse wie auch Gehör- und Lichteindrücke von kortikalen Kleinhirnpotentialen begleitet werden. Klinische und experimentelle Prüfungen ergaben, daß Läsionen bzw. Mitverletzungen der Kleinhirnkerne schwere, bleibende Störungen hervorrufen, während Rindenschädigungen mit der Zeit kompensiert werden. So traten klinisch z. B. Blicklähmungen nach unten als postoperative Folge nach Entfernung der Nuclei emboliformis, fastigii und globosus beiderseits in Erscheinung.

20.2. Neuroophthalmologische Symptomatologie

Sich selbst regulierende Systeme haben die Eigenschaft, auch bei Störungen lange Zeit relativ stabil zu bleiben. So wird es verständlich, daß in Regulationssystemen, wie es auch das Stammhirn ist, nicht jede anatomisch lokalisierbare Läsion ein dafür typisches

Symptom hervorrufen muß. Erst ein gewisses Ausmaß von Zerstörung zieht eine dem Umfang nach nicht proportionale Zunahme von „Fehlleistungen" nach sich. Das ist allerdings für die Diagnostik verhängnisvoll; denn ein Warten auf das „typische Symptom", das bereits Ausdruck der funktionellen Dekompensation, nicht aber der umschriebenen Läsion ist, muß zur „Spätdiagnose" führen. Sie sollte jedoch unbedingt vermieden werden.

20.2.1. Thalamus-Syndrom

Pathologische Veränderungen im Thalamusbereich lösen meist neurologische und ophthalmologische Störungen aus, die eine sichere topische Diagnose nur schwer zulassen. Zum komplett ausgebildeten Thalamus-Syndrom gehören: eine *kontralaterale homonyme Hemianopsie*, eine *kontralaterale Hemihypästhesie*, verbunden mit umschriebener *Hyperpathie*, eine *Hemiataxie*, Atrophien im Bereiche der kontralateralen Extremitäten und schließlich die als „*Thalamushand*" bezeichnete Haltungsanomalie der Hand mit Beugestellung des Handgelenkes und der Fingergrundgelenke bei überstreckten distalen Gelenken.

Dieses klinische Bild ist allerdings selten und wird meist durch gefäßbedingte Schäden ausgelöst, die auch benachbarte Hirngebiete nicht verschonen. So ist verständlich, daß die kontralaterale homonyme Hemianopsie mit einer *vertikalen Blickparese* und *Pupillenstörungen* als Ausdruck der Mittelhirnbeteiligung vergesellschaftet sein kann. Mitunter wird auch eine *kontralaterale Astereognosie*, verbunden mit einer *halbseitigen Bewegungsataxie* beobachtet. *Kontralaterale Hyperkinesen* verraten die Stammganglienmitbeteiligung. Die Pyramidenbahnläsion findet ihren Ausdruck in einer *kontralateralen zentralen Fazialisparese* und *Hemiparese*. Weiterhin konnte beobachtet werden, daß bei einseitiger Thalamusschädigung die korrespondierende Gesichtsseite sehr gut für Willkürbewegungen, aber gar nicht für affektiv-mimische Bewegungen innerviert werden kann.

Aus diesen Feststellungen ist zu schließen, daß die psychische Erregung der Mimik ursprünglich in den Hirnhemisphären beginnt, der Thalamus jedoch das mimische Zentrum bildet und sich die mimischen Impulse jeweils kontralateral auswirken. Bei der sogenannten „primären Thalamusschwäche" sind auch Veränderungen der Persönlichkeitsstruktur möglich. Im sensorischen Bereich können sich entweder Intensitätsminderungen oder auch Intensitätssteigerungen für Sinneseindrücke zeigen. Die Patienten geben beispielsweise an, „alles wie durch einen Schleier" zu sehen. Sie empfinden ihre Umwelt „nur wie im Nebel". Zuweilen berichten sie das Gefühl, als ob sie auf einer Seite ein „Glasauge" tragen, ihr Kopf schief stehe, ihr Hals auf einer Seite länger und wie ausgezogen sei. Auch empfinden sie ihr Gesicht auf einer Hälfte verschoben, starr und steif. Gelegentlich sehen die Kranken Doppelbilder und müssen immer in eine bestimmte Richtung schauen (thalamische Blickkrämpfe). Neben diesen Körperschemastörungen und Körpermißempfindungen werden auch Störungen des Zeiterlebens, Geruchs- und Geschmacksveränderungen, sowie Levitations- oder Gravitationserlebnisse berichtet.

Die einzelnen Symptome des Thalamus-Syndroms sind nicht nur unterschiedlich häufig, sondern auch in ihrer Intensität wechselnd anzutreffen. Als pathogenetische Faktoren für die Ausbildung eines Thalamus-Syndroms kommen neben *gliösen Geschwülsten* oder umschriebenen *entzündlichen Veränderungen* auch *gefäßbedingte Störungen* (Blutungen oder Erweichungen) in Betracht. Schreitet eine Gefäßstörung bis zum Stamm der A. cerebri post. fort, sind homonyme Gesichtsfeldausfälle mit Aussparung der Makulagegend zu erwarten. Mitunter entwickelt sich dann auch das Bild der Rindenblindheit.

20.2.2. Mittelhirn-Syndrome

Es wurde schon betont, daß dem Mittelhirn die funktionelle Aufgabe obliegt, Impulse aus Rückenmark und Rautenhirn weiterzuleiten und zu koordinieren. Zudem wurde auf den für diese Hirnregion typischen Reflexmechanismus, die Lage-, Stell- und stato-kinetischen Reflexe hingewiesen. Werden nun die das Telenzephalon und das Mittelhirn verbindenden Bahnen durch eine ausgedehnte Schädigung unterbrochen, muß sich ein eindrucksvolles Krankheitsbild entwickeln.

Apallisches Syndrom. Aus dieser Unterbrechung resultiert dann z. B. das sogenannte apallische Syndrom. Es wird durch folgende Symptome charakterisiert: Bei erhaltenem Bewußtsein ist der Kranke nicht kontaktfähig, sondern verharrt teilnahmslos. Ohne Fixierpunkt irren seine Augen zuweilen rhythmisch von einer Seite zur anderen. Weiterhin bestehen eine Panagnosie, Panapraxie, Akinese und Hypomimie, die sich bis zur Amimie steigern kann. Beim Vorherrschen einer extrapyramidalen Motorik wechseln Hyperkinesen mit Starrezuständen ab. Tonische Halsreflexe sind auslösbar. Die vegetativen Funktionen verlaufen aber meist ungestört.
Das apallische Syndrom wird bei ausgedehnten Enzephalitiden, nach schweren toxischen Schädigungen des Zentralnervensystems oder nach Schädel-Hirn-Traumen beobachtet. Für die Prognose des Kranken ist entscheidend, ob es sich um ein *apallisches Durchgangssyndrom* handelt oder ob ein *apallisches Dauersyndrom* resultiert. Trifft eine Schädigung den Hirnstammquerschnitt kaudal vom Nucleus ruber, sind vorzugsweise motorische Ausfallserscheinungen zu erwarten.

Syndrom der Enthirnungsstarre. Das einprägsame, schwere Krankheitsgeschehen der Enthirnungsstarre ist folgendermaßen gekennzeichnet: Typische Streckhaltung des Rumpfes und der Extremitäten, die Fußspitzen plantarflektiert, die gestreckten Arme innenrotiert, Kopf extrem dorsalflektiert, Pupillen weit und lichtstarr, Bulbi unbeweglich und leicht divergent stehend. Die Kranken sind bewußtlos.
Verschiedenartige Störungen können zum Syndrom der Enthirnungsstarre führen. Meist handelt es sich um akut einsetzende, schwere Krankheitszustände wie Ventrikelblutungen, Verschlüsse großer Zerebralgefäße (z. B. A. basilaris) oder um Hirnstammeinklemmungen im Tentoriumschlitz bei rasch zunehmender intrakranieller Drucksteigerung. Eine Enthirnungsstarre kann jedoch auch das traurige Endstadium chronisch progredienter Leiden (amaurotische Idiotie, diffuse Hirnsklerose) sein.

Syndrom der supranukleären Pseudobulbärparalyse. Dieses Syndrom wird häufig durch eine Sklerose der Hirngefäße ausgelöst. Herdförmige Störungen können im Bereich der Großhirnhemisphären liegen. Auch beidseitige Unterbrechungen des Tractus corticonuclearis, Läsionen im Bereiche der Stammganglien oder der Hirnschenkel und Hirnstammschädigungen oberhalb der Hirnnervenkerne führen zu diesem Syndrom. Weil sich das krankhafte Geschehen im Bereiche des ersten motorischen Neurons abspielt, müssen – im Vergleich zur „echten" Bulbärparalyse – Muskelatrophien im Krankheitsbild fehlen. Die elektrische Erregbarkeit bleibt ungestört. Paresen können sich bis zur spastischen Tetraplegie ausbilden. Als Folge der Leitungsunterbrechung im Bereiche der Tractus corticonucleares gehören multiple Hirnnervenfunktionsstörungen zum klinischen Bilde. Okulomotorius-, Trochlearis- und Abduzens-Beteiligung im Sinne der Pseudoophthalmoplegie, sowie Willkür-Blickbewegungs-Störungen sind möglich. Doppelseitige Paresen der Gesichtsmuskulatur, der Zunge, des Gaumensegels und des Rachens, so daß Sprechen, Kauen, Schlucken und Husten hochgradig erschwert sind, fehlen nie. Affektlabilität (Zwangslachen – Zwangsweinen), die sich bis zur Affektinkontinenz steigern kann, bestimmt das Verhalten der Kranken.

Syndrome der Vierhügelgegend. Den dorsalen Abschluß des Mittelhirns bildet die Vierhügelplatte. Funktionell sehr wichtige Strukturen liegen hier dicht beieinander. Deshalb können schon kleine, umschriebene Läsionen mit einer reichen Symptomatik einhergehen. Kern- oder Wurzelgebiet des Okulomotorius und des Trochlearis, Teile der zentralen Sehbahn und die zur lateralen Schleife gehörende akustische Leitungsbahn sind dann funktionsgestört.

Das *Parinaud-Syndrom* ist charakterisiert durch eine konjugierte Blicklähmung nach oben. Sie ist das Leitsymptom einer Störung im Bereiche des vorderen Vierhügeldaches. Die von hier zu den Darkschewitschschen Schaltkernen absteigenden Assoziationsfasern werden im rostralen Abschnitt der Regio oculomotoria dicht unter dem zentralen Höhlengrau des Aquaeductus Sylvii lädiert.

Das *Syndrom der isolierten konjugierten Blicklähmung* nach unten ist selten anzutreffen. Es wird durch kaudal-ventral gelegene Herde hervorgerufen, die den dorsolateralen Hauptkern und den Westphal-Edinger-Schaltkern verletzen.

Reichen kleine mediane Herde in der dorsalen Mittelhirnhaube in die Region zwischen beide Okulomotoriuskerne hinein und zerstören die Kreuzungs- und Kommissurenfasern dieser Kerne, so bildet sich das außerordentlich seltene *Syndrom der partiellen bzw. totalen Asynergie der Bulbi* aus. Wie schon die Bezeichnung beweist, ist dann die konjugierte Tätigkeit beider Augen aufgehoben und jedes Auge „tut" sozusagen „was es will".

Bei ausgedehnten Zerstörungen kann auch eine Ophthalmoplegia totalis radikulärer Genese vorkommen.

Partielle zentrale Augenmuskellähmungen sind häufiger zu finden; es wird zwischen der Ophthalmoplegia externa und interna unterschieden. In der Literatur ist allerdings für das gezielte Befallensein der externen oder der internen Augenmuskeln weniger eine Kernschädigung, als vielmehr eine elektiv wirkende toxische Schädigung angeschuldigt worden.

Eine *Ophthalmoplegia interna mit Akkommodations- und Pupillenlähmung bzw. absoluter Pupillenstarre* entsteht bei medio-kaudal gelegenen Herden, die den Nucleus medianus Perlia treffen.

Bei einem paramedian gelegenen Herd in der dorsalen Mittelhirnhaube, in Höhe zwischen der Platte des hinteren und des vorderen Zweihügels, ist eine *Trochleariskernlähmung* zu erwarten. Bleibt ein Herd einseitig und überschreitet die Mittellinie nicht, wird infolge der totalen Kreuzung der Nn. trochleares im Mittelhirndach die Trochlearislähmung stets gekreuzt nachweisbar sein. Weil die Trochleariswurzeln lateral im Winkel zwischen Pedunculus cerebri und Mittelhirnbasis austreten, muß ein hier gelegener lateraler Herd zu einer einseitigen *Trochleariswurzellähmung* mit Ausfall des M. obliquus sup. führen. Diese Parese liegt dann aber herdseitig.

Bei einer nur leicht gestörten Okulomotorius-Kern-Funktion, als Frühsymptom einer Kompression des vorderen Zweihügels kann ein Vertikalnystagmus vorkommen *(Syndrom des vorderen Zweihügels)*. Seltene Variante ist der „Nystagmus retractorius". Dabei wird der Bulbus abwechselnd in die Orbita eingezogen und tritt wieder aus ihr hervor.

Das *Nothnagel-Syndrom* zeichnet sich durch eine Kombination von Augenmuskelparesen mit zerebraler Ataxie aus. Es wird vorzugsweise bei Tumoren der Vierhügelgegend mit dorsaler Druckwirkung beobachtet. Die Okulomotoriuslähmung liegt homolateral, die Hemiataxie kontralateral. Wird das Corpus geniculatum laterale mitgeschädigt, tritt eine kontralaterale homonyme Hemianopsie mit auf.

Syndrome der Nucleus-ruber-Gegend. Bei ausgedehnter Zerstörung des Nucleus ruber, der mit zu den extrapyramidalen motorischen Zentren gehört, sind Krankheitsbilder mit dem Leitsymptom Tremor und choreo-athetotischer Bewegungsstörungen der dem Herd kontralateral gelegenen Extremitäten zu erwarten.

Das *untere Syndrom des Nucleus ruber (Benedikt-Syndrom)* ist gekennzeichnet durch eine homolaterale Okulomotoriuslähmung, verbunden mit kontralateraler extrapyramidaler Hyperkinese in Form des Hemitremors, der Hemichorea bzw. -athetose. Meist ist dabei der Muskeltonus allgemein gesteigert. Die Eigenreflexe sind auf der paretischen Seite lebhaft. Weiterhin zeigen sich Myorhythmien, Rigor, eine Hemiataxie und Intentionstremor. Zuweilen findet sich neben oder anstelle der Okulomotoriusparese eine Blicklähmung. Entwickelt sich das Krankheitsbild schon während der Kindheit, treten dazu halbseitige Wachstumsstörungen.

Das *Claude-Syndrom* ist dem Benedikt-Syndrom sehr ähnlich und wird charakterisiert durch radikuläre Okulomotoriuslähmung oder Blickparese homolateral, Hemiparese kontralateral, verbunden mit Intentionstremor, Rigor und Hemiataxie. Das obere Syndrom des Nucleus ruber – auch Chiray-Foix-Nicolesco-Syndrom genannt – ist nicht mit ophthalmologischen Störungen verbunden.

Mittelhirnfuß-Syndrom. Leitsymptom eines Prozesses der Pars intermedia des Hirnstamms ist wiederum die herdseitige Okulomotoriuslähmung. Sie ist radikulären Ursprungs, wenn sie mit einer kontralateralen Hemiparese verbunden ist. In diesen Fällen finden sich Hinweise auf eine Pyramidenbahnschädigung infolge Läsion im Pes pedunculi.

Strenggenommen ist das Mittelhirnfuß-Syndrom mit dem *Weber-Syndrom* identisch. Weil es aber in der Fachliteratur die Namen Weber-Syndrom oder ,,Hemiplegia alternans oculomotoria" trägt, soll es unter dieser Bezeichnung noch einmal herausgestellt werden. Die Symptomkonstellation tritt ein, wenn eine Läsion die noch ungekreuzt verlaufende Pyramidenbahn und den Okulomotoriuskern trifft. Folglich muß es dabei zu einer homolateralen Okulomotoriuslähmung und zu einer kontralateralen Hemiparese kommen, die mit einer zentralen Fazialis- und Hypoglossusstörung vereint ist, weil gleichzeitig die Pyramidenbahn und die mediale Haubenfußschleife unterbrochen sind.

Einige Autoren behandeln das *Ophthalmoplegia-internuclearis-anterior-Syndrom* isoliert von den übrigen. Es zeichnet sich durch folgende Symptome aus: Bei seitlicher Blickrichtung ist es unmöglich, das der Blickwendung entgegengesetzte Auge zu adduzieren. Die Konvergenzreaktion bleibt jedoch erhalten. Häufig fällt eine Vertikaldifferenz beider Augen beim Blick nach vorn auf (Hertwig-Magendiesche Schielstellung). Das Syndrom kann auch mit einem rotatorischen oder vertikalen Nystagmus bzw. mit einer Blickheberparese vergesellschaftet sein. Ein Horizontalnystagmus wird dabei häufig gesehen.

Von der Ophthalmoplegia internuclearis anterior unterscheidet sich das *Ophthalmoplegia-internuclearis-posterior-Syndrom* dadurch, daß das betroffene Auge beim Seitwärtsblick nicht zur eigenen Seite adduziert werden kann.

20.2.3. Pontine Syndrome

Bei Läsionen im pontinen Bereiche sind vielfältige klinische Symptome festzustellen. Je nach Lage des Krankheitsherdes finden sich Pyramidenbahnstörungen, Läsionen der spinothalamischen Bahnen und nahezu sämtlicher Hirnnerven. Bei Veränderungen im Bereiche der lateralen Schleife treten noch zentrale Dysakusien hinzu. Schädigungen der oberen Oliven und des Corpus trapezoideum mit den zugehörigen Kernen führen zu supravestibulären Bahnstörungen. Zentrale Akustikusfunktionsstörungen seien in diesem Zusammenhang noch erwähnt.

Bindearm-Syndrom. Ernste Zirkulationsstörungen im Versorgungsgebiet der A. cerebelli sup. können zur Erweichung des Bindearms nach Austritt aus dem Kleinhirn und vor der Kreuzung im Mittelhirn führen. Dabei ist eine Zerstörung des Tractus spinothalamicus und der lateralen Schleife an der Grenze zwischen Pons und Mittelhirn unausbleiblich. Es manifestieren sich dann: Eine Astasie und Abasie bei Muskelhypotonie, eine homolaterale Hemiataxie mit Adiadochokinese, ein grobschlägiger Intentionstremor, zerebellare Sprachstörungen, eine kontralaterale Empfindungsstörung für Schmerz- und Temperaturreize oder auch für alle Qualitäten, eine Blickparese bei Abduzenslähmung, eine zentrale Fazialisparese und leichte Hörstörungen. Auch Gaumensegelmyorhythmien werden zuweilen beobachtet. Sie können auf Pharynx und Larynx übergreifen und werden als Nystagmus laryngis, pharyngis et veli palatini bezeichnet. Zuweilen finden sich dazu noch kontralaterale Extremitätenparesen.

Syndrome der Brückenhaube. Charakteristisch für diese Syndromgruppe sind Störungen des Sehorgans und der langen Bahnen. Im klinischen Bild können Blicklähmungen, Störungen der Raumwahrnehmung, Nystagmus, Funktionsausfälle besonders der Hirnnerven V–VIII und Sensibilitätseinbußen nachweisbar sein.
Herde in der rostralen Brückenhaube verursachen das *Raymond-Cestan-Syndrom*. Es zeichnet sich aus durch eine homolaterale Abduzensstörung, eine Blicklähmung nach der Herdseite sowie eine kontralaterale Hemiparese und Hemihypästhesie.
Bei dorsolateralem Sitz der Läsion in der Brückenhaube können zum Raymond-Cestan-Syndrom noch eine kontralaterale Thermohypästhesie und Hypalgesie des Gesichtes als Folge der Zerstörung der dorsalen, zentralen Trigeminusleitung zum Thalamus hinzutreten. Dann sind die Voraussetzungen zur Diagnose des *Wallenberg-Bündel-Syndroms* gegeben.
Bei ausgedehnten Herden in der Brückenhaube entsteht das *Gasperini-Syndrom*. Es setzt sich zusammen aus einer herdseitigen Trigeminus-, Abduzens- und Fazialisparese, verbunden mit zentralen Hörbahndefekten, Nystagmus und konjugierter Blicklähmung‚ falls das hintere Längsbündel mit von der Störung erfaßt wurde. Zudem lassen sich meist noch kontralateral Sensibilitätseinbußen mit dissoziierten Typ nachweisen.
Picksche Visionen beim Syndrom der medialen Ponshaube: Wird bei umschriebenen Störungen in der medio-dorsalen Brückenhaube auch das hintere Längsbündel mit irritiert, findet sich bei einer konjugierten Blicklähmung regelmäßig auch ein Horizontalnystagmus zur Herdseite. Interessant und typisch sind die dabei zuweilen auftretenden Störungen der Raumwahrnehmung. Sie sind in die Literatur als sogenannte Picksche Visionen eingegangen. Charakteristisch dafür ist die Patientenaussage, daß sich die Zimmerwände zu krümmen, zu verschieben oder umzustellen scheinen. Zuweilen behaupten die Kranken auch, daß Personen vom Zimmer durch die Wände in Nebenräume hindurchgehen. Mitunter besteht dabei noch eine Diplopie. Im Interesse der Vollständigkeit sei auch das *Syndrom der kaudalen Brückenhaube* erwähnt, obwohl es sich wenig von dem bisher genannten unterscheidet. Läsionen der kaudalen Brückenhaube haben folgende Zeichen: Sensibilitätsstörungen im homolateralen Trigeminusbereich, herdseitige Fazialis- und Abduzenslähmungen, Blickparese zur Herdseite, Myorhythmien an Gaumensegel und Schlund, zuweilen verbunden mit Pseudobulbärsymptomen. Kontralateral bestehen Sensibilitätsstörungen am Stamm.
Bei umschriebenen Läsionen in der lateralen Brückenhaube, zwischen medialer und lateraler Schleife in der lateralen Ecke der Brückenhaube, entsteht das *Lemniscus-Syndrom*: Kaumuskellähmungen homolateral mit entsprechenden Muskelatrophien, Tiefensensibilitätsstörungen im Bereiche des Kopfes mit taktiler Hypästhesie des Gesichts. Greift die Schädigung auch auf die absteigende, spinale Trigeminuswurzel über, resultieren eine totale Analgesie und Thermanästhesie homolateral, einschließlich einer totalen Kornealanästhesie, die Anlaß zu trophischen Hornhautgeschwüren geben kann.

Laterales Pons-Syndrom. Zirkulationsstörungen im Bereiche der Aa. paramedianae führen zum paramedianen Pons-Syndrom, das akut einsetzen kann und eindrucksvolle neurologische Befunde zeigt. Weil aber ophthalmologische Störungen nicht zum klinischen Bilde gehören, soll auf die Besprechung verzichtet werden. Beim lateralen Pons-Syndrom finden sich neben einer homolateralen Trigeminusläsion oft auch herdseitig eine Ptosis, Miosis und ein Enophthalmus, Gaumensegel- und Schlundmyorhythmien. Asynergie, Adiadochokinese und Hemiataxie homolateral komplettieren das klinische Bild. Kontralateral kann anfänglich eine Hemiparese nachweisbar werden. Obligat ist aber eine dissoziierte Sensibilitätsstörung.

Kaudale Pons-Syndrome. Störungen im Bereiche der langen Bahnen, sowie der Abduzens-Fazialis-Funktion charakterisieren diese Syndromgruppe.

Typisch für das *Foville-Syndrom* ist eine homolaterale nukleäre Abduzenslähmung. Sie kann mit einer leichten peripheren Fazialisstörung verbunden sein. Stets besteht eine Blickparese nach der Herdseite. Kontralateral finden sich eine Hemiparese und meist auch eine Hemihypästhesie.

Das *Millard-Gubler-Syndrom* trägt auch die Bezeichnung Hemiplegia alternans facialis. Die periphere Fazialislähmung ist dabei mit einer Abduzensläsion kombiniert. Als Zeichen der Pyramidenbahnschädigung ist die kontralaterale Hemiparese zu werten.

Im Vergleich mit den beiden vorgenannten Syndromen finden sich beim *Brissaud-Syndrom* homolateral lediglich Reizerscheinungen im Versorgungsbereich des Fazialis in Form tonisch-klonischer Gesichtsmuskelkrämpfe. Kontralateral dazu besteht eine Hemiparese. Ätiologische Faktoren dieses Syndroms sind neben Tumoren auch Abszesse, die den homolateralen Fazialis nicht lähmen, sondern nur reizen.

20.2.4. Syndrome der Medulla oblongata

Wie schon im Namen „verlängertes Mark" zum Ausdruck kommt, bildet die Medulla oblongata praktisch eine Fortsetzung des Rückenmarkes.

Die Grenze zwischen beiden ist nicht scharf. Deshalb legten die Anatomen als Begrenzungslinie das untere Kreuzungsbündel der Pyramiden fest. Wegen der starken individuellen Variabilität ist es besser, als Grenze die Höhe der ersten Zervikalwurzelbündel anzusehen. – Kranial wird die Medulla oblongata durch den Querwulst des Pons begrenzt.

Weil die vom Hirn absteigenden und vom Rückenmark aufsteigenden Bahnen auf einen kleinen Querschnitt zusammengedrängt liegen, vermögen schon sehr kleine Läsionen ausgeprägte und typische Symptome auszulösen. Erinnert sei nur an das sehr einprägsame, schwere Krankheitsbild der Bulbärparalyse. Klinisch sind von der chronisch-progressiven Bulbärparalyse das Syndrom der apoplektischen Bulbärparalyse, die Pseudobulbärparalyse und auch die myasthenische Pseudobulbärparalyse abzugrenzen. In diesem Zusammenhang sei erwähnt, daß in den Formenkreis der Myopathien auch die chronisch progressive Ophthalmoplegie gehört. Sie tritt meist familiär gehäuft auf, beginnt oft schon im Kindesalter und zeigt eine meist symmetrische Ptose, verbunden mit Diplopie infolge Lähmung der Hirnnerven III und VI. Die Pupillenreaktion bleibt erhalten.

Syndrom der infantilen progressiven Bulbärparalyse. Ebenfalls familiär gehäuft, bei wohl rezessivem Erbgang, beginnt im Kindesalter zwischen dem 2. und 12. Lebensjahr dieses Leiden. Im Gegensatz zur Erkrankung bei Erwachsenen greift die nukleäre Lähmung der kaudalen motorischen Hirnnervengruppe auf das Fazialisgebiet über. Meist ist es sogar besonders stark betroffen. Mitunter entwickeln sich zudem noch eine Ptose und Paresen der Augenmuskeln. Deshalb sei das Krankheitsbild hier erwähnt. Die Ausfälle beschränken sich jedoch stets auf das Hirnnervengebiet.

Laterales Oblongata-Syndrom, Wallenberg-Syndrom. Dieses Syndrom ist ähnlich, bzw. sogar weitgehend identisch mit dem Syndrom der apoplektischen Bulbärparalyse. Sein

Leitsymptom ist die gekreuzte, dissoziierte Empfindungslähmung einschließlich Kornealanästhesie homolateral infolge Unterbrechung der spinalen Trigeminuswurzel. Erreicht der pathologische Prozeß die dorso-lateral gelegene Formatio reticularis, so entwickelt sich auch eine sympathische Ophthalmoplegie, ein bulbäres Horner-Syndrom, mit homolateraler Ptosis, Miosis und Enophthalmus. Zudem kann beim Wallenberg-Syndrom auch Nystagmus gefunden werden.

Ebenfalls bei Schädigungen der Medulla oblongata im lateralen Bereich ist das *Cestan-Chenais-Syndrom* zu erwarten. Es wird charakterisiert durch eine zerebellare Ataxie, ein bulbäres Horner-Syndrom und Lähmung der Hirnnerven IX und X herdseitig bei kontralateraler Hemiparese und Hemihypästhesie.

Unter dem *Babinski-Nageotte-Syndrom* werden homolaterale zerebellare Hemiataxie, Fallneigung zur Herdseite, ein gleichseitiger Blickrichtungsnystagmus sowie ein bulbärer Horner, verbunden mit kontralateraler Hemiparese und Hemihypästhesie, verstanden. Es entwickelt sich bei dorsolateraler Oblongataschädigung.

Aus neurologischer Sicht wären in diesem Zusammenhang noch weitere Syndrome (Avellis-Syndrom, Schmidt-Syndrom, paramedianes Oblongata-Syndrom, Syndrom der bulbären Paraplegie, Syndrom der Hemiplegia cruciata, Tapia-Syndrom, Vernet-Syndrom, Jackson-Syndrom) zu besprechen. Weil sie jedoch nicht mit ophthalmologischen Störungen verbunden sind, sollen sie hier unberücksichtigt bleiben.

20.2.5. Zerebellare Syndrome

Das Kleinhirn dient hauptsächlich der *Gleichgewichtserhaltung*, der *Tonusverteilung* und der *Bewegungskoordination*.

Folglich finden sich bei Kleinhirnläsionen als Grundstörungen Intentionstremor, Ataxie, Dysmetrie und Hypotonie sowie eine Anisosthenie. Zudem können psychische Veränderungen in Form von Bewegungsarmut und Apathie eintreten.

Besonders bei pathologischen Veränderungen des Paläozerebellums, d. h. des Wurmes und der Flocculi sind konjugierte Blicklähmungen und zerebellarer Nystagmus zu erwarten. Treten diese Störungen akut ein – z. B. bei Blutungen im Kleinhirnbereich – entwickeln sich Nystagmus und konjugierte Blicklähmungen bei Seitwärtswendung der Bulbi sofort und verschwinden dann wieder. Es handelt sich also um eine „temporäre Betriebsstörung der konjugierten Augenbewegungen" infolge plötzlicher Aufhebung des hemmenden zerebellaren Einflusses auf die vestibulären Kerne und deren Verbindungen mit den Augenmuskelkernen durch das hintere Längsbündel. Selbst wenn die konjugierten Blicklähmungen nach der Seite des Kleinhirnherdes, sowie der Spontannystagmus bestehenbleiben, was besonders bei Tumoren beobachtet wird, muß es sich lediglich um druckbedingte Fernwirkungen auf diese vestibulären Zentren und Bahnen handeln. Weil der Deiters-Kern und das hintere Längsbündel im dorsalen Haubenbereich liegen, übt ein im Kleinhirnwurm liegender Prozeß eine direkte Druckwirkung auf diese Strukturen aus.

Bei Kranken mit Kleinhirnstörungen ist ein Nystagmus beim Geradeausblick selten. Meist provozieren erst Blickwendungen diesen Nystagmus. Folglich handelt es sich um einen sog. Einstellungsnystagmus, wie er auch bei der Multiplen Sklerose gefunden wird, einen Nystagmus der supravestibulären Zentren und Bahnen. Wichtig ist, daß dieser Nystagmus beim Blick nach der Seite der Kleinhirnläsion deutlicher in Erscheinung tritt. Wird am stehenden Kranken ein zerebellarer Nystagmus vermißt, kann er erfahrungsgemäß in Seitenlage des Patienten provoziert werden. Am deutlichsten wird der zerebellare Nystagmus nachweisbar, wenn der Kranke auf seiner „gesunden Seite", also dem Herd kontralateral, liegt. Für die Differentialdiagnose labyrinthärer oder zerebellarer Nystagmus kann noch die Erfahrung nützlich sein, daß eine Änderung der

Kopfhaltung auf einen zerebellaren Nystagmus keinen Einfluß hat. Der kleinhirn-
bedingte Nystagmus bleibt bestehen, bzw. nimmt an Intensität zu, während der labyrinthäre Nystagmus sich allmählich abschwächt und ziemlich rasch wieder verschwindet.
Drückt ein Oberwurmprozeß auf die Vierhügelgegend, wird ein Vertikalnystagmus ausgelöst. Noch unklar ist wohl die Pathogenese des sog. „Nystagmus palpebralis". Dabei
handelt es sich um rhythmisch unterbrochene Kontraktionen des M. levator sup. Diese
Nystagmusform kann isoliert auftreten, jedoch auch mit dem okulären Nystagmus vergesellschaftet sein.
Schließlich soll noch auf die Vertikaldivergenz der Bulbi, die sogenannte Magendiesche
Schielstellung, hingewiesen werden. Sie tritt manchmal mit einer zerebellaren konjugierten Blicklähmung in Erscheinung und kann durch einseitige, basal gelegene Kleinhirnläsionen ausgelöst werden. Auch sie entsteht durch Druck auf die vestibulären Zentren und ist Ausdruck einer partiellen vestibulären Kernstörung. Gleiches gilt für die
bei paramedianen Kleinhirnherden häufig nachweisbare Schiefhaltung des Kopfes.
Schließlich sei noch erwähnt, daß Läsionen des Nucl. dentatus cerebelli einen Nystagmus
veli palatini hervorrufen können.

20.3.   Ätiologische Übersicht

Als ätiologische Faktoren der Stammhirnerkrankungen stehen an erster Stelle Gefäßstörungen und Geschwülste. In zweiter Linie sind entzündliche und degenerative Veränderungen in Betracht zu ziehen.

Thalamus-Syndrom

Unter den gefäßbedingten Läsionen haben kleine Erweichungen oder Blutungen im Versorgungsgebiet der Aa. thalamogeniculatae besondere Bedeutung. Im Verlauf einer Encephalitis- bzw. Encephalomyelitis disseminata können entzündliche Herde im Thalamusbereich angetroffen werden.
Unter den Tumoren dieser Hirnregion überwiegen die Gliome. Allerdings können auch Hirnmeta-
stasen im Thalamus lokalisiert sein. Klinisch ist es wichtig zu wissen, daß sich raumersetzend wachsende Geschwülste lange Zeit symptomarm, ja sogar symptomlos entwickeln können.

Mittelhirn-Syndrome

Posttraumatisch können sich an dieser Hirnregion schwere Störungen bemerkbar machen. Erinnert
sei an das apallische Syndrom. Als weitere Läsionsmöglichkeiten sind Gefäßveränderungen – auch
im Sinne der Arteriosklerose – zu nennen. Bei der Besprechung der supranukleären Pseudobulbärparalyse wurde bereits darauf hingewiesen. Intrakranielle Drucksteigerungen als Fernsymptom
raumfordernder Prozesse (Neoplasmen, Abszesse, Zysten) rufen besonders im Stadium der Dekompensation Mittelhirnstörungen hervor. Zudem werden im Mittelhirnbereich selbst Tumoren (z. B.
Pinealome, Teratome, Angiome) angetroffen. Auch herdförmige Entzündungen sind nicht selten hier
lokalisiert.

Syndrome des Pons und der Medulla oblongata

Durch Traumen ausgelöste Hirnstammkontusionen sind lebensbedrohlich. Von den entzündlichen
Störungen durch Infektionen sind besonders Tuberkulose, Lues und Poliomyelitis zu nennen. Während die „apoplektische Bulbärparalyse" durch Gefäßprozesse der Medulla oblongata ausgelöst wird,
kann die chronisch progressive Bulbärparalyse das Endstadium einer amyotrophischen Lateralsklerose sein. Unter den Geschwülsten dieses Hirnbereiches dominieren die diffus wachsenden Gliome.
Verschlüsse größerer Gefäße des Vertebralis-Basilaris-Bereiches geben Anlaß zu einer infausten
Prognose.

Zerebellares Syndrom

An erster Stelle sind hier Intoxikationen, speziell durch Alkohol, zu nennen. Den zweiten Platz in der Ursachenstatistik hält die Encephalomyelitis disseminata. Neben diffusen entzündlichen Veränderungen können sich – besonders im Anschluß an Ohraffektionen – Abszesse im Kleinhirn entwickeln. Die zerebellaren Gefäßprozesse beeinträchtigen meist auch den bulbopontinen Bereich, so daß ein isoliertes Kleinhirnsyndrom dabei nicht zu erwarten ist. Subdurale Hämatome des infratentoriellen Raumes sind recht selten. Differentialdiagnostisch ist beim Zerebellar-Syndrom noch an die Heredoataxien, speziell die zerebellare Heredoataxie (Nonne-Mariesche Krankheit), zu denken. Sie gehört zum Formenkreis der Systemerkrankungen und ist ein ausgesprochen seltenes Leiden. Auch Mißbildungen können zerebellare Störungen hervorrufen. Die führende Rolle unter den klinischen Bildern mit Kleinhirnsymptomatik spielen jedoch die Geschwülste des infratentoriellen Bereiches. Ihnen ist deshalb ein gesonderter Abschnitt gewidmet (Kap. 25).

21.   Intrakranielle Drucksteigerung

Das von der knöchernen Schädelkapsel umgebene intrakranielle Volumen läßt sich morphologisch wie funktionell in 3 Raumanteile untergliedern:

1. in den Raum, den das Gefäßsystem einnimmt – das intrakranielle Blutvolumen beträgt 100–150 ml;
2. den Anteil des eigentlichen Zellraumes – gebildet von den Ganglien- und Stützzellen des Hirns und Rückenmarkes;
3. die Menge der zerebrospinalen Flüssigkeit in den Hirnventrikeln, Zisternen und dem Subarachnoidalraum mit 100–150 ml.

Die Änderung eines Raumanteiles in physiologischen Grenzen kann von den übrigen Volumina kompensiert werden. Eine darüber hinausgehende Volumenzunahme muß zu einem Anstieg des intrakraniellen Druckes führen, da es sich praktisch um ein inkompressibles System handelt. Bei Blockade der liquorableitenden Wege entsteht entweder eine hydrozephale Ausweitung der vorgeschalteten Ventrikelabschnitte (aktiver Hydrozephalus) oder bei Störungen des Liquorproduktions- und Resorptionsgleichgewichtes ein chronisches Hirndruckgeschehen (funktioneller Hydrozephalus) (Abb. 287).

Bei verschiedenen Alterationen der Bluthirnschranke tritt eine Volumenzunahme des Hirngewebes durch Schwellung oder Ödem auf, und schließlich kann bei einer vaskulären Stauung durch vorwiegende Auffüllung der venösen Seite der intrakranielle Druck ansteigen.

Zahlreiche funktionelle Verknüpfungen der 3 intrakraniellen Raumanteile untereinander lassen verstehen, daß der verhängnisvolle Circulus vitiosus der Drucksteigerung auf unterschiedliche Weise in Gang kommen kann.

Eine wesentliche Beziehung ergibt sich aus der Tatsache, daß die zerebrale Durchblutung durch die intrakranielle Drucksteigerung beeinträchtigt werden kann. Unter physiologischen Bedingungen gewährleistet ein autoregulatorisches System unter dem Einfluß der arteriellen Kohlensäurespannung durch Regulation des peripheren Widerstandes eine weitgehende Konstanz der Hirndurchblutung. Beim Anstieg des intrakraniellen Druckes entsteht nach einer initialen aktiven Vasodilatation mit Zunahme des zerebralen Blutvolumens eine zerebrale Vasoparalyse, die wiederum parallel mit einer zunehmenden Hypoxie des Hirngewebes und einer progressiven Entwicklung einer Hirnschwellung verläuft. Intrakranieller Druck, zerebrale Durchblutung und Hypoxie des Hirngewebes mit folgender Hirnschwellung prägen den verhängnisvollen Kreis der Hirndrucksteigerung.

Unter Berücksichtigung des zeitlichen Auftretens klinischer Symptome kann ein akutes Stadium, wie es bei der Ruptur eines Aneurysmas auftritt, ein subakutes Stadium, dessen Symptomatologie innerhalb weniger Tage entsteht, von einem chronischen Stadium, das sich in Wochen bis Monaten entwickelt, differenziert werden. Neben den allgemeinen Symptomen der intrakraniellen Drucksteigerung in Form von Kopfschmerzen, Erbrechen, Schwindel, Stauungspapillen und Bewußtseinsstörungen können fokale reversible Läsionen, wie Hemiparesen, Pyramidenbahnzeichen, zerebellare und extrapyramidale Zeichen oder fokale und generalisierte Anfälle, auftreten. Durch Dislokation verschiedener Hirnteile in präformierte Lücken und Spalten entstehen besonders im akuten Stadium lebensbedrohliche Störungen des Mittelhirns, des Hirnstammes oder der Medulla oblongata.

Bei intrakraniellen Prozessen kann zunächst eine lokale neurologische Ausfallssymptomatik im Vordergrund stehen. Handelt es sich um einen langsam wachsenden Tumor, so fehlen die allgemeinen Symptome der Drucksteigerung. Das Ausmaß der Reaktionen des umgebenden Hirngewebes ist unterschiedlich und wird von der Art der lokalen Raumforderung modifiziert. So spielen die Art der Abgrenzung, ob durch Kapselbildung oder infiltrierend wachsend, der Anschluß an die Bluthirnschranke, die Stoffwechselrate und viele andere Faktoren eine Rolle. Zunehmender Druck auf die Umgebung, Alteration des perifokalen oder peritumoralen Stoffwechsels und Störungen der lokalen Hirndurchblutung führen schließlich zu einem Übergang von der lokalen zur allgemeinen intrakraniellen Drucksteigerung und zum generalisierten Hirnödem mit den lebensbedrohenden Folgen der intrakraniellen Massenverschiebung.
Ziel der einzuleitenden Therapie ist es zunächst, den verhängnisvollen Circulus vitiosus der intrakraniellen Drucksteigerung zu durchbrechen, um eine kausale Behandlung einleiten zu können (Abb. 288).

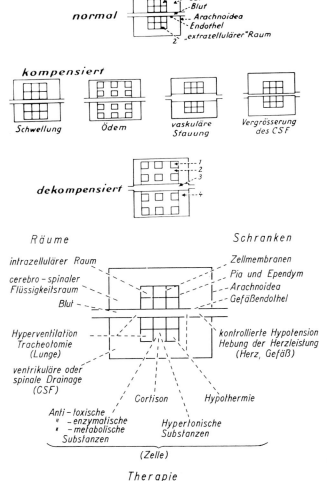

Abb. 287. Schematische Darstellung der drei intrakraniellen Raumanteile. Grundsätzlich kann jeder Anteil eine Volumenzunahme erfahren; dies wird im kompensierten Zustand von den übrigen Räumen ausgeglichen. Im dekompensierten Zustand hat die Volumenzunahme die physiologischen Kompensationsmechanismen erschöpft und der intrakranielle Druck steigt an. Beim Hirnödem ist ein zusätzlicher Raum gebildet bzw. ein potentieller Raum eröffnet worden (nach L. J. Fox)

Abb. 288. Intrakranielle Räume und Schranken sowie grundsätzliche Wege bei der Behandlung der intrakraniellen Drucksteigerung (nach J. L. Fox)

22. Hydrozephalus

22.1. Definition und Pathogenese

Als Hydrozephalus bezeichnet man einen Zustand, bei dem die Liquormenge pathologisch vermehrt ist und – mit Ausnahme des sogenannten Normaldruck-Hydrozephalus – unter erhöhtem Druck steht. Bei länger bestehendem Hydrozephalus sind die intrakraniellen Liquorräume stets erweitert, was nur auf Kosten der Hirnsubstanz möglich ist.

Der Liquor wird unter physiologischen Bedingungen hauptsächlich von den Plexus chorioidei der Hirnkammern gebildet. Die Gesamtliquormenge ist beim Gesunden vom Lebensalter abhängig. Als Normalwerte gelten für den Erwachsenen 120–180 ml, für das Säuglingsalter 40–60 ml. Das Ausmaß der täglichen Liquorproduktion ist nicht sicher bekannt, es unterliegt wahrscheinlich starken Schwankungen.

Die Liquorresorption vollzieht sich größtenteils in den Pacchionischen Granulationen (Granula meningica) an der Konvexität und Basis des Gehirns und in den Arachnoidalzotten der Rückenmarkhäute (Wurzeltaschen der Spinalwurzeln). Die Granula bzw. Arachnoidalzotten stehen stets mit venösen Blutgefäßen in Verbindung, in die der Liquor übertritt. Auch im Ventrikelsystem selbst scheint eine gewisse Rückresorption möglich zu sein. Es ist anzunehmen, daß bei Säuglingen noch die Arachnoidea als ganzes an der Liquorresorption beteiligt ist.

Der in den Seitenkammern gebildete Liquor gelangt durch die Foramina Monroi in den 3. Ventrikel, von wo aus er durch den Aquädukt in den 4. Ventrikel fließt. Die weitere Zirkulation kann von hier aus auf 2 Wegen erfolgen: durch die Foramina Luschkae in die basalen Zisternen und den damit verbundenen Subarachnoidelraum, oder durch das Foramen Magendii über die Cisterna cerebello-medullaris in den Spinalkanal, wo sich der Liquor subarachnoidal verteilt.

Eine Verlegung der ableitenden Liquorwege, z. B. durch Fehlbildungen, Tumoren oder entzündliche Verklebungen, führt zu einer Erweiterung der vorgeschalteten Ventrikelabschnitte, also zum Hydrozephalus einer oder mehrerer Hirnkammern. Besonders gefährdet sind die physiologischen Engstellen des Ventrikelsystems (Foramina Monroi, 3. Ventrikel, Äquadukt, Ausgang des 4. Ventrikels), wo bereits eine geringe Volumenzunahme oder sonstige Veränderung einen vollständigen Verschluß der Liquorstrombahn hervorrufen kann. Neben den mechanischen können aber auch andere Faktoren, wie beispielsweise Mißverhältnisse zwischen Liquorproduktion und -resorption, einen Hydrozephalus verursachen.

Unabhängig vom Entstehungsmodus führt jeder Hydrozephalus zu einem zunehmenden Schwund an Hirnsubstanz, der insbesondere im Kindesalter solche Ausmaße annehmen kann, daß der verbleibende Hirnsaum nur noch 1–2 cm stark ist. Derartige Extremfälle sind heute jedoch selten.

22.2. Einteilung

Im Laufe der Zeit sind zahlreiche Einteilungen des Hydrozephalus getroffen worden, die je nach Standpunkt des Autors klinische, pathophysiologische oder ätiologische Aspekte in den Vordergrund stellen. Eine alle Faktoren berücksichtigende Klassifizierung ist kaum möglich. Die vor Jahrzehnten von Dandy inaugurierte Gliederung in **Hydrocephalus occlusus** sive obstrictivus und **Hydrocephalus communicans** findet noch immer häufig Verwendung, da sie praktisch-klinischen Belangen Rechnung trägt.

Sie unterscheidet sich nicht grundsätzlich von der im französischen Sprachraum bevorzugten Einteilung in **aktiven Hydrozephalus** (Störung der Liquorzirkulation) und **funktionellen Hydrozephalus** (Störung der Liquorproduktion bzw. -resorption), denn der aktive entspricht im wesentlichen dem Verschlußhydrozephalus, während der funktionelle in etwa dem kommunizierenden Hydrozephalus gleichzusetzen ist. Vor allem therapeutische und prognostische Gesichtspunkte beinhaltet die Einteilung von Matson, die zwischen dem **fortschreitenden Hydrozephalus** (keine oder reversible Hirnschädigung), dem **extrem fortgeschrittenen Hydrozephalus** (irreversibler Hirnschaden) und dem **zum Stillstand gekommenen Hydrozephalus** (Verlaufskontrolle!) unterscheidet.

Dem sogenannten **Hydrocephalus e vacuo,** der auch als passiver Hydrozephalus zu bezeichnen wäre, fehlt als wesentliches Moment unserer Definition die Liquordruckerhöhung. Bei diesem Hydrozephalus werden lediglich angeborene (porenzephale) oder erworbene (posttraumatische oder postinfektiöse) Hirnsubstanzdefekte mit Liquor aufgefüllt.

Der folgenden Darstellung legen wir die Einteilung nach Dandy zugrunde, wobei wir aber eine Untergliederung nach ätiologischen Gesichtspunkten vornehmen.

Hydrocephalus communicans

Der kommunizierende Hydrozephalus beruht stets auf einem Mißverhältnis zwischen Produktion und Resorption des Liquors. Dabei sind oft beide Vorgänge – allerdings in unterschiedlicher Ausprägung – an der Entstehung des Hydrozephalus beteiligt.

Hydrocephalus hypersecretorius: Bei dieser Form steht die pathologisch vermehrte Liquorproduktion im Vordergrund. Ursächlich kommen Ventrikeltumoren (Plexuspapillome), Plexushyperplasien und akut entzündliche Vorgänge (Meningitis, Ependymitis) in Betracht. Zu einer flüchtigen Hypersekretion ohne Hydrozephalus kommt es nach ausgiebigen Liquorpunktionen.

Hydrocephalus male resorptivus: Hier liegt eine unzureichende oder fehlende Resorption des Liquors zugrunde. Diese kann auf adhäsive Verklebung und Verödung der resorptiv wirksamen Arachnoidalzotten zurückzuführen sein, wie man sie nach schweren Meningitiden oder ausgedehnten Subarachnoidalblutungen (Aneurysma, Trauma) beobachtet.

Hydrozephalus bei entzündlichen Erkrankungen: Bei Meningitiden, Enzephalitiden und Ependymitiden kann es in Abhängigkeit vom Stadium des entzündlichen Prozesses zur Ausbildung unterschiedlicher Hydrozephalusformen kommen. Das akut-entzündliche Stadium ist insbesondere bei der Ependymitis der Seitenventrikel durch eine stark vermehrte Liquorproduktion gekennzeichnet, die durchaus einen Hydrocephalus hypersecretorius hervorrufen kann. Die Liquorpassage ist dabei zunächst erhalten. Im abklingenden Entzündungsstadium besteht vor allem bei Meningitiden die Gefahr einer bindegewebigen Verklebung der Arachnoidalzotten, wodurch die Resorptionsflächen stark eingeschränkt werden (Hydrozephalus infolge unzureichender Resorption). Kommt es jedoch im Zuge der Vernarbungs- und Ausheilungsvorgänge zu arachnitischen Membranbildungen, besonders an den Engstellen des Ventrikelsystems, so entwickelt sich ein Hydrocephalus occlusus. Dieser kann auch infolge einer Stenosierung des Aquäduktes, z. B. durch toxoplasmotische Granulationen, entstehen.

Hydrocephalus occlusus

Jedes Abflußhindernis innerhalb der Liquorwege führt zu einem Stau des ständig produzierten Liquors, auch wenn die Blockade zunächst inkomplett ist. Druckanstieg und Erweiterung der vor dem Hindernis gelegenen Ventrikelabschnitte sind die Folge (Abb. 289).

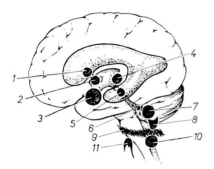

Abb. 289. Typische Prädilektionsorte für die Entstehung eines Verschlußhydrozephalus
1 Tumoren der Seitenventrikel, *2* Kolloidzysten des 3. Ventrikels, *3* Tumoren der Sellaregion, *4* Pinealome mit Aquäduktblockade, *5* Gliosen, Stenosen und Tumoren der Vierhügelplatte mit Aquäduktblockade, *6* Arachnitische Verwachsungen mit Blockade der Foramina Magendii und Luschkae, *7* Kleinhirn- und Wurmtumoren mit Blockade des 4. Ventrikels, *8* Arnold-Chiari-Syndrom mit Blockade im Foramen occipitale magnum, *9* Arachnitische Verwachsungen im Foramen occipitale magnum, *10* Tumoren des 4. Ventrikels und des oberen Halsmarks mit Blockade des Foramen occipitale magnum, *11* Knöcherne Fehlbildungen mit Blockade des Foramen occipitale magnum (nach H. Kretzschmar, 2. Auflage)

Hydrozephalus bei Fehlbildungen: Entwicklungsstörungen im Bereich des Aquaeductus Sylvii sind die häufigste Ursache des frühkindlichen Hydrozephalus, wobei Stenosen der unterschiedlichsten Form bis hin zur Atresie vorkommen. Kinder mit einem angeborenen vollständigen Aquäduktverschluß sind kaum lebensfähig. Dagegen bleibt der durch Einengung des Aquäduktes verursachte Hydrozephalus oft lange Zeit kompensiert.
Beim **Dandy-Walker-Syndrom** handelt es sich um eine angeborene Atresie des Foramen Magendii und der Foramina Luschkae. Der dadurch entstehende Okklusionshydrozephalus ist durch eine erhebliche Erweiterung aller Ventrikel, insbesondere aber des zystenartig aufgetriebenen 4. Ventrikels gekennzeichnet.
Unter **Arnold-Chiari-Syndrom** versteht man eine infratentorielle Fehlbildung, bei der Brücke und Medulla oblongata stark verlängert und die Kleinhirntonsillen in den zervikalen Spinalkanal verlagert sind. Auch diese Fehlbildung führt durch Verlegung des Foramen Magendii und gleichzeitige Einengung des Aquäduktes meist zu einem Verschlußhydrozephalus. Nicht selten ist das Arnold-Chiari-Syndrom mit einer dysraphischen Fehlbildung im Sinne der Spina bifida kombiniert. Auf das häufige Vorkommen eines Hydrozephalus bei Myelomeningozelen sei in diesem Zusammenhang nur hingewiesen.

Auch ausgedehnte **Arachnoidalzysten,** wie man sie bei Aplasien oder geburtstraumatischen Schädigungen des Schläfenlappens findet, können zu einem Hydrozephalus führen. **Knöcherne Fehlbildungen** im Bereich des atlanto-okzipitalen Überganges (basiläre Impression, Platybasie, Atlasassimilation) können durch Einengung der Cisterna magna ebenfalls Liquorpassagestörungen und schließlich einen Verschlußhydrozephalus verursachen. Klinische Erscheinungen manifestieren sich dabei i. allg. erst im Erwachsenenalter.

Hydrozephalus bei raumfordernden intrakraniellen Prozessen: Hirntumoren können durch eine mechanische Blockade des Liquorabflusses das klassische Bild eines Verschlußhydrozephalus verursachen. Das gilt vor allem für die Geschwülste der Mittellinie, bei denen es sehr schnell zu einer Verlegung der physiologischen Engstellen kommen kann. Besonders gefährdet sind die Foramina Monroi (Tumoren der Seitenkammern, Kolloidzysten des 3. Ventrikels und suprasellär Tumoren), der Aquädukt (Geschwülste der Pinealisregion bzw. des Mittelhirns sowie Oberwurmtumoren), der 4. Ventrikel (Tumoren des 4. Ventrikels und des Unterwurmes sowie paramediane Kleinhirntumoren) und der kranio-spinale Übergang (Geschwülste im Bereich der Cisterna magna und des Foramen occipitale sowie hohe Halsmarktumoren).
Häufigste Ursache des tumorbedingten Okklusionshydrozephalus sind zweifellos die Kleinhirngeschwülste des Kindesalters, die vorzugsweise vom Wurm oder vom 4. Ventrikel selbst ausgehen (Medulloblastome, Ependymome). Ihre zumeist uncharakteristischen Initialsymptome geben manchmal zu differentialdiagnostischen Fehleinschätzungen Anlaß.
Neben den hier aufgezählten können aber auch andere Tumoren zu einem Hydrozephalus führen. Von den Großhirngeschwülsten sind hier die temporal und teilweise auch die parasagittal lokalisierten Neoplasmen zu nennen. Diese gehen meist mit einer erheblichen Massenverschiebung und damit einer ausgeprägten Verlagerung und Deformierung des Ventrikelsystem einher, was schließlich zum Hydrozephalus des gegenseitigen Seitenventrikels (kontralateraler Hydrozephalus) führt. Dabei ist zu bedenken, daß der Grad der Massenverschiebung nicht nur von der Größe des Tumors, sondern auch vom Ausmaß des perifokalen Hirnödems bestimmt wird. Das trifft besonders auf Tumoren in unmittelbarer Nachbarschaft des Aquäduktes zu, bei denen bereits ein geringes kollaterales Ödem eine Verquellung und dadurch einen Verschluß bewirken kann.

22.3.   Klinische Symptomatologie

Da der knöcherne Hirnschädel im Kindesalter bei anhaltender intrakranieller Drucksteigerung noch in gewissem Maß nachgeben und sich vergrößern kann, stellt der kindliche Hydrozephalus ein charakteristisches Krankheitsbild dar. Normalerweise verläuft die Kurve des Schädelwachstums sehr gleichmäßig. Beim Einjährigen beträgt der Schädelumfang 46–47 cm. Jede von der Normalkurve abweichende **Größenzunahme des Schädels** ist deshalb verdächtig und bedarf der Kontrolle.
Beim Hydrozephalus ist der Schädel im Verhältnis zum übrigen Körper auffällig vergrößert. Die Stirnpartie ist stark vorgewölbt und die erweiterten Venen der verdünnten Schädelhaut treten übermäßig hervor. Gegenüber dem z. T. extrem großen Hirnschädel erscheint das Gesicht ausgesprochen klein. Bemerkenswert ist das „Sonnenuntergangsphänomen" der Augen, bei dem die Augäpfel nach unten gerichtet und die Pupillen teilweise von den Unterlidern bedeckt sind (Abb. 290).
Gleichzeitig mit den Veränderungen des Kopfes machen sich, beim frühkindlichen Hydrozephalus manchmal auch schon vor der sichtbaren Schädelvergrößerung, **Allgemeinsymptome** bemerkbar: Entwicklungsstillstand, Verminderung und Verlang-

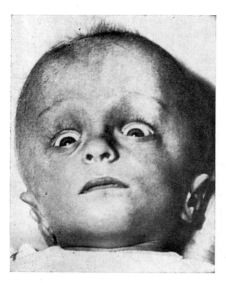

Abb. 290. Hydrozephalus mit unverhältnismäßig großem Hirn- bei normalem Gesichtsschädel, Sonnenuntergangsphänomen

samung der spontanen Motilität, Apathie und zunehmende Spastik besonders der unteren Extremitäten. Diese Allgemeinerscheinungen fehlen bei jugendlichen und erwachsenen Patienten, bei denen der Hydrozephalus meist Ausdruck einer intrakraniellen
Raumforderung ist. Da die Schädelnähte bereits verknöchert sind, fehlt die im frühen
Kindesalter so auffällige Vergrößerung des Kopfumfanges. Die intrakraniellen Reserve-
räume sind bei anhaltender Druckerhöhung sehr schnell aufgebraucht, so daß die **Symptome der Hirndrucksteigerung** bald das klinische Erscheinungsbild beherrschen. Kopfschmerzen, von der Nahrungsaufnahme unabhängiges Erbrechen, Stauungspapillen
und –bei drohender Einklemmung (Tentoriumschlitz, Foramen occipitale magnum) –
schwere zentrale Fehlregulationen stehen im Vordergrund. Dazu kommen dann noch
die vom Sitz des Tumors abhängigen Lokalsymptome.
Ophthalmologisch findet man beim kindlichen Hydrozephalus häufig Schielstellungen,
meist in Form eines Strabismus convergens, der auf eine Abduzenslähmung zurückzuführen ist. Die Abduzensparese ist dabei nicht als Lokal-, sondern als allgemeines
Drucksymptom zu werten. Ein Nystagmus wechselnder Richtung ist ebenfalls nicht
selten. Oft beobachtet man eine Optikusatrophie, in schweren Fällen auch mit Amaurose. Porzellanweiße Papillen, amaurotische Pupillenstarre und fehlende Mitbewegung
der Augen sind dafür kennzeichnend. Dagegen bestehen beim geschwulstbedingten
Hydrozephalus meist echte Stauungspapillen, insbesondere bei den Kleinhirntumoren
des Kindesalters. Gelegentlich findet man beim Hydrozephalus Gesichtsfelddefekte, die
durch den Druck des stark erweiterten und vergrößerten 3. Ventrikels auf das Chiasma
zu erklären sind. Augenmuskellähmungen mit Ausnahme der Abduzensparese, Pupillendifferenzen und Blickrichtungsnystagmus sind Lokalsymptome und keine allgemeinen
Hirndruckzeichen.

22.4.   Diagnostische Maßnahmen

Da die Symptome des Hydrozephalus recht unspezifisch sind, machen sich in jedem
Verdachtsfall Zusatzuntersuchungen erforderlich. Damit soll nicht nur die Diagnose
sichergestellt, sondern zugleich die Klärung der Frage nach Form und Ätiologie des
Hydrozephalus angestrebt werden, um daraus entsprechende therapeutische Konsequenzen abzuleiten.

Echoencephalographie: Sie ist neben der routinemäßig durchzuführenden Schädel-
umfangsmessung sehr für regelmäßige Verlaufskontrollen geeignet. Sie gestattet eine
annähernde Messung der Ventrikelgröße und des noch vorhandenen Hirnmantels.
Außerdem trägt sie zur Aufdeckung zusätzlicher subduraler Ergüsse bei.

Röntgenuntersuchung des Schädels: Sie zeigt neben der ausgeprägten Vergrößerung des
Hirnschädelskelettes bei normalem Gesichtsschädel eine Verdünnung der Kalotte mit
stark verbreiterten Schädelnähten (sog. Nahtdehiszenz). Die im Kindesalter physiologischen Impressiones digitatae (Foveolae granulares) sind so vermehrt und vertieft
(Abb. 291), daß in Einzelfällen das typische Bild eines „Wolkenschädels" entsteht. Die
Sella turcica ist mäßig vergrößert, Sellalehne und -boden sind ebenso wie die vorderen
Klinoidfortsätze atrophisch (sekundäre Sellaatrophie). Auch die Pyramidenspitzen können entkalkt sein. Da die röntgenologischen Hirndruckzeichen als Einzelsymptome unsicher und außerdem altersabhängig sind, sollte man sie jedoch nicht überbewerten.

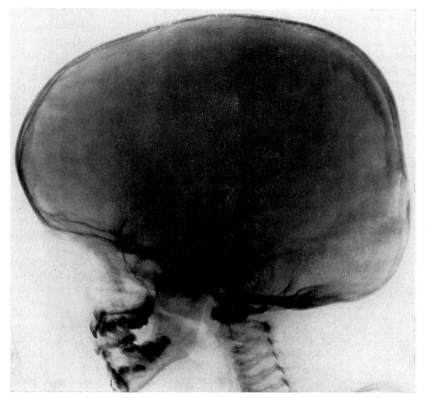

Abb. 291. Hochgradiger Hydrozephalus im Schädelübersichtsbild (seitlich): vergrößerter Hirnschädel, Kalotte verdünnt mit vermehrten Impressiones, Verbreiterung der Schädelnähte

Pneumenzephalographie bzw. **Ventrikulographie:** Für die diagnostische Abklärung eines
Hydrozephalus ist die röntgenologische Darstellung des Ventrikelsystems von größter
Wichtigkeit, besonders wenn es um den Nachweis und die Lokalisation eines Verschlusses der Liquorwege bei bestehendem Tumorverdacht geht. Als Kontrastmittel
dient i. allg. Luft (negativer Kontrast), die bei der Pneumenzephalographie sowohl
durch Lumbal- als auch durch Subokzipitalpunktion eingebracht werden kann. Bevor-

zugt wird allgemein die fraktionierte lumbale Pneumenzephalographie unter leichtem Überdruck. Ist die Pneumenzephalographie kontraindiziert, beispielsweise bei Stauungspapillen über 2 Dioptrien, drohender Einklemmungsgefahr oder Verdacht auf Kleinhirntumor, so besteht die Möglichkeit der direkten Füllung der Hirnkammern (Ventrikulographie). Sie erfolgt heute meist als sog. zentrale Ventrikulographie, bei der nach Direktpunktion des 3. Ventrikels ein wasserlösliches resorbierbares Kontrastmittel (positiver Kontrast) injiziert wird. Diese Methode ist speziell zur Darstellung von Geschwülsten des Kleinhirns und des dorsalen 3. Ventrikels geeignet (Abb. 292). Durch die Ventrikelfüllung lassen sich nicht nur zahlreiche intrakranielle Raumforderungen, insbesondere die Tumoren des infratentoriellen Raumes, der Mittellinie und des Ventrikelsystems exakt erfassen und lokalisieren, sondern sie gestattet auch den Nachweis von Einengungen oder Verschlüssen der Liquorwege anderer Genese. Die Form des Abbruches der Kontrastmittelfüllung oder der Verlagerung und Deformierung des Ventrikelsystems läßt oft wichtige Rückschlüsse auf die Art des dem Hydrozephalus zugrunde liegenden Prozesses zu. Außerdem ist mit Hilfe der Ventrikelfüllung eine relativ zuverlässige Bestimmung der Weite der Hirnkammern und der Stärke des noch vorhandenen Hirnmantels möglich.

Angiographie der A. carotis: Die durch den Hydrozephalus hervorgerufenen Veränderungen des Hirngefäßbildes sind durch den großbogigen Verlauf der A cerebri anterior und die Streckung der A. cerebri media sowie ihrer Äste gekennzeichnet. Derartige Befunde sind allerdings nur als Hinweis auf das Bestehen eines Hydrozephalus zu werten. Dagegen ist die Angiographie für den Nachweis bzw. Ausschluß von subduralen Hämatomen oder Hygromen, Tumoren und arterio-venösen Angiomen wichtig und trägt damit zur differentialdiagnostischen Abklärung bei.

Computertomographie: Mit diesem modernen Untersuchungsverfahren lassen sich Erweiterungen der Liquorräume ebenso sicher erfassen wie Tumoren. Es eignet sich auch hervorragend zur Verlaufskontrolle nach Hydrozephalus-Operationen, da hierbei die sonst zur Ventrikelfüllung erforderliche Liquorpunktion entfällt, die gerade beim Hydrozephalus stets ein gewisses Risiko beinhaltet. Mit zunehmender Anwendung der Computertomographie werden andere diagnostische Methoden (Isotopenuntersuchung, auch Pneumenzephalographie) in Zukunft sicher an Bedeutung verlieren.

22.5.   Differentialdiagnose

Im Kindesalter können eine Reihe von Mißbildungen oder Erkrankungen die Abgrenzung gegenüber dem echten Hydrozephalus schwierig erscheinen lassen, weil sie mit Verformungen und z. T. auch mit einer Vergrößerung des knöchernen Schädels einhergehen. Als typisches Symptom des Hydrozephalus fehlt ihnen meist die Ventrikelerweiterung, während Hirndruckerscheinungen bei einigen dieser Krankheiten durchaus vorkommen.

Kraniostenosen: Unter diesem Begriff werden einige Fehlbildungen des Schädelskelettes zusammengefaßt, die durch eine vorzeitige Verknöcherung der Schädelnähte bei gleichzeitiger Deformierung des Hirn- und manchmal auch des Gesichtsschädels charakterisiert sind. Am bekanntesten ist der zur Gruppe der Akrozephalien gehörende **Turmschädel,** bei dem ein übermäßiges Wachstum des Schädels in vertikaler Richtung erfolgt, das durch die vorzeitige Verknöcherung der Kranz- und Pfeilnaht bedingt ist. Außerdem besteht beim Turrizephalus eine Fehlentwicklung der Schädelbasis, die besonders die vordere Schädelgrube und auch die Orbitae betrifft (Verkürzung und Steilstellung).

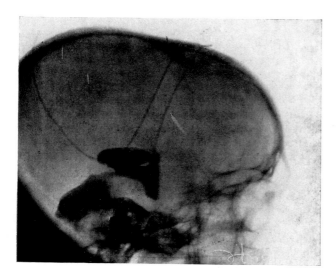

Abb. 292 a

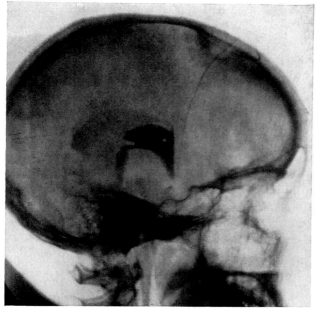

Abb. 292 b

Abb. 292. a) Zentrale Ventrikulographie mit positivem Kontrastmittel – Tumor im unteren Teil des 4. Ventrikels mit erheblicher hydrozephaler Erweiterung der vorgeschalteten Ventrikelabschnitte, b) zentrale Ventrikulographie – Tumor im oberen Teil des 4. Ventrikels, Verschlußhydrozephalus des vorgeschalteten Kammersystems

Diese Symptome sind zusammen mit den stets vermehrten und vertieften Impressiones digitatae auch röntgenologisch sehr eindrucksvoll (Abb. 293). Klinisch deuten Stauungspapillen – manchmal auch primäre Optikusatrophie – und Visusverfall bis zur Amaurose auf die intrakranielle Drucksteigerung hin. Auch Strabismus, Nystagmus, Ptose und Exophthalmus kommen vor, die geistige Entwicklung ist oft retardiert.

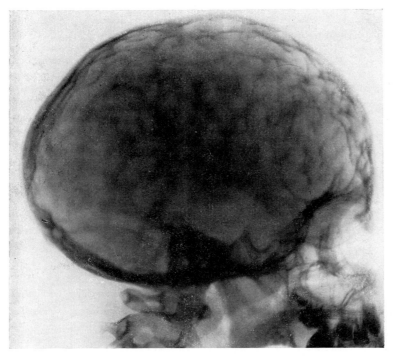

Abb. 293. Typischer Turrizephalus mit Steilstellung und Verkürzung der vorderen Schädelgrube und stark vermehrten Impressiones digitatae (sog. Wolkenschädel)

Sonderformen der Kraniostenosen sind die **Dysostosis craniofacialis** Crouzon mit zusätzlichen Fehlbildungen des Gesichtsschädels (Mikrognathie) und das **Apertsche Syndrom,** bei dem auch noch eine Syndaktylie an Händen und Füßen besteht.

Arachnoidalzysten: Die wahrscheinlich infolge fetaler Infektionen oder Hämorrhagien entstehenden angeborenen Arachnoidalzysten führen in manchen Fällen zu einer Vergrößerung des Schädelumfanges und zu einer umschriebenen Druckatrophie der Kalotte. Die Klärung der Diagnose erfolgt durch die Pneumenzephalographie.

Porenzephalie: Hierbei handelt es sich um zystisch umgewandelte Hirnsubstanzdefekte, die meist mit dem Subarachnoidalraum, gelegentlich auch mit dem Ventrikelsystem kommunizieren. Fehlt die Verbindung zum Liquorraum, kann die klinische Symptomatik der eines intrakraniellen Tumors entsprechen. Die Pneumenzephalographie und manchmal auch die Angiographie (Gefäßverschluß) sichern den Befund.

Hydranenzephalie: Aufgrund eines schweren pränatalen Schadens sind beide Großhirnhemisphären weitgehend in membranös ausgekleidete Höhlen umgewandelt, die mit Liquor gefüllt sind. Der Kopfumfang nimmt meist sehr rasch zu. Als einfachste Untersuchungsmethode bietet sich die Transillumination an.
Hydrozephale Schädelformen kommen auch bei einigen Erkrankungen vor, die hier nur erwähnt werden sollen: **Rachitis, Progerie, Suduralergüsse** des frühen Kindesalters und **Chondrodystrophie.** Letztere ist gelegentlich auch mit einem echten Hydrozephalus vergesellschaftet, während bei der **Makrozephalie** eine Hyperplasie des Hirngewebes zu einer abnormen Schädelgröße führt.

22.6.　Therapie

Die Behandlung des Hydrozephalus stellt auch heute noch ein schwieriges Problem dar, denn die Ursachen des Leidens sind vielfältig und nur in einem Teil der Fälle sicher erkennbar. Da außerdem in der Liquorphysiologie noch manche Unklarheiten bestehen, ist eine kausale Therapie oft gar nicht möglich. Häufig muß man sich deshalb mit Palliativeingriffen begnügen.

Konservative Behandlung

Sie ist bei allen entzündlichen Erkrankungen des Zentralnervensystems und seiner Hüllen angebracht und hat die Verhütung arachnitischer Verwachsungen, Adhäsionen und Zystenbildungen zum Ziel. Im Vordergrund steht die antibiotische Therapie unter gleichzeitiger Gabe von Kortikosteroiden. Durch vermehrte Liquorproduktion bedingte Hirndrucksteigerungen lassen sich mit einer vorübergehenden externen Ventrikeldrainage abfangen.

Chirurgische Behandlung

Eine kausale Therapie ist nur in jenen Fällen möglich, bei denen ein operabler Tumor durch Blockade der Liquorwege zu einem Verschlußhydrozephalus geführt hat. Hier ist die Totalentfernung der Geschwulst zur Wiederherstellung der normalen Liquorzirkulation unbedingt anzustreben. Auch bei arachnitischen Adhäsionen im Bereich des 4. Ventrikels ist nach Resektion der Membranbildungen und Lösung der Verwachsungen wieder eine normale Liquorpassage möglich, wobei allerdings die Gefahr erneuter narbiger Verwachsungen besteht.
Die Koagulation oder Exstirpation des Plexus chorioideus greift ebenfalls an einer der zahlreichen möglichen Ursachen des Hydrozephalus an. Diese Operation ist aber zugunsten der Ableitungsverfahren größtenteils verlassen worden.

Ableitungsoperationen: Bei der von Torkildsen angegebenen **Ventrikulozisternostomie** wird über Gummi- oder Kunststoffkatheter eine ein- oder doppelseitige Verbindung zwischen den Seitenventrikeln und der Cisterna magna geschaffen. Liquorblockaden im Bereich des 3. Ventrikels, des Aquäduktes und des 4. Ventrikels sind die Haupt-

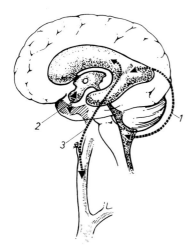

Abb. 294. Die drei geläufigsten Operationsverfahren zur Behandlung des Hydrozephalus. *1* Torkildsen-Drainage, *2* Ventrikulostomie des 3. Ventrikels, *3* Ventrikulo-atrialer Shunt (nach H. Kretzschmar, 2. Auflage)

indikation für diese Operation, mit der das Hindernis umgangen wird, so daß der Liquor wieder zu den physiologischen Resorptionsstätten gelangen kann. Die Ventrikulostomie des 3. Ventrikels, bei der eine direkte Kommunikation vom 3. Ventrikel zu den basalen Zisternen hergestellt wird, ist heute kaum noch gebräuchlich. Am häufigsten findet vor allem im Kindesalter die Ableitung des Liquors in Fremdräume (Peritonaeum, Pleura, Blut- oder Lymphbahn, Magen) Anwendung, wobei die Drainage in die Blutbahn bevorzugt wird. Sie erfolgt zumeist in Form der **ventrikuloatrialen Shuntoperation,** bei der der Liquor von einem Seitenventrikel über Silikonschläuche unter Zwischenschaltung eines druckgesteuerten Ventilsystems (Pudenz-Heyer, Spitz-Holter, Hakim) in den rechten Herzvorhof bzw. in die obere Hohlvene abgeleitet wird. Geringe operative Belastung und relativ günstige Spätergebnisse sind der Vorteil dieses Verfahrens, während Abscheidungsthromben am kardialen Schlauchende, Funktionsstörungen des Ventils durch zu hohen Liquoreiweißgehalt und Infektionsausbreitung als häufigste Komplikationen zu nennen sind. Bei den Ableitungsoperationen in andere Fremdräume kommen hierzu noch weitere Gefahren, insbesondere die der vorzeitigen Verklebung (Abb. 294).

23. Entmarkungskrankheiten

23.1. Allgemeines

Entmarkungsenzephalomyelitiden spielen sich vorwiegend im Marklager ab und weisen folgendes gemeinsame morphologische Substrat auf: 1. eine frühzeitige, primäre und elektive Entmarkung mit Verlust der Markscheidenstruktur bei weitgehender Erhaltung der Axone und Nervenzellen, 2. ein zeitlich und örtlich damit zusammenfallendes Entzündungssyndrom. Weiterhin kommt es zu einer Gliazellproliferation mit Bildung von Gliafasern, die am Ende zu einer dichten Fasergliose (Sklerose) führen kann. Hauptvertreter der im engeren, auch klinisch geläufigen Sinne zu dieser Gruppe zählenden Krankheiten ist die *Encephalomyelitis disseminata* (Multiple Sklerose). Daneben werden als zugehörig die *Neuromyelitis optica*, die *entzündliche diffuse Sklerose* und die *konzentrische Sklerose* betrachtet. Die Formalgenese der Entmarkungskrankheiten ist noch nicht völlig geklärt. Die initiale Läsion könnte in einer biophysikalisch-chemischen Störung des molekularen Aufbaues der Markscheide zu suchen sein. Daß dabei immunpathologische Vorgänge mitspielen, gilt nach dem heutigen Stand des Wissens als sicher. Eingeleitet werden sie wahrscheinlich durch eine Virusinfektion während der Kindheit oder Jugend. Von diesem, bisher freilich nicht identifizierten Virus wird angenommen, daß es eine sehr lange Inkubationszeit hat bzw. in besonderer Form im Körper persistiert. Epidemiologische Forschungen unterstreichen ebenfalls die maßgebliche Rolle exogener Faktoren (Bauer u. Mitarb. 1980).

Für die Zuordnung zu einer der genannten Formen der Entmarkungsenzephalomyelitiden sind letztlich ausschlaggebend nur die topographischen und prozeßdynamischen Besonderheiten.

Lokalisation, Zahl und Ausdehnung der Entmarkungsherde bestimmen die Klassifizierung. Sie bedingen weitgehend auch das klinische Erscheinungsbild. Der Kliniker wiederum ist darauf angewiesen, neben den Symptomen – unter denen Augenstörungen fast niemals fehlen, häufig sogar Frühsymptome darstellen – die Eigentümlichkeiten des Krankheitsverlaufs sorgfältig zu beachten. Das Manifestationsalter sowie der entweder rasche und monophasisch erscheinende, oder chronisch-progrediente, häufiger schubweise und von Remissionen begleitete Verlauf sind wichtige Anhaltspunkte. Trotzdem gelangt die klinische Diagnose selbst bei der häufigen Multiplen Sklerose nicht über einen mehr oder minder hohen Wahrscheinlichkeitsgrad hinaus. Die Bestätigung kann am Ende nur die Autopsie bzw. der neuropathologische Befund erbringen. Klinische Fehldiagnosen sind daher häufig.

23.2. Encephalomyelitis disseminata (chronische und akute Multiple Sklerose)

23.2.1. Allgemeine Charakteristik

Der *morphologische Befund*, dem die Bezeichnung Encephalomyelitis disseminata besser entspricht als die herkömmliche und ominös gewordene Bezeichnung Multiple Sklerose, ist gekennzeichnet durch die zahlreichen, über alle Teile des Gehirns und Rückenmarks verstreuten entzündlichen Entmarkungen. Der herdförmige, diskontinuierliche Markscheidenzerfall erstreckt sich gleichermaßen auf die weiße und graue Substanz. Er durchläuft einzelne Stadien bis hin zur gliösen Narbe, die im Marklager bereits makroskopisch durch ihre Färbung und Konsistenz hervortritt. Zahl und Größe der Entmarkungsherde variieren von Fall zu Fall. Frische und alte Herde werden vielfach nebeneinander gefunden. Entsprechend gestaltet sich das klinische Bild nach Symptomatik und Verlauf recht bunt und wechselhaft. Klinischen Remissionen pflegen neue akute Schübe nach unterschiedlichen Intervallen zu folgen. Erst diese rechtfertigen es, von einer Multiplen Sklerose im eigentlichen Sinne (= chronische disseminierte Enzephalomyelitis) zu sprechen. Seltener gibt es bei dieser Krankheit von Beginn an chronisch-progrediente Verläufe. Eine gewisse Sonderstellung nehmen die rasch zum Tode führenden akuten disseminierten Enzephalomyelitiden ein, deren Bezeichnung als „akute Multiple Sklerose" die oft schwierige Abgrenzung gegenüber infektiösen und anderen, monophasisch verlaufenden Enzephalomyelitiden voraussetzt.

Die Encephalomyelitis disseminata gehört bei uns zu den häufigen organischen Nervenleiden. Gestützt auf einzelne territorial begrenzte Erhebungen ist die Zahl der Kranken in der DDR auf etwa 12 000 zu schätzen. In anderen, vorwiegend tropischen und subtropischen Ländern wird die Krankheit ungleich seltener angetroffen (Schmidt 1979). Die sozialmedizinische Bedeutung ist wegen der Chronizität des Leidens und des damit verbundenen Behandlungs- und Betreuungsaufwandes erheblich. Sie wird durch die Tatsache noch unterstrichen, daß sich das Gros der Kranken im Alter zwischen 20 und 45 Jahren befindet. Nur ausnahmsweise manifestiert sich das Leiden schon bei Kindern und Jugendlichen oder tritt erst nach dem 50. Lebensjahr auf. Es betrifft ungefähr beide Geschlechter gleich häufig.

Die *Symptomatologie* ist vielgestaltig, wechselt auch häufig und läßt erst in der Längsschnittbetrachtung das Prozeßhafte des Leidens erkennen. Die Diagnose sollte sich daher immer nur auf eine längere Verlaufsbeobachtung mit dem sicheren Nachweis multilokulärer Funktionsstörungen stützen. Es gibt kein einzelnes Symptom oder Syndrom, das für sich allein schon die Diagnose begründen könnte.

In der Häufigkeitsrangfolge der Symptome stehen koordinative und motorische Störungen der Extremitäten, begleitet von Parästhesien, an der Spitze. Ihnen folgen mit geringem Abstand die verschiedenen okulären Symptome, auf die später im einzelnen noch eingegangen wird. Während die ersten, leichten Zeichen der zentralen Innervationsstörung motorischer und sensibler Art an den Extremitäten von Patienten oft nicht beachtet oder bagatellisiert werden, beeindrucken ihn plötzlich auftretende Sehstörungen (Abnahme der Sehschärfe, Doppelsehen) stets erheblich und veranlassen ihn, umgehend ärztliche Hilfe in Anspruch zu nehmen. So ist die Tatsache zu erklären, daß ein hoher Prozentsatz der Kranken auf dem Weg über den Augenarzt zum Neurologen gelangt und die Augensymptome insgesamt für die Feststellung einer Encephalomyelitis disseminata eine so hohe Bedeutung besitzen.

Die *Diagnose* stützt sich auf den Nachweis multilokulärer Symptome und auf die Beobachtung des Verlaufs, der a) primär schubförmig, b) schubförmig, dann chronisch-progredient, c) primär chronisch-progredient sein kann. Als Zusatzuntersuchung kommen neben der Liquoruntersuchung heute die Ableitung optisch evozierter Potentiale und die kraniale Computer-Tomographie in Betracht.

Im Liquor sind mäßige Vermehrung lymphozytärer Zellen, normaler bis leicht erhöhter Eiweißgehalt und selektive Erhöhung der IgG-Fraktion der häufigste Befund. Da diese Konstellation nur sehr selten bei anderen Krankheiten anzutreffen ist, besitzt sie einen nicht zu unterschätzenden Wert für die Diagnose einer Enzephalomyelitis disseminata. In Verdachtsfällen sollte deshalb niemals auf eine Lumbalpunktion verzichtet werden, schon um andere Erkrankung (z. B. einen Spinaltumor) ausschließen zu können.

Ist bei Ableitung optisch evozierter Potentiale eine Latenzverzögerung bei der Reizantwort zu registrieren, so beweist das eine Affektion im optischen System, auch wenn weder klinisch noch anamnestisch sonst dafür ein Anhalt gegeben ist. Ein solcher Befund kann in Zweifelsfällen den Verdacht auf eine disseminierte Erkrankung erhärten (Lowitzsch u. Mitarb. 1976). Der Wert der Computertomographie besteht darin, daß Entmarkungsherde direkt sichtbar zu machen sind. Bislang wurde diese Möglichkeit jedoch erst wenig genutzt.

Nach unterschiedlichem *Verlauf* kommt die Krankheit meist zu irgendeinem Zeitpunkt zum Stillstand. Sie schreitet keinesfalls immer unaufhaltsam fort, noch führt sie stets zu Siechtum. Die wenigsten Kranken erliegen unmittelbar dem Leiden, wenn auch ihre Lebenserwartung im Mittel 10–15 Jahre hinter der allgemeinen Lebenserwartung zurückbleibt. Die *Prognose* ist daher durchaus nicht so ungünstig, wie so oft geglaubt wird. Große, sich auf retrospektive Erhebungen stützende Statistiken belehren darüber daß viele Patienten noch nach langjähriger Krankheitsdauer fast unbehindert einer Erwerbstätigkeit nachgehen und nur der kleinere Teil ans Haus oder ans Bett gebunden oder inzwischen verstorben ist. Am kritischsten sind die ersten 5 Jahre der Erkrankung, in ihnen entscheidet sich meist, welchen Verlauf die Krankheit nimmt.

Leider fehlt es an Kriterien, die es erlauben, im Einzelfall eine Prognose zu stellen. Das Erkrankungsalter spielt nur insoweit eine Rolle, als es in höherem Alter mehr primär chronisch-progrediente Verläufe gibt. Diese sind prognostisch ungünstiger als die primär schubförmigen Verläufe, denen man bei früher Manifestation der Krankheit überwiegend begegnet.

Mitunter wird behauptet, daß der mit einer akuten, unilateralen Optikusneuritis beginnenden Encephalomyelitis disseminata eine durchweg günstigere Prognose zu stellen ist, als den anderen Fällen (Bradley u. Whitty 1968). Sicher ist die diagnostische Bedeutung aller Augensymptome weit größer als ihre prognostische und praktische Bedeutung. Das Schicksal der Kranken wird in erster Linie von den auftretenden spastischen Paresen, den Koordinationsstörungen und den Störungen der Blasen- und Darmfunktion bestimmt. Diese hauptsächlich stellen die Arbeitsfähigkeit und soziale Selbständigkeit in Frage.

Die *Differentialdiagnose* der Encephalomyelitis disseminata stellt hohe Anforderungen an die Kenntnisse und Erfahrungen des Untersuchers. Viele andere Krankheiten äußern sich mit Symptomen, die auch bei der Encephalomyelitis disseminata vorkommen können. Man tut deshalb gut, die Diagnose der Erkrankung als eine Ausschlußdiagnose zu betrachten und alle diagnostischen Möglichkeiten der neurologischen Klinik einzusetzen, um Verdachts- und Zweifelsfälle abzuklären. Dies um so mehr, als die Fehldiagnose einer Encephalomyelitis disseminata manche Patienten um eine Behandlung bringt, die – wie etwa im Falle eines Kleinhirnbrückenwinkel- oder Spinaltumors die rechtzeitige Operation – lebensrettend sein kann.

Vor einer besonders schwierigen Aufgabe steht der Neurologe, dem vom Augenarzt Patienten mit einer frischen oder abgelaufenen Optikusneuritis zur Untersuchung „z. B. Multiple Sklerose" in die Sprechstunde geschickt werden. Alternativ gestellt ist die Frage bei einmaliger ambulanter Untersuchung in der Regel überhaupt nicht zu beantworten. Wenn sich nach Anamnese und/oder erhobenem Befund Symptome und Zeichen finden, die für eine organische Nervenerkrankung sprechen, reicht das gewöhnlich nicht schon für eine diagnostische Festlegung aus. Es ist aber ein triftiger Grund, die Einweisung des Patienten in eine neurologische Fachabteilung zur weiteren diagnostischen Klärung vorzuschlagen. Enthält die Anamnese nichts Verdächtiges und erweist sich der neurologische Befund als regelrecht, ist andererseits die Möglichkeit einer beginnenden Encephalomyelitis disseminata nicht völlig von der Hand zu weisen. Vielmehr sind bei der potentiellen Gefährdung der Optikuserkrankten neurologische Kontrolluntersuchungen für die nächste Zeit anzuraten. Der beste Konsiliarius ist hier die Zeit.

Der *Therapie* der Encephalomyelitis disseminata sind Grenzen gesetzt, die zumindest so lange wohl in Kauf genommen werden müssen, als die Ätiopathogenese der Krankheit unaufgeklärt bleibt. Die Hoffnung, durch Zufall oder systematisches Ausprobieren das geeignete Mittel zu finden, das die Krankheit heilt oder wenigstens ihr Fortschreiten verhindert, hat immer wieder enttäuscht. Auch die anfänglich in die Kortison- und ACTH-Therapie gesetzten Erwartungen haben sich nicht erfüllt. Die mit hohen, dann abfallenden Dosen vorgenommene Stoßbehandlung scheint in der Mehrzahl der Fälle zur Verkürzung des jeweiligen akuten Schubes und zu weitergehender Remission beigetragen zu haben. Wiederholte derartige Behandlungen bei wiederholten Schüben sind wesentlich weniger erfolgreich. Ein nachhaltiger Einfluß auf den Gesamtverlauf der Krankheit läßt sich überhaupt nicht wahrscheinlich machen, wie die groß angelegte therapeutische Studie ergab, über welche Rose u. Mitarb. (1970) aus den USA berichteten.

Auch die immunsuppressive Behandlung mit Azathioprin oder Antilymphozytenserum, die heute vielerorts geübt wird, zeigt kaum bessere Resultate. Größere Aufmerksamkeit erfordern bislang noch immer diejenigen Maßnahmen, die keinen Anspruch auf eine kausale und prinzipielle Beeinflussung der Krankheit erheben, sondern einzelne Symptome wie Spastik oder Miktionsstörungen zu bessern oder zu beseitigen suchen, die Widerstandskraft der Patienten stärken und Komplikationen (Infekte, Immobilisation) verhüten helfen.

Von den Sehstörungen und den die Augenmotilität betreffenden Hirnnervenlähmungen ist bekannt, daß sie zumeist flüchtig sind und auch ohne jede Behandlung wieder verschwinden, allerdings auch öfter rezidivieren. Therapieerfolge sind daher gerade in monosymptomatischen, nur den Augenarzt beschäftigenden Fällen akuter Retrobulbärneuritis schwer zu objektivieren.

23.2.2. Augensymptomatik

Die große diagnostische Bedeutung der Augenstörungen bei der Encephalomyelitis disseminata erfordert eine enge Zusammenarbeit des Ophthalmologen und Neurologen. Der Vielfalt von Augensymptomen steht deren Vieldeutigkeit gegenüber, die um so weitgespanntere differentialdiagnostische Erwägungen notwendig macht, je mehr sich das klinische Bild auf Affektionen des N. opticus und anderer Hirnnerven (III–VI) beschränkt. Erfahrungsgemäß sind es aber oft diese Symptome, welche das Krankheitsgeschehen der Encephalomyelitis disseminata klinisch faßbar einleiten und daher zu Recht oder auch zu Unrecht die Verdachtsdiagnose begründen. Sehstörungen im Gefolge akuter oder abgelaufener Optikusneuritis stehen dabei im Vordergrund, gefolgt nach Häufigkeit und praktischer Bedeutung von Störungen der Okulomotorik. Diesen auch stets bei der neurologischen Anamnese und Untersuchung berücksichtigten Störungen wird der größere Platz einzuräumen sein, während die meist nur der augenärztlichen Untersuchung zugänglichen und vorbehaltenen Befunde eine kürzere Darstellung rechtfertigen.

Erkrankungen des Sehnerven. Erkrankungen des Sehnerven bei der Encephalomyelitis disseminata äußern sich in der Mehrzahl der Fälle in einer plötzlichen, rasch zunehmenden Abnahme der Sehschärfe eines Auges. Die Kranken berichten zunächst über eine Verschleierung des Blickfeldes oder über Dunkelsehen, manchmal auch über voraufgegangene Augenschmerzen, die sich bei Augenbewegungen verstärkten. Vielfach hat die Sehverschlechterung schon nach wenigen Tagen ihre größte Intensität erreicht. Sie kann mitunter bis zur Amaurose gehen. Dann setzt allmählich die Besserung ein, die im Regelfalle zu einer weitgehenden, wenn nicht vollständigen Wiederherstellung des Sehvermögens binnen Wochen oder Monaten führt.

Dieser hier skizzierte, sich aus der Schilderung der Kranken ergebende Ablauf, unterliegt von Fall zu Fall erheblichen Abweichungen. Sie betreffen sowohl das Tempo des Auftretens und der Rückbildung der Symptomatik, als auch den Grad der erreichten Visusminderung und den Grad der Wiederherstellung. Obwohl zunächst immer nur ein Auge befallen wird, kann sich das gleiche krankhafte Geschehen über kurz oder lang auch am Sehnerven des anderen Auges abspielen. Ein gleichzeitiges Erkranken beider Sehnerven ist aber bei der Encephalomyelitis disseminata ebenso ungewöhnlich, wie eine chronisch-fortschreitende Abnahme des Visus und der Eintritt einer dauernden Erblindung. Aus den ophthalmoskopisch erkennbaren Residuen der Optikuserkrankung ist im übrigen zu schließen, daß nicht alle Patienten die akute Phase selbst registrieren, offenbar weil manchmal die Sehstörungen zu gering und zu flüchtig sind. Eigene Erhebungen ließen in 15% der Folgezustände von Optikusneuritiden bei Encephalomyelitis disseminata, die durch Optikusatrophien mit oder ohne Gesichtsfelddefekte augenärztlich gesichert worden waren, eine entsprechende Anamnese vermissen.

a) Gewöhnlich handelt es sich bei den Sehstörungen um eine *retrobulbäre Neuritis.* Diese führt initial zu keinen Veränderungen der Papille, so daß der Spiegelbefund zunächst normal ist. Erst Wochen bis Monate später, wenn die Sehstörungen weitgehend oder gänzlich wieder behoben sind, kommt es zu einer temporalen oder auch die ganze Papille betreffenden Abblassung. Die residualen Veränderungen variieren erheblich nach ihrer Intensität. Eine feste Korrelation zu dem Grad der vordem aufgetretenen oder der verbliebenen Visusminderung besteht nicht. Es hängt offenbar nicht direkt von Zahl und Umfang der Entmarkungsherde im N. opticus ab, welche ophthalmoskopischen Veränderungen eintreten und welche Visuseinbußen für dauernd verbleiben. Mehr Bedeutung scheint dafür der Ausdehnung des Prozesses auf das Auge selbst (Ganglienzellschicht, Makula) zuzukommen.

b) Eine die Papille einbeziehende Sehnervenentzündung (*Neuritis nervi optici,* Papillitis) ist an sich seltener als die Retrobulbärneuritis und wird insbesondere bei der Encephalomyelitis disseminata viel seltener beobachtet. Die begleitenden Sehstörungen unterscheiden sich kaum von denen der Retrobulbärneuritis. Die gleichzeitig auftretenden Papillenveränderungen gestatten jedoch ophthalmoskopisch die Differenzierung. Die Papille ist stark hyperämisch, gerötet und unscharf begrenzt durch ein Ödem, das sich auf die benachbarte Retina fortsetzen kann. Da es auch zu einer erheblichen Papillenprominenz kommen kann, die mit Venenerweiterung und gelegentlich sogar mit Hämorrhagien einhergeht, liegt die Verwechslung mit einer Stauungspapille nahe. Echte Stauungspapillen infolge intrakranieller Drucksteigerung auf dem Boden einer Encephalomyelitis disseminata sind aber eine Rarität. Sie führen auch niemals gleichzeitig oder binnen kurzer Frist zu Sehverschlechterungen, vielmehr bleibt hier – im Gegensatz zur Koinzidenz von Visusverfall und Papillenschwellung bei der Neuritis nervi optici – das Sehvermögen lange Zeit erhalten.

c) Hinweise auf eine abgelaufene Optikusneuritis gibt das Vorliegen einer *Optikusatrophie.* Diese tritt freilich nicht obligatorisch ein. Akute Retrobulbärneuritiden können sich auch zurückbilden, ohne ophthalmoskopisch nachweisbare Spuren zu hinterlassen. Unter den nachweisbaren Folgen ist die temporale Abblassung der Papille der wichtigste Befund. Sie wird bei der Encephalomyelitis disseminata sehr häufig angetroffen. Da die temporale Hälfte der Papille jedoch physiologisch schon etwas blasser ist als die nasale Hälfte, kann es mitunter zu einer Ermessensfrage werden, ob eine temporale Abblassung von pathologischem Rang vorliegt. Vermutlich wird sie bei geringer Erfahrung zu oft diagnostiziert. Hier, ebenso wie bei der die ganze Papille einbeziehenden Optikusatrophie, hilft der Vergleich mit dem nicht betroffenen Auge. Totale Atrophien verschiedenen Grades treten bevorzugt nach einer Neuritis nervi optici auf, kommen insgesamt aber doch bei der Encephalomyelitis disseminata so oft vor, daß man die temporale Atrophie keinesfalls allein in Betracht ziehen und als typisch gelten lassen kann.

d) Weniger konstant, sehr viel formenreicher und schwerer nachzuweisen sind die nach Optikusneuritiden verbleibenden *Gesichtsfelddefekte.* Ihre Häufigkeit als Residualsymptom ist eine Frage der sorgfältigen, alle Möglichkeiten des Augenarztes ausschöpfenden

Untersuchung. Oft hinterläßt die akute Optikusneuritis überhaupt keine faßbaren Gesichtsfeldveränderungen. Manche bei der Encephalomyelitis disseminata nachweisbaren Gesichtsfeldausfälle wiederum sind anderer Herkunft und erklären sich mit Entmarkungsherden im Chiasma oder in retrochiasmalen Abschnitten der Sehbahn. Die genaue Analyse vorhandener Gesichtsfeldveränderungen erlangt so einen besonderen topisch-diagnostischen Wert. Während Gesichtsfeldausfälle unter den Spätfolgen einer Optikuserkrankung bei Encephalomyelitis disseminata vermißt werden können oder der Aufmerksamkeit entgehen, spielen sie unter den Begleiterscheinungen der akuten Optikusaffektion eine kaum übersehbare Rolle. Vorwiegend kommt es zu einem zentralen oder parazentralen Skotom unterschiedlicher Größe, bei normalen Gesichtsfeldaußengrenzen. Es kann aber auch das periphere Gesichtsfeld partiell betroffen sein. Die genauen Prüfungen scheitern anfänglich nicht selten daran, daß die Visusminderung des Patienten zu hochgradig ist. Soweit Verlaufsbeobachtungen der Gesichtsfeldveränderungen von Beginn an möglich sind, zeigen sie unterschiedliche und wechselnde Befunde. Meist, aber nicht regelmäßig, entwickeln sich die Gesichtsfeldstörungen sehr rasch. Sie bestehen fast immer, jedoch keineswegs ausschließlich in den schon erwähnten zentralen und parazentralen Skotomen, die mehrfach vorkommen und sich auch nacheinander einstellen können. Ihre Rückbildung erfolgt unsystematisch, gelegentlich verschwinden die zentralen Ausfälle eher als die peripheren. Mitunter überdauern die Gesichtsfeldstörungen die vom Patienten bemerkten Sehstörungen um längere Zeit.

Die oft gestellte Frage nach für die Encephalomyelitis disseminata charakteristischen Besonderheiten der Symptomatik und des Verlaufs hier vorkommender Optikusneuritiden ist nicht verbindlich zu beantworten. Typische Befunde und Abläufe, die als solche den Verdacht auf eine Encephalomyelitis disseminata nahelegen, gibt es nicht. Sie sind bei der Zufälligkeit, mit der sich Entmarkungsherde entweder in Orbita- oder Chiasmanähe im Sehnerv entwickeln, von vornherein nicht zu erwarten. Hinzu kommt neben der Rezidivhäufigkeit im Zuge neuer Schübe die Tatsache, daß ja meist nicht nur der N. opticus betroffen wird, sondern auch mit Herden im Chiasma und der rückwärtigen Sehbahn zu rechnen ist. Diese können von Fall zu Fall den Befund und den Verlauf modifizieren, vor allem zu verschiedenartigen Gesichtsfeldveränderungen führen („junction scotoma", hemianopische Veränderungen), wie sie bei Optikusneuritis sonst ungewöhnlich sind.

Bossard und Speiser (1978) empfehlen, in allen unklaren Fällen die Computertomographie heranzuziehen, um insbesondere einen raumfordernden intrakraniellen Prozeß nicht zu übersehen.

e) Die Erfahrung lehrt und die Statistiken weisen darauf hin, daß Optikusneuritiden – insbesondere akute, unilaterale Retrobulbärneuritiden bei Menschen jüngeren und mittleren Alters – später häufig von einer Encephalomyelitis disseminata gefolgt sind, d. h., daß sie ein „Vorpostensymptom" dieser Krankheit darstellen. Das Risiko einer sich aus anfänglich monosymptomatischer und idiopathischer Retrobulbärneuritis entwickelnden Encephalomyelitis disseminata ist dennoch schwer abzuschätzen. Die Häufigkeit einer nachfolgenden Encephalomyelitis disseminata schwankt nach den Statistiken zwischen 15 und 50%. Ganz offensichtlich spielt dabei die Dauer der Nachbeobachtungszeit eine Rolle, da das Intervall zwischen Optikusaffektion und Manifestation einer Encephalomyelitis disseminata viele Jahre betragen kann. Geht man vom neurologischen Krankengut aus und fragt nach der Häufigkeit, mit der Optikuserkrankungen und ihre Folgezustände bei der Encephalomyelitis disseminata zu beobachten sind, dann ergibt sich, daß mindestens bei einem Fünftel der Fälle eine Optikusaffektion die Erkrankung klinisch einleitet und daß sie bei der Hälfte im Gesamtverlauf der Krankheit auftritt (Richter 1969).

Mehrfach wurden vorübergehende, durch körperliche Anstrengung und durch Überwärmung hervorgerufene Verschlechterungen des Sehens bei Kranken mit einer Encephalomyelitis disseminata beschrieben. Ob es sich hier um eine Eigentümlichkeit nur der bei dieser Erkrankung auftretenden Optikusaffektionen handelt, muß dahingestellt bleiben. Aus der Beobachtung sind allenfalls therapeutische Konsequenzen zu ziehen. Die in der ophthalmologischen Literatur anzutreffende Empfehlung, eine Retrobulbärneuritis bzw. Optikusneuritis mit künstlichem Fieber zu behandeln, ist nicht aufrechtzuerhalten. Bei der Encephalomyelitis disseminata gilt diese Form der Behandlung als schädlich.

Störungen der Okulomotorik. Wenn man neben den Augenmuskellähmungen verschiedenen Typs auch die bei der Encephalomyelitis disseminata zu beobachtenden Nystagmusformen und die Pupillenveränderungen mit in die Betrachtung einbezieht, überwiegen die Störungen der Okulomotorik noch die Häufigkeit der zuvor besprochenen Sehstörungen. Ihr Stellenwert in der Häufigkeitsrangfolge der Symptome der Encephalomyelitis disseminata entspricht allerdings nicht ganz ihrer praktisch-diagnostischen Bedeutung. Sie gehören mit Ausnahme der Augenmuskelparesen, die zu Doppeltsehen führen und deshalb auch vom Patienten rasch bemerkt werden, nicht zu den Frühsymptomen der Krankheit. Die Differentialdiagnose okulomotorischer Störungen schließlich hat neben zentralen Schädigungen auch Myopathien und periphere Nervenläsionen zu berücksichtigen.

a) *Augenmuskellähmungen* können zuweilen das erste und auch einzige Zeichen einer beginnenden Encephalomyelitis disseminata sein. Sie sind gewöhnlich vorübergehender Art. Die Diplopie verschwindet oft wieder, ehe sich der Patient entschließt, deswegen zum Arzt zu gehen. Eine Parese ist auch bei sorgfältiger Prüfung oft nicht oder nicht mehr faßbar. Viele dieser flüchtigen Augenmuskellähmungen werden deshalb erst bei der späteren anamnestischen Befragung der Kranken registriert und als Initialsymptom gewürdigt. Ihr Wiederauftreten im Zuge neuer Schübe der Krankheit erleichtert die Beurteilung.

Der Ursprung der Lähmungen ist infolge der weitverstreuten und auch im Hirnstamm gelegenen Entmarkungsherde verschiedenartig und um so besser zu erkennen, je mehr die Augenmuskellähmung mit anderen Symptomen vergesellschaftet ist. Die Herkunft alleiniger Augenmuskelparesen ist schwieriger zu bestimmen. Bei der Seltenheit rein nukleärer Lähmungen gilt es meist, zwischen peripheren und supranukleären Läsionen zu differenzieren, was allerdings gerade bei Augenmuskelparesen selbst elektromyographisch nicht immer sicher gelingt. Betroffen ist am häufigsten der VI. Hirnnerv, gefolgt von – fast stets inkompletten – Okulomotoriusparesen, am seltensten sind Trochlearislähmungen. Daneben sind verschiedenste Kombinationen sowie nacheinander auftretende Lähmungen einzelner Muskeln an beiden Augen möglich. Flüchtigkeit und Wechselhaftigkeit kennzeichnen in gewissem Grade die bei Encephalomyelitis disseminata auftretenden Augenmuskelparesen, was sich allerdings erst aus der Verlaufsbeobachtung ergibt.

Augenmuskellähmungen sind zweifellos bei der Encephalomyelitis disseminata häufig, zumal, wenn man die Rezidive mitzählt. Unter den Symptomen rangieren die Augenmuskelparesen, einschließlich der konjugierten Lähmungen, mit 40–60% Häufigkeit an einer der vordersten Stellen.

b) *Blicklähmungen* resultieren aus supranukleären Läsionen, die bei der Encephalomyelitis disseminata in multiplen Entmarkungsherden verschiedener Lokalisation (mesenzephal, pedunkulär, protuberantiell) bestehen können. Die Lähmungen betreffen sowohl die willkürliche, als auch die reflektorische Augenbewegung, nicht selten die Willkürbewegung allein. Vertikale Blicklähmungen scheinen häufiger vorzukommen als horizontale. Letztere sind mitunter schwer als solche gegenüber einzelnen Nystagmusformen abzugrenzen, zumal Kombinationen mit einem Nystagmus nicht ungewöhnlich sind. Da Blicklähmungen auch mit peripheren Augenmuskellähmungen zusammen auftreten können, wird die Beurteilung von Fall zu Fall noch schwieriger. Die reichhaltige Kasuistik des Schrifttums belehrt über die Vielfalt der zu beobachtenden symptomatischen Konstellationen. Bei der Polytopie der Entmarkungsherde, mit der insbesondere in fortgeschritteneren Fällen zu rechnen ist, erscheint das ohne weiteres verständlich. Eine Aufzählung aller Möglichkeiten partieller und vollständiger, einfacher und mit anderen okulomotorischen Störungen kombinierter Blicklähmung erübrigt sich. Brauchbare Kriterien für die Diagnose einer Encephalomyelitis disseminata ergeben sich daraus nicht. Blicklähmungen sind relativ selten, finden sich vorzugsweise in Spätstadien und werden in der Häufigkeitsstatistik der Symptome nicht gesondert berücksichtigt, sondern den sonstigen Augenmuskelparesen zugezählt. Das gilt auch für die gelegentlich auftretenden Konvergenzlähmungen.

c) Über *Pupillenstörungen* bei der Encephalomyelitis disseminata wurde verschiedentlich im Schrifttum berichtet. Eine besondere Bedeutung kommt ihnen nicht zu. Immerhin sind Anisokorie, Miosis und auch Mydriasis sowie verzögerte oder aufgehobene Pupillenreaktionen zuweilen anzutreffen. Insgesamt finden sich Pupillenstörungen höchstens bei 5% der Kranken und sind zumeist durch Okulomotoriuslähmungen, selten durch spinale Sympathikusaffektionen (Horner-Syndrom) bedingt. Bei herabgesetzter Lichtreaktion der Pupillen sind Leitungsstörungen im optischen System die geläufigste Ursache. Ein beidseitiges Argyll-Robertson-Phänomen, das differentialdiagnostisch zunächst an eine Neurolues denken lassen müßte, kommt bei der Encephalomyelitis disseminata praktisch nicht vor, unilateral wurde es vereinzelt beschrieben.

d) Auf das häufige Auftreten eines *Nystagmus* wurde bereits hingewiesen. Man findet ihn nach den Statistiken in 55–60% der Fälle, abhängig von der Dauer und Schwere der Erkrankung. Ein Nystagmus tritt kaum jemals als Frühsymptom und isoliert auf, sondern erst im Verlauf des Leidens und in Begleitung anderer, meist koordinativer Funktionsstörungen. Er tendiert auch wenig zur Rückbildung, sondern bleibt mit gewissen Schwankungen der Intensität in der Regel permanent nachweisbar.

In der bekannten, aber wenig für die Encephalomyelitis disseminata repräsentativen Trias von Charcot ist der Nystagmus das führende Symptom. Im Verein mit Intentionstremor und skandierender Sprechweise ist er hier als Symptom zerebellarer Genese ausgewiesen. Er begegnet außerdem, wenn vielleicht auch seltener bei der Encephalomyelitis disseminata, als Zeichen einer vestibulären Störung. In diesem Falle finden sich meist auch noch andere vestibuläre Symptome, unter denen der subjektiv als sehr belästigend empfundene Schwindel vor allem anzuführen ist. Der Nystagmus selbst wird gewöhnlich von den Patienten nicht bemerkt. Nur in seltenen Fällen eines spontanen, dauernden und grobschlägig pendelnden Nystagmus werden unserer Erfahrung nach die Kranken durch das Zittern und Wackeln der Objekte im Blickfeld irritiert. Form und Ausprägung des Nystagmus variieren erheblich. Das hängt mit der Vielfalt der Bedingungen zusammen, unter denen der Nystagmus bei dieser Erkrankung auftreten kann. Manchmal fällt schon bei geradeaussehenden Patienten ein langsamer Pendelnystagmus auf. Meist bedarf es der Willkürbewegungen der Augen oder anderer Provokationen, um auf einen bestehenden Nystagmus aufmerksam zu werden. Vorzugsweise wird ein horizontaler Rucknystagmus mit oder ohne rotatorische Komponente beobachtet, wenn der Patient zur Seite blickt. Der Nystagmus kann auch dissoziiert sein. Die Oszillationen treten dann am abduzierten Auge isoliert oder zumindest stärker, frequenter oder grobschlägiger, als am anderen Auge auf. Verwechslungen mit einem muskelparetischen Nystagmus sind möglich und bedürfen, gerade bei der Encephalomyelitis disseminata, besonderer Berücksichtigung. Eine genaue Nystagmusanalyse erfordert in der Regel die Zuhilfenahme apparativ-technischer Methoden der Ophthalmologie und Otologie. Für die Sicherung der Diagnose wird damit jedoch kaum etwas gewonnen, da der Nystagmus, gleich welcher Art, hier stets nur als ein Symptom neben anderen Symptomen von Interesse und diagnostischem Rang ist.

Affektionen der Uvea und Netzhautvenen. Ob Affektionen der Uvea und der Netzhautvenen im Rahmen der Encephalomyelitis disseminata eine Bedeutung zukommt, ist umstritten. Mehrere Untersucher haben sich mit dieser Frage beschäftigt. Ihr Interesse galt den entzündlichen Veränderungen der vorderen (Iritis, Iridozyklitis) und der hinteren Uvea (Chorioiditis, Chorioretinitis), vornehmlich aber der Periphlebitis retinae

und den Netzhautveneneinscheidungen. Es scheint, daß die Encephalomyelitis-disse-
minata-Morbidität bei Kranken mit Periphlebitis retinae, im weiteren auch mit Iridozyklitis und Uveitis, über der der Gesamtbevölkerung liegt. Andererseits fanden sich
bei unseren augenärztlich kontrollierten Kranken nur ganz vereinzelt und auch nur in
der Vorgeschichte Uveaaffektionen und Netzhautveneneinscheidungen, jedenfalls nicht
häufiger, als in der zum Vergleich herangezogenen Gruppe von über 3500 anderen
Patienten der Klinik (Lössner u. Mitarb. 1968).
Zu den seltenen, aber von Fall zu Fall sowohl den Augenarzt, als auch den Neurologen
beschäftigenden Vorkommnissen bei der Encephalomyelitis disseminata gehören sensible Reiz- und Ausfallserscheinungen seitens des Trigeminus. *Trigeminusneuralgien* entsprechen bei dieser Erkrankung meist dem Charakter „idiopathischer" Neuralgien,
d. h., zeigen die typischen Attacken, sind halbseitig und begrenzbar. Selten handelt es
sich um einen mehr irradiierenden Dauerschmerz. Sensibilitätsstörungen kann man
gleichzeitig finden, aber auch allein und ohne Schmerzzustände. Die obligatorische Prüfung des Kornealreflexes macht am ehesten darauf aufmerksam. Die Kombination von
Trigeminusstörungen mit anderen Hirnnervenlähmungen erleichtert die topische Diagnose, die Zugehörigkeit zur Encephalomyelitis disseminata ergibt sich aus der Gesamt-
situation.
Gelegentlich wird auf bei dieser Erkrankung vorkommende faziale Myokymien hingewiesen, die anfangs oft nur in Zuckungen des M. orbicularis oculi bestehen und deshalb zu augenärztlicher Untersuchung Anlaß geben können. Wir selbst haben bei unseren Kranken keine solchen motorischen Reizerscheinungen beobachtet, allerdings häufiger Fazialislähmungen. Ebenso gehören striäre Dyskinesien auf dem Boden einer
Encephalomyelitis disseminata, die sich in einem Blepharospasmus äußern, zu den seltenen Erscheinungen.

23.3.   Neuromyelitis optica

23.3.1. Allgemeine Charakteristik

Das von Dévic 1894 als Neuromyélite optique bezeichnete Krankheitsbild hebt sich
durch mehrere Besonderheiten von den anderen Entmarkungsenzephalomyelitiden, insbesondere von der chronischen disseminierten Enzephalomyelitis ab. Der Prozeß beschränkt sich im klassischen Falle auf die Sehnerven und das Rückenmark. Er verschont das Gehirn und führt in der Regel auch im Rückenmark nur zu einem einzigen,
mehr oder minder ausgedehnten Herd, der sich sowohl auf die weiße, als auch auf die
graue Substanz erstreckt. Der Ablauf ist wesentlich rascher als bei der Enzephalomyelitis
disseminata, die eintretenden Gewebszerstörungen sind stärker und führen im Zentrum
der Herde meist zum völligen Gewebsuntergang. Infolgedessen sind auch die auftretenden optischen und spinalen Funktionsausfälle erheblicher und kaum rückbildungsfähig.
Meist wird die Querschnittslähmung den Kranken zum Verhängnis.
Die Erkrankung ist selten, denn die autoptisch verifizierten Beobachtungen belaufen
sich in der Literatur auf kaum 300 Fälle. Sie rekrutieren sich aus allen Altersstufen,
darunter bemerkenswert viele Kinder und Jugendliche. Über familiäre Fälle ist nichts
sicheres bekannt. Das klinische Bild ist durch die Kombination von beidseitiger Optikusneuritis und spinaler, querschnittsartiger Lähmung recht gut charakterisiert. Sehstörungen und Paraplegie können gleichzeitig oder nacheinander auftreten. Gewöhnlich
ist der Beginn ziemlich akut. Auch wenn initial zunächst nur Sehstörungen oder nur
spinale Ausfälle faßbar sind, dauert es im Regelfalle lediglich Tage oder Wochen bis
zur Komplettierung des Syndroms. Allgemeine Krankheitszeichen, wie sie bakterielle
oder virale Infekte zu begleiten pflegen, werden fast immer vermißt. Die Untersuchung

der Zerebrospinalflüssigkeit zeigt meist weniger Veränderungen, als bei der Akuität und Intensität des Prozesses zu erwarten wären.

Die Prognose ist schlecht. Die Erkrankung verläuft entweder – und dann meist binnen Jahresfrist – letal, oder es kommt zur Ausheilung mit beträchtlichen Defekten. Neben bleibenden spastischen oder schlaffen Paraparesen spielen dabei auch Erblindungen eine wesentliche Rolle. Weitgehende Remissionen sowie neue Schübe oder chronische, über Jahre sich hinziehende Verläufe, widersprechen der Erfahrung und fordern zur Überprüfung der Diagnose auf. Überhaupt sollte man in der Klinik mit der Diagnose Neuromyelitis optica zurückhaltend sein und sie nur als rein deskriptive Diagnose betrachten.

23.3.2. Augensymptome

Obligatorisch ist eine *beidseitige Optikusneuritis*. Sie tritt nicht immer an beiden Sehnerven gleichzeitig auf, doch betragen die Abstände nur Tage oder allenfalls Wochen. Es kommt zu einem raschen Visusverfall, der oft bis zur Erblindung geht. Häufig leiten heftige, supraorbitale Schmerzen das Geschehen ein. Auch konjunktivale Injektionen sind beobachtet worden. Der ophthalmoskopische Befund ist in einem Teil der Fälle zunächst normal, in anderen Fällen finden sich Papillenödem und Papillenschwellung, je nach dem Typ der Optikusneuritis. Später stellt sich stets eine partielle bis totale Atrophie ein. Eine gewisse Erholung des Sehvermögens ist möglich, aber kaum jemals eine volle Wiederherstellung. Sofern Gesichtsfeldprüfungen durchführbar sind, zeigen sie zumeist ein riesiges zentrales Skotom, das sektorenhaft bis in die Peripherie reicht. Beschrieben wurden vereinzelt aber auch andere, periphere oder hemianopische Gesichtsfeldeinschränkungen sowie Quadrantenausfälle. Gesichtsfelddefekte letzterer Art setzen jedoch eine Ausdehnung des Prozesses auf das Chiasma und weitere Teile der Sehbahn, bzw. multiple Entmarkungsherde voraus. Sie gehören strenggenommen ebensowenig zum Bild der Neuromyelitis optica, wie okulomotorische Störungen, über die in diesem Zusammenhang auch hin und wieder berichtet wurde. Auftretende Pupillenstörungen erklären sich zwanglos mit den bestehenden Visuseinbußen.

Maßgeblich für die Diagnose ist die bilaterale, akut verlaufende und oft zu bleibendem Visusverlust führende Optikusneuritis. Der enge zeitliche Zusammenhang mit einer Querschnittslähmung rechtfertigt es dann, von einer Neuromyelitis optica zu sprechen. Das Hinzutreten von Symptomen zerebraler und zerebellarer Genese, auch anderer Hirnnervenausfälle, macht diese Diagnose fragwürdig oder schließt sie vollends aus. Andererseits darf eine bilaterale Optikusneuritis allein, ohne neurologisch faßbare spinale Symptomatik, nicht als Neuromyelitis optica bezeichnet werden, wenn auch im Schrifttum derartige „abortive" Fälle diskutiert werden.

23.4.   Entzündliche diffuse Sklerose

23.4.1. Allgemeine Charakteristik

Bei den diffusen Sklerosen gibt es entzündliche, degenerative und blastomatöse Formen. Nur die der Encephalomyelitis disseminata nahestehende entzündliche Form soll hier berücksichtigt werden. Sie erscheint in der angloamerikanischen Literatur meist unter dem ihr von Schilder gegebenen Namen „Encephalitis peraxialis diffusa", während sich bei uns mehr die von Spielmeyer stammende Bezeichnung „sklerosierende Entzündung des Hemisphärenmarks" eingebürgert hat. Große, zusammenhängende Entmarkungen im Marklager beider Großhirnhälften kennzeichnen schon makroskopisch den pathologischen Befund, der aus dem Zusammenfließen zunächst kleinerer Herde entstanden sein dürfte. Ein kontinuierliches Übergreifen auf Rinde und Stammganglien ist möglich.

Mit großer Regelmäßigkeit finden sich Entmarkungen auch in den Sehnerven. Isolierte Herde in anderen Teilen des Gehirns werden gewöhnlich vermißt, vor allem bleibt das Rückenmark immer verschont. Es können aber sekundäre Degenerationen eintreten. Die Krankheit tritt vorzugsweise, aber nicht so ausschließlich wie die degenerativen, familiären Formen diffuser Sklerose, im Kindes- und Jugendalter auf. Sie verläuft ausnahmslos progredient und endet nach einer Frist von Monaten oder Jahren tödlich. Symptomatologisch stehen am Anfang häufig psychische Veränderungen, die schließlich in eine Demenz ausmünden. Auch Kopfschmerzen, Schwindel und Übelkeit werden zu Beginn oft angegeben. Es kommt zu rasch zunehmenden spastischen Paresen, manchmal erst zu einer Hemiparese, später zur Tetraparese. Im weiteren Verlauf der Krankheit sind epileptische Anfälle, aphasische Störungen sowie Einbußen des Seh- und Hörvermögens die häufigsten und eindrucksvollsten Erscheinungen. Das Finalstadium bietet ein der Enthirnungsstarre entsprechendes Bild mit Bewußtseinstrübung und Marasmus. Bei der Differentialdiagnose hilft die Liquoruntersuchung selten weiter, ihr Ergebnis ist häufig normal. Das EEG verweist auf das Vorliegen einer diffusen Erkrankung des Großhirns. Das Pneumenzephalogramm kann den Nachweis eines hirnatrophischen Prozesses (Ventrikelerweiterung) erbringen und im Verein mit der Karotisangiographie zum Ausschluß eines Hirntumors dienen.

23.4.2. Augensymptome

Der bis zur Erblindung führende Visusverfall ist eines der wichtigen und wegweisenden Symptome. Er kann durch verschieden lokalisierte Läsionen bewirkt werden. Neben Entmarkungen im Optikus, deren Auswirkungen denen bei der disseminierten Encephalomyelitis entsprechen, spielen solche im Okzipitallappen eine wesentliche Rolle. Einseitig führen sie zur Hemianopsie, beidseitig zur zentralen Erblindung. Um zentrale Visusverluste scheint es sich sogar überwiegend zu handeln. Sie sind allerdings nicht immer vollständig und zählen nicht zu den Frühsymptomen. Ophthalmoskopisch sind primäre und sekundäre Optikusatrophien der meistbeschriebene Befund. Bei der ohnehin seltenen Krankheit gibt es wenig Angaben über die initial anzutreffenden Augenhintergrundsveränderungen. Man muß aber damit rechnen, daß es in einem Teil der Fälle außer zu einer Papillitis, auch zu Hirndrucksteigerung mit Entwicklung echter Stauungspapillen kommt. Okulomotorische Störungen gehören nicht zum üblichen Bild der Krankheit, supranukleäre Lähmungen wurden jedoch mehrfach beobachtet. Ebenfalls wurde auf das Vorkommen agnostischer Störungen („Seelenblindheit") aufmerksam gemacht, deren Abgrenzung gegenüber ausgedehnten Gesichtsfelddefekten meist aber kaum möglich sein dürfte.

23.5. Konzentrische Sklerose

Diese von Balò beschriebene und nach ihm benannte Sonderform der Entmarkungskrankheiten ist so selten, daß sie hier nur anhangsweise der Erwähnung bedarf. Sie unterscheidet sich von der diffusen Sklerose vornehmlich durch den geschichteten Aufbau der Entmarkungen. Um ein kleines, im Marklager der Großhirnhemisphären gelegenes Entmarkungszentrum sind konzentrisch, ring- oder wellenförmig, weitere Entmarkungszonen angelagert, zwischen denen sich Streifen intakter Markteile finden. Inmitten des zentralen Herdes liegt regelmäßig ein Gefäß. Verstreut vorkommende weitere Einzelherde können zu einem der disseminierten Enzephalomyelitis ähnlich sehenden Bild führen. Symptomatologie und Verlauf entsprechen weitgehend der diffusen Sklerose. Allerdings werden bei konzentrischer Sklerose kaum jemals Stauungspapille und Optikusatrophie beobachtet, während Sehstörungen ebenso häufig sind.

24. Supratentorielle Tumoren

Die morphologisch gegebene Trennung des intrakraniellen Raumes in einen supra- und infratentoriellen Anteil ergibt, der funktionellen Gliederung entsprechend, auch klinisch eine brauchbare Differenzierung. Unter dem Gesichtspunkt physiologischer wie pathophysiologischer Zusammenhänge zwischen Hirn und Auge, besteht eine besondere Vielfalt darin, daß hauptsächliche funktionelle Systeme des Sehens, der Okulomotorik, Pupillomotorik und Akkommodation, einmal in relativ ausgedehnter Nachbarschaft zur knöchernen Schädelbasis und zum anderen in einer Ebene zwischen supra- und infratentoriellem Raum liegen.

Blut, Liquor und Hirn sind von einer knöchernen Schädelkapsel umgeben. Jede zusätzliche Raumforderung über ein bestimmtes Maß hinaus, führt zu einem Anstieg des intrakraniellen Druckes. Neben der Geschwulstbildung können andere raumfordernde Prozesse wie extra- und intrazerebrale Blutungen, lokale Entzündungen, Abszesse oder posttraumatische Kontusionsherde mit perifokalem oder generalisiertem Hirnödem zur intrakraniellen Drucksteigerung führen. Während der Sitz des raumfordernden Prozesses die lokale Symptomatik prägt, spielt die Zeitdauer des Entstehens für die Ausbildung möglicher Kompensationsmechanismen eine wesentliche Rolle. Die Art der Geschwulst prägt neben ihrem Sitz und ihrer Wachstumsrate, insbesondere durch ihre Wechselwirkung zum angrenzenden Hirn, Grad und Ausmaß der neurologischen Ausfälle. Schließlich ergeben sich bei noch nicht abgeschlossener Verknöcherung des Schä-

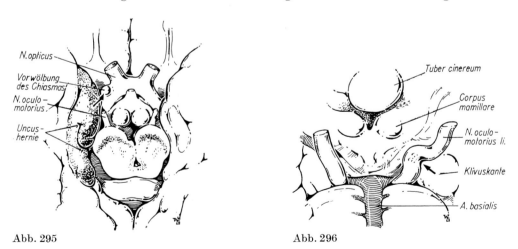

Abb. 295   Abb. 296

Abb. 295. Uncushernie rechts bei Temporallappentumor. Am Tractus opticus rechts bemerkt man dicht hinter dem Chiasma eine warzenartige Vorwölbung (Pfeil!) nach außen (nach Riessner u. Zülch 1940)

Abb. 296. Druckfurche des linken N. oculomotorius mit kleinen Diapedesis-Blutungen im Klivuskantenbereich (nach E. Fischer-Brügge 1951;

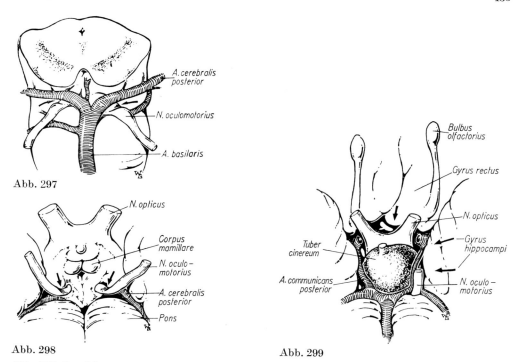

Abb. 297

Abb. 298   Abb. 299

Abb. 297. Druckbeeinflussung des N. oculomotorius beim Klivuskantensyndrom. Sowohl A. communicans post. als auch A. cerebri post. bewirken einen Druck auf den N. III (nach E. Fischer-Brügge 1951)

Abb. 298. Druckfurche auf den N. oculomotorius im Mittelhirnschnitt beiderseits; ursächlich ist hier auf beiden Seiten die A. cerebri post. anzunehmen (nach E. Fischer-Brügge 1951)

Abb. 299. Vordere und hintere (totale) deszendierende transtentorielle Herniation mit Verlagerung des ganzen Gyrus hippocampi und der A. communicans post (Pfeil) in den Tentoriumschlitz bei temporalem Oligodendrogliom (II. Phase der Herniation) (nach Krayenbühl und Yasargil)

dels im Kindesalter wesentliche Abweichungen des Krankheitsbildes gegenüber dem des Erwachsenenalters.

Der raumfordernde Prozeß kann bei entsprechendem Sitz primär durch Zerstörung des Hirngewebes zu einer neurologischen Ausfallssymptomatik führen. In unmittelbarer Umgebung wird das Gewebe komprimiert oder zerstört, der subarachnoidale Liquor verdrängt, und die Hirnwindungen über dem Tumor erscheinen abgeflacht und anämisch. Weitere Volumenzunahme ergibt eine zunehmende Zerstörung der Nachbarbezirke. Örtliche Störungen der Hirndurchblutung und des Hirnstoffwechsels bedingen ein perifokales oder peritumorales Hirnödem, das seinerseits durch Volumenzunahme die primäre Raumforderung vergrößert. Schließlich kann selbst bei einem kleinen Tumor die gesamte Hemisphäre von einem Ödem oder einer Schwellung ergriffen werden. Diese Volumenzunahmen durch echte Raumforderung und durch Ödem führen je nach Lokalisation des Tumors zu unterschiedlichen Hirnmassenverschiebungen und zum allgemeinen Hirndruck. Das Hirn wird in subarachnoidale Zisternen oder durch präformierte Spalten gedrückt, und die dort befindlichen Strukturen erleiden durch erhöhten Gewebsdruck einen Funktionsausfall. Daneben können benachbarte Gefäße abgedrückt werden, woraus eine Hypoxie des zugehörigen Versorgungsgebietes resultiert (Tab. 18).

Tabelle 18. Massenverschiebungen im intrakraniellen Raum
(modifiziert nach Gerlach, Jensen, Koos, Kraus)

Zisterne	Bruchpforte bzw. Bruchschwelle	Verdrängter Hirnanteil
C. cerebello-medullaris = C. magna	Foramen occipitale magnum	Kleinhirntonsillen, zerebellärer Druckkonus nach unten
C. venae magnae Galeni	Tentoriumschlitz (Hiatus tentorii) Einklemmung von unten	Kleinhirnvorderlappen, Oberwurm
C. interhemispherica	Unterer Rand der Falx cerebri	Gyrus cinguli, laterale Verschiebung
C. interhemispherica	Unterer Falxrand	rostrale obere Balkenoberfläche
C. fissurae lateralis Sylvii	Kleiner Keilbeinflügel	Fronto-orbitale Stirnlappen in mittlere Schädelgrube
C. chiasmatis und C. laminae terminalis	Vordere Sellakante	Gyrus rectus des Frontalhirns
C. fissurae lateralis Sylvii	Kleiner Keilbeinflügel	Vordere Temporallappenanteile in vordere Schädelgrube
C. basalis und ambiens	Tentoriumschlitz	Medialer Temporallappen, Gyrus hippocampi, Alteration der Arteria cerebri post.
C. basalis	Tentoriumschlitz	Uncus gyri hippocampi, vorderer temporaler Druckkonus
C. ambiens	Tentoriumschlitz	Gyrus hippocampi und Gyrus lingualis, hinterer temporaler Druckkonus
C. basalis und ambiens	Tentoriumschlitz	Gyrus hippocampi und Gyrus lingualis, kombinierter Druckkonus
C. basalis, ambiens und interhemispherica	Tentoriumschlitz	beidseitige Gyri hippocampi, Ringhernie

Sitz des Tumors	Neurologische Ausfälle
Hintere Schädelgrube (Unterwurm, 4. Ventrikel)	*Bulbäres Einklemmungssyndrom:* Störungen der Kreislauf-, Atem- und Temperaturregulation (Bradykardie, Blutdruckhypertonie, Verlangsamung der Atmung, Hyperthermie); Hemiparesen und Hemihypästhesien (Schulter, Arme, Hände); Hirnnervenausfälle (N. accessorius, Schluckstörungen, Dysarthrie); Erbrechen, Singultus, Schwindel, Magen- und Darmbeschwerden, Nacken- und Hinterkopfschmerzen; Horner-Syndrom Tod meist durch Atemlähmung
Hintere Schädelgrube (Kleinhirnvorderlappen, Oberwurm)	*Mittelhirneinklemmung:* Störungen der Augenmuskelkoordinationen (aufwärts gerichtete vertikale Blickkrämpfe, vertikale Blickparesen, konjugierte Blickparesen) ausgeprägter Opisthotonus (cerebellar fits) Streckkrämpfe der Beine bei Beugung der Arme; Bewußtseinsstörungen
Stirnhirn, Parietalhirn	Balkensymptome
Hydrocephalus internus occlusus	
Hydrocephalus internus occlusus, Stirnhirn	Hemiparesen, Jackson-Anfälle
Stirnhirn, Hydrocephalus internus occlusus	Sehnervenstörungen, Störungen der Nn. III, IV, VI; Foster Kennedy-Syndrom
Schläfenlappen	
Großhirnhemisphäre, Schläfenlappen, evtl. Parietallappen	*Mittelhirneinklemmung* (zunächst mediale und mediobasale Anteile des Hippocampus): Periphere Okulomotoriusschäden (Augenmuskellähmungen, Pupillenstörungen);
Schläfenlappen in geringem Ausmaß bei Hydrocephalus internus occlusus	Pupille: Im Reizstadium homolaterale Miosis mit erhaltener Lichtreaktion und im Lähmungsstadium zunehmende Mydriasis bei fehlender Lichtreaktion – kann dann beide Augen betreffen
Parietallappen	Vegetative Störungen: Zentrale Hyperthermie, Tachypnoe, Lungenödem, Blutdruckanstieg, Tachykardie, Bewußtseinsstörungen, Pyramidenbahnzeichen, Enthirnungsstarre, Streckstarre der Gliedmaßen, meist generalisierte tonische Anfälle Tod meist durch Kreislaufversagen
Parietallappen, Temporallappen	
Parietal- und Okzipitallappen, parieto-dorsale Tumoren	

Die Augensymptome der supratentoriellen Prozesse sind:

1. Stauungspapille oder sekundäre Optikusatrophie,
2. primäre Optikusatrophie,
3. Gesichtsfelddefekte und optische Halluzinationen,
4. Störungen der Okulomotorik,
5. Exophthalmus.

In der überwiegenden Zahl handelt es sich nicht um Lokalsymptome, sondern um Folgen einer durch intrakranielle Drucksteigerung ausgelösten Massenverschiebung (Abb. 295–299).

24.1.   Stirnhirn

Das Stirnhirn reicht von den vorderen Windungen bis zum Sulcus centralis Rolandi. Aus funktioneller und klinischer Sicht hat es sich bewährt, den Gyrus centralis anterior mit dem zum Parietalhirn zählenden Gyrus postcentralis als Einheit zu betrachten.
Im Vordergrund neurologischer Ausfälle durch Stirnhirnprozesse stehen psychische Veränderungen. Neben der Unfähigkeit, neue Urteile zu bilden und Schlüsse daraus zu ziehen, fehlt die Krankheitseinsicht, es werden unsinnige Äußerungen beobachtet und Dämmerzustände treten auf. So wird verständlich, daß unter Umständen Aufmerksamkeitsstörungen das Erkennen von gleichzeitig vorhandenen Blickstörungen unmöglich machen. Dies trifft insbesondere bei konzentrischen Einschränkungen der Aufmerksamkeit zu. Hebt man die psychischen Störungen bei Stirnhirnprozessen hervor, so

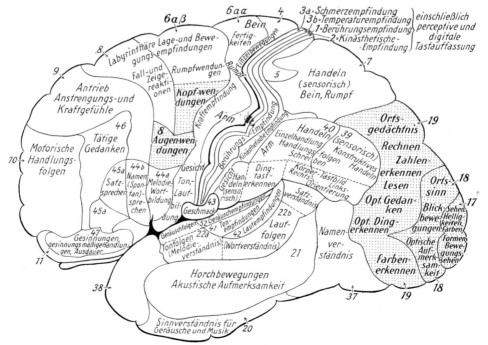

Abb. 300. Klinische Rindenfunktionsfelder (nach Kleist). Die mit dem optischen System zusammenhängenden Rindenfelder sind punktiert dargestellt

muß darauf hingewiesen werden, daß ähnliche Erscheinungen durch das Hirnödem von anderen Hirnregionen ausgelöst werden können. Störungen des Auges durch Prozesse des Frontalhirns ergeben sich aus den interkortikalen Verbindungen (Abb. 300).

Die Area 8s und 24s hemmen die Area 32, lange Bahnen verbinden wechselseitig die frontalen Augenfelder der Area 8 mit den okzipitalen Feldern der Area 17 und 18. Schließlich bestehen Verbindungen der präfrontalen Areae 44—47, wie von der Area 18, zum Schläfenlappen. Hervorzuheben sei die integrative Leistung der Area 8 für afferente Impulssteuerung der Augenmuskeln. Klinisch wichtig ist der hemmende Einfluß der Areae 8s und 24s zum Nucleus caudatus und die Verbindungen der Area 10 zu den Kernen der Brücke, dem Kleinhirn und zum Tegmentum.

Die Felder $6a\alpha$ und $6a\beta$ sollen die Horizontalbewegungen zur Gegenseite auslösen. Fällt das kortikale Blickzentrum aus, so besteht eine kontralaterale horizontale Bicklähmung, „der Kranke sieht seinen Herd an", es besteht eine Blickwendung, die als Déviation conjuguée bezeichnet wird. Bei stärkerer Reizung der frontalen Zentren der Augenbewegung soll eine Deviation zur Herdseite erfolgen. Wichtig ist diese Kenntnis bei den Adversivanfällen mit Beteiligung des Stirnhirns, der Störung der Area $6a\beta$, ein fokales Anfallsleiden mit Blickwendungen zur Herdgegenseite und in seltenen Fällen bei den Konversionsanfällen mit Blickwendung zur homolateralen Seite. Die hin und wieder beobachteten vertikalen Blickstörungen werden heute allgemein von klinischer Seite als Störung im Mittelhirn durch Massenverschiebungen aufgefaßt. Während die frontale Ataxie, der frontale Nystagmus und vertikale Blickbewegungsstörungen klinisch zurückhaltend beurteilt werden müssen, sind das Foster Kennedy- Syndrom, wie der Ausfall des N. olfactorius als wichtige Hinweise für das Vorliegen einer frontalen Raumforderung zu werten.

24.2.   Schläfenlappen

Die neurologischen Ausfälle selbst bei großen Prozessen des Temporallappens können gering sein. Psychisch treten depressive Verstimmungen, Zwangsaffekte und Geruchshalluzinationen auf. Entsprechend dem Verlauf der Gratioletschen Sehstrahlung kann als Lokalsymptomatik eine homonyme Hemianosie vorkommen; sowohl durch einen raumfordernden temporalen Prozeß durch Druck nach medial, als auch durch einen Tumor des Unterhorns des Seitenventrikels mit Druck nach lateral. Zusätzliche neurologische Ausfälle, wie die Beteiligung der Stammganglien, können richtungsweisende Symptome stellen. Lokalisatorisch kann festgehalten werden, daß bei hemianopischen Störungen mehr subkortikale Strukturen alteriert werden, während sensorische Sprachstörungen der ersten Schläfenwindung links mehr kortikalen Zerstörungen entsprechen.

Die Lage des Tractus opticus an der Basis des Schläfenlappens macht verständlich, daß ein temporaler intrazerebraler Prozeß auch durch Druck nach basal homonyme Hemianopsien auslösen kann. Wenig Hilfe bringt bei der Diagnostik die Makalaaussparung beim Traktusausfall. Analog zu den Ausfällen des Tractus opticus sind Trigeminusausfälle mit möglichen Störungen des Kornealreflexes zu werten. Ausfälle des N. facialis können zentraler Art sein oder häufiger in Form eines dissoziierten Lidschlages auftreten. Bei mediobasalem Sitz sind fernerhin Störungen im Sinne des Klivuskantensyndroms möglich und der Exophthalmus kann Ausdruck eines Keilbeinprozesses sein.

24.3.   Zentralregion

Die Zentralregion, präzentral zum Frontalhirn und postzentral dem Parietalhirn zugehörig, stellt die zentrale Repräsentation der Motorik und Sensorik der Körperperipherie. Raumforderungen dieser Hirnregion mit kontralateralen Ausfällen der Motorik und Sensorik können in Form der Adversivanfälle zur Déviation conjugée führen. Die Blickparesen dieser Anfallsform können Frühsymptome von Tumoren der Zentralregion sein. Im unteren Bereich der motorischen präzentralen Region befindet sich die kontralaterale Repräsentation des Fazialis. Zurückbleibender oder dissoziierter Lidschlag geben Hinweise einer Störung der unteren Zentralregion.

24.4. Parietalhirn

Die vordere Begrenzung der Postzentralregion, die Areae 1, 2, 5 und 7 mit entsprechenden kontralateralen Störungen der Körpergefühlssphäre, wurden vorangehend besprochen. Den hinteren Abschluß bilden die Areae 39 und 40, die in unmittelbare Nachbarschaft zum Okzipitallappen treten. Prozesse in diesem Gebiet können anatomisch bedingt, hemianopische Ausfälle durch Alteration der Gratioletschen Sehstrahlung hervorrufen.
Die untere Grenze des Parietalhirns umgreift die erste Schläfenwindung. Hier liegt der Gyrus angularis, dessen Ausfälle charakteristische Symptome hervorrufen. Alexie, Akalkulie Agraphie sind bei gestörter Bewußtseinslage häufig schwer zu diagnostizieren, besonders dann, wenn zusätzlich eine Schädigung des Sehvermögens vorliegt.
Prozesse des oberen Scheitellappens in unmittelbarer Nachbarschaft des Gyrus supramarginalis lassen hin und wieder eine Unfähigkeit des Lidschlusses auftreten.
Während idiokinetische, apraktische Störungen im linken Gyrus supramarginalis selten sind, soll die Schmerzasymbolie, das Unvermögen der Schmerzlokalisation bei erhaltener qualitativer und quantitativer Schmerzdifferenzierung, kennzeichnend sein.
Als charakteristisch für Prozesse des Parietallappens muß noch die Apraxie genannt werden: Die gliedkinetische Apraxie mit Ausfall der feineren Geschicklichkeit als Symptom von Rindenausfällen und die idiokinetische Apraxie mit hochgradiger Zerstreutheit und Ausfall des Bewegungsentwurfes.

24.5. Okzipitalhirn

Tumoren des Okzipitallappens sind mit 4,5% des Großhirnbereiches relativ selten, wobei gutartige Tumoren wie Meningeome mit langer Anamnese im Vordergrund stehen. Während bei den Temporallappenprozessen obere und untere Hemianopsien vorherrschen, treten bei okzipitalen Tumoren Quadrantenhemianopsien auf. Homonyme Hemianopsien und Quadrantenanopsien sind in variabler Form möglich. Besondere Aufmerksamkeit sollte dem Erfragen von hemianopischen Halluzinationen geschenkt werden. Die optischen Störungen des zentralen Sehens leiten nicht selten bei epileptischen Anfällen, die von dieser Region ausgehen, als visuelle Aura das Anfallsgeschehen ein. Die Nachbarschaft des Okzipitallappens, wobei Tumoren oft beide Seiten ergreifen, kann zusätzliche Erscheinungen auslösen.
So können neben einer Kleinhirnsymptomatik mit ataktischen Störungen, ein Nystagmus oder Blickparesen beobachtet werden, und Alexie, Akalkulie und Agraphie machen eine Alteration des Parietallappens wahrscheinlich. Tritt mit den Augensymptomen eine Apraxie der linken Hand auf, so muß eine Störung des hinteren Balkenabschnittes angenommen werden.
Die Nachbarschaftsdiagnostik wird demnach auch bei den Okzipitalprozessen wichtige Hinweise für das Ausmaß des lokalen Prozesses erbringen.

25. Infratentorielle Tumoren

Die Tatsache, daß etwa ein Drittel aller Hirngeschwülste im Kleinhirnraum anzutreffen ist, daß die davon befallenen Kranken meist die Lebensmitte noch nicht überschritten haben, viele sogar noch Kinder sind und 60% der Neoplasmen, rechtzeitig richtig erkannt, gut operabel sind, beweist die Wichtigkeit einer sorgfältigen Diagnostik und rechtfertigt alle Anstrengungen der behandelnden Ärzte. Voraussetzung für eine exakte Beurteilung und Betreuung der Erkrankten sind jedoch:

1. eine genaue Kenntnis der Topographie des Kleinhirnraumes;
2. das Wissen, welche pathologischen Prozesse hier raumfordernd werden können und welche klinischen Zeichen sie dann auslösen;
3. Erfahrungen über Operabilität und Prognose infratentorieller Tumoren.

25.1. Symptomatologie der Hirnstrukturen des Kleinhirnraumes

Bei der Besprechung der Stammhirnerkrankungen wurden schon Topographie und Symptomatologie infratentorieller Hirnteile erörtert. Deshalb soll jetzt nur noch folgendes hervorgehoben werden:

Der Kleinhirnraum beherbergt das *Rhombenzephalon*, das durch die hier lokalisierten Hirnnervenkerne, die durchziehenden afferenten und efferenten Bahnen, sowie die lebenswichtigen Zentren besondere klinische Bedeutung hat. Bekanntlich umfaßt es folgende Hirnteile: *Pons, Medulla oblongata* und *Zerebellum*.

Das Zerebellum setzt sich aus beiden Hemisphären und dem unpaaren Mittelteil, dem Kleinhirnwurm, zusammen. Es bildet einen Prädilektionsort operabler infratentorieller Geschwülste. Für die klinische Beurteilung ist die Tatsache wichtig, daß eine sich *langsam entwickelnde zerebellare Störung* unmerklich über lange Zeit verlaufen kann, weil andere Hirnbereiche, z. B. die sensomotorischen Areale der kontralateralen Zentralwindung, lange in der Lage sind, die ausfallende Kleinhirnfunktion zu kompensieren. Ein *plötzlicher Kleinhirnausfall* führt dagegen zu starkem Schwindel und erheblichen Bewegungsstörungen, die auch die Sprechmotorik nicht verschonen.

Experimentelle Untersuchungen bestätigten die klinische Erfahrung, daß Läsionen der Kleinhirnkerne schwere, bleibende Störungen hervorrufen, während Ausfallserscheinungen durch Kleinhirnrindenstörungen mit der Zeit kompensiert werden. So wurden z. B. Blicklähmungen nach unten als Operationsfolge nach Resektion der Kleinhirnkerne beobachtet. Auch der Horizontalnystagmus wird bei zerebellaren Störungen meist auf der Herdseite grobschlägiger angetroffen.

Aus neuroophthalmologischer Sicht sei von der funktionellen Anatomie des Pons lediglich erwähnt, daß in der Brückenhaube das hintere Längsbündel, der *Fasciculus longitudinalis medialis* liegt. Bekanntlich verbindet er die Hirnnervenkerne III, IV und VI miteinander, damit eine koordinierte Motilität der Augen gewährleistet wird. Eine Läsion im Bereiche der oralen Brückenhaube führt zum *Raymond-Cestan-Syndrom*. Es hat die Kennzeichen: homolaterale Abduzensstörung, Blicklähmung nach der Herdseite, kontralaterale Hemiparese und Hemihypästhesie.

Weil die Kleinhirnbrückenwinkelregion einen Prädilektionsbereich verschiedener, vorzugsweise gutartiger und operabler Geschwülste bildet, soll sie besonders erwähnt werden. Der Kleinhirnbrückenwinkel ist ein reeller Raum mit folgender Begrenzung: Felsenbeinpyramide vorn seitlich, Pons vorn medial, Kleinhirnschenkel und Bulbus medullae medial seitlich, Kleinhirn medial hinten. Den Boden bildet die Grenze zwischen Okziput und Felsenbein. Abhängig von der jeweiligen Läsion der den Kleinhirnbrückenwinkel durchziehenden Hirnnerven wird ein *oberes, mittleres* und *unteres Kleinhirnbrückenwinkelsyndrom* unterschieden. Die obere Gruppe enthält Trigeminus und Abduzens, die mittlere Fazialis und Statoakustikus, deren Schädigung zum typischen Kleinhirnbrückenwinkelsyndrom führt. Die untere Gruppe umfaßt die Hirnnerven IX, X und XI.
Für die Beurteilung der Ausdehnung eines Brückenwinkeltumors ist entscheidend, ob zerebellare, pontine oder allein Hirnnervenstörungen das klinische Bild prägen. Wichtig für die Beurteilung infratentorieller raumfordernder Prozesse ist weiterhin das *Syndrom des Tentorium cerebelli*. Besonders Tentoriummeningiome lösen es aus. Wachsen sie in rostraler Richtung, treten Okzipitallappenstörungen auf. Es resultiert dann eine kontralaterale homonyme Hemianopsie. Bei kaudaler Entwicklungsrichtung wird eine Kleinhirnhemisphärensymptomatik das klinische Bild bestimmen. Eine Tumorlokalisation nahe dem Tentoriumschlitz ruft ein Mittelhirnsyndrom hervor. Hat der Tumordruck seitliche Richtung, tritt Scherwirkung am Tentoriumrand auf und das Crus cerebri wird ihm angepreßt. Blutungen im Thalamus und Hirnstamm infolge Strangulation der Stammganglienarterien geben dann dem Krankheitsverlauf eine dramatische Wendung. Eine Scherwirkung am Tentoriumschlitz kann auch Anlaß zu einer kontralateral nachweisbaren symptomatischen Trigeminusneuralgie geben.
Bei der Diagnostik kommt dem Verhalten des *Kornealreflexes* eine besondere Bedeutung zu. Bei infratentoriellen Tumoren kann mitunter allerdings die Anästhesie bzw. Hyporeflexie der Kornea erst nachweisbar werden, wenn der Patient auf der Tumorseite liegt. Das beweist die Empfindlichkeit des Kornealreflexes. Seine Abschwächung gehört zu den typischen Merkmalen der Kleinhirnbrückenwinkelgeschwülste. Den lateral lokalisierten Kleinhirnhemisphärengeschwülsten ist meist eine homolateral gelegene, *einseitige Hornhautsensibilitätsminderung* eigen, während bei Kleinhirnwurmtumoren der *Kornealreflex doppelseitig* gestört ist. Folglich hat dieser Reflex auch topisch-differentialdiagnostischen Wert. Nachuntersuchungen zeigten, daß bei Operierten, deren Hirngeschwulst schon längere Zeit entfernt war, der Kornealreflex nicht zurückkehrte, obwohl sich alle anderen sensiblen Ausfälle zurückgebildet hatten.

25.2.   Charakteristika infratentorieller raumfordernder Prozesse

Die für Geschwülste der übrigen Körperregionen gebräuchlichen Klassifizierung in einen *benignen* und einen *malignen* Geschwulsttyp ist bei Hirntumoren nicht zutreffend. Wegen der durch die unnachgiebige Schädelkapsel begrenzten Expansionsmöglichkeit eines Neoplasmas, dessen Raumforderung sehr bald auf Kosten der Blut- und Liquorzirkulation und dann des Hirngewebes selbst geht, wird jeder intrakranielle Tumor ohne chirurgischen Zugriff für den Kranken tödliche Folgen haben. Er verdient deshalb das Prädikat „maligne". Zudem löst eine morphologisch „gutartige" Geschwulst bei ungünstiger Lage im Hirn einen deletären Verlauf aus. Folglich muß für einen zwar sehr kleinen, umschrieben wachsenden, histologisch gutartigen Tumor, allein wegen seiner Lage z. B. im Aquädukt, eine äußerst ungünstige Prognose gestellt werden. Gleiches trifft für Geschwülste im Bereich lebenswichtiger Kerngebiete und Zentren in Medulla oblongata und Pons zu. Das veranlaßte, neben der strukturellen auch die funktionelle Eigenart der Hirngeschwülste zu bestimmen. Dafür wurde der Begriff der „*biologischen*

Wertigkeit" geschaffen. Ihre wichtigsten Kriterien sind: Tumorlokalisation und -art, Erkrankungsalter, Geschlechtsverteilung, Tumorwachstumsform und -tendenz.

Nahezu alle Hirntumoren zeigen einen phasenhaften Wachstumsverlauf, der sich im klinischen Bild manifestieren kann, aber nicht muß. Es ist leicht verständlich, daß ein langsam *verdrängend wachsender Tumor* dem Hirn genügend Zeit zur Kompensation läßt und deshalb keine oder nur spärliche Ausfallserscheinungen hervorruft. Die *raumersetzend wachsenden Hirngeschwülste*, bei denen sich Gewebsuntergang und Tumorzunahme lange die Waage halten, können jahrelang stumm bleiben. Die *infiltrative* Wachstumsform, z. B. der Hirnstammgliome, ruft eine bunte neurologische und ophthalmologische Symptomatik hervor. Allerdings sind diese Gliome inoperabel, und sie haben deshalb eine üble Prognose.

Abgesehen von den Geschwülsten können im infratentoriellen Bereiche auch *Pseudotumoren* (Zysten, Abszesse, Hämatome) raumfordernd wirken und Hirndruck mit Stauungspapillen auslösen. Gleiches kann von Mißbildungen (basiläre Impression, Arnold-Chiari-Syndrom und Dandy-Taggart-Walker-Syndrom) hervorgerufen werden. Hier sei noch erwähnt, daß eine ausgeprägte *basale Impression* infolge Schädigung der Medulla oblongata, sowie der obersten Rückenmarkabschnitte durch den Processus odontoideus Kopfschmerzen, Nystagmus, ein Horner-Syndrom, bulbäre Störungen, positive Pyramidenbahnzeichen, sowie ataktische und sensible Ausfallserscheinungen verursachen kann.

25.3. Intrakranielle Massenverschiebung

Leitsymptome intrakranieller Drucksteigerung sind: *Kopfschmerz, Erbrechen,* unabhängig von der Nahrungsaufnahme und *Stauungspapillen.* Weil für einen raumfordernden Prozeß im Schädelinneren nur ein „Reserveraum" von etwa 100 ml zur Verfügung steht, ehe sich Hirndruckerscheinungen entwickeln, ist bei zunehmendem Geschwulstwachstum eine *Hirnmassenverschiebung* unausbleiblich. Zuerst dehnt sich die Geschwulst im „eigenen" Hirnraum (supratentoriell oder infratentoriell) aus. In der weiteren Wachstumsphase greift dann der Tumor mit seinem Volumen bzw. mit dem Begleitödem auf den benachbarten Raum über. Überschreitet ein infratentoriell gelegenes Neoplasma das Volumen von 50 ml, sind Liquorpassagestörungen und Hirnmassenverschiebungen die zwangsläufige Folge. Ein axial gerichteter Hirndruck führt zur Einklemmung von Hirngewebe, sogenannten Hirnhernien, in Tentoriumschlitz und Foramen occipitale magnum. Bioptisch und autoptisch sind dann als Zeichen der Ödemnekrose im Hirngewebe multiple punktförmige Blutungen zu erkennen.

Beim *zerebellaren Druckkonus nach oben* dringen Teile des Kleinhirnvorderlappens in die Mittellinie oder neben der Vierhügelplatte nach oben. Nystagmus und Störungen der Blickheberfunktion treten dann ein.

Ein *zerebellarer Druckkonus nach unten* kommt zustande, wenn durch axial wirkenden Hirndruck die Kleinhirntonsillen und der kaudale Abschnitt der Medulla oblongata ins Foramen occipitale magnum eingepreßt werden. Die Kranken leiden dabei unter heftigen Kopfschmerzen und fallen durch eine Entlastungsschiefhaltung des Kopfes auf. Mitunter klagen sie auch über schiefstehende Doppelbilder beim Blick nach unten, weil besonders Tumoren im vordersten Teil des Kleinhirnwurmes zu Trochlearisparesen führen. Stauungspapillen werden zudem bei Kleinhirntumoren meist angetroffen. Während Kranke mit einem Kleinhirnhemisphärentumor eine Lage auf der Seite der Geschwulst bevorzugen, fällt der Patient mit einer Blockade im Aquädukt – 4. Ventrikelbereich eine Dorsalflexion des Kopfes in Rückenlage auf.

Die sog. „*cerebellar fits*" bei Hirneinklemmung sind gekennzeichnet durch Opisthotonus und Streckstellung der einwärtsrotierten Extremitäten, verbunden mit Erbrechen im

Strahl und zunehmender Bewußtseinstrübung. Diese „cerebellar fits" werden durch den gegen Mittelhirn und Tentoriumschlitz vorgepreßten Kleinhirnoberwurm ausgelöst. Sie sind allerdings kein „kleinhirnspezifisches" Zeichen, weil sie auch durch axial in kaudaler Richtung wirkenden Druck eines supratentoriell lokalisierten Tumors hervorgerufen werden können.

Fehlen bei sonstigen klinischen Hinweisen auf ein Neoplasma im Kleinhirnraum Hirndruckzeichen, so ist artdiagnostisch an ein Hirnstammgliom zu denken. Diese Geschwülste durchsetzen diffus den Hirnstamm im bulbopontinen Bereich. Die Tumorinfiltration bewirkt ein „Anheben" des Hirnstamms, so daß die Liquorpassage frei bleibt und Stauungspapillen fehlen. Im klinischen Sprachgebrauch hat sich dafür die Bezeichnung „*negatives Konus-Syndrom*" eingebürgert. Multiple Hirnnervenausfälle, einschließlich der für die Okulomotorik, durch Irritation der bulbopontinen Kernareale, ohne Stauungszeichen am Augenhintergrund charakterisieren das klinische Bild und gestatten präoperativ eine Artdiagnose.

25.4. Operabilität und Prognose

Ohne Hinweise auf die Operabilität wäre eine Besprechung der klinischen Problematik infratentorieller Prozesse unvollkommen. Im Rahmen dieses Beitrages soll jedoch davon nur eine Übersicht gegeben werden.

Gut oder bedingt operabel sind:

1. Tumoren und Pseudotumoren der Kleinhirnhemisphären
2. Tumoren des Wurmbereiches mit Übergreifen auf den 4. Ventrikel
3. Tumoren im 4. Ventrikel

Inoperabel sind:

1. Diffus wachsende Geschwülste der Brücke
2. Präpontin lokalisierte Neoplasmen
3. Raumfordernde Prozesse im Aquädukt

Beim Hinweis auf die biologische Wertigkeit raumfordernder intrakranieller Prozesse wurde schon erwähnt, daß für die prognostische Einschätzung und Beurteilung der Operabilität neben der Geschwulstlokalisation auch die Wachstumsform (abgegrenzt oder diffus) sowie die Geschwulstbeschaffenheit (solid-derb, weich, absaugbar, zystisch oder mit Tumorbegleitzyste verbunden) und der Blut- bzw. Gefäßreichtum der Neoplasmen wichtig sind.

Abschließend sei noch an zwei Eigenschaften erinnert, womit sich auch morphologisch maligne Tumoren des Hirns von denen anderer Organe wesentlich unterscheiden

1. Hirngeschwülste rufen bei ihren Trägern keine Kachexie hervor
2. Zerebrale Tumoren siedeln nur extrem selten Metastasen in andere Körperregionen ab. Das Hirn dagegen beherbergt häufig Tochtergeschwülste der Neoplasmen anderer Organe

Aufmerksamkeit aus neuroophthalmologischer Sicht verdienen noch zwei Krankheitsbilder, die den Phakomatosen zugeordnet werden müssen oder auch eine Eingliederung in die Gruppe der Hamartoblastomatosen rechtfertigen. Es sind dies die *v. Hippel-Lindau-Erkrankung* und das *Sturge-Weber-Syndrom*. Hier werden neben einem Naevus flammeus der Haut in cerebro Gefäßveränderungen angetroffen, die zu Obliterationen neigen. Verkalken sie, stellen sie sich bereits im Schädelübersichtsbild dar. Die Angiomatose der weichen Hirnhäute hat ihre Prädilektion in den okzipitalen Bereichen. Angiomatöse Veränderungen bestehen meist am Auge auf der Seite des Gesichtsnaevus. Klinisch finden sich beim Sturge-Weber-Syndrom zerebrale Krampfanfälle, Gesichtsfeldveränderungen in Form der Hemianopsie, ein kongenitales Glaukom, mitunter ein Buphthalmus homo- oder bilateral, sowie unterschiedlich ausgeprägte Paresen. Zuweilen kommt es zu Netzhautablösungen oder zum Hydrophthalmus. Nicht selten sind die Betroffenen oligophren.

Noch eindeutiger gehört die v. Hippel-Lindau-Erkrankung zu den Hamartoblastomatosen, weil sie neben dem Angioblastom im Kleinhirn oder dem kaudalen Hirnstamm, Fehlbildungen in anderen Organen in Form von Nieren-, Milz-, Lungen-, Leber- oder Pankreaszysten aufweist. Etwa 20% der Erkrankten haben zudem eine Angiomatosis retinae, speziell an der Fundusperipherie. Wie es von den raumfordernden infratentoriellen Prozessen bekannt ist, gehören zur Symptomatologie der Kleinhirnangioblastome (Lindau-Tumoren) Stauungspapillen, gegebenenfalls konzentrische Gesichtsfeldeinschränkungen und Optikusatrophie, besonders aber Nystagmus. Bei Tumorlokalisation in den Kleinhirnhemisphären hat er meist eine horizontale Schlagrichtung, während bei Kleinhirnwurmgeschwülsten ein Vertikalnystagmus zu erwarten ist. Nach der Tumorseite ist der Nystagmus meist grobschlägiger. Weil die Hämangioblastome des Kleinhirns meist große Begleitzysten haben, tritt als Folge rascher Zystenfüllung akut starker Hirndruck auf, der unverzüglich neurochirurgische Hilfe fordert. Das Vorhandensein multipler Angioblastome ist prognostisch ungünstig. Weil diese Geschwülste mäßig röntgenstrahlensensibel sind, bietet eine postoperative Strahlenbehandlung in derartigen Fällen eine Therapiechance.

25.5. Übersicht ophthalmologischer Befunde

Weil die modernen instrumentellen Untersuchungsmaßnahmen – Elektroenzephalographie, Hirnszintigraphie und zerebrale Angiographie – ihre bei der Diagnostik supratentorieller Tumoren so bewährte Aussagekraft bei infratentoriellen raumfordernden Prozessen vermissen lassen, kommt bei dieser Tumorlokalisation der neurologischen, ophthalmologischen und otologischen Untersuchung noch immer besondere Bedeutung zu. Geschwülste des Kleinhirnraumes führen infolge Blockade der liquorableitenden Wege am häufigsten und frühesten zu Hirndruck und damit zur Stauungspapille. Jugendliche reagieren auf den Tumorreiz stärker, insbesondere bei Kleinhirngeschwülsten und Tumoren des 4. Ventrikels. Geschwulstgröße und Höhe der Stauungspapille zeigen keine Relationen. Dagegen wirkt sich meist die Geschwulstart auf die Höhe der Stauungspapille aus. Offenbar abhängig vom Wachstumstempo haben die Angioblastome, zumal sie meist eine große Tumorbegleitzyste tragen, den höchsten Anteil an Stauungspapillen. Diese Tumoren zeigen meist seitengleich hohe Papillenschwellungen. Die höchsten Stauungspapillen finden sich bei Kleinhirnspongioblastomen, Medulloblastomen und Angioblastomen.

Auch bei hohen Stauungspapillen klagen die Kranken nur selten über Sehstörungen, weil offenbar die visuelle Funktion lange intakt bleibt. Erst bei ihrem längeren Bestehen entwickelt sich die Optikusatrophie und damit der Visusverfall bis zur Amaurose. Deshalb kommt dem Nachweis einer beginnenden Stauungspapille für die Frühdiagnose infratentorieller Geschwülste eine hervorragende Bedeutung zu. Eine einseitig vorhandene oder einseitig stärker ausgeprägte Stauungspapille hat jedoch keine seitenlokalisatorische Aussagekraft. Regelmäßige postoperative Funduskontrollen zeigen, daß eine Rückbildung der Stauungspapille durchschnittlich 4–6 Wochen benötigt.

Gesichtsfeldveränderungen sind bei infratentoriell lokalisierten Tumoren selten. Heteronyme Hemianopsien werden dann durch den hydrozephal erweiterten 3. Ventrikel ausgelöst.

Hirnstamm-Astrozytome und -Spongioblastome lassen Gesichtsfeldstörungen meistens vermissen. Plexuspapillome können zu einer homonymen Hemianopsie für Farben führen. Mißbildungsgeschwülste (Epidermoide, Dermoide, Cholestatome und Gangliozytome) zeigen ganz unterschiedliche und somit uncharakteristische ophthalmologische Befunde.

Alle Patienten mit Tumoren des Kleinhirnraumes haben einen Nystagmus. Der horizontale Typ herrscht vor. Bei Kleinhirnbrückenwinkelgeschwülsten und Ponstumoren besteht ein gemischter, richtungsbestimmter Nystagmus. Häufig weist er eine rotatorische Komponente auf. Bei Patienten mit Vertikalnystagmus haben die Geschwülste den Kleinhirnoberwurm erreicht bzw. den 4. Ventrikel ergriffen und sind als inoperabel einzuschätzen. Bei den bulbopontinen Tumoren überwiegt der Horizontalnystagmus gegenüber den anderen Formen.

Natürlich finden sich abhängig von der Geschwulstausdehnung zentrale, nukleäre oder periphere Augenmuskelstörungen. Blicklähmungen sind bei diesen Hirntumoren selten.

Die ophthalmologischen Befunde lassen bei raumfordernden infratentoriellen Prozessen zwar keine Lokalisations- oder Artbestimmung zu. Dennoch ist die ophthalmologische Symptomatik für die Diagnostik von großem Wert, speziell hinsichtlich der Früherkennung einer sich anbahnenden intrakraniellen Drucksteigerung. Die Prognose expansiver Prozesse des Kleinhirnraumes und damit das Schicksal der betroffenen Kranken hängt aber ganz wesentlich von der Frühdiagnose ab, die äußerst schwierig sein kann.

Seit Aufnahme der Computertomographie (CT) in das instrumentell-diagnostische Repertoire ist auch die Früherkennung infratentoriell lokalisierter Hirnstörungen wesentlich leichter möglich. In einem gesonderten Kapitel werden Durchführung und Aussagefähigkeit dieser modernen Untersuchungsmethode besprochen. Deshalb soll hier lediglich die Indikation eines CT bei der Diagnostik infratentorieller Tumoren herausgestellt werden.

26.   Entzündungen des ZNS

Neuroophthalmologische Störungen werden bei außerordentlich vielen *Infektionskrankheiten*, allerdings in sehr unterschiedlicher Häufigkeit, angetroffen. Gehören sie bei einigen Krankheiten zu den Kardinal- und Leitsymptomen, so stellen sie bei anderen nur eine extrem seltene Komplikation dar, von der nur Einzelfälle in der Literatur bekannt geworden sind. Zahlreiche weitere Infektionen lassen sich in fließendem Übergang zwischen diese beiden Gruppen einordnen. Die gleiche Unterschiedlichkeit hinsichtlich des Vorkommens neuroophthalmologischer Störungen gilt auch für *entzündliche Erkrankungen bisher unbekannter Ätiologie*, bei denen z. T. eine infektiöse Genese diskutiert oder gar mehr oder weniger wahrscheinlich gemacht wird, ohne daß sich bis heute ein Erreger nachweisen ließ. Schließlich sind hier auch *die para- und postinfektiösen Zustände* zu berücksichtigen, bei denen es sich um keine direkte Erregerfolge, sondern um Veränderungen neuroallergischer Natur handeln dürfte; eine andere Hypothese beinhaltet, daß es sich bei den para- und postinfektiösen (wie auch den postvakzinalen) Störungen um eine ätiologisch einheitliche virusbedingte Infektionskrankheit handeln könnte, die durch andersartige Infektionen aktiviert wird, doch ist bisher kein gemeinsamer Erreger gefunden worden.

Bei zahlreichen *Viruskrankheiten* sind neuroophthalmologische Störungen möglich. Teils stellen sie (z. B. bei der Tollwut) Leitsymptome dar, teils kommen sie nur als seltene Komplikationen vor. Von größerer Bedeutung sind neuroophthalmologische Zeichen bei der Rötelnembryopathie, bei Herpes-simplex-Virus-Erkrankungen, ferner bei Meningoencephalitis varicellosa, Zoster ophthalmicus, Zentraleuropäischer Zeckenenzephalitis und Ornithose. Einzelheiten sind der tabellarischen Übersicht zu entnehmen (Tab. 19).

Einige *bakterielle Erkrankungen* verursachen neuroophthalmologische Ausfälle auf der Basis von Meningoenzephalitiden (Tab. 20), andere manifestieren sich durch peripher-nervöse Störungen, die bei Botulismus und Diphtherie durch Toxine ausgelöst werden und bei der Lepra durch Affektion des N. trigeminus zustande kommen (Tab. 21). Eine gesonderte Tabelle enthält die Störungen bei Lues des Nervensystems (Tab. 22).

Auch die Darstellung neuroophthalmologischer Störungen bei *Mykosen*, bei *Protozoenerkrankungen* und bei *Wurminfestationen* ist nur als tabellarische Übersicht möglich (Tab. 23, 24 bzw. 25). Ausgenommen sei lediglich die Toxoplasmose, deren neuroophthalmologischer Symptomatik eine erhebliche klinische Bedeutung zukommt.

Entzündliche Erkrankungen des zentralen und peripheren Nervensystems können praktisch jedes beliebige neuroophthalmologische Symptom verursachen. Eine *ätiologische Differenzierung* aus klinischer Sicht ist nur selten möglich, sofern es sich nicht um eine epidemische Häufung handelt. Weiterhin ist zu berücksichtigen, daß auch isolierte neuroophthalmologische Störsyndrome einmal Ausdruck einer infektiösen oder entzündlichen Erkrankung sein können, so daß bei entsprechendem Verdacht eine *mikrobiologisch-laborative Diagnostik* in die Wege zu leiten ist.

Häufig zeigen neurotrope Erreger zusätzlich die Fähigkeit, *lokale Augenentzündungen* hervorzurufen, die von der Konjunktivitis über die Keratitis bis zur Iritis, Iridozyklitis, Chorioiditis und Chorioretinitis reichen. Neben den engen *Nachbarschaftsbeziehungen* zum Zentralnervensystem spielen dabei sicher auch *ontogenetische Faktoren* eine Rolle. Es ergeben sich somit vielfältige Kombinationsmöglich-

keiten mit den verschiedenen zentral- und periphernervalen Schädigungen. Außerdem darf nicht
außer acht gelassen werden, daß die vom gleichen Erreger hervorgerufenen Krankheitsbilder sich im
Laufe der Jahrzehnte erheblich ändern können, indem der Neuro- und Okulotropismus der Erreger-
stämme zu- oder abnehmen; selbst von einer Epidemie zur anderen sind beträchtliche Schwankungen
möglich.

26.1.   Enzephalitisches und meningitisches Syndrom

Bei den Meningitiden und Enzephalitiden stehen solche *mit bekanntem Erreger* neben solchen *ohne
bekannte Ätiologie*. Prinzipiell deuten morphologische Untersuchungen darauf hin, daß auch bei den
scheinbar reinen Meningitiden das Gehirn an den entzündlichen Vorgängen teilnimmt, und die klinische Erfahrung lehrt, daß sich bei Enzephalitiden (und Enzephalomyelitiden) die Meningen an
dem entzündlichen Geschehen beteiligen können; aus diesem Grunde hat es sich vielerorts eingebürgert, stets von *meningoenzephalitischen Erkrankungen* zu sprechen, auch wenn sich nicht eindeutig
neben den meningitischen Symptomen auch zerebrale nachweisen lassen (und umgekehrt). Dennoch
wird – zumindest aus didaktischen Gründen – meist an einer getrennten Darstellung von Meningitiden
und Enzephalitiden festgehalten.

Enzephalitisches Syndrom

Die bei den verschiedenen Enzephalitiden zu beobachtenden neuroophthalmologischen
Befunde kommen je nach der Hauptlokalisation der entzündlichen Vorgänge in der
unterschiedlichsten Kombination und Aufeinanderfolge vor. Sowohl unvollständige oder
voll ausgebildete absolute als auch reflektorische *Pupillenstarren* sind anzutreffen. Neben
der absoluten Pupillenstarre kann, wenn der Entzündungsprozeß basale Hirnabschnitte
oder die rostralen Teile des Mittelhirns betrifft, eine Akkommodationslähmung bestehen,
so daß sich das Bild einer *Ophthalmoplegia interna* darstellt, zu der sich schließlich auch
noch eine *Ophthalmoplegia externa* gesellen kann. Die bei den Enzephalitiden vorkommende Form der reflektorischen Pupillenstarre zeichnet sich im Gegensatz zu der von
Argyll Robertson beschriebenen klassischen Form dadurch aus, daß nur eine mäßige
Miosis besteht, daß die direkte wie die indirekte Lichtreaktion fehlt oder abgeschwächt
ist und daß die Konvergenzreaktion regelrecht ist. Vereinzelt stellt sich auch ein der
reflektorischen Pupillenstarre entgegengesetztes Phänomen dar, ein Erhaltenbleiben der
Lichtreaktion bei Wegfall der Konvergenzreaktion. Bei Alteration des dorsorostralen
Mittelhirngebietes können sich zur reflektorischen Pupillenstarre noch eine vertikale
Blicklähmung und Teilparesen des N. oculomotorius gesellen, gelegentlich auch ein
Vertikalnystagmus; diese Kombination wird als *Parinaud-Syndrom* bezeichnet. *Blicklähmungen* treten auch isoliert auf und sind dann viel seltener nach unten als nach
oben gerichtet. Es kommen aber auch isolierte *Augenmuskellähmungen* vor, wenn die
entzündlichen Vorgänge das Kerngebiet im Hirnstamm betreffen.
Gewöhnlich bleiben einige äußere Augenmuskeln sowie Pupillenmotorik und Akkommodation bei Läsionen im Okulomotoriuskerngebiet zunächst oder dauernd erhalten,
da die Kerne des Okulomotorius eine verhältnismäßig große Längenausdehnung und
dazu noch eine Untergliederung in mehrere räumlich getrennte Abschnitte aufweisen;
dennoch sind doppelseitige Okulomotoriuslähmungen keine Seltenheit.
Bei entzündlichen Geschehen im Brückengebiet entstehen die bekannten, aber sehr
variablen *Hirnstammsyndrome*, z. B. das Foville-Syndrom und das Millard-Gubler-
Syndrom. Bei entzündlichen Affektionen des Kleinhirns und des Hirnstamms kann ein
zentraler *Nystagmus* auftreten. Selten kommt es zum Übergreifen entzündlicher Veränderungen auf den Optikus. *Hemianopsien* meist homonymer Art mit Aussparung der
Makula sind von verschiedenen Enzephalitiden bekannt; bei der embolischen Herd-
enzephalitis, an die auch bei jüngeren Patienten zu denken ist, können sie sich wie die

Tabelle 19. Virus- und Rickettsienerkrankungen

Erreger	Meningitis (abakteriell)	Enzephalitis	Neuroophthalmologische Störungen	Augenbeteiligung
Enteroviren				
Poliovirus Typ 1-3	+	(+)	bei bulbopontiner Form häufig	—
Coxsackieviren Gruppe A: Typ 1-24 Gruppe B: Typ 1-6	+	selten	sehr selten Augenmuskelparesen	—
ECHO-Viren Typ 1-34	+ (bes. Typ 4, 6, 7, 9, 11, 16, aber auch 2, 14, 15, 18, 19, 23, 30 und 31)	(+) (bes. Typ 9, aber auch 2, 4, 6, 7 und 11)	nur ausnahmsweise Doppelbilder oder Blicklähmungen	—
Enterovirus 68-71	+	+	sehr selten	Enterovirus 70: Akute hämorrhagische Konjunktivitis als eigenständiges Krankheitsbild
Arboviren (Gruppe A–C und ungruppiert, mindestens 50 pathogene Typen)				
Virus der zentral-europäischen Zecken-enzephalitis (Togavirus Gruppe B)	+	+	bei enzephalitischer Form sind Hirnnervenlähmungen, z. B. des N. oculomotorius nicht selten	—
Gelbfiebervirus (Togavirus Gruppe B)	meningoenzephalitische Verlaufsform			Konjunktivitis, Lichtscheu, retrobulbäre Schmerzen
Denguevirus Typ 1-4 (Togavirus Gruppe B)	meningoenzephalitische Symptome als seltene Komplikation		Retrobulbärer Schmerz gilt als Kardinalsymptom. In einzelnen Epidemien gehäuft passagere Amaurosen	Augenschmerzen mit Lichtscheu häufig. Keratitis als Komplikation. Netzhautblutungen bei hämorrhagischem Verlauf
Pappatacivirus	selten, leicht	nicht gesichert		Konjunktivitis mit streifenförmiger Gefäßinjektion in der Lidspalte (Pickscsches Zeichen). Lichtscheu und Augenschmerzen sind charakteristisch. Selten Neuroretinitis und Papillenödem

Tabelle 19. Fortsetzung

Erreger	Meningitis (abakteriell)	Enzephalitis	Neuroophthalmologische Störungen	Augenbeteiligung
Togavirus Gruppe B — Rötelnvirus	(+)	(+)	Bei Enzephalitis Okulomotoriusparesen, Pupillenstörungen. Bei Rötelnembryopathie relativ häufig Ptosis (ein- oder doppelseitig)	Häufig leichte Konjunktivitis. Augenschäden bei Rötelnembryopathie: Katarakt, Mikrophthalmie, Buphthalmus, Pseudoretinitis pigmentosa
Orthomyxoviren — Influenzavirus A; B; C	sehr selten	sehr selten	In einigen Epidemien gehäuft doppelseitige Optikusneuritis. Bei Enzephalitis Augenmuskelparesen möglich	Sehr typisch sind Augenmuskelschmerzen (Myositis). Gelegentlich Konjunktivitis mit Lichtscheu. Supraorbitalödem als Ausdruck einer Dakryoadenitis. Keratitis sowie Netzhaut- und Glaskörperblutungen sind selten
Paramyxoviren — Parainfluenzaviren 1–4	sehr selten (bisher nur bei Typ 1 beobachtet)	sehr selten	Optikusneuritis sehr selten	Keratitis, Iridozyklitis und Netzhautblutungen als sehr seltene Komplikation
Mumpsvirus	+ häufig	(+)	Bei Enzephalitis besonders häufig Abduzensparesen, ferner Fazialis- und Trochlearisparesen, Akkommodationsstörungen und Optikusneuritis	Konjunktivitis, Iritis, Keratitis, Dakryoadenitis. Als seltene Komplikation Neuroretinitis, Zentralvenenthrombose
Masernvirus	(+) selten	(+) seltene, aber schwerwiegende Komplikation (20% Letalität)	Optikusneuritis, teils mit Übergang in Atrophie, teils vorübergehende Sehstörung durch Zentralskotom	Konjunktivitis und Blepharitis sehr häufig, Keratitis und Iritis nur selten

Erreger		Meningitis (abakteriell)	Enzephalitis	Neuroophthalmologische Störungen	Augenbeteiligung
Rhabdo-virus	Tollwutvirus (Lyssavirus)	(+)	+ (ausnahmslos tödliche Enzephalitis)	Sehr frühzeitig Augenmuskellähmungen mit Strabismus und Diplopie, ferner Nystagmus, Abschwächung des Kornealreflexes bis zum Verlust	Hornhautschäden durch fehlenden Kornealreflex
Arena-virus	Virus der lymphozytären Choriomeningitis	+	(+)	Bei Meningoenzephalitis häufig Hirnnervenlähmungen	Lichtscheu infolge Konjunktivitis, Augenschmerzen besonders bei Bulbusbewegungen
Herpesgruppe	Herpes simplex-Virus (Herpes A-Virus)	selten	+ gehört zu den Primärinfektionen mit ungünstiger Prognose	Augenmuskellähmungen bei Enzephalitis möglich	Herpetische Keratokonjunktivitis und herpetische Keratitis als Primär- oder Sekundärmanifestation. Als Komplikation Iridozyklitis und Glaukom
	Herpes simiae-Virus (Herpes B-Virus)		+ fast ausnahmslos tödlich	Hirnnervenbeteiligung möglich	–
	Varizellen-Zoster-Virus a) Varizellen (Primärinfektion)	selten	sehr selten	Auch bei Enzephalitis ist Hirnnervenbeteiligung und Optikusneuritis nur selten. In Einzelfällen Nystagmus, Ptose, Ophthalmoplegia interna. Prognose immer gut	Konjunktivitis, Keratitis, Iridozyklitis
	b) Zoster (Reinfektion bei Teilimmunität)	selten	selten	Augenmuskellähmungen bis zur totalen Ophthalmoplegie und Optikusatrophie, besonders bei Zoster ophthalmicus und/oder Meningoenzephalitis	Zoster ophthalmicus meist mit Keratitis. Z. uveae = iridis. Relativ häufig Sekundärglaukom (25%)

Tabelle 19. Fortsetzung

Erreger	Meningitis (abakteriell)	Enzephalitis	Neuroophthalmologische Störungen	Augenbeteiligung
Herpesgruppe				
Zytomegalievirus	(+) (im Rahmen von Meningoenze-phalitiden)	+ intrazerebrale Kalkherde mit Hydrocephalus internus bei Säuglingen und Kleinkindern als Folge einer intrauterinen Infektion	Optikusneuritis	Mikrophthalmie und Chorioretinitis nach intrauteriner Infektion
Epstein-Barr-Virus (infektiöse Mononukleose)	meningoenzephalitische Verlaufsform in weniger als 1%		Augenmuskellähmungen mit Doppelbildern und Ptosis (bes. N. oculomotorius), Akkommodationslähmung, Optikusneuritis sowie Nystagmus	Konjunktivitis mit Lichtscheu und Augenbrennen als Initialsymptom. Uveitis, Keratitis, Papillen- und Retinaödem, Retinablutungen als Komplikation. Dakryoadenitis führt zu Lidödem
Pockengruppe				
Variola vera-Virus	selten	selten	Bei bulbärer Symptomatik kann Fazialislähmung auftreten. Augenmuskellähmung außerordentlich selten	Seropurulente Konjunktivitis und Keratitis bei maligner Verlaufsform. Iritis, Iridozyklitis und Dakryozystitis als seltene Komplikation
Alastrim-Virus	–	–	–	–
Vakzinevirus	selten (mitunter bei Enzephalitis auch meningitische Zeichen und Liquorpleozytose)	+ 1 Fall von postvakzinaler Enzephalitis auf 4000 bis 10000 Erstimpflinge, 30% Letalität	Augenmuskellähmungen, Akkommodationslähmung, Optikusatrophie	Augenbeteiligung durch Impfstoffverschleppung (Vaccinia secundaria). Iritis und Retinopathie als Impfkomplikation

Erreger	Meningitis (abakteriell)	Enzephalitis	Neuroophthalmologische Störungen	Augenbeteiligung
Adenoviren (Typ 1–31)	Leichter Meningismus im Kindesalter wiederholt beobachtet	außerordentlich selten	nicht bekannt	Konjunktivitis pathognomonisch für Pharyngokonjunktivalfieber. Keratokonjunktivitis epidemica besonders durch Typ 8. Keratitis kann Hornhautnarben zur Folge haben
Hepatitisviren a) Hepatitis-A-Virus b) Hepatitis-B-Virus c) Hepatitis-Non-A-Non-B-Virus	sehr selten (meist in der präikterischen Phase)	sehr selten	Vereinzelt Augenmuskellähmungen, Optikusneuritis, Akkommodationsstörung bis zur Pupillenstarre, Nystagmus	Konjunktivitis im Prodromalstadium
Ornithoseerreger (PLT-Gruppe syn. Chlamydien)	+ (als besondere Verlaufsform)	+	Bei Enzephalitis Hirnnervenlähmungen, Anisokorie	Lichtscheu, Keratitis, Uveitis, Retinitis. Vereinzelt Linsen- und Glaskörpertrübungen (?)
Rickettsien — R. prowazeki (Fleckfiebererreger)	+ bei Enzephalitis regelmäßig meningitische Symptome	+	Optikusneuritis, oft mit Übergang in Atrophie. Sehr selten Okulomotoriusparesen und Akkommodationslähmung	Konjunktivitis, Netzhautödem und Netzhautblutungen als Folge der Schädigung der Netzhautgefäße
Rickettsien — Coxiella burneti (Q-Fieber-Erreger)	(+) als seltene Verlaufsform	(+) als Komplikation aufzufassen	Hirnnervenausfälle als Ursache von Doppelbildern, Optikusneuritis	Schädigung der Retinagefäße, Chorioretinitis, Uveitis

Tabelle 20. Bakterielle Erkrankungen mit vorwiegend zentralnervösen Störungen

Erkrankung	Erreger	Meningitis	Enzephalitis
Leptospirosen	Leptospira inter-rogata (mit zahl-reichen Serotypen)	sehr häufig seröse Meningitis	vereinzelt Enzephalo-myelitis
Brucellosen	Brucella abortus	selten, als leichte lymphozytäre Meningitis	Meningoenzephalitis möglich
	B. melitensis B. suis	perakute septische Meningitis möglich	Enzephalomyelitis mit polioartigen Paresen oder als Landrysche Paralyse
Listeriose	Listeria monozyto-genes	sehr häufig eitrige Meningitis	seltener Meningoenze-phalitis
Keuchhusten (Pertussis)	Bordetella pertussis	–	Enzephalopathie als gefürchtete Komplikation
Meningokokken-Meningitis	Neisseria menin-gitidis	Prototyp der eitrigen Meningitis	häufig enzephalitische Mitbeteiligung
Tuberkulose des ZNS — Tuberkulöse Meningo-enzephalitis	Mycobacterium tuberculosis, M. bovis und (sehr selten!) atypische Mykobakterien	Oft chronischer Ver-lauf. Anfangs seröse, später auch eitrige Meningitis	häufig enzephalitische Mitbeteiligung
Sonderform: Arachnitis opticochiasmatica (= Gradenigo-Syndrom)		Zirkumskripte Leptomeningitis	
Tuberkulome des Gehirns			verhalten sich analog Raumforderung

Tabelle 20. Forstetzung

Neuroophthalmologische Zeichen	Augenbeteiligung
Reversible Optikusschädigung und Hirn-nervenparesen mit Ptosis, Diplopie und Strabismus möglich	Iritis, Iridozyklitis und Chorioretinitis oft schon in 2.–3. Woche. Nach 4–12 Monaten postinfektiöse Leptospirenuveitis (allergisch? Erregerpersistenz?)
Optikusatrophie, Hirnnervenausfälle mit Diplopie, Nystagmus. Akkommodations-schwäche	(besonders häufig bei Maltafieber) Episkleritis, Keratitis, Konjunktivitis, Iritis, Iridozyklitis, Chorioiditis, Katarakt, Blutungen in Vorderkammer, Glaskörper und Netzhaut. Papillen- und Netzhautödem, Periphlebitis der Vena centralis retinae
Im Rahmen eines Stammhirnsyndroms Augenmuskellähmungen und Nystagmus	akute eitrige, gelegentlich granulomatöse Konjunktivitis; kann Vorläufer einer Listeria-Meningitis sein
Amaurose durch Optikusneuritis (passager) oder durch Rindenblindheit (dauerhaft). Augenmuskelparesen	hämorrhagische Konjunktivitis und Netzhautblutungen möglich
Abduzensparesen mit Diplopie und Strabismus, seltener Paresen der Nn. III und IV. Ferner Optikusneuritis und Pupillenstörungen (Anisokorie, Akkommodationslähmung, Pupillenstarre)	Eitrige Konjunktivitis und metastatische Ophthalmie möglich
Strabismus, Diplopie und Ptose infolge Paresen der Nn. III, IV und VI. Pupillenstörungen (Anisokorie)	Chorioideatuberkel des Augenhintergrundes als Zeichen der miliaren Aussaat. Uveitis
Gesichtsfeldausfälle, primäre Optikusatrophie (Pseudotumor bei normaler Sella)	
Blicklähmungen, Fazialisparesen, Trigeminus-alterationen und Nystagmus, je nach Lage des Prozesses, möglich	Stauungspapille (Spätstadium)

Tabelle 21. Bakterielle Erkrankungen mit vorwiegend peripher-nervösen Störungen

Erkrankung	Erreger	Neuroophthalmologische Symptomatik	Augenbeteiligung
Botulismus	Clostridium-botulinum-Toxin (Typen A, B, E und F)	Sehstörungen haben oft eine diagnostisch ausschlaggebende Bedeutung: Akkommodationsstörungen, Photophobie, Amblyopie, Diplopie durch Abduzenslähmung, Blepharoptose, Mydriasis, fehlende Pupillenreaktion auf Licht, Hornhauthypästhesie, Nystagmus	Gefährdung durch verminderte Tränensekretion
Diphtherie	Corynebacterium diphtheriae	Frühlähmungen der Augenmuskelnerven, besonders des N. abducens finden sich vor allem bei Augendiphtherie. (Für Rachendiphtherie ist Gaumensegelparese charakteristisch). Akkommodationsstörungen kommen auch bei Rachendiphtherie häufig vor. Die Pupillenreaktion auf Licht bleibt meist erhalten, Spätlähmungen als Polyneuritis diphtherica oder Ausfall einzelner motorischer Nerven, so – meist einseitige – Paresen des N. abducens oder des N. facialis. Gute Rückbildungstendenz	Diphtherische Konjunktivitis, Hornhautulzera. Chorioiditis als Komplikation
Lepra a) lepromatöse Form = stark bakterienhaltige maligne Verlaufsform b) tuberkuloide Form = bakterienarme benigne Verlaufsform c) „Border line" oder Zwischenform	Mycobacterium leprae	Durch Affektion des N. trigeminus wird die Hornhautsensibilität herabgesetzt oder aufgehoben. Infolge Fazialislähmung entsteht der für Lepra typische Lagophthalmus. Die übrigen Hirnnerven werden nur ausnahmsweise einbezogen. Das ZNS bleibt unbeteiligt. Häufig besteht eine Optikusneuritis	Die lepromatöse Form führt zu Deformierungen der Lider, zu Entropium und Trichiasis. Zerstörung der pars anterior bewirkt Erblindung. Auch Glaukome und Katarakte sind möglich. Nach 5 Jahren Krankheitsdauer haben 90% der Patienten mit Lepra lepromatosa Augenstörungen, oft auch Erblindung

Tabelle 22. Lues des Nervensystems (Erreger: Spirochaeta pallida = Treponema pallidum)

		Meningitis	Neuroophthalmologische Störungen
Lues cerebrospinalis	Frühsyphilitische Meningitis	meist harmlos, oft flüchtig, selten akut und tödlich	Hirnnervenstörungen, besonders Nn. opticus, facialis und oculomotorius, seltener Nn. trochlearis und abducens
	Meningeale Form der L c im Spätstadium	meist schleichende oder schubförmige Entwicklung; basale oder Konvexitätsmeningitis	Affektionen des N. opticus oder des Chiasma opticum; nicht selten Stauungspapille; Augenmuskelparesen, besonders häufig ein- oder beidseitige periphere Okulomotoriusparese
	Vaskuläre Form der L c im Spätstadium	begleitende (oder häufiger vorausgehende) chronische meningitische Veränderungen	Hemianopsien; nukleäre Ausfälle einzelner Hirnnerven, isolierte vertikale Blickparesen
	Gummöse Form der L c im Spätstadium	Kombination mit meningitischen oder meningovaskulären Veränderungen	je nach Lage der Gummen; selten Gumma des N. opticus
Tabes dorsalis			Pupillenstörungen (Anisokorie und/oder Entrundung; Argyll-Robertsonsches Phänomen); tabische Optikusatrophie (oft einseitig beginnend) häufig als mono- oder oligosymptomatische Tabesform; selten Lähmungen äußerer Augenmuskeln (oft flüchtig)
Progressive Paralyse		chronische Enzephalomyelitis	Pupillenstörungen (Anisokorie und/oder Entrundung; absolute oder reflektorische Pupillenstarre); Optikusatrophie; flüchtige Augenmuskelparesen

Tabelle 23. Pilzerkrankungen und Pseudomykosen

Erreger	Erkrankung	ZNS-Beteiligung	Augensymptome	Therapie
Actinomyces israeli	Aktinomykose (Form einer Pseudomykose)	Hirnabszeß, Meningitis	Lokalinfektion im Orbitalbereich möglich	Penizillin G in hohen Dosen (!) über mindestens 6–12 Wochen. evtl. auch Tetrazykline oder Erythromyzin
Nocardia asteroides	Nocardiose (Form einer Pseudomykose)	Hirnabszeß, Meningitis	Papillenödem mit Gesichtsfeldausfall, lokale Augeninfektion	Langdauernde Sulfonamidbehandlung über mindestens 3–4 Monate. Penizillin ist wirkungslos
Cryptococcus neoformans	Kryptokokkose	1. Subakute oder chronische Meningoenzephalitis, 40.–60. Lebensjahr bevorzugt. Über Krämpfe und Lähmungen Übergang in Koma. 2. Raumforderung (Abszeß)	Lokale Augeninfektion sehr selten	Amphoterizin B als i.v.-Infusion. Von anfangs 5–10 mg wird durch 2tägige Erhöhung um 5–10 mg auf 1 mg/kg Körpergewicht gesteigert. Bei zerebraler Form 0,5 mg intrathekal. Zusätzlich Prednisolon. 5-Fluorozytosin (Ancotil®) ist besser verträglich. Dosierung oral 200 mg/kg täglich
Blastomyces dermatitidis	Nordamerikanische Blastomykose	Bei fast einem Drittel der Erkrankungen Meningoenzephalitis oder Hirnabszeß	Übergriff von Hautgeschwüren auf Orbitalregion	Amphoterizin B (siehe Kryptokokkose)
Paracoccidioides brasiliensis	Südamerikanische Blastomykose	Zerebrale Form selten	Selten orbitale Lokalinfektion	Amphoterizin B (siehe Kryptokokkose)

Erreger	Erkrankung	ZNS-Beteiligung	Augensymptome	Therapie
Coccicioides immitis	Kokzidiomykose	Bei Generalisierung Meningitis mit miliaren Herden an der Hirnbasis	Konjunktivitis und Episkleritis, Lid-Korneaaffektion, Chorioretinitis	Amphoterizin B in hohen Dosen!
Histoplasma capsulatum	Histoplasmose	Meningitis	Hautulzera am Mund-Nasengebiet können auf Orbitalregion übergreifen	Amphoterizin B (siehe Kryptokokkose)
Candida albicans	Candidiasis	Bei septikämischer Ausbreitung Meningitis oder Hirnabszeß	Konjunktivitis, Hornhautgeschwüre	Amphoterizin B für generalisierte Prozesse. Lokalinfektionen der Haut sprechen auf örtliche Behandlung mit Nystatin (Moronal®) an. Weiterhin ist eine systemische Behandlung auch mit 5-Fluorozytosin und Miconazol möglich
Mucor pusillus u. a.	Mukormykose	Meningitis, Hirnabszeß		Versuch mit Amphoterizin B
Aspergillus fumigatus und niger	Aspergillose	Hirnabszeß		Amphoterizin B oder 5-Fluorozytosin (siehe Kryptokokkose)

Tabelle 24. Protozoen-Infektionen

Erreger	Erkrankung	ZNS-Beteiligung	Neuroophthalmologische Störungen	Augensymptome	Therapie
Amöben Entamoeba histolytica	Amöbenruhr	Sehr selten Hirnabszesse, evtl. mit meningealen Reizerscheinungen	Augenmuskellähmungen durch Hirnnervenausfälle. Pupillenstörungen, Nystagmus, Erblindung durch Optikusneuritis	Chorioretinitis mit Zentralskotom, gelegentliche Retinahämorrhagien, als seltene Komplikation	Emetin (bei extraintestinalen Formen wirksam): täglich 1 mg/kg i.v. oder i.m. über 7 Tage, evtl. in Kombination mit Chlorochin, ferner Metronidazol bis zu 10 Tagen
Trypanosomen Trypanosoma gambiense Trypanosoma rhodesiense	Schlafkrankheit	Meningoenzephalitische Phase im 2. Stadium der Gambiense-Infektion mit Übergang in Koma. Die Rhodesiense-Infektion verläuft akuter, so daß das zentralnervöse Stadium oft nicht erreicht wird	Bei präfinaler basaler Meningitis sind alle neuroophthalmologischen Störungen möglich. Optikusschädigung beruht z. T. auf toxischen Medikamenten	Keratitis, Iritis, Chorioretinitis, Papillenödem, Optikusatrophie	Germanin (Bayer 205) 15mg/kg, als 10%ige Lösung i.v. jeden 7. Tag, 5–6 Injektionen, oder Trypparsamid, 40mg/kg als 20%ige Lösung jeden 7. Tag, 12–20 Injektionen (Optikusschädigung möglich!) Melarsoprol (Mel B®) bei Meningoenzephalitis durch T. rhodesiense
Trypanosoma cruzi	Chagaskrankheit	Besonders bei Kleinkindern verlaufen akute Erkrankungen z. T. als Meningoenzephalitiden mit Nackensteifigkeit, kortikalen Ausfällen, Krämpfen oder Psychosen. Intelligenzdefekte und spastische Störungen können zurückbleiben	Augenmuskellähmungen	Anfangs häufig Konjunktivitis mit einseitigem Lidödem. Später Keratitis und Hornhautgeschwüre, Dakryoadenitis und Dakryozystitis. Sehr selten Panophthalmie	Nifurtimox (Lampit®). Erwachsene erhalten 8–10 mg/kg täglich über 120 Tage, Erfolgsquote 80–90%

Plasmodien	P. vivax P. ovale P. malariae P. falciparum	Malaria tertiana Malaria quartana Malaria tropica	Zerebrale Komplikationen am häufigsten bei der Malaria tropica: Erregungszustände oder Somnolenz bis zum Koma, epileptiforme Krämpfe, Apoplexien, Aphasien, meningitische Bilder und zerebellare Ataxien wurden beobachtet	Okulomotorius- und Abduzensparesen, Trigeminusneuralgie, Nystagmus, Optikusneuritis- und -atrophie	Keratitis dendritica, Iritis, Chorioditis, Erblindung als Folge einer Obstruktion der A. centralis retinae (durch Parasiten) oder toxischer Schaden durch Antimalariatherapie
					Bei zerebraler Malaria 300 mg Resochin i.m., 6 Stunden später nochmals, innerhalb der ersten 48–72 Stunden 1500 mg, am ersten Tag nicht über 900 mg
Sporozoen	Toxoplasma gondii	a) konnatal	Bei enzephalitischer und postenzephalitischer Verlaufsform: Hydrozephalus, Krämpfe, intrazerebrale Verkalkungen; teils auch nur Verhaltensstörungen	Häufig Strabismus ferner Optikusatrophie und Nystagmus	Chorioretinitis bei Enzephalitis und isoliert. Ferner Mikrophthalmus, Iritis fetalis und Katarakt
		b) postnatal erworben	Meningoenzephalitis relativ selten	Vereinzelt Abduzens- und Okulomotoriusparesen sowie Optikusatrophie bei Enzephalitis	Chorioretinitis centralis: Zuordnung zur Toxoplasmose klinisch nur zu vermuten. Beweis durch topische Serologie (Antikörpergehalt des Kammerwassers höher als im Serum)
					Pyrimethamin (Daraprim, Tindurin) am 1. Tag 75 mg, am 2. Tag 50 mg, ab 3. Tag 25 mg bis zu 700 mg. Kinder erhalten 1 mg/kg Körpergewicht täglich über mindestens 21 Tage. Die Kombination mit Sulfonamiden ergibt einen synergistischen Effekt. Während der ersten Hälfte einer Gravidität ist Pyrimethamin kontraindiziert)

Tabelle 25. Wurmerkrankungen

	Erreger	Erkrankung	ZNS-Beteiligung	Augenbefall	Therapie
Zestoden	Echinococcus cysticus und Echinococcus alveolaris (Finnen der Hundebandwürmer)	Echinokokkose	Unter der Symptomatik einer Raumforderung bei 2% der Erkrankungen	Unter den Symptomen eines Orbitaltumors	Chirurgische Maßnahmen. Neuerdings hat sich Mebendazol als wirksam erwiesen
	Cysticercus cellulosa (Finne von Taenia solium)	Zystizerkose	Relativ häufiger Befall des Gehirns unter den Zeichen einer Raumforderung mit Hirndrucksymptomen, Krämpfen. Ferner meningoenzephalitische Bilder mit Hirnnervenbeteiligung und psychischen Störungen	Absiedlungen in die Retina, den Glaskörper, die Vorderkammer, Konjunktiva und Orbita werden häufig beobachtet	Chirurgische bzw. neurochirurgische Maßnahmen können erforderlich werden Mebendazol ist offenbar gut wirksam
Trematoden	Schistosoma haematobium mansoni japonicum	Schistosomiasis	Schwere zerebrale Manifestationen verursachen besonders die Larven von S. japonicum. Verlauf als Enzephalomyelitis oder als Raumforderung	Larveninvasion der Konjunktiva, der Linse oder des Glaskörpers sind selten	Fuadin® 2tägig 5 ml i.m. bis 75–100 ml oder Brechweinstein als 0,3–0,6%ige Lösung sehr langsam i.v., alle 2 Tage 2 mg/kg, bis zu 15 Inj.; Niridazol (Ambilhar®) 3 × 1 Tabl./die 7 Tage
	Paragonismus westermani	Paragonimiasis	In Einzelfällen chronische Arachnoiditis bzw. abgekapselte Abszesse, die zu Hirnnervenlähmungen führen	Papillenödem mit Sehkraftverminderung	Bithionol (Actamer®, Bitin®, Lorothidol®) oral jeden 2. Tag 45 mg/kg in 3 Einzeldosen, nach den Mahlzeiten über 20–30 Tage
Nematoden	Ascaris lumbricoides	Askaridiasis	Zerebrale Symptome wie Meningismus, Konvulsionen oder Paresen werden weniger durch Larveninvasion als durch toxische Einflüsse hervorgerufen	Direkter Augenbefall möglich	Thiabendazol (Mintezol®) 50 mg/kg als einmalige Dosis oder 25 mg/kg an 2 aufeinanderfolgenden Tagen

Toxocara canis	Toxokariasis	—	Optikusneuritis mit Erblindung durch direkten Larvenbefall (Berd u. Mitarb., 1970)	—
Trichinella spiralis	Trichinose	ZNS-Beteiligung in der Generalisationsphase: Kopfschmerzen, Nackensteifigkeit, Apathie, Hirnnervenlähmungen, periphere Nervenlähmungen. Reflexstörungen, Psychosen	Lidödeme sind sehr charakteristisch. Ferner Chemosis der bulbären Konjunktiva, Lähmungen der äußeren oder/ und inneren (— Mydriasis) Augenmuskeln durch Muskelbeteiligung, Retinablutungen und Optikusneuritis	Thiabendazol (Mintezol®) täglich 60 mg/kg oral eine Woche lang, zusätzlich Kortikosteroide
Onchocerca volvulus	Onchozerkose	—	Mikrofilarienbefall der Kornea, Vorderkammer, Linse und des Glaskörpers ist sehr häufige und wichtige Komplikation, es besteht Erblindungsgefahr: Hornhauttrübungen, Pannusbildung, Iridozyklitis, Pupillendeformierung, Störung der Pupillenreflexe, Glaukom durch hintere Synechien, Chorioretinitis, Netzhautblutungen und Optikusatrophie. Konzentrische Gesichtsfeldeinengung durch Gefäßobliteration	Diäthylcarbamazin (Hetrazan®) anfangs 0,5–1 mg/kg täglich, Verdoppelung der Dosis aller 24–48 Stunden bis auf 12 mg/kg. Die Volldosis wird 14 Tage lang beibehalten. Zusätzlich Cortison-Augentropfen. Makrofilarien sprechen nur auf Bayer 205 (Germanin) an, wöchentlich 1 g bis zu 10 g. Hetrazan-Wiederholungskur nach 6 Monaten. Ferner Metrifonat (Bilarcil®) 10 mg/kg täglich über 6 Tage, Wiederholung nach 2–3 Wochen
Loa loa	Loa loa-Infektion	Vereinzelt psychoneurotische Erscheinungen (allergotoxische Zerebralreaktion?) oder schwere Meningoenzephalitiden mit Mikrofilarienbefall im Liquor	Brennen, Juckreiz und Tränenfluß durch konjunktivale Reizung bei Durchwanderung von Makrofilarien	Diäthylcarbamazin (Hetrazan®) 4–6 mg/kg in 3 Einzeldosen täglich über 2 bis 3 Wochen

Nematoden

übrigen Ausfälle (Halbseitenlähmungen, Aphasien) mitunter in Minuten, Stunden oder Tagen zurückbilden, treten dann aber meist in wiederholten und in der Regel immer länger anhaltenden Schüben erneut auf. Häufiger als bei Meningitiden ist bei den Enzephalitiden eine *Stauungspapille* infolge des erhöhten Schädelinnendruckes anzutreffen.

Postenzephalitischer Parkinsonismus

Beim postenzephalitischen Parkinsonismus besteht sehr häufig eine mehr oder weniger starke *Konvergenzschwäche*. Der Lidschlag erfolgt bei einem Teil der Kranken nur selten (*Stellwagsches Zeichen*); gelegentlich sind aber auch schnelle Zwinkerattacken beobachtet worden. Mitunter ist auch das Zurückbleiben des Oberlids beim Abwärtsblicken (*Graefesches Symptom*) zu beobachten, selten das *Puppenkopfphänomen*, bei dem die Augen bei passiven Kopfbewegungen reflektorisch eine gegensinnige Bewegung ausführen, die willkürlich nicht möglich ist. Hin und wieder zeigt sich das *Stockertsche Einschlafphänomen*; bei Ausführung einer Blickbewegung in eine bestimmte Richtung verfällt der Kranke in Schlaf. Vereinzelt kommt auch ein ein- oder beidseitiger *Exophthalmus* vor, ohne daß eine Hyperthyreose besteht. Ferner ist manchmal ein *Nystagmus* anzutreffen, der in der Regel grobschlägig ist und horizontal oder vertikal gerichtet sein kann.

Bei einem Teil der Kranken treten konjugierte Zwangsbewegungen der Bulbi auf in Form der *Schauanfälle* oder okulogyrischen Krisen (tonic eye fits); sie ereignen sich vorzugsweise in den Abendstunden, werden manchmal von auraähnlichen Sensationen (Kopfschmerzen, ängstliche Gestimmtheit) eingeleitet, halten wenige Sekunden bis mehrere Minuten an und sind mit einem heftigen Angstgefühl, aber nur ausnahmsweise mit Bewußtseinsverlust verbunden. Die Zwangsbewegungen der Bulbi sind dabei meist nach oben seitwärts gerichtet, manchmal tritt gleichzeitig eine Neigung des Kopfes nach hinten auf; nur gelegentlich erfolgt die Zwangsbewegung der Bulbi abwärts. Während des Anfalls können eine Mydriasis oder eine Anisokorie bestehen.

Ebenfalls selten ist das Vorkommen einer *Gesichtsfeldeinengung*. Offenbar häufiger zeigt sich beim postenzephalitischen Parkinsonismus eine teilweise erhebliche *Erniedrigung des Augenbinnendruckes* (bis auf 10 mm Hg), wahrscheinlich infolge einer Schädigung der den Augenbinnendruck regulierenden dienzephalen Zentren; meist ist der Druck an beiden Augen gleich stark erniedrigt, und bei Längsschnittuntersuchungen ergibt sich eine recht monotone Druckkurve mit Schwankungen bis höchstens 2 mm Hg zwischen den einzelnen Tagen.

Meningitisches Syndrom

Mitunter – und dann oft flüchtig – treten bei entzündlichen Erkrankungen der Hirnhäute Hirnnervensymptome auf, vorwiegend in Form von *Pupillenstörungen* und *äußeren Augenmuskellähmungen*. An den Pupillen ist häufig eine Anisokorie zu erkennen; seltener – und dann meist neben einer Anisokorie – besteht eine Miosis mit Abschwächung oder Aufhebung der Pupillenreaktionen, während in den fortgeschrittenen Krankheitsstadien an die Stelle der Miosis eine Mydriasis treten kann. Selten – vor allem bei der tuberkulösen Meningitis – wurde eine paradoxe Pupillenreaktion beschrieben, bei der in Dunkelheit eine extreme Miosis besteht und Belichtung eine Mydriasis erzeugt. Hinsichtlich der äußeren Augenmuskellähmungen ist am häufigsten der *N. abducens*, bei basal betonten Entzündungsprozessen auch (und bei Kindern häufiger) der *N. oculomotorius* betroffen; nur ganz ausnahmsweise handelt es sich um *Trochlearisparesen*. Die besonders häufige Affektion des N. abducens mit seinem verhältnismäßig langen intrakraniellen Verlauf kommt dadurch zustande, daß er nicht allein direkt durch die entzündlichen Vorgänge selbst geschädigt werden, sondern bereits durch den infolge des Entzündungsprozesses nicht selten erhöhten intrakraniellen Druck eine sekundäre Schädigung erfahren kann. Als Zeichen einer Affektion des N. oculomotorius kommen selten isolierte *Levatorparesen* vor; im typischen Falle bilden sich dabei Horizontalfurchen der Stirnhaut als Ausdruck einer kompensatorischen Fazialiskontraktion, so daß bei einseitiger Affektion die gleichseitige Braue höhersteht. Die kompensatorische Fazialiskontraktion bleibt hingegen bei totaler Okulomotoriusparese aus, weil bei ihr die Ptosis das Auftreten der quälenden Doppelbilder verhindert. Oft sind die Papillengrenzen verwaschen, wobei die Entwicklung einer *postneuritischen Amaurose* ein seltener Ausgang ist; selten – am ehesten noch bei basalen Meningitiden und dann meist mit Augenmuskelparesen kombiniert – kommt es zur Entstehung einer *Stauungspapille*. Namentlich bei arachnitischen Vorgängen in den basalen Regionen kann der Entzündungsprozeß auf einen Fasciculus opticus oder auf beide Fasciculi optici übergreifen und so zu einer *Optikusneuritis* führen; in der Regel beginnt diese dann als Perineuritis. Ferner sind im Zusammenhang mit entzündlichen Veränderungen der Arachnoidea über eine Chiasmaläsion – entweder infolge entzündlicher Infiltrationen und Gefäßschädigungen im floriden Stadium oder durch mechanische Irritation infolge narbiger Strukturen, wie sie von der Arachnoiditis optico-chiasmatica bekannt sind – sehr vielgestaltige und unregelmäßige *Gesichtsfelddefekte* in Gestalt mehr oder weniger typischer *Chiasmasyndrome*, wie z. B. Zentralskotome (meist beidseitig), uni- oder bitemporale Hemianopsien oder Quadrantenanopsien, anzutreffen. Als Folgezustand kann sich eine sekundäre *Optikusatrophie* mit entsprechendem Funktionsausfall entwickeln.

Manchmal geht eine Meningitis mit einer passiven Hyperämie der Netzhaut einher; zuweilen entwickeln sich auch infolge einer venösen Stauung prä- oder intraretinale Blutungen. Seltenere Begleiterscheinungen akuter Meningitiden bestehen in einer Keratitis neuroparalytica als Ausdruck einer Trigeminusaffektion und in Orbitalphlegmone, purulenter Iridochorioiditis (meist einseitig) oder Panophthalmie.

Bakterielle Meningitiden können durch die verschiedensten Bakterienarten hervorgerufen werden. Abgesehen von *Neisseria meningitidis*, dem Erreger der epidemischen Genickstarre, handelt es sich praktisch immer um sporadische Erkrankungen durch *Lokalinfektionserreger*, von denen Diplococcus pneumoniae und Haemophilus influenzae die häufigsten sind. Darüber hinaus können alle Lokalinfektionserreger mitunter auch bei bakterieller Meningitis nachgewiesen werden. Von den grampositiven Kokken sind das Staphylococcus aureus, Streptococcus pyogenes (bei Neugeborenen vor allem als B-Streptokokken), Streptococcus viridans, anaerobe Streptokokken und Enterokokken, von den grampositiven Stäbchen in erster Linie Listeria monocytogenes und von den gramnegativen Stäbchen Escherichia coli, Proteus sp., Klebsiella-Enterobacter, Serratia sp., Salmonella sp., Pseudomonans aeruginosa, Flavobacterium sp., Yersinia sp. und Campylobacter fetus. Die Meningitiden entstehen entweder bei septischen Erkrankungen und Bakteriämien auf metastatischem Weg oder durch Fortleitung aus der Umgebung. Ausgangsherde einer metastatischen Meningitis stellen schwere Harnwegsinfektionen (Urosepsis), gynäkologische Erkrankungen, bakterielle Endokarditiden, Pneumonien und Lungenabszesse dar. Fortgeleitete Meningitiden können von einer Otitis media ausgehen; die otogene Meningitis hat auch heute noch eine schlechte Prognose. Weitere Ausgangsherde sind Sinusitis, Mastoiditis, Schädelknochenosteomyelitis oder Hirnabszeß. Die posttraumatische Meningitis ist eine gefürchtete Folge von Schädelverletzungen mit Duradefekten. Bei Neugeborenen und älteren Erwachsenen muß mit atypischen Verläufen einer eitrigen Meningitis gerechnet werden. Grund- und Begleitkrankheiten erhöhen die Disposition und verschlechtern die Prognose. Lokale Eiterungen als Komplikation einer bakteriellen Meningitis wie Hirnabszeß, Perimeningitis, Subduralabszeß und Schädelosteomyelitis machen eine neurochirurgische Behandlung erforderlich. Die *modernen Antibiotika* verringerten zwar die Letalität, können aber bei den Überlebenden *organische Spätschäden* und psychonervale Störungen nicht immer verhindern. Zu den ersteren zählen Sehstörungen durch Augenmuskellähmungen, Erblindung, Schwerhörigkeit bis zur Ertaubung, Gleichgewichtsstörungen, Paresen, Ausbildung eines Hydrozephalus und Krampfleiden.

Aus dem *klinischen Bild* ist ein Rückschluß auf den Erreger nur in seltenen Ausnahmefällen möglich. Die entscheidende Bedeutung kommt der *rechtzeitigen bakteriologischen Liquoruntersuchung* zu. Unmittelbar nach Entnahme von Untersuchungsmaterial für die Kultur muß eine hochdosierte empirische antibakterielle Therapie eingeleitet werden, wobei bakterizide Mittel zu bevorzugen sind. Wertvolle Hinweise für die Wahl der geeigneten Präparate liefert in vielen Fällen der *Direktausstrich* durch den Nachweis gramnegativer oder grampositiver Stäbchen oder Kokken. Falls erforderlich, ist die Therapie nach Eingang des *Kulturbefundes* mit Differenzierung und Resistenzbestimmung zu korrigieren. Materialentnahme und Ausstrichbeurteilung sollten den Beginn der initialen Therapie um nicht länger als eine Stunde verzögern. Hinweise zur Therapie bakterieller Meningitiden sind der Spezialliteratur zu entnehmen (Otten, Plempel und Siegenthaler, 1975; Simon und Stille, 1979; Mandell, Douglas und Bennett, 1979; Tauchnitz, 1980).

Hirnabszeß

Jeder bakterielle Lokalinfektionserreger einschließlich der Anaerobier kann gelegentlich zu einem Hirnabszeß führen. Darüber hinaus wurden auch Pilze und Amöben als Ursache gefunden. Die Abszesse entstehen *hämatogen*, z. B. durch Streuung von einem Sepsisherd aus, oder durch *Fortleitung aus der Umgebung* von einer Osteomyelitis, Sinusitis, Otitis media, Mastoiditis oder Sinusthrombose. Einen weiteren Entstehungsweg stellt die *direkte traumatische Infektion* dar. Die klinische Symptomatik wird durch entzündliche Erscheinungen in Verbindung mit einer intrakraniellen Raumforderung geprägt. Der erhöhte Hirndruck führt zum Papillenödem. Die Ausfallserscheinungen richten sich nach der Lage des Abszesses. Zur Lokalisationsdiagnose ist analog einem Hirntumor eine exakte neurologische Untersuchung erforderlich. *Multiple Abszesse* können sehr komplexe klinische Erscheinungen hervorrufen. Gesichtsfeldausfälle sind durch örtliche Entzündungen ebenso möglich wie durch Tumorwachstum. Extradurale Abszesse bzw. lokalisierte Leptomeningitiden können, ausgehend von einer Otitis media und Mastoiditis mit Entzündungsvorgängen im Bereich der Pyramidenspitzen, eine homolaterale Trigeminusneuralgie mit kornealer Anästhesie und Lähmungen des N. abducens, evtl. auch des N. oculomotorius und N. trochlearis, verursachen, was als *Gradenigo-Syndrom* bezeichnet wird. Die Prognose subduraler Empyeme ist bei frühzeitiger Behandlung mit hohen Antibiotikagaben und operativer Freilegung nicht ungünstig.

26.2. Polyneuritisches Hirnnervensyndrom

Die Polyneuritiden gehören in die große Gruppe der *Polyneuropathien*, in die neben den entzündlichen Formen auch noch die toxisch-metabolischen Prozesse einzuordnen sind. Die Nomenklatur ist auf diesem Gebiet noch weithin uneinheitlich. Viele Polyneuropathien lassen sich auch heutzutage noch nicht ursächlich klären; ein großer Teil von ihnen dürfte eher metabolisch als im eigentlichen Sinne entzündlich bedingt sein, doch spielen in den meisten Fällen mehrere ätiologische Faktoren eine Rolle.
Polyneuritiden kommen bei und nach Infektionskrankheiten, bei exogenen Intoxikationen und bei Stoffwechselstörungen verschiedenster Art sowie Gefäßerkrankungen vor; außerdem gibt es noch den wesentlichen Anteil, der bis jetzt als idiopathisch bezeichnet werden muß und bei dem teils an ein allergisches Geschehen, teils an eine infektiöse Ätiologie ohne bisher nachgewiesenen Erreger gedacht wird. Im folgenden soll nur auf die heute als entzündlich angesehenen Störungen eingegangen werden.

Polyneuritische Syndrome können auch im Hirnnervenbereich auftreten, entweder kombiniert mit umfassenderen Polyneuropathien oder aber isoliert als sog. Hirnnervenpolyneuritis. Allerdings sind Hirnnervensymptome bei den verschiedenen Formen der Polyneuritis in unterschiedlicher Häufigkeit anzutreffen; während sie bei manchen Formen fehlen oder sehr selten sind, gehören sie bei anderen Formen (z. B. bei der Diphtherie und beim Botulismus) zu den häufigen oder gar charakteristischen Störungen. Am häufigsten ist der N. facialis betroffen, nicht selten der N. trigeminus, gelegentlich der N. abducens, sehr selten der N. oculomotorius und der N. trochlearis. Dabei können isolierte Augenmuskelparesen, komplette ein- oder beidseitige äußere Ophthalmoplegien, Störungen der Pupillenmotorik und vereinzelt Akkommodationslähmungen beobachtet werden. Manchmal sind bei Hirnnervenpolyneuritiden Papillenödem und Stauungspapille (wahrscheinlich als Ausdruck eines Hirnödems) oder auch Optikusneuritiden anzutreffen.

Freilich ist darauf hinzuweisen, daß *reine Hirnnervenpolyneuritiden* selten sind; meist sind sie eine Folge meningitischer oder meningoenzephalitischer Affektionen. Beispielsweise kann die chronische lymphozytäre Meningitis unter dem Bild einer Polyneuritis auftreten. Differentialdiagnostisch sind die Hirnnervenpolyneuritiden von den verschiedenen Formen der *okulären Myopathien* und der *okulären Myositis* abzugrenzen, bei denen es niemals zu Störungen seitens der inneren Augenmuskeln oder zu Sensibilitätsstörungen kommt.

Unter den Polyneuritiden ist als besondere Form der *Guillain-Barré-Typ* zu nennen. Bei diesem Typ handelt es sich um eine sich relativ rasch entwickelnde Form mit meist auf-, selten absteigendem Befall des sensiblen und motorischen Anteils peripherer Nerven, wobei häufig Hirnnerven mitbetroffen sind, an erster Stelle der N. facialis, ferner nicht selten bulbäre Hirnnerven. Eine Sonderform des Guillain-Barré-Typs der Polyneuritis, das möglicherweise viral bedingte *Fisher-Syndrom* mit bevorzugter Beteiligung des Hirnstamms, zeichnet sich durch das Vorhandensein einer kompletten Ophthalmoplegia externa (und durch kurzfristig träge Pupillenreaktionen) aus.

26.3. Erkrankungen ohne bekannte Ätiologie

Subakute Enzephalitiden

Unter dieser Bezeichnung werden die *Einschlußkörperchen-Enzephalitis Dawson*, die *Panenzephalitis Pette-Döring* und die *subakute sklerosierende Leukoenzephalitis van Bogaert* zusammengefaßt. Ursprünglich als eigene Krankheitseinheiten beschrieben und pathologisch-anatomisch auch unterscheidbar, bestehen hinsichtlich des klinischen Bildes so weitgehende Übereinstimmungen, daß die Zusammenfassung zu einer Gruppe mit verschiedenen Sonderformen sachdienlich erscheint. Was die lange Zeit strittige Ätiologie angeht, so herrscht jetzt Einhelligkeit, daß es sich um eine neuroimmunologische Erkrankung handelt, die durch ein Masernvirus (oder eine Variante des Masernvirus) hervorgerufen wird; die Möglichkeit einer Wechselwirkung mit Papovaviren hat sich nicht bestätigen lassen.
Die Erkrankungen setzen fast stets im Schulalter ein. Im *Frühstadium* finden sich zum Teil Hirnnervensymptome; am häufigsten ist der N. oculomotorius betroffen mit Entstehung einer Anisokorie oder einer Pupillenstarre, während ein paretisches Schielen sehr selten ist. In *fortgeschrittenen Krankheitsstadien* können sich außerdem kortikale Amaurosen und an die okulogyrischen Krisen erinnernde Augenmuskelspasmen einstellen. Mitunter bestehen ein Papillenödem oder eine Stauungspapille. Bereits im frühesten Stadium der Erkrankung werden *chorioretinitische Veränderungen* am Augenhintergrund angetroffen, wobei die ätiologisch-pathogenetischen Beziehungen zwischen dem Grundleiden und der Chorioretinitis bislang noch unklar sind.

Idiopathische Uveomeningoenzephalitis

Das *uveomeningoenzephalitische Syndrom* ist durch die Kombination einer Uveitis mit einer Meningoenzephalitis unterschiedlichen Schweregrades charakterisiert; hinzu können dermatologische Erscheinungen in Form eines Pigmentverlustes der Haut und/oder der Haare treten, und vereinzelt wurde neben den zum meningoenzephalitischen Syndrom gehörigen Hirnnervenstörungen über das Auftreten einer periphernervösen Alteration in Gestalt von Parästhesien nicht näher gekennzeichneter Lokalisation berichtet. Ein Teil der Uveomeningoenzephalitiden ist ätiologisch geklärt; so kommen uveomeningoenzephalitische Syndrome bei erregerbedingten Erkrankungen (Tuberkulose, Lues, Toxoplasmose, Leptospirosen, Brucellosen) vor, seltener auch traumatisch bedingt. Zu den ätiologisch ungeklärten uveomeningoenzephalitischen Syndromen gehören das *okulo-otokutane Syndrom von Yuge*, das *Vogt-Koyanagi-Syndrom* und das *Harada-Syndrom*, wobei die beiden letzten verschiedene Aspekte des gleichen Krankheitsbildes darstellen dürften und unter der Bezeichnung *Vogt-Koyanagi-Harada-Syndrom* zusammengefaßt werden. Hinsichtlich der Ätiologie der bisher als idiopathisch bezeichneten Uveomeningoenzephalitiden wird an eine infektiöse (besonders virale) Erkrankung gedacht, zumal gelegentlich eine Häufung ihres Auftretens beobachtet wurde, doch werden auch allergische oder autoimmune Prozesse in Betracht gezogen. Die meningoenzephalitischen Erscheinungen pflegen dabei im allgemeinen nicht sehr ausgeprägt zu sein, nur selten rufen sie einen besorgniserregenden Krankheitszustand hervor.

26.4. Toxoplasmose

Diese weltweit verbreitete Zooanthroponose, die durch das den Sporozoen zugeordnete *Toxoplasma gondii* hervorgerufen wird, zeichnet sich durch eine beträchtliche Durchseuchung der Bevölkerung aus. Der Erreger besitzt freiliegend eine bogenförmige, intrazellulär gelagert eine rundliche Gestalt. Die Größe liegt bei $5-7 \times 3-5$ mm.

Die *konnatale Toxoplasmose*, mit deren Auftreten nach bisherigen Beobachtungen nur bei Erstinfektionen während der 2. Hälfte einer Schwangerschaft gerechnet werden braucht, kann als generalisierte Form, als mit Chorioretinitis und/oder intrazerebralen Verkalkungen einhergehende enzephalitische bzw. postenzephalitische Form und oligosymptomatisch, d. h. ohne charakteristische Symptome, ablaufen. Die relative Häufigkeit verhält sich wie $1:10:100$. Bei der *generalisierten Form* können nekrotisierende Entzündungsherde mit Toxoplasmen in jedem Organ gefunden werden. Dagegen fehlen eindeutige enzephalitische Symptome, auch die Chorioretinitis wird oft vermißt. Die *aktive enzephalitische Form* zeigt einen bereits bei der Geburt bestehenden oder rasch progredienten Hydrozephalus internus, mitunter auch nur unterschiedlich stark ausgeprägte Verhaltensstörungen oder Krämpfe. Von den Kindern, die bereits mit *postenzephalitischem Hirnschaden* geboren werden, weist der größte Teil relativ leichte und oft erst nach Jahren manifest werdende Veränderungen auf. Klinisch ist eine Unterscheidung von frühkindlichen Hirnschäden anderer Ätiologie nicht möglich. Zu den *Augenveränderungen* bei konnataler Toxoplasmose gehören Mikrophthalmus, Iritis fetalis, Cataracta complicata und Optikusatrophie. Die größte Bedeutung kommt jedoch der *Chorioretinitis* zu. Als primär ist die Erkrankung der Hirnschicht der Netzhaut anzusehen, die erst sekundär auf die Aderhaut übergeht. Nach Zerstörung beider bleibt eine vertiefte Narbe zurück, das sogenannte Pseudokolobom. Durch Wucherung des Pigmentepithels kommt es nachträglich zu einer schwärzlichen Verfärbung des Narbenrandes oder der ganzen Narbe. Diese Veränderungen sind nicht spezifisch, aber recht charakteristisch für Toxoplasmose. Der *Strabismus*, an dem 40–60% der Patienten mit angeborener Toxoplasmose leiden, kann Folge einer asymmetrischen Chorioretinitis oder Ausdruck einer Hirnnervenschädigung sein. Auch der *Nystagmus* weist auf eine Hirnbeteiligung hin. Die *Optikusatrophie* beruht nicht immer allein auf der Druckschädigung durch den Hydrozephalus, sie kann auch direkt parasitär bedingt sein. Insgesamt besitzen die okulären Störungen die Bedeutung eines Leitsymptoms. Die Mehrzahl der Patienten wird primär dem Augenarzt vorgestellt.

Die *erworbene Toxoplasmose* des Kindes- und Erwachsenenalters verläuft weitaus am häufigsten als Lymphadenitis. Die Enzephalitis, die hier nicht zu Verkalkungen führt, ist ein relativ seltenes Ereignis. Nur bei wenigen Fällen mit Meningoenzephalomyelitis konnten *Augenmuskellähmungen* (Abduzens- oder Okulomotoriusparesen) und/oder *Optikusatrophie* beobachtet werden. Gleichzeitige *chorioretinitische Herde* sind möglich. Daneben stellt aber auch die *isolierte Chorioretinitis centralis* (im Gegensatz zur Chorioretinitis disseminata) eine geläufige Manifestation einer erworbenen Toxoplasmose dar. Die Abgrenzung von konnatalen Infektionen mit langer Latenz kann dabei schwierig sein. Überhaupt ist die Zuordnung einer Chorioretinitis zur Toxoplasmose nur unter Vorbehalt möglich. Nach Pillat (1962) läßt folgendes *Fundusbild* an eine erworbene Toxoplasmose denken:

a) Auftreten eines Solitärherds, meist in der Makulagegend.
b) Retinochorioiditis mit zuerst gelbgrauem, dann grüngrauem, über das Niveau der Retina erhabenem Herd (Bild der Retinitis centralis exsudativa Rieger). Anfangs fehlt das Pigment.
c) Blutungen am Herdrand.
d) Kleine Tochterherde, nur in nächster Umgebung des Hauptherdes, fehlende Neigung zur Ausbreitung.
e) Abflachung und Pigmentierung im Verlauf von Monaten, dann weitgehende Konstanz des Befundes.
f) Fehlendes Ansprechen auf antituberkulöse und antiluische Behandlung, Besserung nach antitoxoplasmotischer Therapie.

Ätiologische Diagnostik: Der Versuch, den Erreger direkt oder über den Tierversuch nachzuweisen, ist bei Augenbefall nur in besonderen Situationen, z. B. nach Enukleierung, möglich. Histologische Befunde stellen keine ausreichende Beweisführung dar. Die *serologische Diagnose* über den Sabin-Feldmann-Test gelingt nur bei frischen Allgemeininfektionen. Ein Titer von 1:256 gilt als Grenzwert. Ein 4facher Titeranstieg oder -abfall ist für eine rezente Infektion beweisend. Im gleichen Sinne lassen sich signifikante Titerbewegungen in der KBR verwerten. Im Liquor liegen die SFT-Werte niedriger als im Serum. Ein negativer SFT im Liquor schließt zwar eine floride toxoplasmotische Enzephalitis aus, ein positiver SFT kann jedoch auch ohne ein solches Krankheitsbild auftreten (Kabelitz, 1966). Die fluoreszenzserologisch nachweisbaren Antikörper korrelieren mit dem SFT. Da die toxoplasmotische Lokalinfektion des Auges überwiegend mit mittleren oder niedrigen, für eine latente Infektion sprechenden SFT-Werten einhergeht, wird die serologische Diagnostik erschwert. Die von Remky (1966) zur Anwendung gebrachte *topische Serologie* ermöglicht durch die Bestimmung des Antikörperquotienten Kammerwasser/Serum den Nachweis intraokulärer Antikörperbildung, wodurch die okuläre Toxoplasmose gesichert wird. Dafür muß der Antikörperquotient einen Wert von über 1 aufweisen.
Bezüglich der Therapie sei auf die tabellarische Übersicht (Tab. 24) verwiesen.

27. Erkrankungen des autonomen Nervensystems

Vegetative Symptome treten bei fast allen Erkrankungen des Zentralnervensystems auf. In der Klinik werden sie wegen ihrer meist geringen topischen Bedeutung nur am Rande mit registriert. In den gängigen Lehrbüchern der Nervenheilkunde sind gesonderte Kapitel über Erkrankungen des vegetativen Nervensystems nicht zu finden.

27.1. Vegetative Innervation

Die sympathische Funktion besteht in einer Erweiterung der Pupille (M. dilatator pupillae), einer Kontraktion der glatten Muskeln der Augenhöhle und der Lider (Exophthalmus, Lidspaltenerweiterung), in einem leichten Erröten der Konjunktiven und einer Hyperhidrosis der homolateralen Gesichtshälfte. Die parasympathische Funktion hingegen besteht in einer Verengerung der Pupille (M. sphincter pupillae), Kontraktion des M. ciliaris (Akkommodation) und Förderung der Tränensekretion. Der Pupillenzustand ist für die Beurteilung der sympathischen und parasympathischen Leistungen von großer Wichtigkeit. Vor Fehleinschätzungen bewahrt die Information über medikamentöse Einflüsse mit Pupillenwirkung. In ihrem langen Verlauf sind die vegetativen Bahnen vielerorts möglichen Irritationen ausgesetzt. Es sei hier lediglich auf den weitverzweigten Überbau des pupillomotorischen Geschehens hingewiesen. Der klinischen Diagnostik gelingt bei Läsionen des autonomen Systems, die zum Beispiel zu Pupillenveränderungen führen, in der Regel keine Aussage darüber, ob sie im Kortex oder Subkortex entstanden sind.

Wie verschieden die Ursachen für Pupillenveränderungen sein können, läßt schon die Aufzählung von weithin bekannten Prozessen erkennen, die eine *pathologische Anisokorie* bewirken. Sie beruht auf einer Reizung oder Lähmung der sympathischen Pupillenversorgung. In Frage kommen Mediastinaltumoren, Herz- und Aortenerkrankungen, Lungenspitzentuberkulose, Leber- und Gallenleiden (rechte Pupille weiter), Duodenalgeschwüre und Magentumoren (linke Pupille weiter) sowie die rupturierte Extrauteringravidität. Weiterhin sind Erkrankungen der Halsorgane, Peritonsillarabszesse, Mittelohrprozesse und Zahnkrankheiten zu nennen. Die Anisokorie kann sich bereits vor der Heilung des Grundleidens zurückbilden.

27.2. Horner-Syndrom

Es wird charakterisiert durch Miosis, Ptosis und Enophthalmus und kann von allen intrazerebralen und intramedullären Schädigungen herrühren, sofern diese sympathische Zentren oder Leitungswege treffen. Am stärksten ausgeprägt findet es sich bei Läsionen der Wurzel des VII. oder VIII. Zervikalnerven bzw. des I. Thorakalnerven. Weniger deutlich ist es, wenn die Schädigung den Sympathikus zwischen dem Ganglion cervicale medium und superius trifft. Da die denervierten sympathischen Endorgane eine rasche Empfindlichkeitssteigerung gegenüber frei zirkulierendem Adrenalin entwickeln, wird in diesen Fällen oftmals schon in wenigen Tagen ein Rückgang der Miosis beobachtet. Trifft die Schädigung das präganglionäre Neuron, kann die Ptosis fehlen. Wenn das Horner-Syndrom ohne Lähmung der Schweißsekretion auftritt, ist die Schädigung im Bereich der Carotis interna zu vermuten, da sie von den Fasern für die glatte Augenmuskulatur begleitet wird, während die sympathischen Fasern für die Schweißdrüsen mit der Carotis externa ziehen. Meist bestehen Rötung und Wärme der Haut auf der geschädigten Seite; Blässe und Kälte können jedoch wegen der bereits genannten Empfindlichkeitssteigerung der Rezeptoren gegenüber Adrenalin eintreten.

Medikamentöse Prüfungen; Cocain vermag die miotische Pupille nur bei Läsionen im Bereich des I. Neurons zu erweitern, während Isoprenalin (Novodrin) bei sehr peripher gelegenen Läsionen wirksam ist.

Nachbarschaftssyndrome erlauben meist eine genauere Lokalisation: Bei Hypothalamusaffektionen können es sein Diabetes insipidus, Dystrophia adiposogenitalis, Störungen der Temperatur- und Schlafregulierung. Als auslösende Ursachen hierfür kommen basale Meningitiden – oft verbunden mit Stauungspapille oder Optikusatrophie –, Tumoren der Hypophyse – bei suprasellärer Entwicklung mit bitemporaler Hemianopsie – und Tumoren des dritten Ventrikels – mit vertikaler Blicklähmung und homonymer Hemianopsie – in Frage. Tumoren oder Blutungen der Brücke weisen neben der Miosis Hirnnervenausfälle (V, VII, VIII) und seitliche Blicklähmung auf. Bei Erkrankungen der Medulla oblongata – zum Beispiel Gefäßprozesse, Traumen, Multiple Sklerose, Enzephalitis, Tabes – finden sich Nachbarschaftssymptome von lokalisatorischem Wert: Das Babinski-Nageotte-Syndrom (homolateral zerebellare Hemiataxie, kontralateral Hemiparese und Hemihypästhesie), das Wallenberg-Syndrom (homolateral Paresen der Hirnnerven V, IX, X, zerebellare Ataxie, Hypohidrosis, Vasodilatation, kontralateral dissoziierte Empfindungsstörungen und nicht immer Hemiparese), das Cestan-Chenais- Syndrom (zusätzlich zu den Symptomen des Babinski-Nageotte-Syndroms homolateral Lähmung der Hirnnerven IX und X).

Das Horner-Syndrom bei der Syringomyelie findet sich in 15–25% der Fälle und entsteht durch embryonal bedingte Höhlenbildungen und Gliose im unteren Hals- bzw. oberen Thorakalmark oder bei der Syringobulbie in der Medulla oblongata. Diese Prozesse gehören zu den ausgesprochen schweren Erkrankungen des dysrhaphischen Symptomenkomplexes. Weitaus häufiger als bei der Syringomyelie wird das Horner-Syndrom gemeinsam mit der Heterochromie beobachtet. Letztere geht auf eine mangelhafte oder fehlende Entwicklung der vorderen Grenzschicht der Iris infolge einer angeborenen Sympathikuslähmung zurück, weshalb in der Kindheit die Neuanlage von Pigment gehemmt wird. Bei erworbenen Sympathikusschädigungen nach Abschluß des Körperwachstums bleiben Depigmentationen der Iris aus. Patienten mit Horner-Syndrom und Heterochromie weisen gesetzmäßig Merkmale des Status dysrhaphicus auf, wie zum Beispiel Gesichts- und Skelettanomalien, degenerativer Gesamthabitus, Schweißanomalien, Anomalien der Hautfarbe. Die Ursache für die Heterochromie, die auch als sympathikogene Heterochromie bezeichnet wird, sind dysrhaphische Störungen, die das Centrum ciliospinale in Mitleidenschaft ziehen.

Die bisher angeführten Ursachen für die Ausbildung eines Horner-Syndroms gehen von Prozessen im Bereich des *ersten Sympathikusneurons* aus.

Das *zweite Sympathikusneuron* kann bei traumatischen Plexuslähmungen, Halsrippen, Herden in der Lungenspitze, wie u. a. Pancoast-Tumoren, und Tumoren der Schilddrüse lädiert werden. Die seltenen Läsionen des *dritten Neurons* gehen meist auf Aneurysmen der Carotis interna zurück. Das sogenannte paratrigeminale Syndrom mit Miosis, Ptosis und Trigeminusschmerzen ist für Aneurysmen in der Nähe des Ganglion Gasseri charakteristisch. Beim Sinus-cavernosus-Syndrom mit Lähmungen der Hirnnerven III, IV, VI und Schmerzen hinter dem Auge und in der Supraorbitalgegend wird die Sympathikusläsion meist übersehen. Schließlich können Tumoren der Orbita ein Horner-

Syndrom auslösen. Es fehlen nie charakteristische Nachbarschaftssymptome. Kombinationen von Horner-Syndrom mit Sklerodermie und Hemiatrophia faciei sind bekannt. Beim Horner-Syndrom werden in etwa der Hälfte der Fälle außer vasomotorischen Störungen noch eine gestörte Tränen- und Speichelsekretion beobachtet, die meist abklingen; das trifft nur vorübergehend für die Hyperämie und Schwellung der Nasenschleimhaut zu, die oft später irreversibel zurückkehren, da die denervierten Vasokonstruktoren den Erweiterungsreizen der Atemluft nicht standhalten können. Hier hilft die Anästhesierung durch Kokain; Adrenalin ist wirkungslos.
Weitere Angaben s. Abschnitt 9.6.

27.3.   Das autonome Nervensystem bei Hirndruck

Sind weite lichtstarre Pupillen als Hirndruckfolge entstanden, ist der Kranke immer tief bewußtlos. Verwechslungen mit der sogenannten Schmerzmydriasis oder der emotionellen Mydriasis (Angstpupille), die als sympathisches Reizsyndrom imponieren, entfallen beim Beachten der Bewußtseinslage. Daß außer der Dilatator-Erregung dabei eine aktive Sphinkter-Erschlaffung eintritt, beweisen die Beobachtungen nach peripherer Sympathikusdurchtrennung: auf Schmerzreize erfolgt trotzdem eine Pupillenerweiterung, die allerdings nicht über eine mittlere Weite hinausgeht. Die klassische Hirndruckpupille mit maximaler Mydriasis und Lichtstarre ist eine Sympathikusreizpupille, die ein fortgeschrittenes Hirndruckstadium beweist. Als weitere Sympathikusreizzeichen können motorische Erregung, Steigerung der Reflextätigkeit, Reflexsynergien, Tachykardie und Tachypnoe sowie Blasen-Darm-Entleerungsstörungen beobachtet werden. Voraus geht im Frühstadium des Hirndrucks ein Parasympathikusreizzustand mit Miosis, Bradykardie, Bradypnoe, Hypotonie und Schlafsucht. Dem Stadium der Sympathikusreizung schließt sich das Lähmungsstadium an, in dem die zerebralen Funktionen erlöschen: die lichtstarren Pupillen nehmen eine mittlere Weite ein, Zeichen der Okulomotoriuslähmung (Ptosis, Bulbusabweichung) und der Sympathikusreizung (maximal weite Pupillen) fehlen, die Eigen- und Fremdreflexe sind geschwunden.

27.4.   Tumoren des vegetativen Systems

Frühzeitige Augensymptome in Form eines Horner-Syndroms können bei den meist vom sympathischen Grenzstrang ausgehenden *Ganglioneuromen* beobachtet werden, die vorwiegend zervikal und endothorakal lokalisiert sind und wegen ihrer Wachstumstendenz durch die Zwischenwirbellöcher für Neurinome gehalten werden. Die im Erwachsenenalter auftretende Geschwulst kann bis Kindskopfgröße erreichen; sie besteht aus ausgereiften Ganglienzellen. Die wenig differenzierten *Sympathoblastome* gehen ebenfalls meist vom Grenzstrang aus und bevorzugen dessen linke Seite. Sie treten im frühen Kindesalter auf und führen bei entsprechender Lokalisation ebenfalls zum Horner-Syndrom.

27.5.   Vegetativer Gesichtsschmerz

Bei allen Formen des Gesichtsschmerzes, bei dem häufig Augensymptome bestehen, hat eine sorgfältige Abklärung der Ursachen zu erfolgen, wozu die Tätigkeit von Fachärzten verschiedener Disziplinen nötig ist. Bekanntlich darf eine idiopathische oder essentielle Gesichtsneuralgie erst diagnostiziert werden, wenn auch bei der Langzeitbeobachtung Ursachen für den Schmerz nicht gefunden werden. Das trifft auch für die *atypischen Gesichtsneuralgien* zu, unter denen Schmerzattacken verstanden werden, bei denen im Gegensatz zur Trigeminusneuralgie vegetative Erscheinungen besonders im Vordergrund stehen. Es soll sich dabei um primäre Fehlregulationen innerhalb des vegetativen Geflechts handeln, die sekundär zur Irritation der viszerosensiblen Hirnnerven führen. *Der vegetative Schmerz* ist von wellenförmig auf- und abschwellendem dumpfen Charakter und wird mehr in der Tiefe empfunden. Fleckförmige Gesichtsröte und gesteigerte Tränen-, Speichel- oder Schweißabsonderungen sowie diffuse Schmerzen, die nicht auf das Ausbreitungsgebiet eines Hirnnerven beschränkt bleiben, sind für ihn typisch. Weitere Formen der Gesichtsneuralgie, die vornehmlich vegetative Symptome aufweisen, sind: Nasoziliarneuralgie, Pterygopalatinumneuralgie, Erythroprosopalgie, Histaminkopfschmerz.

28.   Mißbildungen

28.1.   Kraniofaziale Entwicklungsstörungen

Akrozephalosyndaktylie Apert

Das Syndrom, das schon beim Neugeborenen erkennbar ist, fällt durch den ausgeprägten Akro- oder Oxyzephalus auf. Große Fontanelle und angrenzende Nähte klaffen und verursachen während des Wachstums die auffällige Schädelform. Die Lidachsen können medial angehoben sein. Die Nase ist kurz und breit. Exophthalmus, Ptosis, Ankyloblepharon kommen vor, ebenso Oberkieferhypoplasie. Die Extremitätenveränderungen sind typisches und obligates Symptom als sogenannte Löffelhand oder als ähnliche, jedoch nicht so schwere Verbildungen aller Extremitäten (Abb. 301). – Sekundär können Stauungspapille, Atrophia n. optici, Strabismus divergens auftreten. In Verbindung mit dem Apert-Syndrom sind zahlreiche andere Abartungen beschrieben worden. Zum Crouzon-Syndrom scheinen fließende Übergänge zu bestehen, evtl. auch zum Syndrom von Laurence-Moon-Biedl. Familiäre Beobachtungen liegen mehrfach vor, z. T. durch 3 Generationen, so daß ein einfach dominanter (autosomal) Erbgang bestehen dürfte.
Die Therapie richtet sich nach den Druckverhältnissen im Schädelinnenraum und ist an den Extremitäten eine orthopädisch-plastische.
Als *Carpenter-Syndrom* wird die Akrozephalopolysyndaktylie bezeichnet, deren Leitsymptome Turmschädel, Brachysyndaktylie der Finger, präaxiale Polydaktylie und Syndaktylie der Zehen, Hypogenitalismus, Fettsucht, verzögerte geistige Entwicklung (besonders Sprache) auf embryologische Beziehung zwischen dem Apert-Syndrom und dem Laurence-Moon-Biedl-Bardet-Syndrom hinweisen.

Dysostosis craniofacialis Crouzon

Der Schädel ist abhängig von der primär verknöcherten Naht meist in Form eines Turmschädels deformiert. Durch die flachen Orbitae resultiert das Bild des Exophthalmus und häufig eine Divergenzstellung der Augen. Ferner sind typisch Hypertelorismus, papageienschnabelförmige Nase, Oberkieferhypoplasie mit relativer Progenie. Nicht selten sind Stauungspapille, Drucksella, verstärkte Impressiones digitatae und später Atrophia nervi optici anzutreffen. An ophthalmoneurologischen Symptomen sind außerdem beschrieben: doppelseitige Linsenluxation, Aniridie, antimongoloid schräggestellte Lidspalten, Nystagmus, Fazialisparese, Geruchsstörungen, Hypakusis, Spina bifida, Epilepsie. Schon Crouzon war klar, daß es sich um eine Erbkrankheit handelte, und spätere Beobachtungen haben das bestätigt. Daneben kommen bei Einzelfällen eher exogene Ursachen – Röntgenstrahlen, Rubeolenerkrankung, Intoxikationen – in Frage. Zur Genetik s. Bovard u. Mitarb. (1977).
Therapie und Prognose folgen den Grundsätzen bei den anderen Kraniostenosen.
Als *Pseudo-Crouzon-Syndrom* wurden von Franceschetti die Abortivformen abgegrenzt, die die Anomalien des Gesichtsschädels wie Papageiennase, Strabismus divergens, schräge Lidspalten nicht in typischer Ausprägung zeigen.

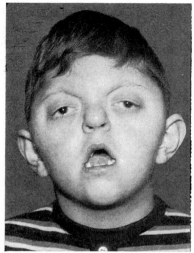

Abb. 301a

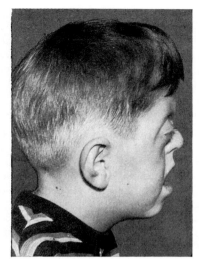

Abb. 301b

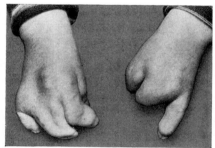

Abb. 301c

Abb. 301. Apert-Syndrom bei Pat. B. B. (152519)
a) Kopf en face; b) Kopf en profil; c) Hände

Typus Amstelodamensis (Cornelia-de-Lange-Syndrom)

Einen charakteristischen Merkmalstyp grenzte 1933 Cornelia de Lange ab, der erst in den letzten Jahren häufiger beschrieben wurde. Das Syndrom ist offenbar nicht so selten wie früher vermutet. Seine typischen Zeichen sind primordialer Minderwuchs, eine charakteristische Physiognomie mit fast oder vollständig zusammengewachsenen hypertrichotischen Augenbrauen, breiter Nasenwurzel, Hypertelorismus, auffallend langen dichten Wimpern, großem Abstand zwischen Nasenseptum und Oberlippe, Mikrobrachyzephalie und einer rauhen leisen Stimme. Die psychomotorische Entwicklung ist retardiert. Die Lebenserwartung der betroffenen Kinder ist herabgesetzt. An fukaltativen Symptomen wurden erwähnt: Ptosis, bläuliche Skleren, Anisokorie, teilweise fehlende Iriskrause, Katarakt, blasse Papillen.
Die Ätiologie des Mißbildungskomplexes ist noch unklar. Als teratogenetische Termination wird die 6. Embryonalwoche angesetzt.

28.2. Syndrome des 1. Viszeralbogens

Nachdem Franceschetti und Zwahlen (1944) die Dysostosis mandibulofacialis als umschriebenes Mißbildungssyndrom charakterisiert haben, sind in der Folgezeit zahlreiche weitere Mißbildungskomplexe der Viszeralregion abgegrenzt und Übergangsformen zwischen ihnen beschrieben worden. Zur Zeit werden 12 dieser Syndrome unterschieden, bei denen sich die Einzelsymptome teilweise gleichen, ihre Wertigkeit für das Syndrom aber unterschiedlich eingeschätzt wird. Die schwerste Viszeralbogenmißbildung ist die Otozephalie, eine nicht lebensfähige Verbildung. Nicht bei allen Formen dieser Syndromengruppe sind neuroophthalmologische Veränderungen bekannt.

Dysostosis mandibulofacialis Franceschetti-Zwahlen

Die Leitsymptome sind: Antimongoloide Lidachsen, Kolobome des äußeren Drittels des Unter-, seltener des Oberlides, Hypoplasie des Gesichtsschädels besonders des Jochbeins und der Mandibula, Verbildung des äußeren, manchmal auch des Mittel- und Innenohres, Makrostomie, hoher Gaumen, Zahnanomalien, Kiemengangsfisteln, anomale Begrenzung des Haupthaares in Richtung auf die Wangen. Fakultativ können Gesichtsspalten und Skelettanomalien hinzukommen. 5 Formen werden unterschieden: 1. typische Formen, 2. inkomplette, 3. abortive, 4. einseitige, 5. atypische Formen. Familiäre Beobachtungen wurden mehrfach gemacht, und der Erbgang ist als unregelmäßig dominant erkannt. Cotlier u. Mitarb. (1977) sahen partielle Trisomie 27.
Die Therapie ist plastisch-chirurgisch.

Okulo-aurikuläres Syndrom Franceschetti-Goldenhar

Die typischen Symptome – epibulbäres Dermoid, Aurikularanhänge, angeborene Ohrfisteln, ein- oder doppelseitig – sind nicht selten mit Unterkieferhypoplasie und anderen Zeichen der mandibulofazialen Dysostose verbunden, mit Wirbelanomalien, mit kontralateraler Hornhautanästhesie, mit Krampfpotentialen im EEG, mit Taubheit und Hemiatrophie des Gesichtes. Die Vererbung erfolgt rezessiv. Chromosomenstatus bisher o. B Neuere Beobachtungen von Orzalesi u. Mitarb. (1978).
Therapeutisch werden plastisch-chirurgische Eingriffe durchgeführt, die verbildeten Ohren mit Prothesen versorgt, die Fisteln mit 10% Trichloressigsäure verödet.

Okulo-vertebrales Syndrom Weyers-Thier

Es ist charakterisiert durch Gesichtsasymmetrie, Oberkieferhypoplasie mit Zahnanomalien; Kolobome, Mikrophthalmus oder Anophthalmus und Anomalien der Wirbelsäule.

Dysmorphia mandibulofacialis Hallermann-Streiff

Die Anomalie zeigt Hypoplasie des Unterkiefers, vogelschnabelartige Nase, normal verlaufende Lidspalten, Mikrophthalmus, Mikrokorneae, Cataracta congenita, Fundusanomalien. Mund und Ohren sind normal, oft auch die Zähne, während der Gaumen häufig spitzbogig ist. Der Schädel ist normal oder klein, die Körpergröße ebenfalls. Ein gleichartiges Bild mit Hypotrichose, Zwergwuchs und gleichfalls obligaten Zahnanomalien bezeichneten Ullrich und Fremery-Dohna (1953) als Dyscephalia mandibulo-oculofacialis, und François faßte beide letztgenannten Formen 1958 unter Hinzufügung der Symptome einer Hypotrichose des Haupthaares, der Wimpern und Zilien sowie Hautatrophien als neues Syndrom zusammen, weshalb in der Literatur vom Dyszephalie-Syndrom François gesprochen wird. Bei dem nunmehr als Hallermann-Streiff-François-Syndrom bezeichneten Merkmalskomplex sind inzwischen typische Dermatoglyphenbefunde und eine autosomale Strukturanomalie 4p – gefunden worden.
Die teratogenetische Terminationsperiode der genannten Syndrome ist für die 4. bis 7. Woche der Gravidität anzusetzen.

Seltenere Formen

Das *Rubinstein-Syndrom* bietet neben einer typischen Fazies mit schnabelartiger Nase, hohem Gaumen, Prominenz der Stirn, tiefsitzenden fehlgebildeten Ohren, antimongoloiden Lidachsen, sehr breite Daumen und Großzehen sowie Hirnanomalien wie partielle Agnesie des Corpus callosum, verdickte Hirnrinde und Gyrusanomalien.

Die *zerviko-okulo-faziale Dysplasie* – auch vertiko-okulo-akustikus Syndrom Wildervanck genannt – zeigt: Hypoplasie einer Gesichtshälfte, Dentitions- und Haaranomalien, labyrinthäre Taubheit bzw. Taubstummheit, Aurikularanhänge, Klippel-Feil-Deformität mit Tortikollis, subkonjunktivales Lipom, Ptosis, Abduktions- und Adduktionsparese der Augen. Die Vererbung erfolgt irregulär dominant.

Bei der *neuro-endokrinen Akrozephalie* finden sich Akrozephalus, Atrophia n. optici, Retinopathia pigmentosa, Dystrophia adiposo-genitalis, Imbezillität.

Das *oral-fazial-digital-Syndrom* bietet eine Schädelbasiskyphose, eine Unterkieferhypoplasie, Hypertelorismus, Hypoplasie der Nasenknorpel, Pseudospaltbildung und Verkürzung der Oberlippe, Gaumenspalte, multiple Zungenlappung, kurzes verdicktes Frenulum mit Fixierung von Zunge und Oberlippe, Zahnanomalien, Syn-, Klino- bzw. Polydaktylie, familiären Tremor sowie Dermatoglyphenanomalien, Abduzensparese beiderseits, Konvergenzstellung der Bulbi. Chromosomenanomalien wurden nachgewiesen. Das Syndrom ist identisch mit dem *Papillon-Léage-Psaume-Syndrom*.

Nach der geringen Zahl der Publikationen scheint das Krankheitsbild des *Pierre-Robin-Syndroms* selten zu sein; namentlich Augensymptome wurden nur ausnahmsweise erwähnt. Die Symptomatik Unterkieferhypoplasie, Mikrognathie, Glossoptosis, Gaumen- und Zungenspalten führt zu Ernährungsschwierigkeiten und entweder über diese oder durch anfallsweisen Verschluß der Glottis durch die Zungenanomalie oft schon im Säuglingsalter zum Tode. An Augenveränderungen steht zahlenmäßig der Buphthalmus an 1. Stelle (mit histologisch typischem Befund); an 2. hohe Myopie sowie davon unabhängig Netzhautveränderungen der Makula, Netzhautdysplasie und Netzhautablösung.

28.3. Marfanscher Symptomenkomplex

Es handelt sich um ein „selbständiges kongenitales Systemleiden mit abnormer Veranlagung vorwiegend mesodermaler Gewebe und mit familiär-erblichem Vorkommen infolge autosomal-dominanter Mutation bei pleiotropem Wirkungsmuster, unvollständiger Penetranz und schwankender Expressivität". Die klinischen Befunde bieten die charakteristische Trias aus Anomalien des Skeletts und der Muskulatur (Dolichozephalie mit oft verdünnter Schädelkalotte bei normaler Schädelbasis, abnormer Hochwuchs, Arachnodaktylie – die Armspannweite übertrifft die Körperlänge – evtl. Kyphose, Skoliose, Trichterbrust, Hüftluxation, Prognathie, hypotone Muskulatur, schlaffer Bandapparat, spärliches subkutanes Fettpolster und sekundär: Scapulae alatae, Spontanluxationen, Hernienbildung u. a.), der Augen (78% Linsenluxationen, Iridodonesis, A- bis Hypoplasie des Sphincter pupillae und der Zonula Zinni, Linsenkolobome, Achsen- und Brechungsmyopie, Astigmatismus, Nystagmus; sekundär: Cataracta complicata, Glaukom, Amotio retinae) und des kardiovaskulären Systems (kongenitale Herzvitien, Degeneration des elastischen Faserapparates der Aorta an Stellen besonderer hämodynamischer Belastung, Mediavernarbung, Ektasie der Vasa vasorum. Sekundär: Aneurysma dissecans, Aortenruptur). Fakultativ können neurologische Symptome wie Hydrozephalus, Taubheit und selten geistige Retardierung hinzukommen, internistische wie Ptose der inneren Organe, pulmonale Zysten mit Neigung zu Spontanpneumothorax.

Das Marfan-Syndrom ist keineswegs selten und bei beiden Geschlechtern und allen Rassen in etwa gleicher Frequenz zu finden. Differentialdiagnostisch sind abzugrenzen: Eunuchoider Hochwuchs, Akromegalie, Status dysrhaphicus, Asthenie und ferner die dominant erbliche doppelseitige Ektopia lentis simplex sowie die rezessive Ektopia lentis et pupillae.

Therapie je nach Art der Symptomatik und der therapeutischen Möglichkeiten, gegebenenfalls Linsenextraktion, Brillenkorrektur.

28.4. Marchesani-Syndrom

Dem Marfan-Syndrom steht als Gegenstück bezüglich der Gestalt das Marchesani-Syndrom gegenüber. In Erweiterung der Nomenklatur Weves bezeichnete Marchesani (1939) das Marfan-Syndrom als „Dystrophia mesodermalis congenita hypoplastica" und das Marchesani-Syndrom (auch Marchesani-Weil-Syndrom genannt) als „Dystrophia mesodermalis congenita hyperplastica".

Klinisch fällt ein ausgesprochener Minderwuchs auf mit Brachyzephalie, kurzen, plumpen Extremitäten und Brachydaktylie, einem kräftig entwickelten subkutanen Fettpolster, kräftiger Muskulatur, abnormer Kleinheit der Linse mit Sphärophakie und Neigung zu Linsendislokation. Erkennt man bei einer auf etwa 7 mm erweiterten Pupille den Linsenrand in ganzer Zirkumferenz, so kann von Mikrophakie gesprochen werden. Die Kugelform der Linse verursacht eine Linsenmyopie. Astigmatismus, Linsenkolobom und Korektopie können vorkommen, ebenso Blickparesen, Megalokornea, essentielle Irisatrophie. Das Marchesani-Syndrom ist mit dem Marfan-Syndrom gemeinsam in einer Familie beobachtet worden. Für Ätiologie und Pathogenese gelten bei dem vorgenannten Syndrom ähnliche Gesichtspunkte. Chromosomenanomalien sind bisher nicht beschrieben.

Differentialdiagnostische Abgrenzung ist nur gegen die Ectopia lentis simplex und die Ectopia lentis et pupillae erforderlich, wenn es sich um kleinwüchsige Träger dieser Merkmale handelt. Der Erbgang ist meist rezessiv, kann aber auch dominant sein.

Therapie: Gegebenenfalls Linsenextraktion und Brillenkorrektur sowie orthopädische Maßnahmen.

28.5. Einseitige trophische Störungen

Die *progressive halbseitige Gesichtsatrophie* (*Parry-Romberg-Syndrom*) beginnt an der Haut und ergreift danach die darunterliegenden Gewebe. Manchmal sind auch Zungen- und Kehlkopfmuskulatur betroffen oder sogar größere Anteile einer Körperhälfte sowie Haupthaar, Brauen, Wimpern. Neben der bereits zur Zeit der Geburt vorhandenen Form gibt es eine erst im Laufe des Lebens auftretende Variante. Am Auge stellen sich Sekundärerscheinungen ein: Infolge der Atrophie der Orbitagewebe Enophthalmus und Ptosis, ferner Ektropium, Trichiasis, chronische Blepharokonjunktivitiden, Madarosis, Epiphora, Hypotension, Irisatrophie, Glaukom, Phthisis dolorosa, Katarakt, Diplopie. Heterochromia complicata sah Fulmek (1974).

Therapeutisch kommen soweit möglich plastische Maßnahmen zur Anwendung, sowie Massage der Gesichtsmuskulatur und dergleichen.

Die *infantile zerebrale Hemiatrophie* wird nicht zum Parry-Romberg-Syndrom gerechnet, sondern als eigene Krankheitseinheit betrachtet. Es treten Halbseitenlähmung, Epilepsie, Entwicklungs- und Intelligenzdefizit sowie aggressive Verhaltensweisen auf. Als Ursachen werden prä-, perinatale und frühkindliche Schädigungen angenommen.

Therapie: Zerebrale Hemidekortisation unter Erhaltung der Basalganglien.

Die *halbseitige Hemihypertrophie des Gesichtes* ist eher im Rahmen der Syndrome des Formkreises der Phakomatosen (s. Kap. Hautleiden) anzutreffen, denn als isolierte Veränderung des Kopfes. Die umschriebene Knochenhypertrophie einer Kopfhälfte, namentlich im Trigeminusbereich, wird als Hemikraniose bezeichnet. Gleichzeitiger Exophthalmus und Atrophia nervi optici kommen dabei häufig vor. Gleichseitige Augapfelvergrößerung wird nur bei kongenitalen Fällen beobachtet und differentialdiagnostisch ist an das Lawford-Syndrom zu denken, bei dem allerdings ein Naevus flammeus assoziiert ist. Die Hemiatrophie ist in den letzten Jahren zahlenmäßig im Zunehmen begriffen. In einzelnen Fällen ist von Chromosomenaberration berichtet worden. Ursächlich werden zentralnervöse Störungen neben Anomalien der Blut- und Lymphgefäße angenommen bzw. eine Verschiebung des vegetativen Gleichgewichtes zugunsten des Parasympathikus.

28.6.   Waardenburg-Syndrom

Es bildet die charakteristische Kombination von lateraler Dystopie der Tränenpünktchen und des Canthus medialis beiderseits, eine breite Nasenwurzel, eine Hyperplasie der medialen Anteile der Augenbrauen (manchmal mit Entfärbung dieses Brauenhaarabschnittes), partielle oder totale Irisheterochromie oder Irishypoplasie, helle Haarsträhne im Stirngebiet und angeborene Taubheit, Schwerhörigkeit bzw. Taubstummheit. Manchmal finden sich Defekte der Hautpigmentation, Pigmentanomalien des Fundus oculi. Gelegentlich wurde auch ein Hypertelorismus beschrieben, doch dürfte die exakte Definition desselben bei ausgeprägtem Syndrom auf Schwierigkeiten stoßen (s. Abschn. Hypertelorismus). Waardenburg hebt hervor, daß die Anomalien der Nasenwurzel, der Brauen und Lider im Gegensatz zu leuzistischen Tieren beim Menschen die höchste Penetranz zeigen. Das Leiden wird autosomal dominant vererbt und bei allen Rassen gefunden. Bisher ergab sich stets ein normaler Karyotyp.

28.7.   Usher-Syndrom

Taubheit bzw. Taubstummheit, mit Retinopathia pigmentosa oder Retinopathiá punctata albescens kombiniert, charakterisieren dieses Syndrom.

28.8.   Hypertelorismus

Die Bezeichnung „Hypertelorismus" stammt von Greig (1924). Aus den zahlreichen Mitteilungen der Literatur lassen sich 2 Formen unterscheiden: eine, bei der der Augenabstand als selbständige Anomalie anzusehen ist, ein 2., bei der dieser Befund in Kombination mit anderen Mißbildungen auftritt und wohl zum Teil als deren Folge angesehen werden kann. Die Verquickung des Begriffes Hypertelorismus mit Spaltbildungen im Nasen-Rachen-Gebiet und mit Enzephalozelen fordert die klare Abgrenzung eines sekundären oder symptomatischen Hypertelorismus. Ja, es scheint angebracht, eine teratologische Reihe aufzustellen, an deren Anfang der primäre Hypertelorismus, an deren Ende ausgeprägte mediane Spaltbildungen stehen.

Das Leitsymptom ist der abnorm große Augenabstand mit verbreiterter und flacher Nase. Aus den Werten

$$\frac{\text{Distanz der Tränenpünktchen in cm} \cdot 100}{\text{in cm Distanz der äußeren Augenwinkel}}$$

und

$$\frac{\text{Distanz der inneren Augenwinkel in cm} \cdot 100}{\text{Kopfumfang in cm}}$$

errechnet sich der Hypertelorismus. Ergibt sich eine Interorbitalbreite über 42 (für Europäer), so besteht ein Hypertelorismus, das gleiche gilt bei einem Umfangsinterorbitalindex über 8,0. Die Lidachsen stehen antimongolid, die Nasenlöcher nach vorn gerichtet. Der Hirnschädel ist meist brachyzephal.

Besteht subjektiv der Eindruck eines weiten Augenabstandes, ohne daß die Indexwerte für Hypertelorismus sprechen, so wird der Terminus Euryopie benutzt. Von seiten der Augen wurden retinale Pigmentdystrophien, Augenmuskelparesen. Ptosis, Katarakt, Optikusatrophie beobachtet. Die Optikusatrophie dürfte dabei im Zusammenhang mit den Schädeldeformitäten gesehen werden, die beim Hypertelorismus vorkommen (Turrizephalie u. a. Stenozephalien). Neben Enzephalozelen sind Balkenhypo- bis -aplasie, partielle Riechlappenagenesie, Lissenzephalie, Oligophrenie, Epilepsie und ferner Zahnanomalien und verschiedenste Mißbildungen der inneren Organe und der Extremitäten beschrieben worden. Einige Krankheitsbilder mit symptomatischem Hypertelorismus seien genannt: Apert-Syndrom, Crouzon-Syndrom, Dysostosis cleidocranialis, Status Bonnevie-Ullrich, Typus Amstelodamensis, Mongolismus, Laurence-Moon-Biedl-Syndrom, Dysostosis enchondralis metaepiphysaria, kraniokarpotarsale Dystrophie. Familiäre Beobachtungen liegen mehrfach vor.

28.9.   Erkrankungen des Knochens

Polyostotische Dysplasie Jaffé-Lichtenstein

Die Krankheit manifestiert sich zwar meist um das 10. Lebensjahr herum, kann aber auch später in Erscheinung treten. Es wird die polyostotische von der monostotischen Form unterschieden, und bei der letzteren ist der Schädel häufig betroffen (Abb. 302).

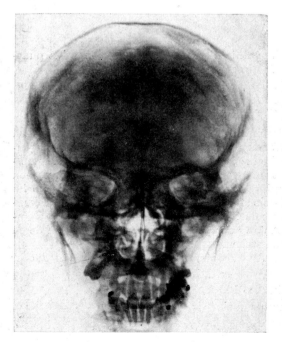

Abb. 302. Polyostotische fibröse Dysplasie mit unregelmäßiger, teils aufgelockerter Struktur der Augenhöhlenbegrenzung und fleckiger Verschattung der Nasennebenhöhlen (M. Sch., 614/65, 61 J. ♀)

Die Erkrankung verläuft in Schüben. Je nach der Lokalisation sind Gesichtsasymmetrie, Taubheit, Exophthalmus, Bulbuslokalisation, Papillenödem, Atrophia nervi optici, Auswärtsschielen, Visusbeeinträchtigung und verschiedene Hirnnervenausfälle zu erwarten. Oft klagen die Patienten über Schmerzen im Erkrankungsbereich. Die Ursache der Erkrankung ist unbekannt.

Ostitis deformans Paget

Da familiäres Vorkommen beschrieben ist, erscheint die Besprechung des Krankheitsbildes an dieser Stelle gerechtfertigt, obgleich Ätiologie, Pathogenese usw. noch ungeklärt sind. Es handelt sich um eine seltene Erkrankung namentlich älterer Leute, die mit Knochenschmerzen einhergeht. Sie kann generalisiert und lokalisiert (nament-

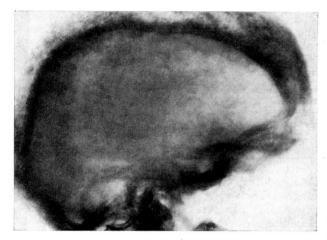

Abb. 303 a

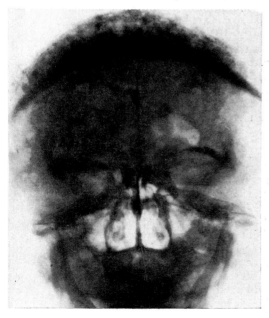

Abb. 303 a–b. Röntgenaufnahmen des Schädels (seitlich und a. p.) mit erheblicher Verdickung der Kalotte und wolkigen watteähnlichen Knochenstrukturen

lich auf Tibia und Schädel) auftreten. Männliche Patienten überwiegen. Der Kopf nimmt an Größe zu, muß aber nicht in jedem Falle Deformitäten zeigen (Abb. 303a u. b). Durch Beteiligung des oberen Orbitarandes kann sich der Gesichtsausdruck sehr verändern (Facies leontina). Die Beine werden in Form der Säbelbeine deformiert. Sarkomatöse Entartung ist möglich. Augenveränderungen: Relativ häufig auftretende juvenile und auch senile Katarakt, eine nicht näher bezeichnete Retinitis, Hornhautdegeneration im Lidspaltenbereich.

Marmorknochenkrankheit Albers-Schönberg

Es handelt sich um eine erbliche Ossifikationsstörung, die klinisch ein sehr unterschiedliches Bild bieten kann, deren Leitsymptome Sklerosierung der Knochen mit Neigung zu Frakturen, Anämie, Hepatosplenomegalie, Wachstumsstörungen sind und die fakultativ abhängig von der Lokalisation verschiedene neurologische Zeichen zeigen kann. Die frühkindliche Verlaufsform ist durch die Diskrepanz zwischen auffallend vermindertem Wachstum der Körperlänge und starker Zunahme des Kopfumfanges charakterisiert. Neuroophthalmologisch sind die frühzeitige Optikusbeteiligung, der Exophthalmus, der Strabismus divergens, seltener Strabismus convergens und Nystagmus wichtige Symptome. Ferner sind Fazialisparesen, Taubheit, Hydrozephalus und Dentitionsstörungen zu nennen. Tetanische Anfälle sind keine Seltenheit. Röntgenologisch fällt die generalisierte Strukturverdichtung unter Verlust der Bälkchenzeichnung und der Diploë auf. Der große Schädel bietet eine starke Basissklerose mit verdicktem Dorsum sellae und kleinem Sellaraum, während die Kalotte weniger dicht ist, jedoch keine erkennbare Schichtung aufweist. Die Nasennebenhöhlen sind kaum oder gar nicht ausgebildet, die Gesichtsknochen meistens weniger ergriffen. Allerdings können die Orbitawände verdickt und die Orbitae klein und flach sein.
Die Prognose ist bei der frühkindlichen Form sehr schlecht. Die Kinder sterben im Laufe des 1. Lebensjahres an Infektionen, Blutungen oder zerebralen Komplikationen. Die symptomärmeren Formen des späteren Lebens sind günstiger zu beurteilen.
Differentialdiagnose: Kraniometaphysäre Dysplasie Pyle.

Pyknodysostose

Sie wurde 1962 von Maroteaux und Lamy von der Marmorknochenkrankheit abgegrenzt, als die sie bis dahin verkannt worden war. Die Leitsymptome sind Minderwuchs, generalisierte Skelettsklerose sowie offene Schädelnähte und Fontanellen. Neurologische Symptome wurden bisher nicht mitgeteilt. Es besteht erhöhte Frakturneigung. Gestörter Schädelnaht- und Fontanellenschluß sind als differentialdiagnostisches Merkmal gegen die Albers-Schönberg-Erkrankung zu verwerten. Die Vererbung ist autosomalrezessiv.

Kraniometaphysäre Dysplasie Pyle

Nicht selten ist diese Erkrankung ebenso wie die Pyknodysostose mit der Osteoporose verwechselt worden, obwohl auch hier pathognomonische Zeichen vorliegen. Schon Virchow hat 1863/64 Veränderungen am Schädel, die denen bei der Pyle-Erkrankung sehr ähnlich sahen als „Leontiasis ossea" beschrieben. Klinisch fällt zunächst die seit Geburt bestehende, jederseits von der Nasenwurzel ausgehende fingerförmige Verdickung auf, die einen sekundären Hypertelorismus erzeugt. Die Knochenwucherungen am Schädel nehmen manchmal groteskes Ausmaß – besonders okzipital und frontal – an und können Nerven- und Gefäßkanäle, die Nasennebenhöhlen und die oberen Luftwege beengen und zu entsprechenden Beschwerden und Ausfällen führen. Die kalkarmen Metaphysen erscheinen keulenförmig aufgetrieben, die Diaphysen verdichtet. Wirbeldeformitäten kommen vor. Optikusatrophie mit Amaurose, Nystagmus, Fazialisparese, Vestibularisstörungen und gestörte Psychomotorik sind nicht selten. EEG o. B. Mucopolysaccharidausscheidung normal.

Diese generalisierte Skeletterkrankung hat einen autosomal dominanten Erbmodus mit schwankender Expressivität der einzelnen Symptome. 1965 waren 49 Fälle aus 32 Familien bekannt; Einzelfälle sind in der Minderzahl. Rezessiver Erbgang wird diskutiert (hohe Zahl von Verwandtenehen im Krankengut). Die Erkrankung kann sich vom 1. bis zum 60. Lebensjahr manifestieren. Prognostisch ist Erkrankungsbeginn im Kindesalter wesentlich ungünstiger. Therapeutisch kann eine operative Erweiterung z. B. des Canalis opticus erwogen werden. Neuere Mitteilungen von Nema u. Mitarb. (1974).

28.10. Chromosomenaberrationen

Bisher gibt es nur relativ wenige Chromosomopathien, die allein aus dem klinischen Bilde zu diagnostizieren sind. So ist auch die neuroophthalmologische Symptomatik dieser Mißbildungen keineswegs spezifisch. Da ein und dasselbe Syndrom sowohl durch numerische Aberration als auch durch Translokation hervorgerufen sein kann, wird der Besprechung die Numerierung der Chromosomen zugrunde gelegt.

Syndrom von Wolf und Reinwein

Konstante Symptome sind Spaltbildungen des Gehirnschädels, im Lippenkiefergaumenbereich, Hypertelorismus, kongenitales Herzvitium, Krampfneigung (EEG-Veränderungen), Iriskolobome, Hypospadie, Verbildung der Großzehen, geistige und statische Retardierung. Als Chromosomenanomalie findet sich eine Defizienz des kurzen Armes des Chromosomens Nr. 4. Neue Beobachtungen von Wilcox u. Mitarb. (1978).

Cri-du-chat-Syndrom

Erstbeschreibung 1963 durch Lejeune u. Mitarb. Leitsymptom ist das in den ersten beiden Lebensjahren immer nachweisbare typische monotone Schreien, das an das von Katzen erinnert. Diesem Symptom liegen organische und funktionelle Hirnläsionen bei normalem Befund der stimmbildenden Organe zugrunde. Nach dem 2. Lebensjahr ist dieses Schreien noch in 43% der Fälle zu finden. Ferner finden sich an typischen Zeichen eine kraniofaziale Dysmorphie mit Mikrozephalus, Mondgesicht, Hypertelorismus, Epikanthus, antimongoloider Lidspaltenverlauf, tiefer Ansatz kleiner Ohren sowie verzögerte geistige und motorische Entwicklung. Die Organmißbildungen bestimmen die Lebenserwartung.

Trisomie 6–12

Sie ist gekennzeichnet durch Gesichtsdysplasie mit Hypertelorismus, Sattelnase, Retrognathie, tiefsitzende Ohren sowie geistige Retardierung. Hinzutreten können Anomalien des Skeletts, der Gelenke, des äußeren Genitale, kongenitale Herzfehler. Zytogenetisch wurden bis auf eine Ausnahme immer Mosaikstrukturen vorgefunden.

D-Trisomie = Patau-Syndrom

Bartholin (1657) gilt es Erstbeschreiber des Syndroms, weshalb Waardenburg (1961) die Bezeichnung Bartholin-Syndrom vorschlug. In der derzeitigen Literatur führt der Merkmalskomplex ein Doppelleben: Er wird manchmal in ein und derselben Arbeit zuerst als Dyscraniopygophalangie Ullrich-Feichtiger und später unter Trisomie 13–15 als wiederum gesondertes Syndrom besprochen. Es ist eines der Trisomie-Syndrome,

über das es eine große Zahl kasuistischer Mitteilungen gibt und bei dem die Augen in
der Regel mehr oder weniger stark mißgebildet sind. Nachdem den Augenbefunden
zunächst nur zögernd Beachtung geschenkt wurde, ist das Symptomenspektrum inzwischen bekannt geworden. Die Zusammenfassung der Dysplasia oculo-dento-digitalis
als Typ I und der Dyscraniopygophalangie als Typ II der Mikrophthalmussyndrome
ist nach dem heutigen Stand der Chromosomenforschung fragwürdig geworden. Leitsymptome sind die Trias Augenveränderungen, Hexadaktylie und Mißbildungen des
Urogenitaltraktus. Die ophthalmologische Symptomatik reicht von Hornhaut- und
Linsentrübungen über Iris- und Optikuskolobome bis zu Kolobommikrophthalmus mit
und ohne Bulbuszyste, mit oder ohne Knorpel im Kolobomspalt, bis zum Anophthalmus.
Die Hexadaktylie betrifft meist obere und untere Extremitäten in mehr oder minder
symmetrischer, mehr oder minder kompletter Ausprägung (Abb. 304). Das Urogenital-
system zeigt Spaltmißbildungen oder Verdoppelungen. Fakultativ können verschiedene
andere Mißbildungen (Enzephalozelen, Herzfehler, Spina bifida aperta, Arhinenzephalie)
zu finden sein, die die Lebenserwartung bestimmen.
Im Karyogramm findet man Störungen der Chromosomen der D-Gruppe.
Auch das *cerebro-oculo-facio-skeletale Syndrom* (Surana u. Mitarb. 1978) scheint in den
Formenkreis dieses Syndroms zu gehören.

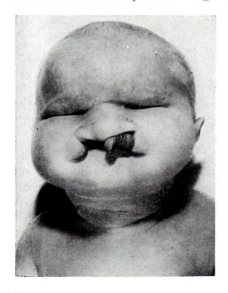

Abb. 304. D$_1$-Trisomie (S. 757/60 P. J. Halle a. d. S.,
eigene Beobachtung). Mikrophthalmus, Lippenkiefer-
gaumenspalte

F-Trisomie

Sie wurde beim *Cockayne-Syndrom* gefunden, das die Symptome Zwergwuchs, Mikrozephalie, vorgealtertes Aussehen, Fotosensibilität der Haut, Schwerhörigkeit bis Taubheit, Oligophrenie, Hornhauttrübungen, Retinopathia pigmentosa, Optikusatrophie,
Strabismus divergens, Knochenanomalien, Herzmißbildungen u. a. aufweisen kann. Da
mehrere Familienmitglieder betroffen sein können, wird autosomal rezessiver Erbgang
angenommen. Chromosomenaberrationen der Gruppe F sind bisher selten beobachtet
und nicht immer von anderen Untersuchern bestätigt worden.

G-Trisomien

Die *Trisomie 21 – Mongolismus (Morbus Langdon-Down)* – ist charakterisiert durch
gedrungenen Körperbau mit plumpen Gliedmaßen, Mikrozephalie, Bänderschlaffheit,

sog. Vierfingerfurche der Hände, Klinodaktylie, Akrozyanose, Cutis laxa et marmorata. Typische ophthalmologische Symptome sind die hellen Irisfleckchen des Säuglings (Brushfield spots) und Epikanthus, ferner sieht man Cataracta coerulea, Strabismus, Ektropium der Lider, Keratokonus, Brechungsanomalien. Die Entwicklung ist retardiert, besonders auch die statische; Schulfähigkeit wird infolge der herabgesetzten Intelligenz selten erreicht. Exitus letalis meist vor dem 25. Lebensjahr.

Tranos-Sfalangakos u. Mitarb. (1978) stellten bei 53 Down-Patienten in 85% der Fälle Anomalien des Fundusgefäßsystems fest.

Das *Oculo-anal-Syndrom* ist zuerst 1878 in einer Beschreibung von Haab festgehalten. Die typische Symptomatik bietet neben antimongoloiden Lidspalten, Hypertelorismus, Epikanthus, Strabismus, Myopie, ein- oder doppelseitigen Uveakolobomen, ein- oder beidseitigem Mikrophthalmus eine Analatresie. Ferner können Retrovaginalfistel, Ohrmißbildungen, Wirbelanomalien, Nierenmißbildungen zu finden sein.

Gonosomale Aberrationen

Bei gonosomalen Chromosomopathien ist über neuroophthalmologische Symptome nur in seltenen Fällen berichtet worden; über Epilepsie, Hyper- und Depigmentierungen von Makula und temporaler Retina, Anomalien des knöchernen Schädels bei überzähligen X-Chromosomen; über Mikrozephalie, Mikrophthalmus und Pseudohermaphroditismus; über Kolobome beim *Klinefelter-Syndrom*; über Ptosis, Nystagmus, Strabismus, Refraktionsanomalien und Farbsinnstörungen beim *Turner-Syndrom*; über Exophthalmie und Hypertelorismus bei Trisomie E und XXY und schließlich über Iris- und Aderhautkolobome bei XXY-Syndrom.

28.11. Weitere entwicklungs- oder erbbedingte Störungen

Die *familiäre Dysautonomie* (Riley-Day-Syndrom) bietet die Symptome fehlende oder abgeschwächte Hornhautsensibilität bei herabgesetzter Tränensekretion, Strabismus divergens, Tortuositas vasorum fundi, relative Schmerzunempfindlichkeit, fehlende oder abgeschwächte Sehnenreflexe. Es handelt sich um eine Störung des vegetativen Nervensystems mit überwiegender Beteiligung des Parasympathikus; Spontanfrakturen kommen vor.

Bei der *Norrie-Erkrankung* (= kongenitale progressive okulo-akustische-zerebrale Degeneration) kommt es kurz nach der Geburt zur Ausbildung eines Pseudoglioms mit sekundärer Phthisis bulbi aus ungeklärter Ursache. In zwei Dritteln der Fälle werden geistige Störungen, Anomalien im EEG und des Innenohres sowie histologische Veränderungen im Corpus geniculatum laterale, in der Hirnrinde, in Mesenzephalon und Pons gefunden. Familiäre Kasuistik von Schmitz-Valckenberg (1977).

Beim *Cogan-Syndrom* findet sich die Kombination Innenohrtaubheit, Menière-ähnliche Symptome mit interstitieller Keratitis. Vaskuläre Genese wird vermutet.

Das *Marinescu-Sjögren-Syndrom* stellt eine hereditäre zerebellolentale Degeneration mit Oligophrenie dar, bei der neben der Katarakt auch Optikusatrophie und Pigmententartung der Netzhaut vorkommen können. Von Marinescu sind die Erkrankungsfälle der Friedreichschen Ataxie zugeordnet worden. Möglicherweise liegt eine angeborene Stoffwechselstörung zugrunde.

Der *Status Bonnevie-Ullrich* bietet als Leitsymptom ein Pterygium am Hals oder an den Gelenken, ferner bestehen Minderwuchs, Infantilismus, überwiegend symmetrische Extremitätenanomalien, Hirnnervenausfälle besonders des N oculomotorius und N. facialis, Balkenmangel, EEG-Veränderungen, Intelligenzdefekte u. a. Der Erbgang wird als unregelmäßig dominant angenommen.

29.   Schädel-Hirn-Trauma und Sehorgan

Verletzungen spielen im Leben des Einzelnen und der Gesellschaft eine bedeutende Rolle. Große Morbiditätsstatistiken ergeben, daß 4–5% der Bevölkerung eines Industrielandes jährlich einen Unfall erleiden. Kopftraumen nehmen darunter einen bedeutenden Platz ein. In der Bundesrepublik Deutschland werden je Jahr 100000 bis 200000 Kopfverletzte in Kliniken aufgenommen, darunter 15000–30000 schwere Schädel-Hirn-Verletzungen. Knapp ein Drittel aller Verletzungen betrifft den Kopf. Ursächlich stehen dabei die Verkehrsunfälle im Vordergrund. 60% der Verkehrsunfalltoten sterben direkt, weitere 13% indirekt an dem erlittenen Schädel-Hirn-Trauma. Diese Zahlen belegen die Bedeutung der Neurotraumatologie. *An diesen Kopftraumen ist das Sehorgan wiederum in mehr als 10% beteiligt.*

29.1.   Primäre Beteiligung des Sehorgans bei Kopfverletzungen

Eine unmittelbare Einwirkung der verletzenden Gewalt auf das Sehorgan findet vor allem am Auge statt. Je nach dem Umfang der Begleitverletzungen ergeben sich die verschiedensten Kombinationen. Die eigentlichen Augenverletzungen sind im Folgenden nicht besprochen, die Sehnervenverletzungen werden im Kapitel 3.6. dargestellt (Comberg und Goder 1968, Leitholt 1959, Schmaltz und Schürmann 1971).

Orbitaverletzungen

Traumen der Augenhöhle sind in Art und Ausdehnung sehr different. Die einwirkende Gewalt kann scharf oder stumpf sein, die Verletzungsfolge ist dann mehr oder weniger begrenzt. Orbitarandbrüche sind meist von Orbitawandbrüchen begleitet, was umgekehrt seltener ist. Orbita*boden*frakturen müssen wegen der Gefahr posttraumatischer Doppelbilder operativ korrigiert werden, bedürfen daher der diagnostischen Abklärung. Dies gilt besonders für die *blow-out-Frakturen*, ausgedehnten Orbitabodenzertrümmerungen durch runde stumpfe Gewalten. Auch die begleitende Jochbeinfraktur muß reponiert werden (Hötte 1970, Loew 1959, Schürmann 1974, Whyte 1968).
Der *traumatische Enophthalmus* zeigt Augenkoordinationsstörungen durch die Lageveränderung und durch Augenmuskellähmungen. Er ist operativ zum Teil nur schwierig zu korrigieren. Der *traumatische Exophthalmus* beruht auf retrobulbären Blut- oder Luftansammlungen (orbitale Pneumatozele). Letztere stammen aus den Nebenhöhlen. *Scharfe Traumen* lassen den Bulbus nicht selten unverletzt, täuschen aber nicht selten über die wahre Tiefe durch die kleine äußere Wunde. Hier bedarf es der speziellen chirurgischen Versorgung. Sondierungen können zum Tieferschieben von Keimen führen! Damit sind penetrierende Orbitaverletzungen in ihrer *Prognose kaum zu überschauen* (Neubauer 1970).

Verletzungen des Mittelgesichtes

Gesichtsschädelverletzungen werden meist durch stumpfe Gewalten hervorgerufen. Es entstehen typische Bruchlinienverläufe, die nach Le Fort eingeteilt werden (Abb. 305).

Die häufigste Form (Le Fort II) verläuft quer durch das Nasenbein, die Processus frontales und das Tränenbein in die Lamina papyracea des Orbitabodens, passiert die Fissura orbitalis inferior und abermals den Orbitaboden und trennt das Jochbein quer. Bei Le Fort II und III wird der Oberkiefer in toto von der Schädelbasis abgetrennt; damit ist der Orbitaboden mobil (ausgeprägte Doppelbilder, Schädigungen von Augenmuskeln und benachbarten Nerven). *Klinisch* finden sich Druckschmerz und Verformung, außer beim ausgedehnten lokalen Hämatom. Das Beklopfen der Oberkieferzähne kann einen „Schachtelton" ergeben. Spitze Knochensplitter können den Augapfel verletzen. Beweisend sind Röntgenaufnahmen, mitunter in Form der Tomographie (Hager 1973).

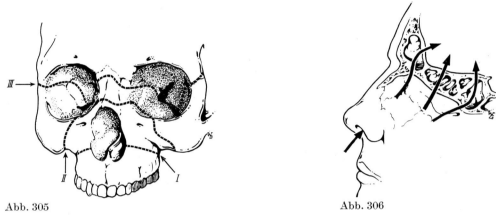

Abb. 305   Abb. 306

Abb. 305. Mittelgesichtsbrüche nach Le Fort I–III

Abb. 306. Möglichkeiten der intrakraniellen Infektion bei frontobasalen Frakturen

Verletzungen des Nasennebenhöhlensystems, speziell frontobasale Frakturen

Das Schrifttum über diese spezielle und praktisch wichtige Verletzungsform ist in den letzten Jahren sehr umfangreich geworden (z. B. Dietz 1970, Gerlach 1971, Goldhahn und Goldhahn 1967, Probst 1971). Vornehmlich Verkehrs- und Arbeitsunfälle bilden die auslösende Ursache. *Klinisch* handelt es sich um Kombinationen von Stirnbeinbruch und Bruch der vorderen Schädelbasis, wobei die Stirnhöhlen nicht selten die Verletzung des Hirns vermeiden lassen. Auch wenn die Hautwunde fehlt, handelt es sich um eine *offene* Fraktur; über das eröffnete Nasennebenhöhlensystem wird das Hirn infektionsgefährdet (Abb. 306). Sichtbare Impressionen können fehlen, Röntgenaufnahmen (evtl. Tomographie) zeigen das Ausmaß der Frakturen. Wichtig ist die Suche nach der Nasoliquorrhoe, da der Liquor beim flach liegenden Patienten an der Rachenhinterwand herunterfließt. Die Gefahr der Meningitis besteht auch noch nach Monaten und Jahren, wobei dann die Ursache verkannt wird.

Beteiligung des Sehorgans bei frontobasalen Frakturen: Sehr häufig ein- oder doppelseitige Lidhämatome (primär am Oberlid), Exophthalmus, direktes Anstechen des Bulbus, vorübergehende oder häufiger dauernde Amaurose durch Fraktur des Canalis n. optici. Durch die offene Verbindung zu den Siebbeinzellen kann Luft in die Orbita eindringen (Orbitalemphysem). Doppelbilder sind Folge von Bulbusverlagerung, Augenmuskelverletzung oder Augenmuskelnervalteration. Pupillen: Zunächst mitunter Erweiterung und Entrundung einer Pupille durch Schmerz in unmittelbarer Augenumgebung; dies pflegt rasch abzuklingen. Die weite Pupille kann auch auf direkte

Schädigung des Optikus in seinem Kanalabschnitt (andauernde Mydriasis) zurückzuführen sein; Beweis ist die amaurotische Pupillenstarre. Häufig fehlen Pupillenbeteiligungen. Schließlich können Hirnnervenverletzungen durch Kontusionen, Hämatome usw. Ursache von Pupillenerweiterungen sein. Ein wesentlicher Wert für die Diagnose frontobasale Fraktur fehlt demnach der Pupillenbeobachtung.

Therapie: Fissuren ohne Liquorrhoe werden nicht operiert. Impressionen der Stirnhöhlenvorderwand werden gehoben. Hinterwandfrakturen beteiligen meist Dura und Hirn, werden deshalb durch den Neurochirurgen versorgt. Siebbeintrümmerbrüche werden stets operiert. Operationsziel ist: Ausräumung der Stirnhöhle, Entfernung zersplitterten Knochens, plastischer Verschluß der Dura. Bei begleitenden Orbitadachfrakturen werden auch die orbitalen Siebbeinzellen versorgt.

Verletzungen der Sehrinde

Schädigungen des Okzipitalhirns treten im Krieg häufig, im täglichen Berufsleben dagegen selten auf. Okzipitalhirnschüsse sind meist Tangential- oder Querschüsse. Verletzende Instrumente sind nicht selten im gespaltenen Hinterhauptknochen noch eingeklemmt. Ihre Entfernung kann zur profusen Sinusblutung führen. *Klinisch* sind subjektive Ausfälle erst bei klarem Bewußtsein nachweisbar. Bei der Hälfte der Patienten findet sich eine totale kontralaterale Hemianopsie mit „zerschnittener" oder „ausgesparter" Makula. Hemianopische Aufmerksamkeitsschwächen werden durch den *optischen Zählversuch* nachweisbar; sie sind häufiges Restsymptom nach okzipitalen Verletzungen. Photismen treten bevorzugt im hemianopischen Gesichtsfeld auf. Sie scheinen von der unmittelbaren Umgebung der Fissura calcarina auszugehen. Bei der Rindenblindheit fehlen sowohl die optischen Einstellbewegungen, als auch optokinetischer Nystagmus und Fusion. Eine primäre Aussage über die postoperative Restitution des Sehvermögens ist unmöglich.

29.2. Sekundäre Beteiligung des Sehorgans bei Schädel-Hirn-Traumen

Bei den meisten Schädel-Hirn-Traumen ist das Sehorgan in irgendeiner Weise für kurze oder längere Zeit beteiligt. Entsprechend den differenten beteiligten Regionen entstehen auch Kombinationen von Augensymptomen, so daß eindeutige Aussagen über den Ursprungsort der Symptomatik seitens des Sehorgans dann unmöglich sind.

Traumen im Großhirnbereich

Großhirntraumen spielen die führende Rolle unter den Schädel-Hirn-Verletzungen. Sie sind meist gedeckt, haben also keine direkte Verbindung zu äußeren Wunden. Häufig fehlt sogar eine Kalottenfraktur, trotzdem sind die einwirkenden Gewalten erheblich. *Reversible Hirntraumen* entstehen durch breitflächige Gewalteinwirkung. Nach der Minuten bis Stunden dauernden Bewußtlosigkeit zeigen sich Durchgangssyndrome (Uneinsichtigkeit, Desorientiertheit, Antriebsstörung). Hinzu kommen Erinnerungslücken (antero- und retrograde Amnesie), vegetative Syndrome, Brechreiz und Erbrechen, Kopfschmerzen, Kreislauflabilität, z. T. auch Schock. Neurologische Zeichen sind sehr selten und flüchtig (Friedrich und Weickmann 1974, Holub 1961).

Eine spezifische *Pupillensymptomatik* fehlt bei diesen Hirnerschütterungen. Reagierende seitengleiche, aber sehr weite Pupillen beim Bewußtseinsklaren oder nur kurz bewußtlos Gewesenen sind Zeichen des Schocks.

Die Geschwindigkeit der Lichtreaktion pflegt gegenläufig zur Tiefe der Bewußtlosigkeit zu sein (Tönnis und Steinmann 1951). Da jedoch Lebensalter, Grundzustand der Hirn-

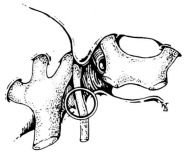

Abb. 307. N. oculomotorius und Klivuskante

durchblutung, Konstitution usw. schon normalerweise erheblichen Einfluß auf die Lichtreaktion haben, sind auf ihr aufgebaute prognostische Traumaeinschätzungen unmöglich. *Irreversible Hirntraumen* zeigen zwar pathologisch-anatomisch stets Verletzungen des Hirns, keineswegs aber immer klinische Ausfälle. Stumme Bezirke sind z. B. mit den bekannten Untersuchungsverfahren oft nicht zu erfassen. Bei der Beurteilung und Begutachtung entstehen große Schwierigkeiten, nur der in Feinheiten der psychiatrischen Exploration erfahrene Gutachter kann hier helfen. Die Querschnittbeobachtung ist insbesondere zur Klärung der Frage Kontusionsherd + Ödem (also keine Operationsindikation) oder intrakranielles raumforderndes Hämatom wichtig. Irreversible Hirnschädigungen durch Kontusionsherde können alle Hirnbereiche treffen, die klinischen Bilder sind bei Beteiligung mehrerer Regionen gemischt. Der *Rindenprellungsherd* ist Folge der direkten Gewalteinwirkung oder des Contre-coup am entgegengesetzten Pol des Kopfes. An der Grenzfläche Rinde–Mark entstehen Zerreißungen durch rotatorische Kräfte.

Augensymptome bei Kontusionen des Großhirns nehmen ihren Ausgang zwischen Chiasma und Sehrinde, sind also mannigfaltig Die Bahn- oder Nervschädigung erfolgt entweder direkt durch den Kontusionsherd oder fortgeleitet durch das Ödem (letzteres nicht vor 10–15 Stunden nach dem Trauma). Das Ödem, das oft die ganze Hemisphäre, mitunter auch die Gegenseite ergreift, setzt anliegende Gebilde zwischen Hirn und Schädelkapsel unter Druck, insbesondere Hirnnerven mit einem langen Verlauf auf der Schädelbasis. Der N. oculomotorius kann gegen die Klivuskante gedrückt werden (Abb. 307), der N. abducens gerät sowohl in Hirnstammnähe als auch an der Pyramide unter Zug und Druck. Etwas summarisch muß man sagen, daß es keine für eine Hirnkontusion typische Augensymptomatik gibt. Es hat aber die Pupillenbeobachtung bei sinnvoller Kombination mit der Beobachtung von Atmung, Kreislauf, Blutdruck (getrennte Schreibung von systolischem und diastolischem Druck), Bewußtseinslage, neurologischem Befund und möglichen instrumentellen Maßnahmen durchaus einen Wert. Allerdings ist der diagnostische Schluß „einseitig extrem weite und lichtstarre Pupille = gleichseitiges intrakranielles Hämatom" *nicht zulässig*. Es kann aber ein Hämatom vorliegen, das demzufolge weiterer Diagnostik bedarf. Da die kontusionellen Hirnverletzungen in ihren schwereren Formen keine Beschränkung auf das Großhirn zeigen, sondern oft mit Hirnstammerschütterungen verbunden sind, ergeben sich entsprechende Kombinationen von Symptomen. Die Vollform weist seitengleiche etwa mittelweite und lichtstarre Pupillen auf; beide Augen sind in Mittelstellung, spontane Augenbewegungen fehlen. Das vestibulookuläre System ist komplett ausgefallen, was meist den letalen Ausgang anzeigt. Von diesem Vollbild lassen sich weniger ausgeprägte Formen mit besserer Prognose ableiten. Es ergibt sich eine Stufenleiter der Augensymptomatik bewußtloser Schädel-Hirn-Verletzter:

1. Fallweise fehlende spontane Augenbewegungen, Pupillen nicht unbedingt gleich weit, geringe Lichtreaktion

2. Lichtstarre Pupillen beiderseits, z. T. nicht seitengleich, uncharakteristische Pupillenweite, oft spontane Augenbewegungen
3. Mittelweite, seitengleiche, lichtstarre Pupillen. Mitunter spontane Augenbewegungen
4. Pupillen seitengleich mittelweit und lichtstarr, keine spontanen Augenbewegungen, Augen in Mittelstellung (*Ophthalmoplegisches Syndrom*)
5. Extrem weite und lichtstarre Pupillen, keine spontanen Augenbewegungen, beide Augen in Mittelstellung (nach Mifka)

Die Kombinationen von primären und sekundären Schäden am Hirnmantel und am Hirnstamm führen in ihrer ausgeprägten Form zur *protrahierten posttraumatischen Enzephalopathie*, dem morphologischen Substrat des *apallischen Syndroms*. Funktionell fallen ausgedehnte Bezirke der Großhirnrinde aus, der Patient existiert nur noch aufgrund der Funktion seines Hirnstamms. Die *Augensymptomatik* ist nicht einheitlich. Anisokorien können anhalten, aber auch rasch verschwinden, desgleichen die nicht seltene Bulbusdivergenz. Bei der Beurteilung der konjugierten Augenbewegungen ist jedoch zu beachten, daß 50% der verstorbenen Apalliker auch Nekrosen in der Formatio reticularis aufweisen, es sich hier also um eine kombinierte Schädigung handelt.
Zu den *komprimierenden Hirnverletzungen* gehören drei Verletzungsformen: Impressionsfraktur, posttraumatisches Ödem und intrakranielle Blutung, wobei Kombinationen möglich sind, die dann die diagnostische Abgrenzung erschweren. Die *Augensymptomatik* bei *Impressionsfrakturen* kombiniert sich aus lokalen Schäden durch die Impression und entferntere begleitende Hirnkontusionen. Letztere fehlen bei 25% der Impressionen, damit auch die Augensymptomatik. Kleine Durazerreißungen bedingen die algetische Pupillenerweiterung. Eine typische Augensymptomatik fehlt demnach.
Das *posttraumatische Hirnödem* bildet sich auf dem Boden der lokalen oder allgemeinen Hypoxie. *Augensymptome* finden sich als zunächst meist herdseitige Pupillenstörungen, als Miosis beginnend, in Mydriasis mit Abnahme der Lichtreaktion und der spontanen Augenbewegungen übergehend. *Diese Symptome können auch ein intrakranielles Hämatom zur Grundlage haben!* Entscheidend sind die Karotisangiografie und/oder die Computertomografie; ein Hämatomecho im Echoenzephalogramm kann Hinweise geben Lanksch, Grumme und Kazner 1978).

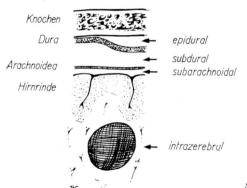

Abb. 308. Lokalisation intrakranieller Blutungen

Intrakranielle Blutungen (Abb. 308) kommen in folgenden Bereichen vor: intrazerebral, subarachnoidal, subdural, epidural und als Kombination. Klinische Erscheinungen machen Reizungen durch das ausgetretene Blut und die intrakranielle Raumbeengung. Letztere ist von wesentlich größerer Bedeutung. Das *akute Subduralhämatom* geht von eingerissenen Leptomeningealgefäßen, Brückenvenen und Sinusverletzungen aus und zeigt eine eingerissene Arachnoidea. Im aufgetriebenen Subduralraum breitet sich das

Hämatom über die Hemisphäre aus. In flacher Form ist es häufiger Begleiter von Kontusionen, ab 10 mm Stärke wirkt es raumfordernd und bildet damit die Operationsindikation. Sie kommen auch kombiniert mit Epiduralhämatomen vor. *Chronische Subduralhämatome* entwickeln sich langsam in Wochen und Monaten und haben meist eine Kapsel. Klinisch kommt es nach unspezifischen Kopfschmerzen, Bewußtseinsstörungen, einzelnen Hirnnervenausfällen zum chronischen Hirndruck. Diagnostisch führen die Karotisangiographie (Abb. 309) und/oder die Computertomografie.

Das *Epiduralhämatom* entsteht durch Ein- oder Abriß der A. meningea media oder eines ihrer Äste und zeigt Blut zwischen äußerem Durablatt und Schädelinnenfläche. Es bildet sich eine rasch an Größe zunehmende halbkugelige Vorwölbung an der Basis der Temporalschuppe, die rasch zu klinischen Zeichen führt und rasch operiert werden muß. Seltener ist die frontale oder okzipitale Lokalisation, ausnahmsweise ist auch die hintere Schädelgrube betroffen (Abb. 310). Klinik: Rascher Symptomeintritt. Neben Halbseitenzeichen, Blutdruckanstieg, Pulsfrequenzanstieg oder -abfall, Atemfrequenzstörungen wird der Pupillensymptomatik meist eine erhebliche Bedeutung zugemessen. Streckkrämpfe sind besonders bedrohliche Symptome. Die gleichseitig weite Pupille als Leitsymptom des raumfordernden Hämatoms trifft nur teilweise zu. Die Tabelle nach Mifka gibt hierüber Auskunft. Die Ursachen für eine einseitige Mydriasis sind mannigfaltig. Medikamenten- und Alkoholeinwirkung kann die Pupillensymptomatik überdecken. Doppelseitige Hämatome kommen ebenfalls vor. Morphium kann sogar zu doppelseitig engen Pupillen führen. Mittelweite seitengleiche und lichtstarre Pupillen deuten jedenfalls auf begleitende schwerere Hirnschäden oder ein ausgedehntes Hirnödem. Generell soll nicht auf das Auftreten einer sehr weiten Pupille gewartet werden, sondern schon bei Anisokorien die Hämatomdiagnostik anlaufen. Die Echoenzephalographie zeigt beim positiven Ausfall ein Hämatomecho.

Falls keine Möglichkeit zur Angiografie und /oder Computer-Tomografie besteht, muß die Klärung mit Hilfe von Probebohrungen erfolgen, und zwar in der nächstgelegenen chirurgischen Einrichtung, da jeder Transport die Überlebenschancen mindert. *Intrazerebrale Blutungen* sind in Verbindung mit kontusionellen, also schwereren irreversiblen

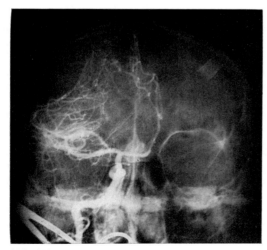

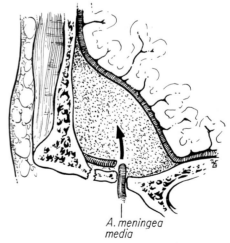

A. meningea media

Abb. 309

Abb. 310

Abb. 309. Angiogramm eines Subduralhämatoms
Abb. 310. Epiduralhämatom (schematisch)

Tabelle 26. Pupillensymptomatik bei raumfordernden Hämatomen und Impressionsbrüchen (nach Mifka)

	Epidurale Hämatome		Epiduralhämatom + kontralaterales Subduralhämatom		Epiduralhämatom + homolaterales Subduralhämatom		Epiduralhämatom + homolateraler Impressionsbruch		Subduralhämatom + homolateraler Impressionsbruch		Subduralhämatom		Summe	
	A	B	A	B	A	B	A	B	A	B	A	B	A	B
Herdseitige Pupille weiter	6	2	–	1	1	1	–	–	1	–	1	7	9	11
Kontralaterale Pupille weiter	1	–	1	–	–	2	–	–	–	–	–	–	2	2
Pupillen gleich weit	3	1	–	1	1	–	–	2	–	1	–	4	4	9
													15	22 = 37
Beide Pupillen lichtstarr	1	2	–	1	1	2	–	1	–	–	–	6	2	12
Luzides Intervall	6	1	–	2	–	–	–	–	–	–	–	1	6	4
Relatives luzides Intervall	5	–	–	–	–	2	–	–	–	1	–	1	5	4
Durchgehend bewußtlos	–	2	–	–	2	1	–	3	–	–	1	9	3	15
													14	23 = 37

A = überlebende Patienten   B = verstorbene Patienten

Hirntraumen ziemlich häufig. Raumfordernd und damit operationsindizierend sind sie nur selten. Klinisch findet sich eine Kombination von Lokalsymptomen mit den Zeichen des mehr oder minder rasch auftretenden Hirndrucks. Eine Abgrenzung gegen Sub- oder Epiduralhämatome erreichen das Angiogramm und Computer-Tomogramm. Eine typische Pupillensymptomatik besteht nicht.

Traumen im Kleinhirnbereich

Isolierte Kleinhirnverletzungen gehören zu den Seltenheiten, desgleichen infratentorielle raumfordernde Hämatome. Ihre klinische Diagnostik ist schwierig; Zeichen der Hirnstammkompression können im Vordergrund stehen. Die *Augensymptome* scheinen auf den Nystagmus beschränkt (direkte sensorische Kleinhirnbahn des N. vestibuli). Der im Kleinhirn lokalisierte Nystagmus ist grobschlägiger als der vestibuläre Nystagmus; die stärkere (gröbere) Komponente zeigt zur Herdseite. Medulläre Bilder können durch die Einklemmung der Kleinhirntonsillen in das Foramen occipitale magnum entstehen.

Traumen im Bereich des Stammhirns

Der Stammhirnbereich wird sowohl primär als auch sekundär bei Kopftraumen in Mitleidenschaft gezogen. Makroskopisch entstehen multiple kleine Blutungen aus direkten

Gefäßverletzungen. Meist kommen die Betroffenen rasch ad exitum. Die multiplen Blutungen kommen auch sekundär als posttraumatische Ödemfolge öfters vor.

Augenbefunde: In Mittelhirn und Pons liegen die für die Augenbewegungen wesentlichen Hirnnervenkerne, insbesondere des N. oculomotorius, des N. trochlearis und des N. abducens. Die Trochlearisfasern wechseln zur Gegenseite. Die Verbindungen gehen sowohl zum Kortex als auch weit in die Vordersäule des Rückenmarkes. Über die dadurch möglichen horizontalen Blickbewegungsstörungen informiert Abb. 311. Die Feststellung eines Nystagmus ist selten, wobei ein angeborener Nystagmus zunächst auszuschalten ist. Anderenfalls liegt die Schädigung im Labyrinth oder im Kern oder in der Rinde. Pyramidenfraktur oder EEG-Nachweis eines Kontusionsherdes können weiterhelfen. Störungen der *konjugierten Augenbewegungen* sind beim Hirntraumatiker häufiger zu sehen. Die oben angegebene Stufenleiter zeigte, daß die Abnahme der spontanen Augen-

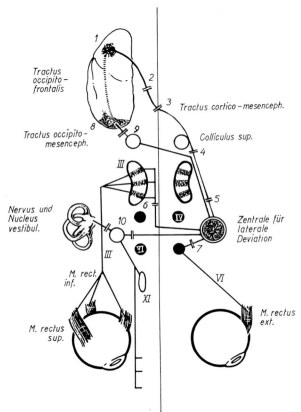

Abb. 311. Störungsmöglichkeiten der horizontalen Blickbewegungen. *1* Störung liegt im kortiko-frontalen okulomotorischen Zentrum (vorübergehende kortikale Lähmung zur gegenüberliegenden Seite mit konjugierter Abweichung zur gleichen Seite), *2* Störung liegt subkortikal-frontal (permanente konjugierte Lähmung zur gegenüberliegenden Seite), *3* Störung liegt an der Kreuzungsstelle (bilaterale Lähmung der konjugierten Bulbusbewegungen), *4* Störung liegt nahe dem Colliculus superior (Verlust der vertikalen und lateralen Blickwendung zur ipselateralen Seite), *5* Störung unter dem Colliculus superior (konjugierte Lähmung zur ipselateralen Seite), *6* Störung im hinteren Längsbündel (vordere internukleäre Lähmung), *7* Störung unter dem Mittelhirnzentrum (hintere internukleäre Lähmung), *8* Störung in der okzipitalen Sehrinde (Fixations- und Fusionsparese), *9* Störung unterhalb der Sehrinde (Fixationslähmung), *10* Störung im Vestibularnerv und seinen zentralen Verbindungen (Verlust der vestibularen Reflexe)

bewegungen auf eine ernste Prognose hinweist. Ophthalmoplegien können partiell oder total sein. Klinisch wichtig ist die Differenzierung zwischen mesenzephaler oder pontiner Ursache. Der Lagophthalmus (Fazialisbeteiligung) weist auf pontine Lokalisation, also ungünstigere Prognose. Kortikal bedingte Blicklähmungen weichen kontralateral, hirnstammbedingte dagegen herdseitig ab.

Die *internukleäre Ophthalmoplegie* (mangelhafte Ab- bzw. Adduktion eines Auges beim Horizontalblick) kann beim Schädel-Hirn-Trauma in der Aufwachphase beobachtet werden.

Die *konjugierte Bulbusdeviation* (Bulbuspendeln) in der Horizontalebene ist ein prognostisch ungünstiges Zeichen. Nachdem zunächst das Pendeln unter Lichtreiz, also bei geöffneten Augen nachweisbar ist, wird in der Spätphase eines Schädel-Hirn-Traumas die Elektronystagmographie nötig, da das Pendeln beim passiven Augenöffnen verschwindet. Gleichzeitige Pupillenstarre deutet auf Zustandsverschlechterung, erhaltene Lichtreaktion auf die Möglichkeit des Überlebens. Endstadien zeigen keine Pendelbewegungen mehr. Regelmäßige Kontrollen des Pendelns bestimmen also seine Wertigkeit für Diagnose und Prognose.

Sehr selten sind beim Hirntraumatiker Abweichungen der Augenbewegungen in der *Vertikalebene* und *unkontrollierte dissoziierte Deviationen* sowie die *Hertwig-Magendiesche Schielstellung* (ein Auge weicht nach oben außen, das andere nach unten innen ab). Die Schädigung ist in Mittelhirnhaube, Vierhügelregion, z. T. auch im Kleinhirn zu vermuten. Es ist ein Übergangszustand, ebenso wie das *Divergieren der Bulbi*, das nicht selten in der ersten Phase nach einem schweren Schädel-Hirn-Trauma kurzfristig auftreten kann. Bei späterem Nachweis zusammen mit lichtstarren Pupillen belegt es die ungünstige Prognose. Lokalisiert wird in die Brücke.

Das *konjugierte Bulbusabweichen* (*Déviation conjuguée*) zeigen etwa 15% aller frischen Schädel-Hirn-Traumen. Es weist auf Stirnhirn oder innere Kapsel oder Mittelhirn. Letztere Lokalisation zeigt die längere Symptomdauer und schlechtere Prognose. Der gesamte Kopf kann an der Deviation mitbeteiligt sein. Prozentual häufiger tritt die Déviation conjuguée beim Schlaganfall, der Blutung in die innere Kapsel, auf. Es kann sich also durchaus um einen Unfall als Folge eines Schlaganfalls handeln, womit sich die lokalisatorische Beurteilung des Symptoms Deviation ändert.

Mit wenigen Ausnahmen treten Störungen der Augenbewegung bei Stammhirntraumen nur vorübergehend auf, können aber bei Beachtung der Pupillensymptomatik, des Bewußtseins und der Neurologie recht präzise Aussagen zu Lokalisation und Prognose erlauben.

Differentialdiagnostisch wichtig sind Augenmuskellähmungen im Gefolge von *Schädelbasisbrüchen*. Die seltene Beteiligung des N. trochlearis findet sich bei Stirnhöhlenbasis- und -hinterwandbrüchen, häufiger sind Okulomotorius und Abduzens betroffen. Klinisch wichtig ist die Differentialdiagnose „Okulomotoriusschädigung durch Basisbruch oder durch Einklemmung im Tentoriumschlitz bei Hämatom oder Ödem". Für die Einklemmung spricht die sehr weite und lichtstarre Pupille, die operative Entlastung muß folgen.

29.3.   Spätfolgen von Schädel-Hirn-Traumen am Sehorgan

Entsprechend ihrer Häufigkeit und klinischen Bedeutung seien eine Reihe von Krankheitsbildern ausgewählt (s. a. Grodan und Simig 1960).

Karotis-Sinus-cavernosus-Aneurysma

In 2,2% der schweren Schädel-Hirn-Traumen tritt eine arteriovenöse Fistel innerhalb des Sinus cavernosus auf, bedingt durch eine traumatisch (oder seltener auch spontan entstandene) Wandläsion der A. carotis interna. Entstehungshypothese von Parkinson: Regelmäßig vorhandene Gefäße, die innerhalb des Sinus cavernosus aus der Karotis entspringen, werden durch die beim Trauma auftretenden Schleuder- und Abscherkräfte ein- oder abgerissen (Truncus meningo-hypophyseos, Arterie des Sinus cavernosus inferior, Abb. 312) (Rey, Cophignon, Thurel und Thibaut 1975).

Symptome: Exophthalmus, Bulbuspulsation, pulsierende Venenveränderungen in der Augenumgebung, venöse Stauungen am Auge, lokale Augenveränderungen, Glaukom, Visus- und Gesichtsfeldbeeinträchtigung, Hirnnervenschäden, Gehörbeeinträchtigung, pulssynchrone Geräusche, Hämorrhagien, hämodynamische Rückwirkungen auf Herz und Kreislauf. Die Bulbuspulsation ist in den letzten Jahren, wohl aufgrund der rascheren Diagnose, seltener zu beobachten, desgleichen pulsierende Venenveränderungen und Glaskörperblutungen. Optikusveränderungen erscheinen etwas häufiger. Das Glaukom kann kaum noch beobachtet werden. Visusverschlechterungen haben viele der Patienten; das Gleiche gilt für die Hirnnervenschäden (Nn. abducens, oculomotorius, trochlearis, 1. und 2. Trigeminusast), bedingt durch den Nervenverlauf innerhalb des Aneurysmas (Abb. 313).

Leitsymptom bleibt das pulssynchrone Geräusch, vornehmlich über dem Bulbus, so daß folgende Hauptsymptome eines Karotis-Sinus-cavernosus-Aneurysmas zu nennen sind: Exophthalmus, pulssynchrones Rauschen und Abduzensparese. Differentialdiagnostisch sind lediglich Ophthalmika-Aneurysmen und arteriovenöse Angiome im Retrobulbärraum auszuschließen. Beweisend ist das Karotisangiogramm. Die Behandlung ist (mit wenigen alters- und zustandsbedingten Ausnahmen) operativ, teils durch

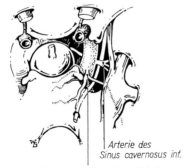

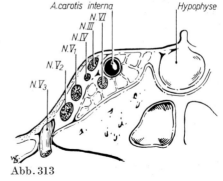

Abb. 312

Abb. 313

Abb. 312. Gefäße, die aus der A. carotis int. innerhalb des Sinus cavernosus abgehen

Abb. 313. Hirnnervenverlauf innerhalb des Sinus cavernosus

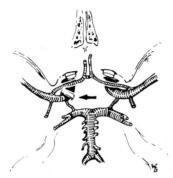

Abb. 314. Intrakranielle Unterbindung der A. carotis int. proximal des Abgangs der A. communicans post.

Eingriffe via Halsteil der A. carotis interna, teils durch intrakranielle Eingriffe an der Karotis (Abb. 314) und teils durch direkte Eingriffe am Aneurysma. Rezidive können auch noch nach mehreren Jahren auftreten.

Arachnoiditis opticochiasmatica

Die *Arachnoiditis opticochiasmatica* ist nicht selten eine Traumafolge; auf sie ist in Kapitel 4.3. eingegangen. Ihre Behandlung erfolgt in leichteren Stadien mit Kortikoiden, vasoaktiven Präparaten und leichter Entwässerung. Beim Fortschreiten der Augensymptomatik sollte die Operation erwogen werden.

Posttraumatische Optikusatrophie

Sie kommt nach etwa 1,5% aller Schädel-Hirn-Traumen vor, wobei rascher Eintritt infolge direkter Optikusschädigung führt (Abriß, Optikusquetschung durch Knochensplitter, Kompression durch Optikusscheidenhämatom). Spätschäden haben folgende Ursachen: Optikuskontusion, Verschlüsse ernährender Gefäße, Kallusdruck, Druck durch einschneidende Arachnoiditis, Embolie der A. centralis retinae. Operative Eingriffe sind nur bei Kallusdruck und Arachnoiditis angezeigt. Klinisch zeigen sich mehr oder weniger rasch auftretende Visusminderungen sowie atypische Gesichtsfelddefekte.

Posttraumatische optische Halluzinationen

Flimmern, Sternchensehen, Schwarzwerden vor den Augen u. ä. sind unmittelbar nach Schädeltraumen nicht selten, werden allerdings nur bei fehlender Bewußtseinsstörung bemerkt. Sie sind Reizerscheinungen der zentralen optischen Zentren. Okzipitale Kontusionen lassen sie auch als Spätsymptom auftreten, und zwar anfallsweise und mit einer Begrenzung, die dem verletzten Kalkarinabezirk entspricht (Hemianopsie, Quadrantenanopsie usw.). Es kann folgende Reihenfolge beobachtet werden: Flimmerskotom, Photopsie, optische Halluzination; teilweise schließen sich epileptische Krämpfe unmittelbar an, es handelt sich dann um eine Form der posttraumatischen fokalen Rindenepilepsie. Therapeutisch kommt zum Teil die operative Lösung der Hirn-Dura-Narbe in Frage.

29.4. Begutachtungsfragen

Die Begutachtung erfolgt aufgrund der Befunde bei der ersten ärztlichen Untersuchung nach dem Trauma, möglichst häufiger Kontrolluntersuchungen, Aussagen von Spezialuntersuchungen, gesetzlicher und versicherungsrechtlicher Vorschriften und der besonderen Erfahrung des Gutachters. Eine „grobneurologische" Aufnahmeuntersuchung mit unzureichender Fixierung der Erstbefunde macht die exakte Begutachtung schwierig. Genaue neurologische und ophthalmologische Fachbefunde sind deshalb möglichst rasch nach dem Trauma zu erheben.
Eine abschließende Begutachtung von Hirnkontusionen ist teilweise erst nach Jahren möglich, entsprechende Zwischenstufen bedürfen schon vorher der Analyse, wobei nachstehende Zahlen (nach Schiller und Weigel) einen Anhalt geben.

Hirnerschütterung

$1/2$ Jahr und später nach Verletzung leichten Grades	0–30% GdK	
mittleren Grades	0–40%	
schweren Grades	20–50% und höher	

1 Jahr und später nach Verletzung	leichten Grades	0–20%
	mittleren Grades	0–30%
	schweren Grades	20–50% und höher
2 Jahre und später nach Verletzung	leichten Grades	unter 10%
	mittleren Grades	0–20%
	schweren Grades	20–50% und höher

Hirnkontusionen ohne massive Herdsymptome

$^{1}/_{2}$ Jahr nach der Verletzung	10–50% GdK
1 Jahr nach der Verletzung	10–50%
2 Jahre nach der Verletzung	0–50% und höher

Epilepsie

Berücksichtigt werden müssen nicht nur die Zahl der Anfälle und ein erkennbarer tageszeitlicher Rhythmus, sondern auch die vorhandene Hirnleistungsschwäche und Wesensveränderungen. Das gleiche gilt für die Neigung zu Dämmerzuständen mit ihren Belastungen und Gefahren für die Umgebung. Die genannten Umstände können den Patienten trotz einer geringen Anfallshäufigkeit für ein Berufsmilieu untragbar machen.

In allen anderen Fällen

bei durchschnittlich 2 Anfällen im Monat	50% GdK
bei durchschnittlich 1–2 Anfällen in der Woche	70%

Eine einfache Summation bestimmter Prozentzahlen bei kombinierten Verletzungen ist nicht möglich. So kann ein zusätzlicher Hirnnervenausfall, etwa des Fazialis, im Rahmen einer stattgehabten Hirnkontusion relativ unerheblich sein, bei der Begutachtung eines Schädelbasisbruches mit leichter Hirnerschütterung dagegen weitaus wichtiger gewertet werden müssen. Nicht selten ist daher die Hinzuziehung des Nerven- und des Augenarztes bei der Begutachtung bestimmter Schädel-Hirn-Traumen notwendig.

30. Zerebrale Anfallsleiden (epileptischer Formenkreis)

30.1. Allgemeines

Die *zerebralen* oder *epileptischen* Anfallsleiden sind ein *Sammelbegriff*, hinter dem sich klinisch ganz verschiedene Krankheitsbilder verbergen, die jeweils einer genauen differentialdiagnostischen Klärung bedürfen. Der Krampfanfall stellt eine unspezifische Reaktion des Gehirns dar, mit der nach Janz 4–5% aller Menschen mindestens einmal im Leben reagieren; nur in etwa 12% der Anfälle liegt eine Epilepsie zugrunde. Rund drei Viertel der Anfälle ist symptomatisch bedingt und z. B. Folge von Gefäßprozessen, Hirn- und Hirnhautentzündungen, Traumen, Tumoren oder anderen Noxen; etwa ein Viertel weist eine hereditäre Belastung auf.

Man rechnet gegenwärtig mit etwa 10 Millionen Epileptikern in der Welt. Am häufigsten ist die Gruppe symptomatischer Epilepsien, die sich auf dem Boden bekannter Hirnleiden entwickeln. Daneben findet sich die sogenannte genuine Epilepsie; sie gehört zu den erblich-endogenen Formen und stellt keine in sich geschlossene Einheit dar, da sie verschiedene Erbtypen enthält. Man nimmt an, daß die Mehrzahl der Epilepsien infolge der additiven Wirkung verschiedener Gene entsteht, wobei außerdem einfache dominante oder rezessive Vererbung vorkommt. Die Eigenart der zerebralen Anfallssymptomatik bringt es mit sich, daß vielfach auch die Umwelt damit konfrontiert wird. Von ihrer Einstellung hängt in entscheidendem Maße die soziale Integration des Epileptikers ab.

Die 1870 von Jackson aufgestellte Theorie, der epileptische Anfall sei Folge einer exzessiven Neuronenentladung, besitzt noch Gültigkeit, wobei die auslösende Ursache auch heutzutage nicht endgültig geklärt ist. Vermutlich beeinflussen bestimmte neurochemische und biophysikalische Faktoren einerseits die zelluläre Erregbarkeit einschließlich der Synapsen und das extrazelluläre Milieu sowie andererseits den Stoffwechsel der Nervenzellen. Krampfbegünstigend wirken unter anderem Hyperventilation, Hypoglykämie, zerebrale Anoxie, Veränderungen des pH- und CO_2-Gehaltes des Blutes, einzelne Hormone und Störungen des Wasser- beziehungsweise Elektrolythaushaltes.

30.2. Einteilung und Symptomatologie

Das *Leitsymptom* sind *paroxysmal* einsetzende *Bewußtseinsstörungen*, die *teils ohne, teils mit* unterschiedlich stark ausgeprägten *Krampferscheinungen* einhergehen und eine *große Variationsbreite* aufweisen. Bei etwa der Hälfte der Fälle entwickelt sich im weiteren Verlauf der Krankheit eine Wesensveränderung. Epileptiker weisen zu 5–20% eine erhöhte Photosensibilität auf. Die Stroboskopie-Untersuchung zeigt das Maximum im Frequenzbereich von 14–20 c/s. Optische Reize, wie sie z. B. bei manchen Leuchtreklamen, Lichtorgeln oder auch beim Fernsehen vorkommen, können daher anfallsprovozierend wirken.

Großer epileptischer Anfall (grand mal)

Störungen der *Sehfunktion* und des *Sehapparates* sind als *Vorboten, Begleit-* oder *Folgeerscheinungen* bekannt. Als Aura bezeichnet man die unmittelbar vor der Anfallsmanifestation erlebten Sensationen. Vorherrschend ist eine optische Aura; die Kranken sehen

Flammen, Blitze, Funken oder auch dunkle Flecken; manchmal wird alles in einer bestimmten Farbe – meist rot – als vision colorée oder in veränderten Größenverhältnissen wahrgenommen. Vereinzelt tritt vor dem Anfall Amaurose auf; Krampfzustände der Augenmuskulatur werden gleichfalls beobachtet.

Der *Anfall* selbst ist ein dramatisches Geschehen, das in typischen Phasen abläuft. Dem Initialschrei folgt ein plötzliches Zusammensinken oder Stürzen, zugleich mit der tonischen Starre – die Pupillen sind jetzt meist verengt und reaktionslos – setzt Bewußtlosigkeit ein, und es beginnen tonisch-klonische Krämpfe. Das anfangs blasse Gesicht verfärbt sich tief zyanotisch, die Pupullen sind lichtstarr und extrem weit. Mitunter findet man auch einen schnellen Wechsel der Pupillengröße; die Lichtstarre kann nur einseitig ausgebildet sein. Nach 1–2 Minuten lassen die rhythmischen Gliedmaßenzuckungen und die beschleunigte Atmung nach, es tritt ein kurzer Atemstillstand ein, dem sich nach einigen Sekunden Spontanatmung anschließt. In der Regel setzt danach ein mehrstündiges Schlafstadium ein. Veränderungen des Augenhintergrundes in Form von Hyperämie, Venenpuls oder Blässe und Arterienverengung sind möglich. Mitunter zeigt sich eine konzentrische Gesichtsfeldeinschränkung oder Begrenzungsschwankungen der Peripherie; vorübergehend können vasomotorisch bedingte Skotome vorhanden sein. Selten sieht man postparoxysmal transitorische Blindheit oder Strabismus, die sich nach 1–2 Tagen zurückbilden.

Kleiner epileptischer Anfall und Absencen

Trotz der Vielfältigkeit epileptischer Reaktionsweisen gilt als *typisch*, daß beide Formen mit einer *kurzen Bewußtseinsstörung* einhergehen, wobei der *petit mal* außerdem noch von bestimmten *motorischen* Symptomen begleitet wird (myoklonische Lidzuckungen, Nystagmus, Deviation der Augen), und nur Sekunden dauern. Während der Absence bleiben die Augen geöffnet, die Pupillen sind erweitert und lichtstarr; mitunter findet man Augenzwinkern, feine rhythmische Bulbusbewegungen oder flüchtige Abweichung nach oben. Die „Bewußtseinspause" schwankt und ist unter Umständen lediglich elektroenzephalografisch nachweisbar.

Sonderformen

Hierhin gehören unter anderen die *psychomotorische Epilepsie* oder *Dämmerattacken*, die *Narkolepsie, fokale Epilepsie, der status epilepticus* und weitere atypische Varianten (bei Kindern z. B. als Blitz-Nick-Salaam-Krämpfe, als myoklonische oder myoklonisch-astatische Anfälle). Charakteristisch für die beiden ersten Arten sind mannigfaltige motorische Automatismen und die besondere Form der Bewußtseinsstörung, die von leichten traumhaften Veränderungen mit Halluzinationen und Angst- und Entfremdungserlebnissen bis zur totalen Bewußtlosigkeit mit Amnesie reichen kann. Bei offenen Augen erscheint der Blick meist starr, die Pupillen erweitern sich. Auch im status epilepticus, der sich in einer dicht aufeinanderfolgenden Serie von generalisierten Krampfanfällen äußert, bestehen Mydriasis und Pupillenstarre. Die durch einen zerebralen Herd bedingten Anfälle können mitunter zu einer Pupillendifferenz führen und damit Hinweise für die Lokalisation liefern. Bei den übrigen Formen sind Augensymptome nur von untergeordneter Bedeutung.

30.3. Verlaufsformen

Die Mehrzahl der zerebralen Anfallsleiden beginnt vor dem 20. Lebensjahr, ungefähr ein Drittel nach dem 30. Lebensjahr. In der Kindheit sind sie meist Folge frühkindlicher Hirnschäden; in der Pubertät beginnen vorzugsweise die genuinen Formen; im höheren Alter handelt es sich mehr um

Anfälle symptomatischer Natur. Fast alle Arten verlaufen chronisch, dabei unterliegt die Anfallsfrequenz erheblichen Schwankungen.

Bei einer Reihe von Kranken entwickelt sich im Laufe der Zeit eine *Wesensveränderung*, die zu einer Verlangsamung der Denkvorgänge, zunehmender Schwerfälligkeit, Umständlichkeit und Klebrigkeit – sogenanntes Haftsyndrom – führt. Die epileptische Demenz wird als Folge zerebraler Zellnekrosen aufgefaßt und in direkten Zusammenhang mit der Anfallshäufigkeit gebracht. Außerdem leiden viele Epileptiker an Verstimmungszuständen von psychoseähnlichem Charakter; daneben werden auch Dämmerzustände – meist im Anschluß an ein Anfallsgeschehen – oder delirante Bilder beobachtet.

30.4.   EEG-Befunde

Die Anwendung der von dem Jenenser Psychiater Berger inaugurierten Elektroenzephalographie erwies sich als besonders wertvoll für die Abgrenzung und Unterteilung der verschiedenen Epilepsieformen. Bei rund 70% der Epileptiker finden sich entweder abnorme Hirnstromkurven oder Grenzbefunde. Maßgebend für die Beurteilung sind die vorherrschenden Wellenformen sowie die zeitliche und örtliche Verteilung der Grapho-Elemente. Allerdings gilt es zu berücksichtigen, daß es um statistische Korrelationen geht. Das EEG vermag die klinischen Untersuchungsmethoden nicht zu ersetzen, sondern es erweitert sie, wobei sich die Aussagekraft durch zusätzliche Belastungs- und Provokationsverfahren sowie verfeinerte Diagnostik erhöht.

30.5.   Differentialdiagnose und Therapie

Die Vielfältigkeit epileptischer Reaktionsweisen bereitet der diagnostischen Einordnung nicht selten Schwierigkeiten. Einerseits muß man die verschiedenen Epilepsieformen voneinander abgrenzen, andererseits gibt es eine Zahl nichtepileptischer jedoch auch mit Anfällen einhergehende Erkrankungen. Zur letzteren Gruppe gehören beispielsweise die vegetativen, hypoglykämischen, tetanischen, vaskulären, kardiogenen und psychogenen Anfälle, deren Symptomatik dem epileptischen Anfallsgeschehen ähneln kann. Überprüfung der Anamnese, Erforschung der Persönlichkeitsstruktur einschließlich sozialer Umwelt und Einbeziehung entsprechender diagnostischer Maßnahmen erlauben jedoch in den meisten Fällen eine sichere Beurteilung, von der wiederum die Therapie abhängt.

Die *Behandlung* besteht nicht allein in der Verordnung antiepileptischer Medikamente, von denen eine große Auswahl zur Verfügung steht, sondern schließt die gesamte Lebensführung mit ein. Zu meiden weil anfallsprovozierend sind Alkoholgenuß, längerer Schlafentzug, übermäßiges Essen, starkes Rauchen, direkte Sonnenbestrahlung oder große Hitze. Empfehlenswert ist eine geregelte Berufstätigkeit mit sinnvoller Freizeitgestaltung, wozu auch sportliche Betätigung (Wandern, Gymnastik, Ballspiele) gehört. Ein operativer Eingriff kommt nur bei eindeutigem Herdbefund in Frage.

Bei der antiepileptischen Langzeittherapie ist auf Nebenwirkungen zu achten. Überdosierung kann zu Schläfrigkeit, Benommenheit und Ataxie führen. Bei einer Überdosierung von Phenytoin wurde neben Bewußtlosigkeit auch eine Ophthalmoplegia externa beobachtet – vermutlich durch Beeinflussung der inhibitorischen Synapsen im vestibulo-okulären System –, die sich nach Absetzen des Präparates zurückbildeten.

31. Seelische Abnormitäten (abnorme Persönlichkeiten, Neurosen und Psychosen)

31.1. Grundsätzliches

Mit Kurt Schneider verstehen wir unter *Psychiatrie* die *Wissenschaft* vom *Seelisch Abnormen*, von seinen Erscheinungsweisen, seinen leiblichen und seelischen Ursachen, seinen leiblichen und seelischen Behandlungsmöglichkeiten.

Trotz Einbeziehung neuzeitlicher Untersuchungstechniken nimmt die Psychiatrie gegenüber anderen medizinischen Disziplinen insofern eine Sonderstellung ein, als sie sich nicht in dem Maße auf objektiv faßbare und untereinander vergleichbare körperliche Befunde stützen kann; sie fußt vielmehr nach wie vor auf der Beschreibung psychopathologischer Zustandsbilder und Verläufe, deren Deutung von der subjektiven Einstellung und der psychiatrischen Schule des Betreffenden abhängt. Hinzu- kommt, daß der Begriff „Psyche" bei vielen metaphysische Vorstellungen erweckt, denen etwas Irrationales, Unerklärliches anhaftet. Demzufolge hat es nicht an kritischen Einwänden gefehlt. „Zu wiederholtem Male ist in letzter Zeit der Gedanke ausgesprochen worden, daß die klinisch-psychia- trische Forschung gewissermaßen auf einem toten Punkt angekommen sei. Das bisher geübte Ver- fahren, unter Berücksichtigung der Ursachen, der Krankheitserscheinungen, des Verlaufs und Aus- ganges wie des Leichenbefundes Krankheitsformen zu umgrenzen, habe sich verbraucht und könne nicht mehr befriedigen; neue Wege müßten eingeschlagen werden." Diese vor rund 70 Jahren geäußerten Worte Kräpelins haben auch heutzutage noch nichts von ihrer Aktualität eingebüßt.

Was den Zusammenhang zwischen seelischen Abnormitäten und Augenapparat betrifft, so kann es sich hier einmal um ein zufälliges Zusammentreffen handeln, zum anderen kennt man psychische Abnormitäten, die mit Störungen des Auges einhergehen wie umgekehrt Störungen des Sehapparates zu psychischen Veränderungen führen können.

31.2. Einteilung

In Anlehnung an K. Schneider und Weitbrecht lassen sich drei Hauptgruppen unter- scheiden: 1. *Seelisch abnorme Persönlichkeiten, abnorme Erlebnisreaktionen* und *erlebnis- reaktive Persönlichkeitsentwicklungen* (Neurosen), *sexuelle Abnormitäten, Suchtleiden;* 2. *körperlich begründbare Psychosen* und 3. *Psychosen ohne körperlich faßbaren Befund* (endogene).

Abnorme Persönlichkeiten

Zu den häufigsten abnormen Varianten zählen die psychopathischen Persönlichkeiten, die entweder selbst unter ihrer seelischen Abnormität leiden oder durch ihre seelische Abnormität die Gesellschaft leiden lassen. Der Übergang vom Abnormen zum Gesunden ist fließend. Bei der Ausprägung spielen Umwelteinflüsse offenbar eine größere Rolle als anlagemäßige charakterliche Grundstrukturen.
Unter den Neurosebegriff fallen innere und äußere Erlebnisreaktionen, wobei das Nichtverarbeitenkönnen, das abnorme Reagieren und das Ausweiten auf den körper- lichen Bereich die neurotische Entwicklung kennzeichnen.

Treten beim Blinden neurotische Reaktionen selten und wenn, meist infolge zusätzlicher
Konflikte auf, manifestieren sie sich öfter beim organisch Gesunden. Zu den *psychogenen
Augensymptomen* gehören: Amaurose, Schwachsichtigkeit, Störungen der Farbempfindung und der Akkommodation, Spasmen der Augenmuskeln, monokulare Diplopie,
Makro- und Mikropsie, konzentrische oder röhrenförmige Einengung des Gesichtsfeldes,
Sensibilitäts- und Pupillenstörungen. Bei der psychogenen Amblyopie findet man noch
eine Herabsetzung der Sehschärfe, des Farben- und Lichtsinns; bei einseitiger Amblyopie
sprechen Stereopsis und ein vom betreffenden Auge auszulösender optokinetischer Nystagmus für eine psychogene Reaktion. Psychogene Blindheit bekommt man kaum noch zu
Gesicht. Der psychogene Reagierende ist nicht unbedingt ein Simulant; Aggravation
beobachtet man bei geltungssüchtigen Psychopathen.
Der *Blinde* nimmt in der Gesellschaft eine Sonderstellung ein. Wie Bleuler schreibt,
beeinflußt Blindheit zwar das subjektive Weltbild, alteriert die Psychie jedoch auffallend wenig. Einzelne wissenschaftliche Arbeiten befassen sich mit paranoiden Reaktionen Blinder, doch sind sie hier weitaus seltener als bei Gehörlosen.
Von den zur *Sucht* führenden Mitteln gibt es einige, die auch den Augenapparat in
Mitleidenschaft ziehen. Der weit verbreitete Alkoholismus vermindert u. a. die Zuverlässigkeit der Sinneseindrücke, so daß z. B. farbige Signale übersehen werden können. Im alkoholischen Koma besteht vielfach eine Pupillendifferenz. Zeichnet sich der
Morphinist durch eine deutliche Miosis aus, ruft der Kokainismus eine Erweiterung
der Pupillen hervor.

Körperlich begründbare Psychosen

Sie sind *Krankheitsfolgen* und haben viele Ursachen: Traumen, Infektionen, Intoxikationen, Operationen, zerebrale Erkrankungen usw.
Praktisch wichtig sind die *Intoxikationspsychosen*, wie sie beispielsweise nach einer einmaligen Atropingabe beobachtet werden. Meist handelt es sich um ein delirantes Zustandsbild mit optischen, gelegentlich auch haptisch-kutanen Halluzinationen. Chronische Atropinintoxikationen bei Postenzephalitikern zeigen sich anfangs in Akkom-

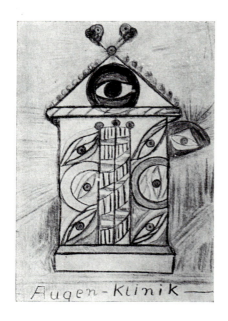

Abb. 315. Spontane Zeichnung eines 44jährigen Schizophrenen (Auge als sich stereotyp wiederholendes Motiv,
offenbar als Symbol einer paranoiden Erlebniswelt)
(nach Rennert)

modationsstörungen, später in einer Beeinträchtigung der optischen Wahrnehmung. Das mit dem Atropin chemisch verwandte Scopolamin führt ähnlich wie Haschisch, Meskalin und Lysergsäure-diäthylamid (LSD) zu farbenprächtigen Illusionen und Halluzinationen.

Unter den *postoperativen* Psychosen in der Augenheilkunde ist die Geistesstörung nach Kataraktextraktion am bekanntesten, wobei die Angst als psychischer Stress wesentlich zur Auslösung beiträgt. Andere Faktoren wie fehlende Umwelteinwirkung, Zerebralsklerose – meist gehören die Patienten höheren Altersklassen an – und der Atropineffekt können gleichfalls mitwirken.

Psychosen ohne körperlichen Befund (endogene Psychosen)

Für die beiden Formenkreise der *manisch-depressiven Psychosen* und der *schizophrenen Erkrankungen* gibt es keine typischen Augensymptome, obschon es Hinweise dafür gibt, daß z. B. bei chronisch Schizophrenen die Blickbewegungen bei der Wahrnehmung von Bildern im Vergleich zu Gesunden oder anderen psychisch Kranken wesentlich begrenzter sind. In der Erlebniswelt des Schizophrenen spielt das Auge jedoch eine besondere, Rolle. Das Beobachtet-, Verfolgt- oder Erblicktwerden, das sie in ihren Sinnestäuschungen empfinden, überträgt dem Auge eine Art Vermittlerfunktion. Dieser Umstand erklärt, daß sich das Auge wiederholt als Motiv in den Zeichnungen Schizophrener wiederfindet. Abbildung 315 gibt hierfür ein Beispiel.[1]

Nach den bisherigen Erfahrungen läßt sich sagen, daß die endogenen Psychosen nur in losen Beziehungen zum Augenapparat stehen. Engere Verbindungen und teilweise echte Korrelationen finden sich bei den exogenen Psychosen und bei bestimmten abnormen Persönlichkeiten, Reaktionen und Entwicklungen. Das Gehirn schädigende Noxen beeinflussen häufig zugleich auch die Augenfunktion, deren Störung mitunter richtungsweisend für die Diagnose werden kann. Der Verlust des Sehvermögens und damit die Einbuße einer unserer wichtigsten Sinnesfunktionen führt nur ausnahmsweise zu abnormen Reaktionen und Entwicklungen, mehr dann infolge zusätzlicher Konfliktsituationen, weniger infolge der Erblindung. Psychogene Reaktionen können am Auge praktisch jede organische Störung imitieren; dabei tritt jedoch die grobe hysterische Symptomatik zunehmend zurück; es bleiben psychosomatische Reaktionen und Entwicklungen, bei deren Aufdeckung und Behandlung der Nervenarzt mitwirken sollte.

---

[1] Die Abbildung wurde mit freundlicher Genehmigung des Autors (Prof. Dr. med. habil. H. Rennert, Univ.-Nervenklinik Halle) und des Verlags Ambrosius Barth Leipzig dem Lehrbuch „Neurologie und Psychiatrie", 3. Aufl., 1965 entnommen.

32. Kopfschmerz und Auge

32.1. Allgemeines

Beziehungen zwischen Kopfschmerz und Auge

Beziehungen des Symptoms „Kopfschmerz" zum Auge bestehen in mehrfacher Hinsicht. Es werden Kopfschmerzen unterschieden, die entweder durch die Augen bedingt sind oder die in ihren Bereich ausstrahlen, von solchen, deren Grundursache an dem Sehorgan Veränderungen hervorruft. Die okulogene und extraokulare Kopfschmerz mit sekundärer Augenbeteiligung ist in erster Linie ein Alarmzeichen. Die Nützlichkeitsvorstellung vom biologischen Sinn des Schmerzes ist jedoch nur bedingt richtig, da lebenswichtige Körperorgane – wie z. B. die größten Teile der Gehirnsubstanz – keinen Schmerz signalisieren; oder es geschieht erst dann, wenn nur noch palliative Maßnahmen möglich sind. Häufig besteht keine Parallelität zwischen der Schmerzintensität und der Gefährlichkeit der pathologischen Störung. Überaus wichtige Teile des Auges – Linse, Aderhaut, Netzhaut und Sehnerv – haben keine sensible Versorgung und gehören zu den schmerzstummen Geweben. Folgenschwere Augenerkrankungen werden nicht selten erst nach Auftreten irreparabler Funktionsstörungen bemerkt. Die Interpretation des Schmerzproblems gestaltet sich noch gravierender durch die Entdeckung der sehr seltenen „painless disease". Demnach existiert ein breites „Spektrum der Schmerzempfindlichkeit", an dessen einem Ende die schmerzüberempfindlichen Personen und an dessen anderem Ende die schmerzunempfindlichen einzuordnen sind.

Pathomechanismus des okularen Kopfschmerzes

Die bei entzündlichen Erkrankungen des Gesichtsschädels resultierenden Schmerzen stellen häufig noch keine eigentlichen Kopfschmerzen dar. Die Irritation der schmerzperzipierenden Terminalorgane kann aber nicht selten eine Irradiation – in erster Linie über die Rami meningei des Trigeminus – im Sinne eines dolor translatus auslösen. Eine andere Möglichkeit besteht darin, daß bei entsprechender Disposition auf psychischem oder vegetativem Wege durch eine Reizung des Vasomotorenzentrums eine Änderung des Gefäßlumens der Gehirngefäße hervorgerufen und eine Cephalaea vasomotorica ausgelöst wird. Für Schmerzen im Bereich des Auges und seiner Umgebung, in der Schläfe und im Vorderkopf kommen differentialdiagnostisch viele Noxen in Betracht. Sofern eine Supraorbitalneuralgie sowie ein Augenleiden ausgeschlossen sind, müssen übertragene Schmerzen aus den verschiedensten Kopfregionen abgeklärt werden. Irritative Noxen in der Zervikookzipitalregion und im Tentorium können einen in die Supraorbitalregion lokalisierten Schmerz auslösen; andererseits kann in sehr seltenen Fällen eine Irritation der vorderen Schädelgrube einen übertragenen Schmerz im Nacken hervorrufen. Die Beurteilung solcher Affektionen wird außerordentlich problematisch, wenn gleichzeitig neben dem Augenleiden intrakranielle pathologische Veränderungen mit einer Zona algetica doloris translati bestehen.

Der *ophthalmogene Kopfschmerz* im engeren Sinne wird auf sensorisch-motorische Anomalien des Auges zurückgeführt. Er soll durch mechanische Alteration der sensiblen und vegetativen Nerven des Ziliarkörpers infolge einer Überbeanspruchung des M. ciliaris und durch lokale chemische Alteration infolge Anhäufung von Ermüdungsstoffen (z. B. Brenztraubensäure) zustande kommen. Eine Ausbreitung der Erregung auf autonome Nervenstrukturen ist ebenfalls möglich. Zweifellos ist dabei aber die jeweilige psychosomatische Persönlichkeitsstruktur zu beachten. Da die sensible Versorgung des Auges und seiner Anhangsgebilde fast ausschließlich durch die Verzweigungen des 1. und 2. Trigeminusastes erfolgen, können direkte Irritationen derselben eine Schmerzirradiation auf andere Äste, insbesondere auf diejenigen der Hirnhäute bewirken. Das autonome Nervensystem kann in diesen Prozeß in der Weise eingeschaltet sein, daß autonome Impulse auf Äste des Trigeminus im Ganglion ciliare oder in Strecken gemeinsamen Verlaufs ausstrahlen. Andererseits werden Schmerzempfindungen bei Augenleiden in sensiblen Segmenten lokalisiert, die auf Ausstrahlung afferenter autonomer Impulse im Sinne Heads basieren. Darüber hinaus können im Bereich des Plexus caroticus Erregungen auf die Vasomotoren der Hirnhäute übergreifen. Eine weitere pathogenetische Möglichkeit des augenbedingten Kopfschmerzes ergibt sich schließlich daraus, daß die geschilderten Mechanismen kombiniert auftreten und eine allgemeine Irradiation – auch nach der anderen Kopfseite – bewirken.

Der Trigeminus soll den akuten und krampfartigen Schmerz bei akuten Affektionen der vorderen Uvea („*Ziliarschmerzen*") vermitteln, während die überaus starken krampfartigen und oft unerträglichen vom Auge zum Kopf ziehenden „*Ziliarneuralgien*" bei länger bestehender Erkrankung zu Lasten des vegetativen Nervensystems gehen sollen. Infolge der komplexen Entstehung des okularen Kopfschmerzes ist jedoch in den meisten Fällen eine scharfe Trennung zwischen Ziliarneuralgien und -schmerzen nicht möglich. Auch gibt es keinen Kopfschmerztyp, der mit absoluter Sicherheit auf eine okulare Genese hinweist.

Die *Frequenz* des augenbedingten Kopfschmerzes wird sehr unterschiedlich angegeben. Prinzipiell ist eine Zunahme asthenopischer Beschwerden zu beobachten.

32.2. Kopfschmerzen bei organischen Erkrankungen des Auges und seiner Umgebung

Bestehen entzündliche Erkrankungen des Auges oder seiner Umgebung und gleichzeitig auftretende Klagen über Kopfschmerzen, dann ist es durchaus gerechtfertigt, zunächst eine okulare Genese der Beschwerden anzunehmen. Dies trifft nicht selten für Affektionen der Orbita, der Lidregion und der vorderen Augenabschnitte zu, insbesondere bei Entzündungen der Iris und des Ziliarkörpers. Bei einigen akut beginnenden oder von vornherein chronisch verlaufenden Iridozyklitiden tritt zuweilen als Begleitsymptom eine Meningoenzephalitis auf.

Erkrankungen des Nervus opticus

Die bei einer Neuritis n. optici bestehenden Kopfschmerzen sind in erster Linie durch die zugrunde liegende Erkrankung bedingt und weniger auf die ophthalmoskopisch sichtbar an der Papille sich abspielenden Entzündungsvorgänge zurückzuführen, da der Sehnerv selbst „schmerzstumm" ist. Hingegen existieren bei einer *Neuritis retrobulbaris* durch Irritation sensibler Strukturen der Optikushüllen Schmerzen bei Augenbewegungen und bei passiver mechanischer Zurückdrängung des Augapfels in die Orbita. Ferner treten dumpfe oder bohrende Spontanschmerzen in der Tiefe der Augen-

höhle und im Stirn-Schläfen-Bereich in Erscheinung. Schließlich können die eine retrobulbäre Neuritis auslösenden Noxen selbst eine Zephalgie hervorrufen.

Glaukom

Infolge der häufig starken subjektiven Beschwerden und des folgenschweren Verlaufs
nehmen das primäre und sekundäre Glaukom unter den intraokularen Erkrankungen
eine besondere Stellung ein. Alarmierende Symptome charakterisieren den akuten
Glaukomanfall. Es besteht ein überaus starker schmerzhafter Druck im Auge, der sich
als ziehend-bohrender oder dumpfer, oft halbseitiger Schmerz in die Orbita, den Oberkiefer, die Stirn-Vorderkopf-Region bis in den Hinterkopf ausbreitet. Ferner kommt
es zum Sehen von Regenbogenfarben und zur erheblichen Visusherabsetzung. Häufig
resultiert ausgesprochenes Vernichtungsgefühl, das durch weitere Phänomene wie Übelkeit, Brechreiz, Erbrechen, Schwindelerscheinungen und gastrointestinale Störungen
hervorgerufen wird. Trotz der ausgeprägten Augensymptomatik werden nicht selten
die Allgemeinerscheinungen fehl interpretiert und unter anderem folgende *Fehldiagnosen*
gestellt: Migräne, insbesondere Augenmigräne mit Sehstörungen, Trigeminusneuralgie,
intrakranielle Drucksteigerungen, Meningitis, Nebenhöhlen- und Zahnerkrankungen,
grippale Infekte und andere Infektionskrankheiten, Gallenkolik, Appendizitis, Magen-
und Darmstörungen, Schizophrenie.

Okulonasale Reflexneurosen (Charlin-Syndrom, Sluder-Syndrom)

Das von Charlin beschriebene seltene Syndrom des N. nasociliaris (Neuralgia nasociliaris, Syndrom des N. ethmoidalis anterior, nasoethmoidales Augensyndrom, syndrome du nerf nasal) zählt zu den *Sympathalgien* des Gesichts und ist gegenüber der
genuinen und symptomatischen Trigeminusneuralgie deutlich abgegrenzt. Die oft krisen-
artigen halbseitigen Schmerzsensationen erstrecken sich auf den Bereich des Auges, der
Nase, der Stirn sowie des Kiefers und haben große Ähnlichkeit mit der typischen Trigeminusneuralgie. Nicht selten haben sie Tic-Charakter mit schmerzfreien Intervallen,
die besonders nachts – durch Medikamente unbeeinflußbar – exazerbieren. Entsprechend
dem Verlauf des N. infratrochlearis und des N. nasalis ext. sind Valleixsche Druck-
punkte bisweilen vorhanden. Daneben bestehen Hautveränderungen an der Nase und
Stirn in Form von hyper- und anästhetischen Zonen bis zu herpesähnlichen Bläschen
sowie in Form von Gefäß- und Sekretionsstörungen. An den vorderen Augenabschnitten
können neben Epiphora, Lidschwellung und Konjunktivitis Läsionen der Hornhaut
resultieren; sogar die tieferen Augenabschnitte können durch eine Iritis oder Iridozyklitis in Mitleidenschaft gezogen sein. Reaktionen im Gebiet der Nase äußern sich
durch einseitige Rhinorrhoe, Hypersensibilität und Schwellung der Schleimhaut des
vorderen Nasendrittels, besonders der unteren Muschel. Diese Symptomentrias ist nicht
immer obligat; häufig finden sich Formes frustes. Differentialdiagnostisch ist das Charlin-
Syndrom gegenüber fortgeleiteten symptomatischen Gesichtsschmerzen bei Sinusitis
und Zahnaffektionen, dem Sluder-Syndrom und dem akuten Glaukomanfall abzugrenzen. Seine Pathogenese wird unterschiedlich interpretiert. Neben einer Neuritis des
N. nasociliaris werden u. a. diskutiert: lokale Affektionen im Nasenbereich sowie Allgemeinerkrankungen. Das Syndrom wird ebenso wie das Sluder-Syndrom den okulo-
nasalen Reflexneurosen zugeordnet.
Die zuerst von Sluder als Neuralgie des Ganglion sphenopalatinum (pterygopalatinum)
und seiner Nervenzweige beschriebene Sympathalgie ist charakterisiert durch eine
neuralgische Form, wobei die Schmerzen zur Nasenwurzel, der Orbita, den Zähnen,
beiden Kiefern, in das Auge und Ohr ausstrahlen, sowie durch eine *sympathische Form*
mit Exophthalmus, Mydriasis, Lichtscheu und Epiphora. Die kontinuierlichen oder

exazerbierenden Schmerzen („lower-half headache") können den Hinterkopf, Nacken und Schultergürtel einbeziehen. Auffallend ist der häufige Niesreiz. Obwohl das Krankheitsbild viel Ähnlichkeit mit dem Charlin-Syndrom besitzt, unterscheidet es sich durch die fehlenden Hauterscheinungen und durch die fehlenden Schmerzdruckpunkte, durch die relativ minimale Augensymptomatik sowie durch das ausgedehntere Schmerzausstrahlungsgebiet. Darüber hinaus sind offenbar in erster Linie die hinteren Nasenabschnitte in Mitleidenschaft gezogen. Die nasale Applikation von Kokain-Adrenalin in die Nähe des Ganglion sphenopalatinum soll wie beim Charlin-Syndrom schlagartig ein Nachlassen der Beschwerden zur Folge haben. Nicht wenige Autoren weisen darauf hin, daß die Sludersche Krankheit symptomatisch wie pathogenetisch kein einheitliches Krankheitsbild darstellt.

32.3. Kopfschmerzen bei funktionellen Augenstörungen und Motilitätsstörungen

Asthenopie

Der ophthalmogene Kopfschmerz im engeren Sinn, bei dem als Ursachen Refraktionsfehler und Heterophorien im Vordergrund stehen, gehört zum Symptomenkomplex der Asthenopie. Die individuell unterschiedlichen Beschwerden äußern sich bei leichteren Erkrankungsgraden in Augenschmerzen, Verschwommensehen in der Nähe und verlangsamter Ferneinstellung nach langer Naharbeit sowie rascher Ermüdbarkeit. In schweren Fällen resultieren dysopische Kopfschmerzen unter Bevorzugung der Stirn-, Schläfen- und Hinterhauptregion oder im ganzen Kopf. Mit zunehmender Dauer der Augenbeanspruchung – vorwiegend bei Naharbeit – verstärken sich die Beschwerden, zu denen auch noch andere Symptome wie Epiphora, chronische Blepharitis und Konjunktivitis, Infektionen der tränenableitenden Wege sowie Spannungsgefühl gehören. Die Ansicht, daß schon nach dem Erwachen vorhandene Kopfschmerzen gegen eine okulogene Genese sprechen würden, gilt nicht uneingeschränkt. Nach längerer Nachtarbeit mit eventuell schlechter Beleuchtung können durchaus morgens Mißempfindungen als „hang-over headache" in Erscheinung treten. Personen, die vor allem am Wochenende einer Nahbeschäftigung nachgehen, klagen bisweilen über „weekend headache". Typisch für die *dysopischen Kopfschmerzen* sind nicht ihre Lokalisation und ihr differenter Charakter, sondern ihr temporäres, eng an eine Beschäftigung gebundenes Auftreten.

Andere Allgemeinsymptome wie Übelkeit, Brechreiz, Platzangst, Unlustgefühle sowie nervöse gastro-intestinale Affektionen können die Diagnose der Asthenopie komplizieren. Bei entsprechender Disposition können über die Ziliarnerven reflektorische Gefäßkrämpfe ausgelöst werden, die zu Migräneanfällen („Angina capitis") führen. Andererseits wird aber auch der dysopische Ursprung einer echten Hemikranie bezweifelt. Entoptische Erscheinungen und Sehstörungen mit atypischen Flimmerskotomen und flüchtigen homonymen Hemianopsien weisen auf neurozirkulatorische Gefäßdystonien hin.

Unter dieser mannigfaltigen und vieldeutigen Symptomatik leiden besonders nervöse und vegetativ labile Menschen, auch wenn die Anforderungen an ihr Sehvermögen durchaus noch physiologischer Natur sind. Die Präponderanz vegetativer Stigmata hat dazu geführt, daß die Asthenopie auch als *vegetative Dystonie des Auges* bezeichnet wird. Die alleinige augenärztliche Behandlung solcher Patienten zeigt oft kein befriedigendes Resultat, weshalb eine zusätzliche Abklärung und Allgemeinbehandlung erforderlich sind. Hinzu kommt, daß die Asthenopie mit einer anderen Erkrankung vergesellschaftet sein kann und ähnliche Symptome bei anderen Augen- und Allgemeinleiden anzutreffen

sind. Differentialdiagnostisch muß in erster Linie ein chronisch kongestives Glaukom
ausgeschlossen werden.

Bei der Asthenopie werden eine akkommodative (dioptrische), muskuläre, nervöse und
artifizielle Form sowie eine milieubedingte unterschieden. Im Einzelfall ist oft ihre
exakte Differenzierung nicht möglich, da naturgemäß mehrere Faktoren zusammen
wirken.

Augenmuskellähmungen

Der Kopfschmerz bei frischen erworbenen Augenmuskelparesen ist sicher zum Teil
okulogen; zum Teil durch die Grundkrankheit bedingt. Er wird durch die Diplopie
und den übermäßigen Innervationsimpuls zum gelähmten Auge, der zu falscher Lokalisation und Scheinmotionen der Umwelt führt, hervorgerufen. Für die akute exophthalmische okulare Myositis sind prodromale Orbitaschmerzen, die besonders bei Bulbusbewegungen zunehmen, pathognomonisch. Die nach Schädel-Hirn-Traumen zurück-
bleibenden Fusionsstörungen mit Kopfschmerzen und anderen Symptomen im Sinn
einer *muskulären Asthenopie* sind möglicherweise auf Mikroparesen der äußeren Augenmuskeln, auf eine Funktionsstörung bestimmter koordinativer Zentren und Bahnen
oder auf eine allgemeine posttraumatische Hirnleistungsschwäche zurückzuführen.

Nystagmus

Während der angeborene Nystagmus subjektiv keine Beschwerden verursacht, kann
der erworbene neben Scheinmotionen, Erbrechen und Schwindelgefühl manchmal zu
Kopfschmerzen führen. Heftige Schmerzen im Auge und in der Stirn bestehen dagegen
häufig beim *Schüttelnystagmus* (funktionellen oder hysterischen Nystagmus, Rüttel-
nystagmus), da zu seiner Erzeugung eine überaus starke Anspannung der äußeren und
inneren Augenmuskeln erforderlich ist. Der mit einem Konvergenzkrampf verbundene
Nystagmus ist darüber hinaus durch eine hohe Frequenz von 500–1200 Hz sowie eine
Miosis gekennzeichnet und bei Neurasthenikern, Hysterikern sowie traumatischen Neurosen anzutreffen.

32.4.   Augenbeteiligung bei extraokular bedingten Kopfschmerzen

Ophthalmische Migräne

Die Phänomenologie der Migräne ist außerordentlich vielgestaltig,wobei keines der
Symptome einschließlich der Zephalalgie obligatorisch ist. Die Augenmigräne gilt als
ihr Prototyp und wird vielfach gegen die übrigen Formen abgegrenzt, bei denen visuelle
Störungen fehlen. Die Angaben über die Frequenz der ophthalmischen Migräne differieren beträchtlich; sie schwanken etwa zwischen 5 und 50%.

Symptomatologie: Das eigentliche Krankheitsgeschehen ist charakterisiert durch Pro-
drome mit einer visuellen Aura, durch den sich periodisch wiederholenden anfallsartigen
Kopfschmerz und Begleiterscheinungen. In der Literatur wird die Migräne unterschiedlich definiert, wobei im angloamerikanischen Schrifttum dem Terminus „common
migraine" auch häufig die Cephalaea vasomotorica zugerechnet wird.

Die *visuelle Aura* dauert in der Regel einige Minuten bis zu einer halben Stunde und ist
durch Flimmerskotome sowie hemianopische Gesichtsfelddefekte gekennzeichnet. Die
Mehrzahl der Migräneskotome beginnt mit punkt- oder strichförmigen szintillierenden
Lichterscheinungen in der Nähe des Fixierpunktes und breitet sich in die Peripherie
des Gesichtsfeldes zu einer bogenförmigen Zickzacklinie aus (sog. „Fortifikationsspek-
trum"). Dabei wird erst nach einem hellen Bezirk der eigentliche Gesichtsfelddefekt

bemerkt (Teichopsie). Bisweilen beginnt das Skotom am Rand des Gesichtsfeldes und verbreitet sich nach dem Zentrum. Überhaupt sind erhebliche Variationen der optischen Sensationen möglich, wobei partiell oder im ganzen Gesichtsfeld Licht-, Farb- oder Flimmererscheinungen von unterschiedlicher, z. T. bizarrer Gestalt und Bewegung auftreten. Diese Phänomene werden als Elementarhalluzinationen bezeichnet. Auch Metamorphopsien, Mikro- und Makropsien sowie Allästhesie sind zu beobachten. Gleichzeitig mit diesen positiven Reizsensationen oder nach ihrem Sistieren folgen die negativen Ausfallserscheinungen; gelegentlich imponieren sie überhaupt allein oder erst während der Kopfschmerzattacke. Es können die verschiedenartigsten, meist bilateral vorkommenden inkompletten oder kompletten Gesichtsfelddefekte resultieren: zentrale oder parazentrale Skotome, rechts- oder linksseitige Hemianopsien, Ausfälle der oberen, weniger der unteren Gesichtsfeldhälften, Quadrantenanopsien. Eine außergewöhnliche Seltenheit ist das Vorkommen einer bitemporalen Hemianopsie, nur vereinzelt finden sich monokulare Ausfälle. Die meisten Migräneskotome sind negativ; die weitaus selteneren positiven Skotome sollen für subkortikale oder retinale Gefäßstörungen sprechen. Typischerweise findet sich der hemianopische Ausfall auf der Gegenseite der Hemikranie, was aber keineswegs immer zutrifft. Der Visus ist mitunter mehr oder weniger reduziert und zuweilen tritt eine temporäre Amaurose auf. Langanhaltende oder bleibende Visus- und Gesichtsfelddefekte im Rahmen der Migraine accompagnée (associée) oder „complicated migraine" wurden beschrieben und auf vaskuläre Insulte im Gehirn oder auch im Auge selbst zurückgeführt. Zum Teil ließen sie sich nicht abklären. Nach Ansicht verschiedener Autoren gehen solche Dauerschäden über den eigentlichen Migränemechanismus hinaus.

Andere Prodromalerscheinungen, die schon 1–2 Tage vor dem Anfall sich bemerkbar machen, äußern sich in charakteristischen, jeweils in gleicher Form wiederkehrenden Phänomenen. Sie sind vor allem psychischer Natur und manifestieren sich in euphorischen oder depressiven Mißstimmungen, Gehörs- und Geruchssensationen, Lichtscheu, Schlaflosigkeit, Heißhunger und anderen Symptomen. Nicht selten geben Blässe und Schlaffheit der Gesichtszüge sowie Hallonierung und Glanzlosigkeit der Augen Hinweise für den nahenden Anfall. Auch danach können psychopathologische Phänomene bestehenbleiben oder erst auftreten.

Gleich nach der visuellen Aura oder nach einem beschwerdefreien Intervall von wenigen Minuten setzt die überaus starke *Zephalalgie* brutal mit einem Druckgefühl oder Stechen in der Stirn-Schläfen-Region oder der Umgebung des Auges ein und breitet sich häufig als pochend pulssynchrone Hemikranie aus. Bisweilen beherrschen drückende, bohrende oder stechende Schmerzen das Krankheitsbild, das sich durchaus nicht immer monolateral abspielt. Zuweilen ist der Kopfschmerzcharakter und die Kopfschmerzlokalisation diagnostisch nicht sehr aufschlußreich. Ein diagnostisches Kriterium für den Migräneschmerz ist der Kompressionstest, wobei durch Druck auf die Arteria temporalis oder die A. carotis ein Nachlassen oder Aufhören des Schmerzes auf der betroffenen Seite festzustellen ist. Der Anfall kann von mannigfaltigen vegetativen Symptomen begleitet sein, wovon vor allem Nausea und zentrales Erbrechen hervorzuheben sind. Letzteres ist relativ häufig bei Patienten mit Augenmigräne anzutreffen. Hochgradige Überempfindlichkeit gegen Außenreize sowie Angstgefühl tragen noch wesentlich zu dem Leiden bei. Zuweilen sind Pupillendifferenzen zu beobachten. Je weniger neurologische Symptome vorhanden sind, desto wahrscheinlicher ist eine echte Migräne und nicht symptomatisches Migränesyndrom infolge zerebraler Gefäßanomalien oder intrakranieller Tumoren. Im allgemeinen dauert die Migräneattacke 4–12 Stunden; gar nicht selten erfolgen kurzzeitige Wiederholungen an einem Tag oder die Beschwerden halten tagelang mit wechselnder Vehemenz an. Der *Status migraenosus* weist höhergradige EEG-Veränderungen auf. Bisweilen folgen den optischen Sensationen keine Kopfschmerzen. Migränöse Abortivformen werden als *Migräneäquivalente* bezeichnet; neuerdings wurde empfohlen, diese durch den Terminus „angiozephales Attackensyndrom" zu klassifizieren.

Nach heftigen und langdauernden Migräneanfällen können über längere Zeit noch postparoxysmale Schmerzerscheinungen resultieren. Die Fundusgefäße sind während des Migräneanfalls normal, selten verengt oder auch erweitert. Dieses Verhalten hängt in erster Linie von dem betroffenen Gefäßbezirk, in dem sich die pathologischen Vorgänge auswirken, und von der Phase ab, in welcher die Untersuchung erfolgt.

Das *Manifestationsalter* der Migräne liegt selten vor dem 6. Lebensjahr; bevorzugt ist das Alter zwischen 10 und 30 Jahren. Nach dem 40. Lebensjahr pflegt sie – von Exazerbationen in der Menopause abgesehen – an Frequenz und Intensität abzunehmen. Die Spätmigräne nach dem 50. Lebensjahr weist in der Regel auf organische Gefäßveränderungen oder andere Leiden hin. Die Kindermigräne zeigt prinzipiell die gleiche Symptomatik wie die Erwachsenenmigräne, wenn auch ihr häufigeres und rascheres völliges Sistieren zu beobachten sein soll sowie eine stärkere genetische Betonung und meistens eine fehlende diskrepante Geschlechtsverteilung auffallen. Die betroffenen Kinder neigen zu abdominellen Beschwerden und haben während der Migräneattacken oft Temperatursteigerungen (Mielke 1978). Als sekundär auslösende Faktoren werden in Einzelfällen Refraktionsanomalien und latente Motilitätsstörungen angeführt.

Über die *Häufigkeit* und *Geschlechterverteilung* der Migräne bestehen keine einheitlichen Auffassungen. Nach der Cephalaea vasomotorica wird sie im allgemeinen als die häufigste Kopfschmerzform angesehen. Aufgrund zahlreicher Statistiken wird das häufigere Vorkommen beim weiblichen Geschlecht für wahrscheinlich gehalten. Anderen Untersuchungen zufolge sollen Männer etwa ebenso häufig an Migräne leiden wie Frauen.

Die *auslösenden Faktoren*, die bei disponierten Personen die klinische Manifestation der Migräne fördern oder Exazerbationen hervorrufen, haben nur sekundäre Bedeutung. Als solche kommen u. a. in Frage: optische Reize (z. B. photogene Migräne), Menses, Präklimakterium, Klimakterium, zuweilen die ersten 3 Schwangerschaftsmonate, Klimaeinflüsse, Abusus von Kopfschmerzmitteln, von Alkohol und Nikotin, psychische Belastungen, Entspannungssituationen häufiger als körperliche Anstrengungen („Sonntags"- und „Ferienmigräne"), Schlafentzug, zuweilen allergische Faktoren, andere körperliche Leiden und orale Kontrazeptiva. Häufig lassen sich jedoch keine Triggermechanismen und auch keine psychischen Ursachen nachweisen. Der Begriff der „typischen Migränepersönlichkeit" ist umstritten. Hingegen spielen zweifellos genetische Faktoren ebenso wie beim vasomotorischen Kopfschmerz eine wesentliche Rolle. Die Angaben hierüber differieren sehr erheblich.

Differentialdiagnose: Die Diagnose „Migräne" ist eine der häufigsten Fehldiagnosen. Die Augenmigräne muß in erster Linie gegen die symptomatischen Migräneattacken und die ophthalmoplegische Migräne (Charcot) abgegrenzt werden. Die *ophthalmoplegische Migräne* (periodische Okulomotoriusparese nach Möbius, rezidivierende Okulomotoriusparese, rekurrierende Ophthalmoplegie, Hemicrania ophthalmoplegia) ist durch anfallsweise auftretende rezidivierende schwere Hemikranien, die von Lähmungen vorwiegend des N. oculomotorius, weniger des N. abducens und des N. trochlearis begleitet sind, charakterisiert. Das Syndrom tritt meist in der Kindheit und frühesten Jugend auf, wobei der schmerzhafte Anfall Tage oder auch Wochen anhält. Die Lähmungen bilden sich erst nach längerer Zeit zurück und können schließlich nach wiederholten neuen Krisen irreversibel bleiben. Die ophthalmoplegischen Symptome können bereits den ersten Migräneanfall begleiten oder in jedem Lebensalter bei denjenigen Patienten auftreten, die schon lange an der vulgären oder ophthalmischen Migräne leiden. Bis heute ist die Frage noch nicht völlig geklärt, ob es sich bei der Hemicrania ophthalmoplegia um eine pathogenetisch echte Migräne oder stets um eine Folge lokaler morphologischer Veränderungen handelt. Die meisten Autoren tendieren zu der letzteren Ansicht.

Differentialdiagnostisch müssen ferner Sympathalgien, Psychosyndrome, Epilepsie, akutes oder chronisch kongestives Glaukom sowie Arteriitis temporalis ausgeschlossen werden.

Pathogenese: Die Ansicht, daß es sich bei der Migräne um ein *komplexes multifaktorielles Krankheitsbild* handelt, steht nach neueren Untersuchungen im Vordergrund. Die Kausalketten zwischen neuronalen, biochemischen und vaskulären Ursachen sind aber noch nicht geklärt. Verschiedene experimentelle Ergebnisse weisen darauf hin, daß die Migräne als die Manifestation einer labilen Regulation im Bereich der extra- und intrakraniellen Gefäße aufzufassen ist. Die Druckdehnungstheorie erklärt den Migräneschmerz rein mechanisch und beinhaltet 3 Phasen: 1. Initiale Vasokonstriktion, 2. Überschießende Dilatation und Vasoparalyse (Schmerzattacke), 3. Perivaskuläres Ödem und Transsudate (Spätschmerz). Während des Anfalls sollen sich auch arteriovenöse Shunts eröffnen, was eine mangelnde Blutversorgung mit Hypoxie im Endstromgebiet zur Folge hat. Ferner werden Spasmen oder Atonie der Endstrombahn diskutiert. Weitere Aspekte wurden mit der Entdeckung und durch biochemische Untersuchung der vasoneuroaktiven Substanzen bzw. Schmerzstoffe (Neurokinin = Bradykinin, erhöhter Abbau des Serotonins während des Anfalls) sowie durch Isotopen- und EEG-Analysen gewonnen. Bedeutung für die Migräneentstehung sollen auch Tyramin und Prostaglandine haben. Die Verschiedenartigkeit des Krankheitsbildes hängt von Ausmaß und Lokalisation des betroffenen Gefäßbezirks ab. Daneben spielen die konstitutionell erbliche Prädisposition mit einer vermutlich dienzephalen Übererregbarkeit sowie verschiedene Triggermechanismen eine wesentliche Rolle. Die optischen Phänomene der Migräne sind der Okzipitalregion, daneben auch anderen Hirnarealen zuzuordnen. Spasmen der A. cerebri post. werden für die homonymen Hemianopsien und einen großen Teil der Elementarhalluzinationen verantwortlich gemacht. Die seltenen vertikalen Hemianopsien sowie einäugige Elementarhalluzinationen sind möglicherweise auf retinale Spasmen zurückzuführen. Weitere Einzelheiten sind der Publikation von Heyck (1977) zu entnehmen.

Cephalaea vasomotorica

Vasomotorische Kopfschmerzen sind der am meisten verbreitete chronische Kopfschmerztyp; sie können die Augen ebenfalls tangieren. Die Möglichkeit ihrer *Ophthalmogenie* ist nahezu als sicher erwiesen, wenn nach Korrektur von Refraktionsanomalien oder nach Behandlung von dekompensierten Phorien die Beschwerden aufhören. Die Schmerzen sind am häufigsten in der Stirn, in der Umgebung der Augen oder dahinter lokalisiert, vielfach auch in den Schläfen oder im ganzen Kopf. In der angloamerikanischen Literatur wird die Cephalaea vasomotorica zum Teil der migräne (common migraine) und zum Teil dem „Tension headache" zugeordnet, wobei der Terminus „vasomotorischer Kopfschmerz" den Sammelbegriff für alle gefäßbedingten Kopfschmerzarten darstellt. Übergangsformen und Beziehungen zur Migräne sind in verschiedener Weise vorhanden. Offensichtlich spielen für die Entstehung die gleiche konstitutionelle Disposition und ähnliche Pathomechanismen wie bei der Migräne eine entscheidende Rolle.

„Cluster"-Kopfschmerz (Bing-Horton-Syndrom)

Das Syndrom (Erythroprosopalgie nach Bing, Histaminkopfschmerz nach Horton, atypische Gesichtsneuralgie, periodic migrainous (ciliary) neuralgia nach Harris, cluster headache nach Kunkle, Syndrome de vasodilatation hémicéphalique, autonomic faciocephalgia) zählt ebenfalls zum nicht organisch bedingten Kopfschmerz und kommt relativ selten vor (Verhältnis zur Migräne etwa 1 : 50). Es besteht eine eindeutige Domi-

nanz der Männer, die meist im mittleren Lebensalter erkranken. Die heftigen einseitigen
bohrenden, ziehenden oder pulsierenden Schmerzattacken (zuweilen 6 Anfälle in 24 Stunden) dauern in der Regel 10 Minuten bis etwa 3 Stunden und treten meist nachts auf.
Sie bevorzugen die Schläfen-Stirn-Region und die obere Gesichtshälfte. Der Patient
versucht sich – im Gegensatz zur Migräne – durch Umhergehen Erleichterung zu verschaffen. Wochen und Monate dauernden Anfallsperioden folgen längere Remissionen.
Während der Schmerzattacken kommt es zu einem *flush-artigen Syndrom* mit Rötung
der periokularen Gesichtspartie, Konjunktivitis, Epiphora, Rhinorrhoe sowie zu Ge-
sichtsschweiß, der typischerweise zu Beginn des Anfalls einsetzt. Bisweilen ist ein voll-
ständiges oder partielles Horner-Syndrom auf der Seite des Schmerzes zu beobachten.
Heftige Pulsation der Schläfenarterien sowie Druckdolenz der lokalen Nervenaustrittspunkte sind mitunter nachzuweisen. Es können fallweise einzelne Symptome fehlen oder
auch doppelseitig vorkommen. Dagegen sind Nausea, Erbrechen und Heredität fast nie
anzutreffen. Das Charlin-Syndrom und Sluder-Syndrom sollen auch identisch mit dem
„Cluster“-Kopfschmerz sein, der differentialdiagnostisch gegen echte Migräne (Harris
1976; Horven und Sjaastad 1977) und Trigeminusneuralgie abzugrenzen ist. Eine
scharfe Abgrenzung gegenüber der Migräne erscheint nach anderen Autoren aber nicht
möglich.
Die Pathogenese des Krankheitsbildes ist bis heute noch ungeklärt. Vermutlich liegt
ein Bradykininkopfschmerz vor, wobei es sich aber nicht ausschließlich um lokale biochemische Prozesse handelt, sondern um einen übergeordneten neuralen Vorgang des
sympathischen Systems. Neben anderen Faktoren könnten vielleicht Nikotinabusus
sowie otorhinologische Affektionen auslösende Bedeutung haben.

Allgemeinerkrankungen mit Fundusveränderungen

Fundusveränderungen im Rahmen von Allgemeinerkrankungen tragen nicht selten
neben Motilitäts- und Pupillenstörungen sowie Gesichtsfelddefekten erheblich zur Abklärung des Leitsymptoms „Kopfschmerz“ bei.
Kopfschmerzen bei Hirndruck, der mit einer *Stauungspapille* einhergeht, äußern sich
häufig in dumpfen, zuweilen außerordentlich intensiven Schmerzen, die in der Tiefe
des Schädels mehr oder weniger kontinuierlich empfunden werden und die oft schwer
zu lokalisieren sind. Da sie auch intermittierend auftreten können, haben sie mitunter
den Charakter einer Cephalaea vasomotorica oder auch einer Pseudomigräne, so daß
naturgemäß die Schmerzphänomene allein keine Rückschlüsse auf die auslösenden Ursachen erlauben. Die Schmerzen exazerbieren durch alle Maßnahmen, die den Schädelinnendruck erhöhen, und strahlen manchmal in das Gebiet der Augen aus. Eine konstante Abhängigkeit von der Haltung und Lage des Patienten sowie von der Tageszeit
läßt sich nicht eruieren. Amblyopische Attacken können mit einem Kopfschmerzanfall
kombiniert sein oder den bereits bestehenden Schmerz intensivieren. Wenn auch Kopfschmerzen zweifellos zu den häufigsten Symptomen der intrakraniellen Drucksteigerung
und damit auch des Hirntumors gehören, können sie dennoch selbst bei einer ausgebildeten Stauungspapille fehlen oder sistieren, sobald eine solche überhaupt auftritt.
Pathogenetisch sind die Tumorkopfschmerzen u. a. als Folge der Zugwirkung an den
schmerzempfindlichen intrakraniellen Strukturen zu erklären, wobei als Mechanismen
sowohl die lokale Tumorwirkung als auch eine Massenverschiebung des Gehirns in Frage
kommen.
Unter den organischen Gefäßerkrankungen haben *Hypertonie* und *Arteriosklerose* eine
erhebliche Bedeutung für die Kopfschmerzgenese. Für Hypertoniker typisch, aber ebenfalls nicht spezifisch und obligatorisch soll der morgendliche Hinterkopfschmerz sein,
der sich im Lauf des Vormittags bessert. Eine Neigung zu vasomotorischen Kopfschmerzen einschließlich der echten Migräne oder zu einer „Migraine cervicale“ ist nicht

selten zu eruieren. Besonders ausgeprägt können die Beschwerden bei maligner Hypertonie und anderen Niereninsuffizienzen sein. Der Nachweis eines Fundus hypertonicus oder einer Retinopathia angiospastica sowie sklerotischer Fundusveränderungen geben mitunter den ersten Hinweis für ein organisches Gefäßleiden, wobei aber diese Veränderungen keinen absoluten Gradmesser für die Beurteilung darstellen. Kraniozephale Schmerzzustände sind auch bei der seltenen ,,pulseless disease" oder der Takayasuschen Erkrankung vorhanden, bei der Fundus- und andere Augenveränderungen oftmals die einzig auffallenden Symptome sind.

Die *Arteriitis temporalis*, bei der die ischämische Optikusmalazie und das Bild des Zentralarterienverschlusses zu den häufigsten Augensymptomen zählt, ist durch heftige ein- oder doppelseitige dumpfe Schmerzsensationen in der Schläfen- oder in der Nackenregion charakterisiert, die zu Exazerbationen neigen. Ähnlich wie bei Migräne tritt die Schläfenarterie deutlich hervor und zeigt einen typischen Druckschmerz, der aber einer Migräne fehlt.

Im Rahmen der *Phakomatosen* resultierende Kopfschmerzen weisen nicht selten auf intrakranielle Affektionen hin.

Weitere Einzelheiten über den nichtokulogenen Kopfschmerz bei Allgemeinleiden und Intoxikationen sind den einschlägigen Kapiteln zu entnehmen.

ALLGEMEINERKRANKUNGEN

33. Zerebrovaskuläre Erkrankungen

An Störungen der Hirndurchblutung leiden und sterben fast ebenso viele Menschen wie an Geschwulstleiden und an ischämischer Herzkrankheit. Der „Schlaganfall", d. h., die akute Hirndurchblutungsstörung gehört zu den häufigsten Todesursachen. Wegen ihres hohen Anteils an Morbidität und Mortalität beschäftigen Hirndurchblutungsstörungen in zunehmendem Maße die Forschung. Die Bemühungen richten sich vor allem auf die Früherkennung der Schlaganfallgefährdeten und auf die Verbesserung von Prophylaxe und Therapie. Der Zuwachs an Untersuchungsmethoden, den die Fortschritte der Technik brachten, hat diese Bemühungen deutlich gefördert.

Die Mehrzahl aller den Neurologen beschäftigenden akuten zerebralen Funktionsstörungen beruht auf Durchblutungsstörungen. Bei der Verschiedenartigkeit und Vieldeutigkeit der auftretenden zerebralen Symptomatik ist der Rückschluß auf eine ursächliche Durchblutungsstörung jedoch nicht ohne weiteres möglich, sondern ist an die Durchführung geeigneter Untersuchungen gebunden.

Hirndurchblutungsstörungen zu erkennen und zu behandeln ist nicht Aufgabe allein des Neurologen. Wie Statistiken ausweisen (Eisenblätter u. Höppner) gelangen weniger als 10% der Schlaganfallpatienten in neurologische Behandlung bzw. in neurologische Kliniken. Am häufigsten bekommen Fachärzte für Allgemeinmedizin und für Innere Medizin mit diesen Patienten zu tun, schon weil sich Schlaganfälle sehr oft auf dem klinischen Hintergrund von Herz-, Gefäß- und Kreislauferkrankungen ereignen. Sie stellen neben dem Myokardinfarkt deren wichtigste Komplikation dar.

Unter den Symptomen, mit denen Hirndurchblutungsstörungen in Erscheinung treten, spielen Sehstörungen eine beachtenswerte Rolle. Mitunter sind sie es, die den Patienten überhaupt zum Arzt führen, noch häufiger werden sie bei der Anamneseerhebung eruiert. Je nach ihrer Art erlangen angegebene Sehstörungen und erhobene augenfachärztliche Befunde große diagnostische Bedeutung, auch wenn sich diese weitgehend auf die topische bzw. lokalisatorische Diagnose beschränkt. So vermögen sie z. B. wertvolle Hinweise darauf zu geben, ob eine Durchblutungsstörung im Karotis- oder im Vertebrobasilarisbereich zu suchen ist. Die Möglichkeiten, mit augenärztlichen Untersuchungsmethoden Störungen der Hirndurchblutung nachzuweisen, dürfen andererseits auch nicht überschätzt werden. Zur Klärung von Ätiologie und Pathogenese zerebraler Funktionsstörungen tragen okuläre Symptome allein wenig bei. Dazu bedarf es des Einsatzes spezieller Methoden der Neurologie und der Inneren Medizin.

Die pathologisch-anatomischen und pathophysiologischen Verhältnisse bei Hirndurchblutungsstörungen zu erörtern und auf die Klinik systematisch einzugehen, ist in diesem Beitrag nicht möglich. Dazu muß auf Standardwerke (Gänshirt, Toole und Patel, Quandt, Marx) verwiesen werden. Die folgende Darstellung wird sich vorzugsweise mit den ophthalmologischen und neurologischen Symptomen akuter Hirndurchblutungsstörungen im Hinblick auf ihren topisch-diagnostischen Rang befassen.

33.1.   Einteilung

Den meisten zerebralen Zirkulationsstörungen liegen degenerative, unter den Bildern von Arteriosklerose und Hyalinose bei Hypertonie in Erscheinung tretende Veränderungen der Gefäßwände zugrunde. Sie manifestieren sich gewöhnlich in höherem Lebensalter und sind dann häufig auch im extrakraniellen Abschnitt der zuführenden großen Arterien zu finden. Entzündliche Gefäßerkrankungen sind ebenso wie Gefäßmißbildungen wesentlich seltener.

Aus klinischer Sicht empfiehlt sich eine Einteilung der Hirndurchblutungsstörungen nach der Plötzlichkeit, mit welcher diese Störungen auftreten. Danach sind akute bzw. subakute und chronische Hirndurchblutungsstörungen zu unterscheiden. Die akuten werden gewöhnlich als Schlaganfall, Apoplexie oder zerebrovaskulärer Insult bezeichnet, womit freilich über ihr Zustandekommen noch nichts weiter ausgesagt ist. Bei den chronischen Störungen spricht man meist von einer „Zerebralsklerose", gemeint ist damit eine zerebrale Gefäßsklerose bzw. chronische zerebrovaskuläre Insuffizienz.

Chronische Zirkulations- und Ernährungsstörungen des Gehirns auf dem Boden einer diffusen Hirnarteriosklerose bewirken vorwiegend psychopathologische Krankheitserscheinungen. Es kann sich z. B. das Krankheitsbild der arteriosklerotischen Demenz entwickeln und die Patienten gelangen dann in erster Linie in Behandlung des Psychiaters. Wegen ihres geringeren Bezuges zur Neuroophthalmologie bleiben die chronischen Störungen im weiteren unberücksichtigt.

Formen der akuten Hirndurchblutungsstörungen sind

1. Hirnblutungen (Enzephalorrhagien) intrazerebral oder subarachnoidal
2. Hirninfarkte (Enzephalomalazien) embolisch oder nicht embolisch
3. Transitorische ischämische Attacken.

Hauptformen sind die durch Gefäßruptur zustande gekommenen Massenblutungen und die durch obliterierende Gefäßprozesse oder Embolien bedingten regionalen Mangeldurchblutungen. Globale, d. h. das ganze Gehirn betreffende akute Mangeldurchblutungen kardialer und anderer Genese interessieren neuroophthalmologisch weniger, weil ihr Leitsymptom die Bewußtseinsstörung ist, hinter der zerebrale Herdstörungen ganz zurücktreten.

Eine Sonderstellung nehmen die transitorischen ischämischen Attacken (TIA) ein. Sie stellen die leichteste Manifestation einer regionalen Minder- oder Mangeldurchblutung dar. Weil sie jedoch die Gefahr eines Insultes bzw. Infarktes zu einem Zeitpunkt signalisieren, an welchem dieser Gefahr durch medikamentöse Behandlung oder chirurgische Korrektur noch vorgebeugt werden kann, erscheint es gerechtfertigt, die TIA in einer Einteilung der akuten Hirndurchblutungsstörungen besonders zu berücksichtigen.

33.2.   Klinik

33.2.1.   Hirnblutungen

Hirnblutungen machen 10–15% aller Schlaganfälle aus und haben unter diesen die höchste Letalität. Die meisten Blutungen ereignen sich in den Hirnhemisphären, bevorzugt in der Gegend des Putamens und benachbarter Strukturen. Nur etwa $1/_5$ aller intrazerebralen Blutungen spielen sich im Hirnstamm und Kleinhirn ab. Vorausgehende Warnsymptome werden zumeist vermißt. Die Patienten sind gewöhnlich älter als 50 Jahre und leiden schon längere Zeit an einer Hypertonie. Welche Faktoren für den Zeitpunkt des Eintritts der Blutung maßgeblich waren, läßt sich retrospektiv selten klären. Nur ausnahmsweise kommt es während des Schlafens zu einer Hirnblutung, öfter dagegen während körperlicher Anstrengung.

Die Auswirkungen einer Blutung hängen vom Ort und von der Ausdehnung der Blutung ab. Das Hämatom und das sich entwickelnde perifokale Ödem wirken als raumfordernder Prozeß, der zur intrakraniellen Drucksteigerung und schließlich zur Dekompensation der Hirnleistungen führen kann. Außerdem aber erfolgt eine Zerstörung von Hirngewebe sowohl primär durch die Blutung selbst, als auch sekundär durch entstehende Zirkulationsstörungen.

Eine Hirnmassenblutung kann schlagartig zum Verlust des Bewußtseins und zum Auftreten sensomotorischer Ausfälle führen. Dringt Blut in die Ventrikel oder in die äußeren Liquorräume ein (was keineswegs immer der Fall zu sein braucht), dann ergibt die Punktion einen blutigen Liquor und kann so zur Klärung der Situation beitragen.

Wenn Patienten zu Beginn tief komatös und tetraplegisch sind, ermöglichen einseitiges Fehlen des Kornealreflexes, Deviation von Kopf und/oder Augen sowie eine Mydriasis die Lateralisation. Ophthalmologisch ist noch von Belang, daß sich häufig Retinablutungen finden und auch eine Papillenödem auftreten kann. Die homolaterale Pupillenerweiterung mit und ohne Lichtstarre resultiert aus der Hirndrucksteigerung, die den N. oculomotorius in Mitleidenschaft zieht.

Eine Differenz der Pupillenweite gehört auch zu den wichtigsten lokalisatorischen Erkennungszeichen posttraumatischer intrakranieller Blutungen. Dieses diagnostischen Kriteriums beraubt man sich, wenn man zwecks Augenspiegelung (die in der ersten Zeit nach einem Schädel-Hirn-Trauma ohnehin keinen besonderen Wert hat) dem Patienten ein Mydriatikum gibt.

Subarachnoidalblutungen (SAB) können primär und sekundär, spontan und traumatisch entstehen. Zumeist beruhen sie auf der Ruptur eines Aneurysmas, wobei eine passagere Blutdrucksteigerung nicht selten als auslösender Faktor eine Rolle spielt. Über den Vorzugssitz arterieller Aneurysmen informiert die Abbildung 316. In etwa 20% der Fälle finden sich multiple Aneurysmen. Der Nachweis von Aneurysmen erfolgt angiographisch oder autoptisch, gelingt aber längst nicht immer.

Die Diagnose einer SAB ist kaum zu verfehlen, sie ergibt sich aus dem charakteristischen Hergang und dem Nachweis eines blutigen Liquors. Schlagartig kommt es zu heftigsten Kopfschmerzen und die Patienten bieten das Bild des Meningismus. Bewußtseinsstörungen bzw. Bewußtseinsverlust können ausbleiben. Zerebrale Herdstörungen können sich später einstellen, sofern es zu einer Hirnläsion gekommen ist.

Subarachnoidalblutungen infolge Aneurysmaruptur setzen keine Hypertonie voraus.

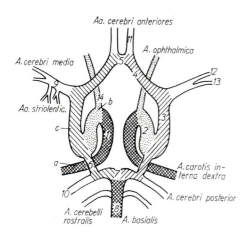

Abb. 316. Schematische Darstellung des basalen Gefäßkranzes und seiner Gefäßabgänge mit Eintragung typischer Aneurysmalokalisationen (Nr. 1–14)

schwarz: A. carotis int., Abschnitt a und A. basilaris; *schraffiert:* A. carotis int., Abschnitt b (oberer Siphonschenkel) und A. ophthalmica; *punktiert:* alle dem Circulus arteriosus Willisi angehörenden Gefäßabschnitte; *weiß:* Endarterien (nach Weickmann)

Betroffen werden auch Menschen jüngeren und mittleren Alters. Wenn sich SAB wiederholen, verringern sich die Überlebenschancen. Um einer Wiederholung vorzubeugen, bemüht man sich mittels Angiographie um den Nachweis eines Aneurysmas und anschließend operativ um dessen Ausschaltung.

Die auf einer Affektion des N. oculomotorius beruhende Pupillenerweiterung weist bei der SAB auf die Lokalisation des Aneurysmas an der Abgangsstelle der A.communicans posterior aus der A. carotis interna hin. Retinablutungen und Papillenödem sind bei SAB seltener als bei Hirnblutungen. Besonders präretinale Blutungen unter dem Glaskörper sind bei SAB beschrieben worden, dürften jedoch als Folge einer akuten intrakraniellen Drucksteigerung nicht nur bei SAB vorkommen.

33.2.2. Hirninfarkte

Der Eintritt einer regionalen, zu reversiblen Funktionsstörungen oder zur bleibenden Hirnschädigung führenden Minderdurchblutung beruht auf einem Bedingungsgefüge verschiedener Faktoren. Zwei Faktoren verdienen darunter besondere Aufmerksamkeit, es sind dies:

a) ein lokaler Gefäßfaktor
b) ein hämodynamischer Faktor.

Es hängt vom erkrankten (stenosierten, verschlossenen) Gefäß ab, *wo* im Gehirn, d. h. in welchem arteriellen Versorgungsgebiet die Mangeldurchblutung mit ihren funktionellen oder strukturellen Auswirkungen auftritt. Ein hämodynamischer Faktor dagegen ist zumeist maßgebend dafür, *wann* es zur Mangeldurchblutung in diesem Gebiet kommt.

Die Quelle für die selteneren embolisch bedingten Hirninfarkte ist hauptsächlich im Herzen zu suchen. Aber auch arteriosklerotische Plaques in großen Gefäßen können zum Ausgangsort von Embolien werden. Sehr häufig liegt dem Infarktgeschehen eine Herzinsuffizienz, eine Herzrhythmusstörung, Endomyokarditis oder Kreislaufregulationsstörung zugrunde. Auch finden sich unter den Patienten oft Diabetiker und andere Kranke mit internen Leiden, so daß der Hirninfarkt mit Recht als eine Domäne der Inneren Medizin zu gelten hat.

Für die entstehende neurologische bzw. ophthalmologische und auch neuropsychiatrische Symptomatik beim Hirninfarkt sind gleichfalls mehrere Faktoren verantwortlich. Zu diesen Faktoren gehören:

a) Plötzlichkeit, Intensität und Dauer der Minderdurchblutung
b) Lage und Größe des betroffenen arteriellen Versorgungsgebietes
c) Funktionsfähigkeit der Kollateralversorgung.

Auch diese Faktoren bedingen z. T. einander. So wird die plötzliche Verlegung einer großen Hirnarterie im allgemeinen folgenschwerer sein als die allmähliche Drosselung, weil nicht genügend Zeit für die Kompensation durch einen Kollateralkreislauf bleibt. Für die Klinik der Hirninfarkte ist das Vorhandensein und Funktionieren von Kollateralen von ganz entscheidender Bedeutung. Wichtig sind vor allem die sofort verfügbaren kollateralen Verbindungen. Anzuführen ist hier in erster Linie der Circulus arteriosus cerebri. Wenn er gut ausgebildet ist, gelangt bei Verschluß einer A. carotis interna sofort Blut über die A. communicans anterior sowie die A. communicans posterior in das Versorgungsgebiet der ausgefallenen Karotis. Andere Kollateralverbindungen gehen von der A. facialis (Ast der A. carotis externa) zur A. ophthalmica, bestehen zwischen den leptomeningealen Gefäßen der A. cerebri media und A. cerebri posterior und zwischen der A. chorioidea anterior und posterior.

Eine Kollateralverbindung führt auch über die Aa. vertebrales an ihrem Zusammen-

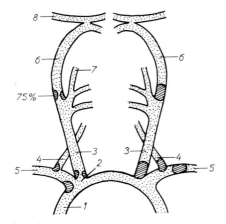

Abb. 317. Kollateralkreislauf über Aa. vertebrales bei linksseitigem Subklaviaverschluß (Subklavia-Anzapf-syndrom; subclavian steal syndrome)
1 A. subclavia sin. (mit Verschluß) et dextra, *2* A. vertebralis, *3* A. basilaris (zum Circulus Willisii, der „angezapft werden kann") (nach Kappert)

schluß zur A. basilaris. Sie wird wirksam beim linksseitigen Subklaviaverschluß. Der Effekt auf die Hirndurchblutung ist hier aber – wie die Abbildung 317 zeigen soll – keineswegs positiv, weil infolge der Strömungsumkehr dem Hirn eher Blut vorenthalten wird (subclavian steal-syndrome).

In mindestens einem Drittel der Fälle sind Stenosen und Verschlüsse im extrakraniellen Abschnitt der zum Gehirn führenden Arterien die Ursache von Infarkten. Im Hinblick darauf, daß man sie bei rechtzeitiger Erkennung erfolgreich operativ angehen und so dem Eintritt von Hirninfarkten vorbeugen kann, haben diese extrakraniellen Gefäßprozesse diagnostisch ständig größere Aufmerksamkeit gefunden.

33.2.3. Transitorische ischämische Attacken (TIA)

Plötzlich auftretende zerebrale Symptome, zu denen auch Sehstörungen gehören können, werden dann als transitorische ischämische Attacken (TIA) bezeichnet, wenn sie dem Versorgungsbereich einer Hirnarterie zuzuordnen sind und nicht länger als 24 Stunden bestanden. TIA treten nicht selten wiederholt auf und müssen als Vorläufer eines Hirninfarktes gewertet werden. Besonders häufig finden sich TIA bei extrakraniellen Stenosen und Verschlüssen der inneren Karotiden. Über den Vorzugssitz stenosierender Prozesse gibt die Abbildung 318 Aufschluß.

Der stenosierende Prozeß selbst kann zu einer TIA führen, etwa bei plötzlichem Blutdruckabfall. Er kann aber auch zum Ausgangsort von aus Blutplättchen, Fibrin und Cholesterinkristallen bestehenden Mikroembolien werden. Mit solchen Mikroembolien dürften sich nach heutiger Auffassung die meisten TIA erklären. Schon bei einer geringgradigen, hämodynamisch unwirksamen, ulzerierenden Karotisstenose ist mit Mikroembolien zu rechnen.

Während aufgetretener TIA wurden bei Augenspiegelung Mikroembolien in den Netzhautarterien gesehen. Sie hatten zu einer Amaurosis fugax geführt und stammten über den Weg der A. ophthalmica aus der A. carotis interna. Im allgemeinen hat der Arzt selten Gelegenheit, eine TIA beim Patienten festzustellen und ihn während der Attacke zu untersuchen. Er erfährt gewöhnlich davon nur aus den Berichten des Patienten.

Auf die Bedeutung extrakranieller Karotisveränderungen für das Auftreten zerebraler und retinaler Ischämien war man erst nach häufigerer Vornahme von Angiographien aufmerksam geworden. Zu Beginn der 50er Jahre hatte Fisher als typisch für die extrakranielle Karotiserkrankung die gleichseitige Amaurosis fugax und kontralaterale Halbseitenlähmung beschrieben.

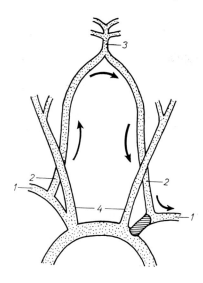

Abb. 318. Hauptlokalisationen von Stenosen und Verschlüssen im Bereich des Aortenbogens und der extrakraniellen Arterien
1 Aortenbogen, *2* Truncus brachio-cephalicus, *3* A. carotis
comm., *4* A. vertebralis, *5* A. subclavia, *6* A. carotis int.,
7 A. carotis ext., *8* A. cerebri media (nach Kappert)

Auch hypertensive Krisen („break-through" der Autoregulation der Hirndurchblutung)
können das Bild einer TIA hervorrufen. Außerdem wird neuerdings auf die gesteigerte
Aggregationsneigung der Thrombozyten als mögliche Ursache der TIA hingewiesen.

33.3.   Untersuchungsmethoden

Zur frühzeitigen Erkennung von Hirngefäßveränderungen, insbesondere von Karotis-
stenosen und -verschlüssen im extrakraniellen Abschnitt, bieten sich heute verschiedene
Methoden an. Nach Kornhuber und Widder hat sich unter den nichtinvasiven instrumentellen Methoden nur die Doppler-Sonographie und -angiographie bewährt, deren
Treffsicherheit über 80% beträgt. Diese Untersuchung ist allerdings an einen apparativen Aufwand gebunden, der dem Allgemeinpraktiker gewöhnlich nicht zur Verfügung
steht, und sie erfordert längere Übung und Erfahrung.
Da Hirndurchblutungsstörungen häufig mit Herz- und Kreislauferkrankungen vergesellschaftet sind, kann auf die allgemeine und internistische Untersuchung des Patienten keinesfalls verzichtet werden. Vor allem ist auf das Vorliegen einer Hypertonie zu
achten. Man tut gut, Herz, Hals- und Hirngefäße als eine Funktionseinheit zu betrachten und dieser diagnostisch Rechnung zu tragen.
Eine in jeder Sprechstunde durchführbare Untersuchung ist die Auskultation der Gefäße
am Hals und die Blutdruckmessung im Seitenvergleich (steal-Effekt!). Die Deutung
von Strömungsgeräuschen über den Halsarterien ist allerdings nicht ganz einfach, da
diese Geräusche mehrere Ursachen haben und auch artefiziell entstehen können. Zu
berücksichtigen ist ferner, daß Stenosegeräusche erst ab einer Einengung des Gefäßlumens um die Hälfte hörbar werden. Subtotale Stenosen und Verschlüsse der Karotiden
dagegen sind auskultatorisch stumm.
Bei bestehendem Verdacht auf eine Stenose wird man als nächstes die Doppler-Sonographie veranlassen. Diese Untersuchung kann auch noch ambulant erfolgen. Abhängig
von ihrem Ergebnis hat sich dann die Angiographie anzuschließen, entweder als Aorten-
bogenangiographie oder als selektive Karotisangiographie. Deren Durchführung ist
neurologischen oder internistischen stationären Einrichtungen vorbehalten.
Die Angiographie ist auch trotz Computer-Tomographie (CT) dann erforderlich, wenn

eine Gefäßoperation erwogen wird. Der CT-Befund kann selbst bei hochgradiger und beidseitiger Karotisstenose mitunter unauffällig sein, bei einseitiger Karotisstenose ist er es in der Hälfte der Fälle. Kleine frische Infarkte kommen im CT-Bild oft nicht zur Darstellung, weil keine genügende Dichtedifferenz besteht und die CT solche Läsionen nicht erfaßt, die kleiner als eine Schichtdicke sind.

Der Wert der Angiographie liegt darin, daß sich mit ihr Ort, Ausdehnung und Anzahl vorliegender Gefäßveränderungen feststellen lassen. Auch gibt die Angiographie Aufschluß über mögliche intrakranielle Gefäßprozesse und über funktionierende Kollateralkreisläufe. Das sind Informationen, auf welche der Operateur unbedingt angewiesen ist.

33.4. Differentialdiagnose

Die Differentialdiagnose zwischen Hirnblutung und Hirninfarkt ist heute zuverlässig mittels Computer-Tomographie (CT) möglich. Auch wenn es um den Ausschluß eines Hirntumors, eines chronisch subduralen Hämatoms oder eines Hirnabszesses geht, erweist sich die CT-Untersuchung als beste Methode. Die Anhaltspunkte, die sich aus der Anamnese, dem klinischen Befund und Verlauf sowie aus der Liquoruntersuchung ergeben, erlauben nicht immer die Unterscheidung von Hirnblutung und Hirninfarkt. Trotzdem sollte man sich dieser Hinweise, wie sie in den einschlägigen Lehrbüchern aufgeführt sind, bedienen und die differentialdiagnostische Klärung in jedem Falle anstreben.

Bei bekannter Hypertonie sowie bei Vorliegen von Stauungspapille, Retinablutungen und meningealen Reizerscheinungen ist eine Hirnblutung stets wahrscheinlicher als ein Infarkt. Auch kann man bei Hirnmassenblutung häufig einen Anstieg der Leukozyten, mitunter auch eine Hyperglykämie und Glukosurie sowie eine Proteinurie finden. Von einer diagnostischen Liquorentnahme sollte man absehen, wenn die neurologische Symptomatik für eine Läsion in der hinteren Schädelgrube spricht, wenn eine Stauungspapille oder eine Okulomotoriuslähmung vorliegt.

33.5. Spezielle neuroopthalmologische Symptomatik

Zu den möglichen Symptomen akuter und subakuter Durchblutungsstörungen des Gehirns gehören:

- Bewußtseinsstörungen bis hin zum Bewußtseinsverlust;
- Psychische Leistungseinbußen und Wesensveränderungen;
- Motorische und/oder sensible Lähmungen unterschiedlicher Verteilung und Schwere, mit oder ohne Hirnnervenbeteiligung, Halbseitenlähmung und gekreuzte Halbseitenlähmungen;
-- Sehstörungen verschiedener Art;
-- Sprachstörungen sowie Schreib-Lese- und Rechenstörungen, apraktische und agnostische Störungen bei Betroffensein der dominanten Hemisphäre;
- Epileptische Anfälle, fokal oder generalisiert.

Eine für die topische Diagnose relevante Symptomenkombination ist am ehesten zu erwarten, wenn die Durchblutungsstörung den Versorgungsbereich nur einer Hirnarterie betrifft. Nicht alle dieser zerebralen Gefäßsyndrome sind neuroophthalmologisch von Belang und können hier aufgeführt werden. Besondere Berücksichtigung erfordern die voneinander weitgehend unabhängigen Gefäßsysteme der inneren Karotiden und der Vertebralarterien.

33.5.1. Karotis-System

Abhängig davon, ob bei stenosierenden Prozessen der A. carotis interna der Verschluß mehr proximal oder distal gelegen ist, ob er allmählich oder plötzlich eintritt und wieweit die Kollateralversorgung funktioniert, kommt es zu ganz unterschiedlicher klinischer Symptomatik oder auch zu gar keinen Symptomen. In einem Viertel bis zur Hälfte aller einseitigen Karotisverschlüsse rechnet man mit Augensymptomen, die allerdings dank der doppelt gewährleisteten vaskulären Versorgung des Sehorgans meist vorübergehender Art sind. Diese Symptome können in flüchtigen oder bleibenden Sehstörungen, Gesichtsfelddefekten und Optikusatrophien, seltener in Retinopathien, Papillenödem oder einem Horner-Syndrom bestehen. Zu einer Optikusatrophie auf der Seite des Verschlusses der A. carotis interna kommt es darum kaum öfter als in 5% der Fälle. Als charakteristisch für Störungen im Karotiskreislauf gelten ipsilaterale Amaurosis fugax und kontralaterale Hemiparese.

Eine Amaurosis fugax ist nach Fabian jedoch eher bei beidseitigem Karotisverschluß zu erwarten, weil hier die sonst eintretende Kollateralversorgung aus der kontralateralen A. carotis interna via A. communicans anterior entfällt und nur noch der Weg von der A. carotis externa über die A. ophthalmica verbleibt. Beidseitige Carotis-interna-Verschlüsse führen zu binasalen Gesichtsfelddefekten und partieller Optikusatrophie, wurden bisher aber nur selten beschrieben.

Zu flüchtiger einseitiger Visusminderung oder Amaurose kann es aus verschiedener Ursache kommen (z. B. Mikroembolien in den Retinagefäßen, passagere retinale Ischämien, Arteriitis temporalis), so daß der Rückschluß auf eine Karotisobliteration nicht ohne weiteres statthaft ist. Der ophthalmoskopische Befund kann unauffällig sein oder Hinweise auf eine Minderdurchblutung der Netzhaut geben, ist aber in jedem Falle zur Klärung mit heranzuziehen. Bettelheim machte auf die streng einseitige Dilatation der retinalen Venen und Venolen aufmerksam, die in Kombination mit neugebildeten Gefäßschlingen und Wundernetzen auf eine Karotisstenose hinweisen soll. Nach anderen Autoren spricht einseitige Retinopathie mit weißlichen Exsudaten und Blutungen im ipsilateralen Augenhintergrund für eine Karotisstenose.

Bei Thrombosen der A. ophthalmica und der A. centralis retinae kommt es zur Erblindung. Wenn die A. chorioidea anterior verlegt ist, resultiert zusätzlich eine Hemianopsie, kontralateral kommt es zur Hemiparese und Hemihypästhesie. Bei Verschluß der A. chorioidea anterior kann durch Schädigung des Tractus opticus auch ipsilateral eine Erweiterung der Pupille mit träger Reaktion auf Licht entstehen.

Während ein Ausfall der A. cerebri anterior selten ist und klinisch symptomlos bleiben kann, ist der Ausfall der A. cerebri media ein relativ häufiges und folgenschweres Ereignis. Durch die A. cerebri media gelangen 80% des Blutes in die Großhirnhemisphären. Die Seitenäste der A. cerebri media werden oft von Thromben oder Emboli verschlossen. Die Aa. lenticulostriatae sind als „Schlaganfallarterien" bekannt.

Das *Mediasyndrom* (proximaler Verschluß bzw. Ausfall der ganzen A. cerebri media) ist gekennzeichnet durch eine kontralaterale brachiozephal betonte Hemiparese und Hemihypästhesie, auch kommt es kontralateral zur homonymen Hemianopsie. Handelt es sich um die dominante Hemisphäre (gewöhnlich die linke), dann sind außerdem aphasische Störungen zu erwarten. Die Hemianopsie ist meist nur vorübergehend vorhanden. Sie bleibt jedoch bestehen bei anomalem Abgang der A. cerebri posterior aus der A. carotis interna, falls das Strömungshindernis in der Karotis gelegen ist. Bei akutem Mediasyndrom kann eine Déviation conjuguée zur Gegenseite auftreten.

Die Symptomatik variiert erheblich, wenn lediglich ein Seitenast der A. cerebri media verschlossen ist. Dann kann es auch zu einer kontralateralen Quadrantenanopsie kommen.

33.5.2. Vertebrobasiläres System

Durchblutungsstörungen führen zu inneren und äußeren Augenmuskellähmungen sowie zu Blicklähmungen. Am häufigsten wird der N. oculomotorius betroffen. Auch Gesichtsfeldstörungen können auftreten. Der Verschluß beider Aa. cerebri posterior, wie er durch einen reitenden Embolus im Bifurkationsbereich zustande kommen kann, hat eine kortikale Blindheit zur Folge.

Die Aa. cerebri posteriores bilden die Fortsetzung der A. basilaris, aus welcher sie fast ausschließlich ihr Blut beziehen. Nur gelegentlich entspringt eine A. cerebri posterior aus der A. carotis interna. Die gleichfalls aus der A. basilaris abgehenden Aa. labyrinthi, cerebellares inferiores anteriores und cerebelli superiores machen bei Ausfall keine Augensymptome. Durch Verschluß einer A. cerebri posterior kann es zu mehr oder minder vollständigen hemianopischen Quadrantenausfällen oder auch nur zu Skotomen kommen. Ein Verschluß der A. calcarina bewirkt eine kontralaterale Hemianopsie mit Aussparung des zentralen Sehens.

Ihren diagnostischen Stellenwert erhalten die ophthalmologischen Symptome bei vertebrovaskulärer Insuffizienz durch die begleitende neurologische Symptomatik. Zu dieser gehören Kopfschmerzen und vestibulärer Schwindel, Sturzanfälle (Drop seizures), Dysarthrie und Dysphagie, Hörstörungen, Bewußtseinsstörungen (transitorische globale Amnesie) oder auch epileptische Anfälle.

Charakteristisch für *vaskuläre Hirnstammläsionen* sind die gekreuzten bzw. alternierenden Paresen: ipsilateral Hirnnervenausfälle und kontralateral eine Hemiparese, wobei Arm und Bein gleich stark betroffen sind. Möglich sind auch Tetraparese, Bulbärparalyse und Blicklähmung. Beispielsweise finden sich beim Weber-Syndrom (Mittelhirnfuß) ipsilateral eine Okulomotoriusparese, kontralateral eine spastische Hemiparese, beim Benedict-Syndrom (Nucleus ruber) ipsilateral Okulomotoriusparese und Mydriasis, kontralateral Sensibilitätsstörungen, Hyperkinesen und Rigor. Bei Läsion in der kaudalen Brückenhaube kommt es ipsilateral zu einer Abducenskernlähmung und Fazialisparese, zu Nystagmus und Blickparese zur Herdseite sowie zu einer Hemiataxie, kontralateral zu Sensibilitätsstörungen (s. Kapitel Stammhirnerkrankungen).

33.6. Gefäßmißbildungen, Fisteln und Geschwülste

33.6.1. Arterielle Aneurysmen

Sie haben ihren Sitz meist an den Aufzweigungen des Circ. art. Willisi und an den proximalen Abschnitten der Hirngefäße. Nur 10–15% sind im vertebrobasilären Bereich gelegen. Viele Aneurysmen machen klinisch gar keine Symptome. Sie können aber durch Druck auf umliegende Strukturen allmählich zu Lokalsymptomen führen. Zu diesen gehören in erster Linie Okulomotorius-Trochlearis- und Abducensparesen. Supraklinoidale Aneurysmen der A. carotis interna können durch Druck auf den Optikus, das Chiasma oder den Tractus opticus auch zu Gesichtsfelddefekten und zur Optikusatrophie führen. Aneurysmen im Bereich der A. communicans anterior rufen unter Umständen eine bitemporale Hemianopsie hervor.

Wenn Aneurysmen rupturieren, kommt es zu einer Blutung, und zwar bei supraklinoidalen Aneurysmen zur Subarachnoidalblutung, bei infraklinoidal und extradural gelegenen Aneurysmen der A. carotis interna dagegen nicht. Blutet es aus einem Aneurysma in den Sinus cavernosus hinein, dann entsteht eine arteriovenöse Fistel mit pulsierendem Exophthalmus, Augenmuskelparesen und ödematöser Schwellung der Lider. Das ist ein sehr seltenes Ereignis, während ein Sinus-cavernosus-Syndrom öfter durch Druckwirkung eines dort gelegenen Aneurysmas entsteht. Bei sehr großen Aneurysmen wird mitunter eine Destruktion der Sella turcica beobachtet.

Bei Subarachnoidalblutungen aus Aneurysmen der A. communicans posterior bzw. der A. carotis interna kommt es ebenso wie bei solchen der A. cerebelli superior oder der Aa. cerebri posteriores bevorzugt zu Okulomotoriusparesen. Bei rupturierendem Anenrysma der A. communicans anterior kann es akute Augenhintergrundblutungen und später auch eine Stauungspapille geben.

33.6.2. Arteriovenöse Angiome

Auch sie sind hauptsächlich wegen der Blutungsgefahr zu fürchten. Die Symptomatik ist sehr vielgestaltig. Fokale neurologische und ophthalmologische Symptome entstehen auch durch Druck auf das umgebende Nervengewebe sowie durch zirkulationsbedingte Ernährungsstörungen. Welche Symptome jeweils auftreten, hängt von Sitz und Größe des Hämangioms und vom jeweiligen Pathomechanismus (Blutung, Ischämie, Druck) ab. Zum Nachweis arteriovenöser Angiome dient die Angiographie.

33.6.3. Arteriovenöse Fisteln

Praktisch wichtig ist nur die Fistel zwischen A. carotis interna und Sinus cavernosus. Sie entsteht am häufigsten traumatisch, aber auch infolge eines im intrakavernösen Abschnitt gelegenen Aneurysma (s. oben) oder bei arteriosklerotischen Veränderungen. Das sich in den Sinus cavernosus ergießende arterielle Blut bewirkt eine Raumforderung, die nicht nur zu einem pulsierenden Exophthalmus und zu Chemosis führt, sondern außer Augenmuskellähmungen auch intraokuläre Blutungen zur Folge haben kann. Die Retina ist zyanotisch und die Venen pulsieren stark. Auf der Seite der Fistel ist bei der Ophthalmodynamometrie eine große Blutdruckamplitude festzustellen. Die Patienten werden durch ein pulssynchrones Geräusch irritiert, welches durch Kompression der A. carotis am Hals zum Verschwinden gebracht werden kann.

Die sehr eindrucksvolle Symptomatik läßt die richtige Diagnose kaum verfehlen. Bei der Angiographie kommt die Fistel selbst nicht zur Darstellung. Der Umstand jedoch, daß sich noch in der arteriellen Phase der Sinus cavernosus und die V. jugularis füllen, beweist das Vorliegen einer Fistel.

33.6.4. Gefäßgeschwülste

Unter den Gefäßgeschwülsten interessiert neuroophthalmologisch die v. Hippel-Lindausche Erkrankung (Angioblastom des Kleinhirns, kombiniert mit einer Angiomatosis retinae). Leitsymptom sind Hirndruckkrisen, die mit plötzlichen heftigsten Kopfschmerzen und Erbrechen einhergehen. Kleinhirnzeichen und Hirnnervenlähmungen können auftreten, auch eine Stauungspapille ist möglich. Der Liquor weist häufig eine Erhöhung des Gesamteiweißgehaltes auf.

33.7.   Entzündliche Gefäßerkrankungen

33.7.1. Riesenzell-Arteriitis (Arteriitis temporalis)

Es erkranken ausschließlich Menschen jenseits des 50. Lebensjahres. Beginn mit allgemeinem Krankheitsgefühl, großer Abgeschlagenheit und starken Kopfschmerzen. Mitunter sind die Temporalarterien sichtbar verdickt und sind druckschmerzhaft. Die

Blutkörperchensenkung ist beschleunigt, es finden sich Leukozytose und andere auf eine Entzündung hinweisende paraklinische Befunde. Die Sicherung der Diagnose erfolgt durch Probeexzision und histologischen Befund.

Im Zuge der Generalisierung des Gefäßleidens können auch die A. ophthalmica und andere Äste der A. carotis interna in Mitleidenschaft gezogen werden. Am ehesten kommt es dabei zu ischämischen Nekrosen des N. opticus und der Retina. Der Visusverlust beginnt gewöhnlich einseitig, doch wird in kurzer Zeit auch das andere Auge befallen. In etwa 20% der Fälle soll dauernde Erblindung eintreten. Daneben sind verschiedenartige Gesichtsfelddefekte möglich.

Wesentlich erscheint, daß die Sehstörungen schon auftreten können, bevor die Arteriitis der Temporalarterien klinisch manifest wird. Mit Gaben von Glukokortikoiden kann man nicht nur dem Patienten entscheidend helfen, sondern im Zweifelsfalle auch ex juvantibus die Diagnose erhärten.

33.7.2. Takayasu-Krankheit

Diese meist nach ihrem Erstbeschreiber, einem japanischen Ophthalmologen benannte Erkrankung, hat im Schrifttum mehrere andere Namen wie Aortenbogensyndrom, pulseless disease oder obliterierende brachiozephale Arteriitis. Durch Stenosen und Verschlüsse der vom Aortenbogen abgehenden Gefäße kommt es zu ischämischen Symptomen unterschiedlicher Lokalisation. Meist ist die Symptomatik flüchtig und reversibel. Sie kann sich in orthostatischen Kollapsen, einer Amaurosis fugax, sensomotorischen Hirnnerven- oder Gliedmaßenlähmungen oder auch in epileptischen Reaktionen äußern. Die Prognose der Krankheit ist insgesamt schlecht, zumal es außer der Möglichkeit der operativen Gefäßrekonstruktion keine erfolgversprechende Behandlung gibt. Glücklicherweise ist die Krankheit in Europa extrem selten.

Ophthalmologisch ist von Interesse, daß sich bei Augenspiegelung Hinweise auf eine Stase der Blutsäule mit Segmentation in den Retinaarteriolen und -venen finden. Auch peripapilläre Gefäßneubildungen, arteriovenöse Anastomosen und Mikroaneurysmen können beobachtet werden. Mitunter liegen Katarakte vor.

Andere entzündliche Gefäßerkrankungen wie die Endangitis obliterans, die Periarteriitis nodosa und der Lupus erythematodes können gelegentlich zu zerebralen Durchblutungsstörungen führen, sind aber für die Neuroophthalmologie ohne spezielle Bedeutung.

33.8.   Hirnvenen- und Sinusthrombosen

Zu unterscheiden sind entzündliche (septische) und nicht entzündliche (blande) Thrombosen, an deren Entstehung Gefäßwandschädigung, Strömungsverlangsamung und erhöhte Viskosität bzw. Koagulabilität des Blutes beteiligt sind. Die Thrombosen bewirken venöse Abflußstauungen in den Kapillaren und Venolen. Dadurch kommt es zu diapedetischen Blutungen und zu hämorrhagischen Infarkten.

Unter den akut einsetzenden Symptomen stehen Kopfschmerzen, Bewußtseinsstörungen und epileptische Anfälle im Vordergrund. In den meisten Fällen entwickelt sich eine intrakranielle Drucksteigerung, jedoch kommt es nur in etwa der Hälfte der Fälle zu einer Stauungspapille.

Die neurologische Symptomatik variiert je nach Ort und Ausmaß der Thrombose und des entstandenen Infarktes. Hemianopsien finden sich bei 10% aller zerebralen Venen- und Sinusthrombosen und sind vor allem bei Thrombose der Vv. cer. post. und des Sinus transversus zu erwarten. Die Thrombose des Sinus cavernosus ruft das charakteristische Syndrom hervor, das außer den obligaten Kopfschmerzen durch Stauungs-erscheinungen am inneren und äußeren Auge sowie durch Augenmuskellähmungen gekennzeichnet ist. Auch eine Abschwächung des Kornealreflexes (N. V/1) kann fest-gestellt werden.

Die Diagnose wird bei den septischen Thrombosen durch Vorliegen von Fieber, Sen-kungsbeschleunigung und Leukozytose mit Linksverschiebung erleichtert. Zur Siche-rung der Diagnose einer Sinus-cavernosus-Thrombose findet die orbitale Phlebographie Anwendung. Sonst ist die Angiographie das geeignete Hilfsmittel für die Diagnose zere-braler Venen- und Sinusthrombosen.

34. Immunologische Prozesse

Im Verlauf einer Reihe insbesondere chronischer Erkrankungen unbekannter Ätiologie treten häufig Autoimmunphänomene auf, die den Schwerpunkt des Interesses auf immunologische Fragestellungen verlagert haben. Es muß natürlich betont werden, daß der alleinige Nachweis z. B. von Autoantikörpern nicht zur Annahme ihrer pathogenen Rolle berechtigt.

Diskutiert werden in diesem Zusammenhang hauptsächlich folgende Erkrankungen: Immunzytopenien (Anämien, Leuko-, Thrombopenien), paroxysmale Kältehämoglobinurie, Kälteagglutininkrankheit, Lupus erythematodes disseminatus, Hashimoto-Thyreoiditis, Aspermatogenese, bestimmte Formen des Morbus Addison, Myasthenia gravis, perniziöse Anämie, progressiv-chronische Polyarthritis und andere Erkrankungen des rheumatischen Formenkreises (Sjögren-Syndrom, Felty-Syndrom, Stillsche Krankheit), Multiple Sklerose, sympathische Ophthalmie und phakoanaphylaktische Endophthalmitis, Colitis ulcerosa und chronisch-aggressive Hepatitis.

34.1. Serumkrankheit

Nach einer Erstinjektion von Fremdserum aus therapeutischen oder prophylaktischen Gründen kann ein bestimmter Symptomenkomplex auftreten, der als Serumkrankheit bezeichnet wird. Sie tritt nach einer Latenzperiode von durchschnittlich 5–8 Tagen nach der Injektion auf. Juckende Hautveränderungen (Urtikaria, Ödeme an den Händen, Füßen und besonders an den Augenlidern), Myalgien, vergrößerte Lymphknoten, leichtes Fieber bis 38,5 °C, hypotone Kreislaufstörungen und Pulsbeschleunigung, Oligurie und Albuminurie, Kopfschmerzen, Übelkeit, Erbrechen und Durchfälle sind typische Symptome.

Die häufigste neurologische Komplikation ist die serogenetische *Polyneuritis*. Sie beginnt innerhalb der ersten 3 Tage nach Beginn der Serumkrankheit und betrifft vorzugsweise den Brachialplexus im Bereich des 5. und 6. Zervikalsegmentes (ein- oder beidseitig). Heftige Schmerzen in der Schultergegend und am Arm, Sensoriumsverlust und Nachlassen der motorischen Kraft bis zur Lähmung folgen. Der M. deltoides ist am häufigsten von der Lähmung betroffen. Seltener sind Paresen der Beine oder im Versorgungsgebiet der Hirnnerven. Meningeale Reizerscheinungen können vorhanden sein. Auch zentrale Ausfallserscheinungen (Aphasie, Hemiplegie, Hemianopsie) sind beobachtet worden.

Im Bereich der Augen findet man häufig Ödeme der Lider und der Conjunctiva bulbi. Die Hyperämie der Retina tritt im Rahmen der allgemeinen Gefäßreaktionen auf. Ein Papillenödem wurde bis zu 20% der Fälle gesehen, verbunden mit einem gewöhnlich milden Visusverlust.

Die Symptomatik klingt in wenigen Tagen vollständig ab. Längere oder in Schüben auftretende Verläufe sind die Ausnahme. Die Normalisierung der Funktion bei einer komplizierenden Polyneuritis erfolgt gewöhnlich innerhalb von Wochen oder Monaten, so daß die Prognose als günstig bezeichnet werden kann.

In der Pathogenese der Serumkrankheit spielen wahrscheinlich lösliche Antigen-Anti-körper-Komplexe eine entscheidende Rolle. Die Häufigkeit der Serumkrankheit ist abhängig von der Herkunft des Antiserums (Pferd, Rind, Schaf), der Serummenge und vor allem von der Herstellungsform. Nach der Einführung von fermentativ gereinigten Seren ist die Serumkrankheit selten geworden. Seruminjektionen erfolgen bei Tetanus, Diphtherie, Gasbrand, Botulismus und gegen Schlangengift.
Durch Arzneimittel induzierte Erkrankungen vom Serumkrankheitstyp, am häufigsten hervorgerufen durch Penizillin, spielen heute eine wesentlich größere Rolle als die eigentliche Serumkrankheit. Die Reaktionszeit ist dabei mit etwa 6 Tagen etwas kürzer als bei der klassischen Serumkrankheit. Reaktionszeiten von wenigen Stunden wurden beobachtet (Penizillin, Sulfonamide, Gallenkontrastmittel u. a.).

34.2   Angioneurotisches Ödem (Quincke)

Das Krankheitsbild ist charakterisiert durch innerhalb von Minuten auftretende begrenzte Weichteilschwellungen, die sich nach Stunden wieder zurückbilden. Sie sind besonders im Gesicht, ferner an den Händen, Füßen, Genitale, Mundschleimhaut, Pharynx oder Glottis lokalisiert. In Einzelfällen können Kopfschmerzen, flüchtige Hemiparesen und andere Halbseitensymptome beobachtet werden. An den Augen stehen Lidödeme sowie bei Beteiligung der Orbita ein Exophthalmus und begrenzte Beweglichkeit der Augäpfel im Vordergrund. Das Quincke-Ödem kann im Verlauf einer Serumkrankheit, bei Personen mit bekannter Überempfindlichkeit gegen bestimmte Infektionen (z. B. nach Masern, Grippe) oder Speisen und schließlich bei einer größeren Gruppe ohne erkennbare Ursachen diagnostiziert werden.

34.3.   Heufieber (Heuschnupfen, Pollinose)

Die Pollinose wird durch Pflanzenpollen ausgelöst. In der Pathogenese sind Antikörper vom Reagintyp von besonderer Bedeutung. Sie sind identisch mit dem Immunglobulin E und zeichnen sich vor allem durch eine lang anhaltende Fixierung in den Schleimhäuten und der Haut aus. Als Folge der Antigen-Antikörper-Reaktion entsteht eine seröse Entzündung der Schleimhäute. Neben der Konjunktiva ist häufig die Schleimhaut der Nase und des Pharynx betroffen. Entsprechende Symptome sind Juckreiz von Augen, Nase und Rachen, geschwollene Lider, starker Tränenfluß, Lichtscheu, für die Atemluft undurchlässige Nase, anhaltender Schnupfen. Auch eine intraokuläre Beteiligung in Form von Iritis serosa, Uveitis haemorrhagica, Retinitis centralis und peripherer Chorioiditis wurde beschrieben. Gelegentlich ist die Bronchialschleimhaut in gleicher Weise betroffen. Die Beteiligung des Nervensystems zeigt sich durch Kopfschmerzen, Neuralgien, allgemeine Unlust und eine gesteigerte Empfindlichkeit gegenüber optischen und akustischen Reizeinwirkungen. Der Verlauf ist durch jährliche Rezidive sowie während der Erkrankungsperiode durch wiederholte Zu- und Abnahme der Symptomatik gekennzeichnet. Desensibilisierungen können den Beschwerdekomplex günstig beeinflussen.

34.4.   Kollagenosen

Der Begriff „Kollagenkrankheit" beinhaltet Erkrankungen, die morphologisch durch eine fibrinoide Degeneration der extrazellulären Anteile des Bindegewebes charakterisiert sind. Damit erfolgt keine Aussage über die Pathogenese, sondern es wird lediglich ein pathomorphologisches Phänomen als gemeinsames Merkmal in den Vordergrund gerückt. Zu den Kollagenosen rechnet man den Lupus erythematodes disseminatus, die Sklerodermie, Dermatomyositis, Periarteriitis nodosa sowie Erkrankungen des rheumatischen Formenkreises (akutes rheumatisches Fieber, primär-chronische Polyarthritis, Sjögren-Syndrom und Felty-Syndrom). Die Ätiologie dieser Krankheitsgruppe ist weitgehend unbekannt. Insbesondere aufgrund des Nachweises von zahlreichen Immunphänomenen wird jedoch in zunehmendem Maße die pathogenetische Bedeutung einer Autoimmunaggression diskutiert.

Lupus erythematodes visceralis

Die pathologisch-anatomischen Veränderungen sind vor allem durch die Beteiligung der Blutgefäße (Arteriolen, Kapillaren und Venolen) gekennzeichnet. Die klinische Symptomatik ist meist vielgestaltig, da prinzipiell zahlreiche Organe gleichzeitig in den krankhaften Prozeß einbezogen sein können. An der Haut tritt in der Mehrzahl der Fälle ein typisches schmetterlingsförmiges Gesichtserythem auf.

Die Augen können in unterschiedlicher Form beteiligt sein. Typisch ist das Fundusbild mit flockigen, weißlichen Exsudaten, die histologisch aus zytoiden Körpern („zytoid bodies") bestehen. Zusätzlich können vereinzelte Blutungen vorhanden sein. Diese Veränderungen sind jedoch nicht spezifisch für den viszeralen Lupus erythematodes, da sie auch bei einigen Fällen von Periarteriitis nodosa, Dermatomyositis, arterieller Hypertension, Leukämie u. a. auftreten können. Als weitere Augensymptome wurden seltener beobachtet: Konjunktivitis mit Photophobie, Keratitis, Lidschwellungen, Angiospasmus der Retinagefäße.

Weniger häufig ist das Nervensystem betroffen. Psychosen und epileptiforme Anfälle stehen im Vordergrund. Die pathologischen Gefäßprozesse führen gelegentlich über eine lokale Ischämie oder Anämie zu enzephalomalazischen Herden. Selten sind Verläufe unter dem Bild einer abakteriellen Meningitis oder einem Ödem der Meningen, einer Enzephalitis, Myelitis, peripheren Neuritis oder einem Hydrozephalus.

Progressiv-chronische Polyarthritis (PCP) – Rheumatoidarthritis

Die PCP führt durch eine chronische Entzündung zu charakteristischen symmetrischen Deformierungen der kleinen Gelenke (Finger, Zehen).

Augensymptome: Die Beurteilung über die Häufigkeit einer Manifestation des rheumatischen Prozesses am Auge ist sehr unterschiedlich. Während früher viele ursächlich unklare Augenveränderungen auf einen Rheumatismus bezogen wurden, steht heute eher eine Neigung zur Skepsis im Vordergrund. Daß jedoch besonders die Skleren, Uvea und Kornea aufgrund morphologischer und funktioneller Ähnlichkeit z. B. mit der Synovia der Gelenke Lokalisationsort des pathologischen Prozesses sein können, ist unbestritten. Entsprechend können eine Skleritis und Episkleritis, Iritis und Iridozyklitis auftreten. Auch eine rekurrierende Konjunktivitis und das Sicca-Syndrom wurden beobachtet. Die relativ häufig zu beobachtende Keratitis wird von mehreren Untersuchern nicht auf den rheumatischen Prozeß, sondern auf die dabei durchgeführte Langzeitbehandlung mit Chlorochin zurückgeführt. Die Häufigkeit solcher, meist reversibler Hornhautschäden wird mit 10% bis 35,3% angegeben. Auch bei der in Einzelfällen zu beobachtenden Retinopathie (z. B. Pigmentdegeneration im Mukalagebiet, Pigmentierung in der Peripherie nach Art der Retinitis pigmentosa) wird ein möglicher ursächlicher Zusammenhang mit der Chlorochintherapie erwogen.

Beteiligung des Nervensystems: Die periphere Neuropathie betrifft obere und untere Extremitäten gewöhnlich symmetrisch.

Pathogenetisch lassen sich 2 Hauptformen unterscheiden:

1. Neuropathie durch Druck auf die peripheren Hauptnerven infolge von Schwellung und Destruktion an den großen Gelenken. So erklärt sich die Neuropathie im Ver-

sorgungsbereich des N. ulnaris bei Affektion des Ellenbogengelenkes, des N. medianus bei Affektion des Handgelenkes (Karpal-Tunnel-Syndrom) und des N. popliteus
oder N. saphenus bei Veränderungen am Kniegelenk.
2. Distale periphere Neuropathie durch Arteriitis der Vasa nervorum. Die für die
ischämischen Schäden verantwortlichen Gefäßstenosen und -obliterationen konnten
mehrfach durch Obduktionsbefunde verstorbener Patienten und Brachialisangio-
graphie bewiesen werden.

Die Neuropathie führt zuerst zu sensiblen Störungen wie Taubheitsgefühl, brennen-
dem Schmerz, Hypästhesie, Hypalgesie, Verlust des Vibrationsgefühls und des Lagesinns.
Vielfach ist der Achillessehnenreflex symmetrisch stark abgeschwächt oder er fehlt völlig. Das Zeitintervall zwischen Beginn der primär-chronischen Polyarthritis und Beginn
der Neuropathie schwankt beträchtlich zwischen 3 Monaten und 47 Jahren. Auffallend
ist, daß eine komplizierende Neuropathie häufiger auftritt, wenn subkutane Rheuma-
knoten und hochtitrige Agglutinationsteste vorhanden sind. Motorische Ausfälle treten
mehr bei schweren Verlaufsformen und in späteren Stadien auf. Da die unteren Extremitäten durch die Neuropathie häufiger als die oberen betroffen sind, wird eine mar-
kante Schwäche oder das Fehlen der Dorsalflexion des Fußes als bestes Hinweiszeichen
angesehen. Der Verlauf der rheumatischen Neuropathie ist unterschiedlich. Leichte Veränderungen können sich vollständig zurückbilden, die generalisierte distale sensorisch-
motorische Polyneuropathie hat eine schlechte Prognose. Eine therapeutische Beein-
flussungsmöglichkeit existiert bislang nicht.
Für die Diagnose einer PCP werden mehrere Kriterien (Morgensteifigkeit, Bewegungs-
schmerz, Gelenkschwellungen, subkutane Knotenbildungen, röntgenologische Knochenveränderungen, Nachweis von Rheumafaktoren u. a.) auf Vorschlag eines WHO-Sympo-
siums herangezogen. Der Nachweis der Rheumafaktoren erfolgt meist durch den Latex-
test. Niedrige Titer werden bei anderen Krankheiten und bei Gesunden besonders in
höheren Altersgruppen gefunden. Die Wassermann-Reaktion kann positiv sein.

Stillsche Erkrankung, Felty-Syndrom und Sjögren-Syndrom

Diese Syndrome gehen regelmäßig mit einer mehr oder weniger ausgeprägten Arthritis
einher, wobei zusätzlich andere Organveränderungen bestehen und teilweise in den
Vordergrund treten.
Die *Stillsche Krankheit* entspricht der chronisch-progressiven, mitunter auch akut mit
Fieberschüben verlaufenden Polyarthritis des Kindes und Jugendlichen. Obligat sind
weiterhin generalisierte Lymphknotenschwellungen und die Splenomegalie. Ferner ist
eine hypochrome Anämie häufig anzutreffen. Typisch ist die okuläre Trias Iridozyklitis,
bandförmige Hornhauttrübung und Kataraktbildung. Vielfach zeigt sich ein schwerer
Verlauf mit dem Endstadium der Amaurose. Eine Relation zur Schwere der Gelenk-
veränderungen bestand nicht.
Das *Felty-Syndrom* betrifft vorwiegend Frauen. Typische Gelenkalterationen im Sinne
einer PCP gehen mit Milzschwellung und Leukopenie einher. Das geringe Ausmaß der
Lymphknotenschwellungen und das Vorhandensein von Pigmentierungen sind weitere
Differenzierungsmerkmale gegenüber der Stillschen Krankheit.
Das *Sjögren-Syndrom* wird durch die Trias Keratoconjunctivitis sicca, Xerostomie und
PCP charakterisiert, wobei das simultane Auftreten von 2 Symptomen für die Diagnose-
stellung bereits ausreichend sein soll. Die Austrocknung des Nasen-Rachen-Raumes
führt zu Schluckbeschwerden und Hustenreiz infolge Rhino-Pharyngitis und Tracheitis.
Mitunter tritt die typische beidseitige Parotisschwellung auf. Trockenheit der Haut,
Beschwerden am Genitale und ein *Raynaud-Phänomen* können weitere Symptome sein.

Die symmetrische Keratoconjunctivitis sicca ist häufig das wichtigste Symptom. Der
Tränenfluß ist vermindert oder fehlt. Der chronische Verlauf wird durch Exazerbationen
und Remissionen charakterisiert.

34.5.   Reiter-Syndrom

Seine charakteristische Trias beinhaltet Urethritis, Konjunktivitis und Arthritis in der
Reihenfolge ihrer Häufigkeit.

Augenveränderungen: Zu Beginn der Erkrankung steht eine doppelseitige katarrha-
lische Konjunktivitis im Vordergrund. Flüchtige Ödeme im Epithelbelag von Kornea
und Lidern mit Fremdkörpergefühl und Tränenreiz können folgen. Nach dem Abklingen
dieser Erscheinungen innerhalb von 4–6 Tagen treten vielfach Rezidive auf. Eine Iritis
oder Iridozyklitis tritt seltener und meist später im Verlauf der ersten Attacke hinzu.
Bei wiederholten Rezidiven können jedoch die Augenläsionen zum führenden oder allei-
nigen Symptom werden. In Einzelfällen sind interstitielle Keratitis, Korneaulzera und
Katarakte bekannt geworden. Im allgemeinen haben aber die Augenveränderungen eine
gute Prognose.

Das Nervensystem ist mitunter bei post-dysenterischen und venerischen Formen des
Reiter-Syndroms in Form von peripherer Neuritis, Optikusneuritis und Meningoenzephalitis betroffen.

Die *Ursache* ist bisher nicht bekannt. Zwar können eine gonorrhoische Urethritis und eine Ruhr
vorausgehen, während der Erkrankung gelingt der Keimnachweis jedoch nicht. Manche Autoren
sehen die Erklärung in einer Fokaltoxikose – z. B. ausgehend von einer chronischen Prostatitis –
mit entsprechender Umstimmung des Organismus. Schließlich wurde auch der Möglichkeit einer
Autoimmunreaktion Aufmerksamkeit geschenkt, nachdem humorale Autoantikörper gegen Pro-
statagewebe nachgewiesen wurden.

Auf genetische Faktoren weist die häufige (69–76%) Korrelation des Reiter-Syndroms
mit dem Histokompatibilitätsantigen HL-A B27 hin.

34.6.   Behçet-Syndrom

Die 1937 von Behçet beschriebene Krankheitseinheit von Hypopyon-Iridozyklitis,
ulzerösen Hautveränderungen an den Genitalien und Stomatitis aphthosa ist inzwischen
durch zahlreiche Symptome erweitert worden. So wurden Erythema nodosum, Gelenk-
veränderungen (Arthralgien, Hydarthrosen), Thrombophlebitis, Haut- und Schleim-
hautblutungen u. a. m. beobachtet.

Die Augensymptomatik kann vielgestaltig sein. Diese Hypopyon-Iridozyklitis soll sich
von anderen Uveitiden durch das plötzliche Auftreten und die rasche Rückbildung des
Hypopyon oft noch am gleichen Tag unterscheiden. Ferner sind Skleritis, Keratitis
und Konjunktivitis relativ häufige Symptome. Im weiteren Verlauf können Glaskörperblutungen, Blutzirkulationsstörungen der Netzhaut und Synechien zur Sehverschlechterung führen. Bei dem prinzipiell chronischen Krankheitsbild treten auch über mehrere Jahre anhaltende Remissionen auf.

Neurologische Symptome entwickeln sich in typischer Weise erst einige Jahre nach
Beginn der Veränderungen an anderen Organen, können jedoch gelegentlich früher
beobachtet werden. Die Häufigkeit einer Beteiligung des ZNS wird zwischen 10 und
28% angegeben. Vornehmlich kommt es zu einer Enzephalomyelitis oder Meningoenzephalitis. Im Liquor besteht dann eine Pleozytose. In der Symptomatik stehen meist
Pyramidenbahnausfälle mit deutlicher Remissionsneigung im Vordergrund. Vielfach

sind die Hirnnerven, der N. opticus und das Chiasma betroffen. Sensibilitätsstörungen treten selten hervor. Die Vielfalt der neurologischen Veränderungen ist mit denen der Multiplen Sklerose vergleichbar und mitunter ein differentialdiagnostisches Problem. Das Behçet-Syndrom in seiner Gesamtheit gleicht hinsichtlich seiner Polysymptomatik der Periarteriitis nodosa. Die Prognose ist ernst. Rezidive lassen sich trotz Therapie mit Kortikoiden nicht verhindern. Amaurosen oder Todesfälle überwiegend nach zerebralen Komplikationen kommen vor. Die Ätiologie ist ungeklärt. Neben einer Virusinfektion werden die Zugehörigkeit zu den Kollagenosen, zu den Allergien bzw. neuerdings zur Gruppe der Autoimmunerkrankungen diskutiert.

34.7. Vogt-Koyanagi-Harada-Syndrom

Die früher durchgeführte Trennung in Vogt-Koyanagi-Syndrom und Harada-Syndrom ist zugunsten eines einheitlichen Krankheitsbildes mit unterschiedlicher Manifestation fallen gelassen worden.
Der meist akute Beginn zeichnet sich durch eine bilaterale schwere Uveitis mit enger Pupille und ausgeprägtem Vorderkammerbefund aus. Durch Fibrinabsonderung besteht die Neigung zur Synechien- und Kataraktbildung. Durch Seclusio pupillae kann es zur Drucksteigerung und letztlich zur Phthisis bulbi kommen. Eine Optikusneuritis und Chorioretinitis mit Netzhautablösung sowie herdförmige Depigmentierungen der Iris können das Bild vervollständigen.
Neben der Lokalisation am Auge sind meningoenzephalitische Veränderungen charakteristisch. Sie äußern sich durch Kopfschmerzen, Erbrechen, Schwindelgefühl und Dysakusis (Ohrensausen, Innenohrschwerhörigkeit).
Pathognomonisch sind gleichzeitig Hautveränderungen wie Vitiligo, Poliosis von Augenbrauen, Wimpern, Achsel- und Schambehaarung und eine Alopezie.

Die Ätiologie ist unbekannt. Diskutiert werden eine Virusinfektion und eine Autoaggression gegen Pigment.

34.8. Anaemia perniciosa

Typische Veränderungen der Perniziosa sind histaminrefraktäre Achylie des Magens, megalozytäre, hyperchrome Anämie, Zungenbrennen, leichter Ikterus infolge vermehrter Hämolyse, Leukopenie und Thrombopenie.
In etwa 60% der Fälle entwickelt sich die funikuläre Spinalerkrankung (*Myelose*). Ihr liegt ein Entmarkungsprozeß zugrunde, der vorwiegend im Bereich des Hals- und Brustmarkes die Hinterstränge und Pyramidenseitenstränge befällt. Als häufige Frühsymptome treten Kribbeln, „Elektrisieren" oder brennende Mißempfindungen an Füßen und Händen sowie schnelle Ermüdbarkeit der Beine auf. Die durch den Befall der Hinterstränge verursachten Sensibilitätsstörungen führen im weiteren Verlauf zur Ataxie. Die Reflexe können sowohl gesteigert als auch völlig erloschen sein. Bei unbehandelten Fällen kann sich schließlich ein partielles Querschnittssyndrom entwickeln.
Als häufigste Augenveränderungen sind thrombozytopenische Retinablutungen nachzuweisen. Meist sind sie am hinteren Augenpol zu finden. Eine Blässe ist Ausdruck der Anämie. Milchiges Erscheinen von Retina und Papille lassen sich wahrscheinlich auf ein Ödem zurückführen.

Ursache der perniziösen Anämie ist das Fehlen von Vitamin B_{12}, das im intermediären Stoffwechsel in vielfacher Form benötigt wird. B_{12}-Mangel („extrinsic factor") entsteht infolge des Fehlens von „intrinsic factor" bei chronisch-atrophischer Gastritis oder nach Gastrektomie, durch gestörte

Resorption bei Dünndarmerkrankungen, vermehrten Verbrauch (Bothriozephalus-, Schwanger-
schafts-Perniziosa) oder selten durch ungenügende Zufuhr in der Nahrung oder mangelhafte Speicherung in einer zirrhotischen Leber.

2 voneinander unabhängige Antikörper lassen sich nach ihrem Angriffsort differenzieren. Einmal
existieren Autoantikörper gegen Intrinsic-Faktor, welche die Bindungsstelle für Vitamin B_{12} blockieren und zum anderen gegen den aus Intrinsic-Faktor und Vitamin B_{12} bestehenden Komplex gerichtete zirkulierende Antikörper. Ein zweites Antigen-Antikörper-System besteht aus der mikro-
somalen Fraktion der Belegzellen der Magenschleimhaut und entsprechenden organspezifischen
Antikörpern. Eine positive Korrelation der serologischen Befunde zu Ausmaß und Dauer klinischer
Manifestationen besteht nicht. Die prinzipiell denkbare Immunpathogenese der perniziösen Anämie
über eine Blockierung des Intrinsic-Faktors oder einen hemmenden Einfluß auf die Belegzellen ist
noch nicht hinreichend bewiesen.

34.9. Myasthenia gravis pseudoparalytica

Das myasthenische Syndrom wird durch eine abnorme Ermüdbarkeit der willkürlichen
Muskulatur unter Belastung charakterisiert. Mit Ausnahme der Spätstadien bildet sich
diese Ermüdbarkeit nach Beendigung der Muskelkontraktionen wieder zurück. Die
Krankheit kann in jedem Alter auftreten, auffallend häufig betrifft sie jüngere Frauen.
Die Manifestation erfolgt meist zuerst an den Muskeln, die von Hirnnerven versorgt
werden.

In 90% der Fälle von Myasthenie finden sich Augensymptome. In etwa 20% bleibt die
Symptomatik allein auf die Augen beschränkt. Besonders charakteristische und häufige
Frühveränderungen sind ein- oder doppelseitige Ptosis und Doppelbilder. Werden wei-
tere Muskelgruppen befallen, können Schielstellungen sowie partielle oder komplette
Ophthalmoplegien das Bild vervollständigen.

Im weiteren Verlauf treten gleiche Ermüdungserscheinungen beim Kauen und Schlucken
hinzu (sog. *asthenische Bulbärparalyse*), die Stimme kann nasal werden und letztlich
breitet sich das myasthenische Syndrom von proximal nach distal an Rumpf- und
Extremitätenmuskulatur aus. Plötzliche Todesfälle lassen sich auf eine Lähmung der
Atemmuskulatur zurückführen.

Der Verlauf der Krankheit ist unterschiedlich. Neben foudroyanten Verschlechterungen
innerhalb von Monaten treten in der Mehrzahl chronisch-progrediente Verläufe mit teilweise jahrelangen Spontanremissionen und im Einzelfall sogar Heilung auf.

Pathogenetisch liegt eine Blockierung der neuromuskulären Synapsen zugrunde. Die Ätiologie ist
noch ungeklärt. Seit 1960 wird die Myasthenie in zunehmendem Maße in den Kreis der Autoimmunkrankheiten eingereiht. Ausgangspunkt dafür ist der Nachweis zahlreicher Immunphänomene: 10%
der Myastheniker haben ein Thymom oder eine Thymusneoplasie. Weitere 70% zeigen histologische
Thymusveränderungen (Vermehrung von Lymphfollikeln mit Keimzentren, von Plasmazellen und
Lymphozyten, Persistenz von Thymusmyoidzellen). Daß der Thymus am Krankheitsgeschehen beteiligt ist, wird aus dem Einfluß einer Thymektomie ersichtlich. Deutliche Besserungen oder Heilun-
gen lassen sich in einem hohen Prozentsatz erzielen, wenn Erkrankte im mittleren Lebensalter und
bei einer Erkrankungsdauer von höchstens 3–4 Jahren operiert werden. Die abnorme Thymusdrüse
als zentrales lymphatisches Organ könnte eine allgemeine autoimmunologische Entgleisung induzieren. Dafür spräche, daß andere Autoimmunkrankheiten vermehrt mit der Myasthenie gemeinsam
auftreten. Neuerdings stehen Antigen-Antikörper-Reaktionen an der postsynaptischen Membran
im Vordergrund pathogenetischer Vorstellungen. Die Annahme einer immunologischen Reaktion
bei der Myasthenie wird durch mehrere Fakten untermauert. Tierexperimentell ließ sich durch
Immunisierung mit Azetylcholin-Rezeptorprotein ein Krankheitsbild erzeugen, das alle Charakteristika der Myasthenie aufweist. Der Nachweis dieses Antigens gelang auch beim Menschen, und
die Myasthenie ließ sich vom Menschen auf Tiere übertragen. Der ultrastrukturelle Nachweis von
Immunkomplexen an der postsynaptischen Membran weist auf eine bedeutende Rolle der Antikörper gegen Azetylcholinrezeptoren hin. Ferner ließen sich komplementfixierende, gegen Skelettmuskel

gerichtete und von Komplement unabhängige, gegen Skelett- und Herzmuskel gerichtete Antikörper differenzieren. Als Antigen konnte eine Myosinkomponente nachgewiesen werden.

Schließlich weist das gehäufte Auftreten des Histokompatibilitätsantigens HL-A B8 (positiv in 49% bei der Myasthenie und bei Thymomen in 70%, bei Gesunden 18% positiv) auf genetische Aspekte hin.

34.10.   Postvakzinale, para- und postinfektiöse Enzephalomyelitiden. Multiple Sklerose

Bezüglich der klinischen Symptomatik, Ätiologie und Pathogenese der Multiplen Sklerose sei auf das Kapitel „Entmarkungskrankheiten" (23.2.) verwiesen. Hier soll zur Ergänzung lediglich auf die Pathogenese aus immunologischer Sicht eingegangen werden.

Seitdem H. Pette 1942 eine allergische bzw. immunologische Genese der Multiplen Sklerose postulierte, standen in den letzten Jahrzehnten die Bemühungen um eine Untermauerung dieser Vorstellungen im Vordergrund. Gegenwärtig sind die Auffassungen über eine Virusinfektion und das Bestehen einer Autoimmunität vorherrschend.

Einen wesentlichen Beitrag für das autoimmunologische Geschehen lieferte die experimentelle allergische Enzephalomyelitis (EAE). Sie läßt sich bei verschiedenen Tieren durch Sensibilisierung mit artfremden oder bei Adjuvanszugabe mit artgleichem Hirngewebsextrakt auslösen und entspricht morphologisch und klinisch einer akut verlaufenden Enzephalomyelitis. Neben sensibilisierten Lymphozyten können myelotoxische und gliotoxische Autoantikörper im Liquor und Serum registriert werden. Eine gewebsschädigende oder protektive Wirkung sowie lediglich ein Sekundärphänomen wären denkbar. Diese und andere Einzeldaten der EAE lassen sich nicht zwangsläufig auf die menschliche Multiple Sklerose übertragen. So gibt es z. B. deutliche Unterschiede im pathologisch-anatomischen Substrat. Sie werden teilweise damit erklärt, daß niedere Säugetierarten eine andere Anordnung der enzephalomyelitischen Veränderungen aufweisen als höher entwickelte Tiere (z. B. Affen). Bei den Letztgenannten stehen herdförmige Läsionen, vergleichbar der Multiplen Sklerose, im Vordergrund.

Als Bindeglied zwischen der EAE und der Multiplen Sklerose werden akute disseminierte Entmarkungsenzephalomyelitiden des Menschen angesehen, die gewissermaßen einem Experiment am Menschen entsprechen. Herdförmige Entmarkungen, die morphologisch von einer akuten Multiplen Sklerose nicht zu unterscheiden waren, wurden nach Tollwut, Pocken-, Typhus-, Paratyphus- und Choleraschutzimpfungen sowie nach „Frischzellenbehandlung" mit Hirngewebe beobachtet. Eine gleichartige allergische Genese wie für die postvakzinalen Enzephalomyelitiden wird für die para- und postinfektiösen Enzephalomyelitiden angenommen. Da direkte Viruswirkungen auf das Zentralnervensystem zu charakteristischen, vom Bild der perivenösen Entmarkungsenzephalomyelitis abweichenden Befunden führen und zwischen Impfung bzw. Beginn der Infektion einerseits und dem Auftreten zentralnervöser Komplikationen andererseits ein Intervall von etwa 12–14 Tagen liegt, wird eine direkte Beziehung zum Erreger allgemein abgelehnt.

Die Konzeption einer Autoimmunaggression als Grundlage der Multiplen Sklerose wird mit dem Nachweis von Immunphänomenen begründet, die denen der EAE weitgehend gleichen. Auch bei der Multiplen Sklerose konnte ein zytotoxischer Effekt von mononukleären Zellen in Hirngewebskulturen gezeigt werden. Ferner ließ sich die Annahme einer Immunreaktion vom verzögerten Typ durch die erhöhte Transformationsrate von Lymphozytenkulturen besonders durch enzephalolitogenes Protein untermauern. Der vermehrte γ-Globulingehalt des Liquors als Spiegelbild vermehrter intrazerebraler Produktion, die Existenz zytotoxischer, komplementbindender Antikörper gegen Markscheiden und Gliazellen im Liquor und Serum sowie die verminderte Komplementaktivität in Liquor und Serum bei akuten Verläufen der Multiplen Sklerose vervollständigen die Immunphänomene der Multiplen Sklerose. Wenngleich viele Daten also für eine Autoaggressionskrankheit sprechen, bleiben der in vivo wirksame pathogenetische Mechanismus und die auslösende Ursache weiterhin ungeklärt.

35.   Endokrine Störungen

35.1.   Endokrine Ophthalmopathie

Bei der endokrinen Ophthalmopathie (e. O.) handelt es sich um Veränderungen der Anhangsgebilde des Auges im Rahmen von Schilddrüsenfunktionsstörungen. Als morphologisches Substrat finden sich zelluläre Infiltrationen mit Lymphozyten, Plasmazellen und Fibroblasten sowie Einlagerung von Glykosaminglykanen im peri- und retrobulbären Gewebe. Daraus resultieren als Kardinalsymptome Protrusio bulbi (bulborum), Lidödeme und/oder Schwellung der Tränendrüsen und Augenmuskelparesen. Abzugrenzen sind hiervon die bei Patienten mit Hyperthyreose vorkommenden *sympathikotonen Augensymptome:* weite Lidspalte (Dalrymple), seltener Lidschlag (Stellwag). Oberlidschwäche (Graefe), Glanzauge, „starrer Blick". Sie resultieren aus dem gesteigerten Sympathikotonus und finden sich auch, meist kombiniert mit Vasolabilität und allgemeiner Übererregbarkeit, bei vegetativ Stigmatisierten und manchen Hypertonikern.
Die *Pathogenese* der e. O. ist nicht ausreichend geklärt. Eine entscheidende Rolle dürften genetisch determinierte autoimmunologische Vorgänge spielen. Sowohl humorale als auch zellgebundene Immunprozesse im Retrobulbärgewebe werden diskutiert. Der in Seren von Patienten mit e. O. mittels Fischbioassay nachweisbaren exophthalmogenen Substanz (EPS = Exophthalmus Producing Substance) wird heute entgegen früheren Vorstellungen keine pathogenetische Bedeutung mehr beigemessen.

35.1.1. Symptomatologie und Klassifikation

Subjektive Beschwerden der Patienten sind Druck- und Fremdkörpergefühl, Stirnkopfschmerzen, Tränenfluß, Lichtscheu, Schleier- und Doppeltsehen. An *klinischen Symptomen* finden sich:

1. *Exophthalmus.* Das Exophthalmometer nach Hertel gestattet eine exakte Messung. Werte über 23 mm gelten als pathologisch. Charakteristisch für den endokrinen Exophthalmus sind die axiale Bulbusverlagerung und die Asymmetrie bei Doppelseitigkeit. Aus noch ungeklärten Ursachen besteht in etwa 10% der Fälle eine einseitige Lokalisation.

2. *Lidveränderungen.* Die Oberlidretraktion gilt als wichtigstes diagnostisches Zeichen. Der normalerweise vom Oberlid bedeckte Hornhautlimbus bzw. ein schmaler Sklerastreifen zwischen Hornhaut und Oberlid werden sichtbar. Eine Protrusio bulbi kann dadurch vorgetäuscht werden.

3. *Bindehautveränderungen.* Als Bindehautchemosis imponiert die ödematöse Schwellung von Bindehaut und Episklera. Sie behindert zusammen mit dem Exophthalmus den Lidschluß und begünstigt die Entstehung von Defekten am Hornhautepithel (Keratitis e lagophthalmo) mit konsekutiven Ulzerationen.

4. *Augenmuskelparesen.* Paresen der äußeren Augenmuskeln im Rahmen einer e. O. sind häufig, während die inneren Augenmuskeln nur bei schwersten Verläufen betroffen sind. Begünstigend wirkt die meist gleichzeitig vorhandene Protrusio bulbi, weshalb auch von *exophthalmischer Ophthalmoplegie* gesprochen wird. Schweregrad der Paresen, Ausmaß des Exophthalmus und Schwere der Hyperthyreose stimmen nicht immer überein. Am Anfang steht meist die Wahrnehmung von Doppelbildern. Ein weiteres Frühsymptom ist die Konvergenzschwäche (Moebius). Am häufigsten ist der M. rectus sup. betroffen. Ihm folgen an Häufigkeit der M. obliquus inf., der M. rectus inf. und der M. obliquus sup. Aus diesem Grunde ist zuerst der Blick nach oben und dann nach der Seite erschwert (Heberinsuffizienz). In fortgeschrittenen Fällen mit vollständiger Paralyse der äußeren Augenmuskeln resultiert sehr oft eine nach unten und einwärts fixierte Augenstellung. Die Paresen sind meist myogener und nur ganz selten neurogener Natur.

5. *Sehnervenveränderungen.* Sie sind Folge der infiltrativen Prozesse im Bereich der Orbita mit Behinderung der Optikus- und Netzhautdurchblutung, äußern sich als Papillenödem oder -atrophie und führen zum Visusverfall. Gelegentlich findet sich bei der hyperthyreoten e. O. – mit oder ohne Exophthalmus – zusätzlich eine Neuritis retrobulbaris mit nachfolgender Optikusatrophie.

Die klinischen Erscheinungen der e. O. lassen weder zeitlich noch funktionell eine feste Korrelation zur Schilddrüsenüberfunktion erkennen. Neben der hyperthyreoten (M. Basedow) sind eine sekundär euthyreote (nach Behandlung der Hyperthyreose), eine primär euthyreote (Fehlen von anamnestischen und klinischen Hinweisen für Schilddrüsenüberfunktion) und eine hypothyreote e. O. (primär oder nach Behandlung der Hyperthyreose) möglich.

Die Symptome der e. O. besitzen eine unterschiedliche Wertigkeit. Nach den Richtlinien der American Thyroid Association und der Deutschen Gesellschaft für Endokrinologie wurde die aus Tabelle 27 ersichtliche und heute allgemein verbindliche Einteilung der e. O. vorgenommen (Werner 1969, Klein u. Mitarb. 1973). Sie ist von praktischer Bedeutung sowohl für die exakte Behandlungsindikation als auch für Verlaufskontrollen. Die *Klassen* beinhalten eine Gruppierung der Symptome, deren *Schweregrad* mit 0, a, b und c (Symptome fehlend, leicht, mittelschwer und schwer) angegeben wird. Zur schweren Ophthalmopathie zählen die Klassen 3 bis 6.

An *neurologischen Veränderungen* finden sich im Rahmen einer Hyperthyreose ein feinschlägiger Tremor sowie lebhafte Reflexe. Bisweilen können zentralnervöse Störungen auftreten, wie apoplektiforme Anfälle mit vorübergehender Hemiplegie und Sprachstörungen, epileptiforme Anfälle und Parkinson-ähnliche Bilder. Auch hypokinetische und bulbäre Symptome sind beschrieben.

35.1.2. Diagnostik und Differentialdiagnose

In Verbindung mit der klinischen Symptomatologie läßt sich die Diagnose durch folgende *in-vitro-Parameter* belegen: Beschleunigung des thyreoidalen Jodumsatzes im Radiojodtest, negativer Suppressionstest mit Trijodthyronin, negativer TRH-Test, in Relation zum Thyroxin zu hohes Serumtrijodthyronin (Klein 1978). Bei der hyperthyreoten e. O. sind alle 4 Indizes verändert, bei der euthyreoten Form muß dies nicht der Fall sein.

Differentialdiagnostisch sind beim einseitigen Exophthalmus abzugrenzen: vasale Ursachen bei intermittierendem und pulsierendem Exophthalmus (Sinus-cavernosus-Thrombosen, Aneurysmen der A. carotis), von den Nasennebenhöhlen oder anderen Nachbarorganen fortgeleitete retrobulbäre Entzündungen, allergische Entzündungen des Orbitalgewebes im Rahmen eines angioneurotischen Ödems, retrobulbäre Tumoren.

Tabelle 27. Nomenklatur und Einteilung der Schweregrade der endokrinen Ophthalmopathie nach den Richtlinien der American Thyroid Association und der Deutschen Gesellschaft für Endokrinologie (nach Labhart 1978)

Klasse	Grad	Subjektive und objektive Augenbefunde
0		Keine Beschwerden, keine Befunde
1		Nur Befunde, keine Beschwerden. Symptome beschränkt auf Oberlidretraktion und „starren" Blick mit/ohne Graefe-Zeichen oder Exophthalmus
	0	fehlender Exophthalmus (20 mm oder weniger)
	a	minimal (21–23 mm)
	b	mäßig (24–27 mm)
	c	schwer (28 mm und mehr)
2		Bindegewebsbeteiligung (Tränenträufeln, Fremdkörpergefühl, retrobulbäre Schmerzen, Photophobie, aber keine Diplopie
	0	fehlend
	a	minimal (Lidschwellung, Chemosis, konjunktivale Injektion, Hernierung des orbitalen Fetts, tastbare Tränendrüsen, geschwollene Augenmuskeln lateral am Unterlid tastbar)
	b	mäßig (wie a, aber zusätzlich Lagophthalmus und schwere Lidschwellung)
	c	schwer
3		Protrusio bulbi (Exophthalmus), ausschließlich vergesellschaftet mit Klassen 2 bis 6, angegeben, wenn Seitenunterschied von 3 mm oder mehr zwischen beiden Augen vorliegt oder wenn Zunahme von 3 mm oder mehr während der Beobachtungszeit auftritt
	0	fehlend (20 mm oder weniger)
	a	minimal (21–23 mm)
	b	mäßig (24–27 mm)
	c	schwer (28 mm oder mehr)
4		Augenmuskelparese (meist mit Diplopie)
	0	fehlend
	a	minimal (beschränkt auf Extremstellungen in einer oder mehreren Richtungen)
	b	mäßig (offensichtliche Beschränkung der Motilität ohne Stellungsfixation)
	c	schwer (Auge in bestimmter Stellung fixiert)
5		Hornhautaffektion (meist wegen Lagophthalmus)
	0	fehlend
	a	minimal (Corneastippung)
	b	mäßig (Corneaulzeration)
	c	schwer (Trübungen, Nekrosen, Perforation)
6		Sehausfälle bis Sehverlust (infolge Optikusbeteiligung)
	0	fehlend
	a	minimal (blasse Papille oder Gesichtsfeldausfall, Sehschärfe 1,0 bis 0,3)
	g	mäßig (blasse Papille oder Gesichtsfeldausfall, Sehschärfe 0,3 bis 0,1)
	c	schwer (Amaurose, d. h. fehlende Lichtperzeption, Sehschärfe unter 0,1)

Eine weitere Abklärung ist möglich durch Röntgenaufnahmen des Schädels, konventionelle Tomographie der Orbitaberandungen und der Orbitaspitze, Orbitasonographie und Computertomographie der Orbita (Ossoinig 1965 und 1966, Enzmann u. Mitarb. 1976, Mann u. Mitarb. 1979).

35.1.3. Therapie

Sympathikoton bedingte Augensymptome lassen sich durch Reserpin günstig beeinflussen. Zur lokalen Behandlung eignen sich Augentropfen mit 0,25% Methylzellulose bzw. 5% Guanethidin, nächtliche Augenverbände, Schutz- und Sonnenbrille. Im Vordergrund stehen jedoch spezielle Maßnahmen zur Stabilisierung der Stoffwechsellage und symptomatischen Beeinflussung des periokulären Ödems. Liegt eine Hyperthyreose vor, muß diese langsam abgebaut werden (antithyreoidale Medikamente in Kombination mit Schilddrüsenhormonen, fraktionierte Radiojodtherapie, Resektion bei großen Strumen). Wegen der Gefahr einer Zunahme der Augensymptome sind bei der euthyreoten e. O. Thyreostatika streng kontraindiziert.

Die antiproliferativ wirkende Glukokortikoidtherapie erfolgt als Stoßbehandlung, wobei die anfänglichen Tagesdosen von 50 mg Prednisolon nach 14 Tagen um 10 mg je Woche abgebaut werden. Diese Behandlung ist gegebenenfalls in 4monatigem Abstand zu wiederholen. Ist eine rasche Progredienz der e. O. („maligner" Exophthalmus) erkennbar, kommen als weitere Maßnahmen in Betracht: Retrobulbäre Röntgenbestrahlung (Oberflächendosis von 600–1600 rad) in Kombination mit Glukokortikoidbehandlung, spezielle immunsuppressive Medikamente (Zytostatika), totale Schilddrüsenresektion mit anschließender Hormonsubstitution und als ultima ratio die operative Dekompression der Orbita.

35.2. Hypothyreose

Bezüglich Ätiologie und klinischer Symptomatik sei auf die entsprechenden Lehrbücher der Endokrinologie verwiesen.

Augensymptome. Im Vordergrund stehen myxödematöse Schwellung der Augenlider bis zur Elephantiasis bei trockener bzw. verdickter Lidhaut und eine daraus resultierende enge Lidspalte. Exophthalmus wie auch Enophthalmus sind beschrieben. Ferner sind Linsentrübungen im Sinne einer Cataracta syndermatotica beobachtet worden.

Neurologische Veränderungen. Die wichtigsten Symptome sind: Parästhesien, Sensibilitätsstörungen, gelegentlich ein Karpaltunnelsyndrom, verzögerte Erschlaffung nach Auslösen eines Reflexes, Muskelschwäche, Muskelkrämpfe beim Beklopfen des Muskels, Gangunsicherheit und positives Rombergsches Phänomen, Ataxie, Adiadochokinese, Nystagmus, Dysarthrie, epileptiforme Anfälle, Apathie, Nachlassen des Gedächtnisses, optische Halluzinationen, psychotische Episoden, Koma.

35.3. Hyperparathyreoidismus

Das in den Nebenschilddrüsen gebildete Parathormon fördert einerseits die Kalziumresorption im Darm und andererseits die Osteoklastentätigkeit. Bei vermehrter Sekretion resultiert eine Steigerung des Kalziumspiegels im Blut. Die Kalziumausscheidung über die Niere wird gehemmt, die Ausscheidung von Phosphat im distalen Tubulusabschnitt gefördert. Laborchemisch gelten als Kardinalsymptome: Hyperkalzämie, Hyperkalziurie, Hypophosphatämie und Hyperphosphaturie.

Augensymptome. Im Vordergrund stehen Kalkablagerungen. Sie finden sich in Form eines Kalkbandes im Bereich der Kornea und Konjunktiva. Die Kalkkristalle können parallel zum Limbus angeordnet liegen. In der Umgebung der subepithelial eingelagerten Partikel ist meist eine Rötung der Konjunktiva erkennbar. Subjektiv klagen die

Patienten über ein Gefühl der konjunktivalen Reizung. Differentialdiagnostisch muß bei diesen sog. „Kalkmetastasen" an folgende Krankheitsbilder gedacht werden: Boeck-sche Sarkoidose, Vitamin-D-Intoxikation, Milch-Alkali-Syndrom.

Neurologische Veränderungen. Motorische Schwäche, rasche Ermüdbarkeit, Sensibilitäts-störungen, Schluckstörungen, Hyporeflexie sowie Unruhe- und Verwirrtheitszustände Depressionen, Schlafstörungen sind beschrieben worden.

35.4. Hypoparathyreoidismus

Durch Fortfall der Wirkung des Parathormons treten an Mineralhaushaltsstörungen Hypokalzämie, Hyperphosphatämie, Hypokalziurie und Hypophosphaturie auf.

Augensymptome. Die tetanische Katarakt kann im Anfangsstadium oft nur mit der Spaltlampe diagnostiziert werden. Die Veränderung schreitet in unterschiedlicher Ge-schwindigkeit fort und kann innerhalb weniger Wochen zur Operationsreife führen. Pseudohypoparathyreoidismus und andere mit Hypokalzämie einhergehende Erkran-kungen können die gleichen Veränderungen verursachen. Im Rahmen der tetanischen Krämpfe kann es zu Augenmuskelstörungen und Doppelbildern, Blepharospasmus so-wie Akkommodationskrämpfen und Pupillenstarre kommen. Gelegentlich wird auch das Auftreten einer Stauungspapille beobachtet, sie ist Folge eines Hirnödems.

Neurologische Veränderungen. Sie beruhen in erster Linie auf der durch Hypokalzämie bedingten gesteigerten neuromuskulären Erregbarkeit, die das *Tetaniesyndrom* auslöst. Im Gegensatz zum zerebralen Krampfgeschehen kann beim tetanischen Anfall auch die glatte Muskulatur beteiligt sein (Laryngospasmus mit inspiratorischer Apnoe, Pyloro-spasmus, Kardiakrämpfe). Das Bewußtsein bleibt im Unterschied zum zerebralen Anfall immer erhalten. Es sei auf Zusammenhänge Tetanie-Epilepsie hingewiesen. Offenbar ermöglicht die tetanische Stoffwechsellage das Manifestwerden von zerebralen im EEG nachweisbaren Dysrhythmien, die sonst latent bleiben würden. Zur Differentialdiagnose der Krampfanfälle bei Tetanie gegenüber der genuinen Epilepsie kann der Nachweis der bereits erwähnten Linsentrübungen beitragen. Velhagen (1964) empfiehlt zu Recht, jeden „Epileptiker" genauestens mit Spaltlampe und Augenspiegel zu untersuchen.

35.5. Diabetes mellitus

Unter den Spätkomplikationen des Diabetes spielen Auge und Nervensystem eine wich-tige Rolle, wobei die meisten Erscheinungen Folge der diabetischen Angiopathie sind.

Augensymptome.
1. *Retinopathia diabetica.* Sie gehört zu den gefürchteten Komplikationen. Eine ent-scheidende Rolle spielt die Dauer des Diabetes. Man findet kapilläre Aneurysmen, Gefäßverschlüsse, Blutungen und degenerative Herde. Die Fluoreszenz-Angiographie hat eine wesentliche Bedeutung für die Früherkennung und prognostische Beurteilung. Trotz bestmöglicher Einstellung des Diabetes ist meist ein Fortschreiten der Retino-pathie zu verzeichnen.
2. *Augenmuskellähmungen.* Paresen der äußeren Augenmuskeln stehen unter den Hirn-nervenlähmungen bei Diabetes mellitus an der Spitze. Sachsenweger (1966) führt als Ursachen der Paresen auf: Blutungen im Bereich der Augenmuskelkerne, Tropho-neurosen, Neuritiden, Thrombosen im intramedullären Teil des Hirnstammes, Gefäß-veränderungen einschließlich der Vasa nervorum und mechanische Schädigungen durch Druck sklerosierter Gefäße. Etwa gleich häufig sind der N. oculomotorius und der

N. abducens betroffen, seltener der N. trochlearis. Bei Befallensein des N. oculomotorius treten ferner Pupillenstörungen auf, am häufigsten Anisokorien und sehr träge Lichtreaktion. Eine ausgesprochene reflektorische Pupillenstarre (Argyll-Robertson-Phänomen) ist selten. Der Beginn der Paresen ist oft akut und mit heftigen migränoiden Schmerzen verbunden. Elektromyographisch finden sich stark herabgesetzte oder fehlende Potentiale.

3. Neuritis fasciculi optici. Eine Optikusatrophie wird bei Diabetikern wesentlich öfter gesehen als bei Nichtdiabetikern. Befallen wird vorwiegend das mittlere Lebensalter. Papillitis und akute retrobulbäre Neuritis kommen als diabetische Komplikation nur sehr selten vor.

4. Weitere mögliche Augensymptome als Folge des Diabetes sind: Refraktionsanomalien, transitorische Sehstörungen, Korneahinterwandveränderungen an der Descemetschen Membran, Cataracta diabetica, eitrige Entzündungen der Anhangsorgane, Iritis und Iridocyclitis, Rubeosis iridis, Glaukom, Lipämie retinae, diabetische Pigmentopathie der Macula lutea.

Neurologische Veränderungen.
1. Enzephalomalazien treten als Folge der diabetischen Angiopathie bei Diabetikern doppelt so häufig auf wie bei der nichtdiabetischen Bevölkerung. Hiervon sind vor allem Altersdiabetiker betroffen. Eine Abgrenzung vom diabetischen Koma ist wichtig. Im Rahmen der Angiopathien sind auch zentrale Sehstörungen möglich.

2. Die diabetische Neuropathie ist das häufigste neurologische Syndrom beim Diabetes mellitus. Charakteristisch ist die Symptomentrias: neurogener Schmerz, der oft in den rumpfnahen Bezirken, aber auch im Unterschenkel und Fuß lokalisiert ist und häufig nachts auftritt, Abschwächung der Eigenreflexe, Herabsetzung des Vibrationsempfindens. Ferner stehen oft Sensibilitätsstörungen im Vordergrund. Entscheidend ist in erster Linie die Dauer des Diabetes, obgleich auch neurologische Veränderungen überhaupt erst zur Entdeckung des Diabetes Anlaß geben können.

35.6. Hypophysenadenome

Neben endokrin bedingten Veränderungen beherrschen die aus der engen topographischen Beziehung der Hypophyse zu dem Chiasma optici, dem Tractus opticus, dem hypothalamischen Boden des 3. Ventrikels, dem Frontal- und Temporallappen, dem Sinus cavernosus, dem 3.–6. Hirnnerven, dem Tentorium cerebelli und den Hirnschenkeln resultierenden neuroophthalmologischen Symptome das Krankheitsbild (s. ,,Chiasmasyndrome"). Es sei kurz auf die klinische Symptomatik der verschiedenen Adenome eingegangen. Bezüglich weiterer Einzelheiten muß auf die endokrinologische Spezialiteratur verwiesen werden.

1. Chromophobe Adenome. Bei einem Häufigkeitsgipfel zwischen dem 35. und 55. Lebensjahr treten die Anfangssymptome in Gestalt von meist frontalen, in geringerem Maße auch temporalen, orbitalen, okzipitalen oder diffusen Kopfschmerzen, Sehstörungen, Amenorrhoe, Libido- und Potenzverlust und Gewichtszunahme oft erst nach einem 5–10jährigen Adenomwachstum auf. Aufgrund des expansiven Wachstums ist hier die neuroophthalmologische Symptomatik, die Hypophysenadenome auslösen können, am meisten ausgeprägt. Durch Verdrängung des intakten Hypophysengewebes und der damit verbundenen Beeinträchtigung der Bildung glandotroper Hormone kommen zahlreiche endokrine Ausfälle zustande: Nebennierinsuffizienz mit Störungen im Kohlehydratstoffwechsel und Wasserhaushalt, Störungen der gonadotropen Funktion, Erniedrigung des Grundumsatzes usw. Trotz sehr großer Ausdehnung der Adenome sind die endokrinen Ausfälle im Sinne einer Hypophyseninsuffizienz oft erstaunlich gering.

2. Eosinophile Adenome. Die durch vermehrte Produktion somatotropen Hormons bedingten Veränderungen kennzeichnen den äußeren Aspekt des Patienten. Bei noch offenen Epiphysenfugen

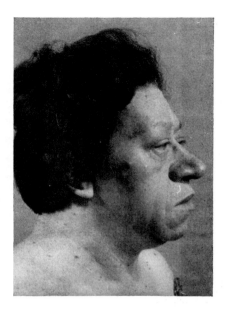

Abb. 319. Akromegalie bei eosinophilem Hypophysen-adenom

kommt es zum *hypophysären Riesenwuchs*, bei geschlossenen zur Akromegalie (Abb. 319). Bei Akromegalie finden sich häufig Kopfschmerzen, Störungen der Sexualsphäre, Splanchnomegalie, Schlafsucht, Polydipsie, starke Schweißneigung und Überfunktion der Nebennierenrinde.
3. Basophile Adenome lösen die Symptomatik des Cushing-Syndroms aus. Neuroophthalmologische Veränderungen sind ausgesprochen selten.

Hypophysenapoplexie bei Adenom. Es handelt sich um eine plötzliche Massenblutung in die Hypophyse, die sich klinisch in akut auftretenden heftigen Kopfschmerzen, Somnolenz, die rasch in einen komatösen Zustand übergehen kann. Nackensteifigkeit und Augenmuskelparesen (meist N. oculomotorius) äußert. Bei unklarem Koma sollte eine Röntgenaufnahme der Sella erfolgen. Auch chronische Verlaufsformen sind beschrieben. Die Behandlung der Hypophysenapoplexie besteht in der sofortigen chirurgischen Intervention.

Diagnostik der Hypophysenadenome. Neben der Beurteilung der klinischen Symptomatik spielen *Röntgendiagnostik* und *endokrinologische Untersuchungsmethoden* (s. Spezialliteratur) eine Rolle. Das typische röntgenologische Kriterium des rein intrasellären Tumors ist die Vergrößerung der Sellaprofilfläche.

Therapie. Zwei Möglichkeiten bieten sich an: *Radiotherapie* (extern oder interstitiell mit der stereotaktischen Lokalisations- und Punktionsmethode) und *operative Behandlung*. Entscheidend für den Therapieerfolg ist eine lege artis durchgeführte *prae- und postoperative hormonelle Substitutionsbehandlung*. Art und Dosis der Medikation sind individuell verschieden und u. a. abhängig vom Ergebnis der durchzuführenden endokrinen Funktionstests. Besonderes Augenmerk ist auf die Verhütung einer sekundären Nebennierenrindeninsuffizienz zu legen.

36. Dermatologische Krankheiten

Koinzidenzen von Veränderungen an Haut, ZNS und Auge finden in zahlreichen klinischen Syndromen ihren Niederschlag. Eine Ordnung der Vielfalt klinischer Symptomenkombinationen nach anatomischen und funktionellen Einteilungsprinzipien ist heute noch nicht möglich. Entwicklungsstörungen des Neuroektoderms, genetische Einflüsse, Chromosomenaberrationen, Enzymdefekte sowie frühembryonale Virusinfekte sind als Ursachen heranzuziehen. Aufgrund der vielfachen Überschneidungen neuro-ophthalmo-kutaner Krankheitsbilder werden nur die wichtigsten besprochen.
Drei Gruppen werden unterschieden:

36.1. ZNS und Auge sind sekundär beteiligt

Hier sind neben den sehr selten gewordenen Komplikationen der Spätsyphilis (III, IV) vor allem *Virusinfekte*, z. B. Herpes simplex-Infektion mit Meningoenzephalitis und Keratokonjunktivitis, oder auch primäre *Hauttumoren* mit Hirn- und Augenmetastasen, z. B. Melanome oder Angiosarkome, zu nennen.

36.2. Haut und Auge sind sekundär beteiligt

Die von den Spinalganglien und hinteren Wurzeln ausgehende *Zoster-Virus-Infektion* befällt segmental das Versorgungsgebiet peripherer Nerven und im Falle des I. und II. Trigeminusastes auch das Auge in Form einer Keratokonjunktivitis.
Behçet-Syndrom (Maligne Aphthosis): Die Virusgenese dieses chronisch rezidivierenden fieberhaften Leidens ist bisher nicht bewiesen, auch allergisch-hyperergische bzw. auto-immunologische Mechanismen werden diskutiert. Eine Assoziation mit HLA-B5, C4 (B18, Bw 35) wurde beschrieben. Kopfschmerz, Nackensteife, leichte Hemiparesen, Hemianästhesien und Ataxien vielfältiger Ausprägung und wechselvollen Verlaufes deuten auf eine Schädigung der grauen und weißen Hirnsubstanz hin und erinnern teilweise an eine multiple Sklerose. Typisch sind Aphthen und Ulzerationen der Mund- und Genitalschleimhaut sowie eine Iridocyclitis purulenta, des weiteren Erythema nodosum-oder Erythema exsudativum multiforme-artige Hautveränderungen, seltener rheumatische Arthralgien, Thrombophlebitiden, Epididymitis, Neigung zu Hämorrhagien und Pustulation. Ophthalmologisch bestehen des weiteren eine erhebliche Lichtscheu sowie Hornhautulzera. Der Verlauf kann durch tapetoretinale Degeneration, gelegentliche Augenmuskellähmungen sowie Amaurose kompliziert sein.

Vogt-Koyanagi-Harada-Syndrom

Obwohl es teils endemisch in Ostasien auftritt, ist die Virusgenese dieses subakut-chronisch verlaufenden uveo-okulo-kutaneo-enzephalitischen Syndroms ebenfalls nicht gesichert. Fieber, Kopfschmerz, Nackensteife, Bewußtseinstrübungen, Hör- und Gleichgewichtsstörungen, Dysakusis, Taubheit und eine deutliche Lymphozytose im Liquor weisen auf einen intrakraniellen Prozeß hin. Ophthalmologisch sieht man meist eine beidseitige Uveitis exsudativa, ggf. mit Sekundärglaukom und Netzhautablösung durch eine seröse, meist reversible Chorioretinitis sowie eine deutliche Depigmentierung des Fundus. Depigmentierungen der Haut in Form einer Vitiligo sowie Poliosis der Kopf-, Achsel-, Schamhaare, Augenbrauen und Wimpern vervollständigen das Bild, bei dem die Alopecia areata selten fehlt.

36.3.   Haut, ZNS und Auge erkranken gleichzeitig
(eigentliche neuro-ophthalmo-kutane Syndrome)

Von besonderem Interesse sind hier die sog. Phakomatosen, chromosomale Aberrationen, Pigmentanomalien, Hyper-, A- und Dysplasien, Stoffwechselstörungen, Verhornungsanomalien, Photosensibilisierungen, Bindegewebskrankheiten und Systemerkrankungen.

36.3.1. Kongenitale gutartige Neoplasien und vaskuläre Fehlbildungen (Phakomatosen)

Unter Phakomatosen (van der Hoeve 1921) versteht man heute Mißbildungskrankheiten, die auf dem Boden von Dysplasien bzw. frühembryonalen Differenzierungsstörungen entstehen und auch nach Abschluß der Wachstums- und Differenzierungsphase prozeßhaft fortschreiten. Aus undifferenzierten, fehlorganisierten Gewebsanteilen der Haut (φακόρ = Linse, Mal), des ZNS und Auges entwickeln sich geschwulstähnliche Hyperplasien oder echte Tumoren neuroektodermaler und mesenchymaler Natur.

Morbus-Pringle-Bourneville (Tuberöse Hirnsklerose, Adenoma sebaceum, Epiloia)

Im Vordergrund dieser kongenitalen autosomal dominanten Erkrankung steht die Trias Epilepsie, Adenoma sebaceum und fortschreitender Schwachsinn. Ophthalmologisch werden außer kongenitaler Erblindung und Katarakt Netzhauttumoren und -blutungen, Retinopathia punctata, Optikusatrophie sowie Linsen-, Glaskörper- und Hornhauttrübungen beobachtet. Liquordrucksteigerungen infolge Gliawucherungen führen zur Stauungspapille. Das Adenoma sebaceum, das erst zwischen dem 4. und 10. Lebensjahr auftritt, ist durch symmetrisch und segmental im Bereich der Nasolabialfalten, Wangen, Stirn und Kopfhaut angeordnete, rötlich glänzende Knötchen charakterisiert. Gingiva-Hyperplasien, peri- und subunguale Fibrome (Koenen-Tumoren), chagrinartige Bindegewebsnävi der Lumbosakralregion sowie eschenblattähnliche Depigmentierungen der Haut vervollständigen das klinische Bild (Abb. 320–323).

Neurofibromatosis generalisata Recklinghausen

Diese autosomal dominante Erkrankung schließt Veränderungen an Haut, Nervensystem, Sinnesorganen, Knochen, endokrinen Drüsen und anderen Organen ein, wobei von der Neuralleiste abstammende Zellelemente wie Schwann-Zellen, Melanozyten und endoneurale Fibroblasten zu benignen Tumoren proliferieren und gelegentlich zu Fibrosarkomen entarten können. Nervengeschwülste im Bereich zentraler und peripherer Nerven führen zu Ausfallerscheinungen. Schwachsinn sowie Stupor ergänzen die ZNS-Symptome. Am Auge finden sich Irisknötchen, Glaukom, Optikusatrophie sowie Hydro-

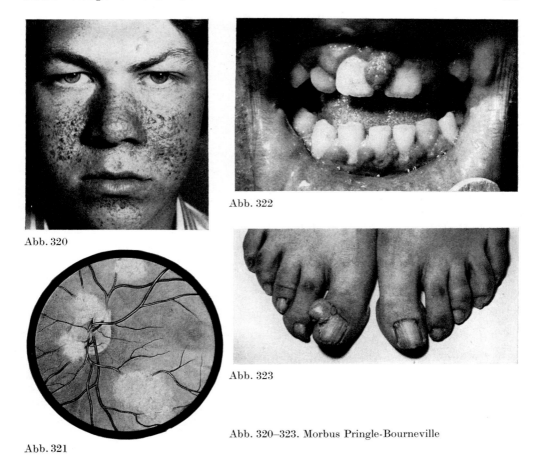

Abb. 322

Abb. 320

Abb. 323

Abb. 321

Abb. 320–323. Morbus Pringle-Bourneville

phthalmus. Für die Haut sind multiple Pigmentflecke unterschiedlicher Form und Farbintensität (cafè au lait) als Naevi spili, Nävuszellnävi oder Naevi anaemici charakteristisch, des weiteren aber auch multiple kutane und subkutane Neurofibrome unterschiedlicher Größe (bis zu Rankenbildungen), Form und Konsistenz (Klingelknopfphänomen) (Abb. 324–326).

Kutane Angiomatosen mit ZNS- und Augenbeteiligung

Kongenitale nävoide Angiome in unterschiedlicher Prävalenz der einzelnen Organe verursachen eine differente Symptomatik der jeweiligen unregelmäßig dominant vererbten Syndrome.

– **Enzephalotrigeminale Angiomatose Sturge-Weber-Krabbe**
 Bei diesem wahrscheinlich autosomal dominant vererbten Syndrom befinden sich die kapillären Hämangiome im Bereich der Leptomeningen (mit Verkalkungen), des Auges und der Haut. Das ZNS ist in Form epileptischer Anfälle, migräneartiger Kopfschmerzen, spastischer Hemiparesen, psychischer Defekte und Verschattungen von verkalkten angiomatöszn Piagefäßen beteiligt. Am Auge kann durch Hämangiome der Chorioidea, Uvea und Konjunktiva ein (kongenitales) Glaukom (Buphthalmus)

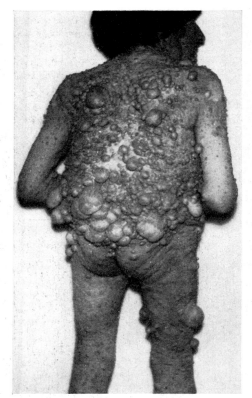

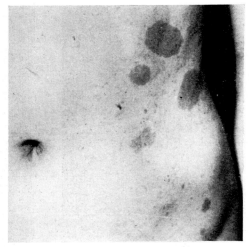

Abb. 325

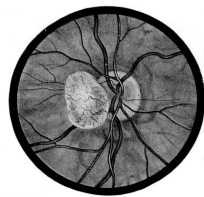

Abb. 324

Abb. 324–326. Neurofibromatosis generalisata
Recklinghausen   Abb. 326

entstehen. An der Haut findet sich vorwiegend im Gesicht ein zumeist halbseitiger,
ausgedehnter Naevus flammeus (Abb. 327, 328).

– **Klippel-Trenaunay-Syndrom**

– **Parkes-Weber-Syndrom (osteohypertrophischer variköser Nävus)**
ZNS- und Augenbeteiligung treten bei beiden Syndromen in den Hintergrund. Beim
ersteren kommen an Haut und Weichteilen folgende Kardinalsymptome vor: Naevus
flammeus, Varikosis und partieller Riesenwuchs infolge Hypertrophie des Skelettsystems und der Muskulatur, vorwiegend einseitig an den unteren Extremitäten
(Abb. 329, 330). Beim letzteren sind neben Gefäßnävus und Riesenwuchs arteriovenöse Anastomosen nachweisbar. Die Hautläsionen ahmen manchmal ein Kaposi-
Sarkom nach. Syn- oder Polydaktylie können assoziiert sein. Pathogenetisch wird die
Osteohypertrophie als Folge der venösen Hypertension angesehen.

– **Hämangioblastom des Zerebellum und der Retina Hippel-Lindau**
Autosomal dominant vererbt, finden sich bei diesem Syndrom angiomatöse Tumoren

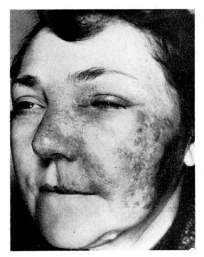

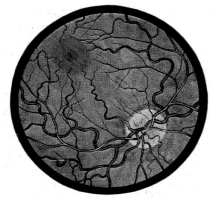

Abb. 328

Abb. 327

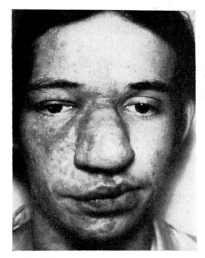

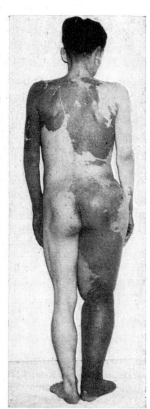

Abb. 329

Abb. 327–328. Enzephalotrigeminale Angiomatose
Sturge-Weber-Krabbe

Abb. 329–330. Klippel-Trenaunay-Syndrom   Abb. 330

im Kleinhirn, kaudalen Hirnstamm und gelegentlich im Rückenmark sowie in der
Retina. Als Folge des raumfordernden Prozesses werden Stauungspapille, Gesichtsfeldeinschränkungen, Optikusatrophie und Nystagmus beobachtet. Die Haut weist
relativ selten Gefäßnävi im Gesicht auf, gelegentlich kommen auch Pankreas- und
Nierenzysten, Hypernephrome und Leberangiome vor.

– **Hereditäre hämorrhagische Teleangiektasie Osler-Rendu-Weber**
Dominant vererbte, im 2.–3. Lebensjahrzehnt manifest werdende Teleangiektasien
an Haut, Schleimhäuten und Nierensystem verursachen z. T. bedrohliche Blutungs-
neigungen (Nasenbluten!). Die Augen sind gelegentlich an Retina, Sklera und Konjunktiva betroffen.

– **Ataxia teleangiectatica Louis-Bar**
Diese autosomal rezessiv vererbliche Phakomatose vereinigt okulo-kutane Teleangiektasien mit zerebellarer Ataxie und rekurrenten pulmonalen Infekten einschließlich Bronchiektasen. Die begleitende Immundefizienz drückt sich in erniedrigten IgA-
und IgE-Serumspiegeln und defekter zellulärer Immunreaktivität aus. Die DNS-
Reparatur ist ebenfalls defekt. Neben okulären (konjunktivalen) Teleangiektasien
kommen Nystagmus und Störungen der Augenmotorik vor. Wachstumsverzögerung
und geistige Entwicklungshemmung, Cafè au lait-Flecke und Hautatrophie sowie
Malignome (Leukämie, Sarkome, Basaliome der Haut) ergänzen das Bild. Von seiten
des ZNS findet man eine Degeneration im Kleinhirn, Verlust der Myelinfasern in den
hinteren Säulen sowie degenerative Zellveränderungen in den hinteren Wurzeln und
sympathischen Ganglien.

Basalzellnävus-Syndrom Gorlin

Diese autosomal dominante epitheliomatöse Phakomatose befällt Haut, Skelett, ZNS,
Endokrinium und Augen. Multiple nävoide Basaliome, Milien, Komedonen, Talgzysten,
Lipome und palmoplantare Grübchen sind mit Mandibularzysten, Rippenanomalien, Skoliose, Spina bifida, Syndaktylie und anderen Skelettanomalien vergesellschaftet. Geistige Verlangsamung, Schizophrenie, Hydrozephalus und Taubheit von seiten des ZNS,
von seiten der Augen Dystopie des Kanthus, Hypertelorismus, Blindheit (infolge Hornhauttrübung, Katarakt, Glaukom oder Kolobom) ergänzen das klinische Bild. Des weiteren besteht gelegentlich Hypogonadismus.

36.3.2. Chromosomale Aberrationen
Patau-Syndrom (Trisomie 13–15, D-Trisomie)

In der Gruppe D findet sich ein zusätzliches 7. Chromosom, so daß zahlreiche Mißbildungen resultieren: kleines Gehirn, zerebrale Defekte, Taubheit, verzögerte geistige
Entwicklung, Lippen- und Gaumenspalten, Polydaktylie, Spaltbildungen und Verdoppelungen des Urogenitalsystems, horizontale Handfurchen und kapilläre Hämangiome.
Ophthalmologisch kommen Hornhaut- und Linsentrübungen, Iris- und Optikuskolobome sowie Anophthalmie vor.

36.3.3. Kongenitale Pigmentanomalien mit Störungen an ZNS und Auge
Incontinentia pigmenti Bloch-Sulzberger

Der dominant geschlechtsgebundene (X-chromosomale) Erbgang erklärt die starke
Bevorzugung des weiblichen Geschlechts. Die an der Haut beobachteten entzündlichen
vesikulobullösen Frühformen mit Gewebseosinophilie lassen auch an eine Virusembryo-
pathie denken. Später entwickeln sich gruppierte schmutzig-braune bis schiefergraue,
streifen- und spritzerförmige, teils verruköse, teils atrophische Pigmentierungen an den
Beugeseiten der Extremitäten und am seitlichen Stamm (Abb. 331) sowie Nageldystro-
phien und narbige Alopezien. Des weiteren finden sich von seiten des ZNS gelegentlich eine Mikrozephalie, Ataxie, spastische Tetraplegie, Epilepsie und Debilität. Verzögerte Dentition und Zahndystrophien sowie von seiten der Augen Uveitis, Strabismus,

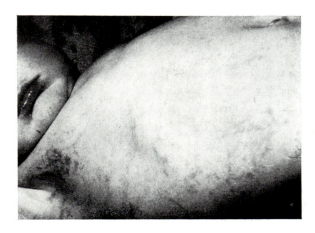

Abb. 331. Incontinentia pigmenti
Bloch-Sulzberger

Optikusatrophie, Pseudogliome, Mikrophthalmie, retrolentale Fibroplasie, blaue Skleren, Ptosis, Hornhaut- und Linsentrübungen können das Bild ergänzen.

Incontinentia pigmenti achromians Ito

Dieses autosomal dominant vererbte Syndrom zeigt weder dermale Entzündung noch
Pigmentinkontinenz. Daher ist es von der Bloch-Sulzbergerschen Form abzutrennen.
Hypopigmentierte Flecke, verminderte Kapillarresistenz, Hypohidrosis, diffuse Alopezie, verruköse epidermale Nävi, Zahndysplasien, Strabismus, geistige Retardierung
und neurale Defekte kennzeichnen das klinische Bild.

Neurokutane Melanoblastose Touraine

Bei dieser kongenitalen Systemfehlbildung finden sich an der Haut Nävuszellnävi unterschiedlicher Farbe (hellbraun bis schwarz) und Größe (kleine Flecke bis Tierfellnävi).
Das Gehirn ist durch eine diffuse Melanozytose, teils auch tumorartige Proliferationen
von Nävus- (und Melanom-)zellen einbezogen, die meningitische, hemiplegische Symptome, EEG-Veränderungen und Hirndruckzeichen verursachen. Gelegentlich sind auch
die Augen von Proliferationen dieser beiden Zelltypen betroffen.

Lentiginosis-profusa-Syndrom (LEOPARD-Syndrom)

Autosomal dominant vererbt, finden sich **L**entigines, **e**lektrokardiographische Anomalien, **o**kulärer Hyperteleorismus, **p**ulmonale Stenose, **A**nomalien der Genitalien,
Retardierung des Wachstums und Taubheit (**d**eafness) (Abb. 332).

Naevus fusco-coeruleus ophthalmomaxillaris Ota

Das fraglich erbliche Leiden bevorzugt Mädchen der farbigen Rasse. Im Bereich des
1. und 2. Trigeminusastes manifestieren sich mehrere schwarz-bräunliche Nävi. Am
Auge findet sich eine Melanosis mit Pigmentierung von Iris und Konjunktiva (Abb. 333).
Die Skleren erscheinen blau. Übergänge in maligne Melanome sind selten.

Okulozerebrales Syndrom mit Hypopigmentation Cross-McKusick-Breen

Autosomal rezessiv vererbt, finden sich Hypopigmentation bzw. partieller Albinismus
der Haut, Haare und Augen, gingivale Fibromatose, Mikrophthalmie, Hornhauttrübungen, grober Nystagmus, Athetose und Oligophrenie.

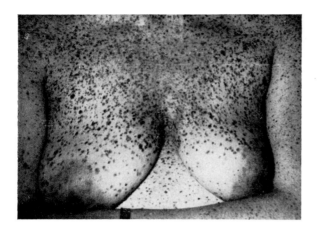

Abb. 332. Lentiginosis profusa-Syndrom (Leopard-Syndrom)

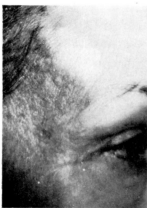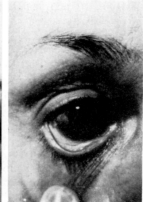

Abb. 333. Naevus fusco-coerulens ophthalmomaxillaris OTA

Klein-Waardenburg-Syndrom

Bei diesem autosomal dominant vererbten Leiden werden folgende Symptome beobachtet: Vitiligo und weiße Stirnlocke, Dystopie der Tränenpünktchen und medialen Kanthus nach lateral, Verbreiterung der Nasenwurzel, Zusammenwachsen der beiden Augenbrauen, Heterochromie der Iris und Schwerhörigkeit bzw. Taubheit.

Chediak-Higashi-Syndrom

Dieses autosomal rezessive Syndrom vereinigt partiellen Albinismus von Haut, Haaren und Augen (Retinadepigmentierung, Photophobie, Nystagmus) mit nichtmelanisierten Riesenmelanosomen (Strukturanomalie, verminderte Tyrosinaseaktivität) und abnorm großen Granula in Granulozyten bzw. Einschlußkörperchen in Lympho- und Monozyten. Diese Leukozytenanomalie ist morphologischer Ausdruck ihrer Funktionsstörung, die auch die gesteigerte Infektanfälligkeit erklärt. Periphere Neuropathie und geistige Retardierung kommen gelegentlich vor.

Peutz-Touraine-Jeghers-Syndrom

Bei diesem dominant erblichen Leiden zeigen sich Pigmentflecke (Nävi) an Gesicht, Konjunktiven, Lippen, Mundschleimhaut sowie später eine Polyposis intestina mit Blutungsneigung (Anämie).

36.3.4. Hyper-, A-, Dysplasien und Atrophien mit Störungen an ZNS und Auge

Poikiloderma congenitale Rothmund-Thomsen

Dieses autosomal rezessiv vererbte Syndrom tritt im ersten Lebensjahr im Gesicht, später an Extremitäten und Nates als Poikilodermie mit Teleangiektasien, Atrophie, Hypo- und Hyperpigmentation der Haut in Erscheinung. Nagel-, Haar- und Zahndystrophien sowie beidseitige Katarakte ab 4.–6. Lebensjahr, endokrine Störungen, Kleinwuchs, Mikrozephalie und geistige Verlangsamung runden das klinische Bild ab (Abb. 334–336).

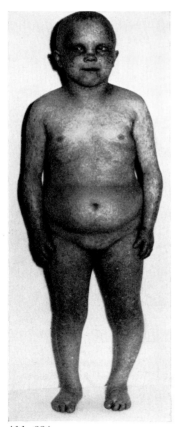

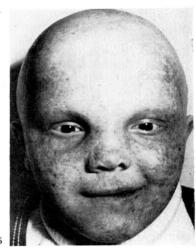

Abb. 335

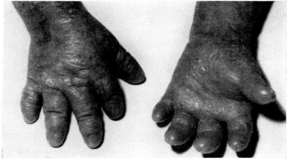

Abb. 334								Abb. 336

Abb. 334–336. Poikiloderma congenitale Rothmund-Thomsen

Okulomandibulodyszephalie mit Hypotrichosis Hallermann-Streiff

Durch vermutliche Mutation eines einzelnen dominanten Gens entstehen proportionierter Zwergwuchs, kraniofaziale Anomalien wie Mikrogenie, Zahnstellungsfehler und Mikrophthalmus mit Cataracta congenita, die ein „Vogelgesicht" bilden. Atrophie der Stirnhaut und Hypotrichose ergänzen das Bild.

Fokale dermale Hypoplasie Goltz

Bei dieser wahrscheinlich X-gebundenen autosomal dominanten Erkrankung finden sich an der Haut retikuläre, wurmförmige oder liniäre Atrophien dunkler oder roter Farbe, teils auch weiche gelbe Hernien des subkutanen Fettgewebes mit Pigmentverschiebung. Papillome, spärlicher Haarwuchs, Nageldystrophie, Skelettanomalien, Poly- oder Hypodaktylie ergänzen das Bild. Des weiteren kommen Anophthalmie, Strabismus, Nystagmus, Iriskolobome, Pigmentstörungen der Retina, Zahndysplasien und Debilität unterschiedlicher Ausprägung vor.

Cutis verticis gyrata mit mentaler Defizienz

Dieses autosomal rezessive Syndrom ist mit Epilepsie, Mikrozephalie und von seiten der Augen Strabismus, Katarakt, Nystagmus und Keratokonus vergesellschaftet.

36.3.5. Stoffwechselstörungen

Hier werden metabolische, biochemische und endokrine Anomalien eingeordnet.

Homozystinurie

Durch angeborene Blockierung der Enzymreaktion zwischen Methionin und Zystin kommt es zur vermehrten Ausscheidung von Homozystin. In der Kindheit bilden sich Wachstumsstörungen, Schwachsinn, Epilepsie, Linsenluxation, eine Livedo reticularis und dünne spärliche Haare heraus.

Hartnup-Syndrom

Ursächlich liegt eine autosomal rezessive Tryptophanstoffwechselstörung, die durch den Ausfall des Transportsystems für neutrale Aminosäuren im Intestinaltrakt sowie in der Niere (tubuläre Rückresorption der Aminosäuren der Monoamino-monokarboxylgruppe) hervorgerufen wird und aus der ein Nikotinsäuremangel resultiert, zugrunde. Pellegraähnliche Veränderungen an lichtexponierter Haut (trockene braunrote Schuppung), zerebellare Ataxie, Schwachsinn und psychische Störungen, Nystagmus, Doppeltsehen und Konvergenzschwäche sowie renale Aminoazidurie charakterisieren das klinische Bild.

Hunter-Hurler-Syndrom (Gargoylismus) und andere Mukopolysaccharidosen

Diese Mukopolysaccharidspeicherkrankheiten kommen durch Störungen der den Mukopolysaccharidstoffwechsel steuernden Enzyme einschließlich der lysosomalen Hydrolasen zustande.
Zunächst wurden zwei Typen unterschieden:

1. Hurler-Typ I (schwere Form, autosomal rezessiv vererbt α-L-Iduronidase defizient) und
2. Hunter-Typ II (mildere Form, X-gebunden, rezessiv vererbt, Iduronatsulfatase defizient).

Heute sind schon 7 Typen bekannt, diese wiederum mit verschiedenen Untergruppen. Es finden sich folgende Veränderungen: großer kahnförmiger Schädel, wulstige Lippen, große Zunge, eingezogene Nasenwurzel, Kyphose, elfenbeinartige Hautpapeln am Rücken, speckige Haut der Palmae mit Beugestellung der Finger, Korneatrübung und Schwachsinn. Auch die Mukopolysaccharidosen IV (Hexosamin-6-sulfatase, β-Galaktosidase) und VI (Arylsulfatase B) sind mit Korneaveränderungen vergesellschaftet.

Angiokeratoma corporis diffusum Anderson-Fabry

Die X-chromosomal vererbte Erkrankung betrifft nur Männer, zumeist im 3. und 4. Lebensjahrzehnt. Es handelt sich um eine Phosphatidstoffwechselstörung durch Fehlen der α-Galaktosylhydrolase, so daß Lipide (Ceramidtrihexoside) in der Wand der kleinen Blutgefäße von Herz, retikuloendothelialem System, Niere, Intestinum sowie in Ganglienzellen eingelagert werden. Typisch sind punktförmige blauschwarze, teils keratotische Flecken der Nabel-Unterbauch-Gesäßregion und der Schleimhaut. Die Gefäße der Konjunktiva und Retina sind geschlängelt und erweitert, die Kornea ist gelegentlich getrübt. Kardiovaskuläre Störungen (Herzinfarkt) und Nierenbeteiligung (Urämie) bestimmen die Prognose. Schmerz, Par-, Hyperästhesien, Hemiplegie, Aphasie und Anhidrosis sind wahrscheinlich durch Lipideinlagerungen in den Gefäßen des peripheren und zentralen Nervensystems bedingt.

Heredopathia atactica polyneuritiformis Refsum

Dieses autosomal rezessive Leiden vereint Ichthyosis mit Retinitis pigmentosa, Nachtblindheit, Gesichtsfeldeinengung, zerebellarer Ataxie und chronisch peripheren Polyneuritiden einschließlich neurogenem Hörverlust auf der Grundlage einer Phytinsäure-Stoffwechselstörung durch Defizienz der α-Hydroxylierung von Phytinaten. Phytinsäure kommt in Serum- und Organlipiden vermehrt vor. Die Elimination von Phytinsäurederivaten aus der Nahrung bringt klinische Besserung.

Familiäre Dysautonomie Rilay-Day

Dieses autosomal rezessive Leiden beruht auf einem Enzymdefekt des Katecholaminstoffwechsels, so daß die Funktionen des vegetativen Nervensystems gestört sind. Charakteristisch sind fehlende oder herabgesetzte Tränensekretion und Anästhesie der Hornhaut sowie daraus resultierende Ulzera, des weiteren Myopie und Anisokorie. Bei psychischer Belastung auslösbare Hauterytheme, Schwitzen und Speichelfluß sowie Reflexabweichungen, Blutdruckschwankungen, herabgesetzte Schmerzempfindlichkeit und Sprachstörungen sind ebenfalls auf die vegetative Störung zurückzuführen. Ferner werden mongoloide Augenstellung, große tiefsitzende Ohren und ein spitzes Kinn beobachtet.

Laurence-Moon-Biedl-Bardet-Syndrom

Hier wird eine rezessiv, selten dominant vererbte Fettstoffwechselstörung vermutet. Fettsucht, Genitalhypoplasie, Riesenwuchs, Oligophrenie, Taubheit sowie Retinitis pigmentosa, Hemeralopie und Aderhautsklerose charakterisieren das klinische Bild. Die Haut ist trocken, ichthyotisch, weist Teleangiektasien und am Kopf einen tiefen Haaransatz auf.

36.3.6. Kongenitale Verhornungsanomalien mit Störungen an ZNS und Auge

Unter den Keratosen, seien sie diffus (Ichthyosis vulgaris, Ichthyosis congenita, Erythrokeratodermien) oder mehr umschrieben (Palmoplantarkeratosen, Dyskeratosis follicularis Darier) finden sich gelegentlich assoziierte Symptome von seiten des ZNS (Ataxie, spastische Paresen, Taubheit, Intelligenzstörungen) und der Augen (Keratitis, Katarakt, Nystagmus, Konjunktivitis). Oft sind dies nur Einzelbeschreibungen, die in Speziallehrbüchern (Der Kaloustian und Kurban) nachgelesen werden müssen.

Sjögren-Larson-Syndrom

Autosomal rezessiv vererbt, bestehen eine Ichthyosis bzw. ichthyosiforme Erythrodermie mit starker Schuppung und dunkler Pigmentierung, des weiteren eine psychomotorische Entwicklungshemmung, spastische Diplegie, Debilität und Idiotie. Die Retina ist im Makulabereich degeneriert.

Chondrodysplasia punctata Conradi-Hünerman

Dieses autosomal dominante Leiden geht mit endochondraler Verknöcherung, Taubheit, Katarakt, Optikusatrophie und ichthyosiformer Erythrodermie einher.

Pachyonychia congenita Jadassohn und Lewandowsky

Autosomal dominant vererbt, finden sich Hypertrophie des Nagelbettes, palmoplantare Hyperkeratose, follikuläre Hyperkeratose und orale Leukokeratose, selten vergesellschaftet mit Oligophrenie, Hornhauttrübung und partieller Erblindung.

Steward-Syndrom

Das Syndrom ist gekennzeichnet durch kongenitale Ichthyosis, Idiotie, Infantilismus, Epilepsie, Arachnodaktylie, Hypoplasie der Muskulatur und Retinitis pigmentosa.

36.3.7. Fotosensibilisierung mit Störungen an ZNS und Auge

Xerodemische Idiotie De Sanctis-Cacchione

Autosomal rezessiv, seltener dominant vererbt, fehlt die Endonuklease, um im Rahmen der Dunkelreparatur UV-induzierte DNS-Schäden (Thymindimere) beseitigen zu können. Verschiedene genetische Komplementationsgruppen (A, B, D) sind bekannt. Verlängerungen der DNS-Synthesezeit und Störungen des photoreaktivierenden Enzyms bzw. des Postreplikationsrepairs werden für Einzelfälle diskutiert. Zusätzlich wird eine Entwicklungsstörung im Hypophysen-Zwischenhirnbereich vermutet. Es finden sich Zeichen des Xeroderma pigmentosum (Poikilodermie und Atrophie der belichteten Haut mit vorzeitiger und obligater Bildung von Prä- und Kanzerosen), Oligophrenie, Zwergwuchs, Genitalhypoplasie und verzögerte Skelettentwicklung, an den Augen Photophobie, Konjunktivitis, Tränenträufeln, Blepharitis, Symblepharon, Ektropium und Keratitis.

Cockayne-Syndrom

Dieses ebenfalls mit Photosensibilisierung der Haut und vorzeitiger Alterung einhergehende Leiden wird autosomal dominant vererbt. Neben einer Photodermatose (Ery-
theme, Blasen der belichteten Haut) kommt es zu Zwergwuchs, Mikrozephalie, Intelligenzminderung, partieller Taubheit, Retinitis pigmentosa, Optikusatrophie, Katarakt,
Erblindung, Paralyse und vorzeitigem Tod. Autoptisch wurden Hirnatrophie, schwere
Veränderungen an den Neuronen und am Myelin sowie Ablagerungen von Eisen und
Kalzium in Gehirn und Gefäßen gefunden. In Fibroblastenkulturen wurde weniger als
30% normaler Aktivität des Phytinsäure metabolisierenden Enzyms gemessen.

36.3.8. Bindegewebskrankheiten

Pseudoxanthoma elasticum Grönblad-Strandberg

Dieses genetisch heterogene Syndrom besteht aus 4 Typen: 2 autosomal rezessiven
(I und II) und 2 autosomal dominanten (I und II), wobei die jeweiligen Typen I Haut,
Gefäßsystem und Retina betreffen, die beiden Typen II jedoch weitgehend auf die Haut
beschränkt bleiben und systemisch kaum in Erscheinung treten. Charakteristisch ist
die Verkalkung der elastischen Fasern in der mittleren Dermis, der Bruch-Membran

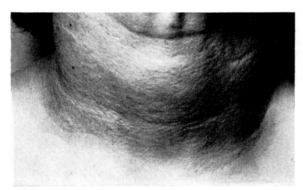

Abb. 337

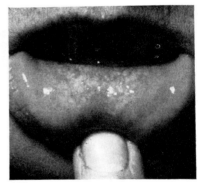

Abb. 338

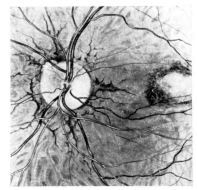

Abb. 337–339. Pseudoxanthoma elasticum Grönblad-
Strandberg

Abb. 339

des Auges, im Endokard und in den Blutgefäßen. Die Kollagenbiosynthese verläuft ungestört, allerdings finden sich vermehrt Kollagenabbauprodukte. In der Haut treten gelbe Papeln oder rhomboidale Plaques mit späterer Faltenbildung, Teleangiektasien und schlaffen Atrophien im Bereich des Nackens, der Axillen, der großen Beugen und anderer Partien einschließlich der Lippenschleimhaut auf (Abb. 337–339). In 85% kommen „angioid streaks" im Augenfundusbereich vor, des weiteren Retinapigmentation und chorioretinale Vernarbung mit Sehstörungen, Blutungen der Makulaumgebung und Optikusatrophie. Seltener werden Exophthalmus, Subluxation der Linse, Keratokonus und Katarakt beobachtet. Die Gefäßbeteiligung äußert sich in Koronarinsuffizienz, Arterienverkalkung und -ruptur sowie Hypertonie und zerebralen Insulten, provozierbar insbesondere durch mechanische Belastungen. Von seiten des ZNS sind neurovegetative und psychische Störungen möglich. Es bestehen Beziehungen zum Ehlers-Danlos-Syndrom und Paget-Syndrom.

36.3.9. Systemerkrankungen

Auf Darstellung von Multisystemerkrankungen, die unter anderem auch Haut, Auge und ZNS einbeziehen, wird hier bewußt verzichtet. Erinnert sei in diesem Zusammenhang lediglich an **progressive Sklerodermie, Lupus erythematodes visceralis** oder auch **Sjögren-Syndrom** (Sicca-Syndrom). Bei letzterem entstehen im Rahmen der allgemeinen autoimmunologisch ausgelösten Trockenheit und Keratose der Schleimhäute infolge mangelnder Drüsensekretion eine Conjunctivitis sicca und Keratitis filiformis. Schließlich sei die systematisierte epitheloidzellige Granulomatose, die **Sarkoidose** erwähnt, bei der die Augen sogar initial beteiligt sein können: Uveitis, Papillitis, „Periphlebitis retinae", Iridozyklitis, Hornhauttrübungen und seltener Beteiligung des N. opticus. Das zur Sarkoidose gehörige **Heerford-Syndrom** vereinigt Uveitis, subchronische Parotisschwellung und Hautsymptome. Beim **Melkersson-Rosenthal-Syndrom** finden sich nur sehr selten Augenveränderungen. **Das urethro-okulo-artikuläre Syndrom Reiter** wird gegenwärtig als infektallergische Systemerkrankung interpretiert. Ophthalmologisch werden Konjunktivitis, Episkleritis, Keratitis und ggf. Iridozyklitis beobachtet.

37. Entwicklungsstörungen und erbbedingte kindliche Erkrankungen des ZNS

37.1. Dyskranien

Dyskranien sind Anomalien der Schädelform, die zustande kommen durch Störungen des Schädelwachstums (Kraniostenose), oder Anomalien infolge pathologischer Hirnentwicklung (Mikro-, Makrozephalus). Je nachdem, welche Schädelnähte an der Synostose beteiligt sind, unterscheidet man:

A. Einfache Kraniostenosen

    1. Oxyzephalus: Synostosierung aller Nähte
    2. Dolicho- oder Skaphozephalus: Synostose der Sagittalnaht
    3. Akro- oder Pyrgozephalus: Synostose der Kranznaht
    4. Plagiozephalus: einseitige Synostose der Kranznaht

B. Komplexe Kraniostenosen (Crouzon, Apert).

Die Ätiologie ist weitgehend ungeklärt. Bei einfachen Kraniostenosen besteht in der Regel keine Heredität; gelegentlich wird familiäres Vorkommen beobachtet. Teratogenetisch werden sie in die 5.–9. Fetalwoche terminiert. Als exogene Noxen kommen Tahlidomid sowie Hypothyreose und Hypophosphatasie in Frage. Die komplexen Kraniostenosen sind wahrscheinlich erblich bedingt.

Die klinischen und röntgenologischen Symptome sind durch das Mißverhältnis zwischen normalem Wachstum des Hirns und abnormer Schädelform bedingt. An Augensymptomen sind Exophthalmus, Ptosis, Strabismus, Hypertelorismus, Stauungspapille und Sehnervenatrophie, seltener blaue Skleren, Nystagmus, Megalokornea, Katarakt beschrieben.

Therapeutisch ist die Kraniotomie in den ersten Lebensmonaten das Mittel der Wahl.

Bei der *Oxyzephalie* (Turmschädel) ist der Schädel zu kurz, aber hoch und breit. Es finden sich ein kurz abfallendes Hinterhaupt, eine breite Nasenwurzel, ein Hypertelorismus, ein Fontanllenbuckel.

Ophthalmologisch werden Ektropium, Strabismus, Nystagmus, Keratitis, Ulcus corneae, Megalokornea, Katarakt, Papillitis, Stauungspapillen sowie Optikusatrophie beobachtet.

Beim *Skaphozephalus* (Dolichozephalus) handelt es sich infolge Verknöcherung der Pfeilnaht um einen schmalen und langen Schädel mit ausladendem Hinterhaupt. Der Bereich der Pfeilnaht ist oft wulstförmig hervorgehoben.

Die *Akrobrachyzephalie* zählt zu den inkompletten Kraniostenosen. Die prämature Synostose der Kranznaht ist bereits äußerlich durch eine wulstartige Knochenverdikkung sichtbar. Die ophthalmologischen Befunde können ähnlich denen bei Oxyzephalie sein. Häufig bestehen gleichzeitig Syndaktylien.

Der *Plagiozephalus* (Schiefschädel) entsteht durch eine einseitige Synostose der Kranznaht. Die gleichseitige Gesichtshälfte ist kleiner, das Auge erscheint nach oben verzogen und größer, da der Bulbus weiter nach vorn rückt. Ophthalmologisch kommen neben Exophthalmus, Strabismus und Katarakt zur Beobachtung.

Die *Mikrozephalien* sind in 2 Gruppen zu trennen:

A. Vermindertes Wachstum der Schädelkapsel (= Kraniostenosen)
B. Vermindertes Wachstum des Hirns.

   1. Anlagestörungen a) genetisch b) exogen
   2. Sekundäres Zugrundegehen der Gehirnsubstanz (z. B. bei chronischen Entmarkungskrankheiten, nach Traumen usw.).

Je nach Stärke des Mikrozephalus finden sich alle Schweregrade des Schwachsinns, nicht selten Idiotie, ferner epileptische Anfälle, periphere Lähmungen sowie Erethie. Ophthalmologische Symptome: konjugierte Deviation der Augen, Ankyloblepharon, Epikanthus, Albinismus, Strabismus, Mikrokornea, Kolobom, Mikrophthalmus, persistierende hyaloide Arterie, Optikusatrophie, Pigmentanomalien des Fundus, Retinitis pigmentosa.
Ätiologisch spielen eine einfache autosomal-rezessive Vererbung oder exogene Schäden eine Rolle. Die Lebenserwartung der Kinder ist vermindert. Kausale Therapie ist nicht möglich.
Beim *Makrozephalus* werden folgende Formen unterschieden:

1. Hydrozephalus;
2. familiäre Großköpfigkeit;
3. interstitielle Megalenzephalie;
4. Megazephalus bei Frühgeborenen;
5. bei Pubertätsfettsucht;
6. bei speziellen Erkrankungen wie Neurofibromatosis v. Recklinghausen, Tay-Sachs usw. Optikus- und Retinaatrophien werden beschrieben. Das männnliche Geschlecht ist öfter betroffen.

Bei der *Lissenzephalie* (Agyrie) sind ausgedehnte Bezirke des Hirns vollkommen windungslos. Oft finden sich gleichzeitig Entwicklungsstörungen des Corpus callosum, verscheidener Lappen des Hirns, des Kleinhirns und des Kortex. In vielen Fällen besteht ein Hydro-, seltener ein Mikrozephalus. An ophthalmologischen Befunden konnten Mikrophthalmie, Mißbildung der Kornea, Hydrophthalmie, Katarakt, Horizontalnystagmus beobachtet werden. Die Entwicklungsstörung wird im 3. Embryonalmonat angesetzt.
Hinsichtlich der Ätiologie kann man angeborene (primäre) und erworbene (sekundäre) *Porenzephalien* unterscheiden. Die Größe der Defekte schwankt von der kleinsten Ausdehnung bis zu solchen, die eine ganze Hemisphäre einnehmen können. Je nach Lage des Prozesses werden Gesichtsfeldeinschränkungen, homonyme Hemianopsien sowie Makulaveränderungen beschrieben.
Beim *Cranium bifidum* handelt es sich um eine Spaltbildung im Bereich der Medianlinie des Schädels ohne Vorfall von Hirn oder seiner Häute. Beim Sitz des Defektes in der Okzipitalregion ist eine Läsion des Okzipitallappens bzw. der Sehstrahlung möglich. Dadurch kann es zur angeborenen kortikalen Blindheit kommen; Optikus, Pupillenreaktion, Retina und Makula weisen keine Störungen auf. Eine Kombination mit anderen Mißbildungen ist möglich.

37.2. Kongenitale Ataxien

Neben den bekannten neurologischen Zeichen des Formenkreises der *Friedreich-Ataxie* werden an ophthalmologischen Symptomen beobachtet: fortschreitende Ophthalmoplegia externa, Augenmuskellähmungen, frühzeitige Optikusatrophie, Pigmentdegeneration der Retina, Atrophia retinae et chorioideae, Fundusalbinismus, Makuladegeneration, Chorioretinitis, Katarakt.

Bei dem unr vereinzelt beschriebenen Krankheitsbild – *Retinadegeneration, Ataxie und Eunuchoidismus* – ist zusätzlich eine Pigmentdegeneration der Netzhaut vorhanden. Die Patienten sind adipös, die Skelettreifung ist verzögert, Schwachsinn wird öfter beschrieben.

Die *Atrophia optico-cochlea-dentata* (Nyssen und van Bogaërt) ist durch Sehstörungen bis zur Blindheit, Hörstörungen bis zur Taubheit, Abasie, Astasie und Dysarthrie sowie Ataxie charakterisiert. Außerdem werden Augenmuskellähmungen und Intelligenzdefekte beschrieben.

Beim *Marinescu-Sjögren-Syndrom* finden sich spino-zerebellare Ataxie, Katarakt und Oligophrenie.

Die dominant erbliche *Katarakt mit spino-zerebellarer Symptomatik* ist durch Katarakt und Friedreich-ähnliche Symptomatik charakterisiert und im Unterschied zum Marinesco-Sjögren-Syndrom dominant erblich. Unter den wenigen beschriebenen Sippen fanden sich in unterschiedlicher Häufigkeit Krämpfe, Schwachsinn, Zittern des Kopfes, Dysarthrie, choreo-athetotische Bewegungsstörungen, Pyramidenbahnzeichen, Reflexanomalien, Hohlfuß und Hammerzehe. Neben angeborener Katarakt wurden Okulomotoriusstörungen, Optikusatrophie, Nystagmus, aufgehobene Konvergenz und Akkommodation beschrieben.

Die Kardinalsymptome der relativ seltenen Heredopathia atactica polyneuritiformis (Refsum), eines im 2. Lebensjahrzehnt beginnenden Leidens, sind: Ataxie, atypische Retinitis pigmentosa, Eiweißvermehrung im Liquor, chronische Neuropathie und Schwerhörigkeit bis Taubheit. Neben der atypischen Retinitis pigmentosa (tapetoretinale Degeneration) werden Katarakt und Ophthalmoplegia externa beschrieben.

Ein *Aicardi-Syndrom* liegt vor bei infantilen Spasmen, Chorioretinopathie, Mikrophthalmus, Kolobomen, Fehlen des Corpus callosum. Die etwa 50 beschriebenen Fälle betrafen ausschließlich Mädchen (Weleber u. Mitarb. 1978, Hoyt 1978). Zerebellare Ataxie, Hyperproteinorhachie, geistige Retardierung, progressive externe Ophthalmoplegie, Fundusabiothrophie sind die Kennzeichen des *Kearns-Syndroms* (Mouillon u. Mitarb. 1976).

37.3. Mißbildungen der Wirbel, des Rückenmarks und der Hirnbasis

Die basilare Impression (Platybasie) stellt ein seltenes Leiden dar, bei dem es durch eine wahrscheinlich anlagebedingte geringere Festigkeit der um das Foramen occipitale magnum gelegene Anteile des Os occipitale zu einer Vorwölbung in den intrakraniellen Raum kommt. Die hintere Schädelgrube und der Anfangsteil des Wirbelkanals werden dadurch eingeengt. Nicht selten liegen gleichzeitig Mißbildungen des Atlas und Epistropheus bzw. des Zentralnervensystems vor. Das Foramen selbst ist in der Regel verkleinert, deformiert bzw. seitenverschoben. Klinische Erscheinungen werden durch eine Beeinträchtigung der Blut- und Liquorzirkulation, eine Kompression der Medulla oblongata sowie einen abnormen Verlauf der kaudalen Hirn- und obersten Spinalnerven hervorgerufen. Von ophthalmologischer Seite kommen Nystagmus, Stauungspapille und Optikusatrophie sowie Ptosis vor.

Das Arnold-Chiari-Syndrom beinhaltet eine zungenartige Verlängerung des Kleinhirns und der Medulla oblongata durch das Foramen occipitale magnum in den zervikalen Anteil des knöchernen Spinalkanals. Eine Kombination mit Meningozele, Spina bifida, Lückenschädel und Mikrogyrie findet sich häufig. Seitens der Augen werden Nystagmus, Diplopie, Blicklähmung, Ptosis, Anisokorie und Korneasensibilitätsveränderungen beschrieben.

37.4.   Angeborene Stoffwechselanomalien

Bei der *Phenylketonurie* (Phenylbrenztraubensäure-Schwachsinn, Föllingsche Krankheit, Oligophrenia phenylpyruvica) läßt sich spätestens in einem Alter von 9 Monaten
eine verzögerte psychomotorische Entwicklung erkennen. Infolge einer Störung der
Pigmentbildung (Blockierung der Melaninsynthese) hat die Mehrzahl der Kinder helle
zarte Haut, blonde Haare und blaue Augen. Im weiteren Krankheitsverlauf stehen die
Symptome des Zentralnervensystems bei weitem im Vordergrund: Intelligenzdefekte
im Sinne einer Idiotie bzw. Imbezillität, epileptische Anfälle, choreatiforme Bewegungsstörungen. Therapie: frühzeitig Eiweißhydrolysat-Diät (= Berlophen).
Imidazol-Aminoazidurie und zerebromakuläre Degeneration – ein bisher nur in Einzelfällen beschriebenes Leiden – zeichnet sich durch Krämpfe, zunehmende geistige Retardierung sowie Retinitis pigmentosa aus, die zur Erblindung führen kann. Im Urin werden Histidin, Karnosin, Anserin sowie l-Methylhistidin vermehrt ausgeschieden.
Bei der *Abetalipoproteinämie* handelt es sich um eine seltene Stoffwechselstörung mit
neurologischer Symptomatik und Retinadegeneration, die anfangs einer Zöliakie, später
dem Refsum-Syndrom bzw. der Friedreichschen Ataxie ähnelt.
Die *amaurotische Idiotie* stellt eine Krankheitsgruppe dar, bei der es zu Glykolipid
(Gangliosid)-Speicherung im zentralen und peripheren Nervensystem kommt. Es werden unterschieden die infantile (Tay-Sachs), die spätinfantile (Heller) bzw. frühjuvenile
(Bielschowsky), die juvenile (Spielmeyer-Vogt) und die adulte Form (Kufs).
Die erste Phase der Erkrankung ist durch Entwicklungsstillstand, Schlaffheit, Des-
interesse gekennzeichnet. Es folgen Hypotonie mit Reflexschwäche, Minderung der Seh-
leistung und ferner Demenz, Starre und Spastizität mit Pyramidenbahnzeichen. Durch
Einlagerung von Gangliosiden in die Retina ergibt sich in der Makula der pathognomonische rote Fleck mit grauem Wall. Im Endstadium finden sich Opisthotonushaltung,
epileptische Anfälle, Kachexie, Optikusatrophie. Elektronenoptische und neue biochemische Untersuchungen unterscheiden in Gangliosidosen und Ceroid-Lipofuscinosen
(Stanescu 1975).
Die Niemann-Picksche Erkrankung beruht auf einer Speicherung von Sphingomyelin,
und zwar im RES, jedoch auch in den epithelialen und parenchymatösen Zellen des
Pankreas, der Niere, der glatten Muskulatur, des Herzmuskels, der Haut, der Ganglien
des Hirns sowie endokriner Drüsen. Das Leiden befällt fast ausschließlich Säuglinge
und Kleinkinder. Es kommt zu einer Hepatosplenomegalie und zu raschem Abbau der
psychomotorischen Funktionen, zu Idiotie, Krämpfen, Myoklonie, Spastizität. Bei
25–60% der Fälle ist ein kirschroter Fleck der Macula lutea zu erkennen, umgeben von
einem bräunlichen Ring. Die Kinder erblinden auch ohne Fundusveränderungen. Der
Exitus erfolgt innerhalb von 2 Jahren im Rahmen interkurrenter Infekte.
Differentialdiagnostisch ist an die Tay-Sachssche Erkrankung sowie an den Morbus
Gaucher zu denken. Eine Therapie gibt es nicht: Splenektomie bzw. Röntgenbestrah-
lung sind ohne Erfolg.
Der Morbus Gaucher stellt die häufigste Lipidspeicherkrankheit dar, bei der eine akute
von einer chronischen Form unterschieden werden.
Die akute Form zeigt klinisch Verwandtschaft mit der amaurotischen Idiotie und dem
M. Niemann-Pick.
Bei der chronischen Form fehlen ophthalmoneurologische Zeichen meistens.
Der *Morbus Hand-Schüller-Christian* eine Cholesterinose, ist durch folgende Trias cha-
rakterisiert:

1. multiple Defekte der Schädelknochen;
2. Diabetes insipidus;
3. Exophthalmus.

Sämtliche Symptome kommen durch Lipidablagerungen in Knochen und Geweben zustande. Typisch sind ferner Xanthome der (Lid-)Haut Blepharitis, Hornhautdegeneration, Optikusatrophie.

Die Therapie besteht in der symptomatischen Behandlung des Diabetes insipidus, der Röntgenbestrahlung des Knochens sowie in Hormontherapie.

Die *Seitelbergersche spastische amaurotische Idiotie* zeichnet sich durch eine fortschreitende spastische Paraparese, später durch schwere Kontrakturen, Kachexie, Idiotie und Amaurose sowie Hörstörungen aus.

Die *erbliche Leukodystrophie Typ Scholz* ist wahrscheinlich durch eine Sulfatidlipoidose bedingt, die etwa 2 Jahre nach Erkrankungsbeginn zum Exitus führt. Im 8.–10. Lebensjahr kommt es zur Ertaubung, zu einer spastischen Parese der Extremitäten, zu Paralyse. Zuletzt entwickeln sich rasch zunehmende Verblödung und Rindenblindheit.

Der Erkrankungsbeginn des *Morbus Pfaundler-Hurler* (Dysostosis multiplex, Gargoylismus) liegt im 1. und 2. Lebensjahr. Die Kinder werden zunächst durch Stumpfheit und Trägheit sowie eine verzögerte statische Entwicklung auffällig. Es liegt fast immer Schwachsinn vor. Beim Vollbild findet sich ein großer skapho- bzw. oxyzephaler Schädel mit groben Gesichtszügen und großer Zunge (Gargoylismus).

In etwa 50 % der Fälle kommt eine milchig-weiße Hornhauttrübung durch feinste punktförmige Einlagerungen in der Hornhaut vor. Auch Sehnervenatrophie wurde beschrieben. Über 8 Jahre stationäre Papillenhyperämie bestand bei eigener Beobachtung.

Die schwächere Ausbildung dieser durch fehlerhafte Wirkung der α-L-Iduronidase verursachten Krankheit wird als *Scheie-Syndrom* (Jensen 1978) bezeichnet.

Typisch sind eine Reihe von Röntgenbefunden. Neben der Disproportion liegen oft eine Osteoporose vor. Die Schädelkalotte ist verdickt. Im Bereich der Kyphose findet sich eine keilförmige Deformierung der Wirbelkörper. Die langen Röhrenknochen lassen oft eine Kortikalisverdickung erkennen.

Das *Lowe-Syndrom* (Oculo-cerebro-renales Syndrom) ist erstmalig 1952 von Lowe u. Mitarb. beschrieben und durch kongenitale Tubulusinsuffizienz, geistige Retardierung sowie durch kongenitales Glaukom und kongenitale Katarakt charakterisiert. Eine Kraniosynostose ist möglich. Als Folge der Augenbeteiligung können Hornhauttrübung, Nystagmus und oculo-digitales Phänomen beobachtet werden.

Beim *Morbus Wilson* handelt es sich um eine autosomal-rezessive vererbte Störung des Kupferstoffwechsels. Durch die Unfähigkeit, normale Mengen funktionstüchtigen Coeruloplasmins zu bilden, kommt es zu einer Anreicherung vorwiegend von Kupfer in verschiedenen Organen, besonders in Leber und Hirn. Die Erkrankung wird häufig erst bei der Kombination von hepatischen mit zerebralen Symptomen zwischen 15. und 25. Lebensjahr diagnostiziert.

Noch vor Entwicklung der neurologischen Symptome sind psychische Veränderungen im Sinne von Reizbarkeit, Launenhaftigkeit, Schlafstörungen und Konzentrationsschwäche zu erkennen. Der spätere Verlauf ist immer durch die schwere zerebrale Symptomatik (Muskelrigidität, Zwangsbewegungen, Tremor, Ataxie, choreatiforme bzw. athetotische Bewegungen, Dysdiadochokinesen, epileptische Anfälle) charakterisiert.

Als pathognomonisch kann die ophthalmologische Symptomatik angesehen werden. Der Kayser-Fleischersche Kornealring stellt eine 1–2 mm breite gelblichbraune Verfärbung des Limbusgebietes dar, die bei durchfallendem Licht gold bzw. grüngelb aufleuchtet. Die Ausprägung ist oft auf beiden Seiten nicht von gleicher Intensität. Der Kornealring kann das erste Symptom der Erkrankung sein und schon bei Fehlen anderer Symptome die Diagnose ermöglichen. Eine Sonnenblumenkatarakt kann ebenfalls auf die Erkrankung hinweisen.

Die Prognose des Leidens ist unbehandelt infaust. Die Therapie erfolgt mittels Diät, Bindung des Cu mit Kaliumsulfid, als Mittel der Wahl Verabreichung von D-Penicillamin als Komplexbilder.

Eine Tyrosinämie wurde als Ursache des *Richner-Hanhart-Syndroms* erkannt (Jaeger u. Mitarb. 1978). Neben einer in den ersten Lebensjahren auftretenden herpetiformen Hornhautepitheldystrophie finden sich eine umschriebene Palmo-Plantar-Keratose und Intelligenzdefekte. Frühzeitige augenärztliche Diagnose ermöglicht frühzeitige diätetische Behandlung und Heilung.

38. Intoxikationen

Vorbemerkung

Chemische Substanzen und Flüssigkeiten sowie Arzneimittel wurden zur rascheren Information in Form eines Vergiftungsregisters in alphabetischer Reihenfolge angeordnet. Dabei wurde bei den anorganischen und organischen Stoffen weitgehend auf die geläufigen Trivialnamen zurückgegriffen und nur ausnahmsweise die bisher wenig übliche IUPAC-Bezeichnung gewählt. Bei den Arzneimitteln ist die von der WHO empfohlene bzw. lediglich vorgeschlagene Kurzbezeichnung als solche gekennzeichnet (INN[1] bzw. INNv). Sofern Symptome bei akuter (*) oder chronischer (**) Intoxikation vorkommen, sind auch therapeutische Nebenwirkungen unter ,,*'' aufgeführt.

Acetazolamid (INN)
* Transitorische Myopie, vereinzelt Neuritis n. optici.

Acetylcholin (INN)
* Fraglicher Akkommodationsspasmus, Beeinflussung der extraokulären Muskulatur.

Acetylsalizylsäure (INN), s. auch Salizylsäure
* Transitorische Myopie fraglich, bei hohen Dosen vorübergehend Mydriasis, auch passagere Erblindung bei hohen Dosen. Nystagmus, Okulomotoriusparesen, Diplopie, Papillitis, retinale Hämorrhagien, visuelle Halluzinationen, Gelbsehen.

Aconitin (Aconitum napellus)
* Gelb-Grün-Sehen, Mydriasis, evtl. auch Miosis, evtl. Akkommodationsstörung.

Adrenalin (Sympathikomimetikum) und Abkömmlinge
* Sehstörungen bis zur Erblindung (evtl. auch Gesichtsfeldstörungen im Sinne einer Hemianopsie) mit arteriellen Netzhautgefäßverschlüssen (vor allem nach Injektionen im Gesichtsbereich), Mydriasis, Makulopathie (Makulaödem, zystische Degeneration und Hämorrhagien).

Äth
siehe auch Eth

Äther
** Mydriasis, Nystagmus, Depression, Ataxie, Neuritis.

Äthylalkohol
* Adaptationsverschlechterung, Doppeltsehen im Rauschbeginn, Doppelbilder durch Störungen von Konvergenz und Fusion sowie durch Augenmuskelparesen. Optische Halluzinationen, Störungen des Farbensinnes (Blau-Violett-Sehen, Rot-Grün-Störung), Nystagmus (oft nur als Lagenystagmus), Funktionsstörung der Stereoopsis. Herabsetzung der Sehschärfe, wobei Intoxikationsamblyopien aufgrund einer reinen

---

[1] INN: International Nonproprietary Names

Alkoholintoxikation heute angezweifelt werden (Nikotin!), zwischen 0,5 und $1^0/_{00}$ nur Beeinflussung der Tiefenschärfe und Dunkeladaptation. Steigerung des Netzhautarteriendruckes. Die Pupillenreaktion kann abgeschwächt bzw. noch erhalten sein, aber auch Lichtstarre möglich.

** Anisokorie, schwache Reaktion auf Licht („pseudoreflektorische Starre") bei anhaltender Konvergenzreaktion, Dunkeladaptation wechselnd gestört, vorübergehende Gesichtsfeldeinengungen und Sehen von Gestalten in der Peripherie. Halluzinationen in Bereichen, die für das normale Sehen gehemmt sind. Äthanolamblyopie ähnelt klinisch und pathologisch-anatomisch fast völlig der Tabak- oder Nikotinamblyopie. Zentralskotom (liegendes Oval mit Kern im Fixpunkt), auch perizentrale Skotome. Farbsinnstörungen. Temporale Abblassung und Atrophie des papillomakulären Bündels. Retrobulbärneuritiden.

Äthylenglykol (einschl. aller Glykole und Glykolderivate)
* Diplopie infolge Strabismus, vertikaler und horizontaler Fixationsnystagmus, abgeschwächte Kornealreflexe, starre Pupillen.

Äthylenimin
* Schädigung der Netzhaut mit nachfolgender irreversibler Amaurose.

Ammoniumverbindungen (quaternäre)
* Akkommodationsstörungen, Nystagmus, Mydriasis, bei Injektion in den Glaskörper Retinopathia-pigmentosa-ähnliche Bilder.

Amphetamin
* Dilatation der Pupillen, träge Pupillenreaktion, geringe Sehstörung und Erweiterung der Lidspalte, Strabismus.

Amylnitrit
* vorübergehende Herabsetzung der Sehkraft sowie Auftreten visueller Halluzinationen.

Anilin (Handelspräparate mitunter mit Benzol, Nitrobenzol und Toluol verunreinigt, siehe dort!)
* herabgesetzte Sehschärfe (bei violetter Färbung des Fundus infolge Methämoglobinämie). Neuritis mit Netzhautblutungen (transitorische retrobulbäre Neuritis mit Zentralskotomen oder peripherer Gesichtsfeldeinschränkung). Pupillenträgheit bei Miosis oder Mydriasis (ohne Lichtstarre), am Augenhintergrund sind die Arterien verengt, Venen geschlängelt, Papille verwaschen.

Ankylostoma duodenale und seine Verwandten (Necator americanus)
* Klinisch Amblyopie, Asthenopie und Nachtblindheit, oft Mydriasis, gelegentlich Nystagmus, häufig Netzhautblutungen als Folge toxischer Endothelschädigung der Gefäße, retrobulbäre Neuritis.

Antibiotika (Gruppenübersicht hinsichtlich Optikustoxizität), siehe auch in alphabetischer Reihenfolge
* 1. Sehstörungen: Capreomycin, Cefaloridin, Cloxacillin, Penicillin-G, Tetracyclin;
2. Optikusschäden: Chloramphenicol, Cycloserin, Ethambutol, Isoniazid, Polymyxin, Streptomycin;
3. Reversible Netzhautschäden in Form von Makulaödem mit Zentralskotom und Herabsetzung der Sehschärfe, gelegentlich auch Netzhautblutungen.

Antidepressiva
* Amitryptilin und Imipramin (siehe dort) Sehstörung durch herabgesetzte Akkommodationsbreite, Doppelbilder, Mydriasis (Amitryptilin). Mitunter auch Miosis, Ptosis (Iproniazid).

Antihistaminika (s. a. Phenothiazine)
* Gelbsehen, Mydriasis, Sehstörungen

Antimon (einschl. Verbindungen)
* Herabsetzung des Sehens, bilaterale Blindheit. Bei Kaliumantimonyltartrat Neuritis mit Papillenödem und vorübergehende Erblindung bekannt, partielle Optikusatrophie blieb zurück. Neuritiden werden angegeben, aber nicht bestätigt.

Apiol
* Optische Halluzinationen, Exophthalmus, unilaterale Neuritis n. optici, zentrozökales Skotom.

Apomorphin
* Mydriasis bei toxischen Dosen.

Aprindin (INN)
* Doppeltsehen, Verschwommensehen.

Arsen (anorg. Verbindungen)
* Funkensehen und Flimmern, evtl. Miosis, vorübergehende Erblindung oder hochgradige Schwachsichtigkeit möglich, toxische Schäden an N. opticus und Retina, Papillenödem bei Jugendlichen, Netzhautblutungen, Angaben über Schädigung des Sehnerven widersprechen sich (in der Regel keine Optikusatrophie).
** Hornhautanästhesie, weite lichtträge oder lichtstarre Pupillen (Pseudotabes), Abduzensneuropathie, selten Amblyopie bzw. Amaurose, Gesichtsfeldeinengungen, Fundusveränderungen (Papillitis, Fleckbildung in der Retina), Neuritis n. o., retrobulbäre Neuritis.

Arsen (org. Verbindungen)
** Dreiwertige Arsenverbindungen im allgemeinen weniger toxisch. Optikusschädigung umstritten. Transitorische Myopie.
Fünfwertige Arsenverbindungen können zu Sehnervenbeteiligung mit Funktionsausfall (hochgradige konzentrische und flintenförmige Einengung des Gesichtsfeldes, Verlust des zentralen Sehvermögens, progrediente Optikusatrophie) führen.

Asteroldihydrochlorid
* Mydriasis, Nystagmus oder andere Effekte auf die extraorbitale Muskulatur, Chromatopsie (Gelbsehen).

Atropin
* und ** Mydriasis (tagelang anhaltend), Lichtreaktion träge oder fehlend, Photophobie, Akkommodationsstörungen (diese können wochenlang persistieren), visuelle Halluzinationen. Ptosis fehlt (im Gegensatz zum Botulismus).

Barbiturate
Ein Teil der Symptome sowohl therapeutische Nebenwirkung als auch bei Abusus zu finden.
* und ** Blepharospasmus, Miosis. Pupillen reagieren aber im Gegensatz zur Morphinvergiftung noch auf Licht. Pupillenbefund verschiedenartig und nie eindeutig beweisend. Bei oder nach akuter Diäthylbarbitursäurevergiftung retrobulbäre Neuritis mit Zentralskotomen möglich. Konvergenz- und Akkommodationsschwäche, Blickrichtungsnystagmus, Strabismus mit Diplopie (auch bei üblicher Dosierung). Strabismus incomitans (Augenmuskelparesen), Ptosis, Optikusatrophie mit Erblindung möglich. Spasmen der A. centralis retinae, meist passagere zentrale Blindheit. Xanthopsie und Chloropsie! Anisokorie und Mydriasis im lebensbedrohlichen asphyktischen Stadium.

Benzol (entspricht auch der Benzinintoxikation)
* Hör- und Sehstörungen (zentral), starre und weite Pupillen, Nystagmus, Netzhaut-

blutungen (peripapillär angeordnet oder auf das Gebiet des hinteren Pols beschränkt). Sehnervenschädigung, im Koma Mydriasis.
Als Spätsymptome Nystagmus und Augenmuskellähmungen.
** Mydriasis, Areflexie der Hornhaut, Nystagmus, in und vor den Netzhautschichten bilaterale Blutungen. Augenhintergrund auffallend blaß, Arterien unregelmäßig, Venen erweitert, seltener Stauungspapille. Gelbliche bis grauweißliche Exsudationen und Sehnervenerkrankungen nach Art der Neuritis retrobulbaris kommen vor. Gute Lipoidlöslichkeit des Benzols führt zu Entmarkungsprozessen (Optikusneuritis).

Blausäure
* Mydriasis, bei massiven Dosen maximale Pupillenerweiterung (Pupillenstarre). Exophthalmus, Sehstörungen bis zur transitorischen Amaurose, mitunter Blickkrämpfe nach oben, Nystagmus, Lichtscheuheit.
** (z. B. durch zyanhaltige Schädlingsbekämpfungsmittel, siehe Insektizide!) Vorübergehende Sehstörungen durch zentrale Störungen mit Hemianopsien oder Amaurose. Netzhautveränderungen (ähnlich arteriellem Gefäßverschluß).

Blei (anorganische Verbindung)
* Die zentral bedingte Amaurose bildet sich mitunter über eine Hemianopsie oder ein Zentralskotom zur normalen Sehleistung zurück. Bei Amaurose Lichtreaktion der Pupille oft erhalten, siehe auch unter **.
** Überwiegend Mydriasis, selten Miosis. Amaurotische Starre der Pupille oder Pupillenträgheit, bilaterale Blindheit mit kompletter Remission. Zentralskotome oder konzentrische Gesichtsfeldeinengung für Weiß und Farben, bes. Blau oder Grün, periphere relative Skotome. Doppelte Abduzens- bzw. Okulomotoriuslähmung, dadurch Strabismus, Ptosis, Nystagmus. Neuritis n. optici mit Papillenschwellung und stark verengten Gefäßen. Diese Verengungen meist im Beginn einer Amaurose. Glitzerndes Bleipigment peripapillär in der Netzhaut, Netzhautblutungen, Wandung der Netzhautgefäße verdickt. Augenhintergrund ähnlich Retinopathia circinata oder albuminurica mit Blutungen und weißen Spritzern. Die Retrobulbärneuritis oder Papillitis ist gewöhnlich Folge vaskulärer Schäden (Gefäßspasmen, Sklerose, obliterierende Endarteriitis). Sehnervenatrophie bei bleihaltigen Haarfärbemitteln.

Bleitetraäthyl s. u. Blei

Botulismus
* Mydriasis. Die Akkommodationsstörung kann in leichten Fällen einziges Symptom sein. Dabei weite, reaktionslose Pupillen. Zusätzlich Strabismus convergens, herabgesetzte Augenbewegungen, Diplopie, Grünsehen. Ptosis der Augenlider.

Brom und Bromverbindungen
* Xanthopsie und Chloropsie können vorkommen, Lähmung äußerer Augenmuskeln möglich.
** Herabsetzung des Sehvermögens, Diplopie, Konvergenzschwäche mit träge reagierenden und weiten Pupillen, Veränderung der Augenbewegungen, Strabismus durch Lähmung der inneren (Bromismus) und äußeren Augenmuskeln. Dadurch Strabismus divergens beim Blick in die Nähe. Nystagmus bei Brompräparaten nicht beschrieben. Metamorphopsie. Photophobie, visuelle Halluzinationen, Störung des Farbensehens. Temporale Abblassung der Papille mit Gesichtsfeldausfällen. Delirien.

Cannabis indica
* Mydriasis, Verschlechterung der Akkommodation, Diplopie, Nystagmus, Blau-Violett-Sehen (farbige Visionen ähnlich wie beim Meskalingenuß). Bewegungshalluzinationen (Gefühl des Schwebens und Fliegens). Nach zunächst konjugierten Augen-

bewegungen Fixation der Bulbi nach rechts über mehrere Wochen. Bei Überempfindlichkeit vorübergehende Blindheit.

** Umfassende nervöse Schäden, Sehschärfe herabgesetzt, Blepharospasmus, Photophobie.

Carbamazepin (INN)
* Diplopie, Nystagmus, Akkommodationsstörung, bereits unter üblicher Dosierung häufig Strabismus vor allem in seitlicher Blickrichtung.

Chenopodiumöl
* Sehstörungen, horizontaler Nystagmus, mitunter Augenmuskellähmungen, Engstellung der Gefäße, Papillenödem.

Chinin
* Sehstörungen (Flimmern und Schleiersehen), reversible und irreversible Sehstörungen werden als Folge einer Optikusneuritis aufgefaßt, Gesichtsfeldeinschränkungen, Fortschreiten zur Amaurose (erweiterte und lichtstarre Pupillen), Chininamaurose in wenigen Stunden ausgeprägt. Bisweilen bleibt restliche Konvergenzreaktion bestehen. Sehherabsetzung bildet sich fast immer zurück. Gesichtsfeldeinschränkung und selten fehlende Nachtblindheit neigen zu langsamer Rückbildung oder Dauerschaden. Augenmuskelparesen selten, Strabismus, Hornhautanästhesie, Nystagmus. Am Fundus Bild extremer Gefäßverengung mit ödematöser Retina und kirschrotem Fleck, so daß dieses einem Verschluß der A. central. retin. gleicht. Mit Rückgang des Ödems Pigmentverschiebungen im Makulabereich einschließlich knochenkörperähnlichen Pigmentverschiebungen in der Peripherie. In späten Stadien konzentrische und u. U. flintenförmige Einschränkung der Gesichtsfelder oder ringförmige Skotome. Zentralskotome selten. In der Regel gutes zentrales Sehvermögen, trotz blasser Papille. Störung des Farbensehens (Rotsehen). Optikusatrophie.

Chloralhydrat
* Vorübergehende Sehstörungen (bis Amaurose). Bereits bei therapeutischen Dosen Konvergenzstörungen mit Diplopie, Augenmuskelparesen, Ptosis. Nystagmus, Mydriasis (bei normaler Dosierung Miosis).
** Sehkraft herabgesetzt, optische Halluzinationen.

Chloramphenicol (INN)
Sehstörungen im Verlauf einer Antibiotikatherapie (Langzeittherapie) sind nur beim Chloramphenicol beobachtet worden (hohe Dosierung):
Sehstörungen (alle Grade bis zum Verlust der Lichtwahrnehmung), akute bilaterale Blindheit mit verschiedenen Stadien von Papillenödem, Nystagmus. Gelegentlich 1–2 Std. anhaltende Akkommodationsstörungen. Reversibles Skotom beschrieben. Optikusneuritis mit unscharfen Papillengrenzen und gestauten Netzhautvenen. Die Optikusatrophie ist ein Spätzeichen (Symptome von der Papillitis bis zur Neuritis retrobulbaris). Netzhautblutungen sind dabei Folge einer Knochenmarkschädigung.

Chlordioxid
* Mydriasis, Augenmuskellähmungen.

Chloroquin (INN)
* (z. T. therapeutische Nebenwirkung):
Sehstörungen (Flimmern, Druck in den Augenhöhlen, Schleier), Diplopie, Akkommodationsstörungen beim Blick in die Ferne, Spontannystagmus (meist in horizontaler Richtung) ist Folge einer massiven Intoxikation (seltener bei chronischer Anwendung), Strabismus (bilaterale Abduzenslähmung), Ptosis, Abnahme der Kornealsensibilität, in der Retina Pigmentdegenerationen der Makula mit Ausbildung einer irreversiblen bds. Makulopathie („bulls eye"). Erstes Zeichen milchige Trübung des

Augenhintergrundes, nachfolgend zentral und in der Peripherie feingranuläre Pigmentierung, Arterienverengung, Optikusatrophie mit Herabsetzung der zentralen Sehschärfe, Gesichtsfeldausfälle (Parazentral-, Zentral- oder Ringskotome), Schädigung des Rot-Grün-Sehens. Auch nach Absetzen der Therapie weiteres Fortschreiten der symm. Retinopathie (beginnend mit Pigmentanomalien bis zur Erblindung).

Chlorpromazin (INN)
* Diplopie, Ptosis, okulogyrische Krisen (konjugierte Blickkrämpfe), Strabismus, Verlangsamung der schnellen Phase des provozierten Nystagmus bei unveränderter Erregbarkeit des vestibulären Systems, optische Halluzinationen.
** Retinotoxische Wirkung bei Langzeittherapie:
Graue (knochenkörperähnliche) Pigmentverschiebung (großfleckig) in den aderhautnahen Netzhautschichten. Dadurch zunehmende Dunkeladaptationsstörung, Visusverschlechterungen, Gesichtsfeldausfälle.

Chlorprothixen (INN)
* Strabismus, Miosis mit Reaktionslosigkeit auf Licht.

Chrom und Chromsalze
** Gelbsehen (bei 5% Chromsäure).

Cocain
* Erweiterung der Lidspalte mit Mydriasis, transitorische Amblyopie, Ptosis, Zykloplegie, optische Halluzinationen.

Coffein (INN)
* evtl. Störungen des Farbensehens, der Dunkelanpassung und Erhöhung der Flimmerfrequenz.

Colistin (INN)
* Diplopie, deutlich curarisierender Effekt (Myasthenie-ähnliches Bild) mit Ptosis, Strabismus, Nystagmus, okulomotorische Störungen.

Cortex granati
* Sehstörungen mit transitorischer Amaurose, Ptosis (Alkaloid Pelletierine), Einengung des Gesichtsfeldes. Am Augenhintergrund enge Arterien, weite Venen, blasse und unscharfe Papille, Netzhautödem und Netzhautblutungen. Optikusatrophie (Erblindung).

Corticoide
* Leichte Mydriasis, selten Myopie, Ptosis, generalisierte Myopathie mit Strabismus.
** Netzhautveränderungen (selten) ähnlich wie bei Ovulationshemmern bei längerer Therapie und hoher Dosis (Gefäßverschlüsse, Blutungen, Exsudate, Makulaödem, Papillenödem).

Curare
* Strabismus mit Diplopie, wobei bei den Paresen die äußeren Augenmuskel beginnen, Ptosis, Nystagmus, Konvergenzschwäche.

Cyclopentolat (INN)
* Mydriasis und rapide Zykloplegie, optische Halluzinationen (Psychose).

Cyproheptadin (INN)
* Selten optische Halluzinationen.

Cytisin (Baptitoxin)
* Mydriasis, transitorische Amaurose infolge Neuritis n. optici möglich.

Cytostatica
* Diplopie, Paresen der Augenmuskeln, Ptosis, Ophthalmoplegie, Lagophthalmus bei **Vincristin** (INN) und **Vinblastin** (INN).

Diazepam (INN)
* Diplopie, Nystagmus, Abnahme der Hornhautsensibilität (Kinder), damit Abnahme oder Verlust des Kornealreflexes, erweiterte Lidspalte, Geschwindigkeitsänderung der Augenbewegungen, Halluzinationen.

Dichloräthan
** Nystagmus, retrobulbäre Neuritis.

Dimethylacetamid
Nebenwirkung der Therapie: Optische Halluzinationen.

Dimethylsulfat
* Periphere Gesichtsfeldeinschränkungen und Vergrößerung des blinden Fleckes.

Disulfiram (INN)
* Retrobulbäre Neuritis.

Droperidol (INN)
* Blepharospasmus

Dryopteris Filix mas (Aspidium Filix mas)
* Vorübergehende Amblyopie, evtl. irreversible Amaurose. Vollständige Restitutio ad integrum nicht die Regel. Gestörte Farbwahrnehmung mit Gelbsehen, periphere Gesichtsfeldeinengungen, Nystagmus. Ophthalmoskopisch ein der Chininintoxikation ähnliches Bild mit Unschärfe der Papillengrenzen, Netzhautödem, enge Netzhautarterien, verbreiterten Venen, Netzhautblutungen, Ausgang in postneuritische Atrophie mit Gefäßobliterationen (Gesichtsfeldeinengungen peripher), Hemianopsie.

Emetin (Hauptalkaloid aus Radix Ipecacuanhae)
* Mydriasis, Herabsetzung der Pupillenreaktion auf Licht, Abnahme der Akkommodationsbreite, Herabsetzung der Sehkraft, Einengung des Gesichtsfeldes, Zentralskotome, Hyperämie bzw. später Ischämie der Papille, reversibel.

Ethambutol (INN)
** Sehstörungen bis Amblyopie bei längerer Therapie (über 150 g Gesamtdosis), Pigmentverschiebungen, 2 Typen von optischer Neuritis werden beschrieben:
1. axial: reduzierte visuelle Schärfe, Zentralskotome, Verlust für Grün-, gelegentlich auch Rotsehen.
2. periaxial: reduz. peripheres Feld (quadratisch oder konzentrisch), normale Sehschärfe und Farbensehen.
Fundus: normal oder zeigt Papillenödem, Makulaödem, kleine punktförmige Blutungen und eine gesprenkelte Makula. Retinopathie rückbildungsfähig evtl. noch nach Monaten.

Eucupin (Isoamylhydrocuprein)
* Fortschreitender Verlust der Sehkraft in den ersten 3 Tagen bis Erblindung, während der nächsten 3 Monate Besserung. Bei Wiederkehr des zentralen Sehens hochgradige konzentrische Gesichtsfeldeinschränkung, Zentralskotome (relativ), Verengung der Netzhautarterien. Ödem der Netzhaut, Optikusatrophie.

Fluphenazin (INN), siehe Phenothiazine
* Akkommodationsstörungen, okulogyrische Krisen (konj. Blickkrämpfe).

Ganglienblocker (siehe auch Hexamethoniumbromid)
* Akkommodationsstörungen, evtl. Mydriasis mit Blendungserscheinungen, Ptosis.

Gelsemin
* Bei leichten Vergiftungen Sehstörungen, Diplopie. Bei zunehmender Vergiftung sowie schwereren Vergiftungen Sehstörungen, Mydriasis mit Akkommodations-

lähmung, Strabismus durch neuromuskuläre Blockade, Augenmuskelparesen (Musc. rectus lateralis), Ptosis.

Gifte, tierische
* Biene: Mydriasis, Lähmung äußerer Augenmuskeln.
  Hornisse: Beeinflussung der Sehbahn und des Sehzentrums, Lähmung der äußeren Augenmuskeln.
  Kröte: Lähmung der äußeren Augenmuskeln (Krötensäfte).
  Schlange: Herabgesetzte Sehkraft, Lähmung der inneren und äußeren Augenmuskeln, Ptosis, Nystagmus, Chromatopsie, am Augenhintergrund Netzhautblutungen möglich, konzentrische Gesichtsfeldeinengungen und enge Netzhautarterien, Papillenödem, Zentralskotom. Vorübergehende Erblindung eines oder beider Augen. Gesichtsfeldausfälle können bleiben. Sekundäre Optikusatrophie.
  Spinne: Miosis, vorübergehende Blindheit.
  Skorpion: Miosis, Akkommodationslähmung, Strabismus, Augenmuskellähmungen („Krämpfe"), Ptosis (totale Ophthalmoplegie).

Gluthetimid (INN)
* Mydriasis, Konvergenzstörung mit Diplopie, horizontaler oder vertikaler Nystagmus, optische Halluzinationen.
** Nystagmus.

Glykoside (Digitalis)
* Augensymptome – Warnsymptome!
  Flimmern Frühzeichen, auch Beginn einer Chromatopsie (Farbensehen). Störung des Farbensehens: Blausehen (Cyanopsie) als Kornblumenphänomen („Kornblumenblausehen"), außerdem Farbsinnstörungen im Grün,- Blau-, Violett-, Rot-, Braun- und Weißbereich. Daneben auch für Gold und Orange, bräunlicher Nebel, Herabsetzung der Sehkraft bis zur Amplyopie, Diplopie, Mydriasis, z. T. Miosis, Augenmuskellähmungen (meist auf einen Muskel beschränkt, z. B. Musculus obliquus sup.), Ptosis. Zentrale und periphere, absolute und relative Skotome, Nystagmus und Hemianopsien bei schwersten Vergiftungen (auch enge starre Pupillen). Retrobulbäre Neuritis, selten Übergang in Optikusatrophie.

Gold und Goldsalze
* Diplopie, Ptosis, Nystagmus, Papillenschwellung, retinale Blutungen. Neuritis mit Zentralskotom und Heilung nach Absetzung. Als therapeutische Nebenwirkung bei Sanocrysin°-Therapie Lähmung der äußeren Augenmuskeln beschrieben.

Griseofulvin (INN)
* Sehstörungen (Verschwommenheit des Sehens), Chromatopsie (Objekte haben grünliche Farbe), optische Halluzination. Makulaödem, Makulapigmentation.

Guanethidin (INN)
* Miosis, evtl. Akkommodationsspasmus, Ptosis.

Hexamethoniumbromid (INN), siehe auch Ganglienblocker
* Doppelseitige Erblindung (totale oder permanente Erblindung), einseitige Amaurose möglich. Mydriasis, Akkommodationsstörungen. Schwere Retinopathie mit hochgradig verengten Arterien, Netzhaut und Papillenumgebung ödematös. Fallbericht mit temporaler Abblassung der Papille beschrieben, Optikusatrophie.

Hydrastinin
* Mydriasis, Halluzinationen.

Hydrochlorothiazid (INN)
* Transitorische Myopie, Netzhautödem, Gelbsehen.

Imipramin (INN)

* Mydriasis, Sehstörungen, toxische Amblyopie, Diplopie, Akkommodationsstörungen, Zykloplegie.

Impfungen

Als Impfschäden treten isolierte Augenmuskelparesen bei Pockenimpfung und Polio-Schluckimpfung auf. Bei Diphtherie-, Pertussis- und Tetanus-Impfungen okulogyrische Krisen (konj. Blickkrämpfe).

Indometacin (INN)

* Mydriasis, Diplopie.

** Degenerative Netzhautschäden (ähnlich Chloroquin-Retinopathie) mit perifovealer oder diffuser Pigmentierung (wachsartig), Störung der Dunkeladaptation und optische Halluzinationen (Rotstörung). Makulaödem, Zentralskotom. Es findet sich außerdem ein erniedrigtes ERG und ein eingeschränktes Gesichtsfeld. Die Retinopathie ist wahrscheinlich reversibel.

Insektizide

* 1. DDT (Dichlordiphenyltrichloräthan), s. auch Phosphorsäureester: Sehstörungen, vereinzelt transitorische Amaurose, Mydriasis, Akkommodationslähmung, Augenmuskelparesen, Gelbsehen. Bei Derivaten Optikusatrophie mit Erblindung beschrieben.
2. HCH (Hexachlorcyclohexan):
Mydriasis (bei längerer Einwirkung), Parästhesien, Sehnervschädigung.

Isoniazid (INNv)

* Sehstörungen, toxische Amblyopie, Akkommodationsstörungen, Horizontalnystagmus, Strabismus (neurotoxische Wirkung), Augenmuskelparesen, Papillenödem, Neuritis n. optici sowie Optikusatrophie.

Jod (und Jodsalze)

* Bei intravenöser Verabfolgung von Jodlösung Erblindung möglich (schwerste Netzhautschädigung durch akuten Zerfall des Pigmentepithels, kaffeesatzartige Einlagerungen in der Netzhaut). Strabismus.

** Erweiterte Lidspalte infolge Parese des Musc. orbicularis oculi bei langdauernder Jod- bzw. Jodsalzmedikation beschrieben.

Jodoform

* Herabsetzung der Sehkraft, bei hoher Dosierung Erblindung bzw. bilaterales Zentralskotom mit peripherer Gesichtsfeldeinschränkung. Akkommodationsstörungen, Augenmuskelparesen, Neuritis retrobulbaris, Optikusatrophie.

Kadmium

* Lähmung äußerer Augenmuskeln, Ptosis.

Kampfstoffe

* Miosis sowie Akkommodationsstörungen, Optikusatrophie, Spätschäden Hypo- bis Asensibilität der Hornhaut.

Kanamycin (INN)

* Strabismus, curareähnlicher Effekt, Cochlearisschäden.

Kohlendioxid

* Miosis, Diplopie, Herabsetzung bzw. Verlust der Konvergenz und Akkommodation bei längerer Inhalation.

Kohlenmonoxid

* und ** (Existenz einer chron. Intoxikation wird vielfach verneint, schwere und **wiederholte** Vergiftungen führen zu Dauerschäden am ZNS): Flimmern vor den

Augen, Sehstörungen bis doppelseitige Amaurose mit erhaltener Lichtreaktion der Pupillen, Mydriasis bzw. Miosis, schneller Wechsel der Pupillenweite (Hippus), Anisokorie (bei wiederholten Vergiftungen) möglich, Diplopie, Dysmegalopsie (Makropsie bzw. Mikropsie) infolge einer Akkommodationsstörung, Strabismus, Augenmuskelparesen, Nystagmus, Hemianopsie, Veränderungen im Bereich der Sehbahn, u. U. normal aussehende Papille, aber auch Papillitis und Netzhautblutungen, Venenstauung. Zentrale Skotome und konzentrische Gesichtsfeldeinengung, Neuritis n. optici, Retrobulbärneuritis. Chromatopsie.

Koma hypoglycaemicum

Flimmerskotome, Diplopie, Akkommodationsstörungen, Mydriasis oder Miosis, Schwarzwerden vor den Augen. Sensible und motorische Ausfälle, Hemiplegie möglich.

Koma uraemicum

Am Augenhintergrund, abhängig von der Grundkrankheit, meist alle Stadien eines Fundus hypertonicus möglich, Netzhautblutungen. Bei eklamptischen Anfällen Sehstörungen (Flimmern vor den Augen). Bei Anfall totale Amaurose oder Hemianopsie möglich. Bei Anfall Pupillen weit (ansonsten beim urämischen Syndrom meist eng), reaktionslos.

Lidocain (INN)
* Extraokuläre Augenmuskelparesen.

Lithium
* Sehstörungen, insbesondere unscharfes Sehen, Exophthalmus.

Lokalanästhetika
Mitunter Auftreten eines Nystagmus, Sehnervschädigung möglich.

Lysergsäurediäthylamid (LSD)
* Mydriasis (24 Std.), Zykloplegie. Bereits kleinste Dosen führen zu optischen Halluzinationen (selten mit akustischen Halluzinationen). Zum Teil abstrakte Formen bzw. abstrakte Szenen. Durch toxischen oder hypoxischen Effekt auf die inneren Netzhautschichten (Retina, N. opticus oder auch Sehrinde) entstehen dort spontane Potentiale (Halluzinationen). Halluzination kann dosisabhängig persistieren. Spaltung der Persönlichkeit, Maculopathia solaris („in die Sonne sehen müssen").

Mangan und Mangansalze
** Augenveränderungen im Rahmen der Manganenzephalopathie, seltener Lidschlag, Konvergenzinsuffizienz, Strabismus, Nystagmus, Gesichtsfeldeinengungen, Neuritis retrobulbaris.

Mepacrin (INN)
* Retinopathien (siehe **Chloroquin**), Schädigung des Sehnerven.

Mephenesin (INN)
* Sehstörungen, Diplopie, Strabismus, Ptosis, Nystagmus.

Meprobamat (INN)
* Herabsetzung der Sehkraft, Diplopie, Abnahme der Akkommodationsbreite, Strabismus offenbar nur bei hohen Dosen.

Meskalin (Alkaloid des Peyote-Kaktus)
* Mydriasis, wiederholtes Sehen eines abgelaufenen einmaligen Vorganges (Paliopie) und visuelle Ausbreitung z. B. eines Musters. Metamorphopsie, Scheinbewegungen, gesteigertes Tiefensehen. Bei den optischen Halluzinationen dominieren zarte Farben, besonders Blau-Violett-Sehen, aber auch Rot und Grün, einschließlich Spiralen und Feuerwerk.

Metaldehyd
* Nystagmus.

Methan
** Bei Bergarbeitern Auftreten eines Nystagmus unter chronischer Methaneinwirkung.

Methantheliniumbromid (INNv)
* Mydriasis, Akkommodationsstörungen.

Methylalkohol
* Aufgrund Augensymptomatologie 3 Schweregrade: leicht (Sehstörungen), mittelschwer (initiale Sehschwäche) und schwer (baldige Erblindung). Niedrigste Erblindungsdosis 7–10 g, letale Dosis zwischen 30 und 100 g (Tod innerhalb 24 Std.). Erblindung rasch (schon nach 4 Std., meist 18–48 Std.), transitorische oder bleibende Amaurose. Sehstörungen meist doppelseitig. Beginn mit Flimmern vor den Augen, Schleiersehen, Funken-, Sterne- sowie Nebelsehen. Auffällige Blendungsempfindlichkeit, keine typischen Pupillenbefunde (meist weit). Eine persistierende Mydriasis (weit und reaktionslos auf Licht) zeigt eine schlechte Prognose an. Gesichtsfeld: zentrale und zentrozökale Skotome, die sich mit peripher beginnenden vereinigen. Ringskotom, Nystagmus. Augenhintergrund: Papillenödem, peripapilläres und perivaskuläres Netzhautödem, Netzhautblutungen (papillennah). Nach mehrtägiger Erkrankung weite, starre Pupillen (ähnlich Botulismus, jedoch ohne Augenmuskellähmungen). Für 1 oder 2 Tage Schmerzen bei Rotation oder Palpation der Augen. Nach Abklingen des Papillenödems temporale bis totale, scharfrandige Papillenatrophie oder tiefe Exkavation. Primäre Sehnervschädigung. In 22% der Fälle bleibende Blindheit, Funktionsstörungen (besonders Rot-Grün-Bereich) in 50% der Fälle bleibend. Oft erneute progrediente Visusverschlechterung.

Methylazetat
* Amaurose bei Inhalation oder per-os-Aufnahme. Bilaterale Optikusatrophie.

Methylbromid
* Sehstörungen bis zur transitorischen Amaurose, Diplopie, Mydriasis mit Akkommodationsstörung, Verlust der Hornhautreflexe, Ptosis, Nystagmus, Lähmung äußerer Augenmuskeln (Strabismus). Nach Intervall (unterschiedlich) zerebrale Schädigung mit motorisch-sensiblen und sensorischen Veränderungen (zentrale Sehstörungen). Netzhautblutungen, Neuritis retrobulbaris mit nachfolgender temporaler Optikusatrophie. Sehstörungen können lange bestehenbleiben.
** Amblyopie, vorübergehende Amaurose.

Methylchlorid (s. auch Methylbromid)
* Evtl. Auftreten einer Amblyopie (ähnlich Methylalkohol), mitunter jedoch nur Sehstörungen. Sonstige Veränderungen wie bei Methylbromid beschrieben.

Methylenchlorid
* Mydriasis, Ptosis.

Methylformiat
* Sehveränderungen selten, temporäre Amblyopie beschrieben, Nystagmus.

Methyljodid
* Mydriasis, Diplopie, Verschwommensehen, Nystagmus, leichte Narkose möglich, Neuritis n. optici, Gesichtsfeldeinschränkungen.

Methylpentynol (INN), s. auch Chloralhydrat
* Ptosis, Nystagmus.

Methylthiouracil (INN)
* Exophthalmus und Komplikationen, Nystagmus, Störung der Tränensekretion, periphere sensible und motorische Nervenschäden.

Methysergid (INN)
*   Retinospasmen mit Visusstörungen, siehe Mutterkornalkaloide.

Metoclopramid (INN)
*   Strabismus incomitans, okulomotorische Krisen (konjugierte Blickkrämpfe).

Metrazol (Cardiazol°)
*   Optische Halluzinationen (in Kombination mit „petit-mal"-Attacken). Dabei Funkenskotome und Chromatopsie, teilweise Xanthopsie. Dysmegalopsie (Makropsie und Mikropsie) neben anderen optischen Halluzinationen.

Monoaminooxydasehemmer (MAO-Hemmer), s. auch Pheniprazin
*   Miosis, mitunter auch Mydriasis, herabgesetzte Sehkraft (toxische Amblyopie), Lichtscheuheit, Akkommodationsstörungen, überschießende Blickbewegung, Beschleunigung der Augenbewegungen, mitunter auch unkoordinierte Augenbewegungen, Nystagmus, Rot-Grün-Blindheit. Mitunter Optikusatrophie.

Morphin und Derivate
*   Miosis (stecknadelkopfgroße Pupillen), lichtstarr, schwinden auch im Dunkelzimmer nicht, Strabismus (manchmal auch erst während der Entwöhnung).
**   Chronische Opiumraucher: Miosis, Ptosis, Exophthalmus. Bei Heroin bedeutungslose Konvergenz- und Akkommodationsschwäche.

Muskarin
*   Miosis, Sehstörungen infolge Auftreten von Akkommodationskrämpfen, Diplopie, mitunter Verdunkelungen, Mikropsie, Tränen- und Speichelfluß. Muskarin macht physostigminähnliche Symptome.

Muskatnuß (Myristizin)
*   Mydriasis, optische Halluzinationen (gelegentlich als Halluzinogen, ähnlich dem Haschisch, mißbraucht).

Mutterkornalkaloide (Secale cornutum), s. auch Reserpin und Yohimbin
*   Meist Erweiterung der Pupillen, aber auch Verengung beschrieben. Transitorische doppelseitige Sehstörungen bis Erblindung, Augenflimmern, Diplopie, Akkommodationsstörung, Nystagmus. Konzentrische Gesichtsfeldeinengung, Netzhautödem, Engstellung der retinalen Gefäße (ähnlich der Chininintoxikation), Optikusatrophie (mitunter erst einen Monat nach der Vergiftung).

Myanesin
*   Nystagmus.

Mydriatika → s. Adrenalin

Nahrungsmittel (s. auch Botulismus)
*   Genuß von verdorbenem Fleisch, Käse oder Gemüse (Bohnenkonserven) kann zu Lähmungen der inneren und äußeren Augenmuskeln, Erblindung, Papillitis und retrobulbärer Neuritis sowie Optikusatrophie führen.

Nalidixinsäure (INN)
*   Visusherabsetzung, Diplopie, Augenmuskelparesen, Störung des Helligkeitsempfindens, Photophobie, Xanthopsie, konzentrische Gesichtsfeldeinschränkungen.

Nalorphin (INN)
*   Miosis, Ptosis.

Naphthalin
*   Kornea- und Linsentrübungen (Naphthalinstar), Neuritis n. optici.

Neomycin (INN)
*   Nystagmus, Strabismus.

Neostigmin
* Stärkere und kürzere, ansonsten gleiche Wirkung wie Pyridostigminbromid, s. auch Parasympathikomimetika.

Neuroleptika → s. Phenothiazine bzw. Reserpin

Nikotin
* Sehr fraglich, Miosis mit Pupillenstarre, gelegentlich Mydriasis und Zentralskotom für alle Farben.
** Allein (?) oder gemeinsam mit Äthylalkohol auftretende Intoxikationsamblyopie (Tabakamblyopie). Offenbar Folge einer kombinierten Alkohol- und Nikotinintoxikation. Beiderseits herabgesetztes Sehvermögen (erste Zeichen Schleiersehen und Rotskotom), Pupillen eng und reagieren nicht auf Licht, Diplopie, Nystagmus, zentrozökale Skotome, temporale Papillenabblassung mit verengten Netzhautgefäßen, Entwicklung einer Neuritis retrobulbaris mit unvollständiger Optikusatrophie. Eine Sehnervschädigung durch Nikotin ist nicht erwiesen.

Nitroderivate aromatischer Kohlenwasserstoffe
1. Mononitrobenzol und aromatische Nitroverbindungen
* Diplopie, Anisokorie und Gesichtsfelddefekte bei voller zentraler Sehschärfe.
** Miosis, Akkommodationsstörung, Anisokorie, Nystagmus, gestaute Netzhautvenen, Netzhautblutungen, Papillitis und Retrobulbärneuritis, Optikusatrophie.
2. m-Dinitrobenzol (toxischer als Nitrobenzol)
* siehe auch Mononitrobenzol
** Am Augenhintergrund Exsudationen oder Papillitis. Retrobulbäre Neuritis mit Zentralskotom oder periphere Gesichtsfeldeinschränkungen, Optikusatrophie.
3. Trinitrotoluol
** Neuritis n. optici. Weniger giftig als Mononitrobenzol.

Nitrofurantoin (INN)
* Vereinzelt Visusherabsetzung, Diplopie, träge Pupillenreaktion, Augenmuskelparesen, Strabismus incomitans, Facialisparese (abhängig von der Gesamtdosis), vereinzelt auch Störungen der Helligkeitsempfindung, konzentrische Gesichtsfeldeinschränkungen, Photophobie, Xanthopsie, Nystagmus nur bei Furaltadon.

Nitroglyzerin
* Miosis, Nystagmus, Augenmuskelparesen, Chromatopsie (Gelbsehen), Optikusatrophie selten.

Öle, ätherische (Kampfer, Menthol, Pfefferminzöl, Terpentinöl, Thymol usw.)
* Neben anderen neurologischen Symptomen Mydriasis oder Miosis, Nystagmus, Augenmuskellähmungen.

Onchocerciasis
Papillitis, postneuritische Sehnervatrophie (primäre Atrophie möglich). Die meisten Veränderungen sind unspezifisch.

Optochin
* Herabsetzung der Sehkraft mit schnellem Visusverfall bis zur Erblindung. Bei Wiederkehr des zentralen Sehens hochgradige Gesichtsfeldeinengung, Netzhautödem, degenerative Veränderungen in den Ganglienzellen der Retina. Netzhautgefäße eng gestellt. Optikusatrophie, Heute praktisch nicht mehr in Verwendung.

Ovulationshemmer (Kontrazeptiva)
Nebenwirkungen bei Langzeittherapie:
Herabsetzung der Sehkraft, Akkommodationsstörung (überwiegend Mydriasis), Diplopie, Augenmuskellähmungen (Strabismus) selten, Nystagmus, homonyme

Hemianopsie, optische Halluzinationen (Farbsinnstörungen). Am Augenhintergrund Verschluß der zentralen Netzhautarterie bzw. Astarterienembolie. Außerdem Zentralvenen- bzw. Astvenenthrombose, retinale Perivaskulitis, Papillenödem und vaskulär bedingte Papillitis, Neuritis n. optici. Vaskuläre Netzhautschäden weitgehend reversibel, offenbar keine retinotoxische Potenz.

Paraldehyd
* Optische Halluzinationen vom Typ des Meskalins (s. dort).

Parasympathikolytika (z. B. Scopolamin) → s. Atropin

Parasympathikomimetika (s. auch Neostigmin)
Durch Miotika besteht die Gefahr einer mechanischen Schädigung der Netzhaut (Netzhauteinrisse und Gefahr der Netzhautablösung). Deshalb genaue Augenhintergrundsuntersuchung vor Miotikatherapie.
1. Pilocarpin
   Miosis, Akkommodationsstörungen. Bei Sehstörungen (Schattenbildung) unverzüglich Untersuchung des Gesichtsfeldes und des Augenhintergrundes veranlassen (Netzhauteinrisse).
2. Physostigmin (Eserin) und Pyridostigminbromid (INN) (s. auch Neostigmin) gleiche Wirkungen.

Penicillamin (INN)
* Beim D-Penicillamin als therapeutische Nebenwirkung zunehmende Myopie, Netzhautblutungen unklarer Genese, Neuritis n. optici bzw. flüchtige retrobulbäre Neuritis.

Pentazocin (INN)
* Miosis, fragliche Akkommodationsstörung, optische Halluzinationen.

Pethidin (INN)
* Pupillenveränderung abhängig von der Dosis (im allgemeinen Mydriasis), Sehstörungen, nystagmiforme Augenbewegungen bei intravenöser Injektion (kein typischer Spontannystagmus).

Phenacetin (INN)
* Gelbsehen.

Pheniprazin (s. auch Monoaminooxydasehemmer)
* Beiderseits herabgesetztes Sehvermögen, Verlust des Farbsehvermögens (vorwiegend Rot-Grün-Blindheit), Einschränkung des Gesichtsfeldes (bitemporale Felddefekte), Zentralskotome, Atrophie des N. opticus (toxische Amblyopie), retrobulbäre Neuritis. Nur ausnahmsweise Dauerschäden.

Phenothiazine (s. auch Chlorpromazin und Fluphenazin)
* Beeinträchtigung des Sehvermögens, Diplopie, Akkommodationsstörungen (Miosis oder Mydriasis). Pat. reagieren bei Prüfung auf Reize (z. B. Prüfung der Pupillenreaktion) mit typischer Aggressivität (z. B. bei Promethazin/INN). Optische Halluzinationen, siehe weiter bei **Chlorpromazin.**
** Visusverschlechterung durch großfleckige, graue Pigmentierung der aderhautnahen Netzhautschichten, zunehmende Nachtblindheit. Funktionsausfälle reversibel, Pigmentierung bleibt. Makula pigmentiert sich ebenfalls (Macula fusca). Retinopathie wird bedeutungslos, wenn Toleranzgrenze von 800–1000 mg/die beachtet wird.

Phenytoin (INN)
* Mydriasis, toxische Amblyopie, Konvergenzschwäche, totale Ophthalmoplegia externa (schwere Vergiftung mit Blutspiegel über 50 µg/ml), Blicklähmung, Strabismus verticalis. Okulomotorische Krisen (konjugierte Blickkrämpfe), Fibrillation des

Musc. orbicularis oculi. Nystagmus: Endstellnystagmus und horizontal gerichteter Nystagmus schon in Primärposition. Daneben auch vertikal gerichteter, mitunter rotatorischer Nystagmus. Bestimmte Nystagmusformen sind Gradmesser der Intoxikation, so horizontal (selten vertikal) außerhalb des zentralen Blickbereiches bei Spiegeln bis 30 µg/ml, über 50 µg/ml Nystagmus schon in Primärposition. Reversibel sind Hemianopsie und evtl. Hemiparese. Optische Halluzinationen.

Phosphorsäureester (s. auch Insektizide)
* Verschwommenheit des Sehens (Parathion), Miosis (DFP, E 605, TEPP) mit Myopisierung („Sehstörung"), fibrilläre Zuckung der Augenlider (dadurch ruckartige Bewegungen der Augenlider). Bei schweren Vergiftungen statt einer Miosis auch Mydriasis möglich. Mitunter Optikusatrophie.

Pikrotoxin
* Weite lichtstarre Pupillen, Netzhautödem.

Pilzvergiftungen
* 1. Fliegenpilzvergiftung (Amanita muscaria)
  Das reine Muskarinbild mit Miosis ist selten (s. auch **Muskarin**). Im allgemeinen herrscht das Pilz-Atropin vor, demzufolge meist Mydriasis.
  2. Knollenblätterpilz (Amanita mappa, A. phalloides, A. verna)
  Diplopie, Strabismus (Augenmuskelparesen), Nystagmus, Störungen des Farbensehens (Blau-Violett-Sehen).

Piperazin und Derivate
* Miosis, Veränderungen des Visus selten (Amblyopie beschrieben), Akkommodationsstörungen, selten Augenmuskellähmungen. Nystagmus, optische Halluzinationen (Farbensehen).

Plasmocid
* Akute Herabsetzung des Sehvermögens, Mydriasis, Pupillen reagieren schwach auf Licht. Ophthalmoplegia externa et interna, mitunter aber auch Strabismus, Spontannystagmus (meist in horizontaler Schlagrichtung), Zentralskotom, peripheres Gesichtsfeld nicht eingeschränkt, Neuritis n. optici, Optikusatrophie.

Polymyxin-Gruppe (Polymyxin-B/INN, s. auch Colistin)
* Sehstörungen in Abhängigkeit von der Dosierungshöhe, Ptosis, Strabismus, Nystagmus.

Propanthelinbromid (INN)
* Doppelbilder, Augenmuskellähmungen.

Pyrazolonderivate
* 1. **Phenazon (INN)**
  Vorübergehende Amblyopie oder Amaurose bei Überdosierung, Optikusatrophie.
  2. **Phenylbutazon (INN)**
  Toxische Amblyopie beschrieben, Netzhautblutungen. Der Strabismus ist als therapeutische Nebenwirkung fraglich.

Pyridin
* Anisokorie, Blickzwangstellung (Konjugationsabweichung der Augen), Ptosis, Abduzenslähmung, Horizontalnystagmus. Hirnstammsyndrom mit u. a. auch einer Fazialislähmung.

Quecksilber (und anorg. Verbindungen)
** Akkommodationsstörungen, Diplopie, Lidtremor und Ptosis, Strabismus, Nystagmus, Gesichtsfeldstörungen, Retinaödem, doppelseitige Neuritis n. optici.

Quecksilberverbindungen (organische)

** Gesichtsfeldeinschränkungen durch toxische Schädigung des Sehnervens, außerdem Sehverfall bis zur Amaurose. Mitunter Lähmung der äußeren Augenmuskeln.

Reserpin (INN), s. auch Mutterkornalkaloide

* (teilweise auch **) Persistierende Miosis, Sehstörungen (Diplopie), Ptosis, okulogyrische Krisen (konjugierte Blickkrämpfe), Strabismus (nur bei vorbestehender Hirnschädigung). Mangelhaft aufgeklärt sind retinale Gefäßverschlüsse.

Rizin (im Samen des Rizinusstrauches)

* Sehstörungen, Gesichtsfeldeinschränkungen, doppelte Optikusatrophie.

Röntgenkontrastmittel (vor allen Dingen jodhaltige Kontrastmittel)

* Mydriasis, vorübergehende Verminderung der Sehkraft auf der Seite der Injektion, Netzhautblutungen. Mitunter schwere Neuritis n. optici mit herabgesetzter Sehkraft.

Sadebaumöl

* Starke Sehstörung, Neuritis n. optici.

Salizylsäure und Derivate (s. auch Azetylsalizylsäure)

* In hohen Dosen vorübergehend Mydriasis. Herabsetzung der Sehkraft, Nystagmus, Strabismus, Gesichtsfeldeinengungen mit Verengung der Arterien am Augenhintergrund, Papillitis, Sehnerv-, Sehbahn- und Sehzentrumschädigung.

Saluretika (s. auch Hydrochlorothiazid)

* Akute bilaterale Myopie, perimakuläres Ödem, Xanthopsie.

Santonin

* Mydriasis (und harmloses Tränen), träge Pupillenreaktion, transitorisch komplette Amaurose möglich ($2^1/_2$ Monate). Typisch ist eine Beeinträchtigung des Farbensehens (bei höherer Dosierung bereits nach einigen Minuten) wie Violettsehen, nachfolgend Gelbsehen (Xanthopsie). Auch umgekehrt möglich. In einigen Fällen Gelb-Grün-Sehen.

Sauerstoff

* Beim Frühgeborenen Gefahr der retrolentalen Fibroplasie (schwere vaskuläre Netzhautschäden wie z. B. Gefäßverschlüsse und Stillstand der Gefäßentwicklung). Engstellung der Netzhautgefäße Warnsymptom! Beim Erwachsenen reversible Gesichtsfeldausfälle bei eng gestellten Netzhautgefäßen.

Schwefelkohlenstoff

* Sehstörungen mit Pupillenstarre und Asensibilität der Hornhaut. Im Rahmen der Rekonvaleszenz lange Sehstörungen mit Zentralskotomen (s. auch **).

** Stets doppelseitige frühzeitige Sehstörungen einschließlich Amblyopie (ähnlich der Tabak-Alkohol-Amblyopie). Pupillenveränderungen inkonstant (Mydriasis und geringe Reaktion auf Licht nicht selten), Paralyse der Akkommodation, Diplopie, Strabismus (Lähmung der äußeren Augenmuskeln), Abnahme des Kornealreflexes mit Auftreten von Erosionen und Ulzera als Folgen der Sensibilitätsstörung der Hornhaut, Nystagmus. Chromatopsie und Photophobie oft vor Reduktion der Sehschärfe. Objekte erscheinen in grünlicher, bläulicher oder rötlicher Farbe. Nachtblindheit häufig. Verschwommenheit und Nebelsehen ("farbiger Dunst"), Schleier vor den Augen. Amblyopie Resultat von Zentralskotomen (schmal und bilateral). Vergrößerung des blinden Fleckes und konzentrische Einengung der Farbgrenzen bis zur Rot-Grün-Blindheit. Mikropsie und Makropsie. Ophthalmoskopischer Befund oft normal. Gefäßveränderungen der Netzhaut (hypertone Retinopathie mit und ohne arteriosklerotische Veränderungen). Mikroaneurysmen oder geringe Makuladegeneration. Retrobulbäre Neuritis. Mitunter Papillitis, z. T. übergehend in unvollständige Optikusatrophie.

Schwefelwasserstoff

* Keratokonjunktivitis mit starker Lakrimation, Lichtscheuheit und Blepharospasmus. Nebelsehen sowie Auftreten von Farbringen um Lichtquellen, Chromatopsie (Gelb- und Rotsehen), Sehnervschädigung möglich.

Solanin

* Mydriasis, Sehstörungen (Rauchen von Tabakersatzstoffen wie Tabakkraut), Rotsehen, Netzhautblutungen, Schädigung des Sehnerven.

Sparsomycin (s. auch Cytostatika)

* Toxische Retinopathie (symmetrische bilaterale Ringskotome) mit nachfolgender Degeneration der Netzhaut (Pigmentepithelveränderungen).

Stramonium (Stechapfel)

* Pupillen weit und reaktionslos, Sehkraft z. T. beeinträchtigt, Ophthalmoplegia interna (Ptosis und andere Augenmuskellähmungen), bilaterale Skotome, in den ersten 24 Std. optische Halluzinationen.

Streptomycin (INN) und Dihydrostreptomycin (INN)

* Augenmuskel- (Strabismus) oder andere Nervenparesen, Nystagmus, Skotome, Xanthopsie. Retrobulbäre Neuritis, Optikusatrophie. Akut toxische Wirkung bei einmaliger Aufnahme mehrfacher therapeutischer Dosen im allgemeinen gering. Mit Nebenwirkungen muß bei Vorschädigung gerechnet werden.
** Blindheit bei Langzeittherapie möglich.

Strychnin

* Mydriasis, Lichtscheuheit, Lidretraktion (erweiterte Lidspalte), Krämpfe des Musc. levator palpebrae, konjugierte Abweichung der Augen (während des konvulsiven Stadiums).

Sulfonamide

* Sehstörungen bis zur toxischen Amblyopie, Konvergenzschwäche, Strabismus (meist Musc. rectus externus), Ptosis (und Paresen des 3. und 6. Hirnnerven), Netzhautblutungen, Neuritis n. optici.
** Transitorische Myopie (Linsenschwellung) bei Langzeittherapie, Netzhautblutungen können auch Folge eines ausgelösten Knochenmarkschadens sein, Neuritis n. optici.

Sultiam (INN)

* Ptosis, Strabismus, kein Nystagmus.

Tartarus stibiatus (Brechweinstein)

* Neuritis mit Papillenödem und vorübergehender Erblindung, Dauerschädigung als partielle Optikusatrophie möglich (selten, bei Niereninsuffizienz möglich).

Teer

* Mydriasis, Akkommodationsstörung, Sehstörungen (bis Intoxikationsamblyopie), konz. Einengung der Gesichtsfelder, Sehnervschädigung.

Tetrachlorkohlenstoff

* Narkotische Beschwerden, Tod durch Atemlähmung.
** Sehstörungen (einschließlich toxische Amblyopien), Gesichtsfeldeinschränkungen. Schädigung des N. opticus (Optikusatrophie), Retrobulbärneuritis.

Tetracyclin (INN) einschließlich Rolitetracyclin (INN)

* Sehstörungen im Laufe der Therapie, bei Säuglingen intrakranielle Drucksteigerung mit Papillenödem bzw. Stauungspapille mit geringer Prominenz.

Thallium
* Mydriasis, Sehstörungen bereits in der ersten Woche möglich, dauernde Erblindung möglich, Lähmung der äußeren Augenmuskeln (Strabismus) durch Markscheidenzerfall der Augenmuskelnerven, Ptosis, Nystagmus, temporale Optikusatrophie, Retrobulbärneuritis. Enzephalopathie.
** Optikusatrophie, Schwund von Ganglienzellen der Netzhaut.

Thioglykolsäure
* Konvergenzlähmung, Lähmung der äußeren Augenmuskeln.

Thyreostatika (s. auch Methylthiourazil)
* Risiko des malignen Exophthalmus sowie der Ophthalmoplegie. Horizontaler Nystagmus.

Triamcinolon (INN) s. auch Corticoide
Therapienebenwirkung: generalisierte Myopathie mit Strabismus (degenerative Veränderungen an den äußeren Augenmuskeln) ist bekannt, reversibel.

Trichloroethylen (INN)
* Bilaterale Sehverschlechterung bis evtl. totale Amaurose, Akkommodationsstörungen, rechtsseitige laterale Rectusschwäche mit Diplopie, Schmerz bei Augenbewegungen, bilaterale Ptosis mit inkompletter externer Ophthalmoplegie, parazentrale Skotome mit Einengung des zentralen Gesichtsfeldes, Nystagmus. Oft im Anschluß an akute Vergiftungen Nachkrankheiten mit neurotoxischen Symptomen (s. auch **).
** Retrobulbäre Neuritis mit späterer temporaler Abblassung der Papille, in seltenen Fällen auch mit Papillenödem und totaler Optikusatrophie. Verlust der Hornhaut- und Nasenreflexe mit Keratitis neuroparalytica. Lähmung äußerer Augenmuskeln. Kopfschmerzen.

Trihexyphenidyl (INN)
* Mydriasis und verschwommenes Sehen als Folge einer bestimmten Stufe der Zykloplegie. Optische Halluzinationen.

Trikresylphosphat (s. auch Phosphorsäureester)
* Flimmern vor den Augen, Akkommodationsstörung, Nystagmus, optische Halluzinationen.

Trimethadion (INN)
* Mydriasis, Diplopie, Amblyopie. Daneben schmerzhafte Photophobien sowie „Schneetreiben", Nystagmus, Hemeralopie, Papillenödem, parazentrales Skotom, Farbsinnstörungen. Kontraindikation für Therapie: Schäden an Retina und N. opticus.

Ureide (Bromisoval/INN)
* Konvergenzschwäche, Strabismus, Neuritis axialis.
** In 30% bei chron. Abusus Nystagmus.

Vinblastin (INN) → s. Cytostatica

Vincristin (INN) → s. Cytostatica

Vitamin A
** Diplopie, Augenmuskellähmungen, Exophthalmus, Nystagmus, Papillenödem, Netzhautblutungen. Diese Symptome treten erst bei längerer Therapie auf.

Yohimbin (s. auch Mutterkornalkaloide)
* Bei schwerer Vergiftung Miosis, Pupillenstarre, Akkommodationsschwäche.

Zinn- und Zinnverbindungen
* Neuritis n. optici. Mitunter bei Therapie (Stalinon) Augenmuskellähmungen, Stauungspapille, peripapilläre Blutungen.

39. Zerebral bedingte, paravisuelle Trugwahrnehmungen

Paravisuelle Phänomene werden ohne Mitwirkung der Netzhaut des Auges, also ohne biochemische Umsetzung von Licht und optischen Reizen in elektrische Potentiale, meist durch Reizung kortikaler Zellkomplexe ausgelöst. Dazu gehören nicht Wahrnehmungen, die entoptisch durch pathologische Veränderungen der Netzhaut und des Glaskörpers verursacht werden, z. B. infolge von Glaskörpertrübungen mit entsprechender Netzhautbeschattung (Mouches volantes), Defekte und Folgen von Narbenzug in der Netzhaut mit Verlagerung der optosensorischen Elemente und lokalisierten Anisekonien u. a. m.

39.1. Sinnestäuschungen

Sinnestäuschungen in Form von Halluzinationen stellen die typischsten und wichtigsten paravisuellen Phänomene dar. Sie entsprechen nicht einem simultanen äußeren Sinneseindruck, sondern sind funktionelle Störungen zirkulatorischer oder zentral nervöser Art in der Hirnrinde; sie haben meist vorübergehenden Charakter. Oft sind sie mit Bewußtseinsstörungen vergesellschaftet. Treten sie ohne diese auf, so spricht man von *Halluzinosen*. Der sog. *dreamy state* tritt anfallsweise auf und zeichnet sich zuweilen durch eine besondere Farbe oder Helligkeit aus.

Unter *Photopsien* versteht man demgegenüber einfache Licht- und Farberscheinungen, die durch Reizung der Retina, des Nervus oder Tractus opticus, der Sehstrahlung bzw. niederer Sehzentren zustande kommen. Es handelt sich hierbei um inadäquate Reize, die auf den normalen Bahnen eine Erregung hervorrufen. Einfache Photopsien kommen des weiteren bei Verletzungen sowie durch apoplektische oder thrombotische Erweichungen zustande und dauern meist nur kurze Zeit.

Echte *Halluzinationen* (vgl. 6.2.5.) beruhen auf Reizen höherer optischer Zentren. Sie stellen willkürlich abgegrenzte Ausschnitte aus einem kontinuierlichen einheitlichen psychischen Geschehen dar. Sie gehören zu den charakteristischen Symptomen des deliranten Syndroms.

Illusionen sind Wahrnehmungstäuschungen, die auf der falschen Deutung realer Sinneseindrücke basieren und meistens von einer affektiven Erregung ausgehen, wie das z. B. in Goethes „Erlkönig" geschildert ist. Während eines Mescalinrausches finden sich Photopsien, Pseudohalluzinationen, echte Halluzinationen und Illusionen dicht beieinander.

Unter *hemianopischen Halluzinationen* versteht man Trugwahrnehmungen bei homonymer Hemianopsie, ausgelöst durch sehr lokalisierte Erkrankungen in der Regio calcarina.

Visuelle (optische) Halluzinationen betreffen entweder nur einen Teil des Gesichtsfeldes, aber auch das gesamte Gesichtsfeld. Sie sind meistens farbig, zeigen Bewegungsabläufe und halten kurze Zeit, aber auch Tage und Wochen an. Zum Teil vermitteln sie den Eindruck eines Panoramas mit vielen Details, die den Patienten sowohl bekannt als auch unbekannt sind. Es gibt dabei das *déjà–vu-Erlebnis*, eine Erinnerungstäuschung als Bewußtseinsform des einmal schon Gesehenhabens von Personen, Szenen und Situationen, typisch für Schizophrene, Epileptiker und bei starken Ermüdungszuständen. Beim *jamais-vu-Erlebnis* ist dem Patienten die halluzinatorische Wahrnehmung fremd. Er gibt an, noch nie Derartiges gesehen zu haben.

Bewegungsvorgänge von Trugbildern sind vorwiegend zur Mittellinie gerichtet. Der Erregungsvorgang greift offenbar primär an der äußeren Seite des Gesichtsfeldes an. Vornehmlich die hemianopischen Halluzinationen wandern von der Peripherie zur Mittellinie, meist wellenförmig. Oft bestehen die Halluzinationen in einfachen *Photismen* (Licht- und Farbempfindungen), oder es handelt sich um *Verdoppelungserscheinungen*, um *Makropsie* und *Mikropsie*. Schläfenlappentumoren scheinen dabei eine besondere Rolle zu spielen.

Halluzinationen treten auch *nach Enukleationen* des letzten Auges und bei vollständiger Blindheit auf. Die Scheinbilder sind oft so intensiv, daß sich die Patienten ihrer Erblindung nicht bewußt sind, sich gleichsam in ihrer Halluzinationswelt zu befinden glauben.

Bei der Entstehung von Halluzinationen werden bestimmte Rindenfelder durch Impulse getroffen, die nicht peripherer Natur sind. Bei Reizung der *Area 17* entstehen im allgemeinen elementare Halluzinationen in Form von strich- und flammenförmigen Lichtwahrnehmungen mit Betonung des Gesichtsfeldzentrums. Sie dehnen sich später von der Mitte zur Peripherie aus (Remky 1980). Erstaunlicherweise überschreiten sie manchmal auch die Gesichtsfeldgrenzen, vermutlich durch Irradiation des Reizes. Kommt es zu einer Reizung der *Area 19*, so entstehen kompliziertere Halluzinationen, die meistens aus der Gesichtsfeldperipherie zu kommen scheinen und den Größenverhältnissen realer Bilder adäquat sind. Halluzinationen *im Delirium* entstehen besonders bei Erkrankungen des Frontallappens, der etwa ein Drittel der gesamten kortikalen Fläche ausmacht. Bei Prozessen im Frontalhirn kann der taktile Greifreflex als auch der *visuelle Greifreflex* mit dem Zwang zum Hinblicken auf bestimmte Objekte und zum Fixieren dieser Objekte miteinander vergesellschaftet sein. Prozesse im Parietalhirn haben komplizierte Halluzinationen zur Folge. Bei Prozessen im Temporallappen sind elementare Halluzinationen die Regel.

Halluzinationen sind häufiger Bestandteil von *Uncinatusanfällen* (uncinate fits), besonders bei Tumoren im Uncus des Gyrus hippocampi. Diese Anfälle treten paroxysmal auf, betreffen auch Geruch und Geschmack, sind oft begleitet von Schnüffel- und Schmatzbewegungen und stellen traumhafte Bewußtseinsänderungen dar. Die Gegenstände scheinen dabei in die Ferne gerückt zu sein; zum Teil wird aber das Gesehene sehr vertraut empfunden (*dreamy state*).

Da Trugwahrnehmungen bei Bestehen einer Hemianopsie in die ausgefallenen Areale des Gesichtsfeldes lokalisiert werden, liegt die Vermutung nahe, daß bestimmte pathologische Vorgänge gerade jene Zentren und Assoziationen irritieren, die sonst dem normalen Wahrnehmungsprozeß dienen, aber temporär blockiert sind. Die Formen auch der hemianopischen Halluzinationen sind bemerkenswert variabel. Die Entstehung und Lokalisation *halluzinierter Halbfiguren* ist schwierig zu erklären.

Relativ häufig führt das *Delirium tremens* zu Halluzinationen. Daneben gibt es auch das *Entziehungsdelir* 3–6 Tage nach erzwungener Alkoholabstinenz, besonders nach plötzlich notwendiger Krankenhausaufnahme wegen einer anderen Erkrankung. Bei der deliranten Bewußtseinsstörung kommt es neben einer zeitlichen und örtlichen Desorientiertheit und neben den optischen auch zu taktilen und akustischen Sinnestäuschungen. Dabei werden vorwiegend szenische Abläufe erlebt, beispielsweise die Wahrnehmung der sprichwörtlichen weißen Mäuse, von Ungeziefer u.a.m. Es gibt auch eine *Alkoholhalluzinose* ohne Delirium tremens.

Delirante Halluzinationen kommen auch bei Vergiftungen, Psychosen, toxisch wirkenden Infektionskrankheiten, schweren Kreislaufstörungen mit zerebraler Mangeldurchblutung, endokrinen Störungen, maximalen Erschöpfungszuständen, hohen Blutverlusten, Kachexien, hirnorganischen Erkrankungen u. a. m. vor.

Die *Aura* einige Sekunden vor dem epileptischen Krampfanfall umfaßt auch visuelle Phänomene, beispielsweise grellfarbene ruhende oder sich bewegende Lichtwahrnehmungen, Dysmegalopsien (Mikro- und Makropsien) und Gesichtsfeldeinengungen. Die *Migräne* führt zuweilen zu Zentralskotomen, z. T. hemianopischer Natur, Funkensehen, Flimmern (oft im Halbkreis oder in Zickzacklinie), zur Wahrnehmung von Regenbogenfarben und grellen Lichterscheinungen. *Nach einer Apoplexie* können sich die visuellen Sinnestäuschungen allmählich erheblich wandeln. So treten oft anfänglich starke blendende Licht- und Farberscheinungen auf. Später werden sie ersetzt oder begleitet durch komplizierter geformte, szenenhafte optische Bilder. Bei der *progressiven Paralyse* sind Gesichtshalluzinationen jeder Art häufig. *Großhirntumoren*, vor allem solche des Okzipitallappens, des Gyrus angularis und des Parietallappens lösen etwa bei jedem 10. Patienten optische Wahrnehmungen aus. Vorwiegend kommt es dazu bei linksseitigem Sitz des Tumors, es sei denn, daß durch einen rechtsseitig wachsenden Tumor Erweichungsherde oder ähnliches in der linken Hemisphäre entstanden sind. Optische Halluzinationen sind auch *als Fernsymptome* beobachtet worden, beispielsweise bei Tumoren des Lobus temporalis. Fortgeschrittene Hypophysenadenome führen nur fallweise zu Halluzinationen, vermutlich als Folge eines direkten Tumordruckes auf die Corpora mamillaria. Außerdem gibt es dabei taktile Halluzinosen, kortikale Blindheit und das Korsakow-Syndrom. Über *Halluzinationen bei Traumen* s. 6.4.

Bei *Intoxikationen* sowohl akuter als auch chronischer Art treten paravisuelle Phänomene auf, allen voran Farbsehstörungen. Bei der Fahndung nach Ursache und Lokalisation von Intoxikationsschäden darf nie außer acht gelassen werden, daß die Netzhaut das empfindlichste Organ im menschlichen und tierischen Körper gegenüber Giften ist (Sattler 1932). Besonders der Stäbchenapparat hat eine Affinität zu Giften.

39.2. Integrationsstörungen

Unter dem Begriff der kortikalen Integrationsstörungen werden defektive (frustrane oder fehlende) Leistungen von Zentren und Assoziationen des ZNS zusammengefaßt; sie betreffen auch die visuelle Wahrnehmungswelt. Es handelt sich gleichsam um defizitäre paravisuelle Phänomene.

Die *optische (visuelle) Agnosie (Seelenblindheit)* (vgl. 6.2.) beruht auf pathologischen Prozessen, die sich in den Randzonen der Sehsphäre abspielen. Sie ist nicht selten ein Symptom des allgemeinen Abbaus zentraler Funktionen infolge diffuser Krankheitsprozesse in okzipitalen Arealen. Die Gegenstände werden nicht erkannt oder aber fehlgedeutet. Zu differenzieren ist dieser Defekt von der *Wortblindheit*, d. h. der Unfähigkeit, den Sinn von Worten zu erfassen, und von der *amnestischen Aphasie*, bei der ein Gegenstand wohl erkannt, aber nicht benannt werden kann. Ähnlichkeit besteht mit der Seelentaubheit. Das Sehvermögen ist bei Seelenblinden völlig intakt. Dennoch ist eine Visusprüfung zum Scheitern verurteilt. Insgesamt zeigt sich bei solchen Patienten eine Aufmerksamkeitsschwäche und eine Abwendung des Interesses von den Seheindrücken.

Unter *Alexie* wird eine Wortblindheit verstanden, bei der das Verstehen von Buchstaben oder Wortbildern aufgehoben und damit eine Lesestörung eingetreten ist, eine Teilerscheinung der Seelenblindheit. Als Ursache wird meistens eine Destruktion von Zentren in der ersten, meist linksseitigen Schläfenwindung angesehen; aber wahrscheinlich handelt es sich um Defekte in ganzen Assoziationssystemen. Der Balken ist häufig mit betroffen und damit der Fasciculus transversus aus der Sehrinde. Wenn sinnwidrige Worte verwendet werden, spricht man von *Paragraphie.* Alexien kommen vor bei Arteriosklerose, Embolien, Hirntraumen, Hirntumoren, bei seniler Demenz u. ä.

Bei der *Prosopagnosie* besteht ein Nichterkennen der Physiognomie und Mimik. Bei der *Simultanagnosie* werden Einzelobjekte noch erkannt, nicht jedoch Zusammenhänge einer bildlich dargestellten Handlung (*Gestaltzerfall*).

Über die *kortikale Blindheit (Rindenblindheit)* s. 6.2.6. Die Regeneration erfolgt in verschiedenen Stadien (Sachsenweger 1981). Stets wird dabei der Gedanke an eine Blindheit strikt abgelehnt, oder es besteht eine auffällige Gleichgültigkeit gegenüber dem Zustand, der für den Patienten häufig von massiven Halluzinationen larviert wird. Unter dem Begriff der Rindenblindheit fällt auch das *Antonsche Symptom der Nichtwahrnehmung der eigenen Blindheit* (s. 6.2.7.). Ähnliches liegt vor, wenn Patienten eine Hemianopsie nicht wahrnehmen. Meistens wird dabei eine schleierartige Behinderung des Sehens angegeben.

Die Differentialdiagnose zwischen *agnostischen Störungen der Farbwahrnehmung* und den stets retinal bedingten, angeborenen Farbsehanomalien bereitet keine Schwierigkeiten, da es bei ersteren die typischen Anomalie- bzw. Anopsieformen nicht gibt und da die typischen Begleitsymptome der totalen Farbenblindheit in Form von Nystagmus und Sehschwäche fehlen. Teilweise werden sie im Schrifttum weniger kennzeichnend als psychische Farbenschwäche, Abspaltung des Farbensinnes u. ä. bezeichnet. Sie sind fast immer als Folge einer Erkrankung erworben.

Der Schreibunfähigkeit bei der *Agraphie* liegt ein Mangel an Bewegungsformen zugrunde, wenngleich von einer Parese nicht die Rede sein kann. Eher ist diese Störung apraktischer Natur.

Metamorphopsien beruhen meistens auf Veränderungen im Auge. Sie können aber auch zerebral bzw. kortikal ausgelöst sein (zerebrale Metamorphopsien). Bei Hysterie sind sie relativ häufig, werden aber dann nicht den Integrationsstörungen zugerechnet. Unter zerebralen Metamorphopsien versteht man die Verzerrung der Sehdinge und Figuren. Auch Erkrankungen des Kleinhirns und des Labyrinthes können die gleichen Folgen haben, zumal die vestibuläre Rindenstrahlung im Gyrus angularis, also in unmittelbarer Nähe des Okzipitallappens endet. Es kommen auch Wahrnehmungen in Form einer Drehung des Gesichtsfeldes und aller seiner Objekte vor (*Rotationsimpuls*). Dabei sollte indessen stets an Simulation gedacht werden.

Unter *Dysmetropsien* versteht man Makro- und Mikropsien und Teleopsien. Meistens beruhen diese Phänomene auf Veränderungen im Auge, besonders auf Mydriasis und Akkommodationsanomalien. Sie können aber auch kortikal verursacht sein. Zerebrale *Fusionsstörungen* beruhen auf Defekten komplexer zerebraler Leistungen (Sachsenweger 1980).

Bei der *Legasthenie* handelt es sich praktisch um das gleiche, was früher kongenitale Wortblindheit genannt wurde: die angeborene Unfähigkeit zu lesen in unterschiedlich starker Ausprägung, die der Alexie nahesteht. Über die Legasthenie ist um die Jahrhundertwende besonders von englischen Autoren ausführlich berichtet worden (reading-disability, reading-retardation, reading-spelling difficulties). Legasthenische Kinder lernen bei Schulbeginn schwer lesen und bringen es auch später selten zum guten, fließenden Lesen. Die Kombination zu Silben und Worten fällt schwer. Häufig werden formverwandte Buchstaben vertauscht. Ein legasthenisches Kind macht immer wieder die gleichen Rechtschreibefehler. Es hat einen auffällig kleinen Wortschatz und zeigt oft Konzentrationsschwäche. Beim Diktat gibt es ähnliche Schwierigkeiten. Nicht selten schreiben die Kinder einige Buchstaben oder Silben spiegelbildlich, lassen Buchstaben aus bzw. fügen welche hinzu. Nicht wenige der legasthenischen Kinder sind mathematisch besonders begabt und können Notenschrift ohne weiteres lesen. Oft findet sich sogar überdurchschnittliche Begabung. Dennoch gilt eine Reihe von derartigen Kindern als geistesschwach, und ist es z. T. auch. Prinzipiell leseschwache Kinder in Hilfs- und Sonderschulen zu schicken, stellt für diese meistens ein Martyrium dar. Eine sehr große Anzahl von Kindern sind nicht direkt von einer Legasthenie betroffen, weisen aber eine eindeutige Lese-Rechtschreibe-Schwäche auf.

Man unterscheidet eine *literale* Legasthenie, bei der die Schreibschwierigkeit im Mittelpunkt steht, und eine *verbale* Legasthenie, auch einfache oder allgemeine Legasthenie genannt, bei der meistens die gesamte geistige Entwicklung des Kindes retardiert ist. Durch Psychotests können legasthenische Kinder frühzeitig aufgefunden werden. In der Behandlung hat die Heilpädagogik wesentliches geleistet. Allgemein wird empfohlen, nicht zu sehr zu tadeln, Geduld zu haben, oft zu loben und die ganze Umgebung des Kindes auf eine gesunde Basis zu stellen.

Oft ist vermutet worden, daß es sich adäquat zur Alexie um eine Unterentwicklung bestimmter Hirnpartien, speziell des angularen Lesezentrums handelt. Nach Orton, der 1925 eine Standardarbeit über die Legasthenie schrieb, besteht die *Ursache der Legasthenie* in einer mangelhaften Ausbildung der Dominanz einer Hemisphäre. Von Psychologen und Pädagogen wird die Legasthenie meistens als eine funktionelle Störung physiologischer und psychologischer Mechanismen aufgefaßt. Schon frühzeitig war bekannt, daß die Legasthenie familiär auftritt. Kraus-Mackiw u. Mitarb. (1979) untersuchten mit orthoptischen Methoden 12 zehn- bis zwölfjährige Jungen mit Lese-Schreib-schwierigkeiten. Dabei zeigten sich Störungen des sensomotorischen Zusammenwirkens beider Foveae in Form eines alternierenden intermittierenden Zentralskotoms und eines sehr vehementen binokularen Wettstreits. Während normalerweise die Augenbewegungen beim Leseprozeß in regel-mäßigen rhythmischen Sprüngen verlaufen (Mackensen u. Mitarb. 1959), liest der Legastheniker von Auffälligkeit zu Auffälligkeit. Es entstehen unregelmäßige und unsystematische Ruckbewegungen der Augen.

Von der Legasthenie zur seltenen Schreibweise einiger Schulanfänger in *Spiegelschrift* bestehen zweifellos Verbindungen. Unter 2500 Schulanfängern versucht zu Beginn 1 Kind, in Spiegelschrift zu schreiben (Lund und Kampik 1977). Es liegt nahe, die Erklärung auf optischem Wege zu ver-suchen, denn am Augenhintergrund entsteht durch die Augenoptik ein umgekehrtes Bild, und erst durch Gewöhnung und Übung wird das Umgekehrte richtig gesehen (Sachsenweger 1978). Bei man-chen Kindern wird links der Mittellinie spiegelbildlich, rechts der Mittellinie normal geschrieben (*midline crossing phenomen*).

Auch die *Amblyopie* kann unter dem Gesichtspunkt der paravisuellen Phänomene be-trachtet werden, soweit sie auf Veränderungen in der Hirnrinde und deren Assoziations-bahnen beruht. Neuere Untersuchungen stammen von Blakemore und Mitchell (1973), Blakemore und van Sluyters (1974a und b), Hubel und Wiesel (1962, 1965), Ikeda und Tremain (1977, 1978), Ikeda und Wright (1972). Die Sehschärfe des schielamblyopen Auges sinkt wahrscheinlich nicht allein durch den Nichtgebrauch des Auges, also passiv ab. Vielmehr liegt nach der Meinung von Cüppers (1961) u. a. eine aktive Unterdrückung (*Suppression*) durch kortikale Impulse vor. Bangerter (1955) hat dies eine *Verdrängungs-amblyopie* genannt. Infolge ungenügender oder fehlender Stimulierung der Entwicklung der Sehfunktionen durch adäquate Reize treten organische Veränderungen in den ana-tomischen Substraten der Ganglienzellen der Sehbahn auf. Harms (1942) sieht in der Amblyopie bei Schielenden die Folge eines Hemmungsimpulses (*Hemmungsamblyopie*). Nach v. Noorden (1973, 1974) sollte der Begriff „*Amblyopia ex anopsia*" für solche Fälle reserviert bleiben, bei denen eine erworbene Visusherabsetzung im frühen Kindesalter, z. B. durch eine kongenitale Katarakt, zur Sehschwäche führt.

Experimentelle Untersuchungen von Kortexableitungen bei Tieren mit extrem hoher Amblyopie haben diese Auffassungen weitgehend bestätigt (Blakemore und Cooper 1970; Blakemore und Mit-chell 1973; Hirsch und Spinelli 1970). Ganz offensichtlich baut sich auf den visuellen Eindrücken der 1. Lebensperiode ein System mit speziellen Assoziationen auf. Bei experimentellen Amblyopien der Affen kommt es sogar zu histologisch erkennbaren neurophysiologischen Anomalien im Striatum, im peristriaten Cortex und im Corpus geniculatum laterale (Hubel und Wiesel 1965). Speziell in der Area 17 fand Sachsenweger (1961) bei jungen Hunden nach Enukleation eines Auges keine histolo-gischen Veränderungen.

Bei einer *meridionalen Amblyopie* wird in einem Meridian volle Sehschärfe erreicht, der senkrecht darauf stehende Meridian zeigt indessen eine herabgesetzte Sehschärfe. Diese Amblyopieart ist bei Astigmatismus nicht selten: Das ständige Unscharfsehen in einem Meridian bei Astigmatismus läßt offenbar bestimmte Assoziationen in der Sehrinde, die für die Sehschärfe maßgeblich sind, verkümmern (Freeman u. Mitarb. 1972, Arden u. Mitarb. 1974). Dem entsprechen Tierexperimente von Blakemore und Sluyters (1974a und b). Bei einigen Personen ist auch ohne Astigmatismus die Sehschärfe für horizontale und vertikale Konturen besser als für schrägliegende (*Anisotropie* nach Mayer 1977); dies soll erst nach dem 8. Lebensjahr in Erscheinung treten. Schmidt und Guckes (1979) haben einen einfachen klinischen Test beschrieben, mit dem eine meridionale Amblyopie bei Kindern ermittelt werden kann.

39.3.   Psychogene Phänomene

Auch die *Psychoerkrankungen* bzw. *Psychoextremvarianten* sind im weiteren Sinne zu den paravisuellen, kortikal ausgelösten Phänomenen hinzuzurechnen, wenngleich sie mit nicht wenigen Ausnahmen mehr in das Gebiet der Psychologie und der Parapsychologie gehören. In diesem Zusammenhang sind die *hysterische und psychogene Blindheit und Amblyopie* (vgl. 6.2.9.), die konzentrische Gesichtsfeldeinengung sowie die Makro- und Mikropsien zu nennen.

Unter *Eidetik* versteht man eine Wahrnehmung, die nach Aufhören der auslösenden exogenen Reize in sinnlicher Deutlichkeit als Erinnerungsbild reproduziert werden kann. „Die Subjektivität der Anschauungsbilder unterscheidet sie von den Wahrnehmungen, ihr sinnlicher Charakter von den Vorstellungen, das Wissen um ihren subjektiven Ursprung von den Halluzinationen" (Kroh 1949/50). Wenn man eidetisch veranlagten Kindern und Jugendlichen ein Bild für kurze Zeit zeigt, dann vermögen sie nach Wegnahme des Bildes nachträglich bestimmte Details des Bildes zu beschreiben oder zu zählen, ein Reproduktionsprozeß des Gedächtnisses, der kaum seinesgleichen hat. Die eidetische Wahrnehmungsbefähigung dauert Sekunden bzw. Minuten, kann aber auch Stunden anhalten. Lärm jeder Art wirkt hemmend. Kritik an der Lehre von der Eidetik wurde besonders durch Traxel (1962) und Dickel (1975) formuliert: Der Begriff der Eidetik solle verlassen werden; es handelt sich nur um außergewöhnliche Leistungen in der Reproduktion von optischen Bildern. Die Möglichkeit der Existenz eidetischer Phänomene ist für die Visusprüfung nicht unwichtig.

Visuelle *Trauminhalte* stehen bei Träumen bis zu 90% im Vordergrund, akustische Erlebnisse nur bis zu 25%. 20–60% der Träume sind farbig. Es gibt aber auch langanhaltende farblose Träume. Träume sind abhängig von Pharmaka und Drogen. Hormone lösen vorwiegend farbige Träume aus. Die Traumforschung hat wesentliche Impulse durch die Registrierung der raschen Augenbewegungen im Schlaf (= REM) als indirekte Zeichen des Traumerlebens erhalten.

Psychologische Farbwirkungen sind unverkennbar: Gelb ist die Farbe des Tages und weckt Energien, hat warnende und aufschreckende Funktion (Giftgelb). Ein dunkles Blau ist die Farbe der Nacht, beruhigt und regt zur Passivität an. Rot, die Farbe des Blutes, begünstigt Emotionen und Anstrengungen; nicht ohne Grund wird Rot als Signalfarbe verwendet. Grün im Gegensatz dazu beruhigt und führt psychisch zur Regeneration. Farbpsychologische Aspekte werden im sogenannten Lüscherschen Farbentest als Persönlichkeitstest verwendet (Lüscher 1949, 1977; Scott 1970).

Berichte, nach denen Blinde angeblich mit der Haut Farben und Konturen erkennen können (*augenloses Sehen*), sind zahlreich, allerdings meist oder fast immer unseriös.

Es gibt eine bemerkenswerte Herabsetzung aller Sehfunktionen, die zur Gänze zentral verursacht wird und psychologischen Charakter trägt: Nichtsehen wegen eines spezifischen Aufmerksamkeits- bzw. Interessenmangels. Es ist nahezu unabhängig von den optischen Reizen, die das Auge treffen. Es ist allgemein bekannt, daß man beispielsweise durch eine belebte Straße gehen kann und doch auffällige Plakate, Spruchbänder u. a. nicht wahrnimmt. Ähnliches vollzieht sich beim Durchblättern einer Zeitung oder Zeitschrift. Auffällige Farbgebung und Größe, ungewohnte Konturierung und auch Wiederholungen vermögen diese *Interessemangel-Amblyopie* zu durchbrechen. Mensch und Tier übersehen viele Sehobjekte ihrer Umgebung, ihr Sensorium hat eine relative Tendenz zur Ökonomie in Form eines Auswahlprozesses, denn wenn alles das, was im Blickfeld sichtbar ist, auch ins Bewußtsein gelangen würde, dann käme es zu einer nicht mehr zu bewältigenden Reizüberflutung. Diese spezifische „Sehschwäche" hängt mit dem psychologischen Begriff der „*sozialen Wahrnehmung*" eng zusammen.

Literaturverzeichnis

Adelstein, F., und C. Cüppers: Zum Problem der echten und der scheinbaren Abduzenslähmung (das sog. „Blockierungssyndrom"). In: Arbeitskreis Schielbehandlung Bd. 7 (1975) 171

Albrecht, H.: Stauungspapille bei nichttumorösen Hirnprozessen. VEB Gustav Fischer, Jena 1964

Ambrose, J.: Computerized transverse axial scanning tomography (clinical application). Brit. J. Radiol. 46 (1973) 1023

–, G. Lloyd, and J. Wright: A preliminary evaluation of fine matrix computerized axial tomography (EMI-Scan) in the diagnosis of orbital space-occupying lesions. Brit. J. Radiol. 47 (1974) 747

Apt, L., und R. N. Axelrod: Generalisierte Fibrose der äußeren Augenmuskeln. Amer. J. Ophthal. Ser. 3. 85 (1978) 822–829

Arden, G. B., W. M. Barnard, and A. S. Mushin: Visually evoked responses in amblyopia. Brit. J. Ophthal. 58 (1974) 183–194

Ashworth, B.: Clinical Neuro-ophthalmology. Blackwell Scientific Publ. Oxford, London, Edinburgh, Melbourne 1973

Bailay, P.: Die Hirngeschwülste. F. Enke, Stuttgart 1951

Baker, H., P. Kearns, J. Campbell, and J. Henderson: Computerized transaxial tomography in neuro-ophthalmology. Amer. J. Ophthal. 78 (1974) 285

Bangerter, A.: Amblyopiebehandlung. S. Karger, Basel 1955

Barbolini, G., und V. Mastronardi: Sarcoidose primitive du nerf optique avec test à la metopirone très positif documentation anatomo-clinique. Poumon 23 (1967) 453–465

Barricks, M. E., J. T. Flynn, and B. J. Kushner: Paradoxical pupillary responses in congenital stationary night blindness. Arch. Ophthal. (Chicago) 95 (1977) 1800–1804

Bauer, H. J., S. Poser, and G. Ritter (Ed.): Progress in Multiple Sclerosis Research. Springer Verlag, Berlin–Heidelberg–New York 1980

Bender, M. B.: Ophthalmoneurology: Progress in Neurology and Psychiatry. Grune and Stratton, New York 1946

Bettelheim, J.: Zur Diagnose der Carotisstenose durch den Augenarzt. Dtsch. med. Wschr. 96 (1970) 261

Biedner, B., C. Geltman, and L. J. Rothkoff: Bilateral Duane's syndrome associated with crocodile tears. J. pediat. Ophthal. 16 (1979) 113–114

Bielschowsky, A.: Die Lähmung der Augenmuskeln. In: Handb. d. ges. Augenhk. Bd. 8. Hrsg.: Th. Axenfeld und A. L. Schneck. Springer, Berlin 1932

Bing, R.: Kompendium der topischen Gehirn- und Rückenmarkdiagnostik. B. Schwabe, Basel 1945, 12. Aufl.

Bing, R., und R. Brückner: Gehirn und Auge. B. Schwabe & Co., Basel 1954

Blakemore, C., and G. F. Cooper: Development of the brain depends on the visual environment. Nature (London) 228 (1970) 477–478

Blakemore, C., and D. E. Mitchell: Environmental modification of the visual cortex and the neural basis of learning and memory. Nature (London) 241 (1973) 467–468

Blakemore, C., and R. C. van Sluyters: Experimental analysis of amblyopia and strabismus. Brit. J. Ophthal. 58 (1974 a) 176–182

Blakemore, C., and R. C. van Sluyters: Reversal of the physiological effects of monocular deprivation in kittens. Further evidence for a sensitive period. J. Physiol. (London) 237 (1974 b) 195–216

Bodechtel, G.: Differentialdiagnose neurologischer Krankheitsbilder. G. Thieme, Stuttgart 1963

Bonamour, G., P. Brégeat, M. Bonnet und P. Juge: La papille optique. Masson Cie., Paris 1968

Bories, Ed. J.: The diagnostic limitations of computerised axial tomography. Springer Verlag, Berlin–Heidelberg–New York 1978

Bosshard, Ch., und P. Speiser: Zur Differentialdiagnose der beidseitigen Retrobulbärneuritis. Klin. Mbl. Augenheilk. *172* (1978) 505–512

Bovard, A., D. Klein, J. Berney, A. Ricci und J. E. W. Brocher: Aspects neuro-ophthalmologiques et génétiques d'une famille atteinte de dysostose cranio-faciale de Crouzon. J. Génét. hum. *25* (1977) 1–24

Boycott, B. B., and H. Wässle: The morphological typs of ganglion cells of the domestic cat's retina. J. Physiol. *240* (1974) 397–419

Bradley, W. G., and C. W. Whitty: Acute Optic Neuritis: Prognosis for Development of Multiple Sclerosis. J. Neurol. Neurosurg. Psychiat. *31* (1968) 10–18

Bregéat, P.: L'oedème papillaire. Masson Cie., Paris 1956

Bronner, A., A. Brini, J. F. Risse und N. Waechter: Ophthalmoplegie douloureuse et syndrome du sinus caverneux d'origine inflammatoire. J. franç. Opht. *2* (1979) 49–52

Brown, B., A. J. Adams, G. Haegerstrom-Portnoy, R. T. Jones, and M. C. Flom: Pupil size after use of marijuana and alcohol. Amer. J. Ophthal. Ser. 3. *83* (1977) 350–354

Bumke, O., und O. Foerster: Handbuch der Neurologie. Springer Verlag, Berlin 1936

Burian-Fanter-Reisner: Neurootologie. G. Thieme, Stuttgart 1980

Burian-von Noorden's Binocular vision and ocular motility. Theorie and menagement of strabismus. G. K. von Noorden. The C. V. Mosby Company, St. Louis–Toronto–London 1980, 2. Aufl.

Buschmann, W., und D. Linnert: Unerkannte Akkommodationslähmungen und ihre Begutachtung. Bedeutung für die Diagnostik und die Begutachtung. Klin. Mbl. Augenheilk. *171* (1977) 795–797

Clara, M.: Das Nervensystem des Menschen. J. A. Barth, Leipzig 1959, 3. Aufl.

Clarke, W. N., and W. E. Scott: Cyclic third nerve palsy. A report of two cases. J. Pediat. Ophthal. *12* (1975) 94–99

Cocke, J. G. jr.: Chloramphenicol optic neuritis. Amer. J. Dis. Child. *114* (1967) 424–426

Comberg, U., und G. Goder: Beobachtungen zur Frage der Optikus- und Chiasmaläsionen bei Schädelhirntraumen. Klin. Mbl. Augenheilk. *153* (1968) 35–46

Cotlier, E., H. Reinglass, and I. Rosenthal: The eye in the partial trisomy 2 q-syndrome. Amer. J. Ophthal. Ser. 3. *84* (1977) 251–258

Creutzfeld, O. D.: Informationsübertragung und -verarbeitung im Nervensystem. Dargestellt am Beispiel der neurophysiologischen Grundlagen des Sehens. In: Biophysik. Ein Lehrbuch. Ed.: Hoppe, W., W. Lohmann, H. Markl und H. Ziegler. Springer Verlag, Berlin–Heidelberg–New York 1977

Cüppers, C., in: Hollwich, F.: Schielen, Pleoptik, Orthoptik, Operation. F. Enke Verlag, Stuttgart 1961 (Bücherei des Augenarztes. Heft *38*)

Czarnecki, J. S. C., and H. S. Thompson: The iris sphincter in aberrant regeneration of the third nerve. Arch. Ophthal. (Chicago) *96* (1978) 1606–1610

Deisenhammer, E., und B. Hammer: Die intrakranielle Raumforderung in szintigraphisch-neuroradiologischer Synopsis. W. de Gruyter, Berlin–New York 1976

Der Kaloustian, V. M., and A. K. Kurban: Genetic diseases of the skin. Springer Verlag, Berlin–Heidelberg–New York 1979

Dickel, H. u. a.: Gibt es wirklich Eidetiker? Untersuchungen mit stetoskopischen Vorlagen an Schulkindern und Studierenden. Psychologie in Erziehung u. Unterricht (München) *22* (1975) 259–273

Dietrich, J., S. Gursky und J. Löbe: Hirn- und Myeloszintigraphie bei raumfordernden Prozessen. J. A. Barth, Leipzig 1977

Dietz, H.: Die frontobasale Schädelhirnverletzung. G. Thieme, Stuttgart 1970

Dikstein, S. (Ed.): Drugs and Ocular Tissues. S. Karger, Basel–New York 1977

Doden, W., und H. Bunge: Fusionsstörungen nach Schädel-Hirn-Traumen. Klin. Mbl. Augenheilk. *146* (1965) 845

Doege, E.: Die Orbitopiezographie und ihre klinische Bedeutung. Klin. Mbl. Augenheilk. *167* (1975) 593–596

–: Das Zylinderorbitopiezometer – Konstruktion und Ergebnisse aus den bisherigen Untersuchungen. Dissertation zur Prom. B an der Karl-Marx-Universität Leipzig, 1979

Dowling, J. E., and B. B. Boycott: Organization of the primate retina. Electron microscopy. Proc. Royal Soc. B *166* (1967) 80–111

–, B. Ehinger, and W. L. Hedden: The interplexiform cell: A new type of retinal neuron. Invest. Ophthalmology *15* (1976) 916–926

Drischel, H., und W. Kirmse: Das okulomotorische System, physiologische und klinische Aspekte. VEB Georg Thieme, Leipzig 1979

Dubois-Poulsen, A.: Le champ visuel. Masson, Paris 1952

Duke-Elder, A.: Textbook of Ophthalmology, Vol. IV. H. Kimpton, London 1949

Ehrich, W., und O. Remler: Das Kopftrauma aus augenärztlicher Sicht. F. Enke Verlag, Stuttgart 1976 (Bücherei des Augenarztes, Heft *68*)

Eisenblätter, D., und G. Höppner: Die Epidemiologie zerebrovasculärer Erkrankungen in der DDR. Dtsch. Ges.-Wesen *30* (1975) H. 41

Enzmann, D., W. H. Marshall, A. R. Rosenthal, and J. P. Kriss: Computed tomography in Graves' ophthalmopathy. Radiology (Syracuse, N. Y.) *118* (1976) 615–620

Esch, P.: Beeinflussung der Variabilität des Electro-Oculogrammes durch die Faktoren Person, Tag, Tageszeit sowie Untersuchungen zur Frage der Trennung definierter Personengruppen anhand bekannter Parameter. Dissertation, Mainz 1975

Fabian, E.: Beidseitiger Verschluß der A. carotis interna mit binasalem Gesichtsfeldausfall und partieller Opticusatrophie. Arch. Psychiat. Nervenkr. *228* (1980) 341

Ferner, H., und R. Kautzky: Angewandte Anatomie des Gehirns und seiner Hüllen. In: Handbuch der Neurochirurgie, Grundlagen I, 1. Bd., 1. Teil. Springer Verlag, Berlin–Göttingen–Heidelberg 1959

Fischer, P. A.: Hypophysenadenome. F. Enke Verlag, Stuttgart 1963

Fötzsch, R.: Zur Diagnostik abortiver internuklearer Ophthalmoplegien. Klin. Mbl. Augenheilk. *161* (1972) 340–341

Fötzsch, R., A. Frühauf und E.-M. Fabricius: Zur Klinik der Drusenpapille. Folia ophthal. *3* (1978) 12–17

Ford, D. H.: Anatomy of the Central Nervous System in Review. Elsevier Scientific Publishing Company, Amsterdam–Oxford–New York 1975

François, J., und G. Verriest: Untersuchung des Gesichtsfeldes. In: W. Straub (Hrsg.): Die ophthalmologischen Untersuchungsmethoden, II. Bd., S. 403–526. F. Enke Verlag, Stuttgart 1976

Freeman, H. MacKenzie: Ocular Trauma. Appleton-Century-Crofts, New York 1979

Freeman, R. D., D. E. Mitschell, and M. Millodot: A neural effect of partial visual deprivation in humans. Science *175* (1972) 1384–1386

Frenzel, H.: Spontan- und Provokationsnystagmus als Krankheitssymptom. Springer Verlag, Berlin 1955

Frey, R. G.: Blaublindheit und dominant vererbbare Optikusatrophie. Klin. Mbl. Augenheilk. *167* (1975) 577–580

Friedrich, P., und F. Weickmann: Beurteilung von Schädel-Hirnverletzten, ausgehend vom Grad der Bewußtseinsstörung. Zbl. Chirurgie *99* (1974) 993–999

Fulmek, R.: Hemiatrophia progressiva faciei (Romberg-Syndrom) mit gleichseitiger Heterochromia complicata (Fuchs-Syndrom). Klin. Mbl. Augenheilk. *164* (1974) 615–628

Fulton, J. F.: Physiologie des Nervensystems. F. Enke, Stuttgart 1963

Gács, Gy., P. Rácz und J. Szilvássy: Über die akute Phase der Optikusatrophie. Klin. Mbl. Augenheilk. *167* (1975) 489–495

Gänshirt, H. (Hrsg.): Der Hirnkreislauf. Physiologie, Pathologie, Klinik. G. Thieme, Stuttgart 1972

–, und R. Reuther: Epidemiologie, Symptomatologie und therapeutische Möglichkeiten bei extrakraniellen Stenosen und Verschlüssen der Hirnarterien. Internist *20* (1979) 523

Gagel, O.: Einführung in die Neurologie. Springer Verlag, Berlin–Göttingen–Heidelberg 1949

Gasset, A. R.: Fixed dilated pupil following penetrating keratoplasty in keratoconus. Castroviejo syndrome. Ann. Ophthal. *9* (1977) 623–628

Gawler, J., M. Sander, J. Bull, G. du Boulay, and J. Marschall: Computer assisted tomography in orbital disease. Brit. J. Ophthal. *58* (1974) 571

Gerlach, J.: Der Zeitplan bei der Versorgung frontobasaler Schädel-Hirnverletzungen. Langenbecks Arch. klin. Chir. *329* (1971) 566–567

Gillingham, F. J., J. F. Shaw, J. Fraser, E. R. Hitchcock, and P. Harris: Head injuries. Liwinhstone, Edinburgh 1971

Gliem, H.: Das Elektrookulogramm. Ein Erfahrungsbericht. VEB Georg Thieme, Leipzig 1971. (Abhandlungen aus dem Gebiete der Augenheilkunde, Bd. *40*)

–: Pupillomotorische Veränderungen bei Diabetikern. Klin. Mbl. Augenheilk. *160* (1972) 293–295

Goldhahn, G., und W.-E. Goldhahn: Leitsymptom: Liquorfluß aus der Nase. Chirurg *38* (1967) 126–131

–, –: Hirntumoren (Diagnose, Klinik, Therapie, Rehabilitation). J. A. Barth, Leipzig 1978

Gonzalez, C. F., Ch. Grossman, and E. Palacios: Computed brain and orbital tomography. Technique and interpretation. John Wiley & Sons, New York–London–Sydney–Toronto 1976

Gornig, H., und S. Bischof: Zur Altersabhängigkeit einiger Sehnervenerkrankungen. Z. Alternsforsch. *22* (1969) 291–298

–, und Ch. Matzen: Ophthalmoskopische Befunde bei Hydrocephalus, Kraniostenose und Pachymeningosis haemorrhagica interna. Folia ophthal. (i. Druck)

–, K. Pittasch und H.-G. Niebeling: Die ophthalmologische Symptomatik der Arachnoiditis opticochiasmatica. Folia ophthal. *5* (1980) 37–41

–, K. Flögel, W. Helbig und K. Nehring: Augenhintergrundsveränderungen bei Blutkrankheiten. Folia ophthal. *2* (1977) 8–15

Grodan, A., und I. Simig: Spätfolgen gedeckter Schädelhirnverletzungen auf das Sehorgan. Zbl. Neurochirurgie *20* (1960) 66–78

Guccione, G.: Attegiamento viziato del capo de neoplasia della rinofaringe. Arch. ital. Otol. *79* (1968) 83–96

Guillaumat, L., P. V. Morax und G. Offret: Neuro-Ophthalmologie. Vol. I und II. Masson Cie., Paris 1959

Guitot, G.: Adénomes hypophysaires. Masson Cie., Paris 1958

Hacker, H., H. Schmitt und W. Doden: Tonometrie der Orbita. Wissenschaftliche Ausstellung auf der 74. DOG, Essen 1975

Hager, G.: Behandlung von Verletzungen des Sehorgans sowie augenärztliche Mitarbeit bei der Therapie von Gesichtstraumen. Zbl. Chirurgie *98* (1973) 1692–1693

Handbook of clinical neurology (30 Bände). Hrsg. von P. J. Vinken und G. W. Bruyn. North-Holland Publishing Company, Amsterdam 1969 ff.

Harms, H.: Wechselbeziehungen zwischen dem Zustand des Nervensystems und dem Auge. Med. klin. 1942/II, S. 745–749

–: Die Technik der statischen Perimetrie. Schweiz. Ophthal. Ges., 2. Fortbildungskurs Bern 1968. Ophthalmologica *158* (1969), 387–405

Harms, H., E. Aulhorn und R. Ksinsik: Die Ergebnisse pupillomotorischer Perimetrie bei Sehhirnverletzten und die Vorstellungen über den Verlauf der Lichtreflexbahn. Symposion der DOG 1972, Bad Nauheim, Bergmann Verlag, München 1973, S. 72

Harrington, D. O.: The visual fields. A textbook and atlas of clinica perimetry. Mosby, St. Louis 1956

–: Amblyopia due to tobacco, alkohol and nutritional deficiency. Amer. J. Ophthal. *53* (1962) 967–972

Harris, M.: Ophthalmoplegic migraine and periodic migrainous neuralgia, migraine variants with ocular manifestations. Ophthal. Seminars *1* (1976) 413–450

Hassler, R.: Die zentralen Systeme des Sehens. Ber. 66. Zus. DOG Heidelberg. J. F. Bergmann, München 1964, S. 229–251

–, and A. Wagner: The optical lobe as integrator of four visual imput systems and three regulating output systems. Acta neurol. latinoamer. Suppl. 2, *17* (1971) 137–155

Hayreh, S. S.: Pathogenesis of oedema of the optic disc. Brit. J. Ophthal. *48* (1964) 522–543

Hellner, H.: Die Erkennung und Behandlung von Schädelgrundbrüchen. Heft z. Unfallheilk. H. 19, Vogel, Berlin 1935

Henderson, J. W.: The neuroanatomy of ocular motility and of strabismus. In: Strabismus, symposium of the New Orleans Academy of Ophthalmology. The C. V. Morsby Co., St. Louis 1962

Hennig, K., und P. Woller: Nuklearmedizin kurz und bündig. Th. Steinkopff, Dresden 1974

Hepler, R. S.: Adie's tonic pupil. Symposium. Trans. Amer. Acad. Ophthal. Otolaryng. *83* (1977) 843–846

Hertel, G., H. G. Mertens, K. Ricker und K. Schimrigk: Myasthenia gravis und andere Störungen der neuromuskulären Synapse. G. Thieme, Stuttgart 1977

Herzau, V., und M. H. Förster: Fehlinnervation nach Okulomotoriusparalyse mit Beteiligung des Ziliarmuskels. Klin. Mbl. Augenheilk. *169* (1976) 61–65

Heuser, M.: Das Oculo-auricular-Phänomen. Ein neuer Reflex, ein neuer Muskel, M. retro-auricularis. Polygraphische EMG-Studie. J. Neurol. *212* (1976) 95–99

Heyck, H.: Der Kopfschmerz. Differentialdiagnostik, Pathogenese und Therapie für die Praxis. G. Thieme, Stuttgart 1975, 4. Aufl.

–: Migräne und andere vasomotorische Kopfschmerzen. In: A. Sturm und W. Birkmayer (Hrsg.): Klinische Pathologie des vegetativen Nervensystems. Bd. 2. VEB Gustav Fischer, Jena 1977, S. 1044–1077

Hirsch, H., and D. N. Spinelli: Visual experience modifies distribution of horizontally and vertically oriented receptive fields in cats. Science *168* (1970) 869–871

Hockwin, O. (Hrsg.): Arzneimittelnebenwirkungen am Auge. VEB Georg Thieme, Leipzig 1977

Hötte, H. H. A.: Orbital fractures. Van Gorkum, Assen 1970

Hollwich, F.: Erkrankungen von Netzhaut und Papille. In: K. Velhagen: Der Augenarzt. VEB Georg Thieme, Leipzig 1963

Holub, K.: Schädeltrauma und Auge. Wien. med. Wschr. *111* (1961) 854–855

Hørven, I., and O. Sjaastad: Cluster Headache Syndrome and Migraine. Ophthalmological Support for a Two-entity Theory. Acta ophthal. (Kbh.) *55* (1977) 35–51

Hounsfield, G. N.: Computerized transverse axial scanning (tomography). Brit. J. Radiol. *46* (1973) 1016

Hoyt, C. S., F. Billson, R. Ouvrier, and G. Wise: Ocular features of Aicardi's syndrome. Arch. of Ophth. *96* (1978) 291–295

Hubel, D. H., and T. N. Wiesel: Receptive fields, binocular interaction and functional architecture in the cat's visual cortex. J. Physiol. (London) *160* (1962) 106–154

–, –: Binocular interaction in striate cortex of kittens reared with artificial squint. J. Neurophysiol. *28* (1965) 1041–1059

Huber, A.: Augensymptome bei Hirntumoren. H. Huber, Bern–Stuttgart 1956

–: Augensymptome beim akuten Schädel-Hirn-Trauma. Klin. Mbl. Augenheilk. *165* (1974) 105–111

–: Das Okulomotoriusneurinom. Augenärztl. Fortbild. Jahreskurse f. d. prakt. Augenheilk. Bd. 6, Teil 2 (1980) S. 198–206

Hyams, S. W., and C. Keroub: Congenital paralysis of accommodation. J. Pediat. Ophthal. *12* (1975) 240–242

Ikeda, H., and K. E. Tremain: Different causes for amblyopia and loss of binocularity in squinting kittens. J. Physiol. (London) *269* (1977) 26–27

–, –: Amblyopia resulting from penalisation: neurophysiological studies of kittens reared with atropinisation of one or both eyes. Brit. J. Ophthal. *62* (1978) 21–28

–, and M. J. Wright: Differential effects of refractive errors and receptive field organisation of central and peripheral ganglion cells. Vision Res. *12* (1972) 1465–1476

Ingalls, R. G.: Tumors of the orbit and allied pseudotumors. Ch. C. Thomas Publ., Springfield Ill. 1953

Jäger, L.: Klinische Immunologie und Allergologie. Teil I und II. VEB Gustav Fischer, Jena 1976

Jaeger, W., G. Gallasch, U. W. Schnyder, P. Lutz und H. Schmidt: Tyrosinaemie als Ursache einer doppelseitigen herpetiformen Hornhaut-Epithel-Dystrophie. Klin. Mbl. Augenheilk. *173* (1978) 506–515

Jampell, R. S.: Representation of the near response on the cerebral cortex of the macaque. Amer. J. Ophthal. *48* (1959) 573

–, and P. Fells: Monocular elevation paresis caused by a central nervous system lesion. Arch. Ophthal. *80* (1968) 45

Jenni, A., F. Fankhauser und H. Bebie: Neue Programme für das automatische Perimeter Octopus. Klin. Mbl. Augenheilk. *176* (1980) 536–544

Jensen, O. A., C. Pedersen, M. Schwartz, S. Vestermark und M. Warburg: Hurler-Scheie-phenotype. Ophthalmologica *176* (1978) 194–204

Johns, M. E., and R. T. Wong: Painful ophthalmoplegia. (The Tolusa-Hunt syndrome). Arch. Otolaryng. (Chicago) *104* (1978) 357–358

Johnson, R. T., and P. Dutt: An dural laceration over paranasal and petrous air sinuses. Brit. J. Surg. War. Surg., Suppl. *1* (1947) 141

Jonkees, L. B. W.: Physiologie und Untersuchungsmethoden des Vestibularsystems. In: Handbuch der Hals-Nasen-Ohrenheilkunde in Praxis und Klinik. Bd. 5, Ohr I. G. Thieme, Stuttgart 1979

Jun-Bi, T., R. Qu. Blackwell, and P. F. Lu: D,L-penicillamine as a cause of optic axial neuritis. J. Amer. med. Ass. *185* (1963) 83–86

Jung, R. (Hrsg.): Visual Centers in the Brain. Handbook of Sensory Physiology VII/3. Springer Verlag, Berlin–Heidelberg–New York 1973

Kazner, E., W. Lanksch, H. Steinhoff und J. Wilske: Die axiale Computer-Tomographie des Gehirnschädels. Anwendungsmöglichkeiten und klinische Ergebnisse. Fortschr. Neurol. *43* (1975) 487

Keltner, J. L., Ch. N. Swisher, A. J. Gay, and R. S. Hepler: Myotonic pupils in Charcot-Marie-Tooth disease. (Successful relief of symptoms with 0,025% pilocarpine). Arch. Ophthal. (Chicago) *93* (1975) 1141–1148

Kestenbaum, A.: Clinical methods of neuroophthalmologic examination. Grune and Stratton, N. Y., London 1961, 2. Aufl.

Klein, E.: Die Schilddrüse. Diagnostik und Therapie ihrer Krankheiten. Springer Verlag, Berlin–Heidelberg–New York 1978, 2. Aufl.

–, J. Kracht, H. L. Krüskemper, D. Reinwein und P. C. Scriba: Klassifikation der Schilddrüsenkrankheiten. Dtsch. med. Wschr. *98* (1973) 2249–2251

Kley, W.: Unfallchirurgie der Schädelbasis und der pneumatischen Räume. Arch. Ohr.-, Nas.- u. Kehlk.-Heilk. (1968) 191 (Kongreßbericht)

Klima, M., J. Juran und A. Klimowa: Zykloplegika und Residualakkommodation. Klin. Mbl. Augenheilk. *167* (1975) 106–110

Klinger, W.: Arzneimittel-Nebenwirkungen. VEB Gustav Fischer, Jena 1977, 3. Aufl.

Knapp, A.: Genetische Stoffwechselkrankheiten. VEB Gustav Fischer, Jena 1970

Kolb, H.: The inner plexiform layer in the retina of the cat: electron microscopic observations. J. of Neurocytology *8* (1979) 295–329

–, and E. V. Famiglietti: Rod and cone pathways in the retina of the cat. Invest. Ophthalm. *15* (1976) 935–946

Kommerell, G.: Die internukleäre Ophthalmoplegie. Nystagmographische Analyse. Klin. Mbl. Augenheilk. *158* (1971) 349

Kornhuber, H. H., und B. Widder: Zur Schlaganfall-Vorbeugung: Welches sind die besten Methoden zur Fahndung auf Carotis-Stenosen. Arch. Psychiat. Nervenkr. *228* (1980) 11

Korting, G. W.: Haut und Auge. G. Thieme, Stuttgart 1969, S. 60ff.

Krasnikov, P. G.: Neuritis of the optic nerve in ascariasis. Vestn. oftal. (Mosk.) *79*, Nr. 4 (1966) 84–85

Kraus-Mackiw, E., M. Müller-Küppers und G. Rabetge: Binokularverhalten bei 10–12jährigen Kindern mit Schreib- und Leseschwäche. Ber. 76. Zus. DOG Heidelberg 1979, S. 711–715

Krejcova, H.: Influence of the cerebellum on the oculomotory functions in experiment and clinical appearance. (1. und 2. part). Čsl. Oftal. *33* (1977) 321–331

Kroh, O.: Die Eidetik in neuer Beleuchtung. Psych. Rdsch. *1* (1949/50)

Kronfeld, P.: The gross anatomy and embryology of the eye. In: The eye, Vol. 1, 2. Aufl. Acad. Press, New York–London 1969

Krüger, H.: Algopupillometrische Untersuchung zur analgetischen Wirkung von Tramadol. Arzneimittel-Forsch. *28* (1978) 176–178

Krzystkowa, K., B. Mirkiewicz-Sieradzka und E. Bryk: Kongenitale Hypoplasie der Papillae nervi optici. Klin. Mbl. Augenheilk. *167* (1975) 333–338

Kurz, J.: Oftalmo-neurologická diagnostika. Státni zdravotnické nakladatelstvi, Praha 1956

Kyrieleis, W.: Augensymptome bei Nervenkrankheiten. W. der Gruyter, Berlin 1954

Labhart, A. (Hrsg.): Klinik der inneren Sekretion. Springer Verlag, Berlin–Heidelberg–New York 1978, 2. Aufl.

Lagoutte, F., M. Coquet und C. Vital: Étude ultrastructurale de la musculature oculaire dans deux cas familiaux de maladie de Steinert. Arch. Ophtal. (Paris) *36* (1976) 565–574

Lampert, V. L., J. W. Zeich, and D. N. Cohen: Computed tomography of the orbits. Radiology *113* (1974) 351

Lange, S., Th. Grumme und W. Meese: Zerebrale Computertomographie. Schering AG Berlin–Bergkamen, 1977

Lanksch, W., and E. Kazuer: Cranial computerised tomography. Springer Verlag, Berlin–Heidelberg–New York 1976

–, Th. Grumme und E. Kazuer: Schädelhirnverletzungen im Computertomogramm. Springer Verlag, Berlin–Heidelberg–New York 1978

Larmande, A., B. Guillou und P. Larmande: Les voies des vergences verticales. Arch. Ophtal. (Paris) *36* (1976) 287–296

Lauber, H.: Das Gesichtsfeld. Untersuchungsgrundlagen, Physiologie und Pathologie. J. F. Bergmann, München und Springer Verlag Berlin–Wien 1944

Lawrence, W. H., and W. E. Lightfoote: Continous vertical pendular eye movements after brainstem hemorrhage. Neurology (Minneap.) *25* (1975) 896–898

Leitholf, O.: Traumatische Optikusschädigungen. Zbl. Neurochirurgie *20* (1959) 19–23

Leuenberger, A. E., und I. Hotz: Zur Symptomatologie des Parinaud-Syndroms. Sitzungsber. Österr. Ophthalm. Ges. 17. Tag. 1975 in Innsbruck

Lindenberg, R., F. B. Walsh, and J. G. Sacks: Neuropathology of Vision. An Atlas. Philadelphia 1973

Lössner, J.: Pathologisches Gesichtsfeld und Hirntumor. Psychiat. Neurol. med. Psychol., Leipzig, *27* (1975) 257–268

–: Gesichtsfeldveränderungen bei Großhirntumoren. Psychiat. Neurol. med. Psychol., Leipzig, *27* (1975) 269–277

–, J. Müller und H. Bachmann: Zum Vorkommen von Uveitis und Netzhautveneneinscheidung bei Multipler Sklerose. Psychiat. Neurol. med. Psychol., Leipzig *20* (1968) 348–353

Loew, F.: Anzeigestellung zur operativen Behandlung der Schädigung des N. opticus. Beitr. Neurochirurgie *1* (1959) 101–106

Lombàrdi, G.: Radiology in Neuro-Ophthalmology. Williams and Wilkins Co., Baltimore 1967

Lorentzen, S. E.: Drusen of the optic disk. A clinical and genetic study. Acta ophthal. (Kbh.) Suppl. *90* (1966)

Lowes, M.: Chronic progressive external ophthalmoplegia, pigmentary retinopathy and heart block Kearns-Sayre-Syndrome. Acta ophthal. (Kbh.) *53* (1975) 610–619

Lowitzsch, K., U. Kuhnt, Ch. Sakmann, K. Maurer, H. C. Hopf, D. Schott, and K. Thäter: Visual Pattern Evoked Responses and Blink Reflexes in Assessment of MS Diagnosis. J. Neurol. *213* (1976) 17–32

Ludewig, R., und K. H. Lohs: Akute Vergiftungen. VEB Gustav Fischer, Jena 1970, 3. Aufl.

Lüscher, M.: Psychologie der Farben. Test Verlag, Basel 1949

–: Der Vierfarbenmensch. Mosaik-Verlag, Basel 1977

Lund, O. E., und A. Kampik: Zum Phänomen der Spiegelschrift bei Kindern. Ber. 75. Zus. DOG Heidelberg (1977) 599

Lyle, D. J.: Neuro-Ophthalmology. Ch. C. Thomas Publisher, Springfield 1954

Mackensen, G., und O. Wiekmann: Lesebewegungen. Ber. 62. Zus. DOG Heidelberg (1959) 121–126

Mandell, G. L., R. G. Douglas, and J. E. Bennett: Principles and practice of infectious diseases. John Wiley et sons, Inc., New York 1979

Mann, K., W. Schöner, K. Maier-Hauff, R. Rothe, D. Jüngst und H. J. Karl: Vergleichende Untersuchung der endokrinen Ophthalmopathie mittels Ultrasonografie, Computertomografie und Fischbioassay. Klin. Wschr. (Berlin-W.) *57* (1979) 831–837

Margolis, S., B. R. Pachter, and G. M. Breinin: Structural alternations of extraocular muscle associated with Apert's syndrome. Brit. J. Ophthalm. *61* (1977) 683–689

Marx, P.: Die Gefäßerkrankungen von Hirn und Rückenmark. VEB Volk und Gesundheit, Berlin 1977

Mayer, M. J.: Development of anisotropy in late childhood. Vision Res. *17* (1977) 703–710

Mc Cormick, A. Qu., A. C. Johnston, P. D. Moyes, and H. G. Dunn: Benign intracranial hypertension. Trans. Canad. ophthal. Soc. *26* (1964) 126–136

Mennig, H.: Geschwülste der Augenhöhle und ihre operative Behandlung. VEB Georg Thieme, Leipzig 1970

Merrem, G.: Erblindung bei Schädel-Hirntraumen. Klin. Mbl. Augenheilk. *148* (1966) 382–383

–: Lehrbuch der Neurochirurgie. VEB Verlag Volk und Gesundheit, Berlin 1970, 3. Aufl.

Merrem, B., und Ch. Merrem: Intrakranieller Druck und Stauungspapille. Folia ophthal. *2* (1977) 27–3 4

Metz, H. S.: Saccadic velocity measurements in internuclear ophthalmoplegia. Amer. J. Ophthal. Ser. 3, *81* (1976) 296–299

Mielke, U.: Der funktionelle Kopfschmerz im Kindes- und Jugendalter. Z. ärztl. Fortbild. *72* (1978) 1179–1184

Mifka, P.: Die Augensymptomatik bei der frischen Schädel-Hirn-Verletzung. W. de Gruyter, Berlin 1968

Momose, K., P. New, A. Grove, and W. Scott: The use of computed tomography in ophthalmology. Radiology *115* (1975) 361

Mouillon, M., D. Philippe-Machecourt und M. A. Joannard: Le syndrome de Kearns. Bull. Soc. Ophtal. Fr. *76* (1976) 665–673

Müller, W., E. Haase und R. Niedlich: Zu einigen Problemen bei der elektroperimetrischen Untersuchung mittels VECP. Albrecht v. Graefes Arch. klin. exp. Ophthal. *207* (1978) 51–59

Müller-Jensen, A., W. Bushart, J. Steidinger, M. Funk und K. A. Hellner: Die Lebersche Optikusatrophie – eine interdisziplinäre Studie. Klin. Mbl. Augenheilk. *172* (1978) 831–842

Mundinger, F., und T. Riechert: Hypophysentumoren, Hypophysektomie. G. Thieme, Stuttgart 1967

Negus, V.: The comparative anatomy and physiology of the nose and paranasal sinuses. Liwingstone, Edinburgh 1958

Nema, H. V., J. S. Mathur, and T. P. Srivastava: Craniometaphyseal dysplasie. Brit. J. Ophthalm. *58* (1974) 107–109

Neubauer, H.: Zur Verletzungschirurgie der Augenregion. Chirurg *41* (1970) 485–490

Niebauer, G., N. Czarnecki und M. Dauner: IV. Die neurocutanen Erkrankungen. In: Sturm und Birkmayer (Hrsg.): Klinische Pathologie des vegetativen Nervensystems. Bd. 2. VEB Gustav Fischer, Jena 1977, S. 889–908

Niebeling, H.-G.: Einführung in die Elektroenzephalographie. J. A. Barth, Leipzig 1968

Niemer, M., und Csaba Nemes: Datenbuch Intensivmedizin. G. Fischer, Stuttgart–New York 1979

Noorden, G. K. von: Histological studies of the visual system in monkeys with experimental amblyopia. Invest. Ophthalm. *12* (1973) 727–738

Noorden, G. K. von: Factors involved in the production of amblyopia. Brit. J. Ophthalm. *58* (1974) 158–164

Nover, A., und H. W. Zielinski: Zur Differentialdiagnose der Orbita- und Optikustumoren. Klin. Mbl. Augenheilk. *131* (1957) 577–598

Nover, A., J. Schmitt, S. Wende und A. Aulich: Computer-Tomographie in der Ophthalmologie. Klin. Mbl. Augenheilk. *168* (1976) 461

Olivecrona, H., und W. Tönnis: Handbuch der Neurochirurgie. Bd. IV, Springer Verlag, Berlin–Göttingen–Heidelberg 1959

Orlova, N. S.: Eye ground changes in cysticercosis of the brain. Vestn. Oftal. (Mosk.) *77*, Nr. 3 (1964) 65–67

Oroskovic, M. K., K. Petric, and S. Padovan: The oto-neuroophthalmologic diagnosis in tumours of the nasopharynx and of the apex of the petrous pyramid. J. Laryng. *82* (1968) 633–637

Orton, S. T.: Word blindness in schoolchildren. Arch. of Neurology and Psychiatrie XIV, 1925

Orzalesi, N., S. Lostia, M. Loi, and P. Tulli: Associated malformations of the eye and the ear. The Goldenhar syndrome. Ophthalmologica (Basel) *177* (1978) 237–244

Osher, R., and R. C. Griggs: Orbicularis fatique. The „peek" sign of myasthenia gravis. Arch. Ophthal. (Chicago) *97* (1979) 677–679

Ossoinig, K.: Zum Problem der akustischen Tumordiagnostik von Auge und Orbita. Wiss. Zschr. Humboldt Univ. Berlin *14* (1965) 185–191

–: Die Ultraschalldiagnostik der Orbita. Klin. Mbl. Augenheilk. *149* (1966) 817–839

Otten, M., H. Plempel und W. Siegenthaler (Hrsg.): Antibiotikafibel, begründet von M. Walter und L. Heilmeyer. G. Thieme, Stuttgart 1975, 4. Aufl.

Perkin, G. D., and F. C. Rose: Optic neuritis and its differential diagnosis. Oxford, New York, Toronto, Oxford university press 1979

Pernkopf, E.: Topographische Anatomie des Menschen, Bd. IV/2. Urban & Schwarzenberg, München–Berlin–Wien 1960

Pia, H. W., und H. Geletneky: Echoenzephalographie. G. Thieme, Stuttgart 1968

Piepgras, U.: Neuroradiologie, Bd. 4. G. Thieme, Stuttgart 1977

Poggio, G. F.: Central neural mechanism in vision. In: Medical Physiology, Vol. II. C. V. Mosby Company, St. Louis 1968, 11. Aufl., S. 1592–1625

Potchen, E. J., and V. R. McCready (Ed.): Progress in Nuclear Medicine, Neuro-Nuclear Medicine 1. S. Karger, Basel–München–Paris–London–New York–Sydney 1972

Probst, Ch.: Frontobasale Verletzungen. Huber, Bern 1971

Quandt, J.: Die zerebralen Durchblutungsstörungen des Erwachsenenalters. VEB Volk und Gesundheit, Berlin 1969, 2. Aufl.

–, und H. Sommer: Neurologie. Grundlagen und Klinik. VEB Georg Thieme, Leipzig 1974

Quéré, M. A., C. Clergeau und N. Fontenaille: Die Lähmungsdyssynergien. Die Schieldyssynergien und das Cüppersche Syndrom. Eine elektrookulographische Studie. Klin. Mbl. Augenheilk. *167* (1975) 162–178

–, –, –: Traumatische Hemisphärenschäden verbunden mit konjugierten Augenmuskelstörungen durch die Elektrooculographie aufgedeckt. Rev. Oto-neuroophtal. *48* (1976) 103–108

Rea, R. L.: Neuro-Ophthalmology. C. V. Mosby Company, St. Louis 1941

Reding, R., und G. Lang (Hrsg.): Schädel-Hirn-Trauma und Kombinationsverletzungen. J. A. Barth, Leipzig 1977

Remenár, L., P. Marek und M. Pál: Therapie und Prognose der Sehnervengliome. Ophthalmologica (Basel) Suppl. *151* (1966) 754–759

Remky, H.: Blicklähmungen und Nystagmen. Klin. Mbl. Augenheilk. *158* (1971) 313

–: Grundlagen der neuroophthalmologischen Diagnostik. In: Velhagen, K.: Der Augenarzt, Bd. IV. VEB Georg Thieme, Leipzig 1976, 2. Aufl., S. 487–651

–: Aktuelle ophthalmologische Probleme. F. Enke, Stuttgart 1978 (Bücherei d. Augenarztes Heft 72)

–: Die optische Wahrnehmungsbahn. In: Axenfeld/Pau: Lehrbuch und Atlas der Augenheilkunde. G. Fischer, Stuttgart–New York 1980, 12. Aufl., S. 403–439

Remus, J., und R. Lahl: Beitrag zur Pathologie, Pathohistologie der äußeren Augenmuskulatur bei Myasthenia gravis pseudoparalytica. Klin. Mbl. Augenheilk. *164* (1974) 776–783

Rey, A., J. Cophignon, C. Thurel, and J. B. Thiebaut: Treatment of traumatic cavernous fistulas. Adv. techn. Stand. Neurosurg. *2* (1975) 87–109

Richter, B.: Stellenwert der retrobulbären Neuritis in der Verlaufsdynamik der Multiplen Sklerose. Inaug. Diss., Leipzig 1969

Rintelen, F.: Augenheilkunde, ein Lehrbuch für Studium und Praxis. S. Karger, Basel–New York 1969

Rohen, J. W.: Funktionelle Anatomie des Nervensystems. F. K. Schatthauer, Stuttgart–New York 1971

Rose, A. S., J. W. Kuzma, J. F. Kurtzke, N. S. Namerow, W. A. Sibley, and W. W. Tourtellotte: Cooperative study in the evaluation of therapy in multiple sclerosis; ACTH v. Placebo. Neurology *20*, Nr. 5, Part 1 (1970) 1–59

Rouzard, M., E. Degiovanni, P. Jobard, F. Gray und J. P. Durand: Die supranukleäre progressive Ophthalmoplegie (Syndrom von Steele, Richardson-Olszewski). Neue anatomisch-klinische Beobachtung. Rev. neurol. *130* (1974) 143–164

Sachsenweger, R.: Untersuchungen über die Lokalisation der stereoskopischen Wahrnehmung im Großhirn. Graefes Arch. Ophthal. 163 (1961) 215–225

–: Augenmuskellähmungen. VEB Georg Thieme, Leipzig 1966

–: Die Bildumkehr durch die Optik des Auges und ihre sensorische Verarbeitung. Augenärztl. Fortbild. Bd. 5/3 (1978) 384–389

–: Die Sehnervenpapille. VEB Georg Thieme, Leipzig 1979

–: Die Rolle der Fusion. Augenärztl. Fortbild. Bd. 6/2 (1980) 301

Safra, D., und J. Otto: Objektive Messungen der konsensuellen Akkommodation. Klin. Mbl. Augenheilk. *168* (1976) 87–89

Sager, W. D., und G. Ladurner (Hrsg.): Computertomographie: Derzeitige Stellung in Radiologie und Klinik. G. Thieme, Stuttgart 1979

Sarkissow, S. A.: Grundriß der Struktur und Funktion des Gehirns. VEB Volk und Gesundheit, Berlin 1967

Sattler, C. H.: Augenveränderungen bei Intoxikationen. In: Schieck/Brückner: Kurzes Handb. d. Ophthalmologie, Bd. 7, Auge und Allgemeinleiden, Therapie – Hygiene. Springer Verlag, Berlin 1932, S. 229–290

Schieck, F., und A. Brückner: Kurzes Handbuch der Ophthalmologie, Bd. VI, Springer Verlag, Berlin 1931

Schmaltz, B., und K. Schürmann: Traumatische Optikusschäden. Klin. Mbl. Augenheilk. *159* (1971) 33–51

Schmidt, D.: Congenitale Augenmuskelparesen, elektromyographische und elektronystagmographische Befunde angeborener supranuklearer Läsionen. Albrecht v. Graefes Arch. Ophthal. *192* (1974) 285–312

–: Diagnostik myasthenischer Augensymptome. Klin. Mbl. Augenheilk. *167* (1975) 651–664

Schmidt, R. M.: Multiple Sklerose. Epidemiologie – Immunologie – Ultrastruktur. VEB Gustav Fischer, Jena 1979

Schmidt, B., und C. Guckes: Die meridionale Amblyopie des Menschen. Ein einfacher klinischer Test. Ophthalmologica (Basel) *179* (1979) 235–241

–, und W. Straub: Elektroretinographie, Elektrookulographie, Untersuchung des visuell evozierten Potentials. In: Straub, W. (Hrsg.): Die ophthalmologischen Untersuchungsmethoden, II. Bd. F. Enke, Stuttgart 1976, S. 574–691

Schmitz-Valckenberg, P., und W. Scholz: Das Norrie-Syndrom. Klin. Mbl. Augenheilk. *171* (1977) 562–567

Schmöger, E.: Advances in Electrophysiology and -pathology of the Visual System. Proceedings of the 6. ISCERG-Symposium. Sept. 1967. VEB Georg Thieme, Leipzig 1968

Schmöger, E.: Elektro-Okulographie. In: Velhagen, K.: Der Augenarzt, Bd. II. VEB Georg Thieme, Leipzig 1972, 2. Aufl., S. 672–679

Schober, H.: Methoden und Geräte zur Untersuchung des Gesichtsfeldes. Perimetrie – Kampimetrie – Skotometrie. In: Velhagen, K.: Der Augenarzt, Bd. I. VEB Georg Thieme, Leipzig 1969, 2. Aufl. S. 687–715

Schöche, J., S. M. Blinkov, H. G. Niebeling, A. N. Konovalov und W. M. Puzillo: Die Angioarchitektur der Gliome. 1. Mitteilung: Hirngefäßmodelle – Ausgußmaterialien – Präparationsmethoden – Tumorgefäßveränderungen. Zbl. Neurochirurgie (Leipzig) 41 (1980) 287–302

Schürmann, K.: Neurochirurgische Aufgaben in der Orbita. Arch. Oto-Rhino-Laryngol. 207 (1974) 253–282

Scott, I. A.: The Lüscher Color Test. London 1970

Sharpe, J. A., J. L. Silversides, and R. D. G. Blair: Familial paralysis of horizontal gaze; associated with pendular nystagmus, progressive scoliosis and facial contraction with myokymia. Neurology (Minneap.) 25 (1975) 1035–1040

Siegert, P.: Erkrankungen der Orbita. In: Velhagen, K.: Der Augenarzt, Bd. III. VEB Georg Thieme, Leipzig 1960, S. 771–776

Simon, C., und W. Stille: Antibiotika-Therapie in Klinik und Praxis. F. K. Schattauer, Stuttgart–New York 1979, 4. Aufl.

Simon, G., H. Hüge und W. Hüge: Augenbeteiligung bei Arteriitis temporalis. Folia ophthal. 5 (1980) 188–193

Skrzypczak, J.: Zur Bedeutung des Foster-Kennedy-Syndroms. Klin. Mbl. Augenheilk. 150 (1967) 504–509

Smith, J. L., and M. J. David: Internuclear ophthalmoplegia, two new medical signs. Neurology (Minneap.) 14 (1964) 307

Spiegel, E. A., und J. Sommer: Ophthalmo- und Oto-Neurologie. Springer Verlag, Berlin 1931

Stanescu, B., und J. Michiels: Les idioties amaurotiques. Rev. otoneuro-ophtal. 47 (1975) 105–114

Stepans, R. B., and D. L. Stillwell: Arteries and veins of the human brain. Ch. C. Thomas Publisher, Springfield 1969

Straub, W. (Hrsg.): Die ophthalmologischen Untersuchungsmethoden, Bd. II. F. Enke, Stuttgart 1976

Strik, F.: Ophthalmodynamography and Ophthalmodynamometry in neurological practice. Documenta Ophthalmologica 49 (1980) 97–153

Sturm, A., und W. Birkmayer: Klinische Pathologie des vegetativen Nervensystems. VEB Gustav Fischer, Jena 1976

Surana, R. B., J. R. Fraga, and S. M. Sinkford: The cerebro-oculofacio-skeletalsyndrome. Clin. Genet. 13 (1978) 486–488

Szentágothai, J.: Neuronal and Synaptic Architecture of the Lateral Geniculate Nucleus. In: Jung, R. (Ed.): Visual Centers in the Brain. Handbook of Sensory Physiology VII/3. Springer Verlag, Berlin–Heidelberg–New York 1973, S. 141–176

Täumer, R.: Electro-Oculography – its clincal importance. S. Karger, Basel 1976

Taptas, J. N., und T. A. Dimopoulos: Arachnoidites opticochiasmatiques et maladie neurovasculaire. Masson, Paris 1949

Tauchnitz, Ch.: Rationelle antimikrobielle Chemotherapie. J. A. Barth. Leipzig 1980, 2. Aufl.

Thompson, H. St., R. Daroff, L. Frisen, J. S. Glaser, and M. D. Sanders: Topics in neuro-ophthalmology. Williams & Wilkins, Baltimore, London 1979

Thümler, R., und G. Haferkamp: Myasthenia gravis. Dtsch. med. Wschr. 104 (1979) 1415–1420

Timm, G.: Die Beteiligung der Uvea an Leukämien, Retikulosen und verwandten Krankheitsbildern. Zbl. allg. Path. 116 (1972) 69–77

Tönnis, W., und H. W. Steinmann: Die Bedeutung der Anisokorie bei frischen gedeckten Hirnschädigungen. Zbl. Neurochirurgie 11 (1951) 156–161

Toole, J. F., und A. P. Patel: Herebro-vasculäre Störungen. Springer Verlag, Berlin–Heidelberg–New York 1980

Tost, M., und B. Lau: Zur Problematik der Neuritis nervi optici. VEB Georg Thieme, Leipzig 1978

Trappe, A., und W. Weidenbach: Einseitiger Exophthalmus und temporäre gleichseitige Okulomotoriusparese als einzige Symptome eines ausgedehnten Chordoms der Schädelbasis. Klin. Mbl. Augenheilk. 171 (1977) 953–958

Tranos-Sfalangakos, L., Tsamparlakis, J. und J. Mitsonis: Les anomalies vasculaires rétiniennes et chorioidennes du syndrome de Down. 5. Kongr. europ. Ges. Ophthal. 1976, 95–100 (1978)

Traxel, W.: Kritische Untersuchungen zur Eidetik. Arch. f. Psychologie 114 (1962) 260–336

Uhthoff, W.: Über die Augensymptome bei Erkrankungen des Nervensystems. In: Graefe/Saemisch: Handbuch der gesamten Augenheilkunde, Bd. 11, Abt. 2B, Kap. XXII. W. Engelmann, Leipzig 1915, 2. Aufl.

Ulbricht, W.: Rückenmarkstumoren mit Stauungspapille. Acta neurochir. (Wien) 15 (1966) 138–149

Ulrich, Ch., L. Metz, J. Weigand und P.-F. Ziegler: Klinik und Praxis der Ophthalmodynamometrie, Ophthalmodynamographie, Temporalisdynamographie. VEB Georg Thieme, Leipzig 1980

Ulrich, W.-D.: Grundlagen und Methodik der Ophthalmodynamometrie (ODM), Ophthalmodynamographie (ODG) und Temporalisdynamographie (TDG). VEB Gorg Thieme, Leipzig 1976

Unger, L.: Begleitschielen und frühkindlicher Hirnschaden. Klin. Mbl. Augenheilk. 130 (1957) 642

Velhagen, K.: Der Augenarzt, Bd. VI. VEB Georg Thieme, Leipzig 1964, 1979, 2. Aufl.

Walsh, F. B.: Clinical Neuro-Ophthalmology. Williams and Wilkins Co., Baltimore 1969, 3. Aufl.

–, and W. F. Hoyt: Clinical Neuro-Ophthalmology. Williams and Wilkins Company, Baltimore 1969

Warwick, R.: Representation of the extra-ocular muscles in the oculomotor nuclei of the monkey. J. Comp. Neurol. 98 (1953) 449

Weinstein, J. M., T. J. Zweifel, and St. Thompson: Congenital Horner's Syndrome. Arch. Ophthal. (Chicago) 98 (1980) 1074–1078

Weizsäcker, C.-F. von: Gedanken über das Verhältnis der Biologie zur Physik. Wissenschaftliche Welt 1966, Nr. 4, 7–20

Weleber, E. G., E. W. Lovrien, and J. B. Isom: Aicardi's Syndrome. Arch. Ophth. 96 (1978) 285–290

Werner, S. C.: Classification of the eye changes of Graves's disease. J. clin. Endocrinol. & Metabol. (Springfield) 29 (1969) 982–984

Whyte, D. K.: Blow-out fractures of the orbit. Brit. J. Ophthalm. 52 (1968) 712–728

Wilbrand, H., und A. Saenger: Handbuch der Neurologie des Auges. J. F. Bergmann, Wiesbaden 1927

Wilcox, L. M., L. Bercovitch, and R. O. Howard: Ophthalmic features of chromosome deletion 4p-(Wolf-Hirschhorn-Syndrome). Amer. J. Ophthal., Ser. 3, 86 (1978) 934–839

Winkelmann, E.: Zur Struktur der oberen Sehbahn. Nova acta Leopoldina N. F. 50, Nr. 235 (1979) 65–87

–: Das neuronale Netzwerk der Retina. Folia ophthal. (i. Druck)

Witkowski, R., und O. Prokop: Genetik erblicher Syndrome und Mißbildungen. Akademie-Verlag, Berlin 1974

Wolf-Heidegger, G.: Atlas der systematischen Anatomie des Menschen. Bd. 3. S. Karger, Basel–New York 1962

Wolfram, A.: Syndrom der schmerzhaften Ophthalmoplegie bei unspezifischer Entzündung im Sinus cavernosus. Tolosa-Hunt-Syndrom. Nervenarzt 47 (1976) 513–516

Wolintz, A. H.: Essentials of Clinical Neuro-Ophthalmology. Little, Brown and Company, Boston 1976

Wollensack, J., H. Bleckmann, S. Lange und T. Grumme: Computertomographie des Auges und der Orbita. Klin. Mbl. Augenheilk. 168 (1976) 467

Zange, J.: Operationen im Bereich der Nase und ihrer Nebenhöhlen. Die Eingriffe bei den Geschwülsten der Nase und ihrer Nebenhöhlen. In: Thiel, R. (Hrsg.): Ophthalmologische Operationslehre. VEB Georg Thieme, Leipzig 1950

Zeidler, U., S. Kottke und H. Hundeshagen: Hirnszintigraphie – Technik und Klinik. Springer Verlag, Berlin–Heidelberg–New York 1972

Zielinski, W.: Augensymptome bei intrakraniellen Aneurysmen und Angiomen. F. Enke, Stuttgart 1957

Zuckerman, I.: Perimetry. Lipincott, Philadelphia–London–Montreal 1954

Zülch, K. J.: Die Hirngeschwülste. J. A. Barth, Leipzig 1956, 2. Aufl.

SACHWORTVERZEICHNIS